K. Ellinger  P.M. Osswald  K. Stange  (Hrsg.)
Fachkundenachweis Rettungsdienst

Springer-Verlag Berlin Heidelberg GmbH

K. Ellinger   P.M. Osswald   K. Stange (Hrsg.)

# Fachkundenachweis Rettungsdienst

Begleitbuch zum bundeseinheitlichen Kursus

Unter Mitarbeit von S. Schmidt

Zweite, völlig überarbeitete Auflage

Mit 68 zum Teil farbigen Abbildungen
und 21 Tabellen

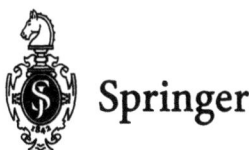

Herausgeber

Priv. Doz. Dr. Klaus Ellinger
Klinikum der Stadt Mannheim
Institut für Anästhesiologie
und operative Intensivmedizin
Theodor-Kutzer-Ufer, D-68167 Mannheim

Prof. Dr. Peter Michael Osswald
Stadtkrankenhaus Hanau
Institut für Anaesthesiologie
und operative Intensivmedizin
Leimenstraße 20, D-63450 Hanau

Dr. Konrad Stange
Stadtkrankenhaus Hanau
Institut für Anaesthesiologie
und operative Intensivmedizin
Leimenstraße 20, D-63450 Hanau

ISBN 978-3-540-57641-9

Die Deutsche Bibliothek – CIP-Einheitsaufnahme
Fachkundenachweis Rettungsdienst : Begleitbuch zum bundeseinheitlichen Kursus / Hrsg.:
Klaus Ellinger ... – 2. völlig überarb. Aufl. – Berlin ; Heidelberg ; New York ; Barcelona ;
Budapest ; Hongkong ; London ; Mailand ; Paris ; Santa Clara ; Singapur ; Tokio : Springer,
1998
ISBN 978-3-540-57641-9     ISBN 978-3-642-58860-0 (eBook)
DOI 10.1007/978-3-642-58860-0

Dieses Werk ist urheberrechtlich geschützt. Die dadurch begründeten Rechte, insbesondere
die der Übersetzung, des Nachdrucks, des Vortrags, der Entnahme von Abbildungen und
Tabellen, der Funksendung, der Mikroverfilmung oder der Vervielfältigung auf anderen
Wegen und der Speicherung in Datenverarbeitungsanlagen, bleiben, auch bei nur auszugs-
weiser Verwertung, vorbehalten. Eine Vervielfältigung dieses Werkes oder von Teilen dieses
Werkes ist auch im Einzelfall nur in den Grenzen der gesetzlichen Bestimmungen des Urheberrechtsgesetzes der Bundesrepublik Deutschland vom 9. September 1965 in der jeweils geltenden Fassung zulässig. Sie ist grundsätzlich vergütungspflichtig. Zuwiderhandlungen
unterliegen den Strafbestimmungen des Urheberrechtsgesetzes.

© Springer-Verlag Berlin Heidelberg 1991, 1998
Ursprünglich erschienen bei Springer-Verlag Berlin Heidelberg New York 1998

Die Wiedergabe von Gebrauchsnamen, Handelsnamen, Warenbezeichnungen usw. in diesem
Werk berechtigt auch ohne besondere Kennzeichnung nicht zu der Annahme, daß solche
Namen im Sinne der Warenzeichen- und Markenschutz-Gesetzgebung als frei zu betrachten
wären und daher von jedermann benutzt werden dürften.

Produkthaftung: Für Angaben über Dosierungsanweisungen und Applikationsformen kann
vom Verlag keine Gewähr übernommen werden. Derartige Angaben müssen vom jeweiligen
Anwender im Einzelfall anhand anderer Literaturstellen auf ihre Richtigkeit überprüft werden.

Umschlaggestaltung: design & production GmbH, Heidelberg
Satz: Mitterweger, Plankstadt
SPIN 10858691   52/3111 - 5 4 3 2 1 - Gedruckt auf säurefreiem Papier

# Vorwort zur 2. Auflage

Die 1. Auflage (1991) des vorliegenden Buches ist von der Leserschaft wohlwollend aufgenommen worden. Der Titel wies schon in die Richtung derer, die in erster Linie angesprochen werden sollten: angehende Notärzte in der Vorbereitung auf den Erwerb des Fachkundenachweises Rettungsdienst.

Während der vergangenen Jahre ist das Anforderungsprofil an die Ausbildung zum Notarzt geordnet und systematisiert worden. Das hat dazu geführt, daß eine Gruppe im Bereich der Notfallmedizin ausgewiesener Ärzte (Altemeyer, Sefrin, Stratmann, John, Ellinger, Hunold, Lipp, Wandel, Weidringer) am 21.09.1994 Richtlinien zum Erwerb des *Fachkundenachweises Rettungsdienst* erarbeitet und vorgelegt haben, die die Rahmenbedingungen, Stundenpläne und Themenbereiche sowie Lehr- und Lerninhalte in Form eines Ausbildungsprofils dezidiert festlegten. Diese Empfehlung ist als bundeseinheitlich verbindliches Konzept den Ärztekammern zur ärztlichen Fortbildung zugeleitet worden und damit zur allgemeinen Grundlage der Ausbildung angehender Notärzte geworden. Der Hauptgeschäftsführer der Landesärztekammer Hessen, M. Popović, hat in einer Einführung, die dieser Neuauflage vorangestellt ist, die Hintergründe und den Zweck dieser Vereinbarung ausführlich erläutert.

Die vorliegende 2. Auflage hat also dieser Entwicklung Rechnung getragen. Das Buch versteht sich weiterhin als Begleitung der modifizierten Ausbildungsempfehlung; folglich mußte das Konzept der Gliederung den *Richtlinien Fachkundenachweis Rettungsdienst* angepaßt und der Inhalt darauf abgestimmt werden.

Die formal vorgegebene Disposition dieses Leitfadens beinhaltete auch, daß sich Wiederholungen und themenverwandte Überschneidungen einzelner Kapitel nicht vermeiden ließen. Dies hätte bei der redaktionellen Bearbeitung zu einer Fülle von Erklärungen und Hinweise auf Querverbindungen geführt, die die Herausgeber weitgehend unterlassen bzw. durch indizierte Fußnoten minimiert haben.

Ergänzend zu den *Richtlinien Fachkundenachweis Rettungsdienst* ist dem Buch das Kapitel 51, „Psychologie in der Notfallrettung", hinzugefügt worden. Dies geschah vornehmlich unter dem Aspekt, dem angehenden Notarzt nicht nur das Wissen zu vermitteln, mit dem er im präklinischen Einsatz die allgemeine Gefahrenlage und die spezielle Notsituation des Patienten bewältigen kann, sondern auch das Wissen um die psychologische Komponente eines plötzlichen und brisanten Ereignisses, welches in seine therapeutischen Überlegungen einzufließen hat.

Die „Psychologie in der Notfallrettung" (Bengel et al.) setzt sich mit den Verhaltensweisen aller Beteiligten in Notsituationen auseinander, eine Thematik, von der die Herausgeber meinen, daß sie in der Vergangenheit nicht die Beachtung gefunden hat, die ihr zukommt.

Die völlig neu bearbeitete Auflage wäre nie zustande gekommen, hätten nicht die Autoren ihre spontane Bereitschaft zur Mitarbeit gezeigt. Ihnen sei an dieser Stelle gedankt. Zudem gilt der Dank der Herausgeber den Copy-Editoren Frau A. Wirsig und Herr L. Picht und dem Planer, Herrn V. Oehm, vom Springer-Verlag und vielen Kolleginnen und Kollegen aus dem Umfeld der Autoren, die Korrekturen angeregt und hilfreiche Hinweise gegeben haben.

Hanau, Mannheim im Juli 1997

K. ELLINGER
P.M. OSSWALD
K. STANGE

# Inhaltsverzeichnis

Einleitung: Fachkundenachweis Rettungsdienst-zertifizierende
Fortbildung als Teil ärztlichen Qualitätsmanagements
in der rettungsdienstlichen Versorgung .............................. 1
M. Popović

## Block A1
## Grundlagen

1 Organisation des Rettungsdienstes ............................. 11
   Th. Luiz

2 Rechtsgrundlagen in der Notfallmedizin ....................... 27
   E. Miltner

3 Medikolegale Aspekte im Rettungsdienst ....................... 37
   R. Mattern, E. Miltner

4 Ausrüstung der Fahrzeuge des Rettungsdienstes ................ 51
   Th. Luiz

5 Ausrüstung der Fahrzeuge des Rettungsdienstes (Demonstration) ... 68

6 Luftrettung .................................................. 69
   U. Hoppe

7 Notfallmedikamente ........................................... 90
   G. John, K. Kursatz, J. E. Schmidt

8 Basisdiagnostik und -therapie ................................ 106
   A. Windisch, K. Stange

## Block A2
## Basistherapie

9 Freimachen und Freihalten der Atemwege ....................... 121
   M. Weiss, H. Krieter

10 Periphere und zentrale Venenzugänge ......................... 134
   Th. Luiz

| | | |
|---|---|---|
| 11 | Kardiopulmonale Reanimation<br>M. Weiss, H. Krieter | 144 |
| 12 | Basistherapie (Fallbesprechung) | 158 |
| 13 | Beatmung, Venenpunktion, kardiopulmonale Reanimation (Praktikum) | 159 |

## Block B1
## Internistische Notfälle I

| | | |
|---|---|---|
| 14 | Kardiale Notfälle I<br>G. Ertl, A. Bilbal | 163 |
| 15 | Kardiale Notfälle II<br>G. Ertl, A. Bilbal | 174 |
| 16 | Schock<br>H. Krieter | 178 |
| 17 | Respiratorische Notfälle<br>C. Haase | 190 |
| 18 | Endokrinologische Notfälle<br>F. Fiedler | 202 |
| 19 | Notfälle bei Dialysepatienten<br>F. Fiedler | 213 |
| 20 | Internistische Notfälle I (Fallbesprechung) | 218 |

## Block B2
## Internistische Notfälle II

| | | |
|---|---|---|
| 21 | Intoxikationen<br>K. Mengel, G. Petroianu | 221 |
| 22 | Drogennotfälle<br>G. Petroianu, K. Mengel | 242 |
| 23 | Neurologische Notfälle<br>H. Baas | 249 |
| 24 | Psychiatrische Notfälle<br>W. Hewer, A. Schreiner | 269 |
| 25 | Internistische Notfälle II (Fallbesprechung) | 279 |
| 26 | Beatmung, Venenpunktion, kardiopulmonale Reanimation (Praktikum) | 280 |

## Block C1
## Traumatologie I

27  Extremitätentrauma .......................................... 283
    M. Holch

28  Thoraxtrauma ................................................ 294
    S. Geiger, K. Stange

29  Akutes Abdomen .............................................. 302
    Th. Luiz

30  Schädel-Hirn-Trauma ......................................... 315
    L. Schürer

31  Wirbelsäulentrauma .......................................... 328
    M. Holch

32  Polytrauma (Einsatztaktik) .................................. 340
    M. Ragaller

33  Traumatologie I (Fallbesprechung) ........................... 358

## Block C2
## Traumatologie II

34  Thermische Schädigungen: Verbrennungen/Unterkühlung .......... 361
    K.-P. Wresch

35  Ertrinken und Stromunfall ................................... 381
    K.-P. Wresch

36  Anästhesie im Rettungsdienst ................................ 397
    K. Stange

37  Traumatologie II (Fallbesprechung) .......................... 405

38  Auswertung von Einsatzberichten (Fallbesprechung) ........... 406

## Block D1
## Spezielle Notfälle

39  Notfälle in der HNO-Heilkunde ............................... 409
    A. Schadel

40  Notfälle in der Mund-, Kiefer- und Gesichtschirurgie ........ 426
    A. Schadel

41  Notfälle in der Augenheilkunde .............................. 429
    W. Lisch

42  Notfälle in der Urologie .................................... 444
    D. Rummel

43 Notfälle in der Gynäkologie und Geburtshilfe .................... 451
   M. Neises, S. Seppelt

44 Notfälle in der Pädiatrie ....................................... 470
   H. P. Hohl

45 Spezielle Notfälle (Fallbesprechung) ............................ 500

46 Qualitätsmanagement und Dokumentation ...................... 501
   I. Hornke

## Block D2
## Einsatztaktik

47 Koordination der medizinischen mit der technischen Rettung ....... 523
   E. Müller, T. Trübenbach

48 Technische Rettungsmöglichkeiten (Demonstration) ............... 535

49 Einsatztaktik beim Massenanfall von Verletzten/Erkrankten, ......... 536
   Leitender Notarzt
   P. H. J. Müller

50 Sichtungsübung: Unfall mit mehreren Verletzten (Praktikum) ....... 552

51 Psychologie in der Notfallrettung ............................... 553
   J. Bengel, J. Barth

52 Sachverzeichnis ............................................... 560

# Autorenverzeichnis

BAAS, H., Priv.-Doz. Dr.
Klinik für Neurologie, Univ.-Klinik Frankfurt,
Schleusenweg 2–16, 60528 Frankfurt am Main

BARTH, J., Dipl.-Psych.
Abt. Rehabilitationspsychologie,
Psychologisches Institut, Universität Freiburg,
Belfortstr. 16, 79098 Freiburg

BENGEL, J., Prof. Dr. Dr.
Abt. Rehabilitationspsychologie,
Psychologisches Institut, Universität Freiburg,
Belfortstr. 16, 79098 Freiburg i. Br.

BILBAL, A.
II. Medizinische Klinik, Klinikum Mannheim,
Theodor-Kutzer-Ufer 1, 68167 Mannheim

ERTL, G., Prof. Dr.
II. Medizinische Klinik, Klinikum Mannheim,
Theodor-Kutzer-Ufer 1, 68167 Mannheim

FIEDLER, F., Dr.
Institut für Anästhesiologie und operative Intensivmedizin,
Klinikum Mannheim,
Theodor-Kutzer-Ufer 1, 68167 Mannheim

GEIGER, S., Dr.
Abt. Anästhesiologie und operative Intensivmedizin,
Univ.-Klinikum Gustav Carus,
Fetscherstr. 74, 01307 Dresden

HAASE, C., Dr.
Abt. Anaesthesiologie und operative Intensivmedizin,
Klinikum der Justus-Liebig-Universität,
Rudolf-Buchheim-Str. 7, 35392 Gießen

HEWER, W., Dr.
  Klinik für Psychiatrie und Psychotherapie,
  Zentralinstitut für seelische Gesundheit,
  J 5, 68168 Mannheim

HOHL, H.P., Dr.
  Kinderchirurgische Klinik, Klinikum Mannheim,
  Theodor-Kutzer-Ufer 1, 68167 Mannheim

HOLCH, M., Dr.
  Klinik und Poliklinik für Unfall- und Wiederherstellungschirurgie,
  Univ.-Klinikum Carl-Gustav Carus,
  Fetscherstr. 74, 01307 Dresden

HOPPE, U., Dr.
  Abt. Anästhesie und operative Intensivmedizin,
  BG-Unfallklinik,
  Ludwig-Guttmann-Str. 13, 67071 Ludwigshafen

HORNKE, I., Dr.
  Abt. Anästhesiologie und operative Intensivmedizin,
  Dr.-Horst-Schmitz-Kliniken,
  Ludwig-Erhard-Str. 100, 65199 Wiesbaden

JOHN, G., Dr.
  Abt. Anästhesiologie und operative Intensivmedizin,
  Dr.-Horst-Schmitz-Kliniken,
  Ludwig-Erhard-Str. 100, 65199 Wiesbaden

KRIETER, H., Dr.
  Institut für Anästhesiologie und operative Intensivmedizin,
  Klinikum Mannheim,
  Theodor-Kutzer-Ufer 1, 68167 Mannheim

KURSATZ, K., Dr.
  Abt. Anästhesiologie und operative Intensivmedizin,
  Dr.-Horst-Schmitz-Kliniken,
  Ludwig-Erhard-Straße 100, 65198 Wiesbaden

LISCH, W., Prof. Dr.
  Augenklinik, Stadtkrankenhaus Hanau,
  Leimenstr. 20, 63450 Hanau

LUIZ, TH., Dr.
  Institut für Anästhesiologie und operative Intensivmedizin,
  Klinikum Mannheim,
  Theodor-Kutzer-Ufer 1, 68167 Mannheim

MATTERN, R., Prof. Dr.
Institut für Rechtsmedizin, Universität Heidelberg,
Vogtstr. 2, 69115 Heidelberg

MENGEL, K., Dr.
Institut für Pharmakologie, Klinikum Mannheim,
Maybachstr. 14-16, 68169 Mannheim

MILTNER, E., Prof. Dr.
Institut für Rechtsmedizin, Universität Hamburg,
Martinistr. 52, 20251 Hamburg

MÜLLER, E., Dr.
Abt. Anästhesiologie und operative Intensivmedizin,
Städtische Kliniken Darmstadt,
Grafenstr. 9, 64270 Darmstadt

MÜLLER, P.H.J., Dr.
Institut für Anästhesiologie und operative Intensivmedizin,
Klinikum Mannheim,
Theodor-Kutzer-Ufer 1, 68167 Mannheim

NEISES, M., Priv.-Doz. Dr. Dr.
Frauenklinik, Klinikum Mannheim,
Theodor-Kutzer-Ufer 1, 68167 Mannheim

PETROIANU, G., Priv.-Doz. Dr.
Institut für Pharmakologie, Klinikum Mannheim,
Maybachstr. 14-16, 68169 Mannheim

POPOVIĆ, M., Dr.
Landesärztekammer Hessen,
Im Vogelsang 3, 60488 Frankfurt am Main

RAGALLER, M., Dr.
Klinik für Anästhesiologie und operative Intensivmedizin,
Univ.-Klinikum Carl-Gustav Carus,
Fetscherstr. 74, 01307 Dresden

RUMMEL, D., Dr.
Chirurgische Klinik, Stadtkrankenhaus Hanau,
Leimenstr. 20, 63450 Hanau

SCHADEL, A., Priv.-Doz. Dr.
Abt. HNO-Heilkunde, Marienhospital,
Martinspfad 72, 64285 Darmstadt

SCHMIDT, J.E., Prof. Dr.
  Abt. Anästhesiologie und operative Intensivmedizin,
  Dr.-Horst-Schmitz-Kliniken,
  Ludwig-Erhard-Str. 100, 65199 Wiesbaden

SCHREINER, A., Dr.
  Abt. für Psychiatrie und Psychotherapie,
  Zentralinstitut für seelische Gesundheit,
  I 5, 68168 Mannheim

SCHÜRER, L., Dr.
  Neurochirurgische Klinik, Klinikum Mannheim,
  Theodor-Kutzer-Ufer 1, 68167 Mannheim

SEPPELT, S., Dr.
  Frauenklinik, Klinikum Mannheim,
  Theodor-Kutzer-Ufer 1, 68167 Mannheim

STANGE, K., Dr.
  Stadtkrankenhaus Hanau,
  Institut für Anaesthesiologie und operative Intensivmedizin,
  Leimenstraße 20, 63450 Hanau

TRÜBENBACH, T., Dr.
  Abt. für Anästhesiologie und operative Intensivmedizin,
  Städtische Kliniken Darmstadt,
  Grafenstr. 9, 64270 Darmstadt

WEISS, M.
  Institut für Anästhesiologie und operative Intensivmedizin,
  Klinikum Mannheim,
  Theodor-Kutzer-Ufer 1, 68167 Mannheim

WINDISCH, A., Dr.
  Institut für Anästhesiologie und operative Intensivmedizin,
  Klinikum Mannheim,
  Theodor-Kutzer-Ufer 1, 68167 Mannheim

WRESCH, K.-P., Dr.
  Abt. Anästhesiologie und operative Intensivmedizin,
  BG-Unfallklinik,
  Ludwig-Guttmann-Str. 13, 67071 Ludwigshafen

# Einleitung:
# Fachkundenachweis Rettungsdienst – zertifizierende Fortbildung als Teil ärztlichen Qualitätsmanagements in der rettungsdienstlichen Versorgung

M. Popović

Subsidiäre Aufgabe der ärztlichen Selbstverwaltungskörperschaft des öffentlichen Rechts ist es, auch im Bereich der medizinischen Nothilfe für die Sicherung der Qualität ärztlicher Leistungen Sorge zu tragen und sich an den Aufgaben der humanitären Daseinsvorsorge zu beteiligen. In diesem Zusammenhang leistet die zertifizierende Fortbildung nicht nur einen wesentlichen Beitrag zur Weiterentwicklung eines hochwertigen Standards in der flächendeckenden Patientenversorgung (Rettungskette) auf der Grundlage medizinisch-wissenschaftlicher Erkenntnisse, sondern auch zur Vorbeugung und präventiven Schadensminimierung.

## Entwicklung von Wissenschaft und Technik

Nicht nur die medizinisch-wissenschaftliche, sondern auch die technisch-apparative Entwicklung hat den Bereich der Notfallmedizin an der Schnittstelle von ambulanter und stationärer Versorgung in den vergangenen 30 Jahren intensiv beeinflußt. Nur wenige Bereiche der medizinischen Versorgung haben so bürgernah und öffentlich ihre segensreiche Tätigkeit zur Verbesserung der Versorgung von Notfallpatienten unter Beweis stellen können, wie die „prähospitalen Intensivstationen auf Rädern mit Blaulicht und Boschhorn". War noch bis in die jüngere Zeit hinein in der Bevölkerung eine Skepsis gegenüber der „kalten Apparatemedizin" auf Intensivstationen verbreitet, so haben die „Notärzte" bzw. das organisierte Rettungswesen sehr schnell eine hohe Akzeptanz gefunden. Die öffentlichkeitswirksame, effiziente und bevölkerungsnahe Nothilfe in akut bedrohlichen Situationen entfaltete dementsprechend eine intensive politische Wirksamkeit mit der Folge, daß sich Länder- und Bundesgesetzgeber den Forderungen, insbesondere der Ärzteschaft, nach legislativer Verankerung der medizinischen Notfallhilfe nicht länger verschließen konnten.

Maßgeblich für politische Entscheidungsprozesse waren die Forderungen der Ärzteschaft, die deutlich machten, daß die Bevölkerung einen Anspruch auf eine qualitätsgesicherte, flächendeckende Versorgung hat, welche den Standards des medizinisch-wissenschaftlichen Erkenntnisstandes zu entsprechen hat.

Der Präsident der Bundesärztekammer, Vilmar, sagt hierzu folgendes aus: (Rebentisch V (1991) Handbuch der medizinischen Katastrophenhilfe, 2. Aufl. Werk-Verlag, München-Gräfelfing.)

> Medizinisch-wissenschaftliche Erkenntnisse und der konsequente Ausbau unseres Rettungswesens mit der Vorverlegung lebensrettender und für den Erfolg aller weiteren behandlungsentscheidenden Maßnahmen an den Notfall- oder Unfallort haben dazu beigetragen, daß heute viele Menschen erfolgreich behandelt werden können, die früher schon an der Unfallstelle oder auf dem Transport in das Krankenhaus gestorben wären. Zweckmä-

ßiges ärztliches Handeln in Notsituationen setzt schon bei der Versorgung des einzelnen Menschen genaue Kenntnisse, die Vorbereitung aller an der Hilfeleistung beteiligten Personen und die Bereitstellung des benötigten Materials – also gute Organisation – voraus. Zu kompetenter, rasch entschlossener wirksamer Hilfe gehört bei der Unfallhilfe die Erstversorgung polytraumatisierter Menschen, die Fähigkeit des Arztes, Priorität und Dringlichkeit der Versorgung einzelner Verletzungen zu sehen und Entscheidungen darüber zu treffen, was zur Erhaltung des Lebens am dringendsten erforderlich ist.

## Entwicklung der Rechtsgrundlagen und ökonomische Bedingungen

Noch in den 80er Jahren bestand eine deutliche Konkurrenz, nicht nur zwischen den gesetzlichen Regelungskreisen auf Landesebene ebenso wie auf Bundesebene, sondern auch zwischen Bundes- und Landesrecht im Rahmen der konkurrierenden Gesetzgebung. Erst in jüngster Zeit konnte die höchstrichterliche Rechtsprechung für mehr Rechtssicherheit und -klarheit sorgen. Gleichwohl ist es so, daß die etwa 20 Jahre währenden Harmonisierungsbemühungen auf Bundes- und Länderebene den „Streit um den Notfallpatienten" nicht zu beenden vermocht haben. Unverändert, und in jüngerer Zeit verstärkt durch ökonomische Zwänge, haben sich die Auseinandersetzungen um Zuständigkeiten und Finanzierungsgrundlagen für die medizinische Versorgung auch der Notfallpatienten verschärft. Nicht nur, daß sozialversicherungsrechtliche Grundlagen im Zuge dessen höchstrichterlich überprüft werden, sondern daß sich darüber hinaus Berufs- und Verwaltungsgerichte sowie die Strafgerichtsbarkeit mit den Problemen des organisierten Rettungsdienstes und der medizinischen Notfallhilfe zu befassen haben, ist von Relevanz. Die Probleme haben nunmehr eine verfassungsrechtliche Dimension erlangt.

Von besonderer Bedeutung für das ärztliche Handeln im Bereich der medizinischen Notfallhilfe an der Schnittstelle von Praxis, Notfalldienst sind neben eingehenden medizinischen Kenntnissen, berufspraktischen Erfahrungen und spezifisch ärztlicher Kompetenz die Kenntnis rechtlicher Gegebenheiten und ökonomischer Notwendigkeiten. Nicht nur die Fortschritte in der Medizin, sondern auch die Fortentwicklung des Rechts und ökonomischer Rahmenbedingungen spielen im organisierten Rettungsdienst eine besondere Rolle. Um nur einige Rechtsgrundlagen zu nennen, sei auf das Sozialversicherungsrecht, das Heilberufsrecht einschließlich ärztlichem Berufs- und Weiterbildungsrecht ebenso hingewiesen, wie auf die strafgesetzlichen, rettungsdienstgesetzlichen Bestimmungen, die Katastrophenschutz- und Krankenhausgesetze sowie das bürgerliche Gesetzbuch und das Tarifrecht.

Maßgeblich für die Entwicklung, die zum Fachkundenachweis Rettungsdienst führte, war die Beschlußfassung des Marburger Bundes 1979, welche zum 45. Änderungstarifvertrag des BAT, nämlich der Sonderregelung 2c führte. Infolgedessen wurde es für Krankenhausträger zur Pflicht, Assistenzärztinnen und -ärzte erst dann auf dem Notarztwagen einzusetzen, wenn sie eine mindestens einjährige klinische Tätigkeit nach der Approbation absolviert hatten. Damit war der bis dahin existierende Zustand weitgehend beseitigt, daß Krankenhausärztinnen und -ärzte häufig direkt nach der Approbation als Berufsanfänger im Notarztwagen im Stationssystem eingesetzt wurden.

## Entstehung des Fachkundenachweises Rettungsdienst

Fachlich-inhaltlich wurde diese so begonnene qualitätsorientierte Diskussion in den medizinisch-wissenschaftlichen Fachgesellschaften, dem Bund- und Länderausschuß Rettungswesen, dem DIN-Arbeitsausschuß „Begriffe im Rettungswesen", insbesondere jedoch im Ausschuß Verkehrs- und Notfallmedizin der Bundesärztekammer Anfang der 80er Jahre fortgesetzt mit dem Ergebnis, daß die Gremien der Bundesärztekammer im Konsens mit der Deutschen Interdisziplinären Vereinigung für Intensivmedizin (DIVI) 1983 dem Vorstand der Bundesärztekammer empfahlen, den Fachkundenachweis Rettungsdienst einzuführen.

Mit Beschluß des Vorstandes der Bundesärztekammer wurde der Fachkundenachweis Rettungsdienst am 16.09.1983 mit der Empfehlung an die Landesärztekammern verabschiedet, ihn ab dem 01.01.1984 auf Länderebene einzuführen. Fachlich-inhaltlich entsprach dies der Empfehlung der DIVI vom 15.11.1983, welche bis 1995 Gültigkeit besaß. Dieser Qualifizierungsstandard der verfaßten Ärzteschaft wurde, ausgehend vom Rettungsdienstgesetz des Landes Baden-Württemberg, sukzessive in allen Rettungsdienst- bzw. Feuerwehrgesetzen der Länder konkret verankert. Allerdings wurden die fachlich-inhaltliche Ausgestaltung, insbesondere Art, Umfang und Inhalt der Definition der Erwerbsvoraussetzungen, und die jeweiligen Anerkennungsverfahren den Ärztekammern in Anwendung ihrer autonomen Regelungskompetenz für die ärztliche Berufsausübung übertragen.

## Qualitätssicherung durch zertifizierende Fortbildung

Wenn der Vorstand der Bundesärztekammer dem Deutschen Senat für ärztliche Fortbildung 1984 bereits empfohlen hat, die Fortbildung in der Notfallmedizin an den Hauptthemen des theoretischen Fortbildungsrahmens zum Fachkundenachweis Rettungsdienst auszurichten, so kann zum jetzigen Zeitpunkt gesagt werden, daß es sich in diesem Bereich ärztlicher Qualifizierung um eine zertifizierende Fortbildung handelt. Diese hat ihre Rechtsgrundlage in den Rettungsdienstgesetzen der Länder und wird von der Ärzteschaft selbst inhaltlich ausgestaltet und weiterentwickelt. Der so durch die hierfür zuständigen medizinisch-wissenschaftlichen Fachgesellschaften kodifizierte Standard wurde von den ordnungspolitisch zuständigen Gremien der verfaßten Ärzteschaft in Kraft gesetzt. Gerade in jüngerer Zeit spielten in diesem Kontext Konsensuskonferenzen bei der Harmonisierung und Weiterentwicklung eine besondere Rolle. Deren Arbeiten führten zum „Kursbuch Rettungsdienst", welches in Form der Beschlußfassung der Bundesärztekammer vom 09.12.1994 als „Richtlinien zum Erwerb des Fachkundenachweises Rettungsdienst" vom 21.09.1994 verabschiedet wurde. Diese sind nunmehr von den Landesärztekammern in geltendes Berufsrecht umzuwandeln.

## Von zertifizierender Fortbildung zum satzungsrechtlich verankerten Weiterbildungsgang

Wenngleich der weit überwiegende Teil der Landesärztekammern bislang für den Fachkundenachweis Rettungsdienst eine inhaltlich definierte, standardisierte Fortbildung mit nachzuweisenden berufspraktischen Erfahrungen als Erwerbsvoraussetzung festgelegt hat, so zeichnet sich die Entwicklung ab, daß der Fachkundenachweis Rettungsdienst in eine Zusatzbezeichnung als Teil des Weiterbildungsrechtes umgewandelt wird. Der 99. Deutsche Ärztetag hat am 7.6.1996 allerdings nach kontroversen Debatten beschlossen, den Bereich Rettungsmedizin *nicht* in die Musterweiterbildungsordnung aufzunehmen; die bisherige Fortbildungsmaßnahme ist jedoch in einigen Landesärztekammern als eine heilberufsgesetzlich verankerte Weiterbildungsmaßnahme eingeführt. Andere Kammern haben die Erwerbsvoraussetzungen sowie Inhalte der Fortbildung von ihrer Delegiertenversammlung beschließen lassen und so in die Form von Satzungsrecht gegossen. Damit tragen diese Kammern einer Rechtsentwicklung Rechnung, die deutlich werden ließ, daß insbesondere die Verwaltungsgerichtsbarkeit der Definition der Qualifikationsstandards einen hohen Rang beimißt und damit der Selbstverwaltung eine satzungsrechtliche Verankerung gemäß Heilberufsgesetz abverlangt.

Die Weiterbildung im Bereich Rettungsmedizin wird z.B. von der Ärztekammer Niedersachsen (22.12.1993) wie folgt definiert:

## Bereich und Zusatzbezeichnung Rettungsmedizin

1. Nachweis einer mindestens 2jährigen klinischen Tätigkeit,
   - darunter mindestens 12 Monate klinische Weiterbildung im Gebiet Anästhesiologie, Chirurgie, Frauenheilkunde, innere Medizin, Kinderheilkunde, Neurochirurgie, Neurologie oder Urologie,
   - darunter mindestens 3 Monate ganztägige Tätigkeit in einer Intensivstation oder in der klinischen Anästhesiologie.
2. Teilnahme an einem in 2–3 Abschnitte gegliederten Kurs von mindestens 80 Stunden Theorie einschließlich Phantomübungen.
3. Teilnahme an mindestens 20 Einsätzen außerhalb der Klinik unter Aufsicht eines zur Weiterbildung ermächtigten Rettungsmediziners.

### Übergangsregelung

Die Bedingungen gelten als erfüllt beim Nachweis einer Fortbildung entsprechend den Empfehlungen oder einer gleichwertigen Fortbildung.

Die niedersächsischen Richtlinien über den Inhalt der Weiterbildung sehen für den Bereich Rettungsmedizin seit dem 01.01.93 folgendes vor: Die Kammerversammlung der Ärztekammer Niedersachsen hat den Weiterbildungsausschüssen empfohlen, die Neufassung der Richtlinien über den Inhalt der Weiterbildung bei der Beurteilung der Voraussetzungen für die Anerkennung bis auf weiteres zu berücksichtigen mit der Maßgabe, daß die darin enthaltenen Mindestzahlen als Anhaltspunkte zu verstehen sind.

## Inhalt der Weiterbildung

Vermittlung, Erwerb und Nachweis eingehender Kenntnisse in
- der Erkennung akut lebensbedrohlicher Störungen,
- der Durchführung lebensrettender Maßnahmen,
- der Herstellung der Transportfähigkeit.

## Theoretische Weiterbildung

### Grundlagen
- Rechtliche Grundlagen, Haftung, Versichung, Organisation des Rettungsdienstes, Rettungsmittel und Ausrüstung, Notfallmedikamente, Erstuntersuchung, Basismaßnahmen, Rettung, Sichtung, Lagerung, Transportdurchführung, Sicherung der Vitalfunktion Atmung, Sicherung der Vitalfunktion Kreislauf, Erstversorgung des traumatisierten Patienten, Analgesie, Sedierung, Narkose, praktische Übungen.
- Akute Erkrankungen, Kindernotfälle, Fallbesprechungen akuter Störungen von Bewußtsein, Atmung, Herzfunktion, Kreislaufsystem, Verletzungen, Polytrauma, Massenanfall von Verletzten.

### Spezielle Krankheitsbilder
- Schädel-Hirn-, Thorax-, Abdominal-, Wirbelsäulen-, Extremitätentrauma, Differentialdiagnose des akuten Thoraxschmerzes und akuten Abdomens, gastrointestinale Blutung, Verbrennung, Hitze-Kälte-Schäden, Strom-, Blitz-, Strahlenunfall, Ertrinkungs-, Tauchunfall, Intoxikationen, Notfälle in Augen-, Hals-Nasen-Ohren-, Zahn-Mund-Kieferheilkunde, Gynäkologie/Geburtshilfe, Urologie, Neurochirurgie, Neurologie und Psychiatrie.

## Praktische Weiterbildung

Erlernen von in der Rettungsmedizin wichtigen Maßnahmen wie Intubation, Beatmung, kardiale Reanimation. Schockbehandlung, Schaffung intravenöser Zugänge, Pleurapunktion und Schmerzbehandlung.

Bundesweit werden sich die weiterentwickelten Inhalte des *Kursbuches Rettungsdienst* durchsetzen.

## Zur Qualifikation und Kompetenz des Arztes im Rettungsdienst

In ihren Richtlinien führt die DIVI folgende Grundvoraussetzungen für die Tätigkeit des Arztes im Rettungsdienst auf: Empfehlung der DIVI (Deutsche interdisziplinäre Vereinigung für Intensiv- und Notfallmedizin), 3. Aufl., S. 60, 1995.

> Die praktische Versorgung lebensbedrohlicher Krankheits- und Verletzungszustände am Notfallort und während des Transportes ist Aufgabe qualifizierter Rettungsärzte (Notärzte), die dabei eng mit den Rettungsdiensten zusammenarbeiten.
>
> Die fachliche Qualifikation des Notarztes setzt eingehende theoretische Kenntnisse und praktische Erfahrungen in der Erkennung und Behandlung von Notfällen mit den spezifischen notfallmedizinischen Methoden und unter den am Notfallort gegebenen besonderen Umständen voraus.

Der mit der Leitung des Notfalldienstes beauftragte Arzt, aber auch der zum Dienst eingeteilte Arzt, haben zu überprüfen, ob die notärztliche Qualifikation, die selbständiges und eigenverantwortliches Handeln erfordert, gegeben ist.

Ein Krankenhausträger, der die Durchführung des Notarztdienstes übernimmt, trägt die rechtliche Verantwortung für die Bereitstellung der dafür benötigten notfallmedizinisch qualifizierten Ärzte. Er bestellt einen seiner Ärzte als Leiter des Notarztdienstes.

Diese Empfehlung stellt Basisanforderungen an die Qualifikation des Notarztes dar. Sie gilt auch für Ärzte aus bestehenden oder noch einzurichtenden Spezialnotarztdiensten (z.B. pädiatrische, toxikologische Notarztdienste), soweit sie am allgemeinen Notarztdienst teilnehmen.

Zusammenfassend wird damit deutlich, daß nur diejenige Ärztin oder derjenige Arzt in der notfallmedizinischen Versorgung tätig oder eingesetzt werden kann, der über die kodifizierte Qualifikation verfügt. Direkt damit verbunden sind haftungsrechtliche, strafrechtliche und organisationsrechtliche Fragen, sofern von diesen Standards abgewichen wird.

## Richtlinien zum Erwerb des Fachkundenachweises Rettungsdienst

Es ist davon auszugehen, daß wegen verwaltungsrechtlicher, heilberufsgesetzlicher und rettungsdienstlicher Notwendigkeiten weitere Landesärztekammern die Standards dieser Fortbildung in geltendes Satzungsrecht, d.h. Weiterbildungsrecht, umwandeln mit der Folge, daß Inhalt und Ziel der Weiterbildung in den jeweiligen Weiterbildungsordnungen der Länder Rechtskraft erlangen. Die inhaltliche Ausgestaltung entsprechend dem *Kursbuch Rettungsdienst* wird, wie auch die Richtlinien über den Inhalt der Weiterbildung, als Ausführungsbestimmung gehandhabt werden.

Dementsprechend dürften die Richtlinien zum Erwerb des Fachkundenachweises Rettungsdienst vom 21.09.1994 in die Richtlinien über den Inhalt der Weiterbildung integriert werden.

Das vorliegende Buch trägt schon jetzt diesen Erfordernissen Rechnung, da die Abhandlung der Themen und die inhaltliche Ausgestaltung diesen Vorgaben im wesentlichen folgt. Die Herausgeber und die Autoren der Einzelbeiträge berücksichtigen nicht nur den heutigen Standard in der notfallmedizinischen Versorgung als Ergebnis des medizinisch-wissenschaftlichen Erkenntnisstandes, sondern sie gewährleisten auch, daß mit diesem Werk das theoretische Fundament für eine qualitätsgesicherte Fort- und Weiterbildung gelegt wird.

## Notfallmedizinisches Qualitätsmanagement

Nur wenige Bereiche in der Medizin sind so sehr von verschiedenen und konkurrierenden Rechtsgrundlagen, ökonomischen Zwängen, medizinischen Entwicklungen und Notwendigkeiten gekennzeichnet wie die Notfallmedizin im organisierten Rettungsdienst an der Schnittstelle zwischen ambulanter und stationärer Versorgung. Um so mehr erlangt die ärztliche notfallmedizinische Versorgung ein hohes Niveau an ärztlicher Verantwortungsethik zwischen Vollzug der Maßnahmen staatlicher Daseinsvorsorge und anderseits der Gewährleistung ärztlich indizierter Diagnose- und Therapiemaßnahmen. Unter Zeitdruck und ökonomischen Zwängen sind zunehmend logistische, betriebswirtschaftliche und gesundheitsökonomische Grundsätze umzusetzen. Um so mehr werden sich diejenigen Ärztinnen und Ärzte, die im organisierten Rettungsdienst tätig sind, bewuß werden müssen, daß sie eine wesentliche Rolle bei der Ausgestaltung von Struktur-, Prozeß und Ergebnisqualität haben.

Dies gilt ganz konkret für die Wahrnehmung der ärztlichen Indikationsverantwortung und die Überprüfung der Ergebnisqualität. Diese wird jedoch nur Erfolg haben und zum Nutzen der Notfallpatienten sein, wenn die ärztliche Funktion kompetent ausgefüllt wird. Hierzu bedarf es zwingend der gebotenen Unterstützung durch zahlenmäßig ausreichendes, allerdings besonders qualifiziertes Fachpersonal, hier im besonderen durch qualifiziert aus- und weitergebildete Rettungsassistenten oder Rettungssanitäter, ohne dabei all diejenigen zu vergessen, die dringend erforderlich sind, um die Funktion im Rettungsdienst an der Schnittstelle von ambulanter, vertragsärztlicher Versorgung einerseits und den Krankenhäusern andererseits zu sichern.

Die Qualität der flächendeckenden notfallmedizinischen Versorgung wird letztlich nicht allein durch die medizinisch-wissenschaftliche und technisch-apparative Entwicklung, sondern auch dadurch bestimmt, daß im Zentrum der intensiven Bemühung der Beteiligten immer der Patient steht und nicht ökonomische Zwänge oder strittige Kompetenzen. Wir Ärzte können zwar formulieren, was dem Standard der Medizin folgend für die Patientenversorgung nötig ist. Ob dieses jedoch noch ökonomisch tragbar, d.h. finanzierbar ist, werden wir nur schwer beeinflussen können. So werden wir uns zunehmend mit Grundsätzen der Logistik, des Managements und der Ökonomie auseinanderzusetzen haben, um auch in Zukunft eine State-of-the-art-Versorgung von Notfallpatienten zu garantieren. Mehr denn je werden wir auf dem Boden des medizinisch-wissenschaftlichen Erkenntnisstandes die Kooperation mit den Fachberufen im Gesundheitswesen, den Hilfsorganisationen, aber auch anderen Beteiligten zu verwirklichen suchen, weil dies ein Primat zum Wohle potentieller Patienten ist.

# Block A1
# Grundlagen

# 1 Organisation des Rettungsdienstes

Th. Luiz

## 1.1 Die Rettungskette

Die präklinische Notfallversorgung setzt sich aus einer Reihe von Einzelschritten zusammen, deren zeitliches Aufeinanderfolgen und Ineinandergreifen am besten durch den Begriff „Rettungskette" repräsentiert wird.

*Die Rettungskette definiert das zeitliche Ineinandergreifen der Organisationsstrukturen der präklinischen Notfallversorgung.*

**Die Rettungskette als „klassische" Darstellung des zeitlichen Ineinandergreifens der einzelnen Elemente der präklinischen Notfallversorgung**

### Notfall

Notruf/Erste Hilfe (Ersthelfer)

→ *Rettungsleitstelle*

  → *Rettungsdienst (Erstversorgung und Transport)*

   → *Klinik (Notaufnahme, Intensivstation)*

### 1.1.1 Glieder

#### 1.1.1.1 *Ersthelfer*

Zeugen eines medizinischen Notfalles obliegt es, das Notfallgeschehen zunächst als solches einzustufen und darauf mit adäquaten Maßnahmen zu reagieren.

Da diese Ersthelfer in der überwiegenden Mehrzahl der Fälle medizinische Laien (zumeist Angehörige der Patienten, bei Unfällen: Unfallzeugen oder Polizeibeamte) sind, stellt dieses erste Glied der Rettungskette zumeist auch das schwächste dar: So wird eine vitale Bedrohung, gerade bei nichttraumatologischen Notfällen, oftmals nicht oder zu spät erkannt. Weiterhin werden, obwohl zahlreiche Störungen der Vitalfunktionen (Kreislauf- und Atemstillstand, Schock etc.) bei rechtzeitiger Durchführung von Ersthelfermaßnahmen eine deutlich günstigere Prognose aufweisen, lebensrettende Erste-Hilfe-Maßnahmen aus Unkenntnis oder Unsicherheit unterlassen oder fehlerhaft ausgeführt.

*Ersthelfermaßnahmen sind wesentlich für die Prognose von lebensbedrohlichen Notfällen, die Durchführung ist jedoch meist mangelhaft.*

Notruf: Dieser erreicht die zuständigen Rettungsleitstellen nicht selten nur über Umwege (ärztlicher Notfalldienst, Hausarzt, Polizei). Allerdings muß hier auch ganz deutlich das Fehlen einer bundeseinheitlichen, dreistelligen Notrufnummer kritisiert werden! Diese wird wohl erst im Zuge einer EU-weiten Neuregelung geschaffen werden. Darüber hinaus werden oftmals wichtige Angaben zum Notfallort, zum zugrundeliegenden Geschehen sowie zur Zahl der Betroffenen unterschlagen. Hier ist der Leitstellenmitarbeiter gefordert, diese Defizite mit einer aktiven Abfragetechnik zu korrigieren.

Wesentliche Defizite bestehen auch hinsichtlich der korrekten Indikationsstellung und Durchführung von Lagerungsmaßnahmen wie der stabilen Seitenlage und der Schocklage. Basismaßnahmen der kardiopulmonalen Reanimation schließlich werden von Ersthelfern nur sehr selten und in der Mehrzahl der Fälle fehlerhaft durchgeführt.

#### 1.1.1.2
#### *Rettungsleitstelle*

**Rettungsleitstelle als zentrale Einrichtung zur Einsatzlenkung und Dokumentation.**

Die eingehenden Notrufe werden in den Rettungsleitstellen von erfahrenen Rettungsdienstmitarbeitern (Disponenten, Dispatcher) entgegengenommen. Diese entscheiden anhand definierter Kriterien, inwieweit ein Einsatz des Rettungsdienstes überhaupt erforderlich ist bzw. welches Rettungsmittel entsandt werden muß. Sodann werden geeignete, an Rettungswachen und Kliniken vorgehaltene Rettungsmittel alarmiert.

#### 1.1.1.3
#### *Rettungsdienst*

Mit Eintreffen des Rettungsdienstpersonals können am Notfallort alle zur Wiederherstellung und Aufrechterhaltung der Vitalfunktionen nötigen Maßnahmen (Rettung und Speziallagerung, Intubation, Beatmung, Medikamentenapplikation etc.) getroffen werden. Diese werden während des sich anschließenden Transports in die Klinik fortgesetzt.

#### 1.1.1.4
#### *Klinik*

**Notaufnahme als Schnittstelle zwischen Präklinik und Klinik. Oftmals mangelhafter Informationsfluß vom Notarzt zum Klinikteam.**

Mit der Übergabe des Notfallpatienten in der Notaufnahme oder Intensivstation einer Klinik endet die präklinische und beginnt die klinische Versorgung des Patienten. Hierbei werden oftmals entscheidende Fehler begangen: So wird nicht selten der Patient nicht dem zuständigen ärztlichen Kollegen, sondern einer Schwester übergeben, $O_2$-Gabe und EKG-Monitoring werden in der Fahrzeughalle noch vor der Übergabe beendet, Einsatzprotokolle werden unvollständig ausgefüllt überreicht etc.

### 1.1.2
### *Zeitraster*

**Eintreffzeiten des Rettungsdienstes orientieren sich an gesetzlich definierten Hilfsfristen.**

Ein wichtiges Kriterium für die Leistungsfähigkeit des Rettungsdienstes stellt das therapiefreie Intervall dar, d.h. die Zeitspanne, die verstreicht, bis der Notfallpatient tatsächlich Hilfe erhält. Dies wird auch mit dem Begriff Hilfsfrist umschrieben.

Laut DIN-Norm (DIN 14011, Teil 9) ist die Hilfsfrist die Zeit zwischen dem Entdecken eines Schadensereignisses und dem Wirksamwerden der befohlenen Maßnahmen. Sie setzt sich zusammen aus Meldezeit (Auffinden des Patienten,

Suche nach einem Kommunikationsmittel wie Telefon oder Notrufsäule, Wahl des Notrufes), Alarmierungszeit (Bearbeiten des Notrufes und Alarmieren der Fahrzeugbesatzungen), Ausrückzeit (Zeit vom Erhalt des Alarms bis zum Starten des Fahrzeuges), Anmarschzeit (eigentliche Fahrzeit), Erkundungszeit (Zeitspanne vom Verlassen des Fahrzeuges bis zum Erreichen des Patienten) und Entwicklungszeit (Zeitspanne, die zum Vorbereiten von therapeutischen Maßnahmen wie z. B. Laden des Defibrillators benötigt wird). Die Erfahrung zeigt, daß unter Anwendung der DIN-Kriterien selbst in Ballungsräumen ein Notfallpatient im Mittel erst nach 10-12 min, in ländlichen Bereichen oftmals erst nach mehr als 15 min von Mitarbeitern des Rettungsdienstes versorgt wird. Die eigentliche Fahrzeit nimmt dabei in Ballungsräumen oftmals weniger als die Hälfte des gesamten therapiefreien Intervalls ein.

*Mittleres therapiefreies Intervall: 10-12 min (Stadt), ≥ 15 min (Land).*

**Zeitraster der präklinischen Notfalltherapie am Beispiel eines Patienten mit Kammerflimmern**

| | |
|---|---|
| Minute 0 | Patient verliert Bewußtsein |
| Minute 1 | Erkennen des Notfalls |
| Minute 3 | Notruf |
| Minute 4 | Disponent alarmiert Besatzung des Notarztwagens |
| Minute 6 | Ausrücken des Fahrzeuges |
| Minute 6-12 | Anfahrt zur Einsatzstelle |
| Minute 13 | Kontakt mit Patient |
| Minute 15 | Defibrillation |

Auch die Rettungsdienstgesetze der meisten Bundesländer geben verbindliche Hilfsfristen vor, innerhalb derer Hilfeersuchen durch den Rettungsdienst beantwortet sein müssen. Allerdings wird hierbei in Abweichung von der DIN-Norm und unter Verkennung der Realität lediglich die Zeit von der Alarmierung des Rettungsmittels bis zur Ankunft der Fahrzeuge gerechnet. Auffallend sind darüber hinaus enorme Unterschiede hinsichtlich der Dauer der Hilfsfrist: Sie beträgt maximal 5-8 min (an einer Straße gelegene Einsatzstellen in Nordrhein-Westfalen) und reicht bis 15 min (ländliche Bereiche Bayerns und Thüringens, Brandenburg, Niedersachsen, Rheinland-Pfalz). Da bei Vorliegen eines Kreislaufstillstandes bereits nach 3-5 min irreversible Schäden entstehen und bei einem therapiefreien Intervall von mehr als 10-12 min die Überlebenschancen gleich Null sind, andererseits jedoch die knappen finanziellen Ressourcen die Schaffung weiterer Rettungswachen und Notarztstandorte verhindern, müssen neue Wege beschritten werden, um das therapiefreie Intervall und damit die Prognose von Patienten mit vitalen Störungen zu verbessern.

Beispielhaft seien genannt: europaweite gesetzliche Verankerung der Ausbildung in Erster Hilfe in die schulische und berufliche Ausbildung, Einsatz von mit halbautomatischen Defibrillatoren ausgerüsteten First-responder-Teams der Rettungsdienste und Feuerwehren, Anleitung von Laien durch die Leitstellendisponenten zu konkreten Erste-Hilfe-Maßnahmen (sog. Telefonreanimation). Im Gegensatz zu den USA sind in Deutschland derartige Konzepte, wenn überhaupt, bisher erst ansatzweise verwirklicht worden.

*Eine weitere Effizienzsteigerung der Notfallrettung wäre durch Einbeziehung von Laien möglich (gesetzlich vorgeschriebene Breitenausbildung in Erster Hilfe).*

## 1.2
## Rettungsdienst

### 1.2.1
### Definitionen: Notfallrettung und Notfallpatient

**Notfallrettung: vital bedrohte Patienten.**

Der Begriff „Rettungsdienst" stellt das Dach dar, unter welchem „Notfallrettung" und „Krankentransport" beheimatet sind. Die **Notfallrettung** umfaßt den zentralen Bereich des Rettungsdienstes, nämlich die Erstversorgung und den Transport von **Notfallpatienten**. Dies sind all jene Patienten, die entweder an einer lebensbedrohlichen Erkrankung/Verletzung leiden, oder bei denen zu erwarten ist, daß sie bei nicht unverzüglicher Hilfeleistung schwere gesundheitliche Schäden davontragen.

### 1.2.2
### Krankentransport

**Krankentransport: Nichtnotfallpatienten.**

Demgegenüber steht der qualifizierte Krankentransport von Nichtnotfallpatienten. Da jedoch bei ca. 5–10 % aller als Krankentransporte angemeldeten Fahrten im Verlauf weitergehende Maßnahmen zur Sicherung der Vitalfunktionen vonnöten sind, muß die von Politikern und Ökonomen geforderte organisatorische Trennung von Krankentransport und Rettungsdienst als unsinnig und gefährlich abgelehnt werden.

### 1.2.3
### Primär- und Sekundärtransporte

**Primäreinsatz: Präklinische Erstversorgung.**

**Sekundäreinsatz: Verlegung von Klinik zu Klinik, gegebenenfalls mit Spezialfahrzeugen.**

Über 95 % aller rettungsdienstlichen Einsätze sind sog. **Primäreinsätze**, worunter die präklinische Erstversorgung und der sich anschließende Transport des Patienten in eine Klinik verstanden werden. Ein **Sekundäreinsatz** ist dann vonnöten, wenn ein bereits in eine Klinik aufgenommener Patient zur weiteren Diagnostik (z. B. Computertomographie) bzw. Weiterbehandlung (z. B. Nierenersatzverfahren, neurochirurgischer Eingriff) in eine andere Einrichtung transportiert werden muß. Diese Sekundäreinsätze mit konsekutiven Sekundärtransporten belasten allerdings den für Primäreinsätze zur Verfügung stehenden Pool an Rettungsmitteln. Arztbegleitete Sekundärtransporte sollten grundsätzlich nicht vom diensthabenden Notarzt, sondern vom **abgebenden Klinikpersonal** organisiert und begleitet werden.

Wichtig: Die Verlegung eines instabilen Intensivpatienten erfordert aufgrund erhöhter Anforderungen an Ausrüstung (Intensivrespirator, invasives Monitoring etc.) und Personal (Intensivmediziner und Intensivpflegekraft) oftmals den Einsatz von großräumigen, perfekt ausgestatteten Spezialfahrzeugen (Intensivmobil, Intensivtransporthubschrauber).

### 1.2.4
### Luftrettung/Ambulanzflugdienste

Viele Klinikärzte neigen dazu, Sekundärverlegungen auf dem Luftweg durchführen zu lassen, da der Transport auf diese Weise kein klinikeigenes Personal

# 1 Organisation des Rettungsdienstes

erfordert und zudem die reine Transportzeit gegenüber einem bodengebundenen Transport deutlich reduziert wird. Allerdings muß bedacht werden, daß im Falle einer Verlegung mittels Rettungshubschrauber dieser für die Dauer des Transports seiner eigentlichen Aufgabe, der Notfallrettung über größere Entfernungen, entzogen wird. Aus diesem Grund steht mittlerweile eine Vielzahl von Ambulanzflugdiensten bereit, derartige Sekundärtransporte, zum Teil rund um die Uhr, durchzuführen. Jedoch sind gerade bei nächtlichen Verlegungen die Nachteile des Hubschraubertransports (mitunter lange Vorlaufzeit, erhöhtes Unfallrisiko) zu bedenken!

## 1.2.5
## Leitstellen

Diese rund um die Uhr besetzten Zentralen stellen die Einsatzkoordination sicher. Sie verfügen über alle Kommunikationseinrichtungen, die zur Entgegennahme von Notrufen und zur Einsatzlenkung vonnöten (mehrere Notrufleitungen, Telefondirektverbindungen zur Polizei und Feuerwehr, Funkgeräte, Kartenmaterial etc.) sind. Anhand der Notrufmeldung entscheidet der Disponent über den Einsatz der nächststehenden, geeigneten Rettungsmittel (sog. **Nächste-Fahrzeug-Strategie**). Hierbei hängt die korrekte Einschätzung der Dringlichkeit eines Hilfeersuchens direkt von der Güte der Notfallmeldung ab. Allerdings belegen Untersuchungen, wonach die von Leitstellenmitarbeitern praktizierte Abfragetechnik in etwa 50 % der Fälle unzureichend ist, daß hier noch schwerwiegende Defizite seitens der Leitstelle vorliegen.

Die Alarmierung der Fahrzeugbesatzungen erfolgt im allgemeinen drahtlos mittels sog. Funkmeldeempfänger. Die Leitstelle ist in einigen Bundesländern den eingesetzten Kräften des Rettungsdienstes hinsichtlich gewisser organisatorischer Abläufe weisungsbefugt (z. B. Anfahrt mit Sondersignal, Verbleib an der Einsatzstelle etc.). Zusätzlich führen die Leitstellen (mit Ausnahme von Berlin, Mecklenburg-Vorpommern und Schleswig-Holtein) einen Krankenhausbettennachweis, weswegen sie die Fahrzeugbesatzungen bei der Wahl des geeigneten Krankenhauses beraten können. Wird ein Patient in die Klinik transportiert, informiert die Leitstelle die aufnehmende Klinik über den zu erwartenden Notfallpatienten.

Für die Zukunft ist zu fordern, daß sog. integrierte oder einheitliche Leitstellen die Einsatzlenkung sowohl der Kräfte der Feuerwehr als auch des Rettungsdienstes übernehmen. Daraus resultieren zum einen gewisse ökonomische Vorteile, zum anderen eine bessere Koordination der technischen Rettung. In ähnlicher Weise ermöglicht die Vermittlung des kassenärztlichen Bereitschaftsdienstes durch die Rettungsleitstellen eine sinnvollere Disposition, insbesondere der arztbesetzten Rettungsmittel.

Nächste-Fahrzeug-Strategie: Nächststehendes geeignetes Rettungsmittel übernimmt Notfalleinsatz; Ziel: Zeitgewinn.

Leitstelle ist den Besatzungen der Rettungsmittel hinsichtlich organisatorischer Abläufe weisungsbefugt.

Integrierte Leitstellen (Feuerwehr, Rettungsdienst und ärztlicher Bereitschaftsdienst) verbessern Einsatzkoordination und senken Kosten.

## 1.2.6
## Einsätze des Rettungsdienstes

1993 wurden in der BRD ca. 8,2 Mio. Einsätze des Rettungsdienstes registriert. Der Anteil an Notfalleinsätzen betrug hierbei 42 %, mit erheblichen Schwankungen von Bundesland zu Bundesland (15–43 % aller Einsätze). Von diesen Notfallpatienten wiederum wurden ca. 40 % notärztlich versorgt.

1993 wurden ca. 1,4 Mio. Notfalleinsätze durchgeführt.

Die weitaus meisten Einsätze betreffen nichttraumatologische Krankheitsbilder (besonders Herz-Kreislauf-Störungen, Störungen der Atmung, neurologische Notfälle, Intoxikationen), wohingegen Notfälle infolge äußerer Gewalteinwirkung in der BRD im Gegensatz etwa zu den USA nur etwa 20–30 % aller Notarzteinsätze darstellen (Ausnahme: Rettungshubschrauber: bis zu 75 % traumatologische Notfälle).

## 1.2.7
## Qualität des Rettungsdienstes

### 1.2.7.1
### *Abhängigkeiten*

**Rettungsdienst ist öffentliche Aufgabe.**

**Rettungsdienstgesetze der Bundesländer als gesetzliche Grundlage.**

**Feuerwehr und Hilfsorganisationen als Durchführende des Rettungsdienstes.**

Rettungsdienst ist als Teil des Systems zur Gesundheitsfürsorge und Gefahrenabwehr eine genuine öffentliche Aufgabe. Gemäß dem föderativen Charakter unseres Staatswesens obliegt die Umsetzung dieser Aufgabe den einzelnen Bundesländern, die hierzu **Rettungsdienstgesetze** erlassen haben. Allerdings ist der Rettungsdienst auch einer Vielzahl von den Landesrettungsdienstgesetzen übergeordneten bundeseinheitlichen Gesetzen und Vorschriften unterworfen (z. B. Arzneimittelgesetz, Sozialgesetzbuch, Bürgerliches Gesetzbuch etc.). Darüber hinaus ist gerade der Rettungsdienst angesichts ständig steigender Kosten in jüngster Zeit in den Mittelpunkt gesundheitspolitischer und gesellschaftspolitischer Diskussionen geraten, wobei fast ausnahmslos die fehlende Kostentransparenz und die geringe Effizienz der eingesetzten Mittel moniert wurden.

**Träger des Rettungsdienstes** sind Landkreise und kreisfreie Städte, die diese Aufgabe in der Vergangenheit in den meisten Flächenstaaten den **Hilfsorganisationen** (ASB, JUH, DRK, MHD) übertrugen. In Bayern liegt die Trägerschaft bei sog. Rettungszweckverbänden. In einigen Großstädten, in Nordrhein-Westfalen sowie den Stadtstaaten Hamburg, Berlin und Bremen werden dagegen die **Berufsfeuerwehren** mit der Durchführung des Rettungsdienstes beauftragt. Auch wenn der Notarztdienst bisher überwiegend von Klinikärzten geleistet wird, so haben doch die höchsten Bundesgerichte (Bundessozialgericht 1987 und 1988, Bundesgerichtshof 1989 und 1992, Bundesverwaltungsgericht 1995) seit 1987 mehrfach gleichlautend entschieden, daß die Sicherstellung der notärztlichen Versorgung (zumindest der gesetzlich krankenversicherten Bundesbürger) originäre Aufgabe der Kassenärztlichen Vereinigung sei. Allerdings bestehen lediglich in Bayern (seit 1979) entsprechende Regelungen.

Inwieweit die genannten Urteile dazu führen werden, daß in Zukunft tatsächlich in erster Linie niedergelassene Ärzte am Notarztdienst partizipieren werden, kann derzeit nicht schlüssig beantwortet werden. Wahrscheinlicher ist jedoch die vom Gesetzgeber bisher versäumte Aufnahme des Notarztdienstes als Teil des Rettungsdienstes in das SGBV. Damit würde auch von seiten des Gesetzgebers eine klare Trennung zwischen dem kassenärztlichen Bereitschaftsdienst (vertragsärztliche Versorgung der Bevölkerung außerhalb der Sprechstundenzeiten) einerseits und dem Notarztdienst (Versorgung vital bedrohter Patienten mit den Mitteln der vorgezogenen klinischen Intensivmedizin) andererseits vorgenommen werden.

### 1.2.7.2
#### Organisatorisch-technische Voraussetzungen

Die Landkreise und kreisfreien Städte legen sog. **Rettungsdienstbereiche** fest. Die Einsatzlenkung innerhalb eines Rettungsdienstbereichs obliegt der **Rettungsleitstelle**. Die Größe des von einer Rettungsleitstelle versorgten Rettungsdienstbereichs wurde in der Vergangenheit leider viel zu häufig mehr von politischen, denn von praktischen Erwägungen bestimmt, so daß nicht selten in einem räumlich sehr überschaubaren Bereich unnötig viele Rettungsleitstellen betrieben werden, mit entsprechenden Folgekosten. So bestehen zur Zeit bundesweit ca. 400 Rettungsdienstbereiche mit einem durchschnittlichen Einzugsgebiet von ca. 900 km² und ca. 200 000 Einwohnern, während Fachleute eine Halbierung auf ca. 200 Rettungsdienstbereiche für nötig erachten.

> Rettungsdienstbereich als räumlich von einer Leitstelle zu versorgende Einheit.

Leider stehen aus Kostengründen längst noch nicht allen Leitstellen Einsatzleitrechner zur automatisierten Einsatzabwicklung zur Verfügung. Gemäß den Landesrettungsdienstgesetzen sind die Träger des Rettungsdienstes gehalten, Hilfeersuche innerhalb einer bestimmten **Hilfsfrist** zu beantworten. Bedarfspläne geben die hierzu nötige Zahl an Rettungsmitteln sowie die räumliche Verteilung der Rettungswachen und Festlegung von Einsatzbereichen an. Hierbei zu berücksichtigende Faktoren sind: Bevölkerungsdichte, Einsatzaufkommen nach Frequenz und Dringlichkeit der Einsätze (Krankentransport vs. Notfallrettung), Bebauung, Verkehrsanbindung, Geschwindigkeit der eingesetzten Rettungsmittel (z. B. Rettungswagen vs. Hubschrauber). In der Praxis wird diese Vielzahl von Einflußgrößen bedauerlicherweise zumeist unterschlagen und das Einsatzgebiet einer Rettungswache unter Berücksichtigung der vorgegebenen Hilfsfrist und der Annahme einer fiktiven Durchschnittsgeschwindigkeit von 1 km/min durch Ziehen eines Kreises um die Wache definiert (Beispiel: Hilfsfrist: 10 Minuten → Einsatzradius: 10 km).

Die einsatzbereiten Fahrzeuge sind auf verschiedenen im Rettungsdienstbereich gelegenen **Rettungswachen**, mitunter auch an einer kombinierten Feuer- und Rettungswache oder einem Krankenhaus stationiert. Sondersignaleinrichtungen erlauben den Rettungsmitteln das rasche Erreichen des Notfallortes. **Rettungs- und Notarztwagen** sind entsprechend der gültigen Norm (DIN 75 080) mit allem zur Behandlung von Störungen von Vitalfunktionen nötigen **technischem Equipment und Medikamenten** ausgestattet. Da diese Fahrzeuge technisch jedoch allesamt auf Kleinlastkraftwagen basieren, besteht nur ein minimaler Federungskomfort, der insbesondere für Polytraumatisierte und Neugeborene eine erhebliche zusätzliche Belastung bedeutet.

### 1.2.7.3
#### Personelle Voraussetzungen

Das bundesdeutsche Rettungswesen beruht auf der bereits vor mehr als 50 Jahren von Martin Kirschner geprägten Maxime, bei vitalen Störungen grundsätzlich einen Arzt zum Notfallpatienten zu entsenden. Während in den USA oder Großbritannien ärztliche Präsenz in der Notfallrettung so gut wie unbekannt ist und nichtärztliches Rettungsdienstpersonal (sog. Paramedics) routinemäßig auch invasive Maßnahmen durchführen darf, besteht die Aufgabe der nichtärztlichen Mitarbeiter hierzulande darin, dem Notarzt zu assistieren, bzw. den

**Nichtärztliches Personal ist dem Notarzt untergeordnet.**

Patienten überbrückend bis zur Ankunft des Notarztes zu stabilisieren. Somit sind nichtärztliche Mitarbeiter dem vor Ort befindlichen Arzt untergeordnet.

**Rettungshelfer** weisen nur eine rettungsdienstliche Minimalausbildung auf. Sie sind nicht zur alleinigen Überwachung von Notfallpatienten geeignet, werden jedoch noch mancherorts übergangsweise z. B. im Rahmen des Zivildienstes als Fahrer oder als sog. „3. Mann" im Rettungsdienst eingesetzt.

Bis vor einigen Jahren stellt die Ausbildung zum **Rettungssanitäter** (Kurzlehrgang, welcher 520 Stunden umfaßt) die gängige und zugleich höchstmögliche Qualifikation für nichtärztliche Mitarbeiter im Rettungsdienst dar. Aufgabe der Rettungssanitäter, welche sich zu einem erheblichen Anteil aus Ehrenamtlichen oder Zivildienstleistenden rekrutierten, war es, Patienten, welche keiner ärztlichen Behandlung bedurften, selbständig im Rettungswagen zu betreuen, bzw. bei Notarzteinsätzen dem Notarzt zu assistieren. Nachdem jedoch Mitte der 80er Jahre erkennbar war, daß diese 1977 eigentlich als Mindestqualifikation eingeführte Ausbildung mit der stetigen Weiterentwicklung der Notfallmedizin nicht mehr Schritt halten konnte und auch die Berufsverbände der im Rettungsdienst Tätigen zu Recht ein eigenständiges Berufsbild forderten, wurde schließlich im Jahre 1989 mit der Verabschiedung des Rettungsassistentengesetzes grundsätzlich der Weg zu einer Anhebung des Qualifikationsniveaus geebnet. Seitdem dürfen Rettungssanitäter in den meisten Bundesländern nicht mehr zur alleinigen Patientenbetreuung im Rettungsdienst herangezogen werden. Rettungswagen sind somit grundsätzlich mit zwei Rettungsassistenten zu besetzen, wobei allerdings vielerorts Übergangsbestimmungen weiterhin den Einsatz von Rettungssanitätern erlauben.

Auch **Rettungsassistenten** sollen bei vitalen Störungen primär am Notfallort als Helfer des (Not)arztes tätig werden. Sie sind somit, trotz verbesserter Ausbildung, weiterhin keine „Paramedics", d. h., sie sind auch weiterhin nicht zur regelhaften, selbständigen Ausübung invasiver, ärztlicher Tätigkeiten befugt. Da jedoch auch bei flächendeckender Vorhaltung von Notarztsystemen der Notarzt im Einzelfall die Einsatzstelle nicht rechtzeitig erreichen kann, (Bsp.: Kreislaufstillstand mit Kammerflimmern), dürfen Rettungsassistenten in derartigen Situationen im Rahmen der sog. Notkompetenz überbrückend bis zur Ankunft des Arztes weitergehende lebensrettende Maßnahmen vornehmen. Dies impliziert je nach Situation und Befähigungsnachweis die Durchführung der endotrachealen Intubation ohne Medikamentengabe, das Legen eines venösen Zugangs, die Gabe von kristalloiden Lösungen und von hochprozentiger Glukoselösung sowie die Defibrillation mit halbautomatischen Defibrillatoren (s. hierzu auch die Stellungnahme der Bundesärztekammer aus dem Jahre 1993).

Rettungsassistenten durchlaufen eine 2jährige, 2800 Stunden umfassende Ausbildung (Theorie, Klinikpraktika sowie Rettungswagenpraktika). Allerdings erlaubt § 13 Abs. 1 des Rettungsassistentengesetzes übergangsweise die Anerkennung einer entsprechenden Tätigkeit als Rettungssanitäter, sofern mindestens 2000 Stunden praktische Erfahrungen im Rettungsdienst vorliegen, ohne daß hierbei allerdings eine Überprüfung des Kenntnisstandes des Antragstellers erfolgt. Zusätzlich erwirbt ein Großteil (60 %) aller Rettungsassistenten die Anerkennung im Rahmen von verkürzten Sonder- und Aufbaulehrgängen.

Darüber hinaus bestehen hinsichtlich des Niveaus und der Qualität der Ausbildung an den mehr als 70 gegenwärtig registrierten Rettungsassistentenschulen ganz erhebliche Unterschiede, die letztendlich nur durch ein bundeseinheitlich verbindliches Lernzielkurrikulum und die Institutionalisierung kompetenter ärztlicher Leiter der Rettungsassistentenschulen zu beheben wären.

Der **Notarzt** ist definitionsgemäß (DIN 13050) ein im Rettungsdienst tätiger Arzt, der für seinen Einsatz über eine besondere Qualifikation („Fachkundenachweis Rettungsdienst") verfügen muß. Diese umfaßt nach der ab 1996 geltenden bundeseinheitlichen Regelung eine mindestens 18monatige klinische Tätigkeit, wovon mindestens 3 Monate in der klinischen Anästhesiologie, der Intensivmedizin oder einer entsprechenden Notaufnahmeeinheit abzuleisten sind. In dieser Zeit muß der angehende Notarzt die Kenntnisse und Erfahrungen in der Erkennung und Behandlung von lebensbedrohlichen Zuständen erwerben (Lagerung, Intubation und Beatmung, venöse Zugänge, Notfallpunktionen, Reanimation). Weiterhin muß er an einem 80stündigen Seminar über allgemeine und spezielle Notfallbehandlung teilnehmen sowie mindestens 10 Einsätze in einem arztbesetzten Rettungsmittel unter der Leitung eines erfahrenen Notarztes nachweisen.

*Fachkundenachweis Rettungsdienst als Grundlage der Ausbildung und des Einsatzes von Notärzten.*

Obwohl dem angehenden Notarzt nunmehr obligat eine gewisse intensivmedizinische Weiterbildung abgefordert wird, und obwohl während der Notarztseminare der Erörterung von Fallbeispielen und der Durchführung praktischer Übungen deutlich mehr Gewicht zukommt, darf nicht verkannt werden, daß die hierbei angeeigneten Fähigkeiten nur durch ständige klinische und präklinische Anwendung hinreichend bewahrt und konsolidiert werden können. Ob dies gelingt, muß angesichts der Tatsache, daß ca. ein Drittel aller Notärzte weniger als 50 Notarzteinsätze pro Jahr leistet, zumindest in Frage gestellt werden. Nach einer Umfrage von Moecke aus dem Jahre 1993 bewerten denn auch lediglich etwa 50 % der Notärzte ihre Kenntnisse als gut oder sehr gut. Besonders gravierende Defizite bestehen hinsichtlich der Versorgung von kindlichen Notfällen.

### Weitere Entwicklung

Ende 1995 reagierte die Deutsche Interdisziplinäre Vereinigung für Intensivmedizin (DIVI) mit einer Entschließung auf die Forderungen des Bundesgerichtshofes, nach dem in allen Bereichen der Medizin, also auch im Bereich der Präklinik, fachärztlicher Versorgungsstandard gewährleistet sein müsse. Danach soll in absehbarer Zeit der Fachkundenachweis Rettungsdienst in den Rang einer Zusatzbezeichnung erhoben werden, bei allerdings erheblich gestiegenen inhaltlichen Anforderungen. Eine derartige Entwicklung war bereits im Jahre 1992 abzusehen, als die Fachkunde Rettungsdienst zunächst von der niedersächsischen und später auch von der Berliner Ärztekammer zur Zusatzbezeichnung erkoren wurde (dies allerdings unter inhaltlich kaum verschärften Anforderungen!).

## 1.2.8
## Kosten des Rettungsdienstes

Das bundesdeutsche Rettungswesen erforderte 1995 Aufwendungen in Höhe von knapp 3 Mrd. DM. Dies entspricht einem jährlichen Betrag von knapp 40 DM je Bundesbürger. Die Kosten des individuellen Einsatzes (sog. Benutzungsentgelte) betragen für Rettungswagen je nach Rettungsdienstbereich 200–600 DM, für einen Notarzteinsatz bis über 1000 DM. Sie werden für Versicherte der gesetzlichen Krankenkassen und privaten Versicherungsträger von den zustän-

*Kosten des bundesdeutschen Rettungsdienstes: Ca. 3 Mrd. DM/Jahr.*

digen Kassen übernommen, während Sozialhilfeempfänger durch die Sozialämter abgesichert werden. Im Falle eines Arbeitsunfalls trägt die zuständige Berufsgenossenschaft die Kosten. Über 90 % dieser Kosten sind Personalkosten. So verursacht allein die Vorhaltung eines rund um die Uhr besetzten Rettungswagens jährliche Kosten in Höhe von ca. 1 Mio. DM, die eines nur bei Tage einsatzbereiten Rettungshubschraubers ca. 1,5 Mio. DM. Dem in jüngster Zeit aufgrund der sprunghaften Kostensteigerungen im Rettungsdienst von den Kostenträgern erhobenen Pauschalvorwurf einer fehlenden Wirtschaftlichkeit des Rettungsdienstes läßt sich entgegenhalten, daß diese Steigerung zum größten Teil aus der vermehrten Einbindung hauptamtlicher, besser ausgebildeter, nichtärztlicher Rettungsdienstmitarbeiter (Rettungsassistenten) sowie der Gründung von Notarztstandorten in bisher nicht notärztlich versorgten Gebieten resultiert.

## 1.2.9
## Krankentransporte

Wie erwähnt, überwiegen unter den Einsätzen des Rettungsdienstes eindeutig die Krankentransporte. Der Notarzt wird lediglich im Ausnahmefall, wenn während des Transportes Komplikationen auftreten, hinzugezogen bzw. nachgefordert.

## 1.2.10
## Notfallrettung

Mitte der 90er Jahre kann für die Bundesrepublik Deutschland eine flächendeckende notärztliche Versorgung angenommen werden. Neben den mehr als 1200 bodengebundenen Notarztstandorten soll hier auch das (weltweit einmalige) den bodengebundenen Rettungsdienst ergänzende flächendeckende Luftrettungsnetz mit mittlerweile 53 arztbesetzten Rettungshubschraubern erwähnt werden (Stand 1.1.1996).

### 1.2.10.1
### *Einsätze im Notarztdienst*

**Notarztsysteme**
Bei den bodengebundenen Notarztsystemen, die zumeist an einer Klinik stationiert sind, ist zwischen dem Stationssystem und dem Rendez-vous-System zu unterscheiden:

**Stationssystem.** Der baulich einem Rettungswagen gleichende Notarztwagen fährt, mit einem Notarzt und 2 Rettungsassistenten bemannt, an die Einsatzstelle. Parallel dazu wird oft noch ein Rettungswagen alarmiert, da dieser die Einsatzstelle zumeist schneller erreicht. Der Patient wird nach Erstversorgung vom Notarzt im Notarztwagen in die Klinik begleitet.

**Rendez-vous-System (NEF-System).** Notarzt und Rettungsassistent fahren mit einem PKW (Notarzteinsatzfahrzeug, NEF) gemeinsam mit dem parallel alarmierten Rettungswagen zum Einsatzort. Der Patient wird vom Notarzt im Rettungswagen auf der Fahrt in die Klinik betreut. Vorteile des NEF-Systems: höhere Geschwindigkeit und Flexibilität (sofern keine Transportbegleitung erforderlich ist, ist das NEF noch an der Einsatzstelle für neue Einsätze frei). Daher, und aus Kostengründen, tritt das Stationssystem immer mehr in den Hintergrund.

**Indikationen für den Einsatz des Notarztes**
Hier sind alle Zustände mit tatsächlicher oder potentieller Einschränkung der Vitalfunktionen zu nennen, wobei bei unsicherer Bewertung des Notfallgeschehens im Zweifel immer ein arztbesetztes Rettungsmittel disponiert werden sollte.

**Indikationen für den Einsatz des Notarztes (symptomorientiert)**

| Nichttraumatologisch | Traumatologisch |
|---|---|
| | Schock |
| | Bewußtlosigkeit |
| (schwere) allergische Reaktion | Amputation (außer Finger, Zehen) |
| (schwere) Atemnot oder Atemstillstand | Becken- und Wirbelsäulenverletzung |
| Bluterbrechen | Blutung, stark oder unstillbar |
| Bluthusten | Ertrinkungsunfall |
| (beginnende Geburt) | Fraktur größerer Röhrenknochen |
| Intoxikation | multiple oder offene Frakturen |
| Kindstod (SIDS) | Pfählungsverletzungen |
| Kreislaufstillstand | (schweres) Schädel-Hirn-Trauma |
| Krampfanfall | Schuß-/Stichverletzungen |
| Suizidalität | Strangulation |
| Thoraxschmerz, anhaltend | Trauma mit starken Schmerzen |
| | Verbrennungen/Verätzung (großflächig, Kinder, Gesicht, Atemwege) |
| | **prophylaktisch** bei: |
| | Absturz, Einklemmung, Verschüttung, Bränden/Explosionen mit Personenschaden |
| | Elektrounfall |
| | Unfällen mit mindestens 3 Verletzten |

**Aufgaben des Notarztes**
1. Lagebeurteilung,
2. Anordnung und Durchführung erweiterter lebensrettender Maßnahmen; Herstellung der Transportfähigkeit. Sofern erforderlich: medizinisch-organisatorische Leitung der technischen Rettung,
3. Transportbegleitung unter Fortführung adäquater Überwachung und Therapie.

*Einsatzstrategie des Notarztes.*

*Zuerst Lage beurteilen.*

*Eigenschutz beachten.*

**1. Lagebeurteilung.** Primär muß der Notarzt sich ein Bild von der Einsatzstelle verschaffen: Ist die Einsatzstelle bei Unfällen abgesichert? Drohen Gefahren durch auslaufendes Benzin, austretendes Gas etc.? (→ Feuerwehr, Polizei!) Wie beengt ist der Zugang zur eigentlichen Einsatzstelle (Böschung, Treppen etc.)? Sodann gilt es, sich rasch (< 60 s) einen Überblick über die Vitalfunktionen zu verschaffen: Bewußtseinslage (Ansprechbarkeit, Schutzreflexe), Atmung (Atemfrequenz, Atemmechanik, Hautfarbe), Kreislauf (Pulsfrequenz, -rhythmus und -qualität, Venenfüllung, Kapillarfusion, Blutdruck). Parallel dazu sollten mittels einer kurzen Befragung des Patienten und/oder seiner Angehörigen wesentliche Vorerkrankungen, die Dauermedikation sowie der bisherige Verlauf der jetzt aufgetretenen Störung erfragt werden. Sodann muß anhand der Anamnese und des Befundes eine vorläufige Arbeitsdiagnose gestellt und entschieden werden, welche Maßnahmen am vordringlichsten sind (Grundsatz: Rettung aus Gefahrenbereichen sowie Sicherung der Vitalfunktionen Atmung und Kreislauf besitzen oberste Priorität).

*Zeitdruck erzwingt symptomorientiertes Vorgehen.*

*Sauerstoff als Basismedikament.*

*Sicherer intravenöser Zugang ist obligat.*

*Medikation nur titrierend iv., sl. oder inhalativ.*

**2. Anordnung und Durchführung erweiterter lebensrettender Maßnahmen.** Angesichts der beschränkten diagnostischen aber auch therapeutischen Möglichkeiten vor Ort ist der Notarzt hierbei oftmals gezwungen, rein symptomatisch anstatt kausal vorzugehen (z. B. Katecholamine bei kardiogenem Schock infolge Myokardinfarkts). Generell stellen adäquate Lagerung und Sauerstoffgabe elementare Bestandteile jedweder Notfallbehandlung, unabhängig von der auslösenden Ursache, dar. Da jederzeit auch bei primär stabilen Patienten eine dramatische Verschlechterung des Krankheitsbildes eintreten kann, muß an der Einsatzstelle ein sicherer intravenöser Zugang (Venenverweilkanüle) gelegt werden. Notfallmedikamente werden grundsätzlich titrierend/intravenös verabreicht, gegebenenfalls auch sublingual oder inhalativ. Bei Kindern kann die Applikation gegebenenfalls auch rektal erfolgen (z. B. Antikonvulsiva).

Insbesondere bei sehr ängstlichen und erregten Patienten muß der Notarzt durch ruhiges und besonnenes Auftreten einer weiteren streßbedingten Verschlechterung der Vitalfunktionen (Anstieg von myokardialem $O_2$-Verbrauch und Blutdruck) entgegenwirken. Typische Maßnahmen zur Wiederherstellung und Aufrechterhaltung des Kreislaufs sind Lagerung, Herzmassage, Defibrillation, Schrittmachereinsatz, Katecholamin- und Volumentherapie. Intubation und maschinelle Beatmung sind unumgänglich sowohl bei massiver Beeinträchtigung des Gasaustausches als auch bei schwerer Kreislaufinsuffizienz und bei tiefer Bewußtlosigkeit (Aspirationsschutz, Therapie einer zentralen Atemdepression). Der Einsatz von hochpotenten Analgetika und Hypnotika ist nicht nur bei schmerzhaften Verletzungen, sondern auch bei Störungen des kardiorespiratorischen Systems oftmals nicht zu umgehen (z. B. Narkoseeinleitung bei Lungenödem, Morphingabe bei Myokardinfarkt, Sedierung nach erfolgreicher Reanimation). Stellt der Notarzt fest, daß die vor Ort zur Verfügung stehenden materiellen bzw. personellen Mittel nicht ausreichen, muß er frühzeitig bei der Leitstelle um entsprechende Verstärkung ersuchen (z. B. Unfall mit mehreren Verletzten: weitere Rettungsmittel; eingeklemmter Patient: Feuerwehr zur technischen Rettung etc.).

*Falls nötig, rechtzeitig Verstärkung anfordern.*

Technische Rettung: Die notwendigen medizinischen Maßnahmen des Rettungsdienstes und die technischen Arbeiten der Feuerwehr müssen in enger Kooperation von Notarzt und Feuerwehr individuell anhand des Zustands des

## 1 Organisation des Rettungsdienstes

Patienten, der räumlichen Zugänglichkeit zum Verletzten sowie evtl. Begleitgefahren (z. B. auslaufendes Benzin) abgesprochen werden. Wenn irgend möglich, müssen Basismaßnahmen (venöser Zugang, Volumengabe, Zervikalstütze, $O_2$-Gabe) noch vor Beginn der technischen Rettung erfolgen, gegebenenfalls auch Narkose und Beatmung.

**3. Transportbegleitung.** Die Auswahl der aufnehmenden Klinik muß sich in erster Linie an dem aktuellen Zustand des Patienten und dem zugrundeliegenden Krankheitsbild orientieren. Jeder vom Notarzt in die Klinik begleitete Patient sollte über die zuständige Leitstelle dort vorangemeldet werden. Sind für die klinische Behandlung zusätzlich Spezialisten oder spezielle Gerätschaften erforderlich, muß dies der aufnehmenden Klinik ebenfalls vorab mitgeteilt werden (z. B. Bronchoskop etc.). Generell ist jede Akutklinik für Notfälle aufnahmepflichtig. Allerdings sollten intensivpflichtige Patienten nur in Kliniken transportiert werden, welche über eine Intensivabteilung verfügen. Instabile Patienten müssen entweder direkt auf eine Intensiveinheit aufgenommen oder dem Klinikarzt in einem sog. Schockraum übergeben werden. Wichtig: Instabile Traumaopfer dürfen nicht an anderen Kliniken vorbei in entfernte Spezialkliniken transportiert werden (z. B. Verdacht auf Schädel-Hirn-Trauma mit begleitendem schwerem Abdominaltrauma: Laparotomie vordringlich, nicht CT oder Kraniotomie). Der Transport wird in der Regel erst nach Stabilisierung der Vitalfunktionen und primär ohne Sondersignal angetreten. Während der Fahrt muß der Patient lückenlos überwacht werden. Bei entsprechender Notwendigkeit ist es angezeigt, die Fahrt kurzfristig zu unterbrechen und auf die neu aufgetretene Störung adäquat zu reagieren (z. B. Defibrillation bei Kammerflimmern nur bei stehendem Fahrzeug erlaubt). Nur bei vor Ort nicht stabilisierbarem Zustand (z. B. penetrierendes Trauma) oder während der Fahrt fortschreitender Vitalstörung darf mit Sondersignal gefahren werden. Zähfließender Verkehr ist per se keine Indikation für den Transport mit Sondersignal (erhöhte körperliche und psychische Belastung des Patienten, Unfallgefahr)! Bei bestimmten Krankheitsbildern bzw. Verkehrslagen bietet sich ggf. der Rettungshubschrauber zum Transport des Patienten an (z. B. isolierte Querschnittslähmung: Transport in entsprechendes Zentrum). Alle Befunde, durchgeführten Maßnahmen sowie sonstige wichtige Informationen (z. B. Dauermedikation, Vorerkrankungen, Allergien etc.) müssen vom Notarzt schriftlich auf einem Einsatzprotokoll festgehalten werden, dessen Durchschlag in der aufnehmenden Klinik verbleibt. Zusätzlich muß in der Klinik eine ausführliche mündliche Übergabe des Patienten an das aufnehmende Team erfolgen. Obwohl seit geraumer Zeit ein gemäß den Empfehlungen der Deutschen Interdisziplinären Vereinigung für Intensivmedizin (DIVI) konzipiertes bundeseinheitliches Notarztprotokoll verfügbar ist (Abb. 1-1 a, b), setzen die meisten Notarztstandorte zur Zeit noch Individuallösungen ein, die keine EDV-gestützte Auswertung erlauben, wodurch die Qualitätssicherung massiv erschwert wird.

*Geeignete Klinik anfahren.*

*Instabile Patienten nicht in weit entfernte Spezialkliniken befördern.*

*Transportbegleitung unter Fortführung adäquater Überwachung und Therapie.*

*Persönliche Übergabe des Patienten an Aufnahmearzt.*

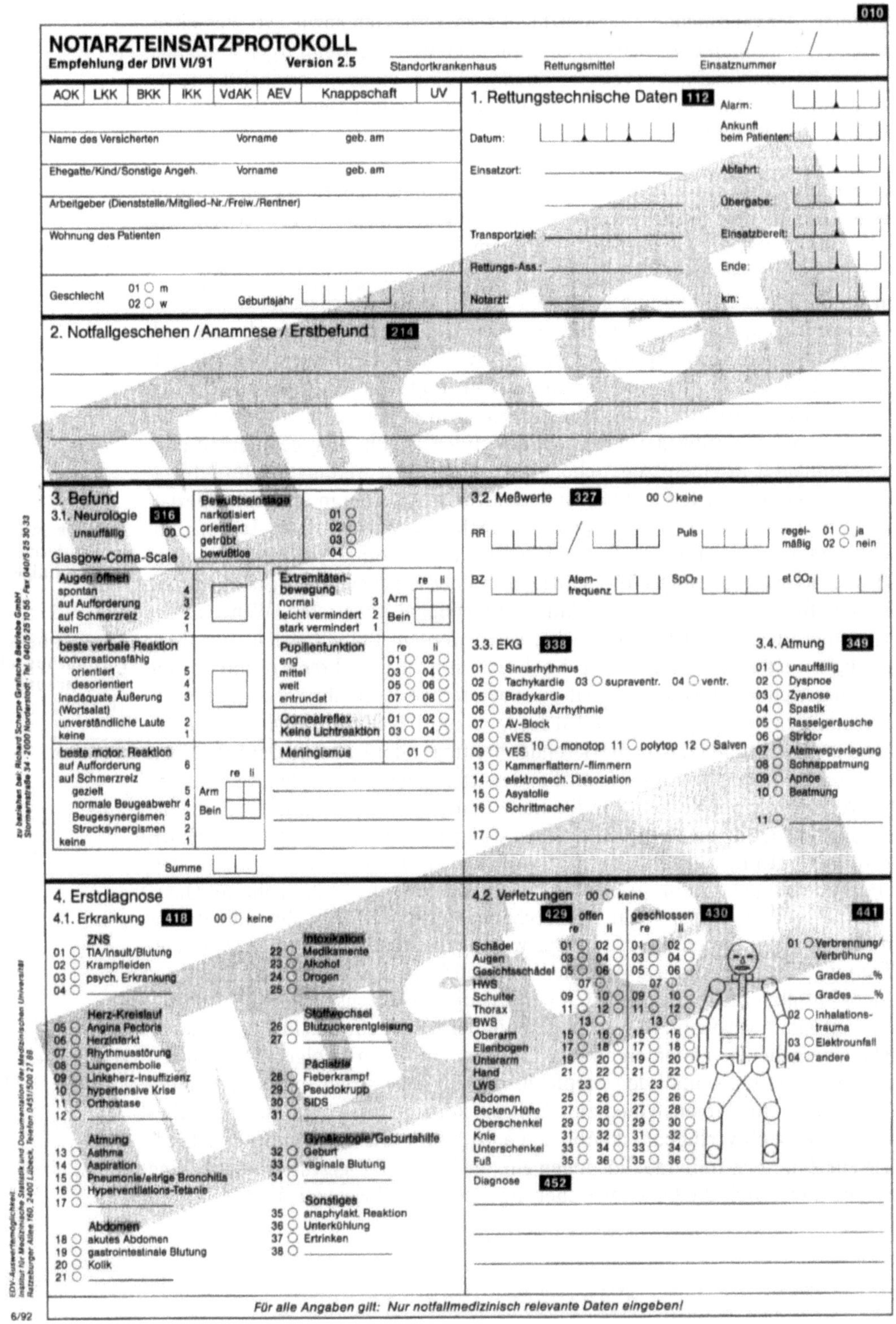

010

**NOTARZTEINSATZPROTOKOLL**
**Empfehlung der DIVI VI/91 Version 2.5**

Standortkrankenhaus | Rettungsmittel | Einsatznummer

| AOK | LKK | BKK | IKK | VdAK | AEV | Knappschaft | UV |
|---|---|---|---|---|---|---|---|

Name des Versicherten — Vorname — geb. am
Ehegatte/Kind/Sonstige Angeh. — Vorname — geb. am
Arbeitgeber (Dienststelle/Mitglied-Nr./Freiw./Rentner)
Wohnung des Patienten
Geschlecht 01 ○ m 02 ○ w — Geburtsjahr

**1. Rettungstechnische Daten** 112
Datum: — Alarm:
Einsatzort: — Ankunft beim Patienten:
Abfahrt:
Übergabe:
Transportziel: — Einsatzbereit:
Rettungs-Ass.: — Ende:
Notarzt: — km:

**2. Notfallgeschehen / Anamnese / Erstbefund** 214

**3. Befund**
3.1. Neurologie 316 — unauffällig 00 ○

| Bewußtseinslage | |
|---|---|
| narkotisiert | 01 ○ |
| orientiert | 02 ○ |
| getrübt | 03 ○ |
| bewußtlos | 04 ○ |

Glasgow-Coma-Scale

| Augen öffnen | |
|---|---|
| spontan | 4 |
| auf Aufforderung | 3 |
| auf Schmerzreiz | 2 |
| kein | 1 |
| **beste verbale Reaktion** | |
| konversationsfähig | |
| orientiert | 5 |
| desorientiert | 4 |
| inadäquate Äußerung (Wortsalat) | 3 |
| unverständliche Laute | 2 |
| keine | 1 |
| **beste motor. Reaktion** | |
| auf Aufforderung | 6 |
| auf Schmerzreiz | |
| gezielt | 5 |
| normale Beugeabwehr | 4 |
| Beugesynergismen | 3 |
| Strecksynergismen | 2 |
| keine | 1 |

Arm / Bein — re li
Summe

| Extremitätenbewegung | | re li |
|---|---|---|
| normal | 3 | Arm |
| leicht vermindert | 2 | Bein |
| stark vermindert | 1 | |

| Pupillenfunktion | re | li |
|---|---|---|
| eng | 01 ○ | 02 ○ |
| mittel | 03 ○ | 04 ○ |
| weit | 05 ○ | 06 ○ |
| entrundet | 07 ○ | 08 ○ |
| Cornealreflex | 01 ○ | 02 ○ |
| Keine Lichtreaktion | 03 ○ | 04 ○ |
| Meningismus | 01 ○ | |

**3.2. Meßwerte** 327 — 00 ○ keine
RR / — Puls — regelmäßig 01 ○ ja 02 ○ nein
BZ — Atemfrequenz — $SpO_2$ — et $CO_2$

**3.3. EKG** 338
01 ○ Sinusrhythmus
02 ○ Tachykardie 03 ○ supraventr. 04 ○ ventr.
05 ○ Bradykardie
06 ○ absolute Arrhythmie
07 ○ AV-Block
08 ○ sVES
09 ○ VES 10 ○ monotop 11 ○ polytop 12 ○ Salven
13 ○ Kammerflattern/-flimmern
14 ○ elektromech. Dissoziation
15 ○ Asystolie
16 ○ Schrittmacher
17 ○

**3.4. Atmung** 349
01 ○ unauffällig
02 ○ Dyspnoe
03 ○ Zyanose
04 ○ Spastik
05 ○ Rasselgeräusche
06 ○ Stridor
07 ○ Atemwegverlegung
08 ○ Schnappatmung
09 ○ Apnoe
10 ○ Beatmung
11 ○

**4. Erstdiagnose**
4.1. Erkrankung 418 — 00 ○ keine

ZNS
01 ○ TIA/Insult/Blutung
02 ○ Krampfleiden
03 ○ psych. Erkrankung
04 ○

Herz-Kreislauf
05 ○ Angina Pectoris
06 ○ Herzinfarkt
07 ○ Rhythmusstörung
08 ○ Lungenembolie
09 ○ Linksherz-Insuffizienz
10 ○ hypertensive Krise
11 ○ Orthostase
12 ○

Atmung
13 ○ Asthma
14 ○ Aspiration
15 ○ Pneumonie/eitrige Bronchitis
16 ○ Hyperventilations-Tetanie
17 ○

Abdomen
18 ○ akutes Abdomen
19 ○ gastrointestinale Blutung
20 ○ Kolik
21 ○

Intoxikation
22 ○ Medikamente
23 ○ Alkohol
24 ○ Drogen
25 ○

Stoffwechsel
26 ○ Blutzuckerentgleisung
27 ○

Pädiatrie
28 ○ Fieberkrampf
29 ○ Pseudokrupp
30 ○ SIDS
31 ○

Gynäkologie/Geburtshilfe
32 ○ Geburt
33 ○ vaginale Blutung
34 ○

Sonstiges
35 ○ anaphylakt. Reaktion
36 ○ Unterkühlung
37 ○ Ertrinken
38 ○

**4.2. Verletzungen** 00 ○ keine

| | offen 429 re | li | geschlossen 430 re | li |
|---|---|---|---|---|
| Schädel | 01 ○ | 02 ○ | 01 ○ | 02 ○ |
| Augen | 03 ○ | 04 ○ | 03 ○ | 04 ○ |
| Gesichtsschädel | 05 ○ | 06 ○ | 05 ○ | 06 ○ |
| HWS | 07 ○ | | 07 ○ | |
| Schulter | 09 ○ | 10 ○ | 09 ○ | 10 ○ |
| Thorax | 11 ○ | 12 ○ | 11 ○ | 12 ○ |
| BWS | 13 ○ | | 13 ○ | |
| Oberarm | 15 ○ | 16 ○ | 15 ○ | 16 ○ |
| Ellenbogen | 17 ○ | 18 ○ | 17 ○ | 18 ○ |
| Unterarm | 19 ○ | 20 ○ | 19 ○ | 20 ○ |
| Hand | 21 ○ | 22 ○ | 21 ○ | 22 ○ |
| LWS | 23 ○ | | 23 ○ | |
| Abdomen | 25 ○ | 26 ○ | 25 ○ | 26 ○ |
| Becken/Hüfte | 27 ○ | 28 ○ | 27 ○ | 28 ○ |
| Oberschenkel | 29 ○ | 30 ○ | 29 ○ | 30 ○ |
| Knie | 31 ○ | 32 ○ | 31 ○ | 32 ○ |
| Unterschenkel | 33 ○ | 34 ○ | 33 ○ | 34 ○ |
| Fuß | 35 ○ | 36 ○ | 35 ○ | 36 ○ |

441
01 ○ Verbrennung/Verbrühung
Grades ___ %
Grades ___ %
02 ○ Inhalationstrauma
03 ○ Elektrounfall
04 ○ andere

Diagnose 452

*Für alle Angaben gilt: Nur notfallmedizinisch relevante Daten eingeben!*

zu beziehen bei: Richard Scherpe Grafische Betriebe GmbH Stormarnstraße 34 · 2000 Norderstedt · Tel. 040/5 25 10 56 · Fax 040/5 25 30 33

EDV-Auswertemöglichkeit: Institut für Medizinische Statistik und Dokumentation der Medizinischen Universität Ratzeburger Allee 160, 2400 Lübeck, Telefon 0451/500 27 88

6/92

a

**Abb. 1-1 a, b.** Gemäß den Empfehlungen der Deutschen Interdisziplinären Vereinigung für Intensivmedizin (DIVI) konzipiertes bundeseinheitliches Notarztprotokoll

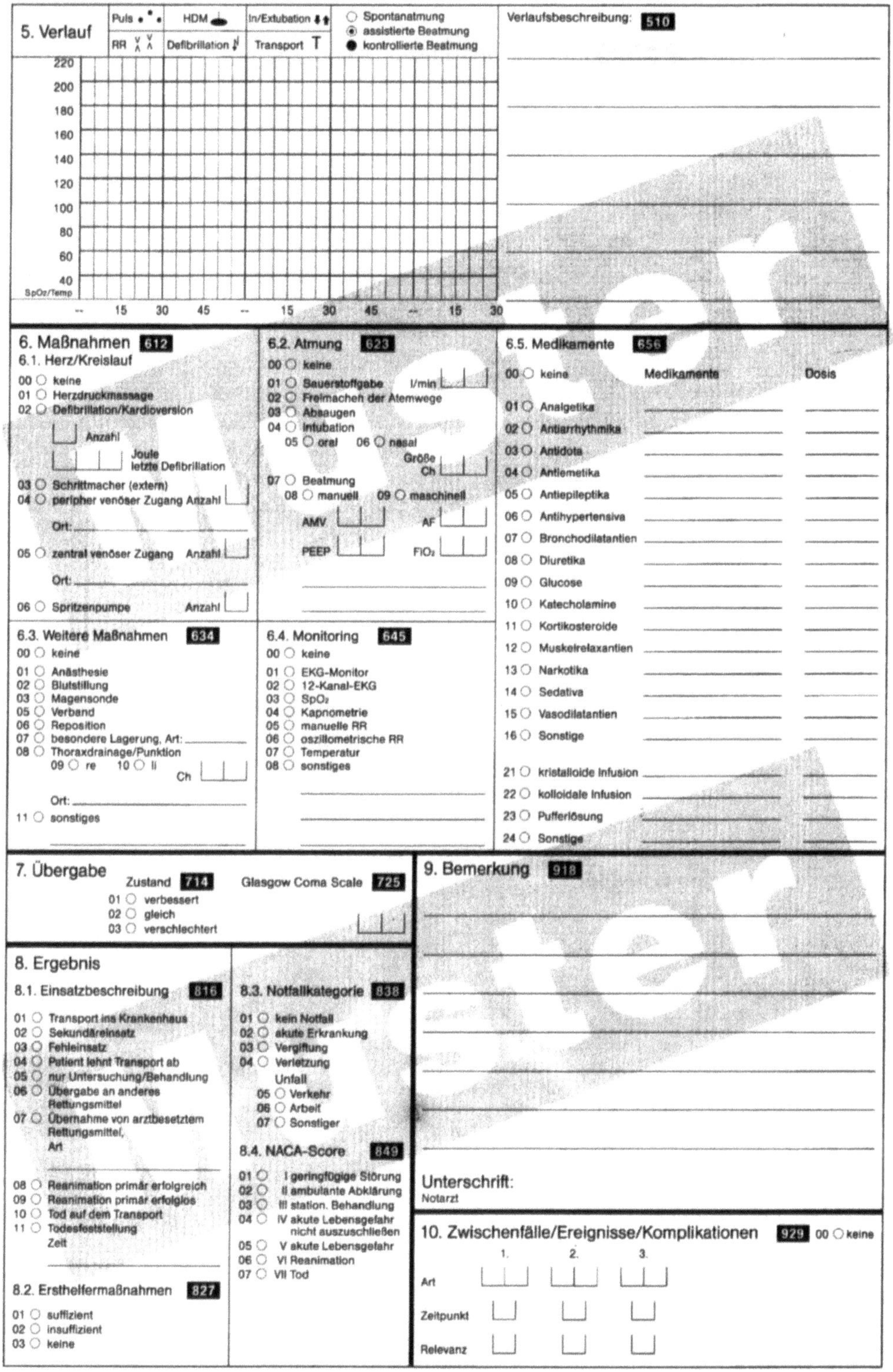

5. Verlauf

Puls • • • | HDM | In/Extubation | ○ Spontanatmung
RR | Defibrillation | Transport T | ◉ assistierte Beatmung | ● kontrollierte Beatmung

220, 200, 180, 160, 140, 120, 100, 80, 60, 40, SpO2/Temp

-- 15 30 45 -- 15 30 45 -- 15 30

Verlaufsbeschreibung: 510

6. Maßnahmen 612

6.1. Herz/Kreislauf
00 ○ keine
01 ○ Herzdruckmassage
02 ○ Defibrillation/Kardioversion
Anzahl
Joule letzte Defibrillation
03 ○ Schrittmacher (extern)
04 ○ peripher venöser Zugang Anzahl
Ort:
05 ○ zentral venöser Zugang Anzahl
Ort:
06 ○ Spritzenpumpe Anzahl

6.2. Atmung 623
00 ○ keine
01 ○ Sauerstoffgabe l/min
02 ○ Freimachen der Atemwege
03 ○ Absaugen
04 ○ Intubation
05 ○ oral 06 ○ nasal
Größe Ch
07 ○ Beatmung
08 ○ manuell 09 ○ maschinell
AMV AF
PEEP FiO2

6.5. Medikamente 656
00 ○ keine — Medikamente — Dosis
01 ○ Analgetika
02 ○ Antiarrhythmika
03 ○ Antidota
04 ○ Antiemetika
05 ○ Antiepileptika
06 ○ Antihypertensiva
07 ○ Bronchodilatantien
08 ○ Diuretika
09 ○ Glucose
10 ○ Katecholamine
11 ○ Kortikosteroide
12 ○ Muskelrelaxantien
13 ○ Narkotika
14 ○ Sedativa
15 ○ Vasodilatantien
16 ○ Sonstige
21 ○ kristalloide Infusion
22 ○ kolloidale Infusion
23 ○ Pufferlösung
24 ○ Sonstige

6.3. Weitere Maßnahmen 634
00 ○ keine
01 ○ Anästhesie
02 ○ Blutstillung
03 ○ Magensonde
05 ○ Verband
06 ○ Reposition
07 ○ besondere Lagerung, Art:
08 ○ Thoraxdrainage/Punktion
09 ○ re 10 ○ li Ch
Ort:
11 ○ sonstiges

6.4. Monitoring 645
00 ○ keine
01 ○ EKG-Monitor
02 ○ 12-Kanal-EKG
03 ○ SpO2
04 ○ Kapnometrie
05 ○ manuelle RR
06 ○ oszillometrische RR
07 ○ Temperatur
08 ○ sonstiges

7. Übergabe
Zustand 714
01 ○ verbessert
02 ○ gleich
03 ○ verschlechtert
Glasgow Coma Scale 725

9. Bemerkung 918

Unterschrift:
Notarzt

8. Ergebnis

8.1. Einsatzbeschreibung 816
01 ○ Transport ins Krankenhaus
02 ○ Sekundäreinsatz
03 ○ Fehleinsatz
04 ○ Patient lehnt Transport ab
05 ○ nur Untersuchung/Behandlung
06 ○ Übergabe an anderes Rettungsmittel
07 ○ Übernahme von arztbesetztem Rettungsmittel, Art
08 ○ Reanimation primär erfolgreich
09 ○ Reanimation primär erfolglos
10 ○ Tod auf dem Transport
11 ○ Todesfeststellung
Zeit

8.2. Ersthelfermaßnahmen 827
01 ○ suffizient
02 ○ insuffizient
03 ○ keine

8.3. Notfallkategorie 838
01 ○ kein Notfall
02 ○ akute Erkrankung
03 ○ Vergiftung
04 ○ Verletzung
Unfall
05 ○ Verkehr
06 ○ Arbeit
07 ○ Sonstiger

8.4. NACA-Score 849
01 ○ I geringfügige Störung
02 ○ II ambulante Abklärung
03 ○ III station. Behandlung
04 ○ IV akute Lebensgefahr nicht auszuschließen
05 ○ V akute Lebensgefahr
06 ○ VI Reanimation
07 ○ VII Tod

10. Zwischenfälle/Ereignisse/Komplikationen 929 00 ○ keine
1. 2. 3.
Art
Zeitpunkt
Relevanz

b

**Abb. 1-1 b.** (Legende s. S. 24)

## 1.2.11
## Abgrenzung, Zuständigkeit und Zusammenarbeit

### 1.2.11.1
*Notfalldienst der KV*

Aufgrund von Mißverständnissen und mangelnder Begriffsabgrenzung werden von breiten Bevölkerungsschichten die Funktionen des in den Rettungsdienst eingebundenen Notarztes einerseits und des den vertragsärztlichen Bereitschaftsdienst der KV versehenden niedergelassenen Kollegen andererseits oftmals gleichgesetzt bzw. verwechselt. Sofern ein dienstleistender Kollege des Bereitschaftsdienstes im Rahmen eines Hausbesuchs einen vital bedrohten Patienten antrifft, er dabei jedoch weder über die notwendigen Kenntnisse noch die Gerätschaften zur Durchführung einer differenzierten notärztlichen Diagnostik und Therapie verfügt, muß so früh wie möglich der Notarzt- und Rettungswagen nachalarmiert werden. Paralleleinsätze von Notarzt und K-Bereitschaftsarzt oder zu späte Nachalarmierungen des Notarztes könnten sicher oftmals vermieden werden, wenn für beide Bereiche eine gemeinsame Leitstelle bestehen würde.

*Genuine Funktion des kassenärztlichen Bereitschaftsdienstes: Vertretung des Hausarztes bei der Therapie nichtvitaler Störungen.*

### 1.2.11.2
*Polizei, Feuerwehr*

Unfälle, Brände und andere Gefahrenlagen erfordern eine enge Zusammenarbeit des Notarztes mit den anderen, in die Gefahrenabwehr eingebetteten Diensten (Feuerwehr, Polizei und Technisches Hilfswerk). Typische Aufgaben der Feuerwehr: Technische Rettung, Menschenrettung bei Bränden, Schadstoffanalyse und Beseitigung von Schadstoffen. Typische Aufgaben der Polizei: Absicherung von Einsatzstellen, Räumung gefährdeter Bereiche. Gerade die hierbei herrschenden äußeren Umstände (Witterung, Feuer, Schadstoffe, Einsatz von technischem Großgerät etc.) stellen für den Notarzt mitunter eine beträchtliche Erschwernis seiner Tätigkeit und hohe psychische Belastung dar (s. auch Kapitel 47).

*Enge Zusammenarbeit mit Polizei und Feuerwehr ist bei technischer Rettung unumgänglich.*

## Literatur

Dennerlein RK (1995) Produktivität, Kosten, Wirtschaftlichkeit der Rettungsdienste in den Ländern der Bundesrepublik Deutschland. Notarzt 11:219–222

Havrland W (Hrsg.) (1988) Medizingeräteverordnung mit Durchführungsrichtlinien. Deutscher Fachschriftenverlag Braun, Wiesbaden

Hennes HJ, Otto S, Lipp R (1995) Die Notkompetenz des Rettungsassistenten. Notfallmedizin 21:265–269

Kettler D, Bahr J, Busse C, Mantzaris A (1992) Effekt der Ersthelfer-(Laien)-Reanimation auf die kardiopulmonale Wiederbelebung. Anästhesiol Intensivmed Notfallmed Schmerzther 27:244–247

Lipp M (1995) Fachkundenachweis Rettungsdienst: Neue Richtlinien der Bundesärztekammer. Notfallmedizin 21:37–41

Schmiedel R, Unterkofler M (1994) Kommunikation und Kommunikationssysteme im Rettungsdienst. Notfallmedizin 20:316–321

Sefrin P (1991) Notfalltherapie, 5. Aufl. Urban & Schwarzenberg. München Wien Baltimore

Walter B, Meyer P (1994) Praxis des Rettungsdienstes, 2. Aufl. Schattauer, Stuttgart New York

# 2 Rechtsgrundlagen in der Notfallmedizin

E. Miltner

## 2.1 Gesetzliche Grundlagen

### 2.1.1 Arztrecht

Das Arztrecht umfaßt die Summe der Rechtsnormen, unter denen der Arzt und seine Berufstätigkeit stehen. Das Arztrecht ist jedoch nicht in einem geschlossenen System oder in einem einzelnen Gesetzbuch zusammengefaßt, sondern die das ärztliche Handeln regelnden Vorschriften finden sich verstreut in zahlreichen Gesetzen, Verordnungen und Satzungen beispielsweise im Straf- und Zivilgesetzbuch oder den Berufsordnungen. Auch die rechtlichen Anforderungen an die Notarzttätigkeit ergeben sich aus diesen allgemeinen Vorschriften, wenngleich spezielle Regelungen zusätzlich zu beachten sind (Laufs 1993).

### 2.1.2 Rettungsdienstgesetze

In den einzelnen Bundesländern wurden nur teilweise übereinstimmende Rettungsdienstgesetze erlassen. Zweck der Rettungsdienstgesetzes ist es,

> die Funktionsfähigkeit des Gliedes Rettungsdienst der Rettungskette zu gewährleisten, für die hierzu notwendige Anbindung an andere im Notfalleinsatz tätige Organisationen und Träger (Krankenhäuser, Feuerwehren, Technisches Hilfswerk, Ärztlicher Notfalldienst u. a.) zu sorgen und die Möglichkeit zu schaffen, bereits bestehenden privaten im Rettungsdienst tätigen Organisationen die Durchführung des Rettungsdienstes ganz oder teilweise, nämlich im Zusammenwirken mit anderen Organisationen (z. B. den Berufsfeuerwehren) zu übertragen (Lippert 1984).

*Zweck der Rettungsdienstgesetze: die Funktion des Gliedes Rettungsdienst gewährleisten.*

## 2.2 Allgemeine Grundlagen

### 2.2.1 Strafrecht

Das Strafrecht ist Teil des öffentlichen Rechts und hat die Aufgabe, die elementaren Grundwerte des Gemeinschaftslebens zu sichern, die Erhaltung des Rechtsfriedens im Rahmen der sozialen Ordnung zu gewährleisten und das Recht im Konfliktfall gegenüber dem Unrecht durchzusetzen. Strafverfolgungsbehörden (Staatsanwaltschaft, Polizei) ermitteln bei bestimmten sozialschädlichen Verhaltensweisen wie Körperverletzung oder Tötung auf Antrag oder von

*Zweck des Strafrechts: elementare Grundwerte des Gemeinschaftslebens auf der Basis des StGB sichern.*

Amts wegen. Straftatbestände finden sich im Strafgesetzbuch, die Vorschriften des Strafverfahrens in der Strafprozeßordnung.

**Beispiel.** Der Notarzt begeht schuldhaft einen Behandlungsfehler. Staatsanwaltschaft und Kriminalpolizei ermitteln den Sachverhalt. Nach Abschluß der Ermittlungen reicht der Staatsanwalt die Anklage beim zuständigen Strafrichter ein. Dieser eröffnet das Hauptverfahren und verurteilt den Notarzt in der öffentlichen Hauptverhandlung zu einer Geldstrafe, die an die Staatskasse zu entrichten ist.

Mit einem Strafverfahren gegen den Arzt erreicht der Patient höchstens eine Bestrafung des Arztes, jedoch keinen Schadensersatz oder Schmerzensgeld.

### 2.2.2
### Zivilrecht

> Zweck des Zivilrechts: Rechtsverhältnisse zwischen Bürgern als gleichgeordnete Rechtssubjekte auf der Basis des BGB und der ZPO regeln.

Das bürgerliche Recht regelt Rechtsverhältnisse zwischen den Bürgern als gleichgeordneten Rechtssubjekten. Wesentliche Rechtsgrundlagen sind das Bürgerliche Gesetzbuch und die Zivilprozeßordnung. Der Bürger muß seine Ansprüche gegenüber einem anderen Bürger notfalls mit einem Anwalt vor dem Zivilgericht durchsetzen.

**Beispiel.** Der vom Notarzt geschädigte Patient nimmt sich einen Anwalt und begehrt den Ausgleich seines materiellen (Schadensersatz) und immateriellen (Schmerzensgeld) Schadens, der ihm durch den Behandlungsfehler des Notarztes entstanden ist.

Diese Ansprüche müssen unabhängig von einem Strafverfahren durchgesetzt werden. Das Strafverfahren ist nicht Voraussetzung des Zivilverfahrens.

### 2.2.3
### Verwaltungsrecht, Berufsrecht, Sozialrecht

Der Arzt kann bei Verstößen gegen seine Berufspflichten, die in der Berufsordnung niedergelegt sind, vom Berufsgericht z. B. mit einer Geldbuße von 10 000 DM bestraft werden. Diese berufsrechtliche Strafe kann ohne vorangegangenes Strafverfahren, aber auch zusätzlich zu einem Strafurteil verhängt werden.

**Beispiel.** Die Verletzung der Schweigepflicht ist nicht nur eine Straftat, sondern auch ein Verstoß gegen eine Berufspflicht.

Bei schweren Verfehlungen muß die Verwaltungsbehörde prüfen, ob eine Berufsunwürdigkeit oder Berufsunzuverlässigkeit vorliegt, und gegebenenfalls die Approbation entziehen.

Kassenärztliche Streitigkeiten sind den Sozialgerichten zugewiesen.

### 2.2.4
### Arbeitsrecht, Dienstrecht

Fehlverhalten des Notarztes als Arbeitnehmer kann zu Regreß und Maßnahmen bis hin zur fristlosen Kündigung führen.

**Beispiel.** Der betrunkene Notarzt verursacht den Tod eines Menschen.

## 2.3 Qualifikations- und Qualitätsanforderungen an den Notarzt

Der Notarzt muß den Fachkundenachweis Rettungsdienst besitzen oder eine vergleichbare Qualifikation (z. B. Facharztanerkennung für Anästhesie) haben (z. B. Satzung des Landesärztekammer Baden-Württemberg 1995). Ohne diese Qualifikation darf er nicht zum Rettungsdienst eingesetzt werden. Diese berufsrechtliche Festlegung wird in allen Bundesländern erfolgen und ist bereits in den meisten Bundesländern umgesetzt. Der AIP („Arzt im Praktikum") mit Fachkundenachweis darf nicht als selbständiger Notarzt eingesetzt werden.

## 2.4 Fachkunde des Notarztes

Jeder Arzt muß für die Verrichtung, die er ausübt, ausreichend qualifiziert sein. Formal ergibt sich die Qualifikation aus der Facharztanerkennung oder, wie im Rettungsdienst, aus dem Besitz des Fachkundenachweises Rettungsdienst. Der Fachkundenachweis Rettunsdienst bescheinigt, daß der Inhaber über die für die Teilnahme am Rettungsdienst erforderliche Minimalanforderung an Wissen und Können verfügt.

*Fachkunde Rettungsdienst vermittelt Mindestanforderungen an Wissen und Können.*

Besitzt ein Arzt den Fachkundenachweis Rettungsdienst, kann er als Notarzt eingesetzt werden. Besitzt ein Arzt eine gleichwertige formale Anerkennung, z. B. den Facharzt für Anästhesie, kann er ebenfalls als Notarzt eingesetzt werden. Bei anderen Facharztrichtungen muß im Einzelfall die inhaltliche Übereinstimmung bzw. Überlappung mit dem Fachkundenachweis Rettungsdienst geprüft werden. Der Krankenhausträger muß dafür Sorge tragen, daß nur entsprechend qualifizierte Ärzte zum Einsatz kommen.

### 2.4.1 Folgen für den Krankenhausträger

Duldet der Krankenhausträger den Einsatz von Notärzten ohne formale Anerkennung ihrer Qualifikation, ergeben sich schwerwiegende haftungsrechtliche Konsequenzen. Bei einem Behandlungsfehler führt der fehlende Qualifikationsnachweis des Notarztes zivilrechtlich zur Beweislastumkehr: Analog zur Rechtsprechung bezüglich der Anfängeroperation muß dann der Träger beweisen, daß der Fehler auch einem Notarzt mit Fachkundenachweis unterlaufen wäre. Dieser Entlastungsbeweis wird wie bei der Anfängeroperation kaum je gelingen. In der Praxis dürfte der Einsatz von Notärzten ohne Fachkundenachweis oder entsprechende Facharztqualifikation immer zur Haftung des Trägers führen.

*Kein NA kann ohne diesen Nachweis eingesetzt werden.*

### 2.4.2 Folgen für den Krankenhausarzt

Der Notarzt selbst würde in diesen Fällen wegen Übernahmeverschuldens haften und darf deshalb den Notarztdienst verweigern. Der Krankenhausträger darf, abgesehen vom Haftungsrisiko, auch aufgrund seiner Fürsorgepflicht keinen formal nicht qualifizierten Arzt zum Notarztdienst einsetzen.

### 2.4.3
### Folgen für den niedergelassenen Arzt

Auch der formal nicht qualifizierte niedergelassene Arzt darf nicht am Notarztdienst teilnehmen. Nimmt er dennoch teil, haftet er im Schadensfall für eigenes Verschulden, der Träger des Notarztdienstes aus Organisationsverschulden mit den gleichen haftungsrechtlichen Konsequenzen wie beim angestellten Arzt.

## 2.5
## Behandlungsfehler

### 2.5.1
### Haftung (Straf-/Zivilrecht)

Der Straftatbestand der unterlassenen Hilfeleistung statuiert die Pflicht für die Allgemeinheit und auch für den Notarzt, bei Unglücksfällen und gemeiner Not zu helfen. Die Hilfspflicht zerfällt in die Untersuchungspflicht und die eigentliche Hilfspflicht. Untersuchen muß der Notarzt bei einem Notfall immer, auch wenn er später nicht helfen kann. Kann der Notarzt nicht helfen, muß er dafür Sorge tragen, daß der Patient in geeignete Behandlung gelangt.

**Unterlassene Hilfeleistung bei Hilfspflicht erfüllt einen Strafbestand.**

Der Notarzt ist Lebensschutzgarant seiner Patienten. Hilft er nicht, kann er wegen fahrlässiger Körperverletzung oder Tötung bestraft werden, wenn der Schaden des Patienten mit an Sicherheit grenzender Wahrscheinlichkeit auf die Unterlassung zurückgeführt werden kann. Kann die Kausalität nicht nachgewiesen werden, kommt nur bei Vorsatz eine Bestrafung wegen unterlassener Hilfeleistung in Betracht.

Ein Behandlungsfehler durch aktive Falschbehandlung oder Unterlassen einer gebotenen Handlung ist strafrechtlich eine fahrlässige Körperverletzung oder Tötung. Die Kausalität muß mit an Sicherheit grenzenden Wahrscheinlichkeit nachgewiesen werden.

**Häufige Fehler: Fehlpunktionen, Fehlintubationen, Übersehen eines (Spannungs-)-Pneumothorax, schwere Reanimationsverletzung, falsche Todesfeststellung.**

Häufige Fehler sind: Fehlpunktionen, Fehlintubation, Übersehen eines (Spannungs-)Pneumothorax, schwere Reanimationsverletzungen, falsche Todesfeststellung.

**Beispiel.** Der Notarzt setzt bei der Reanimation eines Patienten mit schwerem offenem Schädel-Hirn-Trauma und multiplen Frakturen bei der Punktion der V. subclavia einen todeswürdigen Spannungshämatopneumothorax. Die Reanimation wird ergebnislos abgebrochen. Für eine Verurteilung des Notarztes wegen fahrlässiger Tötung müßte unter anderem nachgewiesen werden, daß der Patient ohne den Punktionsfehler mit an Sicherheit grenzender Wahrscheinlichkeit überlebt hätte. Dies ist im Fallbeispiel nicht möglich. Aufgrund der hohen Kausalitätsanforderungen im Strafrecht ist das strafrechtliche Risiko des Notarztes zumindest bei den Reanimationsfällen relativ gering.

## 2.5.2
### Vertragshaftung und Haftung aus unerlaubter Handlung

Der Notarzt schuldet die Sorgfalt eines ordentlichen pflichtbewußten „Durchschnittsnotarztes" (abstrakter, objektiver Maßstab). Eingerissene Unsitten sollen nicht entschuldigen. Die Beweisanforderungen im Zivilrecht sind geringer als im Strafrecht. Das zivilrechtliche Risiko ist über eine Haftpflichtversicherung abzudecken.

Bei der ärztlichen Behandlung eines bewußtseinsklaren und urteilsfähigen Patienten kommt in aller Regel ein Behandlungsvertrag zustande. Vertragspartner des Patienten ist hierbei nicht der angestellte Notarzt, sondern der Träger des Notarztdienstes. Eine Schädigung des Patienten durch einen Behandlungsfehler des Notarztes ist eine Vertragsverletzung, aus der der Patient Ersatz seines materiellen Schadens (Schadensersatz) gegenüber seinem Vertragspartner geltend machen kann. Der Träger des Notarztdienstes haftet für den Fehler des Notarztes wie für eigenes Verschulden. Je nach Ausgestaltung der Vertragsverhältnisse im Rettungs- und Notarztdienst kann ein niedergelassener Notarzt selbst Vertragspartner des Patienten sein und bei einem Behandlungsfehler persönlich aus Vertragsverletzung haften.

*Vertragspartner des Patienten ist nicht der angestellte NA, sondern der Träger des NA-Dienstes.*

Ein Behandlungsfehler und die damit verbundene Körperverletzung erfüllt zivilrechtlich zusätzlich den Tatbestand der unerlaubten Handlung. Der geschädigte Patient kann auf der Grundlage dieses Tatbestands ebenfalls Schadensersatz und zusätzlich Schmerzensgeld geltend machen. Der Patient kann auf dieser Anspruchsgrundlage direkt gegen den Notarzt vorgehen, bei Organisationsmängeln aber auch zusätzlich gegen den verantwortlichen Oberarzt, Chefarzt oder Notarztdienstträger.

## 2.5.3
### Geschäftsführung ohne Auftrag

Mit dem stark beeinträchtigten oder bewußtlosen Patienten kommt kein Vertrag zustande. Der Arzt handelt im mutmaßlichen Interesse des Patienten. Notarzt und Träger des Rettungsdienstes haften für Vorsatz und grobe Fahrlässigkeit. Grobe Fahrlässigkeit liegt dann vor, wenn ein solcher Fehler schlechthin nicht passieren darf.

## 2.6
### Haftungsfragen bei Notfalleinsätzen

## 2.6.1
### Träger

Träger des Rettungsdienstes sind die Bundesländer, der Kreis oder eine Stadt. Der Träger kann den Rettungsdienst selbst durchführen (Eigenregielösung) oder die Durchführung delegieren (Delegationslösung) (Lippert 1995). Bei der Eigenregielösung stellt der Träger die gesamten Organisationsstrukturen, die Sachmittel und das hierzu benötigte Personal. Der Träger trifft auch Absprachen mit den Krankenhäusern über die Bereitstellung von Notärzten. Der Träger haftet für die Organisation in vollem Umfang.

*Träger des Rettungsdienstes sind Bundesländer, Kreis oder Stadt.*

Bei der Delegationslösung betraut der Träger eine oder mehrere Organisationen mit der Durchführung des Rettungsdienstes. Der Träger hat die Verantwortung für die Auswahl der Organisationen. Er muß gewährleisten, daß die Organisationen die organisatorischen und gesetzlichen Voraussetzungen und die geforderten Standards erbringen, die Qualifikation des eingesetzten Personals überwachen und die Finanzen wirtschaftlich einsetzen. Träger, betraute Organisationen oder beide müssen im Streitfall nachweisen, daß keine Organisationsmängel vorliegen.

Durch organisatorische Maßnahmen muß festgelegt sein, wer für die Fahrzeuge mit ihren medizinischen Geräten und Medikamenten verantwortlich ist. Die Medizingeräteverordnung und das Betäubungsmittelgesetz sind zu beachten.

Bei Schädigung eines Patienten sind in jedem Einzelfall die verschiedenen Vertragsbeziehungen und Verantwortlichkeiten zu prüfen. Ist beispielsweise der Träger des Notarztdienstes nicht Arbeitgeber des Notarztes, aber Arbeitgeber der Rettungsassistenten sowie Betreiber des Rettungswagens, haftet er für Schäden durch die Rettungsassistenten, für fehlerhafte Ausrüstung des Wagens oder für die Folgen eines Verkehrsunfalls, die sich aus einer unzureichenden Wartung des Rettungswagens ergeben. Für Fehler des Notarztes haftet die Einrichtung, die den Notarzt stellt. Zusätzlich haftet jeder aus unerlaubter Handlung für die Schäden des Patienten, die er verursacht hat. Für Organisationsfehler haftet die Einrichtung, die den Bereich, in dem der Fehler geschehen ist, organisiert hat.

### 2.6.2
### Notarzt

**Bei Behandlung ist der Notarzt weisungsbefugt.**

Bei der Behandlung des Notfallpatienten hat der Notarzt ein fachliches Weisungsrecht gegenüber den Rettungsassistenten. Der Notarzt darf alle nichtärztlichen Aufgaben delegieren. Grundsätzlich darf der Notarzt darauf vertrauen, daß ihm qualifiziertes Rettungspersonal an die Hand gegeben wird (Vertrauensgrundsatz). Bekommt der Notarzt Zweifel an der Qualifikation des Rettungspersonals, muß er dieses verstärkt überwachen.

Wenn der Notfall dies erfordert, kann der Notarzt dem Rettungsassistenten auch ärztliche Aufgaben übertragen. Der Notarzt trägt die Verantwortung für die richtigen Anordnungen, der Rettungsassistent die Verantwortung für die ordnungsgemäße Durchführung der Maßnahmen. Der Rettungsassistent darf und muß die delegierten ärztlichen Maßnahmen (z. B. Intubation, Infusion anlegen) übernehmen, wenn er sie beherrscht.

**Originäre Notkompetenz des Rettungsassistenten: Intubation, Venenpunktion, kristalloide Infusion, Frühdefibrillation.**

Erfordert der Notfall ärztliche Maßnahmen vor Eintreffen des Notarztes, muß der Rettungssanitäter diese nach kritischem Abschätzen seiner Fähigkeiten und der Gesamtumstände anwenden, wenn das gleiche Ziel nicht durch weniger eingreifende Maßnahmen erreicht werden kann (originäre Notkompetenz). Folgende ärztliche Maßnahmen kommen im Rahmen der Notkompetenz in Betracht: die Intubation ohne Relaxantien, die Venenpunktion, die Applikation kristalloider Infusionen, die Applikation ausgewählter Medikamente, die Frühdefibrillation. Die Durchführung dieser Maßnahmen im Rahmen der Notkompetenz setzen eine kontinuierliche ärztliche Überwachung des Wissens und Könnens der Rettungsassistenten voraus. Die Träger des Rettungsdienstes müssen sicherstellen, daß ein weisungsbefugter ärztlicher Leiter des Rettungsdienstes die individuelle Qualifikation ihrer Rettungsassistenten fortlaufend überprüft (Hennes et al. 1995; Lippert 1995).

Bei mehreren Verletzten ist rechtlich die beste und wirksamste Hilfe diejenige medizinische Versorgung, die in Abwägung der Gesamtumstände ein Optimum an Gefahrenabwehr für alle leistet (Lippert 1984).

Bei der Rückfahrt vom Einsatzort entscheidet der Notarzt aus medizinischen Gründen, ob mit oder ohne Sondersignal gefahren wird. Der Notarzt bringt den Patienten ins Aufnahmekrankenhaus. Fährt der Notarzt seinen Patienten in begründeten Fällen in eine nähergelegene Klinik, darf der diensthabende Arzt dort die Untersuchung und Behandlung des Notfallpatienten nicht ablehnen, solange der Patient nicht verlegungsfähig ist. Weigert sich der Dienstarzt, kommt eine Strafbarkeit wegen unterlassener Hilfeleistung oder, bei Bejahung der Kausalität für den Eintritt eines Patientenschadens, wegen Körperverletzung oder Tötung in Betracht (Schrödl 1993).

## 2.6.3
### Hilfsorganisationen und Feuerwehr

Bei der Delegationslösung trifft diejenige Organisation, die die Durchführung des Rettungsdienstes übernimmt, die Verantwortung dafür, daß sie die personellen, materiellen und organisatorischen Voraussetzungen dafür schafft, daß der Rettungsdienst nach den gesetzlichen Vorschriften und Zielvorgaben effektiv durchgeführt wird (Lippert 1995). Insbesondere muß das eingesetzte Personal die erforderliche Qualifikation haben. Der Ausbildungsstand des Rettungspersonals muß durch einen notfallmedizinisch ausgebildeten Arzt fortlaufend kontrolliert und auf dem aktuellen Stand gehalten werden. Im Schadensfall muß die Organisation nachweisen, daß der Schaden nicht auf einen Organisationsfehler zurückzuführen ist.

## 2.7
### Notärztliche Tätigkeiten

### 2.7.1
#### Behandlungsumfang

Der Umfang der notärztlichen Tätigkeit ergibt sich analog aus dem Muster für ein Ländergesetz über den Rettungsdienst: Aufgabe des Rettungsdienstes ist es, bei Notfallpatienten am Notfallort lebensrettende Maßnahmen durchzuführen und die Transportfähigkeit herzustellen sowie diese Personen unter Aufrechterhaltung der Transportfähigkeit und Vermeidung weiterer Schäden in ein geeignetes Krankenhaus zu verbringen. Notfallpatienten sind Personen, die sich infolge von Verletzung, Krankheit oder sonstiger Umstände in Lebensgefahr befinden oder deren Gesundheitszustand in kurzer Zeit eine wesentliche Verschlechterung vermuten läßt, sofern nicht unverzüglich medizinische Hilfe eingreift.

*Definition der Aufgabe des Rettungsdienstes.*

*Definition des Notfallpatienten.*

Am Anfang steht die Diagnostik bei jedem Patienten, zu dem der Notarzt gerufen wird. Der Behandlungsumfang ergibt sich aus der Diagnose und den medizinischen Standards. Der Notarzt setzt alle notfallmedizinischen

Maßnahmen ein, die er sicher beherrscht. Das Kurrikulum des Fachkundenachweises Notfallmedizin legt die Mindestanforderungen fest. Im Einzelfall kann es geboten sein, am Notfallort im Rahmen der allgemeinen Hilfspflicht tätig zu werden, wenn das Beiziehen anderweitiger Hilfe eine für den Patienten unzumutbare Verzögerung bedeuten würde, z. B. bei der Verabreichung eines Beruhigungsmittels an Angehörige.

*Der NA setzt alle medizinischen Maßnahmen ein, die er sicher beherrscht.*

### 2.7.2
### Schweigepflicht

Der Notarzt unterliegt wie jeder Arzt der strafrechtlich und berufsrechtlich geregelten Schweigepflicht. Auch der Name des Patienten unterliegt der Schweigepflicht. Eine Offenbarung des Patientengeheimnisses ist grundsätzlich nur mit Einwilligung des Patienten oder bei gesetzlichen Meldepflichten zulässig. Bei Bewußtlosen handelt der Arzt im mutmaßlichen Interesse des Patienten. Es dürfte regelmäßig im mutmaßlichen Interesse des Patienten liegen, am Notfallort die Angehörigen in groben Umrissen über den Zustand des Patienten und das anzufahrende Krankenhaus zu informieren. Im Rahmen einer Güterabwägung kann der Arzt ein Patientengeheimnis offenbaren, wenn das geschützte Interesse das beeinträchtigte Interesse deutlich überwiegt. Hier sind jedoch strenge Maßstäbe anzulegen, und weniger eingreifende Möglichkeiten sind auszuschöpfen.

*Der NA unterliegt der Schweigepflicht.*

### 2.7.3
### Behandlungsverweigerung

Grundsatz: Es gilt der Wille des urteilsfähigen Patienten. Entgegen dem frei erklärten Willen des urteilsfähigen Patienten ist eine ärztliche Behandlung nicht zulässig. Bei Willensmängeln (Alkohol- oder Drogenintoxikation, Psychosyndrom bei Schädel-Hirn-Trauma etc.) tritt der Wille des Patienten zurück; dann muß der Patient notfalls auch gegen seinen Willen behandelt werden. Das Vorgehen hängt immer vom Einzelfall ab.

*Grundsatz: Es gilt der Wille des urteilsfähigen Patienten.*

Zeugen Jehovas dürfen die Infusion von Blut oder Blutbestandteilen für die eigene Person ablehnen, nicht jedoch für ihre Kinder.

*Zeugen Jehovas dürfen die Infusion von Blut bzw. Blutbestandteilen für sich selbst, aber nicht für ihre Kinder ablehnen.*

#### Der leichtverletzte Patient
**Beispiel** Ein Unfallfahrer hat außer einer Kopfprellmarke keinen konkreten Hinweis auf ernsthafte Verletzungen. Ist eine Subduralblutung oder Gehirnblutung lediglich theoretisch nicht ausschließbar, darf der Patient nicht gegen seinen Willen abtransportiert werden. Der Patient muß jedoch, soweit es die Gesamtumstände zulassen, sorgfältig und umfassend aufgeklärt werden. Ausführliche Dokumentation von Uhrzeit, Befund, Inhalt der Aufklärung und Namen von Zeugen, die bei der Aufklärung und am Unfallort (z. B. Namen der Polizeibeamten) anwesend sind, ist unbedingt erforderlich.

#### Der ernsthaft verletzte Patient
Auch hier gilt der Wille des urteilsfähigen Patienten. Der Notarzt darf jedoch nicht vorschnell aufgeben, einen „freien Willensentschluß" des Verletzten für die Behandlung herbeizuführen. Insbesondere bei Lebensgefahr kann es erforderlich werden, auch Angehörige zuzuziehen, die auf den Patienten einwirken.

## 2 Rechtsgrundlagen in der Notfallmedizin

Es ist Sache des Notarztes, die Urteilsfähigkeit des Patienten festzustellen. Ist die Urteilsfähigkeit des Patienten beeinträchtigt, muß der Patient auch gegen seinen Willen behandelt werden. Der Notarzt muß bei inadäquatem Verhalten bedenken, daß Gehirnverletzungen und hirnorganische Psychosyndrome auch ohne äußerlich sichtbare Kopfverletzungen auftreten können.

*Bei Beeinträchtigung des Patienten kann dieser gegen seinen Willen behandelt werden.*

### Patiententestament

Findet der Notarzt am Notfallort ein Patiententestament vor, entbindet diese Patientenverfügung den Notarzt nicht von einer eigenen Prüfung des Falles. Ist der Patient bewußtseinsgetrübt oder bewußtlos, kann er von seinem früheren Entschluß nicht zurücktreten. Im Zweifelsfall sollte der Notarzt immer helfen und sofort mit Wiederbelebungsmaßnahmen beginnen. An die Stelle der DNR-Entscheidung („do not resuscitate") tritt die DTR-Entscheidung („do terminate resuscitation"). Über den Abbruch der Reanimation entscheidet der Notarzt unter notfallmedizinischen und arztethischen Gesichtspunkten. Behandelt der Arzt einen Patienten unter Notfallbedingungen gegen dessen Willen, wiegt ein möglicher Vorwurf strafrechtlich und arztethisch weniger schwer als eine schuldhaft unterlassene Behandlung.

*Über den Abbruch der Reanimation entscheidet der Notarzt.*

## 2.8 Verhältnis des Notarztes zu staatlichen Behörden

Auch für den Notarzt gilt die allgemeine strafrechtliche Anzeigepflicht für geplante schwerste Straftaten, beispielsweise einen bevorstehenden Raubmord. Der Notarzt behandelt häufig Patienten, die bei Straftaten (Verkehrsunfällen, Schlägereien usw.) verletzt werden. Bei der Behandlung von Straftätern ist das Strafverfolgungsinteresse des Staates grundsätzlich kein höherwertigeres Rechtsgut als die ärztliche Schweigepflicht, es sei denn, es handelt sich um schwerste Straftaten mit Wiederholungsgefahr. Auch der Name von Straftätern fällt unter die Schweigepflicht. Der Arzt soll jedoch nur die Schweigepflicht beachten. Es ist nicht Aufgabe des Arztes, seine Patienten mit allen Mitteln vor der Strafverfolgung zu schützen.

*Bei der Behandlung von Straftätern ist es nicht Aufgabe des Arztes, diese mit allen Mitteln vor der Strafverfolgung zu schützen.*

**Beispiel** Bei einem Verkehrsunfall zwischen 2 Pkw werden 1 Person getötet und 2 Personen schwer verletzt, wobei bei einem Pkw-Fahrer während der Versorgung im Notarztwagen Alkoholgeruch wahrzunehmen ist. Es ist Aufgabe der Polizei, die beteiligten Fahrzeuge und Personen festzustellen und den Unfallhergang aufzuklären. Die Unfallaufnahme ist die Grundlage für die Überführung des Verursachers, das Strafverfahren und manchmal jahrelange zivilrechtliche Auseinandersetzungen um Schadensersatz und Schmerzensgeld. Ist der Notarzt im Zweifel, ob es im mutmaßlichen Interesse seines bewußtlosen Patienten liegt, der Polizei Name, Verletzungsschwere und anzufahrendes Krankenhaus mitzuteilen, muß er grundsätzlich die Schweigepflicht beachten. Andererseits ist die Polizei berechtigt, die Personalien des Patienten im Notarztwagen festzustellen und zu diesem Zweck Kleidung oder Brieftasche mit den darin befindlichen Ausweispapieren zu beschlagnahmen. Die Polizeimaßnahmen dürfen nicht behindert werden, solange hierdurch keine Gesundheitsschädigung des Patienten zu befürchten ist.

Der Notarzt macht berufsbedingt häufig Wahrnehmungen bei Straftaten. Dies betrifft die Reanimation eines niedergestochenen Verbrechensopfers ebenso wie die Versorgung einer Platzwunde beim Täter. Auch die schuldhafte Verletzung einer Person im Straßenverkehr ist eine Straftat (fahrlässige Körperverletzung). Zur Aufklärung des Sachverhalts können es Polizei, Staatsanwaltschaft oder Gericht für notwendig erachten, den Notarzt als sachverständigen Zeugen oder Sachverständigen zu vernehmen. Erhält der Notarzt eine Ladung zum Gericht, muß er dieser Ladung in jedem Fall nachkommen; im Verhinderungsfall muß der Notarzt beim Gericht telefonisch oder schriftlich rückfragen. Der Arzt darf über seinen Patienten nur aussagen, wenn ihn der Patient von der Schweigepflicht entbunden hat. Der Arzt sollte sich diese Entbindung von der Schweigepflicht ausdrücklich bestätigen lassen. Ist der Patient zwischenzeitlich gestorben, entscheidet der Arzt nach eigenem ärztlichen Gewissen im mutmaßlichen Interesse des Patienten. Hat der Notarzt Zweifel, ob er zur Aussage berechtigt ist, sollte er diese Zweifel dem Staatsanwalt oder dem Gericht vortragen. Ordnet das Gericht die Vernehmung an, muß der Arzt aussagen.

**Der NA als Zeuge muß sich von der Schweigepflicht entbinden lassen.**

Bei der Vernehmung als Zeuge muß der Notarzt wie jeder andere Zeuge wahrheitsgemäße Angaben machen. Hat der Notarzt keine deutliche Erinnerung mehr an den Vorfall oder sonstige Zweifel, muß er dies deutlich machen. Bei medizinischen Fragen kann der Arzt das Gericht fragen, ob er seine Aufzeichnungen (Krankenakten, Notfallprotokoll) benutzen darf. Bei der Vernehmung als Sachverständiger erstattet der Notarzt sein Gutachten nach bestem Wissen und Gewissen. Zeugenaussagen und Gutachten müssen so erstattet werden, daß sie der Notarzt mit gutem Gewissen beschwören kann.

## Literatur

Bundesärztekammer (1994) Stellungnahme der Bundesärztekammer zur Notkompetenz von Rettungsassistenten und zur Delegation ärztlicher Leistungen im Rettungsdienst. Notfallmedizin 20: 40-41

Hennes HJ, Otto S, Lipp R (1995) Die Notkompetenz des Rettungsassistenten. Notfallmedizin 21: 265-268

Klingshirn H (1995) Schweigepflicht im Rettungs- und Notarztdienst. Notarzt 11: 195-200

Laufs A (1993) Arztrecht. Beck, München (NJW Schriftenreihe)

Lippert HD, Weissauer W (1984) Das Rettungswesen. Springer, Berlin Heidelberg New York Tokyo

Lippert HD (1994) Der nicht kooperative Patient im Rettungsdienst. Notfallmedizin 19: 35-36

Lippert HD (1995) Verantwortlichkeit der Hilfsorganisationen im Rettungsdienst. Notarzt 11: 165-166

Rieger HJ (1984) Lexikon des Arztrechtes. de Gruyter, Berlin New York

Schrödl (1993) Rechtsfragen bei der Unterbringung von Notfallpatienten in Krankenhäusern. Stellungnahme des Bayerischen Staatsministeriums für Arbeit, Familie und Gesundheit. Notarzt 9: 58-60

Sefrin P (1995) Fachkundenachweis Rettungsdienst - Neue Empfehlungen der Bundesärztekammer. Notarzt 11: 54-57

Steinbereithner K (1993) Ethik in der Notfallmedizin. Notarzt 9: 133-136

Wömpner HB, Kinzler E (1987) Schwierige Patienten. perimed, Erlangen

# 3 Medikolegale Aspekte im Rettungsdienst

R. Mattern, E. Miltner

## 3.1 Feststellung des Todes

Der Arzt im Rettungsdienst ist durch die Fokussierung seiner Tätigkeit auf Patienten in lebensbedrohlichen Zuständen vergleichsweise häufig mit der Aufgabe konfrontiert, den Eintritt des Todes festzustellen: einerseits, wenn die Notfallversorgung erfolglos verläuft, zum andern bei Patienten, die schon vor Eintreffen des Notarztes einen Herz- und Atemstillstand erlitten haben.

Losgelöst von der Frage, ob es Aufgabe des Arztes im Rettungsdienst sein kann, eine vollständige Leichenschau durchzuführen, ist unzweifelhaft, daß er unter den genannten Umständen verpflichtet ist, eine verbindliche Feststellung über die Reversibilität oder Irreversibilität des Herz- und Atemstillstandes zu treffen und diese entweder in der amtlichen Todesbescheinigung oder in einer *„vorläufigen"* Todesbescheinigung zu attestieren. Vorläufig bedeutet in diesem Zusammenhang nicht, daß der Tod möglicherweise doch noch nicht sicher und endgültig eingetreten ist, sondern daß weitere, über die Tatsache des Todeseintritts hinausgehende Feststellungen zu Todeszeit, Todesart und Todesursache zunächst noch nicht getroffen werden.

> Im Todesfalle muß der NA diesen attestieren.

Die Unterscheidungskriterien zwischen potentiell reversiblen Formen des Herz-Kreislauf- und Atemstillstandes von den irreversiblen Formen zu kennen, ist bei der Todesfeststellung die wichtigste Voraussetzung.

Der Arzt im Rettungsdienst – und jeder Arzt, der eine Todesfeststellung vornimmt – muß 2 Kategorien unterscheiden:
- **klinischer Tod** (gekennzeichnet durch unsichere Todeszeichen und mögliche Reversibilität bei Reanimation),
- **Individualtod** (bei sicheren Todeszeichen; Reanimation kontraindiziert).

### 3.1.1 Unsichere Todeszeichen

Bei Fehlen sicherer Todeszeichen sind
- Herzstillstand und
- Atemstillstand *unsichere Todeszeichen*.
Sie zeigen an, daß der **klinische Tod** eingetreten ist.

> Unsichere Todeszeichen zeigen den klinischen Tod an.

Als Folge treten weitere Symptome auf, die nichts an der Unsicherheit ändern:
- Bewußtlosigkeit,
- Areflexie (auch weite, lichtstarre Pupillen),

- Blässe oder Zyanose,
- Auskühlung.

Herz- und Atemstillstand sind solange nur Kriterien des klinischen Todes, als die Irreversibilität dieser Funktionsausfälle nicht feststeht.

*Die Möglichkeit der Reversibilität ist Indikation zur Reanimation.* Über den Reanimationserfolg entscheiden die Ursachen der Funktionsausfälle und die Dauer des Herz- und Atemstillstandes bei Reanimationsbeginn. Wenn Ursachen und Dauer des Zustandes die Reversibilität – grundsätzlich – erlauben, kommt es auf die Qualität der Reanimation an.

Wenn nach ärztlicher Überzeugung die Ursachen des klinischen Todes oder die Dauer des Kreislauf- und Atemstillstandes der Reversibilität grundsätzlich entgegenstehen, ist die Reanimation nicht indiziert.

Sind – wie häufig im Rettungsdienst – Ursachen und Dauer nicht bekannt, muß reanimiert werden: In diesen Fällen erweist sich an der Erfolglosigkeit der Reanimation die Irreversibilität des Herz- und Atemstillstandes, selbst wenn unter Reanimationsbedingungen die sicheren Todeszeichen ausbleiben oder in ihrer Ausprägung nicht eindeutig sind. *Die Erfolglosigkeit der Reanimation wird so zum sicheren Todeszeichen.*

Der **Individualtod** (= irreversibler Tod) muß deshalb unter Reanimationsbedingungen ohne die „klassischen" sicheren Todeszeichen verbindlich festgestellt werden. Dafür gelten folgende *klinische Kriterien des Individualtodes:*
- andauerndes Vorliegen der Zeichen des klinischen Todes über mindestens 20–30 min während der Reanimation,
- „cardiovaskular unresponsiveness"
- lichtstarre, weite Pupillen,
- zerebrale Areflexie.

Entscheidend ist der gesicherte Nachweis, daß der klinische Tod über eine Zeitspanne von wenigstens 20 min ununterbrochen vorgelegen hat.
Typische Ausnahmen:
- Hypothermie,
- Hypnotikaintoxikation,
- Säuglinge und Kleinkinder.

Der klinische Tod darf nicht mit dem endgültigen Tod verwechselt werden. Herzstillstand, Atemstillstand, Bewußtlosigkeit, Reflexlosigkeit, Auskühlung, Blässe oder Zyanose sind keine sicheren Todeszeichen, auch nicht bei gleichzeitigem Vorliegen aller dieser Befunde.

Während der Reanimation kann die Ausbildung von Totenflecken und Totenstarre verhindert oder zumindest verzögert werden. Die Todesfeststellung nach einer erfolglos verlaufenen Reanimation kann sich daher nicht an den sicheren Todeszeichen orientieren. Der Todeseintritt kann dann als sicher gelten, wenn während einer mindestens 20–30 min nach den Regeln der Kunst durchgeführten Reanimation (bei Unterkühlungen, Vergiftungen und Kindern länger!) mehrfache Kontrollen nie Spontanatmung, spontane Herzaktion oder Reflextätigkeit ergeben haben (evtl. zusätzlicher Nachweis eines Nullinien-EKG oder einer elektromechanischen Entkoppelung). Unter diesen Voraussetzungen ist der Arzt berechtigt, einen irreversiblen hypoxischen Hirnschaden wegen zerebralem Kreislaufstillstand (**Hirntod**) anzunehmen. Die Hypoxietoleranz des Gehirnes (5–8 min) ist unter diesen Voraussetzungen mehrfach überschritten. Der Hirntod gilt medizinisch, rechtlich, philosophisch und theologisch als Ende der menschlichen Existenz.

**Cave:** Wenn das Herz noch spontan schlägt *(dissoziierter Hirntod,* Transplantationsvorhaben!) darf der Hirntod und damit der endgültige Tod nicht ohne strenge Beachtung besonderer Kriterien festgestellt werden (Wissenschaftlicher Beirat der Bundesärztekammer 1986, 1991, 1993). Der Nachweis des dissoziierten Hirntodes gehört nicht zu den Aufgaben des Arztes im Rettungsdienst bei der Todesfeststellung.

### 3.1.2
### Sichere Todeszeichen

Der Tod darf erst attestiert werden, wenn er nach ärztlicher Untersuchung einwandfrei festgestellt ist (**cave:** Scheintod, s. Übersicht). Dies ist der Fall, wenn eines der 5 sicheren Todeszeichen zweifelsfrei vorliegt.
- Todesflecken,
- Totenstarre,
- Fäulnis/Autolyse,
- Verletzungen, die nicht mit dem Leben vereinbar sind,
- Hirntod.

Bleiben Zweifel an der Sicherheit der Todeszeichen, ist – von Ausnahmen abgesehen – unverzüglich zu reanimieren.

Der neue ländereinheitliche Leichenschauschein verlangt, diejenigen der vorgenannten Zeichen anzugeben, auf die sich im konkreten Fall die Todesfeststellung stützt.

**Ursachen für Scheintod (Vita reducta)**

| Nicht natürliche Ursachen: | Natürliche Ursachen: |
|---|---|
| Schlafmittelvergiftung | Hirnblutung |
| Kohlenmonoxidvergiftung | Hirndruck |
| Alkoholvergiftung | Hypoxie |
| Unterkühlung | Stoffwechselkoma |
| Elektrounfall | Anfallsleiden |

## 3.2
## Leichenschau

### 3.2.1
### Verpflichtung

Ärzte im Rettungsdienst werden in Zukunft nicht mehr verpflichtet sein, Leichenschauen durchzuführen. Die Pflicht zur Teilnahme an der Leichenschau ergibt sich aus den Bestattungsgesetzen der Bundesländer, die sich derzeit noch in einigen Details, u.a. hinsichtlich der Einbeziehung der Ärzte im Rettungsdienst in den Kreis der leichenschaupflichtigen Ärzte, unterscheiden. Es ist jedoch damit zu rechnen, daß die Vorschläge der Arbeitsgemeinschaft der leitenden Medizinalbeamten der Länder (AGLMB) zur Einführung eines ländereinheitlichen Leichenschauscheins in nächster Zukunft in allen Bundesländern umgesetzt werden.

Danach ist jeder niedergelassene Arzt verpflichtet, die Leichenschau auf Verlangen vorzunehmen, gleiches gilt für Ärzte von Krankenhäusern und sonstigen Anstalten für Sterbefälle in der Anstalt.

Der in der Vergangenheit vielfach vorgetragene Wunsch der im Rettungsdienst und Notfalldienst tätigen Ärzte, von der Leichenschaupflicht entbunden zu werden, ist berücksichtigt worden: Nach der vorgeschlagenen ländereinheitlichen Regelung brauchen Ärzte im Rettungsdienst und Notfalldienst nur noch eine *vorläufige Todesbescheinigung* auszustellen, wenn sie im Rahmen ihrer Tätigkeit den Tod festgestellt haben.

Die zur Leichenschau erforderlichen Feststellungen und Dokumentationen erfolgen durch einen zusätzlich hinzugezogenen Arzt, der nach dem Gesetz zur Leichenschau verpflichtet ist.

Schon bisher konnte die Übernahme der Leichenschau aus zwingenden Gründen abgelehnt werden. Die konkrete Behandlungsnotwendigkeit eines vital gefährdeten Patienten ist ein typischer Grund. Der Schutz des bedrohten Lebens ist ein höheres Rechtsgut als die Durchführung der Leichenschau.

Mit solchen Überlegungen hat auch die gemeinsame Konferenz der Gesundheitsminister die Entbindung der Notärzte von der Leichenschau empfohlen (65. Sitzung der GMK 5./6.11.1992).

Wenn diese neuen Regelungen greifen, wird es seltener vorkommen, daß Notärzte zur Leichenschau eines vermeintlich Verstorbenen hinzukommen, bei dem der Tod noch gar nicht, jedenfalls nicht endgültig, eingetreten ist. In solchen Fällen eines „Scheintodes" glaubt der Laie, einen Arzt zur Leichenschau bestellen zu müssen, obwohl ärztliche Soforthilfe erforderlich wäre. Der Arzt im Rettungsdienst wäre für diese Patienten der am besten geeignete Arzt.

**Es gibt Fälle, in denen ein NA die Leichenschau nicht ablehnen sollte.**

Es gibt weitere Gründe, die es im Einzelfall nahelegen können, als Arzt im Rettungsdienst nicht nur eine vorläufige Todesbescheinigung auszustellen, sondern auch eine Leichenschau durchzuführen:

Bei Todeseintritt während notärztlicher Maßnahmen ist die zuverlässige Feststellung des irreversiblen Kreislaufstillstandes Voraussetzung für die berechtigte Beendigung ärztlicher Hilfe. Damit sind der Eintritt des Todes und der Todeszeitpunkt festgestellt.

Wenn sich aus den Todesumständen und den bis dahin durchgeführten Untersuchungen auch Todesart und Ursachen ableiten lassen, verfügt der Arzt im Rettungsdienst über alle wesentlichen Informationen, die für die Leichenschau erheblich sind, zu ergänzen allenfalls durch die Ermittlungen eines Grundleidens, das von einem vorbehandelnden Arzt oder von Angehörigen zu erfragen wäre.

Lehnt der Arzt im Rettungsdienst unter solchen Voraussetzungen die Leichenschau ab, muß geklärt sein, wer nun einen gesetzlich verpflichteten Arzt zur Durchführung der Leichenschau bestellt – die Regelungen sind bisher, soweit ergangen, uneinheitlich. In Bayern z.B. soll dies – im Einklang mit den Empfehlungen der GMK (1992) – der Arzt im Rettungsdienst selbst sein (Eisenmenger 1995). In Rheinland-Pfalz wird diese Pflicht dagegen demjenigen zugewiesen, der den Notarzt bestellt hat (Drucksache 12/7096 des Landtags Rheinland-Pfalz). In Baden-Württemberg liegt derzeit noch keine Regelung dazu vor.

# 3 Medikolegale Aspekte im Rettungsdienst

Die Übernahme der Leichenschau durch den Notarzt in solchen Fällen entspräche kollegialem Verhalten; sie würde – bei Todesfällen außerhalb der Wohnung – die Voraussetzungen für einen alsbaldigen Abtransport der Leiche schaffen und Verstimmungen mit den Ermittlungsbehörden vermeiden.

Auch bei Todeseintritt im Rettungswagen sollte der Arzt im Rettungsdienst die Leichenschau in der Regel nicht ablehnen.

## 3.2.2
### Durchführung*

Die Leichenschau hat verschiedene Bedeutungen:

- menschliche Aspekte: sichere Todesfeststellung,
- medizinische Aspekte: Todesursachenstatistik, Epidemiologie,
- rechtliche Aspekte: Erkennung von Tötungsdelikten, Klassifikation der Todesumstände für zivilversicherungs- und versorgungsrechtliche Fragen, Ermittlungen in Zweifelsfällen,
- präventiver Aspekt: unmittelbarer Schutz noch lebender Personen (z.B. bei Aufdeckung einer CO-Vergiftung oder eines Stromunfalls).

Durch die gesetzlich vorgesehene unverzügliche Vornahme der Leichenschau soll für den Fall des irrtümlich von Laien angenommenen Todeseintritts möglichst rasch ärztliche Hilfe zur Rettung verfügbar gemacht werden. Die ärztliche Leichenschau trägt der berechtigten Forderung der Allgemeinheit Rechnung, die Toterklärung Scheintoter zuverlässig zu verhindern. Die bei der Leichenschau attestierten Erkrankungen oder Verletzungen sind Grundlage der amtlichen Todesursachenstatistik, der bisher einzigen bundesweiten Statistik zu diesem Themenkreis. Damit gewinnen Leichenschaudiagnosen erhebliche epidemiologische, wissenschaftliche und gesundheitspolitische Bedeutung. Darüber hinaus werden oft nur bei der Leichenschau Befunde erhoben, die zur Klärung rechtlich relevanter Umstände beitragen können, unter denen der Tod eingetreten ist: durch strafrechtlich bedeutsames Verschulden anderer oder gegebenenfalls unter den zivil- und versicherungsrechtlich wesentlichen Umständen des Unfalls, der Berufskrankheit oder der Selbsttötung. Wegen der oft unvorhersehbar weitreichenden Bedeutung der Feststellungen bei der Leichenschau ist in unklaren Fällen Zurückhaltung geboten. Vermutungsdiagnosen müssen als solche gekennzeichnet sein, „hellseherische" Diagnosen sind im Hinblick auf § 1 der Berufsordnung (Gewissenhaftigkeit) und die zivilrechtlich geforderte Sorgfaltspflicht ärztlich nicht vertretbar.

*Leichenschaudiagnosen gewinnen erhebliche rechtliche, epidemiologische, wissenschaftliche und gesundheitspolitische Bedeutung.*

Falls sich der Arzt im Rettungsdienst zur Durchführung der Leichenschau entschließt, hat er die gleichen Aufgaben zu erfüllen wie jeder Arzt bei der Leichenschau. Die wesentlichen Aufgaben sind in den Bestattungsgesetzen weitgehend übereinstimmend aufgeführt (s. Übersicht).

---

* Zur Gesamtproblematik vgl. Schneider (1987).

**Pflichten des Arztes bei der Leichenschau**

| | |
|---|---|
| Feststellung | des Todeseintrittes, |
| | des Todeszeitpunktes, |
| | der Todesart, |
| | der Todesursache, |
| | der Identität, |
| Prüfung | der Ansteckungsgefahr, |
| Ausstellung | der Totenscheine, |
| Meldung | bei nichtnatürlichem Tod, |
| | bei unbekannter Identität, |
| | gemäß Bundesseuchengesetz. |

#### 3.2.2.1
*Sorgfaltspflicht*

Bei der Leichenschau gelten dieselben Grundsätze der ärztlichen Berufsausübung wie für sonstige ärztliche Tätigkeiten: Nach § 1 der Musterberufsordnung ist der Arzt zur Gewissenhaftigkeit verpflichtet. Alle Feststellungen und Maßnahmen sind mit der erforderlichen Sorgfalt vorzunehmen, mit jener Sorgfaltspflicht, die auch bei ärztlichen Maßnahmen an Lebenden geboten ist. Konkret bedeutet dies, daß der Arzt die Leiche höchstpersönlich zu untersuchen hat, um Anhaltspunkte für Gewalteinwirkungen zu erkennen oder auszuschließen. Dazu ist es im Regelfall notwendig, die Leiche zu entkleiden (**cave**: an der Körpervorderseite unverletzt, am Rücken Stichverletzungen). Auf den Leichenschauformularen bescheinigt der Arzt durch seine Unterschrift, daß er die Leiche sorgfältig untersucht hat.

*Der Arzt hat die Leiche höchstpersönlich zu untersuchen und dieses zu dokumentieren.*

#### 3.2.2.2
*Erhebung der Vorgeschichte*

Wenn Anhaltspunkte für einen nicht natürlichen Tod fehlen, setzt die Attestierung eines natürlichen Todes in der Regel die Befragung des vorbehandelnden Arztes und entsprechend nachvollziehbare Auskünfte bezüglich einer todeswürdigen natürlichen Erkrankung voraus – wenn nicht der bisher behandelnde Arzt selbst die Leichenschau vornimmt. Nach den Bestattungsgesetzen hat der vorbehandelnde Arzt gegenüber dem die Leichenschau durchführenden Arzt eine Auskunftspflicht, die die sonst geltende Schweigepflicht einschränkt (§ 23), Dietz u. Arnold 1982).

*Wird ein vorbehandelnder Arzt konsultiert, so hat dieser Auskunftspflicht.*

### 3.2.3
**Probleme beim nichtnatürlichen Tod**

#### 3.2.3.1
*Definition*

Als nichtnatürliche Todesfälle gelten vor allem solche, bei denen äußere Einwirkungen den Tod bedingt haben:

| Unfälle | Vergiftungen | Suizide | Tötungsdelikte |
|---|---|---|---|
| im Verkehr | | | fahrlässig |
| bei der Arbeit | | | vorsätzlich |
| beim Sport | | | |
| zu Hause | | | |
| in der Schule | | | |
| sonstige | | | |

**Ärztliche Maßnahmen mit Todesfolge**
durch aktives Tun   diagnostisch
durch Unterlassen   therapeutisch

**Tod als spätere Folge nach**
Unfällen
Vergiftungen
Suiziden
Tötungsdelikten
ärztlichen Maßnahmen

Auf das Vorliegen eines strafrechtlichen Verschuldens kommt es bei der Klassifikation der Todesart nicht an. Dies ist ein entscheidender Unterschied zum Ermittlungsanlaß für die Strafverfolgungsbehörden (Staatsanwaltschaft, Polizei). Sie leiten ein Emittlungsverfahren zur Aufklärung eines nichtnatürlichen Todes nur ein, wenn der Verdacht des Fremdverschuldens am Tode eines Menschen besteht. Zwar genügen schon entfernte Verdachtsmomente, Umstände also, unter denen ein Fremdverschulden nicht von vornherein ausschließbar ist (BVerf.G 1993). Wenn jedoch bei einem Unfall das Selbstverschulden feststeht oder zweifelsfrei eine Selbsttötung vorliegt, mithin Fremdverschulden ausgeschlossen ist, wird nicht weiter ermittelt, obwohl ein solcher Todesfall ein nichtnatürlicher Tod bleibt und weitreichende Rechtsfolgen (im Zivil- oder Sozialrecht) nach sich ziehen kann.

*Bei der Klassifizierung des nichtnatürlichen Todes kommt es auf das Verschulden nicht an. Ermittlungsverfahren werden bei Verdacht auf Fremdverschulden eines nichtnatürlichen Todes eingeleitet.*

### 3.2.3.2
*Kausalitätsfragen*

Für die Feststellung der Kausalität zwischen nichtnatürlicher Einwirkung und Todeseintritt gilt die Äquivalenztheorie: Danach ist jedes Ereignis kausal, das nicht hinweggedacht werden kann, ohne daß nicht auch der Todeseintritt entfällt.

Der Leichenschauarzt muß die Kausalität zwischen einem Unfall oder einem anderen rechtlich erheblichen Ereignis nicht klären. Er muß lediglich seiner Meldepflicht an die Polizei nachkommen, wenn er „*Anhaltspunkte*" für einen nichtnatürlichen Tod hat, wenn also ein Zusammenhang zwischen einer äußeren Einwirkung und dem Tod nicht völlig fernliegend erscheint. Die Klärung der Kausalität erfolgt dann – sofern möglich – durch die Ermittlungsbehörden.

*Der Leichenschauarzt muß keine Kausalität klären, aber seiner Meldepflicht bei Anhaltspunkten nachkommen.*

**Beispiel.** Eine 30jährige Frau erleidet bei einem Verkehrsunfall eine Unterschenkelfraktur. Während des unfallbedingten Krankenlagers entwickelt sich trotz prophylaktischer Maßnahmen eine Beinvenenthrombose. Zwei Wochen nach dem Unfall stirbt die Frau an einer Lungenarterienembolie.

Für den Leichenschauarzt liegen bei dieser Vorgeschichte zweifellos „Anhaltspunkte" für einen nichtnatürlichen Tod vor, denn der Unfall ist eine nicht fernliegende Ursache für die Beinvenenthrombose und die Lungenarterienembolie. Für einen strafrechtlichen Beweis der Kausalität zwischen Unfall und Tod muß dagegen ausgeschlossen werden, daß die Thrombose nicht vor dem Unfall bestand und/oder sich zum gleichen Zeitpunkt auch unfallunabhängig entwickelt hätte.

Anhaltspunkte für einen nichtnatürlichen Tod können vielfältiger Art sein (s. Übersicht): äußere Verletzungen, hellrote Totenflecken, hellrote Nagelbetten (CO-Vergiftung), Geruch des Leichnams, enge Pupillen, Strommarken, punktförmige Blutungen der Augenbindehäute (Ersticken), in der Vorgeschichte Unfälle oder Suizide, auffällige Auffindesituationen, aber auch der plötzliche Tod ohne Finalerkrankung, der für das Krankheitsstadium unerwartete Tod, jugendliches Alter.

**Cave:** Auch alte und kranke Menschen können durch Gifteinwirkung (Cyanid oder Medikamente bei Sterbehilfe) oder sonstige Einwirkung ohne äußerlich auffallende Veränderungen zu Tode kommen, selbst als Patienten im Krankenhaus. Hohes Alter spricht daher für sich allein noch nicht für einen natürlichen Tod.

**Hohes Alter spricht für sich allein noch nicht für einen natürlichen Tod.**

### Mögliche Anhaltspunkte für einen nichtnatürlichen Tod

**Anamnese**
plötzlicher Tod
keine finale Spontanerkrankung
Unfall
Suizid
Auffindesituation
unerwarteter Tod nach ärztlicher Maßnahme

**Befunde**
Verletzungen
Petechien
Geruch
Farbe, Lage, Form der Totenflecke
auffällige Pupillenweite
Strommarken

**Untaugliche Kriterien**
Alter
nichtfinale Morbidität
fehlende Traumen
fehlende Hinweise auf Fremdverschulden

### 3.2.3.3
*Meldepflicht*

Bei Anhaltspunkten für einen nichtnatürlichen Tod ist der Arzt (persönlich) verpflichtet, sofort (nicht erst später) die Polizei zu verständigen (§ 22.3, Dietz

u. Arnold 1982). In einigen Bundesländern gilt die Meldepflicht auch bei ungeklärten Todesfällen. Problematisch ist die Situation in Baden-Württemberg. Hier hat der Arzt – bisher noch – nur die Wahl zu entscheiden, ob Anhaltspunkte für einen nichtnatürlichen Tod vorliegen oder ob sie fehlen. Zweifel sollte nach rechtsmedizinischer Auffassung der Notarzt als Anhaltspunkte für einen nichtnatürlichen Tod interpretieren und der Polizei mitteilen.

Auf dem neuen ländereinheitlichen Leichenschauschein muß der Arzt die Anhaltspunkte dokumentieren, die ihn dazu veranlassen, einen nichtnatürlichen Tod in Betracht zu ziehen.

Wenn der Arzt Anhaltspunkte für einen nichtnatürlichen Tod gefunden hat, muß er die Leichenschau unterbrechen; er hat, soweit es möglich ist, dafür zu sorgen, daß an der Leiche und in deren Umgebung bis zum Eintreffen der Polizei keine Veränderungen vorgenommen werden. Sinn dieser Vorschrift ist es, der Polizei eine möglichst baldige und unveränderte Spurenasservierung am Leichnam und am Fundort zu ermöglichen sowie möglichst wenig Fremdspuren zu setzen. Selbstverständlich sind alle Maßnahmen vorrangig, die zur sicheren Feststellung des Todes erforderlich sind.

> Zweifel sollten als Anhaltspunkte gewichtet und der Polizei mitgeteilt werden. Die Leichenschau ist zu unterbrechen.

### 3.2.4
### Umgang mit Hinterbliebenen

Der Umgang des Notarztes mit den Hinterbliebenen eines verstorbenen Patienten unterscheidet sich bei aller Routine nicht vom sonstigen Umgang eines Arztes mit den Hinterbliebenen von Verstorbenen in Anwesenheit des Toten.

Der Notarzt trifft häufig Hinterbliebene an, die sich in einer psychischen Ausnahmesituation befinden, weil der Tod eines Angehörigen oder nahen Bekannten unerwartet gekommen ist. Der Notarzt hat hier im Rahmen der allgemeinen Hilfspflicht erste Hilfe zu leisten. Er darf den Hinterbliebenen die wesentlichen Befunde und die (mögliche) Todesursache mitteilen, soweit dies nach seiner Einschätzung im mutmaßlichen Interesse des Verstorbenen liegt.

## 3.3
## Todesbescheinigung

### 3.3.1
### Todesart

Der Begriff „Todesart" darf nicht mit der „Todesursache" verwechselt werden. Es gibt nur zwei Todesarten:
- natürlicher Tod
- nichtnatürlicher Tod.

Wenn im konkreten Fall eine Zuordnung nicht möglich ist, muß bei der Leichenschau die Todesart als „*ungeklärt*" gekennzeichnet werden.

Man muß die Todesursache kennen, um die Todesart zu bestimmen.

> Man muß die Todesursache kennen, um die Todesart zu bestimmen.

## 3.3.2
## Abgrenzungsprobleme

Ein natürlicher Tod liegt nach allgemeiner Auffassung vor, wenn von äußeren Einflüssen unabhängige Erkrankungen zum Tod geführt haben. Hierbei ergeben sich im Einzelfall Abgrenzungsprobleme: z.B. gilt der Tod durch Ösophagusvarizenblutung bei Leberzirrhose nach langjährigem Alkoholmißbrauch als natürlicher Tod, ebenso der Herzinfarkt oder das Bronchialkarzinom des Rauchers, auch der Tod durch Hepatitis- oder HIV-Infektion. Die akute Alkoholintoxikation dagegen ist ein nichtnatürlicher Tod, wie jede Vergiftung, auch der Tod nach chronischer Intoxikation. Weiter ist z.B. der Tod nach HIV- und Hepatitis-Infektion ein nichtnatürlicher Tod, wenn der Verstorbene von einem anderen vorsätzlich angesteckt wurde.

**Wichtig:** Ein natürlicher Tod kann nur angenommen werden, wenn aufgrund eigener Kenntnis der Leichenschau oder durch Befragung vorbehandelnder Ärzte zuverlässig Krankheiten oder Leiden bekannt sind, die ins Finalstadium eingetreten sind, so daß der Todeseintritt nach ärztlicher Erfahrung zu erwarten war.

**Cave:** Der plötzliche Tod (ohne vorangegangene finale Erkrankung) kann zwar ein natürlicher Tod sein (z.B. Herzinfarkt, Hirnschlag), ist aber bei der Leichenschau nicht als natürlich feststellbar (allenfalls vermutbar).

**Fehlen anamnestische Tatsachen für eine konkrete natürliche Todesursache, kann diese nicht attestiert werden.**

Bei der ungeklärten Todesart ist die Todesursache nicht erkennbar, es gibt jedoch keine Hinweise auf Gewalteinwirkung, Unfall, Suizid oder eine andere nichtnatürliche Todesart. Wenn anamnestische Tatsachen fehlen, die eine konkrete natürliche Todesursache nahelegen (z.B. Herzinfarkt, Hirnmassenblutung) kann – nach bestem Wissen – eine natürliche Todesart nicht attestiert werden.

**Todesarten**

| Natürlich | Ungeklärt | Nichtnatürlich |
|---|---|---|
| Spontanerkrankung im Finalstadium | Todesursache nicht erkennbar | 1) Gewalteinwirkung<br>– Unfälle<br>– Tötungsdelikte |
| „Altersschwäche" (?) im Finalstadium | | 2) Vergiftungen<br>3) Suizide<br>4) Behandlungsfehler<br>5) Tödlich verlaufende Folgezustände von 1)–4) |

## 3.3.3
## Todesursache

Ohne Feststellung der Todesursache kann die Todesart nicht geklärt werden. Die Todesursache ist bei der Leichenschau nur feststellbar, wenn äußere Zeichen eindeutig sind (selten) oder wenn die unmittelbare Anamnese eine Finalerkrankung ergibt (bekannt nur dem behandelnden Arzt, oder durch Befragung des behandelnden Arztes zu erfahren). Etwa 80 % aller Menschen sterben heute im Krankenhaus, ungefähr 20 % sterben zu Hause, in Altersheimen oder im Freien. Bei etwa 10 % der Verstorbenen ist die Todesursache aufgrund äußerer Einwirkungen (Unfälle, Tötungsdelikte) bei der Leichenschau erkennbar. Bei ca. 10 % kann durch die Leichenschau eine adäquate, nach bestem Wissen plausibel gesicherte Todesursache und damit die Todesart nicht bestimmt werden. Mehrere vergleichende Statistiken zwischen Leichenschaudiagnosen und Obduktionsbefunden haben ergeben, daß die Leichenschaudiagnosen in 40–60 % falsch oder unvollständig sind (z. B. Modelmog und Goertchen 1992).

> Bei 10 % der Todesfälle kann durch die Leichenschau die Todesursache nicht bestimmt werden.

Das amtliche Formular des Leichenschauscheins verlangt, das den Tod unmittelbar herbeiführende Leiden einzutragen, weiter die der eigentlichen Todesursache vorausgehende Krankheit und das Grundleiden. Statistisch erfaßt wird das Grundleiden. Folgende Begriffe sollten nicht als Todesursache eingetragen werden (weil sie nichtssagend sind, jedenfalls das finale Leiden medizinisch-wissenschaftlich nicht ausreichend bezeichnen): Herz-Rechts-, -Links-, Kreislauf-, Atemversagen, Atem- oder Kreislauflähmung, allgemeine Schwäche. Bei ungeklärter Todesart und Todesursache kann der Leichenschauarzt eine Sektion anregen, nicht aber erzwingen. Eine solche „Verwaltungssektion" darf nur mit Zustimmung der Angehörigen und in deren Auftrag durchgeführt werden. Kostenträger sind in diesem Fall die Auftraggeber. Bei nichtnatürlicher und ungeklärter Todesart können die Ermittlungsbehörden eine gerichtliche Sektion zur Klärung der Todesumstände beantragen. Die Kosten einer solchen gerichtlichen Sektion übernimmt die Staatskasse.

### 3.3.3.1
### Voraussetzungen zur Feststellung der Todesursache

Die Todesursache kann nur festgestellt werden, wenn eindeutige Befunde vorliegen, die den Tod nach aller ärztlicher Erfahrung erklären. Entweder lassen sich diese Befunde an der Leiche erheben, oder sie ergeben sich aus der Vorgeschichte im Sinne einer ins Finalstadium eingetretenen, vorher durch Fakten belegten Krankheit.

„Hellseher- oder Phantasiediagnosen" werden vom Arzt bei der Leichenschau nicht erwartet. Verdachtsdiagnosen müssen als solche gekennzeichnet sein. Es ist zu berücksichtigen, daß die in der Klinik üblichen „Arbeitsdiagnosen" bei Patienten anhand des Verlaufes überprüft und korrigiert werden können. Leichenschaudiagnosen sind endgültig.

> Der Arzt muß Verdachtsdiagnosen kennzeichnen.

Mangelnde Sorgfalt bei der Untersuchung und unkritische Annahme eines natürlichen Todes (z. B. die beliebte Diagnose „plötzlicher Herztod" oder „Herz-Kreislauf-Versagen") sind die häufigsten Fehler bei der Leichenschau. Wenig bekannt sind die weitreichenden Folgen.

> Häufigste Fehler der Leichenschaudiagnosen: „plötzlicher Herztod", „Herz-Kreislauf-Versagen".

**Beispiel 1.** Fahrlässige Tötung durch mangelhafte Leichenschau. Eine 60jährige alleinstehende Frau, herzleidend, aber noch rüstig, wird überraschend, ohne äußere Verletzungen in der Badewanne tot aufgefunden. Leichenschaudiagnose ohne genauere Untersuchung: Herztod. Nach Nachvermietung der frei gewordenen Wohnung erneuter Todesfall einer 25jährigen Studentin in der Badewanne. Todesursache: CO-Vergiftung.

**Beispiel 2.** Leichenschau als unbewußte Beihilfe zum perfekten Mord.
Eine 86jährige, bis dahin sich selbst versorgende Frau wird in ihrer Wohnung tot aufgefunden, nachdem zuvor Poltern zu hören war. Es fanden sich Prellungen an Kinn und Nase. Leichenschaudiagnose: Hirnschlag, Sturz bei vorangegangener zerebraler Durchblutungsstörung. Obduktionsdiagnose: Erwürgen. Petechiale Blutungen in den Augenbindehäuten wurden übersehen. Nachbarn entdeckten nach Weggang von Notarzt und Polizei die Mörderin im Sterbezimmer.

**Beispiel 3.** Fehlerhafte Leichenschau hätte beinahe Anspruch auf Versorgungsleistungen verhindert.
Ein 56jähriger Mann, herzleidend, bricht auf der Straße zusammen. Der Hausarzt attestiert einen Herzinfarkt. Bei der Obduktion, die ausnahmsweise trotz bescheinigtem, natürlichem Tod durchgeführt wird, ergibt sich als Todesursache ein ausgedehntes subdurales Hämatom nach anscheinend folgenlosem Bagatellsturz bei der Arbeit am Vortag mit nachfolgendem freiem Intervall. Ohne die eher zufällig veranlaßte Obduktion und Korrektur der Leichenschaudiagnose wäre aus der gesetzlichen Unfallversicherung keine Leistung an die Hinterbliebenen gezahlt worden; auch private Unfallversicherungsleistungen wären nicht erbracht worden.

### 3.3.4
### Zeitpunkt des Todeseintritts

Die Todeszeit ist für strafrechtliche Ermittlungen (Alibizeitraum), aber auch für versicherungsrechtliche Fragen (Beginn und Ablauf von Unfall- und Lebensversicherungen, Erfüllung von Anwartschaften, Dienstaltersstufe) wichtig. Die Todeszeit steht nur dann sicher fest, wenn der Todeseintritt ärztlich beobachtet wurde oder sich aus den äußeren Umständen zweifelsfrei ergibt (Unfallzeitpunkt). Ansonsten sind die Leichenveränderungen zur Einschätzung der Todeszeit heranzuziehen.

**Faustregeln zur Ermittlung der Todeszeit\***
a) Rektaltemperatur 1–2 °C Temperaturabfall/h postmortal. Aber: starke Abhängigkeit von vielfältigen Einflüssen, u.a. Außentemperatur, Körpermasse, Bedeckung, Windverhältnissen, Umgebungsmedium, Luftfeuchtigkeit, vor allem aber auch der Körpertemperatur zum Todeszeitpunkt (Hypo- oder Hyperthermie).
b) Totenflecke: Beginn nach 20–60 min, maximale Ausprägung nach 2–6 (höchstens 10) h, temperaturabhängig, vollständige Umlagerbarkeit der Totenflecken in den ersten 2–6 h. Partielle Umlagerbarkeit in den ersten 3–12 (höchstens 24) h, vollständige Wegdrückbarkeit in den ersten 6–8 (höchstens 12) h, partielle Wegdrückbarkeit nach 8–20 h, manchmal auch länger.
   Prüfung der Wegdrückbarkeit mit geringem Druck der Fingerbeere (50–100 „Pond/Fingerbeere"), Dynamik des Wiederauftretens der Totenflecke beachten! Bei rascher Neubildung eher kurze Postmortalzeit.

---
\* Einzelheiten: Henßge u. Madea 1988

c) Totenstarre: Auftreten nach 0,5–2 h, Maximum nach 6–8 h, Lösung ab 36 h bei Außentemperatur >15 °C. Verzögerung des Auftretens bei geringeren Temperaturen. Starke Schwankungen des Verlaufs der Totenstarre; Abhängigkeit von Vorerkrankungen und Todesumständen (Grundlage ist der ATP-Verbrauch in der Muskulatur während der Agonie). Nach Brechen der Totenstarre innerhalb der ersten 8 h kann die Starre erneut (allerdings schwächer) auftreten.

*Wenn es entscheidend auf die Todeszeitbestimmung ankommt: Rechtsmediziner hinzuziehen.*

Cave: Wenn es entscheidend auf die Todeszeitbestimmung ankommt, sollte ein Rechtsmediziner zugezogen werden.

## 3.4
## Selbsttötung

Suizid und Suizidversuche sind Unglücksfälle im Sinne des Straftatbestandes der „unterlassenen Hilfeleistung". Die BGH-Rechtsprechung unterscheidet bei der Hilfspflicht nicht zwischen unfreiwilligem (z.B. bei endogener Depression) und freiwilligem Suizid (Bilanzsuizid). Spätestens, wenn der Patient bewußtlos ist, muß der Arzt helfen.

Es gibt bisher keine BGH-Entscheidung für den Fall, daß der bewußtseinsklare Suizidpatient (z.B. nach möglicher Tabletteneinnahme) Hilfe ablehnt. Der Notarzt begibt sich auf die sichere Seite, wenn er hilft. Bei akuter Suizidgefahr muß, wenn nötig, mit Hilfe der Polizei der Patient eingewiesen und eine psychiatrische Erkrankung fachärztlich ausgeschlossen werden.

*Der Suizidtod ist ein nichtnatürlicher Tod.*

Der Tod durch Suizid, auch durch Spätfolgen nach suizidaler Handlung, ist ein nichtnatürlicher Tod.

## 3.5
## Unterbringungsgesetze

Das Unterbringungsgesetz ist in den einzelnen Bundesländern unterschiedlich geregelt. Für die präklinische Versorgung akuter psychiatrischer Notfälle ergeben sich jedoch keine nennenswerten Unterschiede. Für eine Unterbringung sind erforderlich:
a) Die Person leidet an einer Psychose oder gleichwertigen psychischen Störung, an einer Suchtkrankheit oder Schwachsinn,
b) das krankhafte Verhalten ist eine gegenwärtige Gefahr für die öffentliche Sicherheit oder Ordnung, und die Gefahr ist nicht anders als durch eine Unterbringung abzuwenden.

*Bei akuter Gefahr durch Psychosen u. ä. ist mit Hilfe der Polizei die Einweisung zu betreiben.*

Bei akuter Gefahr für das Leben des Patienten, erheblicher Selbstgefährdung (z. B. Selbstverstümmelung) oder erheblicher Fremdgefährdung ist der Patient notfalls unter Zuziehung der Polizei in eine psychiatrische Klinik oder zur Versorgung bereits vorhandener Verletzungen in die jeweilige Fachklinik einzuliefern. In der Klinik muß eine sofortige psychiatrische Untersuchung stattfinden und ggf. eine Unterbringung erwirkt werden.

Besteht bei dem Patienten zwar eine behandlungsbedürftige psychische Erkrankung, aber keine akute Gefahr für Leib oder Leben oder eine entsprechende Fremdgefährdung, ist eine Einweisung nur über das Ordnungsamt möglich, wenn die sonstigen, oben genannten Voraussetzungen vorliegen. Der Notarzt kann hierfür ein entsprechendes ärztliches Zeugnis ausstellen.

## Literatur

Bundesärztekammer Wissenschaftlicher Beirat (1986, 1991, 1993) Kriterien des Hirntodes. Entscheidungshilfen zur Feststellung des Hirntodes. Dt Ärztebl 83: 2940–2046; 88: 4396–4407; 90: 2177–2179

Bundesverfassungsgericht (1994) Leichenöffnung zur Klärung der Todesursache. Beschluß vom 27.07.1993 (2 BvR 1553/93) NJW 48: 783–785

Dietz O, Arnold J (1982) Gesetz über das Friedhofs- und Leichenwesen (Bestattungsgesetz in Baden-Württemberg. Erläuterte Textausgabe. Kohlhammer, Stuttgart

Eisenmenger W (1995) Leichenschau bei Notfallpatienten. Notarzt 11: 181–186

Henßge C, Madea B (1988) Methoden zur Bestimmung der Todeszeit an Leichen. Arbeitsmethoden der medizinischen und naturwissenschaftlichen Kriminalistik Bd 18. Schmidt-Römhildt, Lübeck

Modelmog P, Goertchen R (1992) Der Stellenwert von Obduktionsergebnissen in Beziehung zu Sektionsfrequenz und amtlicher Todesursachenstatistik (Görlitzer Studie). Dt Ärztebl 89: A. 3436–3440

Schneider V (1987) Die Leichenschau. Ein Leitfaden für Ärzte. Fischer, Stuttgart

# 4 Ausrüstung der Fahrzeuge des Rettungsdienstes

Th. Luiz

## 4.1 Übersicht über die im Rettungsdienst eingesetzten Fahrzeuge und ihre Einsatzindikation

Die im bundesdeutschen Rettungswesen eingesetzten Rettungsmittel lassen sich den Kategorien nichtarztbesetzte Rettungsmittel (Krankenwagen, Rettungswagen) sowie arztbesetzte Rettungsmittel (Notarzteinsatzfahrzeug und Notarztwagen) zuordnen. Obwohl jedem Arzt die indikationsgerechte Anforderung von Rettungsmitteln bekannt sein müßte, belegen die Erfahrungen der Rettungsleitstellen, daß hier noch große Unsicherheit vorherrscht, insbesondere bei Klinikeinweisungen und Verlegungstransporten. Generell gilt: Rettungsmittel werden ausschließlich über die örtlich zuständige Rettungsleitstelle angefordert. Eine korrekte Disposition durch die Leitstelle ist jedoch nur möglich, wenn der Anfordernde (Laie, Polizei, niedergelassener Arzt etc.) eine möglichst genaue Beschreibung des zugrundeliegenden Krankheitsbildes bzw. des aktuellen Zustands des Patienten gibt.

*Rettungsmittel werden ausschließlich über die örtlich zuständige Leitstelle angefordert.*

*Beispiel.* Ein Patient ist kollabiert. Die Angehörigen berichten über einen vorausgehenden heftigen retrosternalen Schmerz. Hier besteht der dringende Verdacht auf einen Myokardinfarkt, weswegen die Rettungsleitstelle verpflichtet ist, ein arztbesetztes Rettungsmittel zu disponieren.

*Eine möglichst genaue Beschreibung des Notfallpatienten entscheidet die Wahl des Rettungsmittels.*

*Beispiel.* Nierenkolik. Der Patient hat nur mäßige Schmerzen, benötigt jedoch einen liegenden Transport. Hier ist ein Krankenwagen anzufordern.

*Beispiel.* Ein niedergelassener Arzt stellt bei einem im Rahmen eines Hausbesuches behandelten Patienten die Verdachtsdiagnose einer massiven Lungenembolie. Dieser Patient muß unter ärztlicher Begleitung mit einem Rettungswagen in eine geeignete Klinik transportiert werden, wobei der Kollege entscheiden muß, ob er den Patienten selbst in die Klinik begleitet oder den Notarzt nachfordert.

### 4.1.1
**Krankenwagen (KTW)** (Abb. 4–1)

Sie sind für den Transport von Patienten einzusetzen, welche aufgrund ihrer Erkrankung oder Hilfsbedürftigkeit einer Betreuung durch Fachpersonal bedürfen. Sie sind mit mindestens einem Rettungsassistenten zu besetzen. Die Fahrzeuge basieren auf gängigen Pkw-Kombis bzw. Lieferwagen (z. B. Merce-

**Abb. 4-1.** Krankenwagen (KTW). Die Abbildungen wurden freundlicherweise von S. Koller, ASB Mannheim, zur Verfügung gestellt

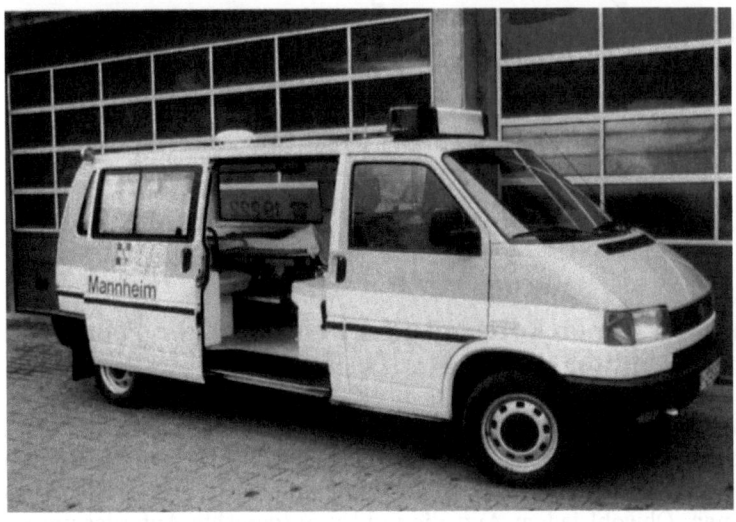

Krankenwagen: nur für Nichtnotfallpatienten.

des-Benz Hoch-Lang, VW T4). Federungskomfort, Geräuschdämpfung sowie die Schwingungsisolierung dieser Fahrzeuge erreichen ein hohes Niveau, welches auch längere Transporte, z.B. Repatriierungsfahrten, erlaubt. Aufgrund ihrer räumlichen Beengtheit und unzureichenden apparativen Ausstattung sind sie nicht für die Behandlung und den Transport von Notfallpatienten heranzuziehen. So verfügt der KTW z.B. weder über ein EKG-Sichtgerät, noch über einen Defibrillator oder ein Beatmungsgerät.

### 4.1.2
### Rettungswagen (RTW) (Abb. 4-2 und 4-3)

Rettungs- und Notarztwagen: für Notfallpatienten geeignet.

Für die Behandlung und den Transport von Notfallpatienten geeignetes Fahrzeug. Der RTW baut technisch auf gängigen Kleinlastkraftwagen der Gewichtsklasse 2,8–7,5 t auf (z.B. Mercedes 510). Federungskomfort, Geräusch- und Schwingungsdämpfung der gegenwärtig meistverbreiteten Modelle befriedigen keineswegs und stellen für schwerst Traumatisierte eine weitere Belastung dar. Allerdings weisen einige jüngst vorgestellte Modelle hinsichtlich des Komforts erhebliche Verbesserungen auf (Luftfederung, bauliche Trennung von Chassis und Behandlungskabine, dadurch bessere Schwingungsdämpfung). Die Abmessungen des Behandlungsraumes erlauben einen allseitig befriedigenden räumlichen Zugang zum Patienten. Die medizinisch-technische bzw. apparative Ausstattung ist sehr umfangreich und erlaubt die Therapie einer breiten Palette von Notfällen (s. 4.2.1–4.2.7). Aus Kostengründen werden in einigen Rettungsdienstbereichen sog. **Mehrzweckfahrzeuge** eingesetzt, die je nach Notwendigkeit sowohl für Krankentransporte als auch für Notfalleinsätze herangezogen werden. Zum Teil läßt die unzureichende Größe des Behandlungsraumes dieser Fahrzeuge jedoch keinen adäquaten räumlichen Zugang zum Patienten zu.

4 Ausrüstung der Fahrzeuge des Rettungsdienstes

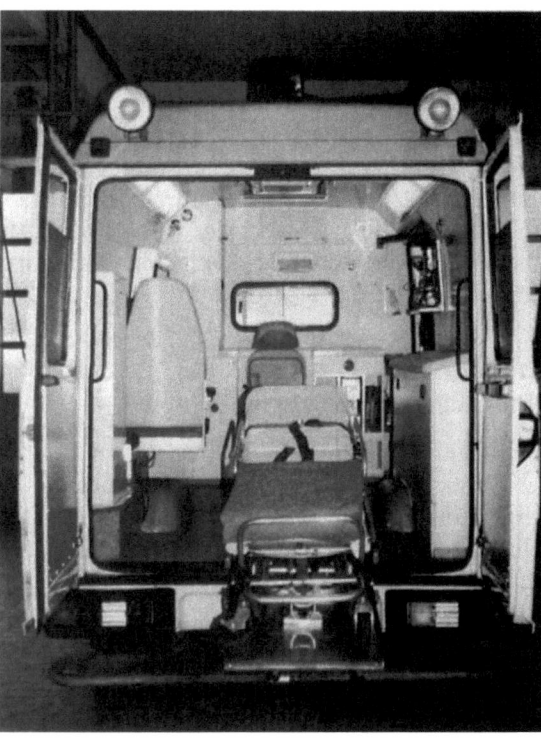

**Abb. 4-2.** Rettungswagen (RTW), Innenansicht

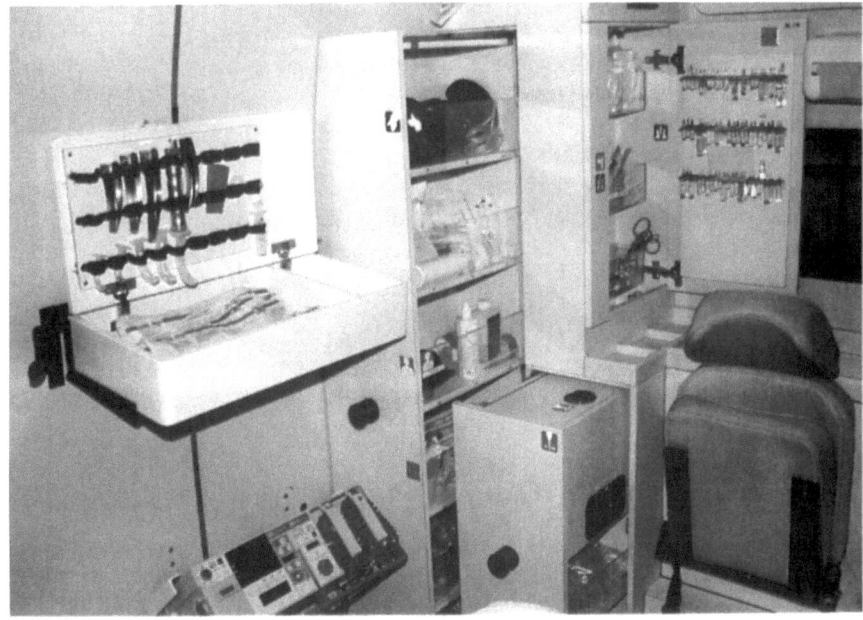

**Abb. 4-3.** Rettungswagen (RTW), Innenansicht

### 4.1.3
### Notarztwagen (NAW)

Der NAW wird als arztbesetztes Rettungsmittel im sog. Stationssystem eingesetzt. Er entspricht in den Abmessungen und der medizinischen Ausrüstung einem RTW, je nach Standort um spezifische Gerätschaften ergänzt (z. B. Kapnometrie, oszillometrische Blutdruckmessung, transkutaner Schrittmacher etc.). Darüber hinaus wird jeder RTW in dem Moment zum NAW, wo er mit einem Arzt besetzt ist (z. B. während des Transports in die Klinik bzw. bei Verlegungstransporten).

### 4.1.4
### Notarzteinsatzfahrzeug (NEF) (Abb. 4-4)

**Notarzteinsatzfahrzeug: zum Transport des Notarztes an die Einsatzstelle.**

Spezialfahrzeug auf der Basis eines Pkw zum raschen Transport des Notarztes zur Einstzstelle. Mittels der umfangreichen Notfallausrüstung ist eine umfassende Notfalltherapie möglich (s. 4.2.6). Das NEF wird entweder vom Arzt selbst oder, taktisch klüger, von einem Rettungsassistenten zur Einsatzstelle gefahren. Das NEF kann nur zusammen mit einem RTW im sog. Rendez-vous-System eingesetzt werden.

### 4.1.5
### Sonderfahrzeuge (mit regional unterschiedlicher Verfügbarkeit)

#### Einsatzleitwagen (ELW)
Mit umfangreichen Kommunikations- und Dokumentationsmitteln ausgestattetes Fahrzeug, zumeist Pkw-Kombi oder Kleinlastkraftwagen. Einsatz z. B. als Dienstfahrzeug des Einsatzleiters Rettungsdienst oder des leitenden Notarztes.

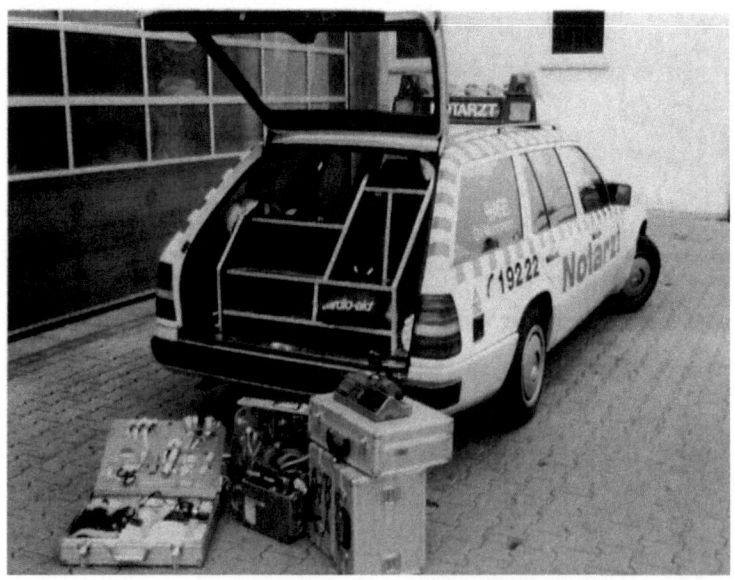

**Abb. 4-4.** Notarzteinsatzfahrzeug (NEF)

## Abrollbehälter Rettungsdienst

Spezialcontainer zur materiellen Verstärkung bei Großschadensfällen. Antransport mittels LKW der Feuerwehr. Enthält das zur Versorgung einer größeren Anzahl an Traumatisierten (z. B. 250 Verletzte) nötige Material in speziellen Sets (z. B. Analgetika, Infusionen, Venenverweilkanülen für jeweils 10 Verletzte).

## Großraumrettungswagen (GRTW)

Zur individualmedizinischen Versorgung mehrerer Verletzter im Großschadensfall geeignetes Fahrzeug, zumeist auf Basis eines Busses.

## Rettungszüge

Von der Deutschen Bahn vorgehaltene Spezialzüge zur Rettung, Versorgung und Transport von Verletzten bei schweren Zugunglücken. Aufgrund der Fähigkeit, auch in gasverseuchter Umgebung zu operieren, speziell auch zur Tunnelrettung geeignet.

### 4.1.6 Rettungshubschrauber (RTH)

Arztbesetztes Luftrettungsmittel zum raschen Transport des Rettungsteams über größere Entfernungen bzw. in dünn besiedelten Räumen. Luftrettung und bodengebundene Rettung stellen einander ergänzende, keinesfalls konkurrierende Systeme dar. Nachteil: Der RTH ist nur bei geeigneter Witterung bzw. bei Tag einsetzbar.

*Der Rettungshubschrauber dient zum raschen Transport des Arztes an die Einsatzstelle.*

Die folgende Übersicht gibt zusammenfassend einen Auszug aus den offiziellen Richtlinien über die Verordnung von Krankenfahrten, Krankentransport und Rettungsdienstleistungen wieder (Krankentransportrichtlinien des Bundesausschusses der Ärzte und Krankenkassen 1992). Hierzu ist allerdings anzumerken, daß bei einer Störung der Vitalfunktionen nicht nur isoliert ein Rettungswagen, sondern immer auch zusätzlich ein ärztlich besetztes Rettungsmittel disponiert werden muß.

**Auswahl des geeigneten Beförderungsmittels (Auszug aus den bundeseinheitlichen Krankentransportrichtlinien 1992)**

- **Krankenwagen** sind grundsätzlich für alle medizinisch erforderlichen Krankentransporte von Nichtnotfallpatienten vorzusehen, und zwar bei
  - Personen, die aufgrund ihrer Krankheit im Liegen zu befördern sind;
  - hilfsbedürftigen Personen, die im Zusammenhang mit der Beförderung einer fachlichen Betreuung oder der Einrichtungen eines Krankentransportwagens bedürfen. Ihnen gleichgestellt sind Personen, bei denen eine solche Hilfsbedürftigkeit zu erwarten ist;
  - Personen, die an einer ansteckenden Krankheit erkrankt oder deren verdächtig sind.

- **Rettungswagen** sind zur Erstversorgung und zum Transport von Notfallpatienten anzufordern, die neben den Erste-Hilfe-Maßnahmen auch zusätzlicher Maßnahmen bedürfen, die geeignet sind, die vitalen Funktionen aufrechtzuerhalten oder wiederherzustellen.

- **Notarztwagen** sind für die Erstversorgung und den Transport von Notfallpatienten anzufordern, bei denen vor/und während des Transports lebensrettende und erweiterte lebensrettende Sofortmaßnahmen durchzuführen sind, für die ein Arzt erforderlich ist.
- **Rettungshubschrauber** sind dann anzufordern, wenn die Notwendigkeit einer schnellen Heranführung des Notarztes an den Unfallort zur Durchführung lebensrettender Maßnahmen und zur Herstellung der Transportfähigkeit des Patienten mit dem jeweils geeigneten Transportmittel besteht.

## 4.2
## Normen (DIN/CEN) für Rettungsfahrzeuge

Die in der Bundesrepublik eingesetzten Rettungsmittel KTW, RTW, NEF und RTH unterliegen ihrer Ausstattung und ihren Abmessungen spezifischen, in regelmäßigen Abständen (zuletzt 1989 bzw. 1993) überarbeiteten DIN-Normen: RTW: DIN 75080 Teil 2, KTW: DIN 75080 Teil 3, NEF: DIN 75079, RTH: DIN 13230. Diese stellen allerdings nur Minimalanforderungen dar, welche nicht immer dem letzten Stand der Forschung bzw. Technik entsprechen. So sind z.B. trotz ihres unbestrittenen Nutzens Kapnometer, transthorakaler Schrittmacher, automatisches Beatmungsgerät, Schaufeltrage und Zervikalstütze in den aktuellen DIN-Normen für NEF bzw. RTW nicht aufgeführt. Darüber hinaus stellen die geforderten Mindestmaße des Behandlungsraumes keinesfalls einen optimalen räumlichen Zugang zum Patienten sicher (ergonomische Freimaße des RTW: Höhe × Länge × Breite: 178 cm × 181 cm × 150 cm). Da die neuen, ab 1997 in der gesamten EU geltenden CEN-Normen noch nicht verabschiedet sind, soll nachfolgend die medizinisch-technische Ausstattung von RTW und NEF nach den noch gültigen DIN-Normen dargestellt werden (4.2.1–4.2.8). Trotz dieser detaillierten Vorgaben verbleibt immer noch ein gewisser Spielraum, der den örtlichen Gegebenheiten Rechnung tragen soll. Anstelle eines Notfallkoffers für Erwachsene können alternativ auch 2 Koffer, getrennt nach Atmung und Kreislauf, mitgeführt werden (sog. Ulmer-System). Letztendlich ist der Inhalt des Notfallkoffers, aber auch der Umfang der in den Fahrzeugen fest installierten Gerätschaften, beliebig über die DIN-Norm hinaus erweiterbar, sofern gewisse Größen und Gewichtsmaße nicht überschritten werden. Allerdings stellt das erlaubte Höchstgewicht von 25 kg für den Notfallkoffer für Erwachsene (DIN 13232) bereits eine unzumutbare Belastung dar (man denke nur an das Hinauftragen über 5 Stockwerke, zusätzlich zum Defibrillator, welcher nach DIN 0750 bis zu 15 kg wiegen darf).

Bei pädiatrischen Notfällen ist zu bedenken, daß zusätzlich zum Notfallkoffer für Säuglinge und Kleinkinder (DIN 13232) noch der Notfallkoffer für Erwachsene zum Notfallort getragen werden muß, da der Inhalt des „Kinderkoffers" nicht jedem Notfall gerecht wird, speziell bei größeren Kindern. Um dieses Problem zu umgehen, kann z.B. der Inhalt des „Kinderkoffers" über die Vorschriften der DIN hinaus individuell so erweitert werden, daß die Versorgung von Kindern sämtlicher Altersgruppen möglich wird.

## 4.2.1
### DIN 75080: Ausrüstung RTW. Diagnostik/Monitoring

- Blutdruckmeßgerät
- EKG-Sichtgerät
- Pulsoxymeter
- Stethoskop

## 4.2.2
### DIN 75080: Ausrüstung RTW. Ausrüstung zur Therapie

- Arztkoffer für Erwachsene (DIN 13232) (s. 4.2.7)
- Arztkoffer für Säuglinge und Kleinkinder (DIN 13233) (s. 4.2.8)
- Beatmungsmasken, klein, mittel, groß
- Blockerspritze (Einmalartikel)
- Defibrillator (auch in Kombination mit EKG-Sichtgerät), DIN VDE 0750
- Einführungsmandrin für Endotrachealtuben, kunststoffummantelt, mittel und groß
- Endotrachealtuben, blockbar, 5,0–8,5 mm Innendurchmesser, mit ISO-Konnektor
- Frischluftbeatmungsgerät (Beatmungsbeutel) mit Nichtrückatemventil sowie Anschluß für $O_2$- und PEEP-Ventil
- Infusionsgeräte, 4 Stück
- Infusionslösungen, 4 Einheiten à 500 ml
- Infusionsspritzenpumpe, motorbetrieben, netzunabhängig (DIN 13253, Teil 1)
- Infusionswärmeeinrichtung, thermostatisch geregelt, für mindestens 3 Behältnisse
- Klemme
- Laryngoskop mit Spatel, Größen 2–4
- Magill-Zange, 20 und 25 cm lang
- Mundkeil, Gummi
- Nasopharyngealtuben (Wendl-Tuben), Größe 16, 28, 34 Charrière
- Oropharyngealtuben (Guedel-Tuben), Größe 1, 3, 5
- Replantatbeutel, doppelwandig, 70 × 25 cm, 2 Stück
- $O_2$-Flaschen, stationär, Inhalt je 10 l bei 200 bar mit Druckminderer, 2 Stück
- $O_2$-Inhalationsmaske, alternativ Nasenbrille oder -sonde
- $O_2$-Inhalationsgerät, tragbar, mit $O_2$-Flasche 2 l, Druckminderer und Verbindungsschlauch
- Sekretabsaugkatheter, Größe 10, 14, 18 Charr, jeweils 3 Stück
- Sekretabsaugpumpe, maschinell betrieben, Sog 0,3 bar
- Sekretabsaugpumpe, tragbar, Sog 0,3 bar
- Staubinde, elastisch
- Venenverweilkanülen, Größen 1.0; 1,4; 1,7 mm Innendurchmesser, jeweils 3 Stück

### 4.2.3
### DIN 75080: Ausrüstung RTW. Pflege- und Verbandmaterial

- Abwasserbehältnis, 8 l
- Abfallbehältnis, 2 l
- Abfallbehältnis, 1 l, zur Aufnahme von infektionsgefährdendem Material
- Brechbeutel, 10 Stück
- Einweghandtücher
- Einweghandschuhe, 40 Stück
- Erste Hilfe-Schere, 190 mm lang
- Handdesinfektionsmittel, flüssig, auf Alkoholbasis
- Handreinigungsmittel, flüssig
- Magenschlauch mit Auffangbehälter und Trichter
- Mullbinden
- Nagelbürste
- Nierenschalen
- Schutzmantel (Einweg), 3 Stück
- Sicherheitsnadeln
- Steckbecken mit Deckel
- Wasserbehältnis, 8 l
- Urinflasche mit Verschluß
- Verbandpäckchen, Größe G, 5 Stück
- Verbandtücher, Größen A und B, alternativ metallisierte Wundauflage, steril
- Verbandkasten, Typ K, gefüllt
- Waschbecken
- Wundschnellverband
- Zellstoff

### 4.2.4
### DIN 75080: Ausrüstung RTW. Krankentrage und Zubehör

- Krankentrage (DIN 13025), ggf. fahrbar (DIN 13043), mit Umbettungsauflage
- Kopfkissen
- Krankenhausdecke, kochfest oder Einmalartikel
- Laken
- Luftkammer- oder Vakuumschienen, für Arm und Bein
- Schaufeltrage
- Trage- oder Rettungstücher (DIN 13040)
- Tragegurte
- Tragesessel oder Tragesitz
- Tragehalterung, höhenverstellbar, mit Dämpfungseinrichtung
- Umbettungsauflage
- Vakuummatratze (DIN 13047)

### 4.2.5
### DIN 75080: Ausrüstung RTW. Warn- und Rettungsgeräte

- Abschleppseil
- Akkuleuchte mit Stecker

- Arbeitsschutzhandschuhe
- Feuerlöscher PG 6
- Handscheinwerfer
- Kabelleuchte mit Stecker
- Klappspaten
- Schutzhelme
- Universalrettungsgerät
- Warndreieck, 2 Stück
- Warnweste oder Warnkleidung

Äußere Warnvorrichtungen
- Rundumkennleuchte, blau
- akustisches Sondersignal

## 4.2.6
### DIN 75079: Ausrüstung NEF

- Abfallbehältnis für infektionsgefährdendes Material
- Brecheisen, kombiniert mit Schneidegerät und Geißfuß
- Defibrillator
- Einmalhandschuhe
- EKG-Sichtgerät
- Feuerlöscher PG 6
- Folie, metallisiert
- Handscheinwerfer
- Notfallarztkoffer für Erwachsene (DIN 13232) (s. 4.2.7)
- Notfallarztkoffer für Säuglinge und Kleinkinder (DIN 13233) (s. 4.2.8)
- PEEP-Ventil
- Pulsoxymeter
- $O_2$-Gerät (Flasche 2 l, 200 bar mit Druckminderer und Dosiereinrichtung)
- Schutzhandschuhe
- Schutzhelme
- Sprechfunkanlage
- Starthilfekabel
- Warnwesten

Äußere Warnvorrichtungen
- Rundumkennleuchte, blau
- akustisches Sondersignal

## 4.2.7
### Notfallkoffer Erwachsene (in Anlehnung DIN 13232)

- Beatmungsbeutel, autoklavierbar, mit Nichtrückatem- und PEEP-Ventil, $O_2$-Reservoir
- Beatmungsmasken, Größen 2–4
- Blutdruckmeßgerät mit Manschette für Erwachsene und Kinder
- Blutzuckerteststreifen

- chirurgisches Besteck mit Geburtshilfeset [Abdecktuch, Gefäßklemme nach Pean, Nadelhalter, Nahtmaterial (atraumatisch), anatomische und chirurgische Pinzette, sterile OP-Handschuhe, Schere, chirurgische Schere spitz-stumpf, Einmalskalpelle, Pinzette, Thoraxdrainagen 12–28 Charr, Zentralvenenkatheter]
- Desinfektionslösung
- Diagnostikleuchte
- Einmalabsaugkatheter, steril, 12–16 Charr
- Einmalkanülen Nr. 1 und Nr. 12
- Einmalspritzen 2–20 ml
- Endotrachealtuben, Größe 3,5–8,5 mm Innendurchmesser, ab 5 mm mit Cuff
- Erste-Hilfe-Schere
- Gleitgel bzw. Silikonspray
- Heftpflaster
- Infusionsbestecke
- Infusionslösungen (kristallin und kolloidal) à 500 ml
- Laryngoskop mit Spatel Größen 2–4, Blockerspritze, Einführungsmandrin, Klemme und Magill-Zange 25 cm
- Medikamentenset (Umfang und Inhalt von regionalen Verhältnissen abhängig)
- Mundkeil, Gummi
- Nasopharyngealtuben (Wendl-Tuben)
- Natriumbikarbonatlösung, 1-molar, 100 ml
- Oropharyngealtuben (Guedel-Tuben), Größen 1–5
- Reflexhammer
- Sekretabsaugkatheter, Größe 10–18 Charr
- Sekretabsaugpumpe, tragbar, Sog 0,3 bar
- Staubinde, elastisch
- Stethoskop
- Verbandmaterial (Dreiecktuch, elastische Fixierbinde, Kompressen, Verbandpäckchen, Verbandtücher, metallisierte Polyesterfolie 140 × 220 cm, Wundschnellverband)
- Venenverweilkanülen, Größe 1,0–2,0 mm Innendurchmesser

## 4.2.8
## Notfallkoffer Säuglinge/Kleinkinder (in Anlehnung DIN 13233)

- Blutdruckmeßgerät für Kinder, mit Manschetten in 2 Größen
- Diagnostikleuchte
- Babyschleimabsauggerät
- Beatmungsbeutel für Säuglinge und Kleinkinder
- Beatmungsmasken, Typ Rendell-Baker, Größen 0–2
- Einmalabsaugkatheter
- Einmalkanülen, diverse Größen
- Eimalspritzen 1–10 ml
- Endotrachealtuben, Größe 2–4,5 mm Innendurchmesser, ohne Cuff, mit schwarz markierter Spitze und Konnektor nach ISO
- Flügelkanülen („Butterfly") in 3 Größen

# 4 Ausrüstung der Fahrzeuge des Rettungsdienstes

- Geburtshilfeset (Abdecktuck, Desinfektionsmittel, Einmalskalpell, Nabelklemme, sterile OP-Handschuhe, anatomische und chirurgische Pinzette, Klemme, metallisierte Polyesterfolien („Rettungsfolien") 140 × 220 cm, chirurgische Schere spitz-stumpf, Silberwindeln
- Gleitgel bzw. Silikonspray
- Handabsaugpumpe
- Heftpflaster
- Infusionsbestecke
- Infusionslösung, 500 ml (Vollelektrolytlösung)
- Laryngoskop mit Spatel 0-2, flexiblem Einführungsmandrin Größe 1, Klemme, und Magill-Zange für Kleinkinder
- Medikamentenset, individuelle Bestückung abhängig von regionalen Verhältnissen
- Natriumbikarbonat 250 ml 1-molar (ersatzweise 100 ml)
- Oropharyngealtuben (Guedel-Tuben), Größen 00-2
- Sekretabsaugkatheter, Größe 1, 3; 2; 3; 4 mm Innendurchmesser
- Staubinde, elastisch
- Stethoskop für Kinder
- Venenverweilkanülen, Größe 0,5-0,8 mm Innendurchmesser
- Verbandmaterial (elastische Fixierbinde, Mullkompressen, Pflasterstrips, Verbandpäckchen, Verbandtuch, Wundschnellverband)

## 4.3
## Apparative Ausstattung

Obwohl die DIN-Norm hinsichtlich der medizinisch-technischen Ausstattung der Rettungsmittel z. T. sehr detaillierte Vorgaben macht, liegt die Umsetzung dieser Richtlinien in der Hand der Betreiber. Aus diesem Grund gleicht kaum ein Rettungswagen dem anderen, insbesondere hinsichtlich der apparativen Ausstattung.

> Die Ausstattung der Rettungsmittel ist in den DIN-Normen 75079, 75080, 13230 festgelegt.

Gemäß Medizingeräteverordnung (MedGV) setzt die Anwendung von medizinisch-technischem Gerät die genaue Kenntnis der Bedienung voraus. Daher ist jeder Notarzt gehalten, sich in die in seinem Rettungsdienstbezirk auf den Rettungsmitteln vorgehaltenen Geräte (z. B. Beatmungsgerät, EKG-Monitor, Defibrillator, Schrittmacher, Absauganlage, Infusionsspritzenpumpe etc.) ausführlich einweisen zu lassen. Die Einweisung muß schriftlich dokumentiert werden. Unabdingbar für die *aktuelle* Einsatzbereitschaft eines Rettungsmittels ist der regelmäßige (täglich bzw. nach jedem Einsatz) vorzunehmende Gerätecheck sowie die Prüfung von Material und Medikamentenvorrat auf Unversehrtheit und Vollständigkeit. Erkannte Mängel müssen sofort angezeigt und zum frühestmöglichen Zeitpunkt beseitigt werden. Bei schwerwiegenden Mängeln (z. B. defekter Tragentisch, defektes Laryngoskop oder defekter Defibrillator) muß unverzüglich auf ein Ersatzfahrzeug bzw. Ersatzausrüstung zurückgegriffen werden.

> Der NA ist gehalten, gemäß MedGV an einer ausführlichen Geräteeinweisung teilzunehmen.

> Mängel an den Rettungsmitteln gefährden die aktuelle Einsatzbereitschaft und sind sofort zu melden.

Da eine differenzierte Beschreibung aller Ausstattungselemente und Geräte der verschiedenen Rettungsmittel den Rahmen dieses Buches sprengen würde, sollen nachfolgend lediglich die Geräte vorgestellt werden, die in der Klinik nicht oder seltener angewandt werden, im rettungsdienstlichen Alltag jedoch unentbehrlich sind.

**Gebräuchliche druckgasbetriebene Beatmungsgeräte sind robust, erlauben jedoch keine hochdifferenzierte Beatmung, da Alarmeinrichtungen fehlen.**

### 4.3.1
### Notfallbeatmungsgeräte

Die im Rettungsdienst verwendeten druckgasbetriebenen Notfallbeatmungsgeräte [z.B. Medumat (Abb. 4-5), Fa. Weinmann und Oxylog, Fa. Dräger] sind zwar extrem robust, erlauben jedoch nicht die Anwendung differenzierter Beatmungsformen. Aufgrund der zeitgesteuerten, druckbegrenzten Regelung der Beatmungsparameter sind lediglich Atemminutenvolumen, Atemfrequenz und inspiratorischer Sauerstoffgehalt (50 % und 100 %) regelbar. Letzterer sollte präklinisch jedoch immer 100 % betragen. Bemängelt werden muß ferner das Fehlen eines Stenose-, Leckage-, Gasmangel- und Diskonnektionsalarms, weswegen gerade während des Transports und während Lagerungsmanövern der Patient und das Manometer des Beatmungsgeräts minutiös überwacht werden müssen. Eine Überwachung des endexspiratorischen, d.h. tatsächlich applizierten, Atemminutenvolumens ist ebenfalls nicht möglich, wäre jedoch wünschenswert, da Abweichungen vom eingestellten Minutenvolumen von bis zu 30 % vorkommen können. Jüngst präsentierte Weiterentwicklungen (Medumat Electronik, Fa. Weinmann, und Oxlog 2000, Fa. Dräger) erlauben geräteseitig eine Variierung weiterer Beatmungsparameter (Inspirations-Exspirations-Verhältnis, endexspiratorischer Druck) und verfügen zusätzlich über Diskonnektions- und Stenosealarme sowie über eine Anzeige des exspiratorischen Atemminutenvolumens. Nachteile dieser neuen Generation von Beatmungsgeräten sind das hohe Gewicht, der erhöhte Wartungsaufwand sowie in erster Linie der Preis, weswegen diese Geräte noch kaum eingesetzt werden.

Alle genannten Geräte weisen darüber hinaus einen weiteren entscheidenden Nachteil auf: Sie sind nicht zur Beatmung von Kleinkindern und Säuglingen geeignet (minimales Atemminutenvolumen je nach Gerät 1–4 l).

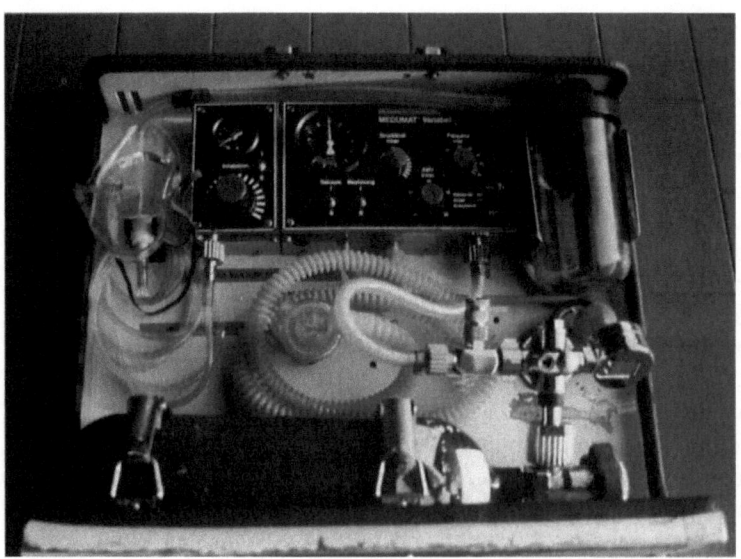

**Abb. 4-5.** Notfallbeatmungsgerät (Medumat)

## 4.3.2
### Hilfsmittel zur Rettung und Lagerung

Die im Rettungswagen vorgehaltenen Lagerungsmittel erlauben eine sachgerechte, schonende Rettung und Lagerung der Notfallpatienten. Da der Umgang mit diesen Gerätschaften für den angehenden Notarzt – im Gegensatz zum nichtärztlichen Rettungsdienstpersonal – zumeist Neuland darstellt, bestehen hier an der Unfallstelle oftmals Koordinationsprobleme. Diesbezügliche Defizite sollten in enger Zusammenarbeit mit den Rettungsdienstorganisationen aufgearbeitet und durch regelmäßiges Üben eliminiert werden.

#### 4.3.2.1
*Schaufeltrage*

Diese aus Aluminium bestehende Rettungs- und Lagerungshilfe (Abb. 4-6) erlaubt eine schonende, mit nur minimalen Manipulationen verbundene Rettung und Umlagerung des Patienten (z. B. bei Beckenfraktur, Wirbelsäulenverletzung). Zum Gebrauch werden die 2 Hälften der Trage unter den Patienten gelegt und dort mittels Scharnieren zusammengefügt. Trotz des geringen Eigengewichtes der Trage (Aluminium) beträgt die Tragkraft 150 kg. Gurte erlauben eine sichere Fixierung des Patienten bei horizontalem Transport.

#### 4.3.2.2
*Vakuummatratze*

Die mit Styroporkügelchen gefüllte Matratze (Abb. 4-7) dient der Lagerung von Traumapatienten (Thoraxtrauma, Beckenfraktur, Oberschenkelfraktur, Wirbelsäulenverletzung). Nachdem der Patient mittels Schaufeltrage auf die Vakuummatratze verbracht worden ist, wird mittels einer Vakuumpumpe die Luft aus

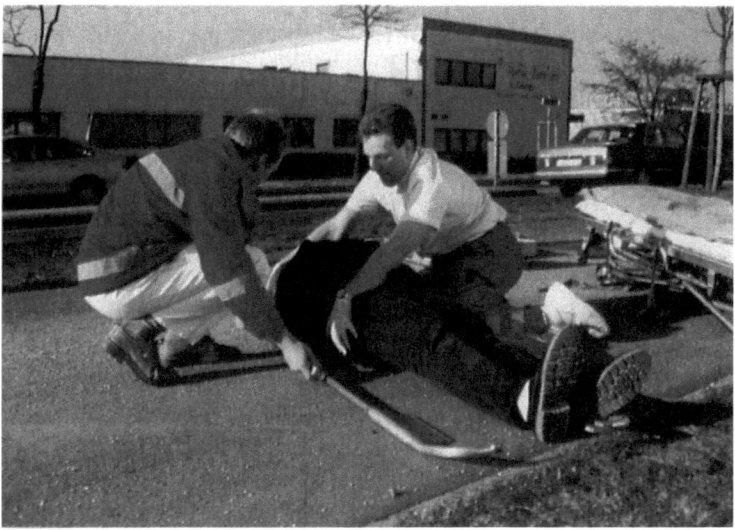

**Abb. 4-6.** Lagerung mit Schaufeltrage

**Abb. 4-7.** Lagerung auf Vakuummatratze

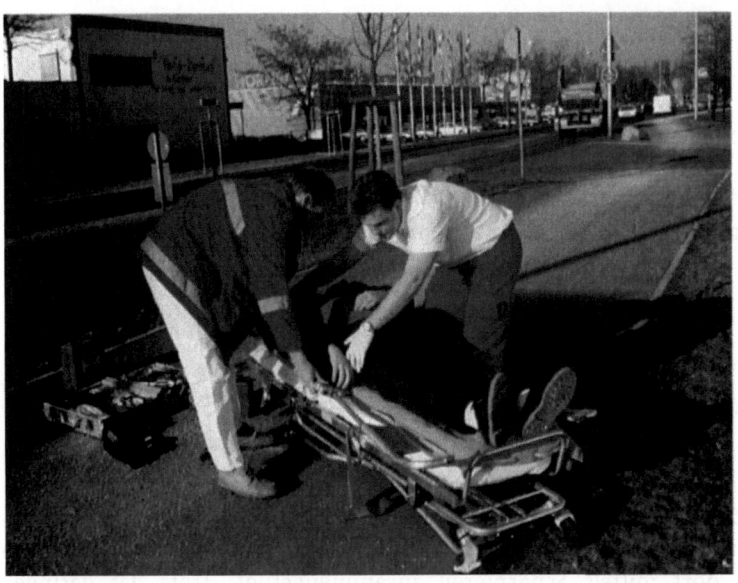

der Matratze abgesaugt, wodurch diese sich den Körperkonturen des Patienten anpaßt. Erwünschter Nebeneffekt der dadurch erzielten Lagerungsstabilität ist die zum Teil beeindruckende Schmerzlinderung. Da die Vakuummatratze strahlendurchlässig ist, kann der Patient während der Röntgendiagnostik auf der Matratze verbleiben. Sie sollte daher generell erst zur definitiven Lagerung bzw. nach Ausschluß von Frakturen entfernt werden.

#### 4.3.2.3
*Vakuumschienen*

Nach dem gleichen Prinzip wie die Vakuummatratze aufgebaute Lagerungsschienen. Sie dienen der Schienung von Frakturen der Arme unterhalb des Ellbogengelenks bzw. der Beine unterhalb des Kniegelenks.

#### 4.3.2.4
*Rettungskorsett [z. B. KED („Kendrick extraction device")]*

Ein zur Rettung von eingeklemmten, sitzenden oder sonstwie schwer zugänglichen Personen entwickeltes Korsett (Abb. 4-8). Mittels Gurten und Klettbändern wird das Korsett so an den sitzenden Patienten angelegt, daß dieser ohne größere Manipulation der BWS und der (oberen) LWS von Helfern unter weitgehender Immobilisierung der Wirbelsäule aus seiner Zwangslage gerettet werden kann. Anschließend wird der Patient zur definitiven Lagerung auf die Vakuummatratze verbracht. Rettungskorsette sind nicht Teil der Ausrüstung eines RTW nach DIN, stellen jedoch eine sehr nützliche Hilfe bei der Rettung von Fahrzeuginsassen dar. Eine Sonderform des Rettungskorsetts stellt die Vakuumweste dar.

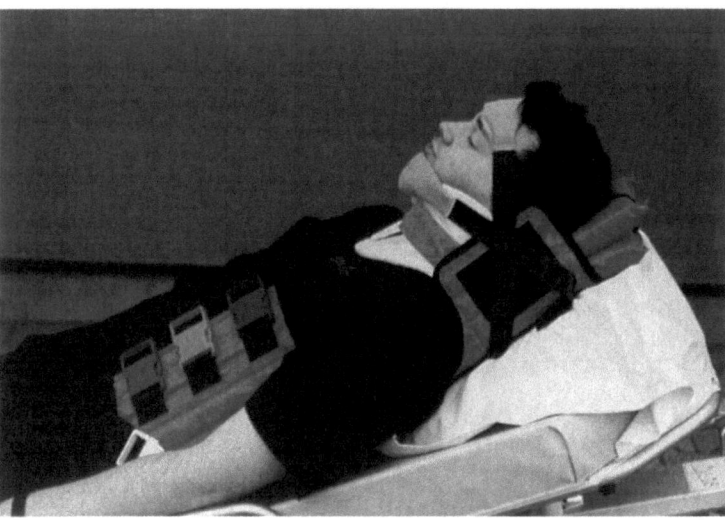

**Abb. 4-8.** Rettungskorsett

#### 4.3.2.5
*Zervikalstütze*

Ein in verschiedenen Größen verfügbares Hilfsmittel zur Stabilisierung der HWS. Die Zervikalstütze ist bei jeder vermuteten oder gesicherten Verletzung der HWS anzuwenden, so z. B. bei jedem schweren Schädel-Hirn-Trauma, bei bewußtlosen Traumapatienten sowie bei eingeklemmten oder abgestürzten Personen. Auch hier gilt der Grundsatz, daß die Zervikalstütze erst in der Klinik, nach definitiver unfallchirurgischer Begutachtung der Verletzung, entfernt werden darf. Bei intubationspflichtigen Patienten sollte, wann immer möglich, die Intubation bei angelegter Zervikalstütze erfolgen, um eine akzidentelle übermäßige Bewegung der HWS zu vermeiden.

#### 4.3.2.6
*MAST („medical military anti shock trousers")*

Eine an die Beine und das Abdomen anzulegende, aus aufblasbaren Luftkammern bestehende „Hose", daher auch die Bezeichnung „Schockhose" (Abb. 4-9). Das Prinzip beruht darauf, daß bei polytraumatisierten durch externe Kompression sowohl eine Verminderung des Blutverlusts, gegebenenfalls auch eine Blutstillung, erzielt werden kann, als auch eine Stabilisierung von (zuvor reponierten) Frakturen. Letzten Endes resultiert ein Anstieg von Nachlast und Vorlast mit einer Umverteilung von Blut in zentrale Kompartimente.

Diesem an sich bestechenden Prinzip stehen in der Praxis z.T. nicht unwesentliche Nachteile gegenüber (Zeitaufwand, Raumbedarf im RTW, weitere Manipulation des Patienten, Ischämiegefahr bei langer Liegedauer). MAST kommen insbesondere in den USA zum Einsatz, während sie in Europa eher selten, vorzugsweise in der Luftrettung eingesetzt werden, wo häufig Polytraumatisierte therapiert werden müssen.

**Abb. 4-9.** „Schockhose" (MAST)

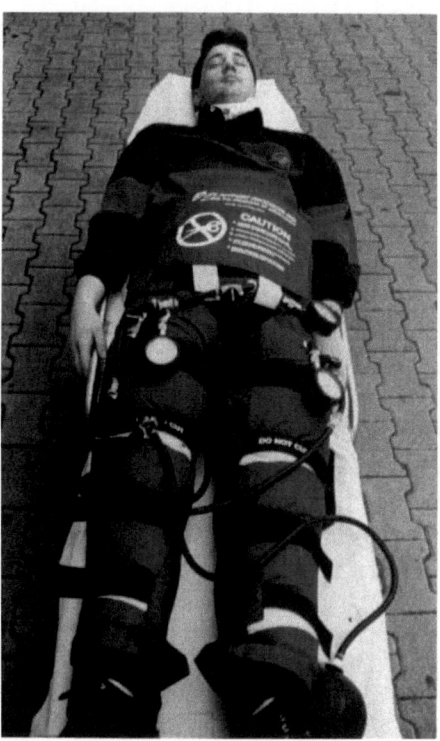

## 4.4
## Funkausstattung

Die Behörden und Organisationen mit Sicherheitsaufgaben (BOS), zu denen u.a. Feuerwehr, Polizei und Rettungsdienst zählen, verfügen über ein eigenes nichtöffentliches, bewegliches Landfunknetz im 4-Meter-Band (75,275–87,455 MHz) bzw. 2-Meter-Band (167,54–173,98 MHz). Das Bedienen von BOS-Funkgeräten erfordert eine spezielle Ausbildung und Genehmigung, der Inhalt der Funkmitteilungen unterliegt der besonderen Geheimhaltung. Die derzeit in den Fahrzeugen verwendeten BOS-Sprechfunkgeräte sind analoge Vielkanalgeräte, zumeist vom Typ FuG 8b. Die Reichweite im 4-Meter Band hängt stark von der jeweiligen Topographie ab, beträgt jedoch aufgrund der Senderstärke von lediglich 10 W im allgemeinen nicht mehr als 30–40 km. Neuere Geräte erlauben die Übermittlung von Standardmitteilungen (z.B. Ankunft an der Einsatzstelle, Ankunft mit Patient in der Klinik etc.) „per Knopfdruck", so daß der Sprechfunkkanal von verbal übermittelten Meldungen entlastet wird (sog. Funkmeldesystem). Die breite Erprobung von BOS-Geräten mit Digitaltechnik steht unmittelbar bevor. Damit einhergehen wird eine Neuzuweisung der Frequenzbänder.

## 4.5
## Notfallmedikamente

Die DIN gibt keine detaillierten Vorgaben bezüglich der mitzuführenden Notfallmedikamente. Es müssen jedoch die nachfolgenden Symptome bzw. Indikationsgebiete abgedeckt sein: Störungen der Atmung, des Kreislaufs (antihypertensiva, Antiarrhythmika, Katecholamine), des Wasser- und Elektrolythaushalts (Vollelektrolytlösung, unverdünnte Kaliumlösung), des Säure-Basen-Haushalts (Natriumbikarbonat), des Zuckerstoffwechsels (hochprozentige Glukoselösung), Sedierung, Analgesie und Narkoseeinleitung (Hypnotika, zentral wirksame Analgetika, Muskelrelaxantien), Krampfanfälle (Antikonvulsiva), allergische Reaktionen (Kortikosteroide, Antihistaminika) sowie Vergiftungen (Antidote). Eine detaillierte Auflistung der einzelnen Präparate ist nicht sehr sinnvoll, vielmehr muß sich die Auswahl der Substanzen an den örtlichen Gegebenheiten orientieren. Der Betäubungsmittelverordnung unterliegende Analgetika werden nur auf arztbesetzten Rettungsmitteln vorgehalten (als sog. Stations- bzw. Praxisbedarf). Sie müssen gegen Entwenden gesichert sein (im Fahrzeug fixierter „Safe"; alternativ: persönliches Mitführen der Betäubungsmittel durch den Notarzt). Im übrigen wird auf Kapitel 7, Notfallmedikamente, verwiesen.

## Literatur

DIN 75079 (1993) Herausgegeben vom Deutschen Institut für Normung, Normenausschuß für Rettungsdienst und Krankenhaus. Beuth, Berlin
DIN 75080 (1989) Teil 1–3, hrsg. vom Deutschen Institut für Normung, Normenausschuß für Rettungsdienst und Krankenhaus. Beuth, Berlin
Sefrin (1991), 5. Aufl. Urban & Schwarzenberg, München Wien Baltimore
Walter B, Meyer P (1994) Praxis des Rettungsdienstes, 2. Aufl. Schattauer, Stuttgart New York

# 5 Ausrüstung der Fahrzeuge des Rettungsdienstes (Demonstration)*

---

* Diese Seite – in den Kursrichtlinien zum Erwerb des Fachkundenachweises Rettungsdienst als Kapiteleinheit aufgeführt – steht dem Kursteilnehmer für handschriftliche Notizen und Skizzen zum Demonstrationspraktikum zur Verfügung.

# 6 Luftrettung

U. Hoppe

Wenn man den Historikern Glauben schenken darf, schrieb man erst das Jahr 1870, als bei der Belagerung von Paris durch die Preußen 2 Soldaten einige Verwundete in der Gondel eines Ballons abtransportiert haben sollen. War dies schon der erste „Rettungsflug"?

In Deutschland sollte es bis zum 1. November 1970 dauern, bis der erste Rettungshubschrauber mit dem Rufnamen „Christoph 1" in München stationiert wurde.

**Erster RTH („Christoph 1") wurde in München stationiert.**

Bis dahin hatten zwar in Deutschland – trotz der erst 1955 wiedererlangten Lufthoheit – Flugzeugbauer wie Junkers, Focke oder Bölkow wertvolle Entwicklungen auf dem Gebiet der Fliegerei vorangetrieben, aber noch im Jahre 1965 formulierte eine Expertenkonferenz: „Die Bereitstellung von Hubschraubern speziell für den Luftrettungsdienst kann zur Zeit nicht empfohlen werden".

Mit zunehmender Straßenverkehrsdichte und sprunghaft steigenden Unfallzahlen erinnerte man sich aber wieder an die positiven Erfahrungen mit der Luftrettung, wie sie z. B. bei der Hamburger Flutkatastrophe 1962 unter der Leitung des damaligen Innensenators Helmut Schmidt gesammelt wurden. So machten Privatpersonen wie der engagierte hessische Landarzt Feder bzw. Institutionen wie der ADAC in München sowie das Mainzer Institut für Anästhesie Erfahrungen bei Einsätzen mit notdürftig ausgestatteten, gecharterten Hubschraubern.

Diese Erkenntnisse machte man sich bei der rettungsdienstlichen Ausstattung des in München-Harlaching stationierten Hubschraubermusters BO 105 zunutze.

Die beim dortigen „Christoph 1" und bei vielen nachfolgenden „Christoph"-Stationen verwendete BO 105 (Abb. 6-1) wurde 1967 von MBB entwickelt und wurde als erster zweimotoriger Leichthubschrauber der Welt in Serie gefertigt, sie galt lange Zeit als flugtechnischer Maßstab in der Luftrettung.

**Die BO 105 galt lange Zeit als flugtechnischer Maßstab der Luftrettung.**

## 6.1 Organisationsformen als Grundlage für die Einsatzart

Auf dem Gebiet der Luftrettung wird eine Vielzahl von Begriffen mit teilweise unterschiedlich gebrauchter Bedeutung verwendet, zum besseren Verständnis werden einige Begriffe erläutert.

Unter *Luftrettung* versteht man grundsätzlich den Einsatz von Luftfahrzeugen (Flächen- oder Drehflügler) zur Versorgung bzw. zum Transport von Patienten.

**Unter Luftrettung versteht man den Einsatz von Luftfahrzeugen zur Versorgung bzw. zum Transport von Patienten.**

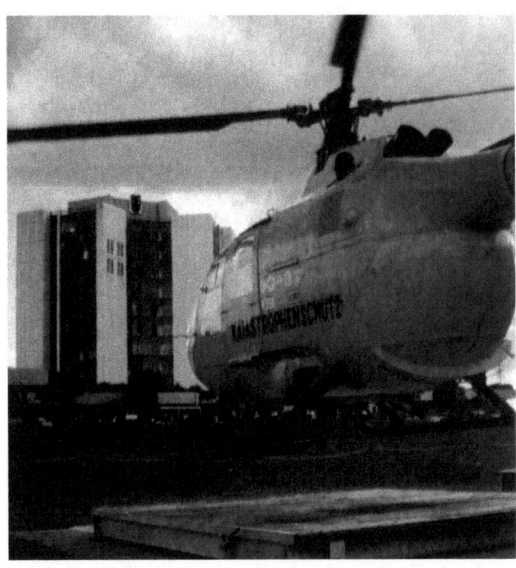

**Abb. 6-1.** Hubschraubermuster BO 105 (Fa. MBB): „Christoph 5". BG Unfallklinik Ludwigshafen

Die öffentlich-rechtliche Luftrettung des Systems der *„Christoph"*-Hubschrauber ist Bestandteil des Rettungsdienstes und in den bodengebundenen Rettungsdienst integriert.

**Das Luftrettungsnetz ist in der BRD fast flächendeckend.**

Es existiert in der Bundesrepublik ein fast flächendeckendes, weltweit beispielloses Netz von an Kliniken installierten Luftrettungsstationen (Rettungszentren), pro Jahr werden etwa 20.000 Einsätze geflogen. Der Rettungshubschrauber (RTH) ist integraler Bestandteil der präklinischen Notfallversorgung geworden.

**Die Einsatzfrequenz der RTH liegt bei ca. 20.000 pro Jahr.**

**Betreiber** der öffentlich-rechtlichen Luftrettung in Deutschland sind:
- Das Bundesministerium für Verkehr sowie das Bundesministerium für Verteidigung koordinieren den SAR-Dienst („search and rescue") der Bundeswehr über einen gemeinsamen Ausschuß. Sie sind mit der Durchführung der zivilen Luftrettung befaßt.
(Luftwaffenamt, Fliegerhorst Köln-Wahn, Tel. 0 22 03/60 21)
- Das Bundesministerium des Innern zeichnet für den Zivilschutz verantwortlich. An der Luftrettung ist die Grenzschutzfliegergruppe (BGS) beteiligt, die das fliegerische Personal, Flugbetrieb sowie Wartung sicherstellt.
(Bundesamt für Zivilschutz Bonn, Tel. 02 28/94 00)
- Die Deutsche Rettungsflugwacht (DRF) ist als gemeinnützig und mildtätig anerkannt. Sie betreibt Luftrettung im öffentlich-rechtlichen Auftrag in privater Trägerschaft, gleichzeitig unterhält sie eigene Ambulanzflugzeuge für die Auslandsrückholung erkrankter oder verletzter Bundesbürger.
(DRF e.V., Stuttgart Flughafen, Tel. 07 11/7 00 70)
- Der Allgemein Deutsche Automobil-Club e.V. (ADAC) ist neben seinen automobilistischen Aktivitäten auch im öffentlich-rechtlichen Luftrettungsdienst tätig. Dieser Bereich wird organisatorisch von der gemeinnützigen ADAC-Luftrettung GmbH abgedeckt.
(ADAC, München, Tel. 0 89/7 67 60)

## 6 Luftrettung

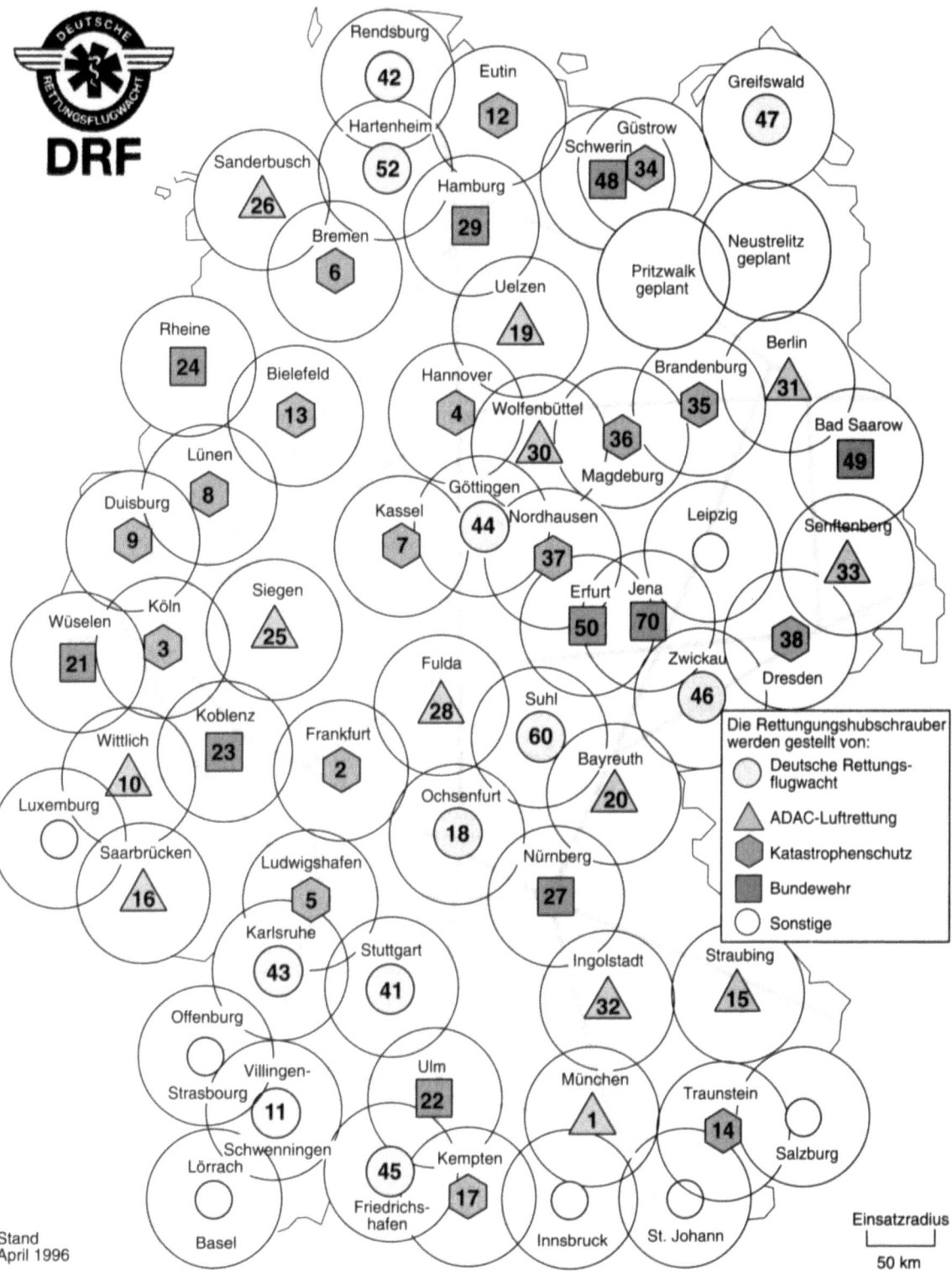

**Abb. 6-2.** Stützpunkte der Luftrettung in Deutschland

Einen Überblick über die derzeitigen Stützpunkte der Luftrettung in Deutschland einschließlich ihrer Betreiber gibt Abbildung 6-2.

Abgegrenzt von der öffentlich-rechtlichen Luftrettung ist der **Ambulanzflugdienst** zu sehen. Hierunter wird der Transport von Patienten von einem Krankenhaus in ein anderes innerhalb der BRD verstanden. Ambulanzflugdienste sind überwiegend privater Natur und führen Ambulanzflüge durch, worunter medizinisch indizierte, überregionale Lufttransporte zu verstehen sind.

Von den Ambulanzflügen innerhalb Deutschlands sind luftgebundene Rücktransporte aus dem Ausland abzugrenzen. Diese **Repatriierungen** sind häufig Serviceleistungen auf der Basis bestehender Versicherungsverträge, was auf dem Umstand beruht, daß die gesetzlichen Krankenkassen den Rücktransport aus dem Ausland in der Regel nicht erstatten. Im Rahmen von Mitgliedschaften bei z. B. Rettungs- und Schutzbrieforganisationen besteht jedoch die Möglichkeit der Rückholung.

Als primäres notfallmedizinisches Luftrettungsmittel kommt der **Rettungshubschrauber (RTH)** zum Einsatz. Definitionsgemäß ist der RTH ein speziell ausgestatteter Hubschrauber, der zum Herstellen und Aufrechterhalten der Transportfähigkeit sowie zum schonenden Lufttransport von Notfallpatienten in der ihm zugewiesenen Region bestimmt ist (DIN 13230).

In Anlehnung an diese Definition ist ein **Ambulanzhubschrauber (AHS)** ein speziell ausgestatteter Hubschrauber, der zum Herstellen und Aufrechterhalten der Transportfähigkeit sowie zum schonenden Lufttransport von Notfallpatienten im überregionalen Interhospitaltransfer bestimmt ist (DIN 13230).

In identischer Art und Weise ist ein **Ambulanzflugzeug** ein Flächenflugzeug, das aufgrund einer speziellen medizinischen und medizintechnischen Ausstattung zur Herstellung und Aufrechterhaltung der Transportfähigkeit sowie zur Pflege und zum schonenden Lufttransport von schwererkrankten oder schwerverletzten Personen sowie Notfallpatienten geeignet ist (DIN 13234).

Bei zunehmender Spezialisierung der Krankenhäuser zu Schwerpunktzentren und gleichzeitigem Pflegenotstand mit resultierenden Engpässen bei der Aufnahme und Weiterversorgung von Patienten hat der Interhospitaltransfer von schwerstkranken Patienten eine zunehmende Bedeutung erfahren. Um die hohen medizinischen und technischen Ansprüche beim Transport dieser oft respiratorpflichtigen und vital bedrohten Patienten zu erfüllen, hat es in den letzten Jahren eine Entwicklung zum **Intensivtransporthubschrauber (ITH)** gegeben: Der ITH (Abb. 6-3) ist ein speziell ausgestatteter Hubschrauber, der aufgrund einer speziellen medizinischen und medizintechnischen Ausstattung zur Herstellung und Aufrechterhaltung der Transportfähigkeit sowie zur Pflege unter intensivmedizinischen Gesichtspunkten und zum schonenden Lufttransport von schwererkrankten oder schwerverletzten Personen im überregionalen Interhospitaltransfer geeignet ist. Die Ausstattung muß über der eines Ambulanzhubschraubers liegen (DIN 13230).

> Der Intensivtransporthubschrauber dient dem Interhospitaltransfer.

# 6 Luftrettung

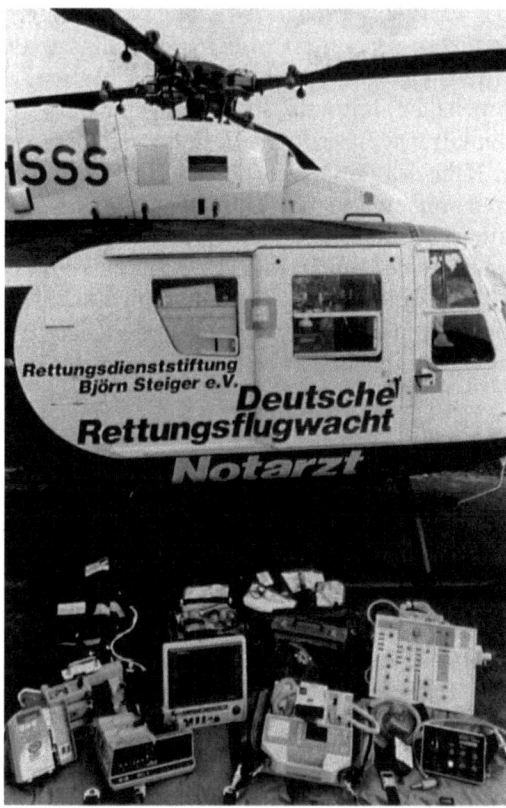

**Abb. 6-3.** Intensivtransporthubschrauber (ITH) (Abdruck mit Genehmigung der DRF)

## 6.1.1
## Primäreinsatz

Der Einsatz des RTH erfolgt in der Mehrzahl der Fälle unter den gleichen einsatztaktischen Gesichtspunkten wie der eines Notarztwagens (NEF).

Den sogenannten „*Primäreinsatz*" hat Heidelberger Chirurg Kirschner schon 1938 definiert, indem er formulierte: „Der Arzt muß also zum Verletzten kommen, nicht aber der Verletzte zum Arzt." Dies entspricht inhaltlich der Definition des Normenausschusses Rettungsdienst, die besagt: „Der Primäreinsatz ist der Einsatz zur Versorgung von Notfallpatienten und schließt gegebenenfalls den Transport ein" (DIN 13050).

Hauptaspekt ist also das möglichst schnelle Herbeiführen des Notarztes zum Ort des Geschehens zur akuten Hilfeleistung bei Notfällen. In dieser Beziehung ist der RTH dem bodengebundenen Rettungsdienst häufig überlegen, so z.B. bei hohem Verkehrsaufkommen, widrigen Straßenverhältnissen oder größeren Entfernungen zum Einsatzort. Ein solchermaßen definierter Primäreinsatz wird überwiegend von den personell sowie gerätetechnisch darauf eingerichteten Hubschraubern der Primärrettungszentren durchgeführt. Idealerweise ist bei diesen „Primärstationen" auch der verwendete Hubschraubertyp den Erfordernissen des Primäreinsatzes angepaßt: Der Hubschrauber sollte sehr schnell einsatzklar sein, gute Flugeigenschaften bei großer Wendigkeit besitzen sowie ein problemloses Landen auch unter erschwerten Bedingungen ermöglichen. Der

**Primäreinsatz:** „Der Arzt muß zum Verletzten kommen und nicht umgekehrt".

RTH führt somit möglichst schnell den Notarzt, den Rettungsassistenten sowie die medizinische Ausrüstung an den Einsatzort heran.

**Nach der Primärversorgung entscheidet der NA über die Wahl des Patiententransportmittels.**

Nach erfolgter Primärversorgung bleibt es der Entscheidung des Notarztes vorbehalten, mit welchem Rettungsmittel der Patient in die weiterversorgende Klinik transportiert wird. Befindet sich die aufnehmende Klinik in unmittelbarer Nähe des Einsatzortes bzw. besteht die dringende Notwendigkeit einer weiteren Versorgung des Patienten während des Transportes, dann sollte der Patient im Rettungswagen transportiert werden. Wenn allerdings die Versorgung in einer weiter entfernten Spezialklinik erforderlich ist oder das Krankheitsbild des Patienten einen besonders schnellen oder auch schonenden Transport ratsam erscheinen läßt, fungiert der RTH beim Primäreinsatz auch als Patiententransportmittel. Der Transport erfolgt direkt von der Einsatzstelle aus.

## 6.1.2
### Sekundäreinsatz

Als *Sekundäreinsatz* bezeichnet man den Transport eines Notfallpatienten aus einer medizinisch, personell oder organisatorisch ungeeigneten Klinik in eine Klinik, die aufgrund ihres Leistungsspektrums besser für die Versorgung dieses Patienten geeignet erscheint. Dieser Sachverhalt ist folgendermaßen definiert:

> Der Sekundäreinsatz ist der Einsatz zur Beförderung des Notfallpatienten von einer Gesundheitseinrichtung bzw. Krankenhaus unter sachgerechter Betreuung einschließlich der Erhaltung und Überwachung der lebenswichtigen Körperfunktionen zur Weiterversorgung in Spezialeinrichtungen oder zurück. (DIN 13050)

**Der Sekundäreinsatz dient dem Interhospitaltransfer, kann dringlich und nicht dringlich sein; ggf. ist der ITH anzufordern.**

Bei Sekundäreinsätzen unterscheidet man dringliche von nicht dringlichen Sekundäreinsätzen.

**Dringliche** Sekundäreinsätze sind in Bezug auf die erforderliche Schnelligkeit der Einsatzabwicklung mit Primäreinsätzen gleichzusetzen, es besteht weiterhin akute Lebensgefahr für den Patienten. Ein typisches Beispiel für eine solche dringliche Sekundärverlegung ist der primär ansprechbare Patient, der dann bei zunehmender intrazerebraler Blutung eintrübt und akut in ein neurochirurgisches Zentrum verlegt werden muß.

Bei **nichtdringlichen** Sekundäreinsätzen muß der Notfallpatient ebenfalls aus der erstversorgenden Klinik z.B. in ein Krankenhaus der Maximalversorgung weiterverlegt werden, es besteht allerdings keine akute Lebensgefahr. Damit verbleibt beim nichtdringlichen Sekundäreinsatz genügend Zeit für eine optimale Vorbereitung des Verlegungsfluges: Dazu gehört vor allem ein Informationsaustausch vom Arzt der verlegenden Klinik zum den Transport begleitenden Notarzt z.B. über den aktuellen Zustand des Patienten, die Gründe der Verlegung und die medizinischen Besonderheiten des Patienten (Arzt-Arzt-Gespräch). Der Notarzt und seine Mitarbeiter können sich dann medizinisch, zeitlich und organisatorisch auf die Verlegung des Patienten vorbereiten, während der Klinikarzt Empfehlungen des Notarztes für die Transportvorbereitungen umsetzt. Ein typisches Beispiel für eine solche nichtdringliche Sekundärverlegung ist der Verbrennungspatient, der nach entsprechender gezielter Therapie in aller Ruhe in das aufnahmebereite Verbrennungszentrum überführt werden kann.

Der Verlegungspatient sollte nur in vorher abgesprochenen absoluten Ausnahmefällen am Landeplatz des abgebenden Krankenhaus vom RTH übernommen werden.

Üblicherweise sollte die Übergabe des Patienten unter geordneten Bedingungen in den Räumen der abgebenden Klinik stattfinden.

Sekundäreinsätze werden sowohl von Hubschraubern der Primärrettungszentren – sofern sich der Einsatzort im Einsatzgebiet des Zentrums befindet – als auch von Ambulanzhubschraubern (AHS) bzw. Intensivtransporthubschraubern (ITH) geflogen. Umgekehrt können AHS und ITH Primäreinsätze übernehmen, wenn z.B. der „Christoph"-Hubschrauber durch einen anderen, zeitgleich stattfinden Primäreinsatz blockiert ist (subsidiärer Primärauftrag).

### 6.1.3
### Verlegungstransport

Bei einem *Verlegungstransport* ist in keinem Fall eine medizinisch oder organisatorisch dringliche Indikation zur Verlegung gegeben. Ein typisches Beispiel für einen solchen Verlegungsflug ist die Überführung eines nicht mehr vital bedrohten Patienten von einer Spezialklinik in ein heimatnahes Krankenhaus der Grund- und Regelversorgung.

### 6.1.4
### Tertiäreinsatz

In Extremsituationen, in denen die schnelle Verfügbarkeit der Blutkonserven einer seltenen Blutgruppe, bestimmter Medikamente oder Seren lebensrettend ist, kann der Rettungshubschrauber diese dringend benötigten Substanzen gerade bei größeren Entfernungen am schnellsten herbeischaffen. In diesen Fällen – wie auch beim Transport von Transplantaten, Organentnahme- bzw. Transplantationsteams – spricht man von einem *Tertiäreinsatz*.

> Der Tertiärtransport dient dem Organ-, Blut-, Medikamententransport.

## 6.2
## Medizinische Indikationen für Luftrettungsmittel

Der Luftrettungsdienst stellt grundsätzlich eine Ergänzung der bodengebundenen Rettungsmittel dar, jeder Einsatz eines RTH erfolgt im Prinzip unter den gleichen Aspekten wie der eines bodengebundenen Notarztsystems. Damit betreut der Notarzt des RTH theoretisch identische notfallmedizinische Krankheitsbilder wie der Notarzt im Notarztwagen. Eine solche notfallmedizinische Versorgung z.B. eines internistischen Großstadtpatienten findet in der Realität häufig statt bei gleichzeitiger Inanspruchnahme des bodengebundenen Rettungsdienstes durch 2 zeitgleich auftretende vital bedrohliche Notfälle und fehlender Verfügbakeit des benachbarten NEF.

> Die RTH-Alarmierung erfolgt nach den gleichen Prinzipien wie die NEF-Alarmierung. Beide Systeme sollen sich ergänzen.

Damit übernimmt der RTH die Aufgabe des schnellen Notarztzubringers, ohne daß der Patient mit dem Hubschrauber in die Klinik transportiert werden müßte.

Besonders bewährt hat sich diese enge Zusammenarbeit zwischen bodengebundenem Rettungsdienst und Luftrettung in Bezug auf die innerstädtische Notfallmedizin z.B. in Göttingen oder Berlin, hier bestreiten der „Christoph 44" bzw. der „Christoph 31" einen erheblichen Teil ihrer Einsätze in der Stadt.

Darüber hinaus gibt es Situationen, in denen ein Hubschraubereinsatz besonders indiziert erscheint: bei ungünstiger Verkehrslage, widrigen Straßenverhältnissen oder abgelegenem Einsatzort z. B. in ländlichem Gebiet erreicht der Notarzt im Hubschrauber den Einsatzort deutlich schneller als der bodengebundene Notarztdienst. Dieser Zeitvorteil ist nicht zu unterschätzen und sollte nicht durch eine verspätete Alarmierung des RTH verspielt werden. Häufig ist nur durch die unmittelbare Anforderung des RTH eine notfallmedizinische Hilfe noch innerhalb der als sinnvoll anzusehenden Hilfsfrist von ca. 10 min möglich!

Wenn durch die Art des Notfalls die Einsatzstelle nicht eindeutig definiert oder schwer zugänglich ist (wie z. B. bei einem Drachenflieger- oder Flugzeugabsturz), weist der RTH ebenfalls deutliche logistische Vorteile auf, von denen der Patient unmittelbar im Sinne einer schnelleren notfallmedizinischen Versorgung profitiert.

> Der Einsatz eines RTH kann logistische Vorteile bieten, die bei seiner Alarmierung zu berücksichtigen sind.

Gleichermaßen bedeutsam ist der Zeitfaktor bei Patienten, die bedingt durch ihre spezifische Erkankung bzw. Verletzung nur in regionalen Schwerpunktkrankenhäusern mit entsprechender personeller und apparativer Kapazität versorgt werden können.

Als typisches Beispiel sei hier der neurotraumatologische Patient genannt, der nur in einem neurochirurgischen Zentrum adäquat versorgt werden kann. Ebenfalls auf die Versorgung in einem Schwerpunktkrankenhaus angewiesen sind Patienten mit Gesichts-, Gefäß- und Amputationsverletzungen, komplexen Handverletzungen sowie Verbrennungspatienten, die somit sinnvollerweise in einem Hubschrauber transportiert werden.

Bei den geschilderten Verletzungsmustern bietet es sich an, den RTH parallel zur Primärversorgung durch den Notarzt des NEF zu alarmieren, um den Transport in das meistens weiter entfernte Zentrum nicht zu verzögern.

Bei einigen Patienten mit speziellen Erkrankungen oder Verletzungsmustern ist der RTH das einzige in Frage kommende Transportmittel: So verlangt jede schwere Wirbelsäulenverletzung, bei der immer ein neurologischer Dauerschaden droht, nach dem weitgehend erschütterungsfreien Transport im Hubschrauber.

> Bei jeder schweren Wirbelsäulenverletzung ermöglicht der Hubschrauber einen weitgehend erschütterungsfreien Transport.

Gleiches gilt für Patienten mit Aortenaneurysmen, die möglichst zielstrebig und gleichzeitig schonend einer gefäßchirurgischen Versorgung zugeführt werden müssen.

Ebenfalls rein medizinische Gründe sind maßgebend, wenn bereits versorgte Patienten per Hubschrauber aus einer Klinik in ein Schwerpunktkrankenhaus verlegt werden müssen. Diese Einsatzaufgabe des RTH ist einem Primäreinsatz vergleichbar und wird als kommissionarischer Sekundärtransport bzw. dringliche Verlegung bezeichnet (s. 6.1.2).

## 6.3
## Alarmierung und Einsatzabwicklung

Der RTH ist analog zu allen anderen Einrichtungen des Rettungsdienstes einsatztaktisch an die entsprechende **Rettungsleitstelle (RLS)** angebunden, von dort erfolgt die Alarmierung des RTH. Die einsatztaktischen Vorteile des RTH (Mobilität, Transport über weite Distanzen) müssen durch eine adäquate Indikationsstellung gesichert werden.

# 6 Luftrettung

Ein Zeichen für eine ausreichend häufige Alarmierung des RTH ist eine durchschnittliche Fehleinsatzquote von etwa 10% des Gesamteinsatzaufkommens. Um eine optimale Ausnutzung des Rettungsmittels RTH sicherzustellen, ist ein hoher Ausbildungsstandard des Leitstellenpersonals erforderlich; idealerweise hat das Leitstellenpersonal selbst Erfahrungen in der Luftrettung vorzuweisen und kann so den Hubschrauber besonders zielgerichtet einsetzen und auch beim Einsatz führen. Es muß verbindliche Absprachen über die örtlichen und überörtlichen Indikationsbereiche geben, ebenso müssen benachbarte Rettungsdienstbereiche bezüglich der Einsatzkriterien und der Einsatzabwicklung einer Meinung sein. Eine weitere wichtige Aufgabe der RLS besteht in der notwendigen Abgrenzung zwischen Primäreinsätzen und dringlich bzw. nichtdringlichen Sekundärtransporten.

*Bei einem effektiven Einsatz des RTH muß eine Fehleinsatzquote von 10% toleriert werden.*

In diese Aufgabenstellung sind auch die privaten Unternehmen zu integrieren, wobei die Voraussetzungen in Bezug auf fachliche Qualifikation des Personals und Ausstattung des Rettungsmittels einer kritischen Würdigung unterzogen werden müssen. Nicht zuletzt spielen inzwischen auch ökonomische Gesichtspunkte eine Rolle (s. 6.3.2).

Der koordinierte Einsatz von RTH bei Großschadensereignissen macht eine bundesländerübergreifende Koordinationsstelle erforderlich, wie es das Beispiel der Katastrophe von Ramstein im Sommer 1988 deutlich belegt.

Nach Alarmierung der RLS ist der Primärhubschrauber in etwa 2 min startklar, in dieser Zeit sollte auch die Besatzung vollzählig einsatzbereit sein. Das bedeutet, daß vor allem der Notarzt keine anderen Aufgaben im Rahmen seiner Krankenhaustätigkeit wahrnehmen darf – auch für ihn gelten die Ausrückzeiten.

*Die Ausrückzeit eines Primärhubschraubers beträgt durchschnittlich 2 min.*

Die Besatzung, bestehend aus Pilot, Notarzt und Rettungsassistent, bleibt während des Fluges über Funk in ständigem Kontakt mit der RLS. Nach gemeinsamer Identifikation des Einsatzortes erfolgt ausschließlich durch den Piloten die Festlegung des Landeplatzes, nach der Landung verbleibt der Pilot bei der Maschine.

Nur etwa 40% der Primäreinsätze führen auch zu einem Transport des Patienten mit dem Hubschrauber, in der Mehrzahl der Fälle ist der RTH-Arzt der erstversorgende Arzt, der den Patienten bei dem Rettungswagentransport in die Klinik begleitet.

*Nur 40% der Primäreinsätze führen auch zum Patiententransport mit dem RTH.*

## 6.3.1
### Rechtsgrundlagen

Artikel 2 GG verpflichtet jede staatliche Gewalt, auch den Bundesgesetzgeber, über den Schutz der körperlichen Unversehrtheit hinaus zum Schutz von Leben und Gesundheit. Dieser Verpflichtung trägt er in § 70, Abs. 1 SGB V Rechnung. Danach haben die Krankenkassen und die Leistungserbringer eine bedarfsgerechte und gleichmäßige, dem allgemein anerkannten Stand der medizinischen Kenntnisse entsprechenden Versorgung der Versicherten zu gewährleisten. Der Bundesgesetzgeber kann zwar von dieser Grundaussage in einzelnen Bestimmungen abweichen, diese müssen sich aber an der Schutzverpflichtung des Artikel 2 GG messen.

In der BRD ist das Rettungswesen nach dem Grundgesetz eine hoheitliche Aufgabe der Länder. Der Bund besitzt im Rettungsdienstbereich keine gesetzgeberische Kompetenz, sieht man von der Bundeswehr und dem Katastrophenschutz ab.

Die Luftrettung unterliegt als komplettierender Teil des Rettungsdienstes ebenfalls nur der Regelungskompetenz der einzelnen Bundesländer, jedes Bundesland definiert sein Notfallwesen und damit auch seine Luftrettung über eigene Landesrettungsdienstgesetze und -verordnungen separat.

Der Aufbau und der Ausbau der Luftrettung obliegt dem Ministerium des Innern des jeweiligen Bundeslandes, eine Übertragung an die Bezirksregierung ist möglich.

Rettungszweckverbände, Kreise und kreisfreie Städte sorgen mit regional zugelassenen Rettungsdienstunternehmen und Hilfsorganisationen für die Durchführung des Rettungsdienstes bzw. der Luftrettung.

**Die Luftrettung unterliegt der Regelungskompetenz der Bundesländer. Zugelassene Rettungsdienstunternehmen sowie Hilfsorganisationen können zur Durchführung herangezogen werden.**

### 6.3.2
### Kosten

Die Alarmierung eines RTH für einen Primäreinsatz ist auch im Falle eines Fehleinsatzes für den Alarmierenden (z. B. Leitstellendisponent, Rettungsassistent vor Ort, Notarzt) nicht mit Kosten verbunden. Die in diesem Fall und ebenso bei einem stattgefundenen Primäreinsatz anfallenden Kosten werden von den jeweiligen Landesverbänden der Krankenkassen übernommen, diese haben mit den öffentlich-rechtlichen Betreibern der RTH zeitlich befristete Verträge geschlossen.

Die *Kosten* für einen **Primäreinsatz** sind je nach Einsatzaufkommen der Station, des Bundeslandes bzw. Betreibers des Hubschraubers sehr unterschiedlich. Es kommen zwei Verrechnungsmodelle zur Anwendung. Bei etwa 50% der Anfang 1996 bestehenden 53 „Christoph"-Primärstationen erfolgt die Abrechnung des Einsatzes über eine Pauschale ohne Berücksichtigung der Flugzeit; die Spanne für diese Pauschalpreise reicht von 795 DM bis 2238 DM.

Bei den restlichen Stationen werden die geleisteten Primäreinsätze über die benötigten Flugminuten abgerechnet, die Kosten pro Flugminute betragen zwischen 35 DM und 206 DM.

Wenn die in aller Regel länger dauernden **Sekundäreinsätze** von den öffentlich-rechtlichen Primärhubschraubern durchgeführt werden, liegen die Pauschalkosten zwischen 1350 DM und 4770 DM, die Flugminute kostet hier zwischen 48 DM und 85 DM.

Wichtig ist in diesem Zusammenhang, daß vor Absolvierung des Verlegungsfluges der behandelnde Klinikarzt der zuständigen Versicherung des Patienten eine medizinische Begründung für die Verlegung zukommen läßt. Nur die resultierende Kostenübernahmeerklärung der Versicherung schützt den verlegenden Arzt vor Regreßforderungen.

Besonders kritisch geprüft werden müssen Verlegungsflüge mit privatwirtschaftlichen und ausschließlich gewinnorientierten Ambulanzhubschrauber-Stationen, die zum Teil in Konkurrenz zu den bestehenden Luftrettungszentren treten. Bei diesen privaten Anbietern muß das Verhältnis von Kosten für einen Verlegungsflug und gleichzeitiger Qualität der medizinischen Versorgung sehr sorgfältig hinterfragt werden.

**Einsatzkosten werden von den Landesverbänden der Krankenkassen übernommen**

**Die Kostenübernahme muß von dem verlegenden Klinikarzt vor Antritt des Fluges mit den Kassen geklärt werden.**

## 6.3.3
## Koordination von und mit Bodenrettungsmitteln

Der RTH ist aus der präklinischen Notfallversorgung in Deutschland nicht mehr wegzudenken und zu einem der zentralen Elemente des Rettungsdienstes geworden. Aus dieser festen Integration in die Rettungsstrukturen leitet sich her, daß die RLS bei jedem Primäreinsatz des Hubschraubers automatisch ein bodengebundenes Rettungsmittel, meistens einen Rettungstransportwagen (RTW), an den Einsatzort entsendet. Dort findet dann eine gemeinsame Versorgung des Notfallpatienten statt, wobei der Notarzt des Hubschraubers zwar auch gegenüber den Rettungsassistenten fremder Rettungsbezirke weisungsberechtigt ist, die Zusammenarbeit sollte aber von beidseitiger Kooperation geprägt sein.

Identisches gilt für die Zusammenarbeit zwischen dem bodengebundenen Notarzt vor Ort und dem „vom Himmel einschwebenden" Notarzt. In Zweifelsfällen sollte im Interesse des Patienten die Fachkompetenz eindeutig den Ausschlag geben.

*Eine enge Kooperation von Boden- und Luftrettungsmitteln erhöht den Standard der präklinischen Versorgung.*

Im Idealfall stehen Hubschrauber und bodengebundener Rettungsdienst über BOS-Funk des zugehörigen Leitstellenkanals während des Anfluges bzw. der Anfahrt direkt miteinander in Verbindung und treffen gleichzeitig an der Einsatzstelle ein.

Üblicherweise wird aber der Rettungsdienst am Boden zuerst bei dem Notfallpatienten sein und in einer nicht zu vernachlässigenden Anzahl von Fällen den Hubschrauber z. B. als Notarztzubringer nachalarmieren. Dann ist es für die Identifikation der Einsatzstelle aus der Luft hilfreich, wenn die Rettungsfahrzeuge auf der freien Straße stehen (und nicht unter Bäumen und Vordächern!) und auch das Blaulicht weit sichtbar blinkt.

Ist im umgekehrten Fall der Primärhubschrauber zuerst beim Notfallpatienten, so sollte auf keinen Fall auf den nachfolgenden Rettungswagen verzichtet werden. Der RTW kann die Einsatzstelle bzw. den Hubschrauber sichern (s. 6.6.1), er bietet abgeschirmte und standardisierte Arbeitsbedingungen zur Notfallversorgung des Patienten, zusätzlich kann die medizintechnische und personelle Unterstützung des RTW in Anspruch genommen werden.

## 6.4
## Charakteristika regionaler und überregionaler Luftrettungsmittel

## 6.4.1
## Personelle Ausstattung

Die fliegerische Ausbildung des **Berufspiloten** sollte sowohl bei den regionalen Primärrettungszentren als auch bei den überregionalen Sekundärrettungszentren den erhöhten Anforderungen des Luftrettungsdienstes gerecht werden. Durchschnittlich weisen Hubschrauberführer an Luftrettungszentren eine Mindestanzahl von 1 000 Flugstunden auf. Es hat sich bewährt, daß bei den primären „Christoph"-Zentren ein fester Kreis von Piloten regelmäßig zum Einsatz kommt und so Detailkenntnisse der regionalen fliegerischen Besonderheiten erwirbt. Als Beispiele seien genannt die Lokalisation von Überlandleitungen,

*Erfahrene Hubschrauberführer mit einer Mindestanzahl von 1 000 Flugstunden auf dem Hubschraubertyp werden eingesetzt.*

Wissen und günstige Ein- und Abflugsektoren an Landeplätzen sowie das Kennen von regionalen Flughäfen mit potentiellem Flugverkehr. Bei den planbaren überregionalen Sekundäreinsätzen sind diese Kenntnisse von regionalen Besonderheiten zwar ebenfalls nützlich, aber bei einem bundesweiten Einsatzspektrum nicht in jedem Fall zu gewährleisten; die fliegerischen Besonderheiten der betreffenden Region sind bei sorgfältiger Flugplanung in jedem Fall vor Antritt des Fluges zu erfahren.

Die **Rettungsassistenten** der Primärrettungszentren rekrutieren sich überwiegend aus den Rettungsdienstorganisationen vor Ort; gelegentlich hält der Träger des Zentrums auch eigene, festangestellte Mitarbeiter vor. In jedem Fall ist eine genaueste Ortskenntnis des Einsatzgebietes bei der Primärrettung ebenso unverzichtbar wie die Kenntnis der Besonderheiten der regionalen Rettungsdienststrukturen.

Eine enge Anbindung an die Primärhubschrauber einsetzende RLS ist gleichermaßen wichtig – nur so wird die Zusammenarbeit mit dem bodengebundenen Rettungsdienst am Einsatzort reibungslos funktionieren.

Die Rettungsassistenten der Sekundärrettungszentren stammen häufig aus überregionalen Rettungsdienstbereichen. Sie sollten idealerweise ebenso wie ihre Kollegen vom „Christoph" eine große Berufserfahrung im Rettungsdienst aufweisen.

Identisch ist das Anforderungsprofil, das der **Arzt** des RTH erfüllen sollte. Auch er sollte sich mit den örtlichen Gegebenheiten vertraut gemacht haben, d.h., er sollte sehr präzise die Kapazitäten und Versorgungsspektren der Kliniken seines Einsatzbereiches kennen. In Situationen, in denen Kapazitätsengpässe eine Versorgung des Notfallpatienten gefährden könnten, ist diese Einbindung in die regionale Rettungsdienst- und Krankenhausstruktur von unschätzbarem Vorteil. Demzufolge werden die Hubschrauber der Primärrettung fast ausschließlich von Ärztinnen und Ärzten derjenigen Kliniken besetzt, an denen die „Christoph"-Hubschrauber stationiert sind. Die medizinische Qualifikation muß als Minimum den Nachweis des Fachkundennachweises Rettungsdienst (Empfehlung 12/94) beinhalten, wünschenswert ist allerdings eine mehrjährige klinische Erfahrung in den Fächern der Akutmedizin wie Innere Medizin, Chirurgie, Anästhesie und Pädiatrie. Ebenso unverzichtbar sollte eine mehrjährige Einsatzpraxis im bodengebundenen Rettungsdienst sein, nur diese Berufspraxis sichert einen reibungslosen Einsatzablauf bei den gelegentlichen Einsätzen mit hohem Anforderungsprofil, bei denen der Hubschrauber als übergeordnetes Rettungsmittel sozusagen als „deus ex machina" zum Einsatz kommt.

Die genannten Ausbildungsanforderungen gelten in identischer Art und Weise für Ärzte von regionalen und überregionalen Luftrettungsmitteln. Zusätzlich ist in Zeiten der Bettenknappheit auf Intensivstationen und der damit verbundenen Notwendigkeit der Verlegung von schwerstkranken Intensivpatienten z.B. vom Krankenhaus der Regelversorgung in die Klinik der Maximalversorgung eine Berufspraxis im Umgang mit diesen Patienten sinnvoll. Diese Forderung gilt besonders für die begleitenden Ärzte der überregionalen Luftrettungsmittel.

Für die Zusammenarbeit der einzelnen Berufsgruppen im Rettungshubschrauber lassen sich abschließend folgende sicherheitsrelevante Grundregeln aufstellen:

1. Keiner an Bord ist wichtiger als der andere.

> **Zum bekannten Ausbildungsprofil des RTH-Arztes sollte eine vorausgegangene mehrjährige Praxis auf einem bodengebundenen Rettungsmittel kommen.**

2. Keiner übernimmt Verantwortung des anderen.
3. Jeder hilft jedem.

### 6.4.2
### Medizinisch-technische Ausstattung

Die medizinisch-technische Ausstattung von Luftfahrzeugen zum Patiententransport wird verbindlich in der DIN-Norm 13230 vom April 1996 festgelegt. Diese Norm wurde vom Arbeitsausschuß „Luftfahrzeuge zum Patiententransport" des Normenausschusses Rettungsdienst und Krankenhaus (NARK) im DIN (Deutsches Institut für Normung e.V.) erarbeitet. Die Norm kommt zur Anwendung beim Rettungshubschrauber (RTH), Intensivtransporthubschrauber (ITH), Intensivtransportflugzeug (ITF) sowie beim Patiententransport in Linienflugzeugen. Die Ausstattungen müssen die Versorgung aller Patienten ermöglichen, daher sind die im folgenden angeführten Mindestausstattungen bei speziellen Anforderungen entsprechend der Art des Einsatzes zu ergänzen. Ferner müssen alle Ausstattungsgegenstände systemverträglich sein und sowohl im als auch außerhalb des Hubschraubers verwendet werden können. Alle Ausstattungsgegenstände müssen im Luftfahrzeug den Luftsicherheitsbestimmungen entsprechend sicher fixiert sein, verwendete elektronische Geräte dürfen die Avionik nicht stören.

*Die Medizinisch-technische Ausstattung der Luftfahrzeuge zum Patiententransport folgt verbindlich der DIN-Norm 13230 nach den entsprechenden Sicherheitsbestimmungen.*

Die bei regionalen (RTH) und überregionalen (ITH) Luftrettungsmitteln gemeinsamen Ausrüstungsgegenstände sind wie folgt aufgeführt:
- Krankenlagerungsvorrichtung (2 tragbare beim RTH);
- Patiententransporthilfsmittel (Vakkummatratze, Rettungstuch);
- Ausstattung zur Diagnostik (automatisches Blutdruckmeßgerät zur nichtinvasiven Blutdruckmessung, Pulsoximeter);
- Ausstattung zur Behandlung lebensbedrohlicher Störungen ($O_2$-Anlage einschließlich Druckminderer, Entnahmestelle einer $O_2$-Inhalation und -beatmung und Absaugvorrichtung; Schnellkupplungen für Einspeisung und Entnahme von Sauerstoff; transportables Beatmungsgerät geeignet für Erwachsene und Kinder mit der Möglichkeit der assistierenden Beatmung, der einstellbaren Atemdruckbegrenzung, des einstellbaren Atemvolumens, des einstellbaren Atem-Zeit-Verhältnisses; regulierbares PEEP-Ventil; Beatmungsfilter; Beatmungsventil mit $O_2$-Reservoir mit Masken für Erwachsene, Schulkinder, Kleinkinder und Säuglinge; Absauganlage; Notfallarztkoffer, alternativ Notfall-Rucksack, nach DIN 13232; Notfallarztkoffer, alternativ Rucksack, für Säuglinge und Kleinkinder nach DIN 13233; tragbarer Defibrillator mit EKG-Monitor, EKG-Schreiber, Ableitungswahlschalter; externer Herzschrittmacher; Thoraxdrainageset für Kinder und Erwachsene; Spritzenpumpe mit Zubehör; zentrale Venenkatheter in verschiedenen Größen; pendelfreie Halterung für mindestens 2 Infusionsflaschen; Druckinfusionsgerät mit Kontrollmanometer; Magensonden, Auffangbeutel);
- chirurgisches Notfallbesteck (z.B. Skalpell, Pinzette, Klemmen, Scheren, Nahtmaterial);
- Verbandmittel, Pflegemittel und Zubehör (z.B. Wäscheset, Material zur Wundabdeckung bei Verbrennungen und Verätzungen, Nierenschale, Brechbeutel, Einwegtücher, Gehörschutz für den Patienten, Abfallbehältnis, Reinigungs- und Desinfektionsmaterial);

- Arzneimittel (die Auswahl der vorgehaltenen Arzneimittel nach Art und Menge wird dem verantwortlichen Stützpunktarzt überlassen);
- Ausstattung zum persönlichen Schutz des Personals (z.B. persönliche Schutzkleidung, Sicherheitsschuhe, Warnweste, Fliegerhelm, Handlampe).

Unterschiede in der Ausstattung zwischen regionalen (primären) und überregionalen (sekundären) Luftrettungsmitteln begründen sich in dem jeweiligen Einsatzauftrag: So darf die schnelle Einsatzbereitschaft und Wendigkeit des kompakten Primärhubschraubers nicht durch extensives Zuladen von Ausrüstungsgegenständen beeinträchtigt werden; deshalb sollten neben der genannten Basisausstattung für den Primäreinsatz nur noch spezifisches Zubehör wie ein Notgeburtset, Replantatbeutel mit künstlichem Eis und ein Magenspülset zugeladen werden.

Der ITH dagegen muß für den Transport intensivüberwachungs- und -behandlungspflichtiger Patienten ausgestattet sein und bietet deshalb folgende Zusatz- und Ausstattungsgegenstände:
- luftfahrtgeeignete Extensionshalterung;
- automatisches Blutdruckmeßgerät zur invasiven Blutdruckmessung mit Drucküberwachungssystemen;
- Kapnometer;
- Digitalthermometer;
- Blutzuckermeßgerät;
- Schnellkupplung für die Einspeisung und Entnahme von Druckluft, Druckluftanlage;
- bedarfsorientierte Druckluftmenge zum Betrieb des Beatmungsgerätes;
- Absaugung mit variabler Saugleistung;
- transportables Beatmungsgerät für differenzierte Beamtmungsmuster (in Analogie zu den gängigen intensivtherapeutischen Beatmungsmustern);
- interner Herzschrittmacher;
- Infusionspumpe;
- Blasenkatheterset.

An *sonstigen Anforderungen* müssen Rettungshubschrauber erfüllen (DIN 13230):

**Sprechfunkeinrichtung.** RTH müssen zusätzlich zur üblichen Flugfunkanlage mit einem separaten Sprechfunksystem zur Verständigung mit den Einrichtungen des Rettungsdienstes und der Polizei ausgerüstet sein (BOS, Behörden und Organisationen mit Sicherheitsaufgaben). Dieses separate Sprechfunkgerät muß auf die Eigenverständigungsanlage des Hubschraubers aufschaltbar sein. Für die Sprechstelle des Hubschrauberführers muß die alleinige Schaltung auf den Flugsicherungsfunkverkehr möglich sein.

**Heizung und Lüftung.** Der RTH muß mit einer Heizungsanlage ausgerüstet sein, mit der bei einer Außentemperatur von 0 °C innerhalb von 10 min eine Temperatur von +18 °C im Krankenraum erreicht werden kann.

**Beleuchtung und Energieversorgung.** Die Allgemeinbeleuchtung muß blendkontrolliert sein. Es muß ein luftfahrtzugelassenes Gleichstromversorgungssystem mit Bordnetzspannung mit mindestens einer handelsüblichen Steckdose vorhanden sein.

**Rüstsätze.** Im Zulassungsumfang des Hubschraubermusters müssen die Rüstsätze Einsinkschutz, Rettungswinde, Lasthaken, Schneekufen sowie Notschwimmer eingeschlossen sein.

**Beschriftung.** RTH müssen entweder mit „Notarzt" oder „Luftrettung" deutlich gekennzeichnet sein.

## 6.4.3
## Zeitliche Verfügbarkeit

Die zeitliche Verfügbarkeit von Luftrettungsmitteln wird von verschiedenen Faktoren bestimmt. Die Dienstzeiten der Hubschrauberführer und der medizinischen Besatzung beginnen bei den Primärrettungszentren in aller Regel um 7 Uhr morgens, so daß bei einer maximalen Flugdienstzeit der Piloten von insgesamt 10 h (inklusive Vor- und Nachbereitung der Flüge) nach den Vorschriften des Bundesluftfahrtamtes in Braunschweig eine Ruhezeit von 10 h eingehalten werden muß. Dies bedeutet in der Praxis, daß theoretisch auch an langen Sommertagen der Primärrettungshubschrauber von Sonnenaufgang (sunrise) bis Sonnenuntergang (sunset) einsatzfähig ist. Voraussetzung ist allerdings, daß für diesen Zeitraum medizinisches Personal zur Verfügung steht, was durch die Anbindung der Primärzentren an Kliniken bzw. den regionalen Rettungsdienst fast ausnahmslos gewährleistet ist. Nachtflüge sind bei Primärhubschraubern unter den Bedingungen des Sichtfluges nur in Ausnahmefällen möglich (s. 6.6.4)

*Piloten müssen nach einer maximalen Flugzeit von 10 h eine Ruhezeit von ebenfalls 10 h einlegen.*

*Nachtflüge finden nur in Ausnahmefällen und unter Sichtflugbedingungen statt.*

Die zeitliche Verfügbarkeit von regionalen und überregionalen Hubschraubern hängt auch von den Wetterbedingungen ab. Die Kriterien des Sicht- bzw. Instrumentenfluges müssen zu jedem Zeitpunkt gewährleistet sein, vom Bundesluftfahrtamt vorgegebene Wetterminima müssen zwingend eingehalten werden (s. 6.6.3).

Ein Primärhubschrauber muß nach Alarmierung durch die zuständige RLS innerhalb von 2 min starten können und einschließlich der Mindestzuladung mindestens 1,5 h mit einer Reisegeschwindigkeit von 200 km/h fliegen können, zuzüglich 15 min als Reservezeit. Das bedeutet, daß ein Primärhubschrauber innerhalb von maximal 20 min den entferntesten Punkt innerhalb seines 50–70 km messenden Einsatzradius um das Luftrettungszentrum erreicht hat. Voraussetzung ist allerdings, daß die medizinische Besatzung sich in unmittelbarer Nähe des Hubschraubers einsatzbereit aufhält. Bei der häufigen Anbindung an die Klinik muß darauf geachtet werden, daß vom ärztlichen Personal keine nicht sofort abzubrechenden klinikspezifischen Tätigkeiten ausgeführt werden.

*Innerhalb von 20 min erreicht ein RTH den äußersten Punkt seines Einsatzradius (maximal 70 km).*

Ein *Sekundär*hubschrauber muß nach Anforderung durch die verlegende Klinik ebenfalls möglichst rasch seinen Einsatzauftrag erfüllen können. Deshalb sollte die medizinische Crew vor Ort sein, so daß nach dem Arzt-Arzt-Gespräch bezüglich der medizinischen Besonderheiten des Patienten nur noch die Wetterabfrage durch den Piloten erfolgen muß. Somit kann ein Verlegungsflug mit einer Vorlaufzeit von etwa 15 min durchgeführt werden.

*Sekundärtransporte benötigen 15 min Vorlaufzeit*

Eine besondere Situation besteht bei Verlegungsflügen, die bis in die einbrechende Dunkelheit andauern bzw. während der Nacht durchgeführt werden. In diesem Fall ist die Beachtung folgender Punkte empfehlenswert: Es sollten 2 Piloten im Cockpit sein, die sich Maschinenführung und Navigation aufteilen. Es sollte bei einer zentralen Koordinationsstelle eine Meldung über Abflug und Anflug erfolgen, und es sollte bei Einfliegen in kontrollierten Luftraum ein Flugplan erstellt werden. Die Einhaltung der erforderlichen Wetterminima ist in der Nacht eine zwingende Notwendigkeit (s. 6.6.3).

## 6.5
## Flugphysiologische und luftrettungsmittelbezogene Grundüberlegungen

### 6.5.1
### Sauerstoffsättigung sowie Gasausdehnung

Unter Flugbedingungen kommen besondere physikalische Gegebenheiten zum Tragen, die es zu beachten gilt. So definiert das Henry-Dalton-Gesetz den Zusammenhang zwischen Partialdruck eines Gases und Stoffmengendichte seiner in der Flüssigkeit gelösten Moleküle bei vorgegebener Temperatur: Jedes Gas trägt entsprechend seinem Volumenanteil zum Gesamtdruck bei. Auf die Luftrettung übertragen bedeutet diese proportionale Beziehung, daß mit zunehmender Flughöhe zwar der relative Volumenanteil von Sauerstoff in der Luft gleich bleibt, aber mit Abnahme des Luftdruckes auch der Partialdruck von Sauerstoff in der Luft abnimmt.

*Mit Abnahme des Luftdruckes nimmt auch der $O_2$-Partialdruck ab*

So beträgt beispielsweise bei einem Luftdruck von ca. 101,5 kPa (760 mm Hg) der $O_2$-Partialdruck ($PO_2$) ca. 21 kPa (159 mmHg), in einer Höhe von 5500 m [Luftdruck 50,5 kPa (380 mmHg)] beträgt der $PO_2$ jedoch nur noch ca. 10,5 kPa (80 mmHg).

Der Gesunde kann dieses verminderte $O_2$-Angebot durch mäßige Hyperventilation und Erhöhung seines Herzzeitvolumens ausgleichen. Patienten mit schweren Einschränkungen der kardiopulmonalen Leistungsfähigkeit dagegen können diese $O_2$-Verknappung in großer Höhe nicht kompensieren – ihnen muß während des Fluges unbedingt Sauerstoff zugeführt werden. Dies gilt gleichermaßen für normalerweise in einer Höhe von 1000–2000 Fuß stattfindende Hubschrauberflüge und für Flüge in Ambulanzjets mit bedingt regulierbarer Druckkabine.

Eine weitere für die Luftrettung bedeutsame physikalische Gegebenheit wird durch das Gesetz von Boyle-Mariotte beschrieben: Bei konstanter Temperatur verhalten sich Druck und Volumen eines Gases umgekehrt proportional zueinander. Ein rechnerisches Beispiel macht den Zusammenhang deutlich: Ein Gasvolumen von 1 l in Meereshöhe [ca. 101,5 kPa (760 mmHg)] dehnt sich in einer Höhe von 5500 m [ca. 50,5 kPa (380 mmHg)] auf das doppelte Volumen, also 2 l, aus. Diese Ausdehnung eines Gases in einem abgeschlossenen Raum (wie z.B. einer Körperhöhle) ohne Verbindung zur Atmosphäre hat bei verschiedenen Krankheitsbildern entscheidenden Einfluß. So muß ein nachgewiesener oder auch nur zu vermutender Pneumothorax verhindert werden. Patienten mit bekannter Ileussymptomatik sollten in analoger Begründung eine Magensonde

*Bei konstanter Temperatur verhalten sich Druck und Volumen umgekehrt proportional zueinander.*

# 6 Luftrettung

haben; die Darmvolumina können in entsprechender Höhe um mehrere Liter zunehmen. Allerdings werden die Höhen im Luftrettungsdienst mit Helikoptern nur sehr selten erreicht, beim Transport mit Flächenflugzeugen ist mit den genannten Problemen häufiger zu rechnen. Der umgekehrte Zusammenhang von Druck und Höhe macht übrigens nicht nur dem Patienten zu schaffen. Jeder kennt den „Druck auf den Ohren", der sich bei raschem Sinkflug unangenehm bemerkbar macht.

## 6.5.2
### Einfluß von Lagerung und Vibrationen auf kardiozirkulatorische Parameter

Das üblicherweise starre Rotorsystem bei den in der Rettungsfliegerei zum Einsatz kommenden Hubschraubermustern hat den Vorteil der präzisen Steuerbarkeit und der fliegerischen Robustheit auch bei starken Turbulenzen. Kurze konstruktionsbedingte Vibrationen vor allem im Landeanflug lassen sich jedoch häufig nicht vermeiden. Dies scheint die einzige Situation zu sein, in der der Helikoptertransport einen zusätzlichen Streßfaktor darstellen kann und somit Veränderungen bei kardiozirkulatorischen Parametern auftreten können. Bei auf Grund ihrer Vorerkrankung gefährdeten oder bei besonders zu Kinetosen neigenden Patienten empfiehlt sich in diesem Fall eine leichte medikamentöse Sedierung.

## 6.5.3
### Spezielle Lagerungs- und Transporttechniken

Mit Ausnahme des Sitzendtransportes gibt es in der Luftrettung keine Einschränkung der Lagerungsmöglichkeiten, es erfolgt die identische notfallmedizinische Grundversorgung wie im bodengebundenen Rettungsdienst. Allerdings muß bei der Entscheidung, ob ein Patient im Hubschrauber transportiert werden kann, immer die räumliche, akustische und optische Einschränkung der medizinischen Behandlung im RTH berücksichtigt werden.

## 6.5.4
### Räumliche, akustische und optische Einschränkungen

In Abhängigkeit vom verwendeten Hubschraubermuster können die *räumlichen* Einschränkungen erheblich sein. Bei der BO 105 bedingt ihre Wendigkeit und universelle Einsetzbarkeit ein extrem geringes Platzangebot für den Patienten und den begleitenden Arzt. Der Patient wird durch die Heckklappe über eine tunnelförmige Röhre in den Hubschrauber geschoben und ist während des Fluges bis zur Mitte des Oberkörpers einsehbar; der Arzt sitzt ab einer Körpergröße von 170 cm mit angezogenen Beinen neben dem Patienten. Diese Faktoren erklären die absolute Notwendigkeit einer definitiven Versorgung des Patienten vor dem Einladen in den Hubschrauber. Hinzu kommt die Tatsache, daß eine aus medizinischen Gründen plötzlich notfallmäßig erforderliche Außenlandung zur Versorgung des Patienten, z. B. über der Großstadt oder über zusammenhängenden Waldgebieten, nicht möglich ist. Demzufolge sind die Indikationen z. B. zur Intubation und Beatmung bzw. zur Anlage einer Thorax-

**Wegen des geringen Platzangebotes im Hubschrauber ist die definitive Versorgung des Patienten am Boden durchzuführen.**

drainage wesentlich großzügiger zu stellen als im bodengebundenen Rettungsdienst – der RTW kann am Straßenrand rechts halten. Das Gesagte gilt in abgeschwächter Form auch für Helikopter mit mehr Raumangebot für den Patienten, wie z.B. die BK 117. Hier ist während des Fluges zwar eine bessere Interventionsmöglichkeit gegeben, aber der Zugang zum Patienten ist im Vergleich zum RTW immer noch deutlich erschwert.

Ein weiterer Grund für die nur unzureichende Gelegenheit zu Diagnostik und Therapie während des Fluges ist die **akustische** Einschränkung, der alle Besatzungsmitglieder unterliegen. So beträgt der außen gemessene Geräuschpegel während des Startvorganges etwa 90 dB. Es ist leicht vorstellbar, daß eine Kommunikation innerhalb der Besatzung nur mit Hilfe des Bordsprechfunks (Intercom) erfolgen kann. An diagnostische Auskultationen ist ebensowenig zu denken wie an eine verbale Kommunikation mit dem Patienten. Im Gegenteil muß unbedingt daran gedacht werden, selbst dem beatmeten und analgosedierten Patienten einen Gehörschutz aufzusetzen.

Abschließend ergeben sich **optische** Einschränkungen aus der geschilderten Unzugänglichkeit des Patientenkörpers – vor dem Flug nicht erkannte medizinische Probleme werden während des Fluges weiterhin verborgen bleiben. Umso wichtiger ist nach der gründlichen primären Diagnostik ein entsprechendes gerätetechnisches Monitoring des Patienten. Dieses sollte am besten in Form eines überschaubaren und leicht zugänglichen Kompaktgerätes erfolgen und zumindest die Parameter Herzfrequenz, oszillatorisch gemessener Blutdruck, pulsoximetrisch gemessene $O_2$-Sättigung und im Bedarfsfall auch kapnographisch gemessenes Kohlendioxid umfassen.

## 6.6
## Flugsicherheit

Gelegentlich entsteht durch das Auftauchen des plötzlich am Himmel erscheinenden, lauten und überraschend landenden RTH eine ungewollte und unproduktive Betriebsamkeit am Einsatzort. Um diese „Hektik" nicht zu einem lebensgefährlichen Sicherheitsrisiko für alle Beteiligten werden zu lassen, sind beim Umgang mit Luftrettungsmitteln die folgenden Punkte dringend zu beachten.

### 6.6.1
### Sicherheit im Bereich eines (Behelfs-)Landeplatzes

Ein gekennzeichneter und erkundeter Landeplatz befindet sich an allen größeren Kliniken. Auf seinem asphaltierten Boden ist ein aus der Luft gut zu erkennendes „Lande-H" in weißer Farbe aufgemalt, es befindet sich ein Windsack in Sichtentfernung zum Landeplatz, außerdem gibt es in der Nähe des Landeplatzes keine gefährlichen Freileitungen. Alle diese Landeplätze sind in Karten vermerkt und können geplant angeflogen werden.

Gänzlich anders ist die Situation bei einem vom Flugablauf nicht zu planenden Primäreinsatz. Der verantwortliche Pilot muß nach Identifikation des Einsatzortes über den behelfsmäßigen Landeplatz entscheiden. Er wird aus Zeitgründen versuchen, so nahe wie möglich am Einsatzort zu landen, ohne dabei gleichzeitig den Notfallpatienten und das Rettungsdienstpersonal zu gefährden. Es kann durch die ortskundigen Hilfsdienste am Boden ein geeigneter Behelfslandeplatz vorgeschlagen werden – man sollte sich aber nicht wundern, wenn der Hubschrauber nicht auf dem vorbereiteten Platz landet: Der Pilot kann den Landeplatz aus der Luft besser beurteilen, er trägt die alleinige Verantwortung.

*Den Landeplatz am Primäreinsatzort sucht sich der Pilot aus. Das Rettungsdienstpersonal vor Ort sollte flankierende und nützliche Informationen liefern.*

Nach folgenden Grundsätzen sollte ein Behelfslandeplatz festgelegt werden:
- Der Hubschrauber muß nicht direkt an der Einsatzstelle landen, oft findet sich ein besserer Platz in der Nähe;
- die Größe sollte mindestens 30 × 30 m betragen, Sportplätze sind besonders geeignet;
- der Landeplatz sollte eben und fest sein und möglichst Graswuchs aufweisen;
- es dürfen keine hohen Hindernisse in unmittelbarer Nähe sein;
- keine Freileitungen dürfen über den Landeplatz führen;
- es muß freier Zugang für den Rettungsdienst möglich sein;
- lose Gegenstände müssen entfernt oder festgebunden werden (der Rotorabwind beträgt über 100 km/h).

Die wichtigste Maßnahme bei der Vorbereitung der Landung auf Verkehrswegen (Bundesstraße, Autobahn) ist die über BOS-Funkkontakt abgesprochene Absperrung des Landesplatzes durch die Polizei. Der Rettungshubschrauber wird erst landen, wenn der fließende Verkehr durch Einschalten von Blaulicht und Warnblinkanlagen zum Stillstand gekommen und ein sicherer Landeplatz erkennbar ist.

### 6.6.2
### Gefahrenmomente bei Annäherung mit und ohne Patient

Grundsätzlich sollte sich niemand dem Hubschrauber nähern, solange sich nach der Landung noch die Rotoren drehen. Für mindestens 2 min nach der Landung müssen aus Flugbetriebsgründen die Turbinen im Leerlauf drehen, während dieser Zeit ist eine Annäherung an den Hubschrauber nur in medizinisch begründeten Fällen und mit Sichtkontakt zum Piloten erlaubt. Auch die medizinische Besatzung wird in dieser Phase den Hubschrauber nur in begründeten Fällen und nach Absprache mit dem Piloten verlassen.

Die Erklärung für dieses Verbot ist einfach: Der schnell laufende Heckrotor ist kaum zu sehen. Bei drehendem Rotor begrenzt das Heckleitwerk den Arbeitsbereich bei Be- und Entladen – im Bereich des in Kopfhöhe drehenden Heckrotors besteht absolute Lebensgefahr! Deshalb sollte man niemals von hinten an den Hubschrauber herangehen, sondern sich dem Hubschrauber nur von vorne mit Blickkontakt zum in Flugrichtung rechts sitzenden Piloten nähern. Er wird durch Handzeichen deutlich machen, daß man bis zum Auslaufen der Rotoren warten soll. Denn auch der Hauptrotor stellt ein Gefahrenpotential dar. Obwohl in DIN 13230 vermerkt ist, daß die Blattspitzenebene des Hauptrotors unabhängig von der Drehzahl bei ebenem Gelände eine Höhe von 2,20 m nicht unterschreiten darf, stellt dies nur eine scheinbare Sicherheit dar. Denn jeder RTH muß auch unter erschwerten Bedingungen, ggf. auf schrägem bzw. unebenem Gelände landen können, die Landung muß in einer Richtung auf minde-

*Nur eingewiesenes medizinisches Personal darf sich dem gelandeten Hubschrauber nähern, solange noch die Rotorblätter drehen (2 min Abkühlzeit). Cave: Heckrotor!*

stens 8° geneigtem Gelände möglich sein. Darüber hinaus kann der mit etwa 2 t Einsatzstartmasse versehene Hubschrauber auf nachgiebigem Gelände erheblich einsinken, zusätzlich kann starker Wind zu einer Senkung der Rotorblätter beitragen. Alle diese Faktoren verlangen zwingend, bei Annäherung an den noch drehenden Hubschrauber keine Gegenstände über dem Kopf zu halten, sondern im Gegenteil am besten tief gebückt zu laufen.

Das oberste und beste Sicherheitsprinzip aber lautet. *Bei drehendem Rotor keine Annäherung an den Hubschrauber*

### 6.6.3
### Sicht-/Instrumentenflugkriterien

Bis auf begründete Ausnahmefälle findet die Luftrettung unter Sichtflugbedingungen statt. Die Sichtflugregeln (VFR, Visual Flight Rules) besagen, daß die Flugsicht idealerweise 5 km betragen soll, als Minimum sind 800 m Flugsicht gerade noch zulässig. Die Wolkenuntergrenze, d.h. der Abstand zu den Wolken, darf 1000 Fuß entsprechend 305 m nicht unterschreiten. Dies erklärt, warum bei entsprechender Wetterlage mit z. B. aufliegender Wolkendecke in höheren Regionen eine Einsatzbereitschaft des RTH nur in der Ebene gewährleistet ist; ein Überfliegen der höher gelegenen Regionen ist in diesem Fall nicht möglich.

Ein Instrumentenflug unter IFR-Bedingungen (IFR, Instrument Flight Rules) findet in der Primärrettung nie und in der Sekundärrettung nur in sehr seltenen Ausnahmefällen statt. Nur größere bundesdeutsche Flughäfen bieten die erforderlichen An- und Abfluggerätschaften für den Instrumentenflug, eine Annäherung an Krankenhäuser ist deshalb unter IFR-Bedingungen nicht möglich.

*Oberstes Ziel des Piloten ist, die Sicherheit der Mission zu garantieren. Bei dieser Entscheidung sollte er unbeeinflußt bleiben.*

Abschließend bleibt zu betonen, daß die Entscheidung über die Durchführbarkeit eines Hubschraubertransportes ausschließlich bei dem verantwortlichen Piloten liegt. Er muß anhand der gesetzlich bzw. unternehmensintern festgelegten Wetterminima über die Flugdurchführung entscheiden. Auf keinen Fall darf der Pilot z.B. durch die scheinbare Dringlichkeit einer medizinischen Indikation unter moralischen Druck gesetzt werden; die Sicherheit der Besatzung bleibt oberstes Prinzip.

Vor Unternehmen, die z.B. in der Sekundärrettung bereit sind, von anderen Unternehmen bereits aus Wettergründen abgesagte Einsätze unter erhöhtem Risiko trotzdem zu übernehmen, muß gewarnt werden. Hier überwiegen die merkantilen Interessen, und die Sicherheit wird vernachlässigt.

### 6.6.4
### Nutzen-Risiko-Abwägung bei Schlechtwetterflug sowie Nachtflug

Nutzen und Risiko eines Fluges bei schlechtem Wetter bzw. in der Nacht sind eindeutig zu definieren. Der Nutzen kann nur sein, den Patienten sicher einer medizinischen Versorgung zuzuführen, und das Risiko besteht darin, diesen Flug nicht wie geplant durchführen zu können. Ein solcher Flugabbruch kann bedeuten, den Patienten in ein anderes, besser erreichbares Krankenhaus bringen zu müssen, mit dem Patienten unverrichteter Dinge wieder zum Ausgangspunkt zurückkehren zu müssen oder im Extremfall in eine Situation zu geraten, in der Leib und Leben aller Besatzungsmitglieder gefährdet sind.

# 6 Luftrettung

Deshalb muß der Pilot in Anlehnung an das vorher Gesagte (s. 6.6.3) die Sichtflugregeln überprüfen und den Flug nur dann durchführen, wenn der Lufttransport vom Aufnahmeort des Patienten bis zum Verlegungsziel unbedenklich ist. Anderfalls ist der primäre oder sekundäre Lufttransport abzusagen.

Für den Interhospitaltransfer bei Nacht gelten darüber hinaus weitere Bedingungen:
- Die Verlegung des Patienten zu diesem Zeitpunkt muß zwingend notwendig sein;
- der Lufttransport ist gegenüber dem Bodentransport medizinisch notwendig;
- der Lufttransport bringt gegenüber dem Bodentransport entscheidende Zeitvorteile.

Ist eines dieser Kriterien nicht erfüllt, ist der Lufttransport bei Nacht kontraindiziert.

## 6.6.5
### Bedeutung der Absprache zwischen Hubschrauberarzt und Bodennotarzt

Idealerweise wird der Notarzt in der Luftrettung auf viel Berufserfahrung zurückblicken können, während im bodengebundenen Rettungsdienst auch die Notärzte/Notärztinnen tätig sind, die sich am Anfang ihrer klinischen Ausbildung befinden. Gerade deshalb gilt am Einsatzort das Gebot der Kollegialität und Arbeitsteilung, nur so ist eine sinnvolle Zusammenarbeit am Patienten möglich.

Bei mehreren Erkrankten oder Verletzten sollte der zuerst am Einsatzort befindliche Notarzt die Leitung des Einsatzes übernehmen und auch beibehalten, nur in einzelnen bundesdeutschen Regionen wird ihn von dieser Tätigkeit der leitende Notarzt (LNA) entlasten.

**Der zuerst am Einsatzort befindliche Notarzt behält *in der Regel* auch die Leitung des Einsatzes (Ausnahme: LNA).**

So ist es durchaus vorstellbar, daß der bereits am Einsatzort anwesende bodengebundene Notarzt dem „Notarzt aus der Luft" die Versorgung eines bestimmten Patienten zuweist. Bei auftretenden medizinischen oder organisatorischen Problemen sollte jedoch der Notarzt mit der größeren Erfahrung die Leitung übernehmen.

Bezüglich des Abtransportes von Patienten ist eine Absprache der beteiligten Notärzte unbedingt erforderlich. Mit dem Hubschrauber sollten Patienten in weiter entfernte Schwerpunktkliniken gebracht werden, während instabile und evtl. unterwegs versorgungsbedürftige Patienten mit dem RTW in nahe gelegene Krankenhäuser transportiert werden.

# 7 Notfallmedikamente

G. John, K. Kursatz, J. E. Schmidt

Das Rettungswesen in der BRD entwickelte sich in der Vergangenheit in zunehmendem Maße zu einem Instrument der präklinischen Intensivmedizin. Durch diesen Fortschritt wurde nicht nur ein invasiveres Vorgehen erforderlich, sondern es konnten auch differenzierte Therapiekonzepte realisiert werden, die sonst nur im klinischen Bereich möglich waren. Die medikamentöse Therapie stellt heute eine Grundvoraussetzung für die ärztliche Notfallmedizin dar. Es gibt eine breite Palette von Notfallmedikamenten zur Therapie von lebensbedrohlichen Erkrankungen und Unglücksfällen im Rettungs- und Notarztdienst, aus denen aufgrund der räumlichen Begrenzung der Fahrzeuge des Rettungsdienstes eine Auswahl getroffen werden muß.

**Nicht die Vielzahl der Medikamente ist entscheidend, sondern deren Kenntnis und die Erfahrung des Anwenders.**

Eine Auswahl kann aber nur als Beispiel dienen, da sie den Bedürfnissen und Kenntnissen der Anwender angepaßt sein muß; nur die Kenntnis und Erfahrung des Anwenders macht das jeweilige Medikament zum wirksamen Therapeutikum.

**Die Dokumentation der applizierten Medikamentenmenge erfolgt in mg.**

Wegen der Vielzahl von Handelspräparaten werden im folgenden die Generika genannt (in Klammern ein gängiger Markenname mit der dazugehörigen Mengenangabe). Alle Angaben sind als i.v.-Applikation zu verstehen, es sei denn, eine andere Applikationsform ist besonders erwähnt.

Ohne Anspruch auf Vollständigkeit ist die Liste nach dem Wirkungsschwerpunkt der Medikamente gegliedert[*].

---

[*] *Bemerkung der Herausgeber:* Die aufgeführten Medikamente erheben keinen Anspruch auf Vollständigkeit und stellen nur eine Auswahl häufig in der Notfallmedizin verwendeter Substanzen dar.
Es scheint uns an dieser Stelle angezeigt, zusätzlich, und damit abweichend von der Grundkonzeption der von der BAK herausgegebenen Richtlinien zum Erwerb des Fachkundenachweises Rettungsdienst, auf dessen Gliederung diese Buchausgabe basiert, die Unterkapitel 7.7–7.10 hinzuzufügen. Sie beinhalten und erläutern sowohl Medikamente, die der Narkoseeinleitung dienen, als auch Antidote und Antikoagulantien, die im präklinischen Bereich eingesetzt werden. Des weiteren sind verschiedene Pharmaka (Diuretika, Antiallergika u. a.) unter „sonstige Medikamente" zusammengefaßt.

# 7 Notfallmedikamente

## 7.1 Vorwiegend auf das respiratorische System wirkende Medikamente

**Fenoterol** (Berotec) Dosieraerosol

*Indikation:* Bronchospastik, Asthma bronchiale, Tokolyse bei Geburtskomplikationen!

*Wirkung:* β-sympathomimetisch, wehenhemmend

*Nebenwirkungen:* Tachykardie

0,2 mg/Aerosolstoß

*Dosis:* 2–3 Hübe zur Broncholyse, 5 Hübe zur Tokolyse bzw. bis HF 120 Schläge/min

*Kontraindikation:* keine

**Theophyllin** (Bronchoparat)

*Indikation:* Asthma bronchiale, Atemnot bei Cor pulmonale oder chronischer Bronchitis

*Wirkung:* Broncholyse, Stimulation des Atemzentrums

*Nebenwirkungen:* Tachykardie, zentrale Erregung, Kopfschmerzen, Übelkeit

200 mg/10 ml

*Dosis:* 100–200 mg über 5 min, bei schwerer Bronchospastik auch 500 mg/500 ml langsam

*Kontraindikation:* frischer Herzinfarkt, Epilepsie, Schock, Tachyarrhythmie

**Epinephrinhydrogentartrat** (Adrenalin-Medihaler)

*Indikation:* allergische Reaktion mit Bronchospasmus, Ödem des Rachens, Status asthmaticus

*Wirkung:* antiödematös, bronchospasmolytisch

*Nebenwirkungen:* Tachykardie, Extrasystolie

0,35 mg/Hub

*Dosis:* initial 1–2 Hübe nach ca. 5 min wiederholen

*Kontraindikation:* Tachykardie, Tachyarrhythmie

**Reproterolhydrochlorid** (Bronchospasmin)

*Indikation:* Atemnot bei Asthma bronchiale unterschiedlicher Genese

*Wirkung:* Bronchodilatation, β-sympathomimetisch

*Nebenwirkungen:* Tachykardie, Kopfschmerzen

0,09 mg/1 ml

*Dosis:* 1 ml über 1–2 min

*Kontraindikation:* Tachykardie, Tachyarrhythmie

## 7.2
## Vorwiegend auf das kardiozirkulatorische System wirkende Medikamente

**Atropin** (Atropinsulfat) — 0,5 mg/ml oder 20 mg/20 ml

*Indikation:* Parasympatholyse (z. B. vor Intubation eines Kindes 0,01 mg/kg KG), Bradykardie, Antidot bei Alkylphosphatvergiftung 2–4 mg, im weiteren nach Klinik

*Wirkung:* parasympatholytisch, positiv dromo- und chronotrop

*Dosis:* 0,5–2 mg

*Nebenwirkungen:* trockener Mund, Tachykardie

Im Notfall *keine* Kontraindikationen

**Orciprenalin** (Alupent) — 0,5 mg/ml

*Indikation:* atropinresistente Bradykardie, AV-Block-Antidot bei β-Blocker-Überdosierung, Asthma bronchiale

*Dosis:* 0,5 ml auf 5 ml verdünnen, davon initial 1 ml (= 0,1 mg)

*Wirkung:* β-sympathomimetisch, positiv ino-, bathmo-, chromo- und dromotrop, Gefäßerweiterung

*Nebenwirkungen:* Tachykardie, Extrasystolie, Kammerflimmern, RR-Abfall

**Xanthinderivat** (Akrinor) — 2-ml-Ampulle auf 10 ml NaCl, 0,9 % verdünnt

*Indikation:* vorwiegend neurogene oder orthostatische Hypotonie

*Wirkung:* β-sympathomimetisch, Tonisierung des Venensystems

*Dosis:* 1–2 ml, Repetition nach RR

*Nebenwirkungen:* Angina pectoris, Bradykardie bei bestehender β-Blockertherapie, sonst Tachykardie

**Adrenalin** (Suprarenin) — 1 mg/ml

*Indikation:* Kreislaufstillstand, anaphylaktischer Schock, orciprenalinresistente Bradykardie

*Dosis:* 1 mg verdünnt auf 10 ml, bei Reanimation auch mehrfach wiederholt i.v., 1 mg initial, Repetition nach 3–4 min, endobronchial: 1malig 2–3 mg auf 10 ml verdünnt

*Nebenwirkungen:* Tachykardie, Extrasystolie, Kammerflimmern, Hypertension

Im Notfall *keine* Kontraindikationen

**Dobutaminhydrochlorid** (Dobutrex)

250 mg/10 ml

*Indikation:* kardiogener Schock, akute Linksherzinsuffizienz mit Lungenödem

*Dosis:* 2–10 µg/kg KG/min oder *Perfusor* 250 mg/ 50 ml, 70 kg KG = 1,7–8,4 ml/h, *Infusion* 250 mg/500 ml, 70 kg KG = 16,8–84 ml/h

*Wirkung:* β-1-sympathomimetisch, Zunahme des Schlagvolumens, Abnahme des peripheren Widerstands, MAP steigt

*Nebenwirkungen:* Tachykardie, Extrasystolie, Angina pectoris

*Keine* Mischung mit $NaHCO_3$ oder anderen alkalischen Lösungen

**Dopamin** (Dopamin-Giulini) (Dopamin 200 Nattermann)

50 mg/5 ml
200 mg/5 ml

*Indikation:* Schock, Hypotonie, drohendes Nierenversagen

*Dosis:* 2–10 µg/kg KG/min oder *Perfusor* 100 mg/ 50 ml, 70 kg KG = 4,2–21 ml/h, *Infusion* 200 mg/250 ml, 70 kg KG = 10,5–52,5 ml/h

*Wirkung:* Stimulation von α-, β- und Dopaminrezeptoren, Zunahme der Nieren-, Mesenterial- und Koronardurchblutung

*Nebenwirkungen:* Tachykardie, Rhythmusstörungen, Angina pectoris, Erhöhung des peripheren Widerstandes

*Kontraindikationen:* unbehandelte Tachyarrhythmien

*Cave:* bei periphervenöser Applikation Gefahr der Thrombophlebitis!

**Norepinephrin** (Arterenol)

1 mg/ml
25 mg/25 ml

*Indikation:* kardiogener oder septischer Schock

*Wirkung:* fast ausschließliche α-Stimulation, geringe $β_1$-Stimulation, Vasokonstriktion, Verbesserung der Koronarperfusion

*Dosis:* 0,1–1 mg verdünnt, 1 mg auf 10 ml

*Nebenwirkungen:* Tachykardie, ventrikuläre Rhythmusstörungen, Angina pectoris

Reanimation *Keine* Kontraindikation

*Cave:* Ischämien bei paravenöser oder unverdünnter Injektion!

**Nitrendipin** (Bayotensin akut)

*Indikation:* hypertensiver Notfall

*Wirkung:* RR-Senkung durch periphere Vasodilatation

*Nebenwirkungen:* überschießende RR-Senkung, Kopfschmerzen, Flush, Wärme

5 mg/Phiole

*Dosis:* 1 Phiole s.l.

**Urapidil** (Ebrantil)

*Indikation:* hypertensiver Notfall

*Wirkung:* zentral bedingte Sympatholyse, periphere α-Sympatholyse

*Nebenwirkungen:* Folgen der RR-Senkung

25 mg/5 ml
50 mg/10 ml

*Dosis:* 10–50 mg langsam unter RR-Kontrolle

**Dihydralazinmesilat** (Nepresol)

*Indikation:* Präeklampsie, Eklampsie, RR-Krisen

*Wirkung:* Vasodilatation

*Nebenwirkungen:* Schwindel, Flush, Ödembildung

25 mg/2 ml

*Dosis:* 0,5–1,0 ml über 2 min i.v. (= 6,25–12,5 mg)

Mittel der Wahl bei hypertensiver RR-Entgleisung in der Schwangerschaft

**Glyceroltrinitrat** (Nitrolingual)

*Indikation:* Angina pectoris, kardiales Lungenödem, hypertensiver Notfall,

*Wirkung:* Vorlastsenkung durch Vasodilatation

0,4 mg/Hub (Spray), 0,8 mg/Kps.

Stechampulle
50 mg/50 ml

*Dosis:* 2–3 Hub oder 1–3 Kps. oder 2–7 mg/h i.v. über Perfusor, 0,25–0,5 mg i.v. unter RR-Kontrolle

*Nebenwirkungen:* Kopfschmerzen, RR-Abfall, Übelkeit,

*Kontraindikationen:* Hypotonie, Volumenmangel, erhöhter Hirndruck

**Esmolol** (Brevibloc)

*Indikation:* Herzrhythmusstörungen, Tachyarrhythmie, Intoxikation mit Atropin, Orciprenalin

*Wirkung:* β-sympatholytisch, Verlängerung der AV-Überleitung

*Nebenwirkungen:* Bradykardie, Bronchospasmus, RR-Abfall, Verstärkung einer Herzinsuffizienz

5 mg/5 ml

*Dosis:* 500 µg/kg KG in 1 min, dann 50–200 µg/kg KG/min

*Kontraindikation:* frischer Myokardinfarkt, Asthma bronchiale, Herzinsuffizienz, AV-Block II und III

**Verapamil** (Isoptin)

*Indikation:* supraventrikuläre Tachykardie, absolute Tachyarrhythmie, hypertensive Krise

*Wirkung:* Kalziumantagonismus: antiarrhythmisch, Verlängerung der AV-Refraktärzeit, periphere Gefäßerweiterung

*Nebenwirkungen:* AV-Block-Asystolie, Bradykardie, RR-Abfall

5 mg/2 ml

*Dosis:* 2,5–5 mg, 0,75–2 mg bei Kindern langsam injizieren, *immer* unter EKG-Kontrolle

*Kontraindikationen:* kardiogener Schock, frischer Myokardinfarkt, AV-Block, gleichzeitige Anwendung von β-Blockern

**Ajmalin** (Gilurytmal)

*Indikation:* paroxysmale supraventrikuläre und ventrikuläre Tachykardien, Extrasystolie, WPW-Syndrom

*Wirkung:* Erregungsdämpfung, Verlängerung der Refraktärzeit bei Hemmung der AV-Überleitung

*Nebenwirkungen:* Hemmung der Reizleitung, Kammerflimmern, Asystolie, Flush, Parästhesien, Übelkeit

50 mg/10 ml

*Dosis:* 25–50 mg, max. 2,5–10 mg/min!

*Immer* unter EKG-, RR- und Pulskontrolle

*Kontraindikationen:* AV-Block, Schenkelblock, kardiogener Schock

**Lidocain** (Xylocain) 2 % und 20 %

*Indikation:* Kammertachykardie, Kammerflimmern, Extrasystolie bei akuter Ischämie

*Wirkung:* Verzögerung von Reizbildung und -leitung (Verlangsamung des Ionenaustausches)

*Nebenwirkungen:* Sinusarrest, AV-Block, RR-Abfall, Asystolie, ZNS-Krämpfe

100 mg/5 ml und 1000 mg/5 ml

*Dosis:* initial 1 mg/kg KG, Prophylaxe 500 mg/500 ml mit 2–5 mg/min

*Kontraindikationen:* totaler AV-Block, Bradykardie, kardiogener Schock

## 7.3
## Analgetika, Sedativa, Spasmolytika

**Acetylsalizylsäure** (Aspisol)

*Indikation:* Herzinfarkt, Thromboseprophylaxe

*Wirkung:* peripher wirkendes Schmerzmittel, Thrombozytenaggregationshemmung

*Nebenwirkungen:* Magenblutung, Bronchospasmus

0,5 g/Amp. Trockensubstanz

*Dosis:* 0,5–1 g

*Kontraindikation:* Magen-Darm-Ulzera, Gerinnungsstörungen

**Metamizol** (Novalgin)

*Indikation:* Schmerzen aller Art

*Wirkung:* periphere Hemmung der Schmerzempfindung

*Nebenwirkungen:* RR-Abfall, relativ häufig allergische Reaktionen, selten Agranulozytose

2,5 g/5 ml

*Dosis:* 10–20 mg/kg KG, nur in Ausnahmen mehr als 1 g.

*Kontraindikation:* Pyrazolonallergie

**Tramadol** (Tramal)

*Indikation:* Schmerzen aller Art

*Wirkung:* zentral wirkendes Mittel, Opioidabkömmling, nicht Btm-pflichtig

*Nebenwirkungen:* Übelkeit, Erbrechen, Schwindel

50 mg/1 ml

*Dosis:* 50–100 mg

*Kontraindikation:* akute Alkohol-, Schlafmittel- oder Psychopharmakaintoxikation

# 7 Notfallmedikamente

**Morphin** (morphin-Merck)

*Indikation:* schwerste Schmerzzustände, z. B. Infarktschmerz

*Wirkung:* zentral wirksam, sedierend, euphorisierend

*Nebenwirkungen:* Atemdepression, evtl. RR-Abfall, Übelkeit, Erbrechen

10 mg/1 ml

*Dosis:* 5–10 mg

*Kontraindikation:* keine

**Fentanyl** (Fentanyl-Janssen)

*Indikation:* bei schwersten Schmerzen, Narkose

*Wirkung:* zentrale Hemmung des Schmerzempfindens, sedierend

*Nebenwirkungen:* Atemdepression, Thoraxsteife, Erbrechen, RR-Abfall, Bradykardie

0,1 mg/2 ml,
0,5 mg/10 ml

*Dosis:* 0,05–0,1 mg = 1–2 ml

*Cave:* Möglichkeit der Beatmung muß vorhanden sein.

Antagonisierbar!

**Ketaminhydrochlorid** (Ketanest)

*Indikation:* Analgesie, Narkose, Asthma bronchiale

*Wirkung:* thalamokortikale Dissoziation, starke Bronchodilatation

*Nebenwirkungen:* Hypertonie, Tachykardie, Hypersalivation, halluzinogen in der Exzitation

10 bzw. 50 mg/1 ml

*Dosis:*
analgetisch: 0,25–0,5 mg/kg KG
Narkose: 1–2 mg/kg KG

*Cave:* bei zu schneller Injektion Atemdepression!
*Vorsicht* bei Monoanästhesie!
Durch gleichzeitige Gabe von Benzodiazepinen können die unerwünschten Wirkungen gedämpft werden. Kombination mit Atropin (0,25 mg) wegen Hypersalivation.
Bei kontrollierter Ventilation auch bei SHT anwendbar

## 7.4
## Sedativa

**Diazepam** (Valium) — 10 mg/2 ml

*Indikation:* Krampfanfälle, Entzugssymptome, nichtpsychotische Erregungszustände

*Dosis:* 5–10 mg
Kinder: 0,1–0,3 mg/kg KG

*Wirkung:* antikonvulsiv, sedierend, schlaffördernd, muskelrelaxierend

*Kontraindikation:* Myasthenia gravis, respiratorische Insuffizienz

*Nebenwirkungen:* Atemdepression, RR-Abfall, gelegentlich paradoxe Reaktionen, besonders bei älteren Patienten

**Diazepam** (Desitin-Valium-Rektiole) — 5 mg Miniaturklistier, 10 mg Miniaturklistier

*Indikation:* Fieberkrämpfe, Sedierung

*Dosis:* Kinder <15 kg KG: 5 mg
Kinder >15 kg KG: 10 mg

*Wirkung:* antikonvulsiv, sedierend

*Nebenwirkungen:* „Sedierung"

*Kontraindikation:* keine

**Clonazepam** (Rivotril) — 1 mg/ml

*Indikation:* Status epilepticus

*Dosis:* 1 mg, evtl. wiederholen, max. 4 mg

*Wirkung:* antikonvulsiv

*Nebenwirkungen:* Sedierung, Relaxation, Ataxie, Amnesie

*Kontraindikation:* Myasthenia gravis

**Haloperidol** (Haldol) — 5 mg/ml

*Indikation:* Alkoholintoxikation, psychotische Erregungszustände, schwere Agitiertheit

*Dosis:* 5–10 mg

*Wirkung:* sehr stark antipsychotisch, Sedierung

*Kontraindikation:* organische Hirnerkrankungen, Epilepsie

*Nebenwirkungen:* extrapyramidalmotorische Störungen, Krampfbereitschaft steigt

**Droperidol** (DHBP)

*Indikation:* akute Erregungszustände, Erbrechen

*Wirkung:* antipsychotisch, α-Blockade, stark antiemetisch

*Nebenwirkungen:* RR-Abfall, Sedierung, extrapyramidale Symptome

5 mg/2 ml

*Dosis:* 2,5–5 mg, antiemetisch schon bei 1,25 mg wirksam

*Kontraindikation:* Epilepsie, Hypovolämie, AV-Block II

**Promethazin** (Atosil)

*Indikation:* Erregungszustände

*Wirkung:* Sedativum, Tranquilizer, Antihistaminikum, antiemetisch

*Nebenwirkungen:* Müdigkeit, Tachykardie, RR-Abfall, Dyskinesien

50 mg/2 ml

*Dosis:* 25–50 mg

*Kontraindikation:* akute Opiat-, Alkohol-, Schlafmittelintoxikation

## 7.5 Spasmolytika

**N-Butylscopolamin** (Buscopan)

*Indikation:* Koliken, spastische Schmerzen

*Wirkung:* parasympatholytisch, spasmolytisch an der glatten Muskulatur

*Nebenwirkungen:* Tachykardie, Akkomodationsstörung, Mundtrockenheit

20 mg/1 ml

*Dosis:* 20 mg

*Kontraindikation:* Myasthenia gravis

## 7.6 Infusionen

**Ringer-Lactatlösung**

*Indikation:* Flüssigkeits- und Volumenersatz bei Notfallsituationen, Hydratation des Interstitiums bei kolloidalem Volumenersatz

500/1000 ml/Fl.

**Hydroxyaethylstärke** (HAES-steril 3/6/10 %)

*Indikation:* Volumenmangel bei Trauma, Verbrennungen etc.

*Wirkung:* kolloidale Volumensubstitution

500 ml/Fl.

*Dosis:* nach Wirkung, im Notfall keine Kontraindikation

*Cave:* allergische Reaktionen möglich!

**Natriumbikarbonat 8,4 %**

*Indikation:* metabolische Azidose nach Reanimation, sollte *nur* in Ausnahmefällen, bei langdauernder Reanimation gegeben werden!

100/250 ml

*Dosis:* im Idealfall nach BGA 0,5–1 mmol/kg KG

*Strenge* Indikationsstellung!

## 7.7 Medikamente zur Narkoseeinleitung

**Thiopental** (Trapanal)

500 mg/20 ml = 25 mg/ml

*Indikation:* Narkoseeinleitung, Hirndrucksenkung, Status epilepticus

*Dosis:* 2–3–5 mg/kg KG

*Wirkung:* zentrale Dämpfung, Hypnose, zerebrale Durchblutungsmindeung

*Kontraindikation:* Schock, Allergie, Porphyrie

*Nebenwirkungen:* Kreislaufdepression, Atemdepression, Venenreizung

*Cave* bei Asthma bronchiale

**Methohexital** (Brevimytal)

500 mg/50 ml = 10 mg/ml

*Indikation:* Narkoseeinleitung, Hirndrucksenkung

*Dosis:* 1–2 mg/kg KG

*Wirkung:* wie Thiopental, aber stärker und kürzer

*Kontraindikation:* wie Thiopental

*Nebenwirkungen:* Atem- und Kreislaufdepression, Steigerung laryngealer Reflexe

**Etomidat** (Hypnomidate)

20 mg/10 ml

*Indikation:* Kurzhypnose, Intubation

*Dosis:* 0,25–0,3 mg/kg KG

*Wirkung:* Schlafinduktion, keine analgetische Wirkung,

*Nebenwirkungen:* Venenreizung, Myoklonien, Nebennierenrindendepression

**Succinylcholin** (Pantolax)

100 mg/5 ml

*Indikation:* Relaxierung zur Intubation

*Dosis:* 1,5–2 mg/kg KG

*Wirkung:* kurzwirksames depolarisierendes Muskelrelaxans

*Kontraindikation:* Hyperkaliämie, Cholinesterasemangel

*Nebenwirkungen:* Herzrhythmusstörungen bis zur Asystolie, häufiger bei Kindern, Hitaminliberation, Flush

## 7.8 Antidote

**Apomorphin** (Apomorphin-Woelm)

*Indikation:* Auslösen von Erbrechen bei Intoxikationen z. B. Paraquat, Blausäure, Alkohol, Pilze

*Wirkung:* zentrales Emetikum

*Nebenwirkungen:* Hypotonie

10 mg/1 ml

*Dosis:* 0,1 mg/kg KG

*Nur* zusammen mit Sympathomimetikum! (da RR-Abfall)!

*Kontraindikation:* Schock, Einschränkung des Bewußtseins

**Atropin**

*Indikation:* Alkylphosphatintoxikation, z. B. E 605

*Wirkung:* Hemmung der muskarinartigen Azetylcholinwirkung

*Nebenwirkungen:* Miktionsstörungen, Tachykardie, aber nur bei Überdosierung

100 mg/10 ml

*Dosis:* initial 2-5 mg, dann je nach Wirkung 0,5-2 mg/h

Zur Orientierung dient die Besserung von Hypersekretion und Bronchospastik!

*Cave:* Atropinintoxikation!

**Budenosid** (Pulmicort-Spray)

*Indikation:* Inhalationstrauma

*Wirkung:* Prophylaxe von Bronchospastik und toxischem Lungenödem

*Nebenwirkungen:* praktisch keine

0,2 mg/Hub

*Dosis:* 2-5-10 Hübe

**Naloxon** (Narcanti)

*Indikation:* opiatinduzierte Atemdepression, z. B. Heroin

*Wirkung:* spezifischer Opiatantagonist

0,4 mg/ml

*Dosis:* initial 0,1 mg, kann mehrmals wiederholt werden

*Nebenwirkungen:* plötzliches nachlassen der Analgesie, Entzugssymptome

**Na-Thiosulfat 10 %** — 1 g/10 ml

*Indikation:* Zyanide, Blausäurevergiftung

*Dosis:* 50–100 ml der 10 %igen Lösung

*Wirkung:* Umwandlung von Zyanid in Rhodanid

Nur langsame Wirkung

**Dimethylpolysiloxan (Sab-Simplex)** — 30 ml Tropfen

*Indikation:* Tenside bzw. Spül- und Waschmittelingestion

*Dosis:* 10–30 ml per Os

*Wirkung:* Entschäumung

**Toluidinblau** (Tolonium) — 300 mg/10 ml

*Indikation:* Methämoglobinbildner, z. B. Nitrat-, Anilin- und Nitritintoxikation

*Dosis:* 2 mg/kg KG

*Wirkung:* Komplexbildung

**4-Dimethyl-p-aminophenol** (4-DMAP) — 250 mg/5 ml

*Indikation:* Zynide, Blausäure

*Dosis:* 100–200 mg (3,25 mg/kg KG)

*Wirkung:* Bildung von Ferrihämoglobinzyanid

sofortiger Wirkungseintritt

**Physostigminsalicylat** (Anticholium) — 2 mg/5 ml

*Indikation:* akute Intoxikation mit trizyklischen Antidepressiva, Atropin, Alkohol

*Dosis:* 1–2 mg als Bolus, dann 2 mg/h im Perfusor

*Wirkung:* zentral gängiger Cholinesterasehemmstoff

*Cave:* Asthmatiker, Brechreiz, Bewußtseinsstörung

**Ethanol** (Alkoholkonzentrat 95 % Braun) — 20 ml-Amp. = 19 g!

*Indikation:* Methanolintoxikation

*Dosis:* initial 0,5 g/kg KG, dann mind. 0,1 g/kg KG/h

*Wirkung:* Sättigung der Alkoholdehydrogenase (gleicher Abbauweg wie Methanol)

## 7.9 Antikoagulanzien

**Heparin** (Heparin-Na Braun)

5000 IE/1 ml
10 000 IE/1 ml

*Indikation:* Thromboembolieprophylaxe, z. B. bei instabiler Angina pectoris, Herzinfarkt, Lungenembolie

*Dosis:* 5000 IE initial, dann 20–30 IE/kg KG/24 h

*Wirkung:* Aktivierung von Antithrombin III, dadurch indirekte Hemmung von Thrombin

*Kontraindikation:* hämorrhagische Diathese, frisches blutendes Ulkus o. ä.

**Streptokinase** (Streptase)

100 000/250 000/750 000 IE/Fl.

*Indikation:* akuter Myokardinfarkt <6 h, infarkttypischer Schmerz, typische ST-Hebung in mehr als 2 EKG-Ableitungen, >0,3 mV in Brustwand, >0,2 mV in Extremitätenableitungen

*Dosis:* 1,5 Mio. IE ad 50 ml NaCl 0,9 % in 60 min

*Wirkung:* zusammen mit Plasminogen wird Plasmin aktiviert

*Kontraindikation:* therapierefraktäre arterielle Hypertonie, hämorrhagische Diathese, florides Ulcus centriculi, diabetische Retinopathie Trauma/OP in den letzten 14 Tagen, Hämaturie, TIA, Apoplex oder ZNS-OP in den letzten 6 Monaten, Schwangerschaft und 1 Woche post partum, fortgeschrittenes Malignom, Streptokokkeninfekt in den letzten 6 Wochen, Thrombolyse in den letzten 6 Monaten

*Cave:* Aufklärung und Einverständnis des Patienten!

**t-PA** (Acilyse)

10/20/50 mg Amp./Trokkensubstanz

*Indikation:* wie Streptokinase, insbesondere bei Allergie oder Streptokokkeninfekt

*Dosis:* bei Myokardinfarkt 20 mg in 10 min, dann 80 mg im Perfusor über 1 h

*Wirkung:* „tissue-type-plasminogen-activator", aktiviert direkt Plasminogen am Ort der Thrombusbildung (höhere lokale Wirkung als Streptokinase), geringe systemische Wirkung

*Kontraindikation:* allgemeine Kontraindikation zur Lysetherapie

## 7.10
## Andere Medikamente

**Furosemid** (Lasix)

20 mg/2 ml und 40 mg/4 ml

*Indikation:* Lungenödem, forcierte Diurese, Oligurie, Süßwasserertrinken

*Dosis:* 20–40–80 mg

*Wirkung:* Schleifendiuretikum, Preloadsenkung

*Kontraindikation:* Exsikkose

*Nebenwirkungen:* Tachykardie, Übelkeit, Erbrechen

**Glukose 40 %**

4 g/10 ml

*Indikation:* Hypoglykämie

*Dosis:* 10–50 ml je nach Wirkung

*Wirkung:* Anhebung des Blutzuckerspiegels

*Nebenwirkungen:* Venenreizung

*Kontraindikation:* keine

**Oxytocin** (Syntocinon)

10 IE/ml

*Indikation:* postpartale atonische Nachblutung, inkompletter Abort

*Dosis:* 5–10 IE

*Wirkung:* direkte kontrahierende Wirkung auf die Uterusmuskulatur

*Kontraindikation:* drohende Uterusruptur

*Nebenwirkungen:* Vasokonstriktion, Tachykardie

**Metoclopramid** (Paspertin)

10 mg/2 ml

*Indikation:* Übelkeit, Erbrechen

*Dosis:* 10–20 mg langsam

*Wirkung:* Dopaminrezeptorbelegung im ZNS, Peristaltikförderung im oberen GI-Bereich

*Kontraindikation:* Ileus, Darmperforation

*Nebenwirkungen:* Dyskinesien, Müdigkeit, Benommenheit

# 7 Notfallmedikamente

**Cimetidin** (Tagamet)

*Indikation:* Prophylaxe von Überempfindlichkeitsreaktionen

*Wirkung:* $H_2$-Rezeptorblocker

*Nebenwirkungen:* Herzrhythmusstörungen, RR-Abfall

200 mg/2 ml

*Dosis:* 5 mg/kg KG

*Kontraindikation:* im Notfall keine

**Clemastinhydrogenfumarat** (Tavegil)

*Indikation:* Prophylaxe und Therapie histaminbedingter allergischer Reaktionen

*Wirkung:* H-Rezeptorblocker

*Nebenwirkungen:* Müdigkeit, Benommenheit

2 mg/5 ml

*Dosis:* 2–4 mg

*Kontraindikation:* im Notfall keine

**Methylprednisolon** (Urbason)

*Indikation:* anaphylaktische Reaktion, Status asthmatikus, Wirbelsäulentrauma

*Wirkung:* antiödemtös, Empfindlichkeit der Bronchialrezeptoren für β-Mimetika steigt

*Nebenwirkungen:* Blutzuckererhöhung, Pruritus, Nebennierenrindendepression

250/500/1000 mg Trockensubstanz

*Dosis:* 250–500–1000 mg, bei Wirbelsäulentrauma 30 mg/kg KG

*Kontraindikation:* im Notfall keine

# 8 Basisdiagnostik und -therapie

A. Windisch, K. Stange

*Zu den initialen Aufgaben des Notarztes am Notfallort gehören ein rascher, situativer Überblick über die allgemeine Gefahrenlage sowie die spezielle Einschätzung der individuellen Patientengefährdung.*

Die Aufgabe des Notarztes am Notfallort besteht sowohl in der schnellen, situativen Einschätzung der Gesamtgefahrlage wie auch speziell in der Einschätzung des Grades der Patientengefährdung. Die Basisdiagnostik umfaßt die Überprüfung der Vitalparameter Bewußtsein, Atmung, Kreislauf in einer orientierenden Untersuchung des Patienten sowie, soweit möglich, einer anamnestischen Erhebung. Nach Erfassen von Leitsymptomen sollte umgehend eine geeignete symptomatische Therapie zur Wiederherstellung oder Stabilisierung der Vitalfunktionen begonnen werden.

Die Kenntnis der Begleitumstände des Geschehens durch Eigen- bzw. Fremdanamnesen kann in diesem Zusammenhang für Verdachtsdiagnosen aber auch präklinische Basismaßnahmen durchaus hilfreich sein, wenn sie den zeitlichen Rahmen unmittelbaren Handlungsbedarfs nicht sprengen.

Die Basistherapie ist eine symptomatische Therapie zur präklinischen Sicherung der Vitalparameter. Sie ist dem Gefährdungszustand des Patienten angepaßt und darauf ausgerichtet, weiterem Schaden vorzubeugen und Schmerzen zu lindern. Unter diesem Gesichtspunkt ist es vorstellbar, daß beispielsweise ein herzinsuffizienter Patient nach entsprechender präklinischer Versorgung kreislaufstabil und beschwerdefrei ins nächstliegende Krankenhaus transportiert wird, wie es ebenso vorstellbar ist, daß er bei Eintreffen des Notarztes reanimationspflichtig ist: Die notwendigen Maßnahmen werden sich bei gleicher Diagnose (Herzinsuffizienz, Myokardinfarkt) bezüglich Dringlichkeit, Invasivität und Spezifität deutlich unterscheiden.

## 8.1 Bewußtsein

Bewußtseinsstörungen reichen von Unruhezuständen über Desorientiertheit bis zum tiefen Koma. Ursächlich kommen zahlreiche auslösende Krankheitsbilder von einer Hypoxie multipler Genese über neurologische Ausfallserscheinungen bis zu endokrinologischen Entgleisungen in Betracht.

Anamnestische Erhebungen beim noch ansprechbaren Patienten geben in der Präklinik einen ersten Überblick über seine Bewußtseinseinschränkung. Zusätzlich führt ein grob orientierender Reflexstatus, einschließlich der Schutzreflexe (cave: Aspiration!) zur weiteren Sicherung des Befundes. Desgleichen geben Geruchsfaktoren (Foeto ex ore, Azeton, toxische Substanzen wie Phosphorsäureester und andere) ebenso wichtige Hinweise wie eine äußere Inspektion des Schädels auf traumatische Einflüsse. Krampfanfälle sind in generalisierte und lokalisierte Krämpfe mit oder ohne Bewußtseinsverlust zu unter-

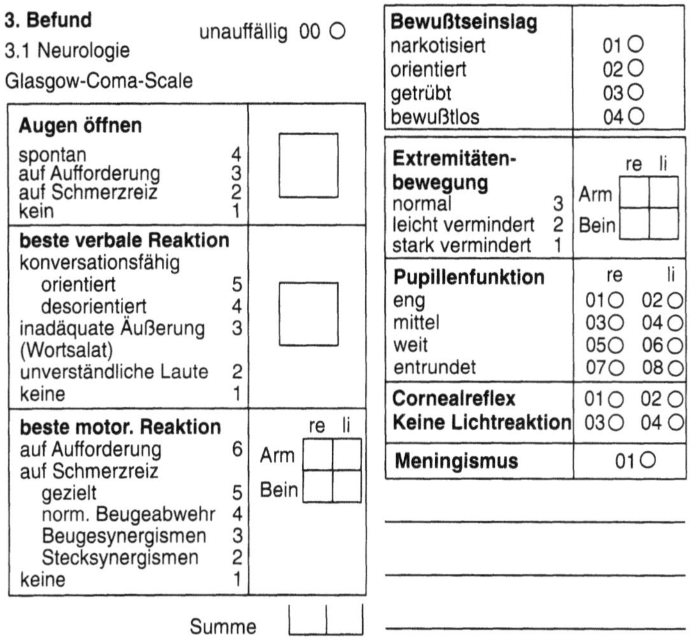

# 8 Basisdiagnostik und -therapie

**Abb. 8-1.** Glasgow-Coma-Scale des DIVI-Protokolls

```
3. Befund                    unauffällig  00 ○
3.1 Neurologie
Glasgow-Coma-Scale
```

| Augen öffnen | |
|---|---|
| spontan | 4 |
| auf Aufforderung | 3 |
| auf Schmerzreiz | 2 |
| kein | 1 |

| beste verbale Reaktion | |
|---|---|
| konversationsfähig orientiert | 5 |
| desorientiert | 4 |
| inadäquate Äußerung (Wortsalat) | 3 |
| unverständliche Laute | 2 |
| keine | 1 |

| beste motor. Reaktion | | re | li |
|---|---|---|---|
| auf Aufforderung | 6 | Arm | |
| auf Schmerzreiz gezielt | 5 | Bein | |
| norm. Beugeabwehr | 4 | | |
| Beugesynergismen | 3 | | |
| Stecksynergismen | 2 | | |
| keine | 1 | | |

Summe ☐☐☐

| Bewußtseinslag | |
|---|---|
| narkotisiert | 01 ○ |
| orientiert | 02 ○ |
| getrübt | 03 ○ |
| bewußtlos | 04 ○ |

| Extremitäten-bewegung | | re | li |
|---|---|---|---|
| normal | 3 | Arm | |
| leicht vermindert | 2 | Bein | |
| stark vermindert | 1 | | |

| Pupillenfunktion | re | li |
|---|---|---|
| eng | 01 ○ | 02 ○ |
| mittel | 03 ○ | 04 ○ |
| weit | 05 ○ | 06 ○ |
| entrundet | 07 ○ | 08 ○ |

| Cornealreflex | 01 ○ | 02 ○ |
|---|---|---|
| Keine Lichtreaktion | 03 ○ | 04 ○ |

| Meningismus | 01 ○ |
|---|---|

scheiden. Die Überprüfung auf das Vorliegen von Pupillendifferenz, Meningismus, Paresen, seitendifferenter oder pathologischer Reflexe ist unabdingbarer Bestandteil der neurologischen Befunderhebung.

Die häufigste und damit sehr naheliegende endokrinologisch bedingte Bewußtseinseinschränkung ist in der Präklinik die Zuckerverwertungsstörung, die – neben dem klinischen Bild – leicht mit Hilfe der Blutzuckerbestimmung mittels Teststreifen zu verifizieren und zu therapieren ist. Andere endokrinologische Dysregulationen bedürfen weiterführender Diagnostik in der Klinik.

Die Einschätzung des Schweregrades einer Bewußtlosigkeit und ihre Verlaufsdokumentation erfolgt nach den Beurteilungskriterien der Glasgow-Coma-scale. Die Dokumentation gilt als obligat und ist fester Bestandteil des Notarzteinsatzprotokolls nach den Empfehlungen der DIVI (Abb. 8-1).

In der Regel gelten Patienten, die weniger als 7 Punkte dieses Scoresystems erreichen, als intubationspflichtig.

*Bewußtseinseinschränkungen sind ihrem Ausmaß nach in der Glasgow-Coma-Scale zu protokollieren.*

## 8.2 Atmung

Notfallpatienten mit begründetem Verdacht auf vorliegende Atemstörungen werden nach kurzer Eigenanamnese zunächst inspiziert. Die Beobachtung des Patienten ermöglicht bereits eine grobe Beurteilung der Oxygenierung über das Kolorit von Haut und Schleimhäuten. Zu beachten ist, daß bei Hämoglobinwerten von weniger als 5 g/dl eine Zyanose nicht mehr sichtbar ist. Zusätzlich informiert die Inspektion des Patienten über seine Atemmechanik, wobei einseitige Atemexkursionen, Hechelatmung, Atemmuster vom Typ Biot, Cheyne-Stokes und Kußmaul, sowie paradoxe und Zwerchfellatmung ohne weiteres zu differenzieren sind (Abb. 8-2).

**Abb. 8-2.** Atemtypen

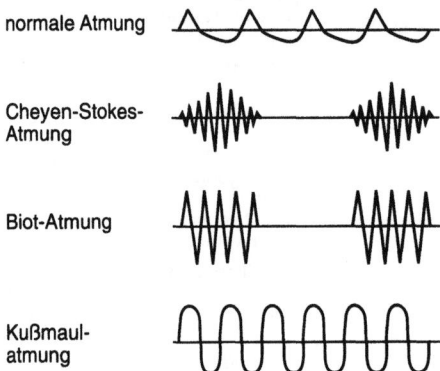

**Sorgfältige Inspektion, Palpation und Auskultation weisen häufig den Weg zur Verdachtsdiagnose einer Atemstörung.**

Ein Hautemphysem, als dringender Hinweis auf einen Pneumothorax, wird einer eingehenden Inspektion sowie zusätzlicher Palpation und Auskultation ebenso wenig entgehen wie ein instabiler Thorax bei Rippenserienfrakturen. Auch führen nicht selten Distanzgeräusche wie in- und exspiratorischer Stridor oder Rasselgeräusche beim Lungenödem zu einer schnellen Diagnosefindung. Neben den elektrokardiographischen Ableitungen erlaubt die kontinuierlich abgeleitete, nichtinvasive Methode der Pulsoxymetrie eine Beurteilung der Oxygenation und stellt einen obligaten Bestandteil des präklinischen Monitorings dar. Die pulsoxymetrisch gemessene $O_2$-Sättigung gibt den prozentualen Anteil des $O_2$-tragenden Hämoglobins am Gesamthämoglobin an. Allerdings gibt sie keine Auskunft über das den Organen zur Verfügung stehende $O_2$-Angebot, das ebenso vom Hämoglobingehalt wie auch vom Herzzeitvolumen abhängt. Probleme der Interpretation des angezeigten Meßwertes können bei Dislokation des Sensors, Bewegungsartefakten, schlechter Durchblutung infolge Zentralisation und der Ableitung über lackierte Fingernägel auftreten, ebenso beim Vorhandensein von Carboxy-Hämoglobin und Met-Hämoglobin. Während Carboxy-Hämoglobin immer zu falsch hohen Messungen führt, führt Met-Hämoglobin bei einer normalen $O_2$-Sättigung (95–100 %) zu falsch niedrigen Werten, bei schlechter $O_2$-Sättigung (weniger als 85 %) jedoch zu falsch hohen Messungen.

**Die Pulsoxymetrie ist – richtig beurteilt – unerläßlicher Bestandteil des präklinischen Monitoring.**

**Die Kapnometrie kann als Indikator effektiver Reanimationsmaßnahmen herangezogen werden.**

Die kontinuierliche Messung des endexspiratorischen Kohlendioxids wird als Kapnometrie bezeichnet und ermöglicht bei beatmeten Patienten eine Beurteilung der adäquaten Ventilation. Allerdings kann sich beim Vorliegen pulmonaler Ventilations- und/oder Perfusionsstörungen das endexspiratorisch gemessene Kohlendioxid erheblich vom $CO_2$-Gehalt des Blutes unterscheiden. Über eine Verminderung der Lungendurchblutung führt ein vermindertes Herzzeitvolumen ebenso zur Erniedrigung des endexspiratorischen Kohlendioxids. Bei Messung des endexspiratorischen Kohlendioxids im Rahmen von Reanimationen kann somit auf die Effektivität der Herzdruckmassage geschlossen und gegebenenfalls eine prognostische Aussage getroffen werden.

## 8.3
## Kreislauf

Der Kreislauf wird orientierend durch das Tasten peripherer oder zentraler Pulse der A. radialis, der A. carotis oder femoralis beurteilt. Zusätzlich erlaubt die Inspektion des Patienten auf seinen Hautturgor und das Vorliegen von Stauungszeichen (Jugularvenen) Rückschlüsse über die Kreislaufeffizienz. Der Auskultationsbefund des Herzens komplettiert den diagnostischen Untersuchungsgang. Herzfrequenz und Blutdruck werden in regelmäßigen, angemessenen Abständen bestimmt, wobei zu beachten ist, daß ein normales Blutdruckverhalten noch nicht den Schluß auf ein ausreichendes Herzzeitvolumen und damit eine ausreichende $O_2$-Versorgung der Organe, beispielsweise bei der Zentralisation, zuläßt.

Das EKG wird in der Regel mit einem akkubetriebenen Dreikanalgerät abgeleitet, das zudem über einen Schreiber zur Dokumentation, einen Defibrillator und einen transthorakalen Schrittmacher verfügt. Diagnostisch können Herzrhythmusstörungen, Infarktbilder sowie Störungen der Erregungsrückbildung ermittelt werden, wobei Bewegungsartefakte, Muskelzittern oder elektrische Interferenzen bei der Interpretation der Ableitung berücksichtigt werden müssen. Zusätzlich haben die Befunde mit der Klinik zu korrelieren, bei einer Nullinienableitung sind vor Reanimationsmaßnahmen sorgfältig Elektrodenanschluß und Amplitudeneinstellung in mehreren Ableitungen zu überprüfen. EKG, Pulsoxymetrie und ggf. Kapnometrie bilden Standardverfahren im kontinuierlichen Monitoring des präklinischen Notfallpatienten.

*Die Kreislaufeffizienz ist durch Palpation der zentralen Pulse, RR-Messung und EKG-Monitoring zu beurteilen.*

## 8.4
## Verletzungen

Der grob orientierende Untersuchungsgang beim Notfallpatienten schließt selbstverständlich eine vollständige Erfassung möglicher innerer und äußerer Verletzungen ein. Bei der Untersuchung ist auf systematisches Vorgehen zu achten. Beginnend mit der Schädelregion wird der Patient unter Berücksichtigung der Eigen- bzw. Fremdanamnese nach Verletzungen untersucht. Danach wird nach Läsionen der Wirbelsäule über eine Prüfung der Extremitätenbeweglichkeit, der Sensibilität und der groben motorischen Kraft sowie nach lokalen Verletzungen im Wirbelsäulenbereich gefahndet. Besondere Vorsicht und Aufmerksamkeit muß der Untersuchung der Halswirbelsäule gewidmet werden, wobei bei geringsten pathologischen Anhaltspunkten eine stabilisierende Halskrawatte anzulegen ist. Thoraxverletzungen können auskultatorisch, palpatorisch und vom Aspekt der Atemmechanik und des Hautkolorits eingeschätzt werden. Abdomen und Retroperitoneum sind auf mögliche innere Verletzungen, vor allem Blutungen palpatorisch zu überprüfen, wobei Schonhaltungen und heftige Abwehrschmerzen richtungsweisend sein können. Inwieweit das Messen des Bauchumfanges wesentliche diagnostische Informationen liefert, hängt weitgehend vom Ernährungszustand des Patienten ab, bei Kindern könnte es jedoch von gewisser Aussagekraft sein. Die Beckenstabilität wird durch Druck auf die Beckenschaufeln beidseits geprüft. Bei der Untersuchung von Extremitätenverletzungen ist neben den knöchernen Läsionen auf

*Der grob orientierende Untersuchungsgang bei vermuteten Verletzungen sollte systematisch vom Kopf distalwärts erfolgen.*

Gefäßbeteiligung zu achten und ein Status der arteriellen Pulse zwingend notwendig.

Das Vorliegen von Schädel-, Wirbelsäulen-, Thorax-, abdominellen Traumata sowie Extremitätenverletzungen erfordert vom Notarzt eine situative und sorgfältige Einschätzung des Ausmaßes und der akuten vitalen Bedrohung des Patienten. Hiernach richtet sich die Dringlichkeit und Invasivität sofortiger therapeutischer Maßnahmen.

**Verletzungsmuster bei Mehrfachverletzungen (nach Schweiberer et al. 1984, Lauterjung et al. 1987, Böddeker et al. 1993).**

- Polytraumatisierte haben im Mittel ca. 6–8 Einzelverletzungen

- *Einzelverletzungen im Gesamtkollektiv:*

  | | |
  |---|---|
  | Extremitätenfrakturen | ca. 80 % |
  | Schädel-Hirn-Trauma | ca. 75 % |
  | Abdominaltrauma | 37 % |
  | Thoraxtrauma | 30–65 % |
  | Beckenfrakturen | 21 % |
  | Wirbelsäulenverletzungen | 14 % |

- *häufige Verletzungskombinationen:*

  | | |
  |---|---|
  | SHT + Thorax + Extremitäten | 28 % |
  | SHT + Extremitäten | 22 % |
  | SHT + Abdomen + Thorax + Extr. | 16.5 % |
  | SHT + Abdomen + Extremitäten | 6.5 % |
  | SHT + Thorax | 6.3 % |
  | Thorax + Extremitäten | 5.2 % |

## 8.5
## Anamnese

**Gezielte Fragen über das Notfallgeschehen in Form von Eigen- bzw. Fremdanamnese führen häufig zu Verdachtsdiagnosen.**

Anamnestische Erhebungen bei Notfallpatienten im präklinischen Bereich können wesentliche, für die Diagnostik zeitsparende Hinweise auf die erkrankten bzw. verletzten Organsysteme liefern. Oftmals ist allerdings in der Präklinik eine Eigenanamnese nicht oder nur in begrenztem Umfang durchführbar, wobei der Notarzt den Wert der Angaben in den Kontext des Notfallgeschehens zu stellen hat. Im Vordergrund der Fragen stehen Informationen über das mentale und neurologische Befinden (kurzfristige Bewußtlosigkeit, Erinnerung, Beweglichkeiten, Schmerzen usw.), in deren Verlauf auch gezielt das aktuelle Beschwerdebild hinterfragt wird. Zusätzliche Informationen über nicht unbedingt im Zusammenhang des Notfalls stehende Grunderkrankungen (Diabetes mellitus, Krampfanamnese, Medikamente) sind hilfreich und können ggf. in die Primärtherapie einfließen.

Vor allem bei bewußtlosen, geriatrischen, psychiatrischen und unter einer Schocksymptomatik stehenden Patienten sowie bei Kindern sind Eigenanamnesen nicht zu erheben, so daß der Notarzt auf Fremdanamnesen angewiesen ist. Hierbei gilt, mit gezielten Fragen das Wesentliche über das Notfallgeschehen ausfindig zu machen, wobei zeitaufwendige Diskussionen zu vermeiden sind. Von Interesse sind Beobachtungen, die den Notfallhergang beschreiben und auf Grund derer informative Rückschlüsse auf das Verletzungsmuster und das Ausmaß des Krankheitsbildes gezogen werden können.

In Extremsituationen, wie sie beispielsweise Schadensereignisse mit eingeklemmten, eingeschlossenen, verschütteten Patienten darstellen, aber auch im Rahmen von Hochspannungsunfällen, Bränden oder in der Berg- und Seerettung kommt der ersten verbalen Kontaktaufnahme zum Patienten eine wichtige Bedeutung für die weiteren Schritte der präklinischen Maßnahmen zu. In diesen Fällen ist eine enge Zusammenarbeit mit dem technischen Rettungsdienst unerläßlich, eine Rettung erst mit Hilfe des technischen Personals möglich. In solchen Situationen ist neben den medizinischen Belangen ein einfühlsames, vor allem beruhigendes verbales Verhalten des Notarztes notwendig*.

*Extremsituationen erfordern einfühlsames verbales Verhalten des Notarztes.*

## 8.6
## Situativ adäquates Procedere bei der Rettung

Ein bedeutsamer Stellenwert ist dem situativ adäquaten Handeln des Rettungspersonals am Ort des Notfallgeschehens beizumessen. Erfahrung und daraus resultierende Übersicht beim Erfassen von Notfallsituationen zeichnen ein Notfallteam aus. Maßnahmen des Eigenschutzes haben vor blindem Aktionismus zu stehen. Dazu zählt zuallererst das übersichtliche, nicht gefährdende Abstellen der Rettungsmittel am Notfallort. Beträchtliche Eigengefährdung entsteht durch ausgelaufenes Öl oder Benzin, brennende Gegenstände unter Einbeziehung der Windrichtung, herabstürzende Materialien usw. Maßnahmen des Eigenschutzes sind situativ und von Fall zu Fall neu einzuschätzen und unbedingt mit der technischen Einsatzleitung abzusprechen.

*Maßnahmen des Eigenschutzes am Notfallort haben vor blindem Aktionismus zu stehen. Eine enge Zusammenarbeit mit den technischen Hilfsdiensten ist unerläßlich.*

Häufig ist in diesem Zusammenhang zu beobachten, daß das Rettungspersonal – und hier besonders die Ärzteschaft (langer Arztkittel, Stationsschuhwerk) – beim Notfalleinsatz unzulässig gekleidet ist. Nach den neuesten Vorschriften der Unfallverhütung durch den Bundesverband der Unfallversicherungsträger (GUV 207.10, 1996) hat das Rettungspersonal bei Einsatz im fließenden Verkehr Warnschutzkleidung zu tragen, ferner ist die Benutzung von Schutzhelmen mit Nackenschutz und Visier in gefährlichen Situationen vorgeschrieben. Sicherheitsschuhe mit Stahlkappen und durchtrittsicherer Sohle und hohem Schaft sind zu tragen sowie Lederschutzhandschuhe anzuziehen. Zusätzliche Sicherungen sind entsprechend den Unfallverhütungsvorschriften der Feuerwehren bei Bedarf zu ergreifen. Hierunter fällt das Anlegen umluftunabhängiger Atemschutzgeräte, für die gemäß den berufsgenossenschaftlichen Vorschriften Notarzt und Rettungspersonal eingewiesen sein müssen.

Die Erfahrung zeigt, daß in der Praxis der Notarzt wenig Kenntnisse über die Möglichkeiten der technischen Hilfeleistung besitzt, wie umgekehrt die technischen Hilfsdienste (Feuerwehr o.a.) lückenhafte Vorstellungen über die medizinische Versorgung der Patienten haben. Auf die daraus resultierenden Abstimmungsprobleme wird deshalb im Kapitel 47 dieses Buches besonders eingegangen.

---
* Es sei an dieser Stelle darauf verwiesen, daß Kapitel 47 dieses Buches auf die psychologische Thematik von Notfallsituationen eingeht.

## 8.7
## Primäre Lagerung

Adäquate Lagerungsmaßnahmen stellen einen wesentlichen Teil der Primärtherapie im präklinischen Bereich dar.

Nach den Rettungsmaßnahmen hat eine dem Krankheitsbild wie auch dem Verletzungsmuster des Patienten entsprechende Lagerung zu erfolgen. Die Bedeutung der Lagerungsmaßnahmen liegt in der Schmerzlinderung, in der Vermeidung von Atembehinderung, in der Aspirationsprophylaxe, im Eindämmen von Blutverlusten, schließlich in der Prophylaxe von drohenden Sekundärschäden. Patienten, bei denen Störungen des Bewußtseins infolge von Koma, Somnolenz, Stupor diagnostiziert werden, die aber über eine suffiziente Atemfunktion ohne Begleitverletzungen – welche eine Speziallagerung erforderlich machen könnten – verfügen, werden in der Regel zur Aspirationsprophylaxe nach Inspektion des Pharynxbereiches in die stabile Seitenlage gebracht, wobei der Kopf überstreckt sein sollte.

Krankheitsbilder, in denen Atemnot im Vordergrund steht (Lungenödem, Obstruktion) bedürfen einer Oberkörperhochlagerung zur Entlastung des intraabdominellen Druckes und damit zur Motilitätsverbesserung des Zwerchfells. Beim akuten Lungenödem empfiehlt sich zusätzlich, die Beine tief zu lagern bzw. herabhängen zu lassen, um über den Effekt des venösen Blutpoolings eine Vorlastsenkung zu erreichen. Eine ähnliche Lagerung ist, wenn es die Kreislaufverhältnisse zulassen, beim Bild des kardiogenen Schocks anzustreben.

Thoraxverletzungen bedürfen einer Ruhigstellung der verletzten Seite („sunny side up") bei Oberkörperhochlagerung. Flachlagerung mit ggf. Beinhochlagerung ist bei sich abzeichnendem Volumenmangel – bzw. Volumenverteilungsschock – indiziert. Eine Kopftieflagerung (bis 15°) erhöht die Aspirationsgefahr und schränkt die Zwerchfellbeweglichkeit ein, ist aber in Seitenlagerung durchführbar.

Schwangere sind in leichter Linkslagerung vor der Gefahr des aortokavalen Syndroms, d.h. vor der Flußbehinderung der großen Gefäße durch Kompression des Uterus zu schützen.

Schädel-Hirn-Trauma-Patienten sind zur Verbesserung des venösen Rückstroms in einer Oberkörpererhöhung von 15–30°, ggf. auf die Seite zu lagern. Bei vermuteter Wirbelsäulenläsion hat allerdings die horizontale Ruhigstellung auf der Vakuummatratze mit stabilisierendem Kopfzug (Halskrawatte) Priorität.

Zur Entlastung des Abdomens sind Bauchverletzungen in leichter Oberkörperhochlage und mit einer durch eine Knierolle abgewinkelten Extremitäten zu stabilisieren.

Extremitätenverletzungen sind zur Vermeidung von Sekundärschäden zu reponieren und zu schienen. Hilfsmittel schonender Lagerungsmaßnahmen sind Schaufeltrage, Vakuummatratze, ggf. Schockhose, die situativ eingesetzt werden sollten. Die Lagerung polytraumatisierter Patienten richtet sich nach der jeweils im Vordergrund stehenden Organbedrohung und bedarf ebenfalls situativer Vorgehensweise.

## 8.8 Atmung

Beim Vorliegen von respiratorischen Störungen werden Mundhöhle und Nasen-Rachen-Raum zunächst auf Fremdkörper untersucht, entweder manuell oder mit Hilfe eines Holzspatels, einer Absaugpumpe oder einer Magill-Zange unter laryngoskopischer Sicht. Bei Verlegung des supraglottischen Raumes ist eine notfallmäßige Koniotomie durchzuführen. Hier wird bei überstrecktem Hals nach Durchtrennung des Lig. conicum zwischen Schild- und Ringknorpel ein Trachealtubus bzw. eine großlumige Verweilkanüle plaziert. Verlegungen der Atemwege durch die Zunge werden durch den Esmarch-Handgriff, d.h. durch Überstrecken des Kopfes und Anheben des Kinns, verhindert.

Nicht ganz unproblematisch ist nach Aspiration eines Fremdkörpers, dessen Beseitigung durch den sog. Heimlich-Handgriff, bei dem eine durch einen Helfer von hinten durchgeführte, ruckartige Komprimierung des distalen Thoraxdrittels den Fremdkörperbolus mobilisieren soll. Bei diesem Manöver besteht die Gefahr intraabdominaler Verletzungen.

Zur Atemsicherung der oberen Luftwege bei ausreichender Spontanatmung dienen neben dem Esmarch-Handgriff auch das Einlegen eines oropharyngealen Güdel-Tubus oder eines nasopharyngealen Wendl-Tubus, der allerdings bei Gesichtsschädelverletzungen wegen Perforationsgefahr nicht verwendet werden sollte.

Bei unzureichender Spontanatmung ist nach entsprechender Präoxygenierung mit Hilfe einer Ambumaskenbeatmung der Patient orotracheal zu intubieren. Häufig ist zu einer sog. Crashintubation eine flankierende Anästhesie unumgänglich, die aus einem Hypnotikum, Analgetikum und einem kurzwirkenden Relaxans bestehen sollte. Alle Beatmeten, aber auch viele spontan atmende Patienten bedürfen der $O_2$-Zufuhr. Sauerstoff ist eines der wichtigsten Medikamente der Notfallmedizin. Seine Gabe ist spätestens dann obligat, wenn die pulsoxymetrisch gemessene, periphere $O_2$-Sättigung unter 90 % abfällt. Bei $O_2$-Applikation über eine Gesichtsmaske mit einem Flow von 6 l/min kann ein $F_IO_2$ von 40 % erreicht werden. Höhere Flowraten werden vom Patienten häufig nicht toleriert und führen zu einer Steigerung des $F_IO_2$ auf höchstens 50 %. Gleiches gilt für die Beatmung mit Hilfe eines Beatmungsbeutels. Die maschinelle Beatmung des Notfallpatienten ist immer eine kontrollierte Beatmung. Die in der Präklinik zur Verfügung stehenden Beatmungsgeräte (Medumat, Oxylog) sind relativ einfach zu bedienen. Richtwerte für die Einstellung des Gerätes liegen bei einem Zugvolumen von 10 ml/kg KG bei einer Frequenz von 12–14/min und einem $F_IO_2$ von 1,0. Das Einstellen eines positiven endexspiratorischen Druckes (PEEP) von etwa 5 mbar ist in Erwägung zu ziehen und richtet sich nach der Kreislauf- und Lungenfunktion.

> Die Sicherstellung der Atmung des Patienten durch orotracheale Intubation sollte im Zweifel eher großzügig gehandhabt werden.

> Sauerstoff ist eines der wichtigsten Medikamente in der Notfallmedizin.

## 8.9 Kreislauf

Störungen im Kreislaufverhalten stellen – neben denen des Bewußtseins und der Atmung – immer eine vitale Bedrohung für den Patienten dar und erfordern unverzügliches Eingreifen des Notarztes. Je nach Ursache können sie sich

**Die primäre Basismaßnahme und die Voraussetzung für die Behandlung von Störungen des Kreislaufs besteht in der Plazierung sicherer, möglichst großlumiger intravenöser Verweilkanülen.**

auf hypertoner und hypotoner Ebene bewegen. Neben ausreichender Oxygenierung und suffizienter Lagerung sind Volumengaben und Medikamentenapplikation zur Stabilisierung der Kreislauffunktion unabdingbar. Voraussetzung hierfür ist das Legen sicherer venöser Zugänge. Dabei werden zunächst periphere Verweilkanülen mit Zuspritzmöglichkeiten als einfaches, schnelles und komplikationsarmes Verfahren intravasal inseriert. Unter venöser Stauung werden zunächst vorzugsweise die Venen der oberen Extremitäten von distal beginnend (Handrücken) punktiert, um ggf. bei Fehlpunktion die Venen proximal erneut punktieren zu können.

Nach Anlegen venöser Verweilkanülen ist eine sorgfältige und solide Pflasterarmierung von großer Bedeutung. Eine Reihe von unterschiedlichen Kalibergrößen steht zur Verfügung, wobei einer Kanüle mit hoher Durchflußrate immer der Vorzug zu geben ist.

Mißlingt im Rahmen einer zunehmenden Zentralisation die Punktion an den Armvenen, stehen sowohl Beinvenen als auch die V. jugularis externa als Alternativen zur Verfügung.

Das Legen zentralvenöser Zugänge birgt gegenüber der Punktion peripherer Venen ein deutlich höheres Risiko für den Patienten, nicht nur durch die oft unvermeidlich unsterilen Gegebenheiten, sondern auch durch die Gefahr von Fehlpunktion in benachbarte Arterien bzw. Lungenstrukturen. Bei extrem hypovolämen Patienten ist der Zwischenfall einer Luftembolie nicht auszuschließen. Der Zeitaufwand kann zudem beträchtlich sein, was die Relation zum Nutzen in Frage stellt. Beim Legen zentralvenöser Zugänge werden in Seldinger-Technik oder aber auch über eine großlumige Kanüle Verweilkatheter inseriert. Dazu stehen die beidseitigen Vv. jugularis interna, subclavia interna, femoralis interna, brachiocephalica zur Verfügung. Selbst im Notfall gebietet die Sorgfaltspflicht, zentralvenöse Katheter nur unter EKG-Monitoring zu legen, so daß kardiale Irritationen beim Inserieren des Katheters unverzüglich sichtbar bzw. hörbar werden.

Aus diesem Grunde hat die Punktion zentraler Venen im präklinischen Bereich als Ultima ratio zu gelten. Zur Behandlung eines extrem zentralisierten und hypovolämen Patienten mit stark blutenden Verletzungen empfiehlt es sich, großlumige zentralvenöse Katheter zu inserieren, wobei sich Dialysekatheter (Sheldon-Katheter) als auch Einführbestecke (sog. Schleusen) für Pulmonaliskatheter anbieten.

Vor allem bei Kleinkindern kann es auch für Geübte außerordentlich schwierig sein, innerhalb eines tolerablen Zeitintervalls einen venösen Zugang zu finden. Gelingt dies nicht, selbst über Kopfvenen, sollte der intraossäre Zugang gewählt werden. Hier werden spezielle Knochenmarkkanülen mit Mandrin an der proximalen Tibiavorderseite bis in den Markraum vorgeschoben. Die Kanüle wird anschließend am Knochen fixiert. Auf steriles Vorgehen ist Wert zu legen.

Ist es nicht möglich, den Patienten mit einem venösen Zugang zu versorgen, ist bei rapider Verschlechterung seines kardiopulmonalen Zustandes nach notfallmäßiger Crashintubation daran zu denken, Adrenalin, Atropin und auch Xylocain in Kochsalzverdünnung über den Tubus intratracheal zu applizieren, um einen Therapiebeginn zu gewährleisten und Zeit für eine neuerliche Punktion zu gewinnen.

## 8.10
## Herz

Das akute Herzversagen basiert auf einer Störung seiner Pumpfunktion, in dessen Folge die Vitalfunktionen Respiration und Kreislauf in Form von $O_2$-Austausch- und Transportinsuffizienz mit einbezogen werden. Die Pumpeinschränkung ist gekennzeichnet durch ein Vorwärtsversagen mit Minderversorgung des zu durchblutenden Stromgebietes aber auch durch ein Rückwärtsversagen mit den Zeichen intravasaler Druckerhöhung und Stauung. Zudem können sich Pumpdefekte in einem Ventrikelsystem (Linksherz-, Rechtsherzversagen) manifestieren, aber auch von beiden Ventrikelsystemen (globales Versagen) ausgehen. Das Ursachenspektrum für ein akutes Herzversagen reicht von chronischer Myokardinsuffizienz (KHK, hypertone Herzkrankheit, Klappenvitien, Kardiomyopathien) über eine Motilitätsbeeinträchtigung (Herzbeuteltamponade, Kontusionen, neurologische Defekte, Hämatoperikard, Infarkte, plötzlicher Herztod) bis zu Störungen pulmonaler (Lungenembolie, akute Exazerbation bei chronischem Cor pulmonale, Traumen) und zirkulatorischer (Volumenmangelschock, Thrombembolien) Genese. Ein akutes Herzversagen mit nachgewiesener Asystolie bzw. Kammerflimmern erfordert eine umgehende kardiopulmonale Reanimation. Lebensrettende Basismaßnahmen, im angelsächsischen Sprachgebrauch als BCLS („basic cardiac life support") bezeichnet, müssen innerhalb der ersten 4 min nach Eintritt des Kreislaufstillstandes erfolgen. Sie bestehen in der Sicherung der Atemwege bei Bewußtlosigkeit, in der Beatmung durch entsprechende Atemspenden, bei fehlender Atmung, in der Wiederherstellung der Zirkulation bei Pulslosigkeit in Form von extrathorakaler Herzdruckmassage. In der zweiten Phase der Reanimation, der sog. ACLS („advanced cardiac life support") werden dann die begonnenen Maßnahmen durch endotracheale Intubation, venösen Zugang, EKG-Diagnostik, Defibrillation, Schrittmachertherapie, Medikamentenapplikation intensiviert[*].

**Das akute Pumpversagen des Herzens erfordert zunächst lebensrettende Basismaßnahmen (BCLS), denen stabilisierende Intensivmaßnahmen (ACLS) zu folgen haben.**

Die Reanimationsmaßnahmen können in der Ein- oder Zweihelfermethode erfolgen. Die Effizienz zeigt sich im Wiedereinsetzen der elektrischen Aktivität und konsekutiven Pumpleistung, im Wiedereinsetzen einer Spontanatmung, schließlich, über ein Engwerden der Pupillen, in der Wiederkehr des Bewußtseins. Liegt ein asystoler Kreislaufstillstand länger zurück als die Wiederbelebungszeit des Gehirns (3–5 min) beträgt, sind die Aussichten auf eine erfolgreiche Wiederbelebung mit einer Restitutio ad integrum gering. Die zerebrale Wiederbelebungszeit verlängert sich bei Reanimationsmaßnahmen unterkühlter Patienten. Etwa 50 % der präklinisch reanimierten Patienten zeigen bleibende neurologische Funktionsstörungen. Eine Reanimation sollte nach einem zerebralen Kreislaufstillstand von mehr als 30 min (weite lichtstarre Pupillen, fehlende Spontanatmung), nach einer therapierefraktären Asystolie von mehr als 30 min und bei gesicherter Kenntnis infauster Vorerkrankungen (z.B. Karzinom im Terminalstadium) beendet werden.

---

[*] In diesem Zusammenhang wird auf Kapitel 11 verwiesen, das die kardiopulmonale Wiederbelebung zum Inhalt hat. Die Kapitel 14 und 15 beschäftigen sich ausführlich mit kardialen Rhythmusstörungen.

## 8.11
## Traumaversorgung

Während Verletzungen einzelner Organsysteme durch einzelne therapeutische Maßnahmen im allgemeinen stabilisiert werden können, bildet die Kategorie der Mehrfachverletzten insofern eine Herausforderung für den behandelnden Notarzt, als er eine situative Bewertung der verletzten Organsysteme durchführen muß und unter Zeitdruck schwerwiegende diagnostische und therapeutische Entscheidungen zu fällen hat. Die Versorgung der Initialphase nach dem Trauma ist deshalb von wesentlicher Bedeutung für den weiteren Krankheitsverlauf des Patienten. Verzögerte und unterlassene Therapie in der Initialphase führen nachgewiesenermaßen zu einer erhöhten Sterblichkeit. Zur Vermeidung schwerwiegender Fehler in Form einer Unterschätzung des Verletzungsausmaßes in der präklinischen Phase sowie zur Vermeidung des zögerlichen Beginns einer angemessenen therapeutischen Intervention sind in der folgenden Übersicht gewisse Versorgungsgrundregeln tabellarisch aufgeführt.

*Der Handlungsablauf der initialen Therapie ist für den weiteren Krankheitsverlauf eines Polytraumatisierten von wesentlicher Bedeutung („golden hour of trauma").*

**Grundregeln für die Versorgung des polytraumatisierten Patienten**

- Der Patient ist schwerer verletzt, als beim ersten Anschein erkennbar.
- Die Einschätzung der Verletzungsschwere richtet sich nicht nach dem zunächst erkennbaren Verletzungsmuster, sondern nach der Einschätzung des Gewaltausmaßes beim Unfallgeschehen (Sturz aus großer Höhe, Überrollung, Rasanztrauma).
- Der Zustand des Patienten verschlechtert sich bis zum Gegenbeweis.
- Die Rücknahme einer begonnenen Maximaltherapie ist für den Patienten ungefährlich, eine Therapieverzögerung hingegen lebensgefährlich.
- Der Patient wird bis zum Gegenbeweis behandelt als hätte er eine instabile HWS-Fraktur.
- Patienten mit bestimmten Verletzungsmustern (relevante Verletzung einer Körperhöhle und Fraktur langer Röhrenknochen, schwere Verletzung einer Körperhöhle oder relevante Verletzung zweier Körperhöhlen u.ä.) sind im traumatisch-hämorrhagischen Schockzustand, auch wenn dieser noch nicht nachweisbar ist.
- Je kürzer das symptomfreie Intervall, desto gravierender und ausgedehnter ist der Primärschaden und die davon ausgehende Gefährdung.
- Jeder Traumapatient muß vollständig entkleidet und vollständig klinisch untersucht werden.

## 8.12
## Basismedikamente

Die Basismedikamente, die in diesem Kapitel im Zusammenhang mit den therapeutischen Maßnahmen bei Störungen vitaler Organfunktionen erwähnt werden, sind in Dosierung, pharmakologischer Wirkung und Indikationsbereich ausführlich in den Kapiteln 7 und 15 abgehandelt. Auf eine neuerliche tabellarische Auflistung wird deshalb an dieser Stelle verzichtet.

## Literatur

Arbeitsgemeinschaft der in Bayern tätigen Notärzte e. V. (1992) Mit der technischen Hilfe auseinandersetzen. Kongreßbericht 9. Notfallmedizin 18: 286-291

Bergmann H (1992) Die wissenschaftliche Basis der kardiopulmonalen und zerebralen Reanimation. AINS 27: 196-204

Böddeker W, Reith HB, Smektala R, Martin D, Kirchner W, Luka M, Waleczek H (1993) Analyse der polytraumatisierten Patienten von 1981-1991. In: Kozuschek W, Reith AB (Hrsg) Das Polytrauma, Diagnostik - Therapie. Karger, Freiburg, S 296-305

Brambrink A (1992) Transportable Kapnometer. Notfallmedizin 18: 272-276

Deller A (1990) Freihalten der Atemwege. Notfallmedizin 16: 750-751

Fiser DH (1990) Intraosseous infusion. N Engl J Med 322 (22): 1579-1581

Gervais HW, Lindner KH, Dick W (1992) Die neuen Empfehlungen zur Wiederbelebung. Notfallmedizin 18: 440-445

Holder M (1991) Intraossäre Injektion und Infusion im Kindesalter. Notfallmedizin 17: 648-652.

Jantzen JP, Hennes HJ (1991) Präklinische Kapnometrie - ein richtungsweisender Fortschritt. Notfallmedizin 17: 450-456

Kettler D, Bahr J, Busse C, Mantzaris A (1992) Effekt der Ersthelfer-(Laien-)Reanimation auf die kardiopulmonale Wiederbelebung. AINS 27: 244-247

Lauterjung KL, Hofmann GO, Mittelmeier T (1987) Thorax- und Abdominalverletzungen beim Polytrauma. Chirurg 58: 641 ff.

Reinhardt M, Luxen F (1992) Pulsoxymeter. Notfallmedizin 18: 170-176

Rossi R, Koch B, Jäger G (1990) Instrumente zur Atemspende. Eine vergleichende Beurteilung. MMW 132: 395

Schweiberer L, Nast-Kolb D, Duswald KH (1987) Das Polytrauma - Behandlung nach dem diagnostischen und therapeutischen Stufenplan. Unfallchirurg 90: 529-538

Sefrin P, Sellner J (1992) Die Bedeutung der Primärbefunde für den weiteren Krankheitsverlauf. Notfallmedizin 18: 365-372

Zander R (1988) Bestimmung der Hb-Konzentration sowie der Derivate COHb und MetHb mit Oxymetern. In: Zander R, Mertzlufft FO (Hrsg) Der Sauerstoffstatus des arteriellen Blutes. Karger, Basel, S 149-153

# Block A2
# Basistherapie

# 9 Freimachen und Freihalten der Atemwege

M. Weiss, H. Krieter

Etwa 15 % der Unfallopfer im Straßenverkehr sterben durch Aspiration von Blut und Erbrochenem und nicht an ihren Verletzungen. Vor diesem Hintergrund muß jeder Notarzt akute Störungen der Atmung als vital bedrohliches Ereignis rechtzeitig erkennen, um sofort suffiziente Maßnahmen zur Sicherung der Atemwege mit der Möglichkeit ausreichender Oxygenierung ergreifen zu können. Dies schließt insbesondere Kenntnisse und Erfahrungen in der endotrachealen Intubation sowie der assistierten und kontrollierten Beatmung ein. Jede verzögerte Intervention bei Zeichen einer respiratorischen Insuffizienz kann deletäre Folgen haben. Am empfindlichsten reagiert das Gehirn auf $O_2$-Mangel. Eine plötzliche Unterbrechung der zerebralen $O_2$-Zufuhr bewirkt innerhalb weniger Sekunden Bewußtlosigkeit. Bereits nach 3–5 min entwickeln sich erste, zunehmend irreversible neurologische Schäden; nach 5–10 min kommt es zum hypoxämischen Herzstillstand.

*Rechtzeitiges Erkennen von Atemstörungen und unverzügliche Therapie verhindern $O_2$-Mangelsyndrome.*

Unter dem Begriff der Hypoxämie wird der herabgesetzte $O_2$-Gehalt im Blut (Norm: 200 ml/l) definiert. Die Hypoxie kennzeichnet dagegen einen herabgesetzten $O_2$-Partialdruck im arteriellen Blut. Die Ursachen der Hypoxämie sind vielfältig (s. Übersicht), doch ist den meisten dieser Notfälle gemeinsam, daß sie durch die Leitsymptome Zyanose, Dyspnoe, fehlende Atemexkursionen und Atemluftstrom zu erkennen sind.

**Ursachen der Hypoxämie**
- $O_2$-Mangel im Inspirationsgas
- unzureichende Ventilation
- erhöhter Rechts-links-Shunt der Lungenperfusion
- Störungen der Gasdiffusion der Lunge
- unzureichende $O_2$-Bindungskapazität im Blut
- Herz-Kreislauf-Stillstand

Zu Beginn jeder Notfallbehandlung werden nach Überprüfung der Bewußtseinslage die Atemwege gesichert.

Alarmzeichen respiratorischer Störungen, die ein sofortiges Handeln erfordern, sind Atemstillstand oder insuffiziente Atemformen wie Schnappatmung, paradoxe Atmung, massive Dyspnoe und Hämoptoe. Als Frühwarnzeichen ist die Orthopnoe anzusehen, wie sie bei schwerer Linksherzinsuffizienz, Bronchialasthma oder bei Obstruktionen im Kehlkopfbereich und im subglottischen Raum sowie beim Pneumo- und Hämatothorax auftritt. Erste erkennbare Zeichen einer beginnenden respiratorischen Insuffizienz sind die motorische Unruhe und Dyspnoe des Patienten, oft schon bevor der $O_2$-Gehalt im Blut vermindert ist. Mit zunehmender Hypoxämie treten Schwitzen und Zyanose hinzu.

*Frühsymptome respiratorischer Insuffizienz: motorische Unruhe, Schweißausbrüche, beginnende Dyspnoe.*

Das Gehirn als empfindlichstes Organ in bezug auf ein vermindertes $O_2$-Angebot reagiert mit Bewußtlosigkeit und konsekutivem Atemstillstand, schließlich mit weiten, lichtstarren Pupillen. Das typisch bläuliche Hautkolorit der Zyanose erscheint erst, wenn mehr als ein Drittel des gesamten Hb-Gehaltes im arteriellen Blut desaturiert ist. Durch adrenerg vermittelte Vasokonstriktion ausgelöste Stasen der Mikrozirkulation können lokal, aber auch generalisiert ein zyanotisches Bild abgeben, ohne daß ein $O_2$-Mangel für den Organismus besteht. Umgekehrt kann auch ohne erkennbare Zyanose eine Hypoxie bestehen, wenn der Hb-Gehalt des Blutes weniger als 5 g/dl beträgt. Daher ist die Zyanose kein zuverlässiges Zeichen der Hypoxie! Der respiratorisch insuffiziente Patient ist in der Regel auf Grund der Katecholaminausschüttung tachykard und hyperton. Erst bei zunehmender Hypoxie sinkt die Herzfrequenz. Dies ist gerade bei Kindern häufig das erste alarmierende Symptom. Eine fortbestehende Hypoxie führt zum Kammerflimmern und damit zum Herzstillstand. Hypoxische Störungen lassen sich in der Regel anhand der Symptomatik und durch ihren rasch progredienten Verlauf mühelos erkennen. Folgende Initialmaßnahmen sind erforderlich:

- Erkennen von respiratorischen Störungen
- Freimachen der Atemwege
- Freihalten der Atemwege
- Beatmung mit Sauerstoff

## 9.1
## Elementarmaßnahmen (ohne Hilfsmittel zum Freimachen und Freihalten der Atemwege)

**Esmarch-Handgriff und Mund-zu-Mund- bzw. Mund-zu-Nase-Beatmung sind einfache Basismaßnahmen zur Atemspende und zum Freihalten der Atemwege.**

Nach Überstrecken des Kopfes werden Mund und Rachen mit den Fingern, einem Holzspatel, einem Sauger oder mit Hilfe einer gebogenen Korn- oder Magill-Zange ausgeräumt. Vorsicht ist beim Verdacht eines Wirbelsäulentraumas geboten: Hier ist eine leichte Überstreckung des Kopfes zur Freihaltung der Atemwege nur unter ständigem Zug in dessen Längsachse vorzunehmen. Bei starkem Tonus der Kaumuskulatur kann der Esmarch-Heiberg-Handgriff zum Öffnen des Mundes (3-fach-Handgriff) eingesetzt werden (Abb. 9-1):

**Abb. 9-1.** Esmarch-Heiberg-Handgriff:
1) Überstrecken des Kopfes
2) Vorschieben des Unterkiefers nach ventral
3) Öffnen des Mundes durch Druck beider Daumen

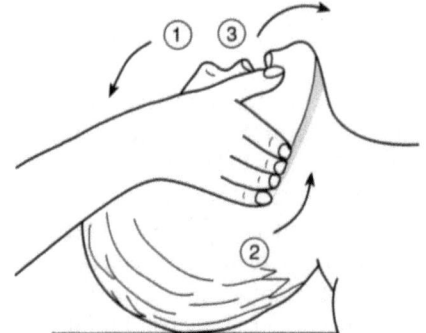 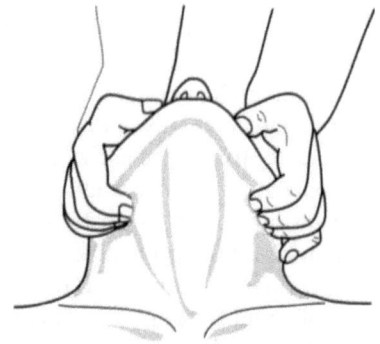

## 9 Freimachen und Freihalten der Atemwege

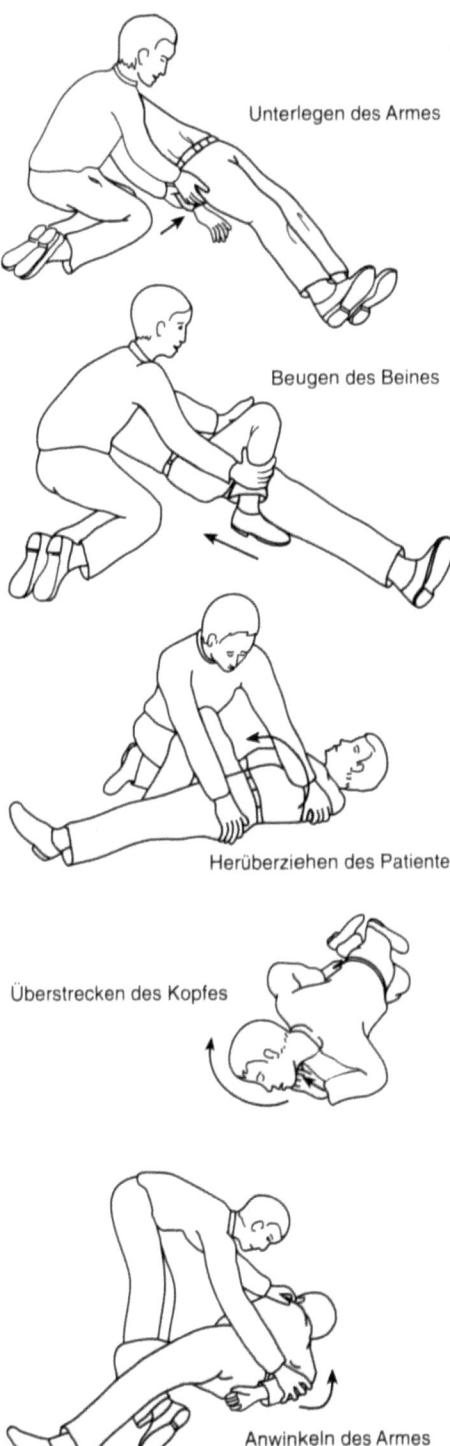

**Abb. 9-2.** Stabile Seitenlage

- Überstrecken des Kopfes,
- Anlegen der Hände beidseits auf die Wangen,
- Finger im Kieferwinkel,
- Daumen auf dem Unterkiefer,

wobei nun das Öffnen des Mundes durch Vorziehen des Unterkiefers möglich ist.

Atmet der Verletzte suffizient spontan, wird er in die stabile Seitenlage (Natolage) gebracht (Abb. 9-2), beim Verdacht einer Wirbelsäulenverletzung auf dem Rücken mit leicht überstrecktem Kopf.

Die Entfernung eines aspirierten Fremdkörpers ist oft problematisch. Hierbei handelt es sich um ein plötzliches, meist beim Essen auftretendes Geschehen mit primärer Asphyxie, auf das rasch Bewußtlosigkeit und Kreislaufstillstand folgen. Ist der Patient noch bei Bewußtsein und liegt nur eine partielle Verlegung der Atemwege vor, kann der Patient zu kräftigen Hustenstößen aufgefordert werden. Mißlingt dieser Versuch, kann das sog. Heimlich-Manöver angewendet werden (Abb. 9-3). Hierbei umfaßt der Helfer den stehenden Patienten von hinten und versucht durch ruckartigen Faustdruck in der Region zwischen Xiphoid und Nabel den vermuteten Fremdkörper zu lösen.

Trotz richtiger Handhabung sind nach Anwendung des Heimlich-Manövers schwere abdominale Begleitverletzungen wie Leber-, Magen- und Aortenläsionen beschrieben worden, so daß diese Methode nur in Ausnahmefällen zu empfehlen ist. Eine weit weniger gefährliche Methode zur Bolusentfernung wurde von Flake beschrieben: Hierzu wird der Patient über eine Stuhllehne mit dem Kopf nach unten gelagert und der Fremdkörper durch Schläge zwischen die Schulterblätter und Aufforderung zum Husten mobilisiert.

Exspirationsluft enthält bei normaler Atmung noch ca. 17 % Sauerstoff. Mit ihr kann eine minimale Oxygenierung im Rahmen einer Mund-zu-Mund- bzw. Mund-zu-Nase-Beatmung (Abb. 9-4) aufrechterhalten werden. Der Patient liegt

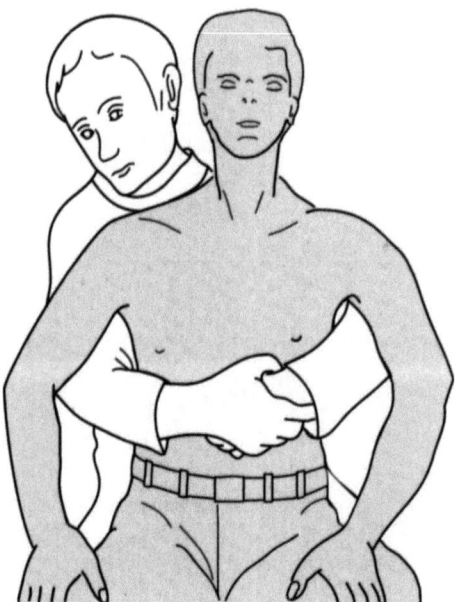

**Abb. 9-3.** Heimlich-Manöver

# 9 Freimachen und Freihalten der Atemwege

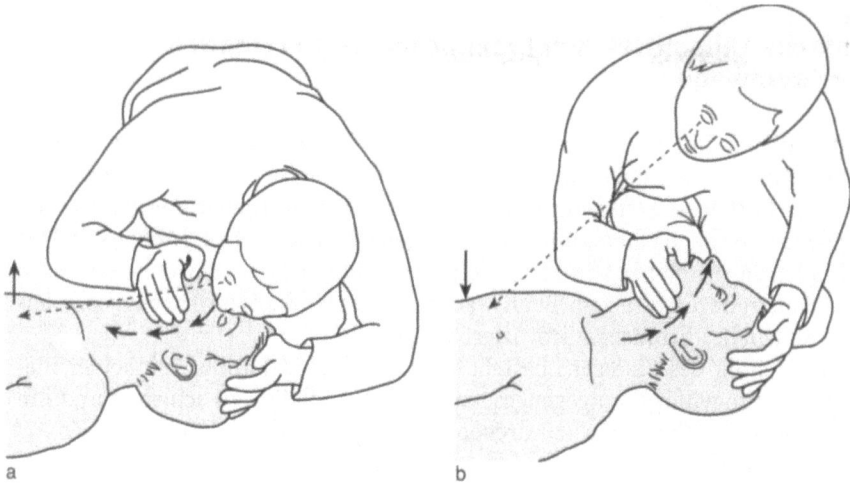

**Abb. 9-4 a, b.** Mund-zu-Nase-Beatmung bei Erwachsenen. Visuelle Kontrolle der Thoraxexkursionen (Pfeile)

auf dem Rücken, während der Beatmende seitlich neben ihm kniet. Der Kopf des Patienten wird mit der einen Hand stirnwärts rekliniert, während die andere Hand die Kinnpartie des Patienten anhebt.

Säuglinge und Kleinkinder werden über Nase und Mund gleichzeitig beatmet, da die Lippen des Atemspenders aufgrund des Größenverhältnisses beide umschließen (Abb. 9-5).

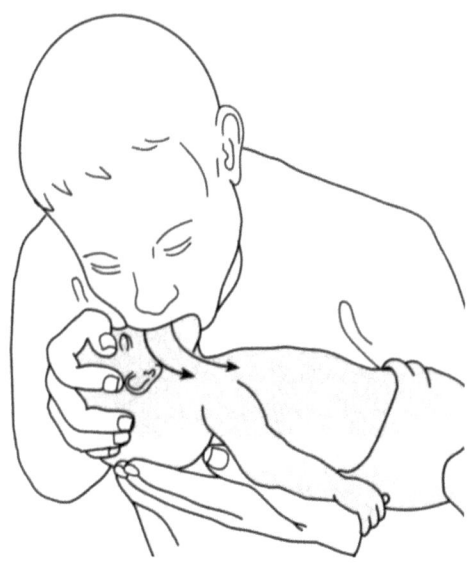

**Abb. 9-5.** Mund-zu-Nase-Mund-Beatmung bei Säuglingen und Kleinkindern

## 9.2
## Einfache Hilfsmittel zum Freimachen und Freihalten der Atemwege

**Guedel- und Wendl-Tuben sind Hilfsmittel, die eine suffiziente Maskenbeatmung erleichtern können.**

Einfache Hilfsmittel wie Safar-, Guedel-, oder Wendl-Tubus, haben sich zum Freimachen und Freihalten der Atemwege bewährt. Bei Verdacht auf Schädelbasis- oder Mittelgesichtsfraktur sollten Guedel-Tuben bevorzugt werden. Der der Zungenanatomie nachempfundene, gebogene Guedel-Tubus (Abb. 9-6) läßt sich allerdings nur bei bewußtseinseingeschränkten Patienten ohne Auslösen der Schutzreflexe einsetzen. Beim wachen Patienten können Laryngospasmus oder plötzliches Erbrechen provoziert werden.

Die Technik des Einlegens besteht darin, den Guedel-Tubus mit seiner Biegung der Zungenform entgegengesetzt in die Mundhöhle zu schieben und ihn dann zungenwärts um 180° zu drehen und zu positionieren. Tuben dieser Art haben sich auch als Beißschutz nach endotrachealer Intubation bewährt. Es stehen verschiedene Größen zur Verfügung, wobei als Faustregel der Tubuswahl der Abstand von Mundwinkel zu Ohrläppchen gelten kann.

Der Wendl-Tubus (Abb. 9-7) sollte vor seiner nasopharyngealen Insertion mit Lokalanästhetikum, Wasser oder Gel gleitfähig gemacht werden. Beim Einführen in das Nasenloch mit der Öffnung nach kranial wird er nach einem Widerstandsverlust (Passage der Nasenmuschel) um 180° gedreht und dann vorgeschoben, bis ein Atemgeräusch hörbar ist. Die Länge des zu wählenden Tubus kann grob durch den Abstand von Naseneingang zu Ohrläppchen geschätzt werden.

Die Benutzung der Hilfstuben erfordert vorsichtige Handhabung, um Schleimhautblutungen (besonders im Bereich des nasalen Locus Kiesselbachi) und die schon erwähnten Larynxirritationen zu vermeiden. Auch spielt die Wahl der Tubusgröße für ein erfolgreiches Freihalten der Atemwege eine große Rolle.

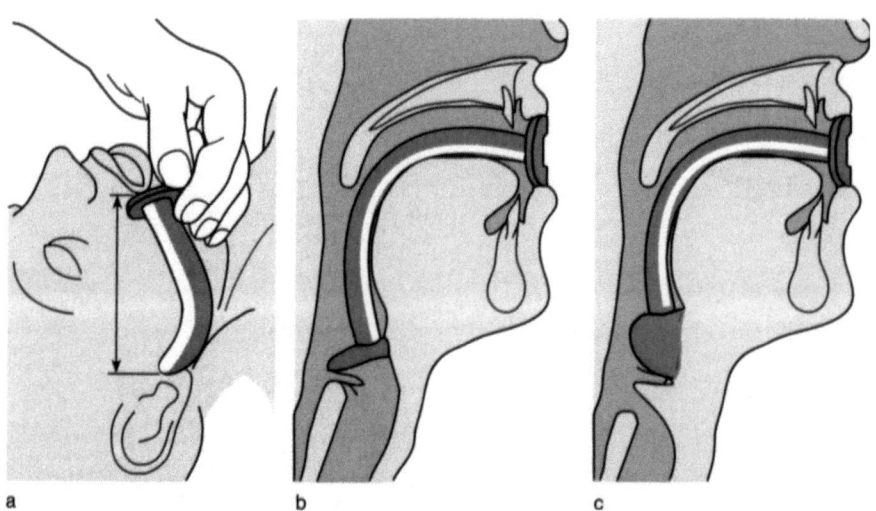

**Abb. 9-6 a-c.** Guedel-Tubus. Grobes Abschätzen der Tubuslänge (**a**); Atemwegsbehinderung durch zu langen (**b**) und zu kurzen (**c**) Tubus

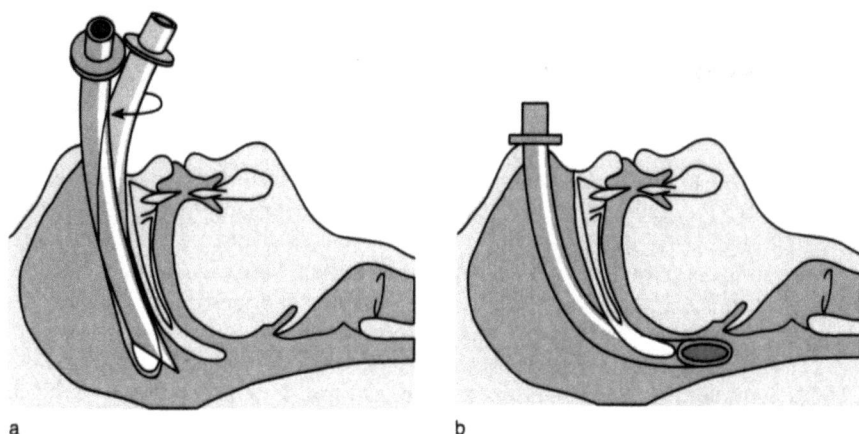

**Abb. 9-7 a, b.** Wendl-Tubus. Nach nasaler Einführung korrekte Positionierung durch Drehbewegung

Die Atemspende über eine Gesichtsmaske mit $O_2$-armiertem Atembeutel (Ambubeutel, Abb. 9-8) ist äußerst effizient, erfordert allerdings Übung. Bei einer $O_2$-Insufflation von 4-6 l läßt sich eine $F_IO_2$ von 0,4-0,5 erreichen.

Bei der Durchführung dieser Beatmungsform kniet der Helfer hinter dem Kopf des Patienten, wobei er den Kopf überstreckt und die Maske über Mund und Nase, die zusätzlich schon durch Guedel- oder Wendl-Tubus freigehalten sein können, aufsetzt.

Wichtig ist, daß Daumen und Zeigefinger die Maske fest um Mund und Nase modellieren, wobei Mittel-, Ring- und kleiner Finger das Kinn aufwärts ziehen (C-Griff). Der Erfolg einer solchen Beatmung ist an den Thoraxbewegungen des Patienten zu erkennen. Um eine Magenblähung zu vermeiden, sollte der maximale Beatmungsdruck 15-20 mbar nicht übersteigen. Durch gleichzeitigen

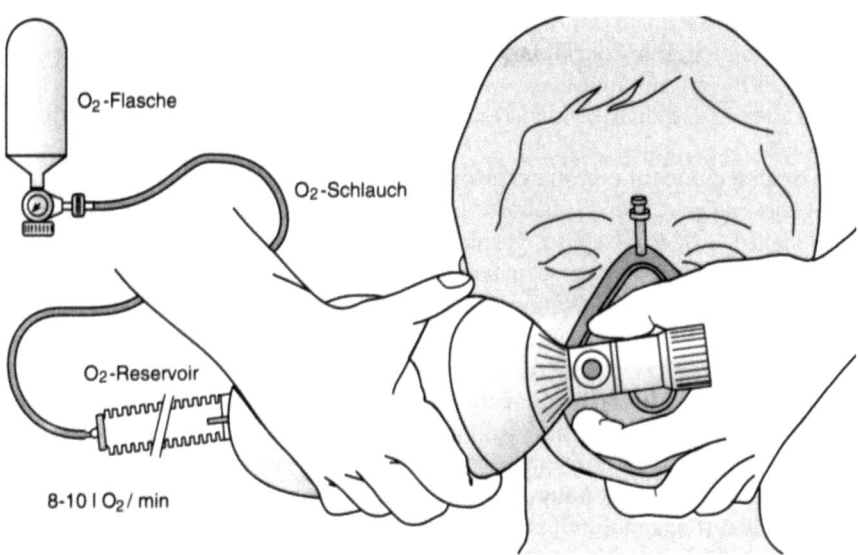

**Abb. 9-8.** Beatmung mit Maske und Atembeutel. Nur durch das $O_2$-Reservoir und einen hohen $O_2$-Fluß (8-10 l/min) sind hohe inspiratorische $O_2$-Konzentrationen ($F_IO_2$ 0,8-0,9) zu erzielen!

**Abb. 9-9.** Sellick-Handgriff

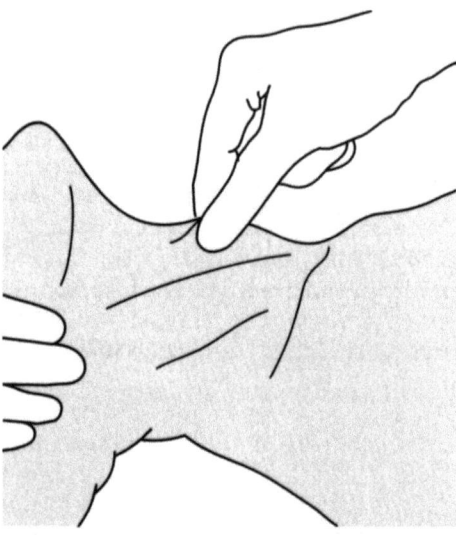

Krikoiddruck nach Sellick (Druck auf den Ringknorpel mit Daumen, Zeige- und Ringfinger zur Kompression des Ösophagus zwischen Larynx und Wirbelsäule, Abb. 9-9) kann zusätzlich versucht werden, eine Mageninsufflation mit konsekutiver Aspiration zu verhindern.

## 9.3 Beatmung mit Geräten

**Sicherste Form der Behandlung respiratorischer Störungen ist die assistierte bzw. kontrollierte Beatmung nach orotrachealer Intubation durch den darin geübten Notarzt.**

Die Beatmung eines Notfallpatienten mit assistierenden Geräten als sicherste und wirksamste Form der Atemspende wird erst durch eine endotracheale Intubation möglich. Der Vorteil dieser Methode liegt nicht nur in der hohen erzielbaren $F_iO_2$ von annähernd 1, sondern auch im wirksamen Schutz vor einer Aspiration. Zusätzlich können Notfallmedikamente über den Tubus appliziert werden.

Voraussetzung für eine endotracheale Intubation ist die lückenlose Bereithaltung des notwendigen Zubehörs. Letzteres besteht aus Gesichtsmasken verschiedener Größen, Atembeutel mit $O_2$-Anschluß, funktionsfähiger Absauganlage, Laryngoskop mit verschiedenen Spatelgrößen, passender Tubusauswahl, 20-ml-Blockerspritze, Führungsstab, Guedel-Tubus als Beißschutz, Klemme, Magill-Zange, Gleitmittel, Pflaster und Mullbindenfixierung. Bei der Wahl des Tubus sollte erfahrungsgemäß bei Männern ein Innendurchmesser von 8-9 mm (34-38 Charr), bei Frauen 7-8 mm (30-34 Charr) benutzt werden. Die Durchmesser von Kindertuben sollten sich in etwa nach der Stärke des kleinen Fingers richten. Medikamentös müssen endotrachealen Intubation Induktionshypnotika (Thiopental, Ketamin, Etomidat), Analgetika (Fentanyl, Morphium), Relaxanzien (Suxamethonium, Atracurium, Vecuronium) verfügbar sein.

## 9 Freimachen und Freihalten der Atemwege

Notfallpatienten, die intubiert werden müssen, sind grundsätzlich als nicht nüchtern und deshalb als aspirationsgefährdet anzusehen. Zum Vorgehen empfiehlt sich, den Kopf des Patienten – vorausgesetzt, es besteht kein HWS-Trauma oder eine andere limitierende Begleitverletzung – etwa 10 cm erhöht zu lagern und leicht zu reklinieren, um eine achsengerechte Lagerung von oropharyngealem Raum und Trachea zu erreichen (Jackson-Lagerung). Eine Oberkörperhochlagerung um 15–30° gilt als zusätzliche Aspirationsprophylaxe. Vor einer endotrachealen Intubation, aber auch zwischen Intubationsversuchen, ist über eine $O_2$-Insufflation für eine ausreichende Präoxygenierung zu sorgen. Die Finger der rechten Hand öffnen nun den Mund, entfernen ggf. Fremdkörper und Zahnprothesen.

Die linke Hand führt das Laryngoskop über den rechten Mundwinkel in den Mund ein und drängt mit dem Spatel die Zunge zur linken Seite (Abb. 9-10). Die Spitze des Spatels wird nun vorsichtig unter leichtem Vorwärtszug (keine Hebelbewegung) so weit vorgeschoben, bis die Epiglottis sichtbar wird. Durch leichtes Anheben der Spatelspitze auf den proximalen Anteil der Epiglottis gibt diese den Blick auf Trachealeingang und Stimmbänder frei. Der Druck eines Helfers auf den Kehlkopf von außen kann zur besseren Einstellung der Stimmritze oft hilfreich sein. Gleichzeitig dient der Krikoiddruck nach Sellick der Aspirationsprophylaxe. Nach Identifizierung der Stimmritze läßt sich unter Sicht der vorbereitete Tubus einführen und wird bis etwa 1 cm hinter der Blockmanschette vorgeschoben. Anschließend wird die Manschette mit Luft geblockt und somit der Tubus gegen die Trachealwand abgedichtet. Die korrekte Tubuslage wird durch sorgfältige Auskultation über dem Epigastrium und beiden Lungen bestätigt. Nach Einlegen eines zusätzlichen Beißschutzes wird der Tubus in

> Notfallpatienten, die intubiert werden müssen, sind grundsätzlich als aspirationsgefährdet anzusehen.

> Nach Intubation ist die korrekte Tubuslage auskultatorisch zu verifizieren und der Tubus unverrückbar zu fixieren.

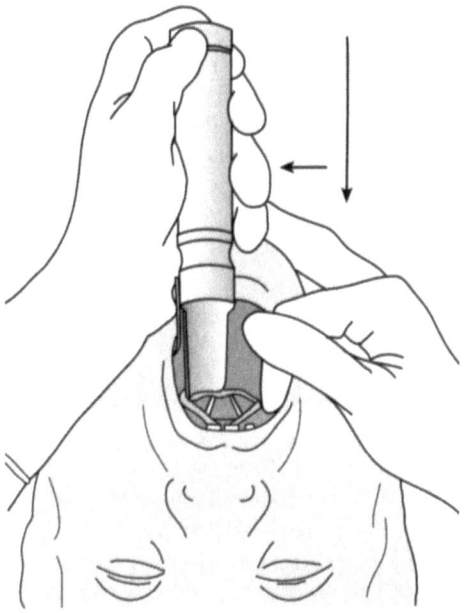

**Abb. 9-10.** Endotracheale Intubation

**Bei der Notkoniotomie kann als Ultima ratio eine Punktion des Areals zwischen Schild- und Ringknorpel mit einer großlumigen Verweilkanüle durchgeführt werden.**

seiner Position unbeweglich mit Pflaster und Mullbinde sicher fixiert. Nach einer Intubation sollte, außer bei Schädelbasisverletzungen, eine Magensonde und ggf. Maskenbeatmung gelegt werden.

Intubationsschäden in Form von Zahnbeschädigungen und Blutungsläsionen der Schleimhäute können durch sachgemäße Handhabung des Laryngoskops vermieden werden. Eine Perforation der Trachea ist durch Verwendung flexibler Führungsstäbe eine seltene Komplikation geworden. Gewaltsames Vorschieben des Tubus gegen Widerstand im Kehlkopfbereich birgt die Gefahr der Stellknorpelluxation und Stimmbandläsion. Bei zu flacher Narkose werden häufig Laryngo- und Bronchospasmus beobachtet.

Gelingt eine endotracheale Intubation aus verletzungsbedingten Ursachen oder anatomischen Anomalien nicht und ist auch eine Maskenbeatmung unmöglich, muß bei vitaler Bedrohung eine Notkoniotomie (Abb. 9-11) durchgeführt werden. Hierbei wird bei überstrecktem Kopf das Lig. conicum zwischen dem Unterrand des Schildknorpels und der Ringknorpel getastet und mit einem Skalpell so inzidiert, daß das Ligament quer durchtrennt wird. In die nun entstandene Öffnung läßt sich meist ein dünnlumiger Endotrachealtubus einführen. Alternativ besteht die Möglichkeit, die Trachea in diesem Bereich mit einer großlumigen Verweilkanüle (Gauge 14) zu punktieren.

Nach der erfolgreichen orotrachealen Intubation entscheidet das Krankheitsbild des Patienten über die Wahl der Beatmungsform. Eine manuelle Beatmung während des gesamten Transportes unter kontinuierlichem $SaO_2$- und EKG-Monitoring sowie (sofern verfügbar) Kapnometrie scheint dann indiziert, wenn schwere Thoraxtraumen vorliegen. Ansonsten hat sich die kontrollierte Ventilation mit den zur Verfügung stehenden tragbaren Notfallrespiratoren bewährt. Sie sind zudem einfach zu handhaben, wobei bei den meisten Geräten nur Atemfrequenz, Atemzeitvolumen und $O_2$-Beimischung eingestellt werden können. Der Beatmungsdruck wird über ein Manometer angezeigt.

**Die zur Verfügung stehenden mobilen Beatmungseinheiten des Notarztwagens verfügen über keinen Diskonnektionsalarm.**

Allerdings steht kein Diskonnektionsalarm zur Verfügung. Druckgesteuerte Geräte schalten in der Inspirationsphase nach Erreichen des eingestellten Drucks auf die Exspiration um. Die effektive Ventilation ist hier von der Compliance der Lunge und des Thorax abhängig, unterliegt daher unkontrollierba-

**Abb. 9-11.** Notkoniotomie

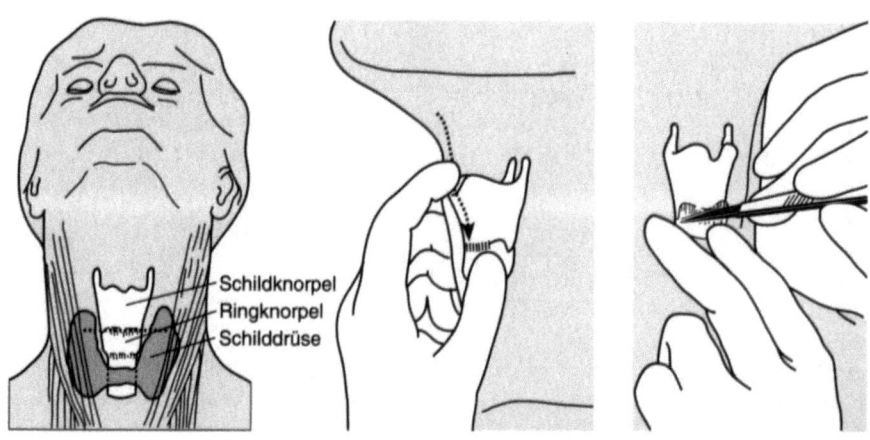

ren Schwankungen. Volumengesteuerte Geräte beenden die Inspirationsphase nach Erreichen des eingestellten Atemzugvolumens. Hier bleibt die Ventilation weitgehend konstant, erhöhte Atemwegsdrücke in Folge reduzierter Compliance bergen jedoch die Gefahr des Barotraumas. Die Einstellung einer oberen Druckbegrenzung ist daher wichtig. Zeitgesteuerte Respiratoren erlauben die Einstellung eines bestimmten Atemzeitverhältnisses (I:E), wobei dieses bei druck- und volumengesteuerten Geräten von der Höhe des Inspirationsflusses abhängt. Als Notfallrespiratoren sind vielfach die Modelle Oxylog (Fa. Draeger) oder Medumat Compact (Fa. Weinmann) im präklinischen Gebrauch. Dies sind Beatmungsgeräte mit konstantem Inspirationsfluß und einem festem I:E-Verhältnis von 1:2. Zeit- und volumenkonstant werden sie pneumatisch betrieben. Der Oxylog enthält ein Sicherheitsventil, das Beatmungsdrücke über 50 mbar entlastet. Beim Medomat Compact kann eine Drucklimitierung variabel eingestellt werden.

Die kontrollierte Respiratorbeatmung während des Transportes sollte immer mit einer $O_2$-Konzentration von 100 % erfolgen. Beim Erwachsenen ist eine Frequenz von 10–12/min, bei Kindern zwischen 15 und 30/min je nach Körpergröße und Alter, bei Neugeborenen ca. 50–60/min, bei Einjährigen ca. 25/min, beim Sechsjährigen ca. 20/min einzustellen. Das Atemzeitvolumen wird mit 100–150 ml/kg KG/min, das Atemzugvolumen mit 10–15 ml/kg KG/Atemzug gewählt. Je nach Krankheitsbild kann eine PEEP-Beatmung durch ein in den Exspirationsschenker geschaltetes PEEP-Ventil gewählt werden, um die Oxygenierung durch Vergrößerung der funktionellen Residualkapazität zu verbessern.

## 9.4
## Überwachung der Beatmung

Eine sorgfältige Überwachung des beatmeten Patienten ist insbesondere während des Transportes unabdingbar. Neben Überprüfung von Tubuslage und Atemgeräuschen dient die Beurteilung von Hautkolorit, Thoraxexkursion, Beatmungsdrücken und Tubuskonnektion der Kontrolle adäquater Ventilation. Gleichzeitig ist eine engmaschige Kreislaufüberwachung erforderlich. Ein optimales Monitoring bietet die Kombination eines Pulsoxymeters mit einer endexspiratorischen $CO_2$-Messung.

**Der beatmete Patient ist unter pulsoxymetrischen, kapnometrischem und EKG-Monitoring zu transportieren.**

Die Pulsoxymetrie ist eine einfache, nichtinvasive Methode, die periphere Sättigung des arteriellen Blutes zu ermitteln. Sie beruht auf einer Absorptionsmessung von rotem (660 nm) und infrarotem (940 nm) Licht im Gewebe. Aus der Differenz der pulsatilen Komponenten des oxygenierten und desoxygenierten Hämoglobins kann die fraktionelle Sättigung errechnet werden. Voraussetzung hierfür ist, daß der Absorptionsanstieg während der Systole ausschließlich durch den Einstrom arteriellen Blutes verursacht wird. $O_2$-Partialdruck und $O_2$-Sättigung unterliegen keiner proportionalen Relation (Sigmoide $O_2$-Bindungskurve). Eine Sättigung von beispielsweise 50 % geht mit einem $p_aO_2$ von 28 mm Hg einher. Im übrigen unterliegt die Pulsoxymetrie einer Reihe von Fehlerquellen, die das Meßergebnis beeinträchtigen können. Hierzu gehören Zentralisation, kalte Akren, Bewegungsartefakte und pathologische Hb-Anteile.

Die Kapnometrie basiert auf einer kontinuierlichen Messung der exspiratorischen Kohlendioxydkonzentration beim kontrolliert beatmeten Patienten. Unter Kapnographie versteht man die zeitkontinuierliche Erfassung der $CO_2$-Atemgaskonzentration und deren Kurvendarstellung, unter Kapnometrie die alleinige Messung und numerische Darstellung der mittleren oder der endexspiratorischen $CO_2$-Konzentration. Meßprinzip ist die Messung der $CO_2$-Konzentration anhand der Infrarotabsorption. Resultierende Werte werden in mm Hg oder Volumenprozent angegeben. Zu berücksichtigen ist, daß der angezeigte endexspiratorische $pCO_2$ bei erhöhtem Totraumvolumen beträchtlich (8-10 mm Hg) unter dem arteriellen $pCO_2$ liegen kann. Bei der Interpretation endexspiratorischer $CO_2$-Werte sind in der Notfallmedizin die folgenden Situationen von Bedeutung:

Abfall des $p_{et}CO_2$ auf Werte nahe 0:
- Diskonnektion
- Fehlintubation
- Herz-Kreislauf-Stillstand

plötzlicher $p_{et}CO_2$-Abfall auf erniedrigte Werte ($<$30 mm Hg):
- Störungen der Ventilation
- Leckage im Schlauchsystem oder Tubus
- Lungenembolie

Anstieg des $p_{et}CO_2$-Wertes ($>$40 mm Hg):
- zu geringes Atemzeitvolumen
- unzureichende Narkose
- postischämische Reperfusion
- Injektion von Bikarbonat

## 9.5
## Fehler und Gefahren bei der Beatmung

*Häufige Gefahren: Aspiration bei Maskenbeatmung. Tubusdislokation, Abknicken und Diskonnektion der Beatmungsschläuche bei maschineller Beatmung.*

Während der Patient bei der Maskenbeatmung vor allem durch die Aspiration gefährdet ist, zählen bei der kontrollierten maschinellen Beatmung Tubusdislokation, sowie Abknicken und akzidentielle Diskonnektion der Beatmungsschläuche zu den häufigsten Ursachen einer insuffizienten Beatmung. Aufmerksamkeit des Personals, regelmäßige Kontrolle der klinischen und hämodynamischen Parameter sowie die wiederholte sorgfältige Auskultation der Lunge lassen diese Komplikationen rechtzeitig erkennen. Zusammen mit den Daten der Pulsoxymetrie und Kapnometrie ist auch präklinisch eine zuverlässige Überwachung des beatmeten Patienten gewährleistet. Um ein Barotrauma der Lunge zu vermeiden sollten die maximalen Beatmungsdrücke unter 30 mbar betragen. Sind höhere Drücke trotz angepaßter Atemzugvolumina für eine ausreichende Ventilation erforderlich, ist in jedem Fall nach den Ursachen der verminderten Compliance (Verlegung der Atemwege, Bronchospasmus, unzureichende Narkosetiefe, Spannungspneumothorax etc.) zu suchen. Bei nicht relaxierten Patienten ist eine trotz kontrollierter Beatmung einsetzende Spontanatmung immer als Hinweis einer insuffizienten Beatmung anzusehen! Bei manchen Patienten kann zur Sicherung einer ausreichenden Oxygenierung des arteriellen Blutes eine Beatmung mit positivem endespiratorischem Druck (PEEP) erforderlich werden. Ziel dieser Beatmungsform ist die Steigerung der funktionellen Residualkapazität durch Rekrutierung zeitweise nicht belüfteter Alveolen. Diese Form der Beatmung hat sich insbesondere beim Lungenödem und nach Aspiration bewährt. Wegen der damit verbundenen höheren Spritzdrücke ist hier die Gefahr eines spontanen Pneumothorax deutlich höher. Gleichzeitig ist der venöse Rückstrom und die rechtsventrikuläre Compliance aufgrund des höheren intrathorakalen Drucks vermindert, was bei Patienten mit eingeschränkter kardialer Leistung zu einer kritischen Reduktion des Herzzeitvolumens führen kann. Die Auswirkung der PEEP-Beatmung auf den intrakraniellen Druck wird kontrovers diskutiert. Bei Patienten mit Schädel-Hirn-Trauma empfiehlt sich die Kopfhochlagerung zur Senkung des intrakraniellen Drucks. Gleichzeitig sollte der arterielle Druck eine ausreichende zerebrale Perfusion gewährleisten.

**Gefahren der Beatmung mit PEEP: Barotrauma, Pneumothorax, vermindertes HZV.**

## Literatur

Abbushi W (1981) Zur PEEP-Beatmung und Oberkörperhochlagerung bei Patienten mit Schädel-Hirn-Trauma. Intensivbehandlung 6: 137

Bivis HG (1988) The effect of axial traction during orotracheal intubation of the trauma victim with unstable cervicle spine. Ann Emerg Med 17: 53

Forst E (1977) Effects of positive end-expiratory pressure on intracranial pressure and compliance in brain-injured patients. J Neurosurg 47: 195

Heimlich HJ (1975) A life saving maneuver to food-choking. JAMA 234: 398

Gärtner A (1993) Beatmungs- und Narkosetechnik. Köln: Verl. TÜF Rheinland

Rindfleisch F, Murr R (1989) Die Therapie des erhöhten intrakraniellen Drucks. Anästhesil Intensivmed 1: 7

Robotham JL, Cherry D (1983) A re-evaluation of the hemodynamic consequences of intermittent positive pressure ventilation. Crit Care Med 11: 783

Salvino C, Dries D, Gamelli R, Murphy-Macabobby M, Marshall W (1993) Emergency cricothyroidotomy in trauma victims. J Trauma 34: 503

Sefrin P, Pay AG de (1984) Frühzeitige Beatmung im Rettungsdienst beim Polytrauma. Notfallmedizin 10: 231

Sellick BA (1961) Cricoid pressure to control regurgitation of stomach contents during induction of anaesthesia. Lancet 2: 404

# 10 Periphere und zentrale Venenzugänge

Th. Luiz

Das Legen eines venösen Zugangs ist elementarer Bestandteil der notärztlichen Basismaßnahmen und eine wesentliche Voraussetzung für eine sichere und effiziente Notfalltherapie. Daher erhält jeder, auch der scheinbar stabile Patient einen sicheren venösen Zugang.

## 10.1 Periphere Venenzugänge

### 10.1.1 Indikationen

**Der sichere periphere Venenzugang ist eine Basismaßnahme. Er erlaubt die rasche und effiziente Medikamentengabe und Volumenzufuhr.**

Der periphere Venenzugang mittels einer Venenverweilkanüle stellt das sicherste, in der Regel schnellste und risikoärmste Verfahren zur Medikamentenapplikation und Volumensubstitution dar.

### 10.1.2 Punktionsstellen

**Bevorzugte Punktionsorte sind Venen des Handrückens und Unterarms, bei Kindern auch V. saphena und Skalpvenen.**

#### Erwachsene
Besonders geeignete Punktionsorte stellen die Venen am Handrücken sowie am distalen Unterarm dar. Venen im Bereich der sog. anatomischen Tabatière oder der Ellenbeuge sollen wegen der erhöhten Gefahr der akzidentellen arteriellen Punktion nur als Zugangsmöglichkeit der 2. oder 3. Wahl angesehen werden.

#### Kinder
Gerade bei Kindern stellen auch die V. saphena bzw. Venen des Fußrückens Alternativen dar. An der Innenseite des Handgelenks liegen darüber hinaus kaliberschwache, zwar gut sichtbare, jedoch oftmals stark geschlängelt verlaufende Venen. Diese lassen sich zumeist nur mit einer 24- oder gar 26-G-Kanüle punktieren. Als Alternative bei Säuglingen bieten sich oftmals Skalpvenen an, die gerade beim schreienden Kind deutlich hervortreten.

### 10.1.3 Techniken

#### Erwachsene
Nach venöser Stauung mittels einer Blutdruckmanschette und Hautdesinfektion wird eine geeignete, möglichst distal gelegene Vene aufgesucht. Hierzu wird die Haut über der Vene gespannt und die Vene entweder direkt oder indirekt punk-

tiert. Das Zurückfließen von Blut in den Kanülenhals zeigt die intravasale Lage der Nadel an, die nun unter gleichzeitigem Zurückziehen des Stahlmandrins vorsichtig weiter vorgeschoben wird. *Vorsicht:* Gerade bei zentralisierten Patienten fließt nicht regelmäßig Blut in die Kanüle zurück; hier wird nicht selten bei voreiligem weiterem Vorschieben die Gefäßhinterwand perforiert. Ferner kann bei sehr niedrigem Blutdruck oder im Kreislaufstillstand die Kanüle auch intraarteriell liegen. Die Punktion sollte primär nicht an einer proximal gelegenen Vene durchgeführt werden, da im Falle einer Fehlpunktion weiter distal im selben Zustromgebiet lokalisierte Gefäße für weitere Punktionsversuche ausscheiden (Gefahr der Extravasation der Infusionslösung über die alte Punktionsstelle). Ist man sich über die Lage des Zugangs nicht absolut sicher, sollte immer mittels einer Spritze ein Bolus Ringer-Lösung injiziert werden. Das problemlose Spritzen ohne sichtbares Extravasat zeigt die korrekte intravasale Lage der Kanülenspitze an. Nach erfolgter Punktion wird der Stahlmandrin unverzüglich in einem geeigneten Gefäß entsorgt. Bei kreislaufstabilen Patienten kann unter Umständen die Aufbringung von Nitrospray auf die zu punktierende Stelle am Handrücken oder Unterarm die Vene so weit dilatieren, daß eine zuvor unmögliche Venenpunktion realisierbar ist. Die Wirkung ist jedoch unsicher, mit systemischer Resorption muß unter Umständen gerechnet werden.

**Kinder**
Die Venenpunktion beim Kleinkind oder Säugling stellt mitunter die größte Herausforderung für den Notarzt dar. Neben der motorischen Unruhe des Kindes (Angst, Schmerz) stellen Zentralisationsphänomene oder ausgeprägte subkutane Fettpolster wesentliche, die Venenpunktion mitunter sehr erschwerende Faktoren dar. Es ist immer ratsam, den Handrücken sorgfältig zu palpieren, da nicht selten im subkutanen Fettgewebe gelegene relativ großkalibrige Gefäße zwar nicht sichtbar, jedoch gut tastbar sind.

Bei unruhigem Kind empfiehlt sich folgendes Vorgehen: Der Notarzt nimmt die zu punktierende Extremität fest in seine Hand, während ein 2. Helfer die venöse Stauung und zusätzliche Fixierung der Extremität vornimmt. Diese Fixierung wird beibehalten, bis nach erfolgreicher Punktion die Nadel mit Pflaster vor Dislokation geschützt ist (s. auch Abb. 10-1 und 10-2). Empfohlene Kanülengröße bei Neugeborenen und Säuglingen 24 G (ggf. 26 G), bei Kleinkindern 22 G (24 G), bei Schulkindern 20 G (22 G).

Wenn kein venöser Zugang möglich ist, die Zeit aber drängt, ist an Alternativen zur Venenpunktion zu denken (s. 10.4).

Bei Kindern ist der venöse Zugang oftmals sehr schwierig. Zur Punktion ist die Fixierung der Extremität durch Arzt und Helfer vorzunehmen. Kindliche Venen sind bei ausgeprägter subkutaner Fettschicht oftmals besser tast- als sichtbar.

### 10.1.4
### Materialien

#### 10.1.4.1
#### *Hautdesinfektion*

Notfallpatienten werden einer Vielzahl von invasiven Maßnahmen unterzogen. Gleichzeitig weisen die Patienten oftmals eine akute oder chronische Schwächung des Immunsystems auf. Daraus resultiert die Forderung, gerade beim Notfallpatienten keineswegs von den Regeln der strengen Asepsis abzuweichen. Daher ist vor jeder Punktion eine sorgfältige Reinigung und Desinfektion der

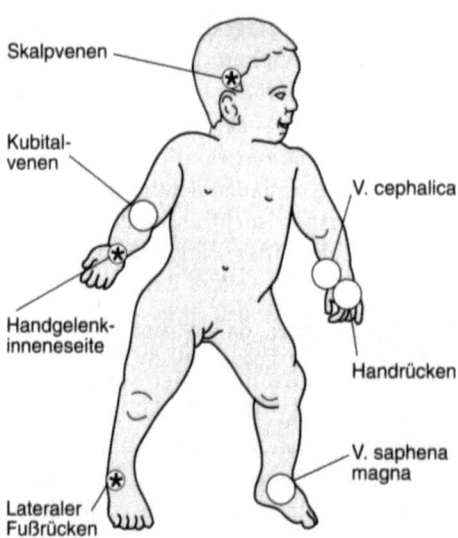

**Abb. 10-1.** Venenpunktion beim Kleinkind

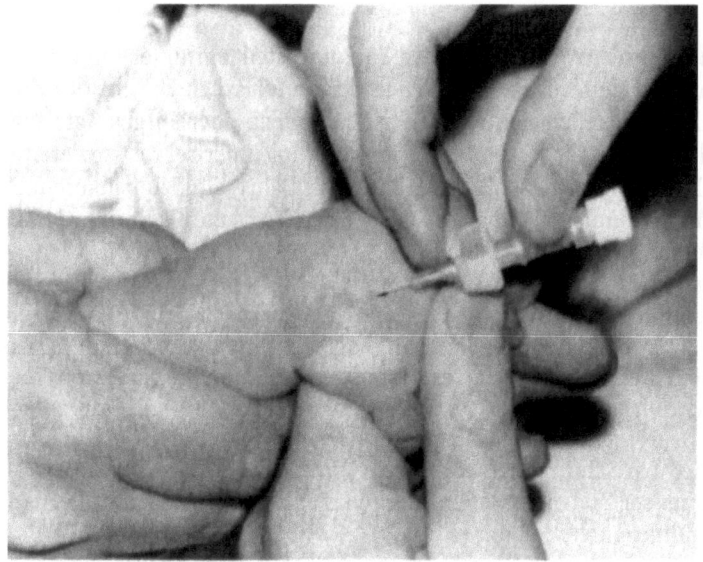

**Abb. 10-2.** Punktion einer Handrückenvene beim Kleinkind

Haut vorzunehmen. Verwendung finden nur Lösungen, die vom Bundesgesundheitsamt bzw. seinen Nachfolgeorganisationen anerkannt sind. Hierzu eignen sich aufgrund der geringen Toxizität, des breiten Wirkspektrums und der einfachen Anwendung auf Alkoholbasis hergestellte Desinfektionsmittel.

Leider wird gerade im Rettungsdienst die nötige Einwirkzeit der Lösungen (mindestens 30 s) oftmals nicht beachtet. Anmerkung: Eine chirurgische Desinfektion (z.B. vor elektiver Anlage einer Thoraxdrainage) erfordert eine Einwirkzeit von mindestens 3, besser 5 min.

**Hautdesinfektionsmittel wirken oftmals nicht lange genug ein.**

# 10 Periphere und zentrale Venenzugänge

## 10.1.4.2
### Kanülen

Verwendet werden ausschließlich Plastikverweilkanülen mit Zuspritzmöglichkeit bzw. zusätzlichem Dreiwegehahn. Butterflykanülen sind wegen der Gefahr der sekundären Gefäßperforation kontraindiziert.

## 10.1.4.3
### Infusionssysteme

Glasflaschen sind im Rettungsdienst wenig geeignet, da sie zum einen keine Druckinfusion ermöglichen, zum anderen bei der Lagerung viel Platz beanspruchen. Daher kommen – mit Ausnahme von Natriumbikarbonat und hochprozentiger Glukoselösung – fast ausschließlich nur noch Plastikbehältnisse zur Anwendung. Beim Vorbereiten bzw. Anschließen der Infusion ist insbesondere auf das vollständige Entlüften des Infusionssystems und auf den korrekten Sitz des Infusionsbestecks an der Venenverweilkanüle zu achten.

*Glasflaschen sind unpraktisch und erlauben keine Druckinfusion.*

## 10.1.4.4
### Fixierung

Nach erfolgreicher Venenpunktion stellt die anschließende sichere Fixierung des Zugangs nur auf den ersten Blick eine einfache, für den Notarzt problemlos delegierbare Aufgabe dar: Zum einen erschwert häufig eine erhebliche Schweißbildung oder Kontamination durch Blut die Haftung des Kanülenpflasters, zum anderen gerät das Infusionssystem bzw. die Kanüle gerade beim Umlagern oder während des Transports oftmals unter erheblichen Zug, so daß eine Dislokation der Nadel droht. Eine echte Bewährungsprobe für den venösen Zugang stellen auch agitierte Patienten dar, die den sie störenden Fremdkörper oftmals mit allen Mitteln zu entfernen versuchen. Es existieren zahllose geeignete Techniken zur sicheren Fixierung einer Venenverweilkanüle. Im Rettungsdienst sollte primär diejenige gewählt werden, die dem Rettungsteam am geläufigsten ist, zugleich aber auch in der jeweiligen Situation besten Halt verspricht. Sinnvoll ist in der Regel die Verwendung von entsprechend überkreuz geklebten Pflasterstreifen (z. B. Leukoplast Hospital, Fa. Beiersdorf). Ferner empfiehlt sich eine Zugentlastung der Kanüle durch entsprechende Pflasterzügel. Bei sehr unruhigen Patienten wird der Zugang zusätzlich mittels Binden und einer Infusionsschiene fixiert.

*Die sichere Fixierung der eingeführten Kanüle ist obligat, ggf. auch mit Schiene.*

## 10.1.5
### Komplikationen

Die häufigste, im allgemeinen jedoch folgenlose, Komplikation der Venenpunktion stellt die Fehlpunktion dar.

Bei akzidenteller arterieller Punktion ist die Kanüle sofort zu entfernen und die Punktionsstelle für ca. 5 min zu komprimieren. Die Perfusion ist in der Folge zu überprüfen. Gefährlich ist lediglich die zuvor nicht erkannte paravenöse oder intraarterielle Fehllage der Kanüle. Folgen sind ausbleibende oder stark verzögerte Medikamentenwirkung sowie eine Gewebsschädigung bis hin zur Amputationsbedürftigkeit, besonders bei stark basischen Lösungen wie z. B.

*Gefährlichste Komplikationen: unbemerkte Dislokation oder Diskonnektion, paravenöse Infusion oder arterielle Injektion.*

bei Thiopental oder Natriumbikarbonat. Schädigungen von Nerven infolge Fehlpunktion sind sehr selten und am ehesten bei Blindpunktion in der Ellenbeuge zu erwarten. Unerkannte Diskonnektionen oder Dislokationen des Zugangs gefährden den Patienten durch ausbleibende Medikamentenwirkung bzw. mangelnden Volumeneffekt oder, insbesondere bei zentralen bzw. stammnahen Venen, unbemerktes Ausbluten oder Luftembolie. Bakteriämie und Thrombophlebitis können durch streng aseptisches Vorgehen und, im Falle der Applikation von stark venenreizenden Medikamenten, entsprechende Verdünnung weitgehend vermieden werden.

## 10.2
## Zentrale Venenzugänge

### 10.2.1
### Indikationen

*Zentrale Venenkatheter sind präklinisch nur als Ultima ratio zu legen.*

Zentralvenöse Katheter (ZVK) werden im Notarztdienst aufgrund der gegenüber peripheren Verweilkanülen sehr viel höheren Komplikationsrate (s. 10.2.5) nur dann gelegt, wenn eine absolute Indikation für einen venösen Zugang besteht und periphere Zugangsversuche frustran verliefen. Dies ist sehr selten der Fall: So wurden im eigenen Notarztdienst während der letzten 5 Jahre ZVK nur bei ca. 1–2 ‰ der Patienten gelegt.

#### Punktion stammnaher Venen

*V. femoralis und V. jugularis externa sind auch mit Venenverweilkanülen gut zu punktieren. Allerdings ist auf eine unbemerkte sekundäre Dislokation zu achten.*

Ist die Anlage einer peripheren Venenverweilkanüle nicht möglich, führt unter Umständen die Punktion einer stammnahen großen Vene (V. jugularis externa und V. femoralis) mit einer Verweilkanüle zum Erfolg, ohne die Risiken eines ZVK eingehen zu müssen.

**V. jugularis externa.** Sie ist bei rechtsherzinsuffizienten Patienten und bei Patienten mit Herz-Kreislauf-Stillstand oftmals gut gefüllt. Ein weiterer Vorteil im Falle einer Reanimation liegt darin, daß der Arzt als Teamleader hierzu nicht vom Kopf des Patienten weichen muß. Die Punktion erfolgt am besten in Rückenlage, ggf. in leichter Trendelenburg-Position. Die Überprüfung der korrekten intravasalen Kanülenlage ist bei suffizientem Klappenschluß schwierig (fehlender Rückfluß von Blut). Eine unbemerkte sekundäre Gefäßperforation ist häufig, weitere ernstliche Komplikationen sind sehr selten (arterielle Punktion, Pneumothorax).

**V. femoralis.** Dieses Gefäß liegt ca. 1 cm medial der zumeist tastbaren A. femoralis. Die Punktion erfolgt unterhalb des Leistenbandes mit einer auf eine 2-ml-Spritze aufgesetzten Verweilkanüle. Auch im schweren Schock wird die intravasale Lage der Kanüle durch die freie Aspiration von Blut angezeigt. Eine akzidentelle arterielle Fehlpunktion oder sekundäre Dislokation ist insbesondere bei der Reanimation denkbar. Bei Beckenfrakturen ist die Punktion der V. femoralis kontraindiziert.

## 10.2.2
## Zugangswege

Typische Punktionsstellen für zentrale Venenkatheter sind die V. jugularis interna, V. subclavia und die V. anonyma. Welche Vene punktiert wird, hängt in erster Linie von der individuellen Erfahrung in der jeweiligen Punktionstechnik ab. Vorteilhaft bei der Punktion der V. subclavia ist die Tatsache, daß dieses Gefäß auch im ausgeprägten Schock praktisch nicht kollabiert.

*Bevorzugte Punktionsstellen: V. jugularis interna und V. subclavia.*

Die in der Klinik häufig durchgeführte Punktion der V. basilica in der Ellenbeuge ist zwar möglich, in der Präklinik jedoch kaum geeignet (häufig Fehllagen, Dislokation der Katheterspitze bei heftigen Armbewegungen).

### V. jugularis interna

Bevorzugt wird die rechte Seite punktiert (geradliniger Verlauf). Der Patient dreht den Kopf leicht zur kontrateralen Seite. In Höhe des Schildknorpels bzw. der Mitte des M. sternocleidomastoideus wird unmittelbar lateral der A. carotis die Kanüle in einem Winkel von ca. 45° in Richtung etwa auf die Klavikulamitte eingeführt. Bei korrekter Lage der Kanüle läßt sich nach Perforation des M. sternocleidomastoideus in etwa 2–4 cm Tiefe venöses Blut aspirieren. Bei hypovolämen Patienten wird die Vene nicht selten durchstochen und die A. carotis punktiert.

### V. subclavia

Es wird bevorzugt die rechte V. subclavia punktiert (linksseitig verläuft der Ductus thoracicus). Der Kopf wird auf die kontralaterale Seite gedreht, der ipsilaterale Arm an den Körper angelegt und leicht nach unten gezogen. Die Kanüle wird am Übergang des lateralen zum mittleren Drittel der Klavikula ca. 1 cm unterhalb des Knochens in spitzem Winkel zur Frontalebene eingeführt und die Klavikula aufgesucht. Nach Knochenkontakt wird die Nadel weiter unter leichter Aspiration parallel zur Frontalebene in Richtung auf das Jugulum vorgeschoben. Die Vene wird in etwa 4–5 cm Tiefe erreicht.

## 10.2.3
## Techniken

Der Patient wird in Rückenlage oder leichte Trendelenburg-Lagerung gebracht. Bei wachem Patient erfolgt eine Lokalanästhesie mit z. B. Xylocain 2 %. Nach Hautdesinfektion und steriler Abdeckung wird die Punktion entweder mittels geschlossener Systeme (z. B. Cavafix, Fa. Braun) oder mittels sog. Seldinger-Technik vorgenommen.

*Verwendete Systeme: geschlossenes System und Seldinger-Technik. Vorteile bei letzterem: kleines Punktionstrauma, Einführung großlumiger Schleusen möglich.*

Bei geschlossenen Systemen wird der von einer sterilen Hülle umgebene Katheter nach Punktion der Vene direkt in das Gefäß vorgeschoben. Vorteil: Geringere Kontamination. Nachteil: großlumige (3 mm) Punktionsöffnung bei kleinlumigem (18 G) Katheter. Seldinger-Technik: Hierbei wird das Gefäß mittels einer relativ dünnen (18 G) Nadel punktiert. Über die liegende Nadel wird ein flexibler Führungsdraht in das Gefäß vorgeschoben. Anschließend wird die Nadel über den Führungsdraht entfernt. Nach Bougierung der Haut und Subkutis mit einem speziellen Dilatator wird der Katheter über den noch liegenden Draht vorgeschoben. Zum Abschluß wird der Draht entfernt und der Katheter mittels einer Naht fixiert. Vorteil: Geringes Punktionstrauma durch die Kanüle, dennoch können nach entsprechender Bougierung auch großlumige Katheter oder Schleusen (Flußrate über 500 ml/min!) eingeführt werden. Nachteil: Höhere Kontaminationsgefahr.

Treten beim Einführen des Katheters oder Führungsdrahtes starke Schmerzen auf, muß an eine arterielle oder extravasale Fehllage gedacht werden. Zervikale Parästhesien beim Vorschieben eines Subklaviakatheters sind zumeist Anzeichen für ein Hochschlagen des ZVK in die V. jugularis interna. Rhythmusstörungen weisen auf eine zu tiefe Katheterposition hin.

### 10.2.4
### Materialien

#### 10.2.4.1
#### *Hautdesinfektion*

Die Anlage eines ZVK erfordert ein streng aseptisches Vorgehen (chirurgische Hautdesinfektion, sterile Abdeckung, sterile Handschuhe, Mundschutz).

#### 10.2.4.2
#### *Katheterarten*

Verwendet werden in erster Linie geschlossene Systeme (z.B. Cavafix, Fa. Braun). Der 70 cm lange Katheter dient zur Punktion der V. basilica, der kurze der Punktion der Jugularvenen oder der V. subclavia.

#### 10.2.4.3
#### *Infusionssysteme*

Die Gefahr der Luftembolie und der unbemerkten Blutung infolge Diskonnektion und Dislokation des Katheters ist beim ZVK besonders groß (daher korrekte Entlüftung und Konnektion!) (s. auch 10.1.4.3).

#### 10.2.4.4
#### *Fixierung*

Der ZVK muß gegen unbeabsichtigte Dislokation gesichert werden. Katheter in Seldinger-Technik werden hierzu mittels einer Naht (Stärke 0) fixiert, geschlossene Systeme unter Schleifenbildung mittels Kompressen und Heftpflaster.

### 10.2.5
### Komplikationen

Komplikationen treten bei präklinischer Anlage eines ZVK vermehrt auf. Darüber hinaus stellen diese Risiken für den bereits vital bedrohten Patienten eine weitere Gefährdung dar! Die häufigste Komplikation stellt sicherlich die primäre intravasale Fehllage des Katheters dar (Katheter wird zu weit oder nicht ausreichend weit vorgeschoben, Abweichen des Katheters in eine kontralaterale

## 10 Periphere und zentrale Venenzugänge

zentrale Vene). Zu tief eingeführte Katheter bergen das Risiko einer – unter Umständen bedrohlichen – Arrhythmie.

Die gefährlichsten Frühkomplikationen stellen Luftembolie, Entblutung und Pneumothorax dar. Erstere tritt insbesondere bei hypovolämen, spontanatmenden Patienten auf, letzterer gerade bei der Punktion der V. subclavia, häufig bei Beatmeten. Verboten ist die beidseitige Punktion zentraler Gefäße, besonders der V. subclavia (Gefahr des beidseitigen Spannungspneumothorax). Arterielle Fehlpunktionen treten besonders bei hypovolämen Patienten auf. Sie können zu einer bedrohlichen Weichteilschwellung des Halses bis hin zur Trachealkompression oder einer schweren intrathorakalen Blutung führen. Nervenschäden sind insbesondere bei zu weit lateralen Punktionsversuchen im Halsbereich möglich.

*Gefährlichste Komplikationen: Luftembolie, Pneumothorax, Blutung.*

Häufigste bedrohliche Spätkomplikation ist die katheterinduzierte Sepsis, weshalb präklinisch gelegte ZVK in der Klinik so früh wie möglich entfernt werden.

Thrombophlebitiden bis hin zum Venenverschluß sind weitere Spätkomplikationen.

## 10.3
## Entscheidungskriterien für das Vorgehen

### 10.3.1
### Medizinische Situation des Patienten

Bei Erkrankungen, wo die Medikamentengabe im Vordergrund steht, genügt im allgemeinen ein sicherer Venenzugang mittlerer Größe (18, evtl. 20 G). Sollen miteinander inkompatible Substanzen verabreicht werden (z. B. Natriumbikarbonat und Suprarenin), ist die Anlage eines 2. Zugangs sinnvoll. Ist der Patient volumenbedürftig, müssen, zumeist mehrere, großlumige Kanülen (16 oder 14 G) gelegt werden.

*Bei ausgeprägtem Volumenmangel mehrere großlumige Kanülen verwenden; zur alleinigen Medikamentengabe genügt eine 18- oder 20-G-Kanüle.*

Tabelle 1 bietet eine Übersicht über die Kanülengröße und den jeweiligen Durchfluß (am Beispiel der Kanüle Insyte W, Fa. Vialon).

| Größe (G) | Durchmesser [mm] | Farbe | max. Durchfluß [ml/min] |
|---|---|---|---|
| 22 | 0,8 | blau | 36 |
| 20 | 1,1 | rosa | 55 |
| 18 | 1,3 | grün | 94 |
| 16 | 1,7 | grau | 215 |
| 14 | 2,1 | braun | 353 |

**Tabelle 10-1.** Kanülengröße und Durchflußmengen (Kanüle Insyte W, Fa. Vialon)

### 10.3.2
### Zugänglichkeit des Patienten

Bei eingeklemmten oder verschütteten Verunfallten, seltener auch bei nichttraumatologischen Notfällen ist unter Umständen zunächst kein räumlicher Zugang zum Patienten möglich. Sofern der Patient nicht rasch befreit werden kann, muß hier von der Feuerwehr versucht werden, eine Extremität oder den

Hals soweit zu befreien, daß wenigstens eine Venenpunktion und die Oxygenierung möglich sind. In dieser Situation muß sich der Notarzt ggf. auch mit einer eigentlich insuffizienten Größe des Zugangs behelfen. Immerhin können jedoch auch über eine 20-G-Kanüle innerhalb von 10 min bis zu 500 ml Kristalloide infundiert werden.

Problematisch kann sich der venöse Zugang auch bei Patienten mit angeborenen oder erworbenen Fehlbildungen oder Fehlstellungen der Extremitäten darstellen (z. B. Kontrakturen bei infantiler Zerebralparese oder länger zurückliegendem Apoplex, chronische Polyarthritis etc.). Bei Dialysepatienten ist der Zugang möglichst an der dem Shuntarm kontralateralen Seite zu legen. Bei fehlenden Alternativen und dringlicher Indikation muß unter Umständen auch der Shunt selbst punktiert werden (Vorteil: einfache Punktion). Dieser Zugang muß jedoch nach Stabilisierung so rasch wie möglich durch einen anderen venösen Zugang ersetzt werden.

### 10.3.3
### Rettungswege

Der venöse Zugang ist derart zu fixieren, daß er auch während des Transports zum Rettungsmittel, z. B. durch steile Treppenhäuser oder eine Böschung hinauf, sowohl gut zugänglich als auch gegen Dislokation und Diskonnektion gesichert ist.

### 10.3.4
### Transportwege

Vor Transportantritt muß der venöse Zugang nochmals auf seine korrekte Lage und Konnektion überprüft werden, ggf. ist bei Zeichen des Volumenmangels nun ein 2. Zugang zu legen.

**Unstillbare Blutung:** Keine Zeit mit der Suche nach großlumigen Zugängen verschwenden, sondern rascher Transport in die Klinik.

Wichtig: Bei unstillbarer Blutung sind Anzahl und Größe der venösen Zugänge weniger bedeutsam als der rasche Transport unter fortgesetzter Volumensubstitution in eine geeignete Klinik.

## 10.4
## Alternativen

Ist auch nach mehrfacher Venenpunktion kein venöser Zugang möglich, muß über alternative Zugangswege nachgedacht werden.

### 10.4.1
### Intraossärer Zugang

**Alternative, rasch verfügbare Zugangswege:** intraossäre Infusion bei Kleinkindern, endotracheale Gabe von Medikamenten bei der Reanimation von Erwachsenen und Kindern.

Im Säuglings- und Kleinkindalter weist der Knochen noch sowohl eine relativ dünne Kompakta als auch einen hohen Gehalt an rotem Knochenmark auf. Dies läßt die intraossäre Punktion bei fehlendem venösen Zugang zu einer rasch durchführbaren und sicheren Alternative zur intravenösen Medikamentenapplikation erscheinen. In der Tat gelingt die Punktion der Markhöhle, die nur mittels hierfür geeigneter Nadeln (z. B. Fa. Cook) durchgeführt werden darf,

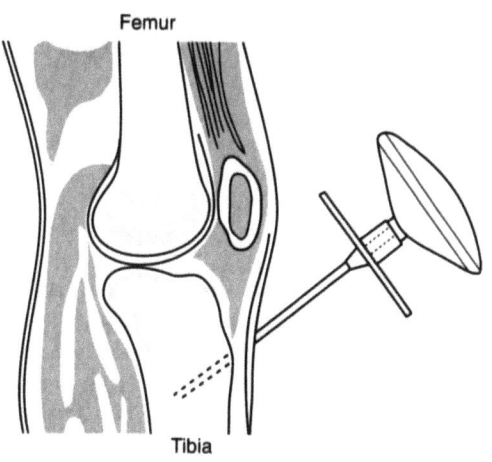

**Abb. 10-3.** Intraossäre Punktion

dem Erfahrenen fast immer (Abb. 10-3). Technik: Nach Desinfektion der Haut wird die entsprechende Kanüle ca. 1-2 cm distal der Tuberositas tibiae medialseitig im Winkel von ca. 60° zur Längsachse vorgeschoben. Die Aspiration von Knochenmark zeigt die korrekte Lage der Kanüle an. Nach sicherer Fixation der Kanüle ist sowohl die Applikation von Medikamenten als auch die Infusion von Volumenersatzlösungen möglich. Der Effekt tritt gegenüber der periphervenösen Injektion fast zeitgleich auf. Die Durchflußrate ist relativ gering, allerdings kann mittels Druckinfusion ein Fluß von ca. 50 ml/min an kristalloider Lösung erreicht werden.

Komplikationen sind selten (Fehllage, Infektion, Wachstumsstörungen bei Verletzung der Epiphysenfuge).

## 10.4.2
### Tracheale Applikation

Bei der kardiopulmonalen Reanimation ist zunächst kein venöser Zugang vonnöten. Zahlreiche Untersuchungen belegen im Gegenteil einen zum Teil erheblichen Zeitgewinn bis zur 1. Medikamentenapplikation, wenn die Substanz endotracheal bzw. endobronchial verabreicht wurde.

Geeignete Substanzen sind lediglich Adrenalin, Atropin, Xylocain und Naloxon. Gegenüber der intravenösen Dosis muß die 2-3fache Menge, verdünnt in (Erwachsene) 10 ml Aqua dest. oder physiologische Kochsalzlösung appliziert werden. Die Anwendung erfolgt tief tracheal, z.B. mit einem abgeschnittenen Absaugkatheter. Wichtig ist die anschließende mehrmalige tiefe manuelle Beatmung mittels Beutel. Der Wirkungseintritt erfolgt gegenüber der venösen Applikation etwas verzögert, die Wirkdauer ist deutlich verlängert. Bei stattgehabter Aspiration oder Lungenödem ist eine ausreichende Resorption nicht gesichert bzw. sehr unwahrscheinlich!

# 11 Kardiopulmonale Reanimation

M. Weiss, H. Krieter

**Herzkreislaufstillstand: nach 20 s bewußtlos, nach 40 s Schnappatmung/Atemstillstand, nach 60-90 s weite, lichtstarre Pupillen.**

Mit dem Stillstand des Herzens wird die $O_2$-Versorgung der Organe unterbrochen, wodurch insbesondere wichtige zerebrale Funktionen binnen kürzester Zeit erlöschen: So tritt schon nach 10-20 s Bewußtlosigkeit ein, gefolgt von Schnappatmung und schließlich Atemstillstand. Nach etwa 60-90 s sind die Pupillen weit und lichtstarr. Um die Versorgung mit Sauerstoff wiederherzustellen, ist rasches und zielorientiertes Handeln erforderlich. Hierzu haben sich schematisierte Handlungsabläufe, sog. Algorithmen, bewährt. Die folgenden Abschnitte zur kardiopulmonalen Reanimation lehnen sich daher eng an die von der American Heart Association herausgegebenen Empfehlungen zur Reanimation an[*].

## 11.1 Ursachen eines Herz-Kreislauf-Stillstandes

**Herzstillstand zumeist Folge einer vorbestehenden kardiovaskulären Störung.**

Über 80 % der Kreislaufstillstände beruhen auf einer kardiovaskulären Grunderkrankung (akuter Myokardinfarkt oder chronische ischämische Kardiomyopathie, hypertensive Kardiomyopathie, dekompensiertes Klappenvitium, vorbestehende Veränderungen des Erregungsbildungs- und -leitungssystems). In der überwiegenden Mehrzahl aller Fälle tritt zunächst Kammerflimmern auf, seltener primär die elektromechanische Entkopplung oder Asystolie. Oftmals als akuter Myokardinfarkt fehlgedeutet werden letal verlaufende fulminante Lungenarterienembolien und rupturierte Aortenaneurysmen.

### 11.1.1 Elektrolytstörungen

Elektrolytstörungen (Hypo- oder Hyperkaliämie) sind Auslöser eines unter Umständen therapierefraktären Kammerflimmerns oder bradykarder Rhythmusstörungen bis hin zur Asystolie.

### 11.1.2 Respiratorische Ursachen

Patienten mit primär respiratorisch ausgelöstem kardialen Arrest weisen, auch wenn die Atemstörung als solche behoben wird, in Abhängigkeit von der Dauer der Anoxie oftmals eine ungünstige Prognose auf. Zwar weist in vielen Fällen

---

[*] American Heart Association: Textbook of advanced cardiac life support, 1994.

das Herz primär keine Vorschädigung auf, das Gehirn ist jedoch bei Eintritt des Kreislaufstillstandes häufig bereits irreversibel hypoxisch geschädigt.

**Zentrale Atemstörung.** Krampfanfall, apoplektischer Insult, schweres Schädel-Hirn-Trauma, Stoffwechselkomata sowie Intoxikationen mit zentral dämpfenden Substanzen.

*Primär respiratorische Störungen führen bereits vor Eintritt des Kreislaufstillstandes zu schwerer zerebraler Hypoxie.*

**Periphere Atemstörung.** Atemwegsverlegung durch die zurückgefallene Zunge bei Bewußtseinstrübung, Aspiration von Fremdkörpern oder Mageninhalt. Status asthmaticus, Laryngospasmus, Epiglottitis. Neuromuskuläre Erkrankungen wie Guillain-Barré-Syndrom, multiple Sklerose und amyotrophe Lateralsklerose. Intoxikationen z. B. durch Alkylphosphate.

## 11.1.3
## Plötzlicher Kindstod

Die Genese des plötzlichen Kindstods (SIDS) ist weiterhin ungeklärt (Unreife der Regulationszentren von Atmung und Kreislauf?). Die Prognose ist extrem schlecht, allerdings ist die Inzidenz infolge entsprechender Aufklärungskampagnen rückläufig.

*Plötzlicher Kindstod: Ursache ungeklärt. Zentrale Regulationsstörung?*

## 11.1.4
## Anaphylaxie

Im Rahmen einer Anaphylaxie kann sich der Kreislaufstillstand entweder aus einer schweren Schocksituation oder respiratorischen Insuffizienzen, evtl. infolge Atemwegsverlegung, heraus entwickeln oder – seltener – ohne vorherige Vorwarnung eintreten.

## 11.1.5
## Ertrinken

Ertrinken führt über verschiedene Mechanismen zum Kreislaufstillstand (Aspiration, reflektorischer Kreislaufstillstand, bes. bei Kindern, sowie Hypothermie).

## 11.1.6
## Stromunfälle

Stromunfälle infolge Einwirkung von Schwachstrom führen zwar oftmals zu transienten Arrhythmien, jedoch selten zum Kreislaufstillstand. Dieser wird vorwiegend nach Kontakt zu Hochspannung beobachtet (Industrieunfälle, Blitzschlag, Spielen auf Eisenbahnwaggons, Klettern auf Strommasten). Zumeist tritt Kammerflimmern, seltener ein AV-Block 3. Grades, auf.

### 11.1.7
### Intoxikationen

*Intoxikationen bei jedem Kreislaufstillstand differentialdiagnostisch erwägen!*

Hier ist besonders die suizidale Überdosierung von Pharmaka sowie die Drogenintoxikation zu nennen: Opiate und Hypnotika verursachen in erster Linie eine zentrale Atemdepression. Amphetaminderivate und Kokain vermögen bedrohliche Koronarspasmen und Arrythmien auszulösen. Immer häufiger werden Suizide mit trizyklischen Antidepressiva und kardiovaskulär angreifenden Pharmaka (Kalziumantagonisten, Digitalis, β-Blocker, Antiarrhythmika) verübt. Selten geworden sind dagegen Todesfälle durch Alkylphosphate (E 605).

### 11.1.8
### Brandunfälle

Bei Brandkatastrophen tritt der Tod oftmals nicht infolge Verbrennens, sondern aufgrund schwerster Hypoxie ein ($O_2$-arme Atmosphäre, Hemmung des $O_2$-Transports bzw. der intrazellulären $O_2$-Utilisation durch Kohlenmonoxid, Methämoglobinbildner und Zyanverbindungen, Reizgasinhalation).

### 11.1.9
### Trauma

*Traumatischer Kreislaufstillstand: An Spannungspneumothorax denken!*

Der Herzstillstand in der Folge eines schweren Traumas weist gegenüber dem kardial bedingten Kreislaufstillstand eine deutlich ungünstigere Prognose auf (Überlebensrate in Sammelstatistiken $\leq 1\%$). Häufigste zugrundeliegende Verletzungen sind unerkannter Spannungspneumothorax, Aortenruptur, Perikardtamponade sowie schweres Schädel-Hirn-Trauma.

## 11.2
## Basisdiagnostik

*Vitalfunktionen sind: Bewußtsein, Atmung, Kreislauf.*

Ziel der initialen Diagnostik ist die Prüfung von Bewußtsein, Atmung und Kreislauf. Dieser diagnostische Block sollte nicht mehr als 30 s beanspruchen, um die dringend erforderliche Therapie nicht zu verzögern. Das Ziel kann und soll nicht sein, die dem Herz-Kreislauf-Stillstand zugrundeliegende Ursache zu ermitteln.

### 11.2.1
### Bewußtsein

*Patienten immer zuerst ansprechen!*

Jeder Patient, auch und ganz besonders der vermeintlich bewußtlose, sollte zuerst direkt angesprochen werden. Erst wenn die verbale Kontaktaufnahme mißlingt, sollte durch Schütteln und Schmerzreize versucht werden, die (Un)-Bewußtseinslage eines Patienten einzuschätzen. Ist der Patient bewußtlos, wird als nächstes die Atmung beurteilt.

## 11.2.2
## Atmung

Fehlende Thoraxexkursionen (sehen, fühlen) und fehlendes Atemgeräusch (hören) kennzeichnen den Atemstillstand. Eine Verlegung der Atemwege löst dagegen zunächst verstärkte Atemanstrengungen aus.

*Die Atmung durch Sehen, Fühlen und Hören kontrollieren.*

## 11.2.3
## Kreislauf

Bereits parallel zur Einschätzung der Bewußtseinslage und der Atmung sollte der Karotispuls nacheinander beidseits getastet werden. In der Regel läßt sich dieser etwa 2–3 Finger dorsal des Larynx am besten aufsuchen. Ist hier kein Puls mehr zu fühlen, sollte keine Zeit mit weiteren diagnostischen Maßnahmen verloren werden, hier muß mit der kardiopulmonalen Reanimation begonnen werden. Merke: Wer keinen Puls mehr hat, wird auch – so überhaupt noch vorhanden – Atmung und Bewußtsein rasch verlieren.

*Karotispuls nacheinander beidseits tasten!*

Neben diesem eher schematisch ablaufenden diagnostischen Block ist zu diesem Zeitpunkt auch zu prüfen, ob eine Reanimation überhaupt sinnvoll begonnen werden kann. Eine solch schwerwiegende Entscheidung unter dem gebotenen Zeitdruck zu treffen, ist sicher eine der schwierigsten Aufgaben in der notärztlichen Praxis. Das kalendarische Alter eines Patienten allein ist sicher kein Kriterium für oder gegen eine Reanimation! Verletzungen, die mit dem Leben nicht vereinbar sind, sowie das Auftreten sicherer Todeszeichen stellen dagegen klare Kontraindikationen dar. Schwierig ist die Situation bei Patienten, die an einem Malignom leiden. Hier sollte, wann immer möglich, versucht werden, den mutmaßlichen Wunsch des Patienten zu eruieren; ist dies nicht möglich und geht die Krankheit nicht offensichtlich in die terminale Phase, sollte auch hier eine Wiederbelebung begonnen werden.

*Entscheidung für oder gegen eine Reanimation frühzeitig erwägen.*

## 11.3
## Basismaßnahmen

Solange die technischen und personellen Voraussetzungen für die erweiterten Maßnahmen der Reanimation (Intubation, EKG/Defibrillator, Medikamente) fehlen, wird unmittelbar nach dem „diagnostischen Block" mit den Basismaßnahmen begonnen. Sobald ein Defibrillator vorhanden ist, sollte bei Kammerflimmern und pulsloser Kammertachykardie eine Frühdefibrillation erwogen werden. Oft läßt sich so noch vor weiteren Maßnahmen eine spontane Zirkulation wiederherstellen.

*Bei Kammerflimmern Frühdefibrillation evtl. vor allen weiteren Maßnahmen erwägen!*

## 11.3.1
## Atmung

Beim bewußtlosen Patienten kann der Atemweg durch die zurückgefallene Zunge oder Fremdkörper (Speisen, Zahnprotesen etc.) verlegt sein. Überstrecken des Kopfes, Inspektion des Mund- und Rachenraumes und ggf. das Freimachen der Atemwege (manuell, Tupfer, Sauger) sind daher Voraussetzung für eine suffiziente Beatmung. Bis die für eine endotracheale Intubation notwendi-

*Zum Sichern der Atemwege*
- *Kopf reklinieren,*
- *Mund- und Rachenraum inspizieren,*
- *Fremdkörper ggf. entfernen,*

- $O_2$-Insufflation,
- Maskenbeatmung,
- Intubation.

gen Vorbereitungen getroffen sind, sollte zunächst über eine Maske beatmet werden. Die Intubation bietet neben dem Schutz vor Aspiration auch einen schnell einsatzbereiten Applikationsweg für Notfallmedikamente. Sollte weder über die Maske noch über den Tubus eine ausreichende Beatmung möglich sein, ist die Koniotomie oft lebensrettend. Hierzu sind meist entsprechende Bestecke zur Notkoniotomie vorhanden. Sobald verfügbar, sollte die inspiratorische $O_2$-Konzentration durch Beimischen von Sauerstoff – möglichst über einen Reservoirbeutel – gesteigert werden. Die suffiziente Beatmung ist anhand der gleichseitigen Thoraxexkursionen und des hör- bzw. fühlbaren Strömens der exspirierten Luft zu kontrollieren. Nach den ersten 2 Atemzügen sollte nochmals der Karotispuls geprüft werden.

### 11.3.2
### Reanimation des Kreislaufs

**Bei der Herzdruckmassage wird der Thorax durch Druck auf das Sternum mit durchgestreckten Armen etwa 3 Querfinger oberhalb des Xyphoids komprimiert.**

Ist nach den ersten Atemzügen weiter kein Karotispuls zu tasten, ist spätestens jetzt mit der extrathorakalen Herzdruckmassage zu beginnen. Im Rettungsdienst werden hierzu in der Regel mindestens zwei Helfer zur Verfügung stehen. Während der eine Helfer am Kopf des Patienten kniet und die Beatmung fortsetzt, kniet der zweite Helfer seitlich neben dem Thorax. Nachdem der Druckpunkt etwa 2–3 Querfinger oberhalb des Xiphoids aufgesucht ist, wird der Thorax mit gestreckten Armen und übereinandergelegten Handballen senkrecht komprimiert. Die Kompressionszeit soll dabei ungefähr der Hälfte des gesamten Zyklus entsprechen. Die Effektivität der Herzdruckmassage ist regelmäßig durch Palpieren des Karotis- oder Femoralispulses zu prüfen. Bei der 2-Helfer-Methode folgt auf je 5 Kompressionen 1 Atemzug (5:1). Solange mit der Maske beatmet wird, sollte während des Atemzugs nicht komprimiert werden, da hierbei der Druck im Magen und damit die Gefahr einer Aspiration deutlich steigen. Nach edotrachealer Intubation ist diese Synchronisation nicht mehr erforderlich, im Gegenteil, der Auswurf der Herzkammer kann sogar durch die gleichzeitige Inspiration gesteigert werden. Steht nur 1 Helfer zur Verfügung, oder muß der zweite Helfer seine Tätigkeit kurzzeitig unterbrechen, um weitere Maßnahmen vorzubereiten, sollte der am Kopf des Patienten kniende Helfer, ohne seine Position zu verlassen, nach der sog. 1-Helfer-Methode die Herzdruckmassage mit übernehmen. Das heißt: Auf je 15 Thoraxkompressionen folgen 2 Atemzüge. Unter keinen Umständen sollte die Herzmassage unterbrochen werden, weil andere Maßnahmen vorbereitet werden (Medikamente aufziehen, Defibrillator vorbereiten etc.). Einzige Ausnahme von dieser Regel sind die Defibrillation (Stromschlag!) sowie die regelmäßig durchzuführenden Kontrollen, ob das Herz bereits wieder spontan schlägt (Karotispuls). Der Wert eines initialen präkordialen Faustschlages wird kontrovers diskutiert. Obwohl er wahrscheinlich nur unmittelbar nach dem Herzstillstand wirksam ist, stellt er keinen Zeitverlust dar und ist – korrekt durchgeführt – nebenwirkungsarm.

**2-Helfer-Methode:**
**1 Atemhuben**
**5 Kompressionen.**

**1-Helfer-Methode:**
**2 Atemhübe**
**15 Kompressionen.**

Die geschilderten Basismaßnahmen sind geeignet, einen Minimalkreislauf aufrechtzuerhalten, der die Entwicklung und Ausbreitung hypoxischer Folgeschäden insbesondere des Gehirns vermindert. Da hierzu – bei einer Mund zu Mund oder Mund zu Nase durchgeführten Atemspende – keine besondere Ausrüstung erforderlich ist, eignen sich die Basismaßnahmen vor allem auch für die initiale Therapie, um die Zeit bis zum Eintreffen von Rettungs- oder Notarztwagen zu überbrücken. Sobald die technische und medizinische Ausstattung dem Notarzt zur Verfügung steht, gehen die Maßnahmen der Basistherapie fließend in die erweiterten Maßnahmen über.

## 11.4
## Erweiterte Maßnahmen

Sobald die Oxygenierung von Herz und Gehirn durch Beatmung und Herzdruckmassage wiederhergestellt ist, können weitere diagnostische und therapeutische Schritte folgen:

### 11.4.1
### Sauerstoffapplikation

Eines der wichtigsten „Medikamente" im Rahmen der Reanimation ist der Sauerstoff. Bei jeder Beatmung sollte so früh wie möglich die inspiratorische Sauerstoffkonzentration ($F_IO_2$) angehoben werden. Mittels Einleitung von Sauerstoff in den Beatmungsbeutel erreicht man jedoch nur eine $F_IO_2$ von etwa 40 %, also etwa dem Doppelten des $O_2$-Gehalts der Umgebungsluft. Erst durch den Anschluß eines Reservoirbeutels oder mittels sog. On-demand-Systeme läßt sich die Konzentration bis nahe 100 % steigern.

### 11.4.2
### Elektrische Therapie

**EKG/Defibrillation**
Die Ableitung eines EKG ist zur Differenzierung zwischen Asystolie und Kammerflimmern von besonderer Bedeutung (spezifische Therapie s. Algorithmen 1 und 2). Zeigt das EKG eine Kammertachykardie, ohne daß ein Puls tastbar ist, oder finden sich Zeichen des Kammerflimmerns, ist die sofortige Defibrillation das Mittel der Wahl. In den Empfehlungen der AHA wird empfohlen, die Frühdefibrillation durchzuführen, sobald ein Defibrillator verfügbar ist, unabhängig davon, ob der Patient bereits oxygeniert ist oder nicht. Die Frühdefibrillation hat ohne Zweifel Vorteile in den ersten Minuten nach Eintritt des Herzstillstands oder bei vorangegangenen suffizienten Basismaßnahmen durch Laienhelfer oder das Personal der Rettungsdienste. Der Erfolg ist hingegen fraglich und möglicherweise sogar nachteilig (*Stoned heart*), wenn das Herz über 8, 10 oder gar 15 min anoxisch war. In diesen Fällen sind vorrangig die Oxygenierung und ein Minimalkreislauf wiederherzustellen, bevor defibrilliert wird. Zur Defibrillation werden die Elektroden rechts parasternal in Höhe des 2.–4. ICR und links etwa in Höhe des 5. ICR in der vorderen Axillarlinie plaziert. Es wird empfohlen, jeweils 3 Elektroschocks unmittelbar hintereinander zu applizieren. In der ersten Serie wird die Energie stufenweise von 200 über 300 auf 360 J gesteigert, alle weiteren Schocks sollten eine Energie von 360 J haben. Nach Auslösen jedes Schocks wird sofort wieder geladen und das EKG beurteilt. Sobald im EKG wieder Kammerkomplexe sichtbar werden, ist anhand des Pulses zu prüfen, ob der elektrischen Aktion auch tatsächlich eine effektive Kontraktion des Herzmuskels folgt. Ist die Aufladezeit kurz (<10 s) kann auf die Herzdruckmas-

> Defibrillation ist indiziert bei:
> • Kammerflattern,
> • Kammerflimmern.

> Elektroden rechts parasternal 2.–4. ICR und links vordere Axillarlinie 4.–5. ICR. Energie: 200–360 J.

sage zwischen den Elektroschocks verzichtet werden. Bei Defibrillatoren älterer Bauart oder bereits entladenem Akku ist auch zwischen den Defibrillationen die Herzdruckmassage fortzusetzen.

*Keine* Defibrillation bei Asystolie oder pulsloser elektrischer Aktivität (PEA)!

Bei asystolem Herzstillstand ist die Defibrillation primär *nicht* indiziert. Die Asystolie muß jedoch in mindestens 2 Ableitungen beurteilt werden, um ein Kammerflimmern nicht zu übersehen. Auch ist es oft schwierig, ein feines Kammerflimmern von einer Asystolie mit fluktuierender Nullinie zu unterscheiden.

### Schrittmachertherapie

Neben der pharmakologischen Intervention mit Atropin und Katecholaminen kann bei allen bradykarden Herzrhythmusstörungen die Anwendung eines Herzschrittmachers erforderlich werden. Hierzu stehen externe Stimulatoren zur Verfügung, die entweder über eine ösophageale Sonde oder über thorakal aufgeklebte spezielle Schrittmacherelektroden eine externe Stimulation des Herzens bewirken. Beide Stimulationsverfahren können auch bei sachgerechtem Einsatz sehr schmerzhaft sein und erfordern daher beim wachen Patienten eine entsprechende Analgosedierung.

## 11.4.3
## Medikamentöse Therapie

### 11.4.3.1
### *Applikationswege*

Adrenalin, Atropin und Lidocain können auch endobronchial über den Tubus appliziert werden. Hierzu ist das 2–3fache der intravenösen Dosis erforderlich.

Das Legen intravenöser Verweilkanülen kann insbesondere bei Patienten im Herz-Kreislauf-Stillstand schwierig und zeitraubend sein. Daher ist in der initialen Therapie die endobronchiale Instillation der Notfallmedikamente oft rascher. Adrenalin, Lidocain und Atropin können über den Tubus appliziert werden, wobei in der Regel das 2–3fache der intravenösen Dosis notwendig ist. Insbesondere kleine Volumina sind zu verdünnen, damit die Substanz das Bronchialsystem auch erreicht.

Zur Plazierung von Infusionskanülen eignen sich die Venen des Handrückens und Unterarmes. Besonders unter Reanimationsbedingungen ist die V. jugularis externa meist gut gefüllt und daher einfach und rasch von der am Kopf des Patienten arbeitenden Person zu punktieren.

### 11.4.3.2
### *Medikamente*

#### Adrenalin

Adrenalin ist indiziert bei:
- Kammerflimmern,
- Asystolie,
- PEA.

Dosis: 1 mg i.v. alle 3–5 min. Wenn erfolglos, evtl. höher dosiert (5 mg).

**Wirkung.** Als wesentlicher Bestandteil der körpereigenen Kompensationsmechanismen bei reduziertem Herzzeitvolumen ist dieses Katecholamin wegen seines Wirkungsspektrums das ideale Medikament in der Reanimation. Neben der Umverteilung des Blutvolumens zugunsten von Herz und Gehirn bewirkt Adrenalin über die gleichzeitige Stimulation von α- und β-Rezeptoren folgende kardiovaskuläre Veränderungen:
- Anstieg des peripheren vaskulären Widerstands,
- Anstieg des systolischen und diastolischen Blutdrucks,

- Anstieg des kardialen und zerebralen Blutflusses,
- Anstieg der myokardialen Kontraktilität,
- Anstieg der Herzfrequenz,
- Anstieg des myokardialen $O_2$-Verbrauchs,
- verbesserte Wirkung der Defibrillation bei Kammerflimmern.

**Indikationen.** Die Gabe von Adrenalin ist indiziert bei
- Herz-Kreislauf-Stillstand infolge Kammerflimmerns oder pulsloser Kammertachykardie, die nicht durch primäre Defibrillation terminiert werden kann,
- Asystolie,
- elektromechanische Entkopplung („pulseless electrical activity", PEA),
- schwere, nicht durch Atropin zu behebende Bradykardie.

**Dosierung.** Als Standarddosierung hat sich 1 Amp. = 1 mg Adrenalin i.v. alle 3–5 min bewährt. Obwohl es Hinweise aus klinischen und experimentellen Studien gibt, daß höhere Adrenalindosen (bis zu 5 mg/Bolus) häufiger die Wiederkehr spontaner Herzaktionen bewirken, scheint die Überlebensrate hierdurch nicht verbessert worden zu sein. Diese Dosierung von bis zu 0,1 mg/kg KG wird von der AHA derzeit als Maßnahme der Klasse IIb (nicht besonders empfohlen, möglicherweise wirksam) eingestuft.

**Nebenwirkungen.** Die kardiovaskulären Effekte von Adrenalin steigern nicht nur die koronare Perfusion, sondern auch den myokardialen $O_2$-Verbrauch. Insbesondere bei Patienten mit einer reduzierten Koronarreserve kann Adrenalin eine myokardiale Ischämie bis hin zum Myokardinfarkt auslösen. Daher ist besonders darauf zu achten, daß die Herzfrequenz möglichst 160/min nicht überschreitet. Ferner steigert Adrenalin die Automatizität der Herzmuskelzellen und kann so verschiedenste Rhythmusstörungen verursachen. Besonders gefährdet sind Patienten, die unter Digitalistherapie stehen. Bei intravenöser Anwendung ist zu beachten, daß nach jedem Adrenalinbolus mit mindestens 10–20 ml der Infusion gespült wird, um eine Kumulation der Substanz in den schlecht perfundierten Venen zu vermeiden. Die Mischung mit alkalischen Lösungen (Natriumbikarbonat) kann die Wirkung von Adrenalin beeinträchtigen.

### Atropin
**Effekte.** Blockade acetylcholinvermittelter parasympathischer Effekte. Atropin steigert so Herzfrequenz, Blutdruck und systemischen Gefäßwiderstand.

**Indikationen.** Im Rahmen der Reanimation wird Atropin zur Behandlung der Asystolie und bei PEA eingesetzt. Darüber hinaus ist Atropin auch bei hämodynamisch relevanten Bradykardien indiziert.

Atropin ist indiziert bei:
- Asystolie,
- PEA,
- Bradykardie.
Dosierung:
Bradykardie 0,5–1 mg i.v.;
Asystolie, PEA: 3 mg i.v.

**Dosierung.** Eine Dosis unterhalb von 0,5 mg i.v. wird wegen der möglichen Verstärkung des Parasympathikotonus von einigen Autoren kritisch beurteilt. Auf der anderen Seite ist jedoch vor allem bei Patienten mit eingeschränkter koronarer Reserve eine Tachykardie wegen des hierdurch gesteigerten myokardialen $O_2$-Bedarfs zu vermeiden. Es empfiehlt sich daher auch Atropin nach Wirkung zu titrieren. In der Therapie der Asystolie und bei PEA wird eine einmalige

Dosis von 3 mg i.v. empfohlen, um eine totale Sympathikolyse zu erreichen. Hierbei ist auf Zeichen der Überdosierung (Hyperthermie, Ataxie, Sehstörungen, Bewußtseinstrübung bis zum Koma) zu achten.

### Natriumbikarbonat

*Cave:* Alkalose durch Überdosierung, daher keine routinemäßige Anwendung! Bei längerdauernden Reanimationen evtl. 1 mval/kg KG langsam i.v.

Jeder Herz-Kreislauf-Stillstand unterbindet den $O_2$-Transport zu den Organen. Aber auch bei effizienter Herzdruckmassage und Beatmung reicht der transportierte Sauerstoff nicht aus, um einen aeroben Stoffwechsel in allen Organen sicherzustellen. Als Endprodukt des anaeroben Stoffwechsels sammelt sich Laktat an, das eine metabolische Azidose verursacht. Ohne eine Blutgasanalyse ist es jedoch extrem schwierig, das tatsächliche Ausmaß dieser Azidose abzuschätzen. Noch vor einigen Jahren empfahl man eine routinemäßige Pufferung mit Natriumbikarbonat. Heute ist man jedoch wegen der negativen Auswirkungen einer durch Überkompensierung induzierten Alkalose mit der Infusion von Natriumbikarbonat in der präklinischen Versorgung sehr zurückhaltend. Insbesondere konnte durch blinde Pufferung kein verbessertes Ansprechen auf Defibrillation oder Katecholamintherapie gezeigt werden. Im Gegenteil: Die Effekte einer Alkalose (linksverschobene $O_2$-Dissoziationskurve) waren zum Teil gravierender.

**Dosierung.** Bei längerdauernder erfolgloser Reanimation kann eine Blindpufferung mit 1 mEq/kg versucht werden. Dies entspricht bei einer 4,2 %igen Natriumbikarbonatlösung 2 ml/kg KG. Infolge der Pufferung steigt die $CO_2$-Produktion insbesondere bei wiedereinsetzender Spontanzirkulation erheblich an. Um eine Hyperkapnie zu verhindern, ist das Atemzeitvolumen entsprechend zu steigern.

### Antiarrhythmika

Treten nach Wiedereinsetzen der spontanen Zirkulation tachykarde Rhythmusstörungen oder Extrasystolen in hämodynamisch wirksamer Häufigkeit auf, kann der Einsatz von Antiarrhythmika notwendig werden. Im Rahmen der Reanimation sind 2 Substanzen von besonderer Bedeutung:

Indikationen für Lidocain:
- ventrikuläre Rhythmusstörungen bei Myokardinfarkt,
- frühzeitige VES,
- Tachyarrhythmie mit breiten Kammerkomplexen.

Dosierung:
Bolus: 1–1,5 mg/kg KG, maximal 3 mg/kg KG.

**Lidocain** ist ein Antiarrhythmikum der Klasse 1b und wirkt auf Arrhythmien ventrikulären Ursprungs durch die Verzögerung der diastolischen Depolarisation. In hoher Dosierung kann Lidocain die myokardiale Kontraktilität reduzieren. Bei Patienten mit Herzinfarkt scheint Lidocain die Inzidenz von Kammerflimmern zu vermindern. Es sollte als Bolus evtl. wiederholt appliziert werden.

Indikationen für Ajmalin
- Kammertachykardie insbesondere mit breiten QRS-Komplexen,
- nach erfolgloser Gabe von Lidocain.

Dosierung:
50 mg langsam i.v.

**Ajmalin** ist ein Antiarrhythmikum der Klasse 1a und hemmt den schnellen Natriumeinstrom zu Beginn eines Aktionspotentials. Es senkt damit die Automatizität des Myokards und verlangsamt die ventrikuläre Reizleitung, wodurch Reentrymechanismen unterbunden werden. Nach neueren Studien ist es in der Therapie der Kammertachykardie dem Lidocain überlegen und kann daher auch eingesetzt werden, wenn eine Kammertachykardie durch Lidocain allein nicht terminiert werden konnte. Zu rasche Injektion kann durch AV-Blockierung zur Asystolie bzw. auch zu Kammerflimmern führen.

## Dobutamin

Neben Adrenalin weist auch Dobutamin einen inotropen Effekt auf und ist somit ein wichtiges Medikament zur Stabilisierung des Kreislaufs nach Wiederherstellung der spontanen Herzaktion. Wie alle inotropen Substanzen bewirkt auch Dobutamin eine dosisabhängige Steigerung des myokardialen $O_2$-Verbrauchs. Durch Stimulation der $β_1$-Rezeptoren bewirkt Dobutamin neben der erwünschten Inotropie eine ausgeprägte periphere Vasodilatation, die zu einem verminderten koronaren Perfusionsdruck führen kann. Dieser Effekt führt insbesondere dann zu einem Mißverhältnis zwischen $O_2$-Angebot und -bedarf, wenn die koronare Perfusion durch Stenosen zusätzlich eingeschränkt wird. Hier bietet sich die Kombination mit einem Vasopressor (Dopamin, seltener Noradrenalin) an. Wegen der kurzen Halbwertszeit muß diese Substanz möglichst über eine Spritzenpumpe dosiert werden.

**Dobutamin ist indiziert bei:**
- linksventrikulärem Pumpversagen,
- kardiogenem Schock.

**Dosierung:**
2–20 µg/kg KG/min i.v. über Spritzenpumpe.

## Dopamin

Dopamin wirkt in niedriger Dosierung (1–2 µg/kg KG/min) bevorzugt auf dopaminerge Rezeptoren und steigert so die Perfusion der Nieren und im Splanchnikusgebiet. Im mittleren Dosisbereich (2–10 µg/kg KG/min) stimuliert es vor allem die β-Rezeptoren und steigert so die myokardiale Inotropie. Dosierungen über 10 µg/kg KG/min bewirken dagegen eine zunehmende, durch α-Rezeptoren vermittelte Vasokonstriktion und können eine deutliche Tachykardie hervorrufen. Wie auch das Dobutamin dient Dopamin bevorzugt zur Stabilisierung des Kreislaufs bei wiederhergestellter spontaner Zirkulation. Die Applikation über eine Spritzenpumpe erlaubt eine kontrollierte Steigerung des arteriellen Blutdrucks.

**Dopamin ist indiziert bei:**
- arterieller Hypotonie,
- kardiogenem Schock.

**Dosierung:**
2–20 µg/kg KG/min i.v. über Spritzenpumpe.

## 11.5 Behandlungsalgorithmen

### 11.5.1 Pulslose Kammertachykardie/Kammerflimmern

Die Behandlung der Kammertachykardie und des Kammerflimmerns entspricht dem Algorithmus 1 (Seite 154). Nach einem diagnostischen Block und Einleitung der Basismaßnahmen folgt die Analyse des EKG. Liegt der Herzstillstand nicht zu lange zurück (5–8 min) oder wurden durch Ersthelfer bereits suffiziente Wiederbelebungsmaßnahmen eingeleitet, empfiehlt sich die unmittelbare Ableitung des EKG (ggf. über die Paddles des Defibrillators) und – sofern Kammertachykardie/Kammerflimmern vorliegen, die Frühdefibrillation. Diese sollte mit ansteigenden Energien durchgeführt werden. Ist die Defibrillation nach 3 Versuchen erfolglos, wird der Patient intubiert, ein venöser Zugang gelegt und 1 mg Adrenalin appliziert (alternativ 3 mg endotracheal). Nach insgesamt 10 Zyklen der Herzdruckmassage (5:1) wird erneut defibrilliert (3mal mit 360 J). Bleibt das Kammerflimmern weiterbestehen, wird das Schema bis zu 3mal durchlaufen. Ist dann noch immer keine Spontanzirkulation erreicht, können folgende Maßnahmen versucht werden:
- hochdosierte Adrenalingabe (5 mg), evtl. wiederholt,
- Lidocain 100 mg,
- Natriumbikarbonat 1 mval/kg KG.

Ist ein Spontankreislauf wiederhergestellt, kann bei Hypotonie die Gabe von Dopamin (5–10 µg/kg KG/min) erforderlich sein.

**Algorithmus 1.**
**Pulslose Kammertachykardie oder Kammerflimmern**
- Diagnostischer Block/Basismaßnahmen
- EKG-Ableitung und Analyse
  **Bei Kammerflimmern/Pulsloser Kammertachykardie:**
- Defibrillation mit 200, 300, 360 J
- Wenn erfolglos:
  Intubation, venöser Zugang,
  gleichzeitig 10 Zyklen 5:1 Herzdruckmassage/Beatmung,
  Adrenalin 1 mg i.v.,
  3mal defibrillieren (360 J)
- Wenn erfolglos:
  obigen Schritt bis zu 2mal wiederholen
- Wenn erfolglos, folgende Maßnahmen erwägen:
  Adrenalin hochdosiert (5 mg i.v.) evtl. wiederholt
  Lidocain 100 mg i.v.
  Natriumbikarbonat 1 mval/kg KG i.v.

### 11.5.2
### Asystolie/pulslose elektrische Aktivität (PEA)

Auch dieser Algorithmus beinhaltet einen initialen diagnostischen Block und die Einleitung der Basismaßnahmen. Jedoch ist die Defibrillation bei Asystolie und PEA primär nicht indiziert. Nach Intubation und Legen eines venösen Zugangs wird 1 mg Adrenalin appliziert. Es folgen 10 Zyklen der Herzdruckmassage und Beatmung. War die Adrenalingabe erfolglos, können jetzt 3 mg Atropin i.v. gegeben werden, um eine vollständige Blockade des Parasympathikus zu erzielen. Wieder folgen 10 Zyklen, bevor erneut 1 mg Adrenalin gegeben wird. Sollte die Asystolie/PEA zu irgendeinem Zeitpunkt in ein Kammerflimmern umschlagen, ist nach dem hierzu gültigen Algorithmus (s.o.) zu verfahren und zu defibrillieren. Schließlich kann auch hier die Anwendung hochdosierten Adrenalins sowie die Pufferung der Azidose mit Natriumbikarbonat versucht werden.

**Algorithmus 2.**
**Asystolie oder pulslose elektrische Aktivität (PEA)**
- Diagnostischer Block/Basismaßnahmen
- EKG-Ableitung und Analyse
  **Bei Asystolie/pulsloser elektrischer Aktivität (PEA):**
- Intubation, venöser Zugang,
  gleichzeitig 10 Zyklen 5:1 Herzdruckmassage/Beatmung,
  Adrenalin 1 mg i.v.
- Wenn erfolglos:
  obigen Schritt bis zu 2mal wiederholen.
  Sobald Kammerflimmern auftritt, zum entsprechenden Algorithmus wechseln (s. Algorithmus 1)

- Wenn erfolglos:
  Atropin 3 mg i.v.,
  10 Zyklen Herzdruckmassage/Beatmung
- Wenn erfolglos:
  Adrenalin 1 mg i.v.,
  10 Zyklen Herzdruckmassage/Beatmung
- Wenn erfolglos folgende Maßnahmen erwägen:
  Adrenalin hochdosiert (5 mg i.v.), evtl. wiederholt,
  Natriumbikarbonat 1 mval/kg KG i.v.

## 11.6
## Abbruch der kardiopulmonalen Reanimation

Ebenso schwierig wie die Frage, ob überhaupt sinnvoll reanimiert werden kann, ist die Frage zu beantworten, wann eine Reanimation als erfolglos beendet werden soll, wenngleich der Zeitdruck nicht so massiv ist. Es ist nicht möglich, hierzu eine verläßliche Regel anzugeben. Oft sind wichtige Faktoren wie z.B. die Dauer des Herz-Kreislauf-Stillstandes vor Einsetzen suffizienter Reanimationsmaßnahmen nicht oder nur ungenau bekannt, häufig lassen sich nicht einmal die Vorerkrankungen verläßlich eruieren. Liegen keine besonderen Begleitumstände (Intoxikation, Unterkühlung) vor und wurde die Reanimation nach den entsprechenden Algorithmen suffizient durchgeführt, ohne daß sich eine spontane Zirkulation wiederherstellen ließ, kann nach etwa 45 min erwogen werden, die Reanimationsmaßnahmen einzustellen. Diese Entscheidung sollte mit dem Rettungsteam abgesprochen werden! Sie bleibt in jedem Fall eine Individualentscheidung. Besondere Vorsicht ist geboten bei intoxikierten und unterkühlten Patienten (insbesondere bei Kindern): hier sind auch längere Reanimationsmaßnahmen gerechtfertigt. Merke: „nobody is dead unless he is *warm* and dead."

## 11.7
## Kardiopulmonale Reanimation bei Kindern und Säuglingen

In Tabelle 1 sind die wichtigsten Kenngrößen und Richtwerte zur Reanimation von Neugeborenen, Säuglingen und Kindern zusammengefaßt.

**Tabelle 11-1.** Kenngrößen und Richtwerte zur Reanimation von Neugeborenen, Säuglingen und Kindern

|  | Neugeborene | Säuglinge (0–1 Jahre) | Kinder (1–8 Jahre) |
|---|---|---|---|
| **Beatmung** | | | |
| Frequenz | 30–60/min | 20–30/min | 15–20/min |
| Atemzugvolumen | 20–40 ml | 40–100 ml | 150–300 ml |
| Tubusgröße | 2,5–3 mm | „Alter durch 4 plus 4" oder Durchmesser des Kleinfingers | |
| **Zirkulation** | | | |
| Druckpunkt | direkt unterhalb der Intermamillarlinie | 1 QF unterhalb der Intermamillarlinie | 2 QF unterhalb der Intermamillarlinie |
| Drucktiefe | 1–2 cm | 2–3 cm | 3–4 cm |
| Druckfrequenz | 120/min | 100–120/min | 100/min |
| Beatmung/Kompression | 1:3 | 1:5 | 1:5 |

### 11.7.1
### Neugeborene

Unmittelbar nach der Geburt sind Schleim und Fruchtwasser vorsichtig über Mund und Nase mit einem geeigneten weichen Absaugkatheter abzusaugen. Um eine rasche Auskühlung zu verhindern, wird das Neugeborene abgetrocknet und in Tücher eingepackt. Setzt keine ausreichende Spontanatmung ein, muß mit Maske, Beutel und Sauerstoff beatmet werden. Im Gegensatz zur Reanimation des Erwachsenen muß bereits bei einer Herzfrequenz unter 60/min mit der Herzdruckmassage begonnen werden. Hierzu wird das Sternum mit 2 Fingern etwas unterhalb der Intermamillarlinie etwa 120mal pro Minute 1-2 cm tief eingedrückt. Herzdruckmassage und Beatmung werden im Verhältnis 1:3 kombiniert. Alternativ kann die Herzdruckmassage auch durch Umfassen des Thorax mit beiden Händen durchgeführt werden, wobei der Druck auf das Sternum mit den beiden Daumen ausgeführt wird.

**Herzdruckmassage bei Neugeborenen bereits bei Herzfrequenzen unter 60/min beginnen!**

### 11.7.2
### Säuglinge (bis 1 Jahr alt)

Die Herzdruckmassage wird in der oben beschriebenen Technik durchgeführt, jedoch mit einer Frequenz von etwa 100/min. Auch die Beatmungsfrequenz liegt deutlich niedriger (20/min).

### 11.7.3
### Kinder (1-8 Jahre)

Bei Kindern dieser Altersgruppe entsprechen die Techniken zur Herzdruckmassage und Beatmung im wesentlichen denen bei Erwachsenen. Lediglich die Frequenzen sind Alter und Größe des Kindes anzupassen (vgl. Tabelle 1). Speziell in diesem Alter sind als Ursache einer Bewußtlosigkeit häufig die Atemwege durch verschluckte Fremdkörper (Erdnüsse, Spielzeug, Münzen etc.) verlegt. Läßt sich dieser Fremdkörper nicht manuell oder mit der Magill-Zange entfernen, ist das Heimlich-Manöver anzuwenden.

**Verlegte Atemwege sind bei Kindern häufig Ursache eines Herz-Kreislauf-Stillstands.**

## 11.8
## Reanimation unter besonderen Bedingungen

### 11.8.1
### Unterkühlter Patient

Unter hypothermen Bedingungen ist der $O_2$-Bedarf der Organe drastisch reduziert. Insbesondere bei Kindern ist hier eine erfolgreiche Reanimation nach erstaunlich langen Herz-Kreislauf-Stillständen ohne neurologisches Defizit zu erreichen. Neben der Sicherung von Kreislauf und Atmung ist die schonende Wiedererwärmung von entscheidender Bedeutung. Effiziente Verfahren zur Wiedererwärmung stehen nur in der Klinik zur Verfügung. Hier ist es durchaus indiziert, unter laufender Reanimation die nächste geeignete Klinik anzufahren, zumal das sonst gut zu therapierende Kammerflimmern unter Hypothermie nur selten auf die Defibrillation anspricht. Besondere Sorgfalt ist auch bei der

**Merke: „No one is dead unless he/she is *warm* and *dead.*"**

Todesfeststellung geboten, da gerade bei extremer Hypothermie eine Vita minima bestehen kann!

## 11.8.2
**Stromunfall**

Der Herz-Kreislauf-Stillstand nach einem Stromunfall beruht in der Regel auf einem durch Stromschlag ausgelösten Kammerflimmern. Bei diesen Patienten ist, sofern nicht zuviel Zeit bis zum Eintreffen des Notarztes verging, die Frühdefibrillation besonders erfolgreich.

## 11.8.3
**Reanimation bei Schwangeren**

Die Maßnahmen der Reanimation sind prinzipiell wie bei nichtschwangeren Patientinnen einzuleiten und durchzuführen. Die Patientin sollte bei fortgeschrittener Schwangerschaft leicht nach links geneigt gelagert werden (Kissen, Decke oder ähnliches unterlegen), um eine Kompression der V. cava durch den Uterus zu vermeiden.

# 12 Basistherapie (Fallbesprechung)*

---

* Diese Seite – in den Kursrichtlinien zum Erwerb des Fachkundenachweises Rettungsdienst als Kapiteleinheit aufgeführt – steht dem Kursteilnehmer für eine handschriftliche Dokumentation der Fallbesprechung zur Verfügung.

# 13 Beatmung, Venenpunktion, kardiopulmonale Reanimation (Praktikum)*

---

* Diese Seite – in den Kursrichtlinien zum Erwerb des Fachkundenachweises Rettungsdienst als Kapiteleinheit aufgeführt – steht dem Kursteilnehmer für handschriftliche Notizen zum Praktikum zur Verfügung.

# Block B1
## Internistische Notfälle I

# 14 Kardiale Notfälle I

G. Ertl, A. Bilbal

## 14.1 Angina pectoris

### Definition

Die Angina pectoris (Stenokardie) ist das Leitsymptom der Koronarinsuffizienz, einem Mißverhältnis zwischen $O_2$-Bedarf und $O_2$-Angebot im Herzmuskel.

Es werden verschiedene Formen der Angina pectoris unterschieden. Die *stabile Angina pectoris* bezeichnet durch bestimmte Mechanismen (z. B. körperliche Anstrengungen) auslösbare Angina-pectoris-Anfälle, die auf Nitratgabe ansprechen. Das Beschwerdebild bleibt meist gleich.

Als *instabile Angina pectoris* wird jede Erst- und Ruhe-Angina bezeichnet, ebenso die sog. *Crescendo-Angina,* die durch zunehmende Schwere, Dauer und Häufigkeit der Schmerzanfälle gekennzeichnet ist.

Sonderformen sind desweiteren die *Prinzmetal-Angina,* die durch einen häufig mit einer vorbestehenden Koronarsklerose kombinierten Koronarspasmus ausgelöst wird, das *Walking-through-Phänomen,* das einen Angina-pectoris-Anfall zu Beginn einer Belastung bezeichnet, die bei weiterer Belastung wieder verschwindet, und die *Angina decubitus,* eine aus dem Schlaf heraus auftretende Angina pectoris.

Bei Zunehmen der Heftigkeit bzw. der Anfallsfrequenz spricht man auch von einem *Präinfarktsyndrom,* das einem Myokardinfarkt vorausgehen kann. Das Infarktrisiko beträgt hierbei ca. 20–25 %. Der Übergang wird oft durch einen Riß eines atheromatösen Plaque eingeleitet.

**Mit zunehmender Anfallsfrequenz nimmt das Myokardinfarktrisiko zu.**

### Ursachen

Ätiologisch steht die Arteriosklerose an erster Stelle. Risikofaktoren hierfür sind der Diabetes mellitus, die Hypertonie, eine Hyperlipoproteinämie, Nikotinkonsum, Adipositas, Streß, orale Kontrazeptiva u. a.

### Pathophysiologie

Die Koronarperfusion ist abhängig vom Perfusionsdruck während der Diastole, der Dauer der Diastole und dem Koronarwiderstand. Im Angina-pectoris-Anfall nimmt der Perfusionsdruck im poststenotischen Bereich der Koronararterie ab, während der enddiastolische Ventrikeldruck steigt; hierdurch kommt es zu einer kritischen Durchblutungsstörung in der Innenschicht des Myokards und zu einer Verschlechterung der ventrikulären Pumpfunktion.

### Klinik

Klinisch ist die Angina pectoris gekennzeichnet durch vorwiegend retrosternal lokalisiertes Druckgefühl oder Schmerzen, die durch körperliche oder psychische Belastungen ausgelöst werden können. Diese Schmerzen können ebenfalls in den Hals, den Unterkiefer, die Schultergegend, in den rechten oder linken Arm bis in die ulnaren Fingerspitzen und den Oberbauch ausstrahlen. Eine Verstärkung kann durch Kälte und postprandial (Roemheld-Syndrom) erfolgen.

> Klinisches Leitsymptom: retrosternaler Schmerz bzw. Druck mit Ausstrahlung in die umgebenden Körperareale.

### Notfalltherapie

- Nitroglycerin 0,8 mg s.l. (2 Sprühstöße oder 1 Kps.)
  *Cave:* Hypotonie: $RR_{syst} < 90$ mm Hg
- Beruhigung, evtl. Sedierung, z. B. Diazepam 2–5 mg p.o. oder i.v.
- $O_2$-Gabe über Nasensonde, 2–4 l/min
- evtl. $Ca^{2+}$-Antagonisten (z. B. Nifedipin 10 mg), Prinzmetal-Angina

## 14.2 Myokardinfarkt ohne kardiogenen Schock

### Epidemiologie

Das Infarktereignis ist in 40–50 % der Fälle tödlich. Etwa 60 % der Todesfälle ereignen sich in der Phase *vor* der Krankenhausaufnahme. Die Krankenhausmortalität beträgt 5–10 %.

> Das Infarktereignis ist in 40–50 % der Fälle tödlich.

### Pathophysiologie

Der Myokardinfarkt ist eine schwerwiegende Komplikation der koronaren Herzerkrankung. Es handelt sich hierbei um eine Herzmuskelnekrose überwiegend des muskelstärkeren linken Ventrikels. Der auslösende Mechanismus ist meist ein thrombotischer Gefäßverschluß (60–80 % der Fälle); Blutungen in atheromatöse Herde können ebenfalls einen kritischen Verschluß bewirken. Myokardnekrosen können aber auch ohne vollständigen Verschluß eintreten. Eine Einschränkung der $O_2$-Zufuhr und auch erhöhte Katecholaminwirkung sind verstärkende Faktoren.

### Klinik

Ein Infarktverdacht besteht bei jeder länger andauernden Angina pectoris, die durch Ruhe oder Nitroglyzeringabe kaum beeinflußbar ist. 15–20 % der Myokardinfarkte gehen jedoch nicht mit Schmerzen einher, v.a. bei älteren Patienten und auch bei Diabetes mellitus infolge autonomer diabetischer Neuropathie („stumme" Infarkte).

> 15–20 % manifestieren sich klinisch unauffällig, als stumme Infarkte.

Typischerweise klagen die Patienten jedoch häufig über Vernichtungsgefühl, Todesangst, Übelkeit, Dyspnoe, Schmerzausstrahlung in den Arm, Hals, Unterkiefer oder das Epigastrium. Auslösende Faktoren sind oftmals plötzliche Kraftanstrengungen oder Streß. Es besteht eine Häufung zu bestimmten Tageszeiten, z. B. in den frühen Morgenstunden (2–3 Uhr) im Rahmen der Umstellung von Nacht- auf Tagesrhythmus.

> Zirkadiane Häufung des Infarktereignisses mit Präferenz in den Morgenstunden.

Elektrokardiographisch signalisiert bei *transmuralem* Infarkt eine ST-Streckenhebung als Ausdruck eines Verletzungspotentials an der Grenze zwischen gesundem und geschädigtem Myokard einen frischen Infarkt. Mit Abnahme der ST-Überhöhung zeigt sich ein R-Verlust sowie die Ausbildung einer terminal negativen T-Zacke.

*Innenschichtinfarkte* zeigen evtl. nur deszendierende oder horizontale ST-Streckensenkungen mit präterminal negativem T.

Mögliche *Komplikationen* des Myokardinfarktes sind Rhythmusstörungen (90 % in den ersten 48 h), Kammerflimmern (10 %), Asystolie (7 %), Linksherzinsuffizienz mit Lungenödem (20–25 %), Reinfarkt (35 %), kardiogener Schock (10 %), Ventrikelruptur (1–3 %), akute Mitralinsuffizienz durch Papillarmuskelabriß (1–2 %), Herzwandaneurysma, Thromboembolien.

Klinisch kann es zu auffälligen Auskultationsbefunden kommen, z. B. Perikardreiben bei *Pericarditis epistenocardica,* evtl. Galopprhythmus (3. und/oder 4. Herzton), Mitralinsuffizienz bei Papillarmuskeldysfunktion oder Dilatation des Herzens mit relativer AV-Klappeninsuffizienz, bei Lungenstauung können sich auskultatorisch über den Lungen feuchte Rasselgeräusche ergeben.

### Notfalltherapie
- Bequeme Lagerung, Oberkörperschräglagerung, Beruhigung des Patienten
- Nitroglyzerin 0.8 mg s.l. unter RR-Kontrolle
- i.v.-Zugang legen
- Azetylsalizylsäure (1 g) oral oder i.v.
- $O_2$-Gabe über Nasensonde, 2–6 l/min
- Sedierung, z. B. Diazepam 5–10 mg i.v.
- Schmerzbekämpfung mit Opiaten, z. B. Morphin i.v. 10–20 mg
- bei Hypertonie zunächst adäquate Schmerzbekämpfung, dann: Nitroglyzerin (0.8 mg), ggf. $Ca^{2+}$-Antagonisten (z. B. Nifedipin 10 mg s.l.)

*Cave:* Intramuskuläre Injektionen sind unbedingt zu vermeiden! (Kontraindikation für Lysetherapie).

Der Krankenhaustransport muß umgehend und stets unter ärztlicher Begleitung erfolgen, um eine weitere optimale Therapie (Lyse, PTCA) zu ermöglichen.

> Intramuskuläre Injektionen sind zu vermeiden, da Kontraindikation für Lysetherapie.

## 14.3
## Myokardinfarkt mit kardiogenem Schock

### Epidemiologie
In ca. 10 % der Fälle kann es im Rahmen eines akuten Myokardinfarktes zu einem kardiogenen Schock kommen. Entsprechend der Schwere der Grunderkrankung und der Unersetzlichkeit des Herzmuskelgewebes ist die Mortalität des kardiogenen Schocks mit ca. 80 % sehr hoch.

> Die Inzidenz eines kardiogenen Schocks nach akutem Infarkt liegt bei 10 %.

### Definition
Beim kardiogenen Schock handelt es sich um eine Minderdurchblutung der Organsysteme zusammen mit Stauungsinsuffizienz vor dem linken und/oder rechten Herzen infolge Reduktion der myokardialen Pumpleistung.

### Pathophysiologie

Die Minderdurchblutung der Organe resultiert in der für den Schock typischen Symptomatik und Eigengesetzlichkeit mit Entwicklung von Störungen der Vasomotorik, Sequestration von zirkulierendem Blutvolumen, Permeabilitätsstörungen im Kapillarbett, Gewebsazidose und sekundären Gerinnungsstörungen. Die hierbei bestehende Stauungsinsuffizienz überlagert die Verminderung des venösen Blutangebots an das Herz und verstärkt die Entwicklung einer Hypoxie.

### Klinik

Klinisch imponiert feuchte, kühle, zyanotische Haut, besonders der Akren, evtl. Trübung des Sensoriums (Somnolenz, Unruhe), arterielle Hypotonie $R_{syst} < 90$ mm Hg), bei Rechtsherzinsuffizienz erhöhter Venendruck (gestaute Halsvenen), Lungenstauung („brodelnde Lunge"), Tachykardie (oftmals durch Herzrhythmusstörungen maskiert).

### Notfalltherapie

- $O_2$-Zufuhr 4-6 l/min, ggf. sofort kontrollierte Beatmung ($p_aO_2 < 60$ mm Hg)
- ggf. Korrektur von Herzrhythmusstörungen
- Sympathomimetika: Dobutamin und Dopamin (im Verhältnis 2:1 oder 1:1)
- Diuretika (40 mg Lasix i.v.) bei Zeichen der Lungenstauung

## 14.4 Akute Herzinsuffizienz

### Definition

Die akute Herzinsuffizienz ist ein klinisches Syndrom unterschiedlicher Ätiologie und bezeichnet das Unvermögen des Herzens, die Kreislaufperipherie mit dem benötigten Blutvolumen zu versorgen. Unter einer *akuten Herzinsuffizienz* versteht man eine binnen Minuten bis Stunden auftretende und die Funktion des Kreislaufs bedrohende Verminderung des Herzzeitvolumens im Sinne eines Pumpversagens. Bei schwerstgestörter Pumpfunktion des Herzens entwickelt sich trotz erhöhten Füllungsdrucks bei Abfall des Herzindex unter 2,0-2,2 l/min/m² KOF ein kardiogener Schock.

> Die Herzinsuffizienz kennzeichnet eine bedrohliche Störung der Pumpfunktion.

### Ursachen

Ursächlich kommen neben einer Perikardtamponade Herzrhythmusstörungen, dekompensierte Klappenvitien, Myokarditiden, Volumenbelastungen, Intoxikationen sowie das akute Myokardversagen nach Herzinfarkt bzw. bei einer hypertensiven Krise in Frage.

### Klinik

Häufige klinische Symptome sind Schwäche, Müdigkeit, Dyspnoe, Orthopnoe, Halsvenenstauung, Zyanose, Blässe, Kaltschweißigkeit und Tachykardie.

### Notfalltherapie

Lungenembolie, Perikardtamponade, Herzrhythmusstörungen und Intoxikationen sind primär kausal zu behandeln. Bei der akuten Herzinsuffizienz im Rahmen einer hypertensiven Krise ist die Entlastung des linken Ventrikels durch

# 14 Kardiale Notfälle I

Vasodilatatoren (Nitrate, Antihypertensiva) und evtl. zusätzliche Diuretikagaben indiziert. Sind bei anderen akut einsetzenden Erkrankungen mit Herzinsuffizienz, wie z. B. bei der akuten Rechtsherzinsuffizienz, bei pulmonaler Embolie, plötzlichen Volumenbelastungen, toxisch, pharmakologisch oder infektiös verursachen Herzinsuffizienzen, kausale, diuretische oder vasodilatatorische Maßnahmen nicht möglich oder nicht ausreichend, sind auch bei diesen akuten Druck- oder Volumenbelastungen bzw. toxischen Schädigungen positiv-inotrope Pharmaka (Dobutamin und Dopamin) indiziert.

## 14.5 Akute Herzinsuffizienz mit Lungenödem

### Ursachen
Ursachen einer akuten Linksherzinsuffizienz können u. a. akute Myokardinfarkte, Myokarditiden und dekompensierte Klappenvitien sein.

### Pathophysiologie
Die Pumpleistung des Herzens ist abhängig von der Kontraktilität (Inotropie), der Vorlast (enddiastolische Wandspannung des linken Ventrikels) und der Herzfrequenz. Bei der Herzinsuffizienz sinkt das maximal erreichbare Herzzeitvolumen ab. Der insuffiziente Herzmuskel kann ein bestimmtes Schlagvolumen nur noch bei erhöhtem enddiastolischem Druck fördern. Bei systolischer Ventrikelfunktionsstörung führt das enddiastolische Volumen zu einer Verminderung der Auswurffraktion („ejection fraction" < 50 %). Folgen der Pumpschwäche des insuffizienten Herzens sind Vorwärtsversagen („forward-failure") mit Verminderung des Herzzeitvolumens und Rückwärtsversagen („backward-failure") mit konsekutiver Stauung des venösen Blutes.

**Die Folgen der myokardialen Pumpschwäche liegen im Vorwärts- und Rückwärtsversagen.**

### Klinik
Folgen der Stauung sind Dyspnoe, Orthopnoe, Halsvenenstauung, Zyanose, Blässe, Kaltschweißigkeit, Tachykardie und evtl. Herzrhythmusstörungen; die Auskultation des Herzens zeigt möglicherweise einen 3. und/oder 4. Herzton, über den Lungen initial häufig Bronchospastik, basal feuchte Rasselgeräusche, später evtl. über allen Abschnitten.

### Notfalltherapie
- Oberkörperhochlagerung, Tieflagerung der Beine
- $O_2$-Gabe (2–6 l/min) über Maske oder Sonde
- Nitroglyzerin 2 Sprühstöße s.l.
- ggf. Sedierung (Diazepam 2–5 mg i.v.) bei starker Unruhe oder Dyspnoe
- Furosemid (Lasix) 20–80 mg i.v.
- Behandlung auslösender Faktoren: Tachyarrhythmie, Hypertonie, Hypoxie
- kontrollierte Beatmung bei therapierefraktärem Verlauf

## 14.6
## Herzrhythmusstörungen

### Ursachen
Häufigste Ursache für Herzrhythmusstörungen ist die Ischämie bei koronarer Herzerkrankung. Weitere Ursachen sind z. B. Elektrolytstörungen, Medikamentennebenwirkungen, Stoffwechselentgleisungen (z. B. Hyperthyreose), Myokarditiden, Kardiomyopathien oder Herzvitien. Man unterscheidet gemäß ihres Ursprungsortes supraventrikuläre von ventrikulären sowie tachykarde und bradykarde Rhythmusstörungen. Ob eine Rhythmusstörung behandlungspflichtig ist, ist abhängig von der hämodynamischen Wirksamkeit, dem Risiko von Kammerflimmern und -flattern, der kardialen Grunderkrankung sowie den subjektiven Beschwerden des Patienten.

> Die Behandlungspflichtigkeit von Rhythmusstörungen hängt u.a. von der hämodynamischen Relevanz ab.

### 14.6.1
### Supraventrikuläre Herzrhythmusstörungen

#### 14.6.1.1
#### *Sinustachykardie*

Eine Sinustachykardie findet sich häufig bei Volumenmangel oder als Bedarfstachykardie im Rahmen einer Herzinsuffizienz.

Die Herzfrequenz beträgt häufig 100–160/min, auf jede P-Welle folgt jedoch ein schmaler QRS-Komplex. Die Therapie erfolgt durch Behandlung der Ursache.

#### 14.6.1.2
#### *Supraventrikuläre Extrasystolen*

Es zeigen sich normale QRS-Komplexe, auf die supraventrikulären Extrasystolen folgen postextrasystolische Pausen; die Extrasystolen selbst zeigen deformierte P-Wellen.

Eine Therapie ist selten notwendig.

#### 14.6.1.3
#### *Paroxysmale supraventrikuläre Tachykardie*

Die paroxysmale supraventrikuläre Tachykardie ist gekennzeichnet durch plötzlich einsetzendes Herzrasen; klinisch imponieren evtl. Schwindel oder sogar Synkopen. Ursachen sind z.B. ein WPW-Syndrom oder eine AV-Knotenreentrytachykardie.

Die Herzfrequenz beträgt 160–200/min, P-Wellen sind kaum erkennbar.

Eine Therapie erfolgt durch Beruhigung des Patienten; ggf. können Vagusreize gesetzt werden, z.B. durch Karotisdruck, Trinken von kaltem Wasser, ggf. Ajmalin (Gilurytmal) oder Propafenon (Rytmonorm) 0.5–1,0 mg/kg KG sehr langsam i.v. unter Monitorkontrolle.

### 14.6.1.4
*Vorhoftachykardie mit atrioventrikulärer 2:1-Überleitung*

Diese Rhythmusstörung findet sich häufig bei koronarer Herzkrankheit und als Folge einer Digitalisüberdosierung mit Verlängerung der AV-Überleitungszeit.

Bei digitalisinduzierter Vorhoftachykardie erfolgt die Gabe von Phenytoin 125–150 mg i.v. unter Monitorkontrolle; liegt keine Digitalisüberdosierung vor, kann eine Senkung der Kammerfrequenz durch Digitalisierung versucht werden.

### 14.6.1.5
*Präexzitationssyndrome*

Aufgrund von kreisenden Erregungen über *akzessorische Leitungsbahnen* kommt es im Rahmen dieser Rhythmusstörungen zu plötzlich einsetzender Tachykardie. Es zeigt sich eine verkürzte PQ-Zeit, evtl. δ-Wellen sowie ein verbreiterter QRS-Komplex.

Eine Therapie ist nur bei symptomatischen Patienten erforderlich: Vagusreize, z.B. Karotisdruck, ggf. Ajmalin 50 mg langsam i.v. unter Monitorkontrolle.

### 14.6.1.6
*Vorhofflattern*

Kreisende Erregungen im Vorhof führen zu einer Vorhoffrequenz von 250–300/min, erkennbar an sägezahnartigen Flatterwellen.

Die Kammerfrequenz wird meist durch eine schützende atrioventrikuläre 2:1-Überleitung entsprechend reduziert. Es besteht die Gefahr einer 1:1-Überleitung mit bedrohlicher Kammertachykardie. Daher ist eine Therapie dringend erforderlich, z.B. durch Digitalisierung, z.B. Lanitop 0,4 mg i.v., Verapamil (Isoptin) 5 mg unter Monitorkontrolle langsam i.v.

### 14.6.1.7
*Vorhofflimmern*

Auch hierbei führen kreisende Erregungen im Vorhof zu einer erhöhten Vorhoffrequenz; im Gegensatz zum Vorhofflattern zeigen sich hierbei jedoch Vorhoffrequenzen von 350–600/min; die QRS-Komplexe sind normal konfiguriert. Hämodynamisch unwirksame Vorhofkontraktionen vermindern das Herzzeitvolumen um ca. 20 %.

Bei schneller AV-Überleitung spricht man von einer *Tachyarrhythmia absoluta*.

Eine Therapie erfolgt durch Digitalisierung, Verapamil 5–10 mg langsam i.v. unter Monitorkontrolle.

## 14.6.2
## Ventrikuläre Herzrhythmusstörungen

Die Prognose der ventrikulären Herzrhythmusstörungen ist abhängig vom Vorliegen einer kardialen Erkrankung und der linksventrikulären Funktion.

### Ursachen
Häufige Ursachen sind die koronare Herzerkrankung, der Myokardinfarkt, Kardiomyopathien, Myokarditiden, dekompensierte Herzinsuffizienz, Herztraumen, Hypokaliämie, Digitalis, Antiarrhythmika, Medikamentenintoxikationen, (z.B. trizyklische Antidepressiva) oder aber idiopathisch.

### Klinik
Häufig klagen die Patienten über Herzrasen, Herzstolpern, evtl. Angina pectoris, Hypotonie, ggf. treten Präsynkopen auf.

## 14.6.3
## Zirkulatorisch wirksame Herzrhythmusstörungen

### 14.6.3.1
### *Ventrikuläre Tachykardie*

Die ventrikuläre Tachykardie ist gekennzeichnet durch verbreiterte QRS-Komplexe mit einer Dauer von mehr als 0,14 s, Schenkelblock, AV-Dissoziation und Kombinationssystolen.

### Notfalltherapie
- Ajmalin 0,5–1,0 mg/kg KG i.v.
- gegebenenfalls Kurznarkose mit Etomidate 0,15–0,3 mg/kg KG i.v.
- R-wellengetriggerte Kardioversion
- falls ineffektiv, erneute Ajmalingabe
- nochmalige Kardioversion
- Ausgleich von Azidose, Hypoxie, Hypokaliämie

### 14.6.3.2
### *„Torsade-de-pointes-Tachykardie"*

Hierbei handelt es sich um eine Kammertachykardie mit wechselnder QRS-Achse.

Häufige Auslöser sind Antiarrhythmika (z.B. Chinidin), Psychopharmaka, Elektrolytstörungen oder das QT-Syndrom.

### Notfalltherapie
- Defibrillation mit 200–400 J
- Ausgleich einer Hypokaliämie
- bei bradykardieinduzierter Torsade Anheben der Sinusfrequenz durch 0,25–1,0 mg Orciprenalin, oder Epinephrin 1:10 000 (0,5–2 ml i.v.)
- ggf. passagere Schrittmacherstimulation des Ventrikels

## 14.6.3.3
### Kammerflimmern

Die Kammerfrequenz beträgt 250-400/min, es besteht keine eindeutige Trennung der Kammerkomplexe, so daß es zu einer unregelmäßigen, unkontrollierten elektrischen Aktivität kommt.

**Notfalltherapie**
- Defibrillation mit 200-400 J
- falls bei maximaler Energie ineffektiv: Xylocain 2 % 50-100 mg als Bolus i.v.
- erneute Defibrillation mit maximaler Energie
- Ausgleich von Azidose, Hypoxie, Hypokaliämie
- bei rezidivierendem Kammerflimmern Versuch mit Ajmalin 0,5 mg/kg KG i.v. als Bolus

## 14.6.4
### Zirkulatorisch nichtwirksame Herzrhythmusstörungen

Vereinzelte ventrikuläre Extrasystolen (VES) sind bei Herzgesunden ohne klinische Bedeutung. Die größte Gefahr der ventrikulären Extrasystolie besteht im Übergang in ein Kammerflimmern. Die Behandlungsindikation ist abhängig vom Grad der *Lown-Klassifikation*, der kardialen Erkrankung und den Beschwerden des Patienten.

Bei gehäuften VES besteht die Gefahr, daß eine sehr früh einfallende Extrasystole in die vulnerable Phase von T fällt, das sog. *R-auf-T-Phänomen*.

## 14.6.4.1
### Ventrikuläre Extrasystolen (VES)

Es imponiert eine schenkelblockartige Konfiguration der QRS-Komplexe mit kompensatorischer Pause.

**Einteilung ventrikulärer Arrhythmien nach Lown**

| | |
|---|---|
| Klasse 0 | keine Arrhythmie |
| Klasse I | isolierte monotope VES, < 1/min, < 30/h |
| Klasse II | isolierte monotope VES, > 30/h |
| Klasse IIIA | polytope VES |
| Klasse IIIB | Bigeminus |
| Klasse IVA | gekoppelte VES, 2 VES hintereinander |
| Klasse IVB | Salven von VES und ventrikuläre Tachykardien (> 3 VES) |
| Klasse V | früh einfallende VES (R-auf-T-Phänomen) |

## 14.6.5
### Bradykarde Herzrhythmusstörungen

**Definition**
Von einer Bradykardie spricht man bei einer Pulsfrequenz von < 50/min. Diese kann jedoch z. B. bei Vagotonikern und Sportlern physiologisch sein. Pathologisch ist sie im Rahmen von Erregungsbildungs- und -leitungsstörungen.

*Bradykardien können bei Vagotonikern und Sportlern durchaus physiologisch sein.*

Gefahr entsteht durch Abfall des Herzzeitvolumens mit Minderversorgung von Herz, Gehirn und anderen Organen.

### Ursachen

Die häufigste Ursache ist die koronare Herzerkrankung, aber auch eine idiopathische Degeneration des Erregungsbildungs- und -leitungssystems, weiterhin Schädigungen des AV-Leitungssystems im Rahmen eines Myokardinfarkts, Elektrolytentgleisungen, Kardiomyopathien, Medikamentenwirkungen, Störungen des Kreislaufzentrums bei Hirnstamminfarkten oder Hirndruck.

### Klinik

Die Herzfrequenz, bei der es zum Auftreten von Symptomen kommt, ist individuell sehr unterschiedlich. Dann imponieren häufig Schwindel, Übelkeit oder Synkopen. Bei Bradykardie im Rahmen eines Myokardinfarkts ist die frühzeitige passagere Schrittmacherversorgung indiziert. Die Gefahr einer Asystolie ist bei AV- und SA-Blockierungen größer als bei einer Sinusbradykardie oder einer Bradyarrhythmia absoluta.

#### 14.6.5.1
*Sinusbradykardie*

Eine Therapie ist selten notwendig. Evtl. Atropin 0,5–2 mg als Bolus i.v. oder Orciprenalin 0,25–1 mg als Bolus i.v.

#### 14.6.5.2
*Sinusknotensyndrom (Sick-sinus-syndrom)*

Erkennbar am typischerweise schnellen Wechsel zwischen Bradykardie und Tachykardie

#### Sinusatriale (SA)-Leitungsblockierung

| | | |
|---|---|---|
| I° | | im EKG nicht erkennbar |
| II° | Typ I | bei gleichbleibender PQ-Zeit Verkürzung der PP-Intervalle bis zum Auftreten einer längeren Pause |
| II° | Typ II | Pause ohne vorausgehende Änderung der PP-Intervalle |
| III° | | keine P-Wellen erkennbar, sekundärer Ersatzrhythmus |

#### AV-Blockierungen

| | | |
|---|---|---|
| I° | | Verlängerung der PQ-Zeit über 0,2 s |
| II° | Typ I | Verlängerung der PQ-Zeit bis zum Ausfall einer Herzaktion |
| II° | Typ II | intermittierender Ausfall einer Herzaktion bei 2:1- bis 4:1-Überleitung |
| III° | | totaler AV-Block. P-Wellen ohne Kammeraktionen bis zum Einsetzen eines Ersatzrhythmus. Gefahr der zerebralen Minderversorgung |

**Notfalltherapie**
Eine Therapieindikation ergibt sich nur bei klinischer Symptomatik. Die medikamentöse Behandlung erfolgt nur bis zur Versorgung des Patienten mit einem passageren oder permanenten Schrittmacher.
- Atropin 0,5–2 mg als Bolus i.v.
- Orciprenalin 0,25–2 mg als Bolus i.v.
- Epinephrin 1:10 000, 0,5–2 ml als Bolus i.v.
- passagere Stimulation

## 14.7 Schrittmacherstörungen

Neben einer Batterieerschöpfung kann es zu infektiösen und thromboembolischen Komplikationen sowie, in bis zu 20 % der Fälle, zu einer Dislokation der Schrittmachersonde kommen.

Dislokationen machen sich durch kompletten oder, bei flottierender Elektrode, durch inkompletten Defekt der Stimulations- und/oder Sensingfunktion bemerkbar.

Veränderungen des Myokards, z. B. nach Infarkt oder bei interstitieller Fibrose, medikamentöse Einflüsse und insbesondere Mikrodislokationen manifestieren sich oftmals durch eine kontinuierliche Reizschwellenerhöhung. Unter Umständen kann es im Rahmen dieser Veränderungen zu einem Exitblock, das heißt einer Nichtbeantwortung des Schrittmacherimpulses kommen. Ebenso können hiervon unabhängig partielle oder komplette Störungen der Sensingfunktion beobachtet werden, wobei der Patienteneigenrhythmus intermittierend oder permanent vom Schrittmacher nicht erkannt wird (Entranceblock).

*Dislokationen machen sich durch Defekt der Stimulations- und/oder Sensingfunktion bemerkbar.*

### 14.7.1 Therapie

Infektiöse Komplikationen, vor allem Septikämien, machen die Entfernung des gesamten Systems einschließlich der Elektrode notwendig.

Thrombosen, insbesondere wenn die V. subclavia als Zugangsweg gewählt wurde, treten relativ häufig auf, verlaufen jedoch zumeist wenig symptomatisch.

Störungen der Pacing- oder Sensingfunktion können durch eine Stimulation mit höherer Spannung oder eine Erhöhung der Sensitivität mittels Telemetrie behoben werden. Sollte dies nicht möglich sein, so muß eine chirurgische Revision erfolgen.

Insbesondere nach Implantation von Ventrikelschrittmachern (VVI) kann es zum sog. Schrittmachersyndrom kommen. Hierbei handelt es sich um einen Symptomenkomplex, bestehend aus Palpitationen, Schwindel, Angstgefühl und gegebenenfalls Synkopen.

Verantwortlich hierfür ist der fehlende Beitrag der atrialen Kontraktion zur diastolischen Ventrikelfüllung, eine retrograde Leitung mit nachfolgender Vorhofkontraktion gegen die geschlossenen AV-Klappen und die ventrikuläre Asynchronie. Die Beschwerden entstehen durch die atriale Druckerhöhung mit peripherer Vasodilatation und arterieller Hypotonie (gestörte Barorezeptorenfunktion). In diesen Fällen muß ein AV-sequentielles Schrittmachersystem implantiert werden.

# 15 Kardiale Notfälle II

G. Ertl, A. Bilbal

## 15.1 Lungenembolie

### Epidemiologie

Die Frühletalität nach Lungenembolie liegt zwischen 45 und 90%.

Es besteht eine hohe Frühletalität; 45–90% der Todesfälle ereignen sich innerhalb der ersten 2 Stunden nach Symptombeginn.

### Definition

Bei der Lungenembolie handelt es sich um einen embolischen Verschluß eines Lungenarterienastes. Ursache sind verschleppte Thromben, die in 90% der Fälle aus dem Einzugsgebiet der V. cava inferior stammen. Die Ätiologie der Lungenembolie umfaßt somit die Ursachen der Phlebothrombose.

Die Ätiologie der Lungenembolie schließt die der Phlebothrombose ein.

Eine Lungenembolie kann durch Erhöhung des Pulmonalarteriendrucks zu einer akuten Dekompensation des rechten Ventrikels führen.

### Pathophysiologie

Abhängig vom Ausmaß des Pulmonalarterienverschlusses mit plötzlichem Anstieg des Lungengefäßwiderstandes kommt es zu unterschiedlichen Schweregraden mit Verminderung des Herzzeitvolumens. Aus den Thrombozyten werden Mediatoren freigesetzt, die zusätzlich zu Spasmen der Pulmonalgefäße führen und somit zu einer weiteren Steigerung der Rechtsherzbelastung führen. Respiratorische Folgen sind die Zunahme des Totraumvolumens, Ausbildung von Atelektasen sowie eine arterielle Hypoxämie durch eine z.T. über AV-Shunts erfolgende pulmonale Blutpassage.

### Klinik

Frühsymptome sind u.a. Dyspnoe, Angst, Beklemmung, die in der präklinischen Untersuchung die Differentialdiagnose zu AP bzw. Infarkt u.ä. erschwert.

Häufigstes Frühsymptom ist eine plötzlich auftretende Dyspnoe (80%), Tachypnoe zeigt sich in ca. 90% der Fälle, häufig auch Angst und Beklemmungsgefühl. In ca. 40% der Fälle Tachykardie, in 10% der Fälle sogar Synkopen. Als Zeichen der akuten Rechtsherzinsuffizienz bei ausgedehnten Lungenembolien zeigt sich eine Halsvenenstauung, Zeichen der Phlebothrombose. Atemabhängige Thoraxschmerzen, Husten ggf. mit Hämoptysen sind im wesentlichen Symptome des Lungeninfarktes und somit Spätsymptome.

Differentialdiagnostisch muß bei der beschriebenen möglichen Symptomatik auch z.B. an Angina pectoris, einen akuten Myokardinfarkt, Pleuritiden, einen Pneumothorax oder an ein dissezierendes Aortenaneurysma gedacht werden.

## Notfalltherapie

- Halbsitzende Lagerung
- Sedierung (z. B. Diazepam 5 mg i.v.), Analgesie (z. B. Fentanyl 0,05–0,1 mg i.v.)
- $O_2$-Nasensonde, bei respiratorischer Insuffizienz sofortige kontrollierte Beatmung
- Bolusgabe von 5000–10 000 IE Heparin i.v.
- evtl. Schockbehandlung mit Dobutamin/Dopamin

Bei Kreislaufstillstand als Folge einer fulminanten Embolie sollte die kardiopulmonale Reanimation zur möglichen Fragmentierung des Embolus über einen längeren Zeitraum erfolgen.

## 15.2 Hypertensive Krise

### Definition
Die hypertensive Krise beschreibt einen akuten und schweren Blutdruckanstieg, der mit neurologischen und/oder kardialen Symptomen einhergehen kann.

### Ursachen
In mehr als 90 % der Fälle kann die Ursache nicht festgestellt werden (essentielle Hypertonie). Auslöser können auch das Absetzen einer antihypertensiven Medikation, die Einnahme von Sympathomimetika oder Psychopharmaka, seltener ein Phäochromozytom oder eine EPH-Gestose sein.

### Pathophysiologie
Im Rahmen des krisenhaften Blutdruckanstiegs, entscheidend ist hierbei die Höhe des diastolischen Blutdrucks, kann es zu Beeinträchtigungen der Organfunktionen kommen, insbesondere des zentralen Nervensystems und des Herzens, durch die der Patient vital gefährdet wird.

Bei vorbestehender Hochdruckenzephalopathie kann es bei Durchbrechen der zerebralen Autoregulation zu einer druckpassiven Hyperperfusion des Gehirns mit konsekutivem Hirn- und Papillenödem kommen.

Es besteht die große Gefahr, daß es infolge Ruptur von Arterien zu intrazerebralen oder Subarachnoidalblutungen kommt.

Von kardialer Seite her kann die Folge der Drucküberlastung des linken Ventrikels ein Lungenödem sein. Begleitend evtl. Angina pectoris, Herzrhythmusstörungen oder sogar ein akuter Myokardinfarkt. Weitere mögliche Gefäßkomplikationen können die Ausbildung bzw. die Dissektion eines Aortenaneurysmas sein.

### Klinik
Neurologisch imponieren Kopfschmerzen, Übelkeit und Erbrechen, Sehstörungen, fokale Defizite, Desorientiertheit, Somnolenz bis hin zum Koma. Kardiale Symptome können Angina pectoris oder Zeichen der Herzinsuffizienz sein.

*Klinische Leitsymptome beinhalten neurologische wie kardiale Dysfunktionen, die eine vitale Bedrohung darstellen.*

### Notfalltherapie

Aufgrund der vitalen Bedrohung ist eine rasche Behandlung notwendig. Es ist zunächst, v.a. bei Patienten mit zerebrovaskulären Erkrankungen, eine Blutdrucksenkung auf diastolische Werte bis 100 mm Hg anzustreben.

- Oberkörperhochlagerung
- Nifedipin 10 mg s.l., evtl. Wiederholung nach 10-15 min
- Urapidil (Ebrantil) 12,5-25 mg langsam i.v. am liegenden Patienten
- Clonidin (z.B. Catapresan) 0,15 mg in 10 ml NaCl 0,9 % langsam i.v.
- bei drohendem oder manifestem Lungenödem Furosemid (Lasix) 20-40 mg i.v.

## 15.3 Hypotone Krise

### Definition

Im allgemeinen spricht man von einer Hypotonie bei systolischen Blutdruckwerten unter 100-105 mm Hg. Einen Krankheitswert erhält die Hypotonie dann, wenn die Kreislaufregulationsmechanismen unter Ruhe- oder Belastungsituationen nicht ausreichen, einen genügend hohen Blutdruck zur Durchblutung des Gehirns und der Nieren aufrechtzuerhalten.

Ein plötzlicher Blutdruckabfall bei akuter Verminderung des venösen Rückstromes kann mit Bewußtseinstrübung oder kurzfristigem Bewußtseinsverlust einhergehen. Eine akute bzw. vorübergehende Hypotonie kann multiple Ursachen haben.

### Klinik

Leitsymptome sind Benommenheitsgefühl, Konzentrationsschwäche, Schweißausbruch, Müdigkeit, Kopfschmerzen, Ohrensausen, kühle Extremitäten. Des weiteren kann es zu kardialen Symptomen wie Herzrasen, Beklemmungsgefühl oder retrosternalen Schmerzen kommen. Das schwerwiegendste Symptom stellt die *Synkope* dar.

### Ursachen

**Der Krankheitswert der Hypotonie manifestiert sich häufig in Belastungssituationen.**

Bei einer *orthostatischen Dysregulation* wird eine bestehende Hypotonie unter Belastung manifest. Bei Lagewechsel z.B. vom Liegen oder Sitzen zum Stehen kommt es durch Versacken des Blutes in abhängige Körperpartien zu einer Verminderung des venösen Rückstromes. Dies führt zu einer Abnahme des Herzzeitvolumens und damit zu einem Abfall des systolischen Blutdruckes mit Verkleinerung der Blutdruckamplitude und Anstieg der Pulsfrequenz. Als weitere Ursachen einer akuten Blutdrucksenkung kommen ein Volumenmangel, die akute Herzinsuffizienz infolge Myokardinfarkt oder Lungenembolie sowie infektiös-toxische Geschehen mit Störungen der Gefäßregulation in Betracht. Akute Hypotonien können ebenfalls durch Medikamente, z.B. Psychopharmaka, Antiarrhythmika oder Betablocker, induziert werden.

### Notfalltherapie

Um eine ausreichende Organperfusion zu gewährleisten, muß eine adäquate Therapie durchgeführt werden. Die Behandlung richtet sich nach der Ursache.

## 15.4
## Synkope

**Definition**
Eine *Synkope* ist definiert als ein temporärer vollständiger Bewußtseinsverlust mit Verlust des Muskeltonus und vollständiger Rückbildung dieser Symptome innerhalb von Sekunden bis Minuten. Sie können kardial oder vaskulär bedingt sein.

**Ursachen**
*Kardial bedingte* Synkopen sind Folge *hämodynamisch* wirksamer Veränderungen, z.B. bei Aortenstenosen, hypertrophen Kardiomyopathien oder im Rahmen einer Lungenembolie.

Ebenfalls kommen *rhythmogene* Ursachen, z.B. Tachykardien im Rahmen eines WPW-Syndroms, Kammertachykardien oder supraventrikuläre Tachykardien, des weiteren Bradykardien im Rahmen eines Sinusknotensyndroms oder AV-Blockierungen, in Betracht.

*Vaskulär bedingte* Synkopen beobachtet man im Rahmen der orthostatischen Hypotonien durch Blutumverteilung, medikamentös oder neurogen bedingt.

Hierzu zählt ebenfalls die *vasovagale Synkope*. Hierbei handelt es sich um eine durch psychische Belastungen oder Vagusreize ausgelöste plötzliche Vasodilatation. Sonderformen sind Husten-, Miktions- und Defäkationssynkopen, bei denen es durch Erhöhung des intrathorakalen Drucks zu einer Verminderung des venösen Rückstromes kommt.

Beim *Karotissinussyndrom*, dem hypersensitiven Karotissinus, kommt es infolge von Karotisdruck, aber auch spontan, durch eine reflektorische Vaguswirkung zu Bradykardien durch AV- oder SA-Blockierungen.

*Zerebrovaskuläre Ursachen* sind z.B. transitorisch-ischämische Attacken, Embolien oder das Subclavian-steel-Syndrom.

Differentialdiagnostisch muß bei der gegebenen Symptomatik z.B. auch an einen *epileptischen Anfall*, an eine *Drop-attack*, hierbei meist Versagen der Beine ohne Bewußtseinsverlust durch vertebrobasiläre Insuffizienz, oder eine Hypoglykämie gedacht werden.

**Notfalltherapie**
Die Behandlung richtet sich nach der Ursache.

Bei der vasovagalen Synkope erübrigt sich eine Therapie meist, da die wichtigste Maßnahme, nämlich der Übergang in die Horizontallage mit Kopftieflagerung, spontan erfolgt. Zusätzlich kann die Hochlagerung der Beine, ggf. Gabe von Volumen oder Atropin erfolgen.

Bei Bradykardien, z.B. im Rahmen eines Karotissinussyndroms kann ein Behandlungsversuch mit Atropin (0.5–1,0 mg als Bolus i.v.) unternommen werden.

# 16 Schock

H. Krieter

**Schock ist ein akut einsetzendes lebensbedrohliches Kreislaufversagen, gekennzeichnet durch Störungen der Mikrozirkulation und einem Mißverhältnis zwischen $O_2$-Angebot und -bedarf.**

Als das aus dem Französischen stammende Wort „choc" im 18. Jh. in die deutsche und englische Begriffswelt einzog, wurde der so bezeichnete Zustand meist durch Anwendung von Riechsalz oder hochprozentigen Alkoholika behandelt. Seither hat sich sowohl die Definition als auch die Therapie des „choc" grundlegend gewandelt. Heute versteht man unter einem Schock ein *akut einsetzendes lebensbedrohliches Kreislaufversagen, das gekennzeichnet ist durch Störungen der Mikrozirkulation und einem Mißverhältnis zwischen $O_2$-Angebot und -bedarf.*

Von den vielfältigen Funktionen des Kreislaufsystems sind Transport und bedarfsgerechte Verteilung von Sauerstoff für das Überleben im wahrsten Sinne des Wortes von entscheidender Bedeutung. Ein Ausfall der Durchblutung – und damit der $O_2$-Versorgung – kann nur für kurze Zeit kompensiert werden. Bereits nach wenigen Minuten treten erste irreversible Organschäden auf. Gerade bei jungen Patienten können die Kompensationsmechanismen des Kreislaufsystems den Fortschritt des Schockgeschehens über einen langen Zeitraum maskieren. In dieser Phase entwickeln sich jedoch Störungen der Mikrozirkulation, die oft erst Tage später zu Sepsis und Multiorganversagen führen und damit die Prognose des Patienten bestimmen. Grundlegendes therapeutisches Prinzip ist es daher, so früh wie möglich die Kreislauffunktion zu stabilisieren, um eine ausreichende Versorgung der Organe mit Sauerstoff wiederherzustellen. Versäumnisse in der präklinischen Versorgung – beispielsweise ein nicht ausreichender Volumenersatz – können später auch durch maximale intensivmedizinische Therapie nicht wieder wettgemacht werden.

**Bereits in der ersten halben Stunde werden die Weichen für das erst Tage später einsetzende septische Multiorganversagen gestellt!**

Zur bedarfsgerechten Verteilung von Sauerstoff und Substraten sind im wesentlichen folgende Komponenten notwendig:
1. ein adäquates Intravasalvolumen, das praktisch das Transportvehikel darstellt;
2. ein Gefäßsystem, das über Änderungen des Vasotonus sowohl seine Kapazität als auch die Verteilung des Blutstromes zu steuern vermag;
3. das Herz als Pumpe, die den eigentlichen Kreislauf in Gang setzt und unterhält.

**Komponenten des Kreislaufsystems:**
- **Blutvolumen,**
- **Vasotonus,**
- **kardiale Pumpleistung.**

Diese 3 elementaren Komponenten – Blutvolumen, Vasotonus und kardiale Pumpleistung – bieten sowohl für das Verständnis der pathophysiologischen Zusammenhänge als auch für eine orientierende Diagnostik und pragmatische Therapie ein ausgezeichnetes Modell.

# 16 Schock

## 16.1 Pathophysiologie des Schocks

Allen Schockformen gemeinsam ist der kritische Abfall des Herzzeitvolumens. Gleichzeitig nimmt auch der Transport von Sauerstoff drastisch ab. Insbesondere in Organen mit hohem Energieumsatz wie z.B. Herz, Gehirn, Nieren oder der Mukosa des Dünndarms ist die ausreichende Versorgung mit Sauerstoff gefährdet. Um in dieser bedrohlichen Situation überleben zu können, hat die Evolution ein Reaktionsschema entwickelt, das darauf zielt, zumindest die Funktion von Herz und Gehirn möglichst lange aufrechtzuerhalten (Abb. 16-1). Infolge des verminderten Herzzeitvolumens sinkt der arterielle Blutdruck, wodurch die Barozeptoren in Aortenbogen und Karotissinus stimuliert werden. Hierdurch werden folgende Kompensationsmechanismen auf neuronaler und humoraler Ebene in Gang gesetzt:

*Ein Reaktionsschema des Körpers erhält die Funktion von Herz und Gehirn möglichst lange aufrecht.*

- Steigerung des Sympathikotonus,
- Freisetzung von Katecholaminen,
- Aktivierung des Renin-Angiotensin-Systems.

Diese als „sympathikoadrenerge Reaktion" zusammengefaßten Veränderungen haben folgende Effekte:

### Vasotonus

Als potenter Vasopressor bewirken die ausgeschütteten Katecholamine eine über α-Rezeptoren vermittelte Konstriktion der arteriolären Sphinkteren. Mit dem systemischen Gefäßwiderstand steigt auch der mittlere arterielle Blutdruck. Abhängig von der Verteilung der α- und β-Rezeptoren in den Gefäßabschnitten wird das Herzzeitvolumen zugunsten von Gehirn und Herz umverteilt (Zentralisation). Dadurch sinkt die Durchblutung in Haut und Muskulatur, dem

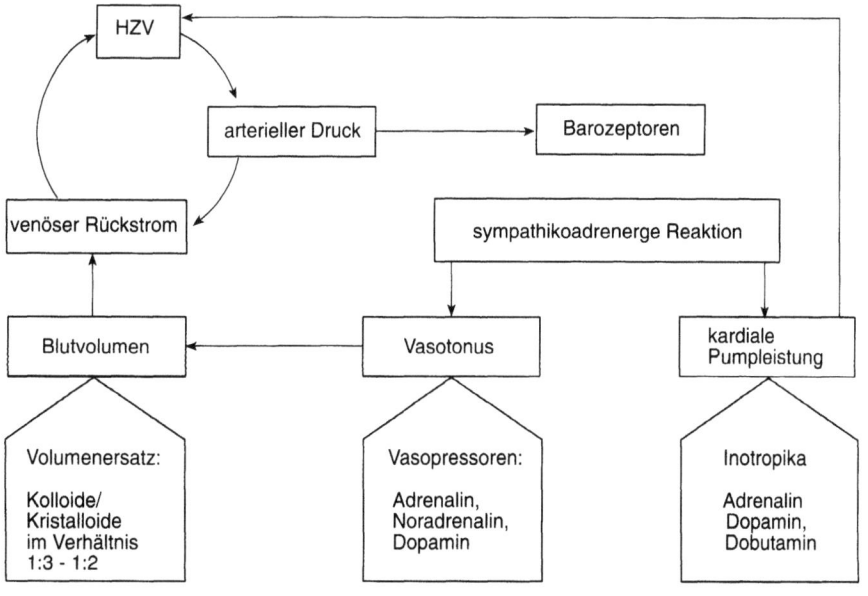

**Abb. 16-1.** Pathophysiologie und therapeutische Interventionen beim Schock (HZV = Herzzeitvolumen)

Splanchnikusgebiet sowie in den Nieren. Die verminderte glomeruläre Perfusion löst über das Renin-Angiotensin-System eine Ausschüttung von Angiotensin II – dem stärksten endogenen Vasopressor – aus.

### Blutvolumen
Auch in venösen Kapazitätsgefäßen bewirkt die sympathikoadrenerge Reaktion eine Vasokonstriktion, die zu einem Anstieg des Blutvolumens führt. Gleichzeitig senkt die arterioläre Vasokonstriktion den transmuralen hydrostatischen Druck in den Kapillaren, wodurch zusätzlich extrazelluläre Flüssigkeit in das zirkulierende Blutvolumen übertritt. Durch diese gesteigerte kapilläre Reabsorption kann das intravasale Volumen beim Erwachsenen um etwa 0,5 l zunehmen. Die Ausschüttung von ADH aus dem Hinterlappen der Hypophyse sowie die durch Angiotensin stimulierte Bildung von Aldosteron fördern die renale Rückresorption von Wasser und NaCl und tragen so ebenfalls dazu bei, das intravasale Volumen zu steigern.

### Myokardiale Pumpleistung
Infolge des höheren intravasalen Volumens steigt der venöse Rückstrom zum Herzen und damit die kardiale Vorlast. Nach dem Frank-Starling-Prinzip ergibt sich beim intakten Herzen eine gesteigerte Auswurfleistung. Neben der indirekten Steigerung der myokardialen Pumpleistung durch die höhere Vorlast bewirkt die sympathikoadrenerge Stimulation über die β-Rezeptoren eine höhere Schlagfrequenz und gesteigerte Inotropie des Herzens.

## 16.1.1
## Irreversibler Schock

Reichen die körpereigenen Kompensationsmechanismen aus, um die Kreislauffunktion wieder zu stabilisieren, wäre eine Normalisierung auch ohne therapeutische Intervention möglich. Oft übersteigt das Ausmaß der Störung (Blutverlust, kardiale Leistungseinschränkung) jedoch das Potential der Kompensationsmechanismen. Die anfangs sinnvollen und schützenden Reaktionen des Kreislaufsystems verselbständigen sich und unterhalten das Schockgeschehen auch dann noch, wenn die eigentliche Ursache des Schocks bereits nicht mehr besteht. Dieser Circulus vitiosus führt schließlich zum sogenannten *irreversiblen* Schock, der durch Störungen der Mikrozirkulation gekennzeichnet ist, die keiner Therapie mehr zugänglich sind. Während die Konstriktion von Arteriolen und Venolen zunächst zur Steigerung des intravasalen Volumens beiträgt, kehrt sich dieser Flüssigkeitsstrom später um: Aufgrund der anhaltenden Hypoxie und der zunehmenden Gewebsazidose schwindet die konstringierende Wirkung der Katecholamine. Dabei erschlafft der arterioläre Sphinkter jedoch deutlich früher als der venöse. Der hieraus resultierende drastische Anstieg des kapillären Druckes kehrt den transkapillären Flüssigkeitsstrom um. Statt extravasales Volumen zu resorbieren, wird jetzt Flüssigkeit in das umliegende Gewebe abgepreßt.

Bedingt durch die anhaltende Hypoxie bildet sich ein endotheliales Ödem; Blutvolumen und Gefäßquerschnitt nehmen weiter ab. Durch den Verlust zellfreier Flüssigkeit aus dem intravasalen Raum steigen Hämatokrit und Vollblutviskosität; der Blutfluß in den Kapillaren verlangsamt sich und kann sogar

---

Ein irreversibler Schock ist ein sich verselbständigendes Schockgeschehen, dessen mikrozirkulatorische Störungen nicht mehr reversibel sind.

- Hämokonzentration
- Blutviskosität
- kapilläre Stase
- fokale Ischämien

völlig stagnieren. Durch die Verstopfung von Kapillaren durch Erythrozyten (Sludgephänomen) wird die Gewebeperfusion weiter gedrosselt, es entstehen fokale Ischämien. Aktivierte neutrophile Granulozyten haften am Endothel und tragen zum ischämischen Schaden durch Freisetzen lysosomaler Enzyme und freier Radikale bei.

Die anhaltende Ischämie und Hypoxie sind das entscheidende pathogenetische Moment des Schocks. Da es in der präklinischen Versorgung bislang keine Therapiekonzepte gibt, die direkt auf Störungen in der Mikrozirkulation einwirken, bleibt die frühzeitige und konsequente Wiederherstellung eines ausreichenden Kreislaufs das oberste Ziel jeder Behandlungsstrategie. Dennoch ist zu beachten, daß auch scheinbar wieder „normale" hämodynamische Parameter keine adäquate Oxygenierung auf kapillärer Ebene garantieren. Die Skala des Kreislaufversagens reicht von leichten hämodynamischen Störungen bis hin zum kompletten Herz-Kreislauf-Stillstand. Während beim Herz-Kreislauf-Stillstand ohne weiteres die Algorithmen der kardiopulmonalen Reanimation anzuwenden sind, bleibt beim Patienten im Schock Gelegenheit zur orientierenden Diagnostik. Ziel dieser Diagnostik kann es nicht sein, die definitive Ursache des Schocks zu klären. Angesichts der dringend gebotenen Therapie muß man sich auf die Beurteilung elementarer Kreislauffunktionen beschränken. Analog zu den endogenen Kompensationsmechanismen des Körpers greifen die initialen therapeutischen Maßnahmen an den 3 elementaren Komponenten des Kreislaufsystems, Vasotonus, Blutvolumen und kardialer Pumpleistung, an (Abb. 16-1). Dieses Schema bietet unabhängig von der jeweiligen Schockform die Grundlage einer raschen, symptomorientierten Therapie. Selbstverständlich müssen darüber hinaus die allgemeinen Basismaßnahmen (Lagerung, Oxygenierung etc.) durchgeführt werden und differentialdiagnostische Überlegungen folgen!

*Therapieziel ist die frühzeitige und konsequente Wiederherstellung einer ausreichenden Kreislauffunktion.*

## 16.2
## Allgemeine Strategien und therapeutische Ansätze

Obwohl das Syndrom Schock verschiedener Ätiologie sein kann, fällt die Diagnose aufgrund des typischen klinischen Erscheinungsbildes nicht schwer:
- kühle, blasse, oft graue Haut (Ausnahme: septischer Schock in der Frühphase),
- arterielle Hypotonie,
- schneller, fadenförmiger Puls,
- Tachypnoe,
- Angst, Bewußtseinstrübung,
- Schwitzen.

### Blutvolumen
Die Normalisierung des intravasalen Volumens ist eine Conditio sine qua non. Ohne adäquate Füllungsdrücke und einen ausreichenden venösen Rückstrom kann auch das leistungsfähigste Herz keine ausreichende Pumpleistung erzielen. Leitsymptom des Volumenmangels ist die fehlende Füllung der Venen, die insbesondere beim liegenden Patienten am Hals normalerweise gut gefüllt sichtbar sind. Die wichtige Differentialdiagnose zum kardiogenen Schock, bei dem die Venen aufgrund des kardialen Pumpversagens besonders prall impo-

*Leitsymptom: fehlende Venenfüllung.*

nieren, sollte keine Schwierigkeiten bereiten. Voraussetzung für einen raschen und ausreichenden Volumenersatz sind mindestens 2, besser 3 dicklumige Venenverweilkanülen. Bereits die Auswahl der 16-G-Kanüle anstelle einer von 18 G Durchmesser verdoppelt die Durchflußrate von 100 auf 200 ml/min! Zentrale Venenkatheter sind aufgrund ihrer Länge bei vergleichsweise engem Lumen nicht für den Volumenersatz geeignet.

> **Durchflußrate: 18 G: 100 ml/min, 16 G: 200 ml/min.**

Im präklinischen Einsatz sind bislang ausschließlich reine Volumenersatzmittel ohne $O_2$-Transportfunktion verfügbar. Überraschenderweise toleriert der Mensch einen akuten Verlust von mehr als 2/3 des normalen Erythrozytenbestands. Dagegen bewirkt eine Abnahme des intravasalen Volumens um nur 15 % schon erhebliche hämodynamische Veränderungen. Dieser erstaunlichen Toleranz gegenüber einem Verlust von $O_2$-Trägern liegen vor allem rheologische Kompensationsmechanismen (verminderte Vollblutviskosität) sowie eine Steigerung des Herzzeitvolumens zugrunde. Die $O_2$-Transportkapazität – definiert als Produkt aus Herzzeitvolumen und arteriellem $O_2$-Gehalt – fällt beim Gesunden erst bei Hkt-Werten von weniger als 0,20 unter den Normwert.

Neben reinen Elektrolytlösungen (Ringer-Laktat, 0,9 % NaCl) werden vor allem Lösungen verschiedener kolloidaler Moleküle (Hydroxyethylstärken (HES), Dextrane, Gelatinen) verwendet. Prinzipiell kann man sowohl mit kristallinen als auch mit kolloidalen Lösungen einen ausreichenden Volumenersatz erzielen. Allerdings müssen, um einen Blutverlust von 1 l zu ersetzen, ca. 1–2 l kolloidale Lösung bzw. 3–4 l (!) einer kristallinen Lösung infundiert werden. Letzteres ist ein Volumen, das selbst unter optimalen Bedingungen nur selten innerhalb der präklinischen Versorgungsphase infundiert werden kann. Zwischen Präparaten, die Gelatine, HES oder Dextran enthalten, bestehen keine wesentlichen für den Einsatz im Rettungsdienst relevante Unterschiede. In geeigneter Konzentration erzielen alle genannten Substanzen einen Volumeneffekt, der dem 0,8–1,2fachen des infundierten Volumens entspricht. Es handelt sich demnach um reine Volumenersatzmittel, nicht aber um sogenannte „Expander". Die unterschiedliche Wirkdauer ist in der präklinischen Phase nicht von Bedeutung. Allen kolloidalen Volumenersatzmitteln ist die Auslösung anaphylaktischer/anaphylaktoider Reaktionen zu eigen, die in etwa 1 von 1000 Anwendungen auftreten. Im Schock sind solche Fälle jedoch aufgrund der endogenen Ausschüttung von Katecholaminen und Kortikosteroiden eine Rarität. Da es sich bei Dextranen um eine echte allergische Reaktion unter Beteiligung von IgG-Antikörpern handelt, kann man diese durch vorherige Applikationen eines niedermolekularen Haptens (Promit) inhibieren. Die in der klinischen Anwendung gültigen Höchstmengen für Dextran (1,5 g/kg KG) und HES (2,5 g/kg KG) gelten nicht für die Behandlung von Patienten im Volumenmangelschock. Hier hat die Normalisierung des Blutvolumens absoluten Vorrang. Da keine Blutkomponenten verfügbar sind, müssen auch extreme Blutverluste allein durch Infusion kristalliner und kolloidaler Volumenersatzmittel ausgeglichen werden. Als Faustregel hat sich bewährt, 1 Einheit kolloidaler mit 2–3 Einheiten kristalliner Lösung zu kombinieren.

> **Merke: Pro Liter Blutverlust müssen 1–2 l kolloidaler Lösung oder 3–4 l kristalline Lösung infundiert werden!**

> **Anaphylaktoide Reaktionen treten mit einer Frequenz von 1:1000–1:10 000 bei allen kolloidalen Volumenersatzmitteln auf, sind im Schock jedoch eine Rarität.**

> **Faustregel: 1 Einheit kolloidaler Lösung mit 2–3 Einheiten kristalliner Lösung infundieren.**

### Kardiale Pumpleistung

Die Ursachen einer kritischen Einschränkung der kardialen Pumpfunktion sind äußerst vielfältig und es gelingt oft nicht, mit den im Rettungsdienst vorhande-

nen diagnostischen Möglichkeiten eine gesicherte Diagnose zu stellen. Es kommen vor allem folgende Ursachen in Betracht:
Intrakardiale Ursachen:
- Rhythmusstörungen,
- ausgedehnte Infarkte,
- Myokarditis,
- akute Insuffizienz einer Herzklappe (z. B. nach Papillarmuskelabriß);

extrakardiale Ursachen:
- Perikardtamponade,
- pulmonale Embolien,
- Spannungspneumothorax.

Im Extremfall kommt es zu einem völligen Kreislaufstillstand, der dann nach den Algorithmen der kardiopulmonalen Reanimation behandelt wird. Ist noch eine Restfunktion des Kreislaufs vorhanden, ähneln die klinischen Symptome denen anderer Schockformen – mit einer wegweisenden Ausnahme: prall gestaute Venen (besonders am Hals gut zu beurteilen) sind beim Patienten im Schock geradezu pathognomonisch für eine Störung der kardialen Pumpfunktion!

Leitsymptom: prall gefüllte Venen.

Hauptziel aller therapeutischen Anstrengungen ist es, die kardiale Pumpleistung so weit zu steigern, daß ein ausreichendes Herzzeitvolumen erzielt wird. Hierzu ist man auf die inotropen, durch β-Rezeptoren vermittelten Effekte der Katecholamine angewiesen. Als inotrope Substanz sind vor allem Dopamin sowie Dobutamin von Bedeutung. Jede Steigerung der kardialen Leistung geht zwangsläufig auch mit einem höheren myokardialen $O_2$-Bedarf einher. Weil die koronare Zirkulation nur während der Diastole perfundiert wird, ist hier ein ausreichender diastolischer Blutdruck besonders wichtig. Da Dobutamin im Gegensatz zu Dopamin eine periphere Vasodilation verursacht, ist die Kombination mit einem Vasopressor (Noradrenalin, Dopamin in höherer Dosierung) notwendig. Wegen ihrer kurzen Halbwertszeit lassen sich die Katecholamine in ihrer Wirkung gut steuern, erfordern jedoch auch den Einsatz einer Spritzenpumpe. Zu hohe Dosierungen sollten vermieden werden, sie bewirken eine ausgeprägte Tachykardie, die die Herzleistung limitieren und den myokardialen $O_2$-Bedarf kritisch steigern kann. Bei klinischem Verdacht auf Lungenembolie, Herzinfarkt oder kreislaufwirksamen Rhythmusstörungen sind ferner die in den entsprechenden Kapiteln aufgeführten spezifischen Maßnahmen zu berücksichtigen.

Therapie: Inotrope Substanzen, Vasopressoren.
Dopamin: 1 Amp. (10 ml) 250 oder 200 mg mit 0,9 % NaCl in 50-ml-Perfusorspritze: 4 bzw. 5 mg/ml; Dosierung: 2–10 µg/kg KG/min.
Dobutamin: 1 Amp. (250 mg Trockensubstanz) mit 5 % Glukose in 50 ml Perfusorspritze: 5 mg/ml; Dosierung: 2–20 µg/kg KG/min. *Cave:* Wegen Vasodilatation Kombination mit Vasopressor!
Katecholamine möglichst nur über Spritzenpumpe dosieren!

## Vasotonus
Klinisch relevante Störungen des Vasotonus kennzeichnen vor allem den allergischen, den septischen und den neurogenen Schock. Ursache der pötzlichen Vasodilatation ist entweder die Freisetzung vasoaktiver Mediatoren wie Histamin, Bradykinin sowie bestimmter Prostaglandine (anaphylaktoide Reaktion) oder eine Unterbrechung neuronaler Efferenzen (z. B. beim spinalen Schock). Es entsteht ein krasses Mißverhältnis zwischen dem initial normalen intravasalen Volumen und der Kapazität des weitgestellten Gefäßsystems (relative Hypovolämie). Durch den drastisch reduzierten venösen Rückstrom sinkt das Herzzeitvolumen und konsekutiv auch der arterielle Blutdruck. Die erweiterten

Leitsymptom: akut einsetzende tiefe Hypotension bei entsprechendem Trauma (spinaler Schock) oder bei Hinweisen auf eine anaphylaktoide Reaktion.

venösen Kapazitätsgefäße fallen äußerlich meist nicht auf, das klinische Bild gleicht daher dem einer absoluten Hypovolämie. Erst die tiefe Hypotension in Kombination mit der den Schock auslösenden Ursache (z. B. spinales Trauma oder Zeichen der anaphylaktoiden Reaktion) weisen auf die spezielle Situation hin.

Erste Maßnahme ist hier die Gabe eines wirksamen Vasopressors wie z. B. Adrenalin. In einer Verdünnung von 1:10 läßt sich die Substanz so titrieren, daß eine normale Kreislauffunktion erreicht wird, ohne eine arterielle Hypertension oder eine Tachykardie zu provozieren. Daneben kann auch die Volumensubstitution helfen, den Kreislauf rasch zu stabilisieren. Insofern unterscheiden sich die Behandlung der relativen und der absoluten Hypovolämie nur wenig.

> Adrenalin: 1 Amp. (1 ml) 1 mg mit 0,9 % NaCl in 10-ml-Spritze aufziehen und fraktioniert injizieren.

## 16.3
## Spezielle Schockformen

Bei den nachfolgenden Vorschlägen zur spezifischen Therapie verschiedener Schockformen werden die Basismaßnahmen wie Prüfen der Vitalfunktionen, Freimachen und Sichern der Atemwege, die in den entsprechenden Kapiteln erläutert sind, vorausgesetzt.

### 16.3.1
### Volumenmangelschock

**Leitsymptom**
Arterielle Hypotonie bei kollabierten Venen z. B. nach adäquatem Trauma oder bei Exsikkose.

**Ursache**
Dem Volumenmangelschock liegt ein akuter bis subakuter Verlust intravasalen Volumens zugrunde. Häufigste Ursache ist die äußere oder innere Blutung. Bei gastrointestinalen, renalen und endokrinen Erkrankungen sowie bei ausgedehnten Verbrennungen kann jedoch auch allein die Plasmafraktion vermindert sein.

> Ein Volumenmangelschock ist ein Kreislaufversagen infolge Hypovolämie.

**Symptomatik**
Patienten im Volumenmangelschock bieten die klassischen Zeichen des Schocks: kalte, schweißige, blasse bis graue Haut, Angst, zunehmende Trübung des Bewußtseins. Besonders bei jungen Patienten kann die Symptomatik initial dezent ausgeprägt sein oder gar fehlen, hier ist – soweit möglich – der Blut- oder Flüssigkeitsverlust abzuschätzen und im Zweifel unter der Arbeitshypothese „Hypovolämie" zu therapieren. Als wenig hilfreich hat sich in der Praxis der sog. „Schockindex" erwiesen. Dieser Index wird als Quotient aus Puls und dem systolischen arteriellen Blutdruck berechnet. Ein Wert größer 1 soll dabei den kritischen Bereich des Schocks kennzeichnen. Da Blutdruck und Herzfrequenz jedoch vielfältig beeinflußt werden, ist der Index wenig spezifisch.

> Cave: Bei jungen, gesunden Patienten ist die Schocksymptomatik anfangs oft dezent und maskiert das tatsächliche Ausmaß des Blutverlustes!

## Therapie

Oberste Priorität hat der Volumenersatz mittels kristalliner und kolloidaler Infusionslösungen. Hierzu werden mindestens 2, besser 3 großlumige Venenverweilkanülen benötigt. Mehr als 3 solcher Zugänge sind nur selten wirklich erforderlich, tragen aber zum „Schlauchsalat" bei und machen so die Infusionstherapie unübersichtlich und schwerer kontrollierbar. Zentralvenöse Zugänge sind für die Volumentherapie ungeeignet (Ausnahme: als ultima ratio in Seldinger-Technik eingebrachte Schleusen). Eine adäquate Schmerztherapie sollte im Notarzteinsatz selbstverständlich sein. Gerade bei Patienten im Schock hat die Analgesie darüber hinaus einen besonderen therapeutischen Wert: Schmerzen unterhalten die sympathoadrenerge Stimulation und vertiefen so unter Umständen das Schockgeschehen. Bei starken Blutungen nach außen ist eine geeignete Blutstillung wichtig (Druckverband, manuelle Kompression). Bei klinischem Verdacht auf innere Blutung, rupturiertem Aortenaneurysma oder fortbestehender Schocksymptomatik trotz forcierter Volumentherapie ist höchste Eile geboten, da hier präklinisch keine Blutstillung möglich ist. Ein sofortiger Transport mit Sondersignal in die nächste geeignete Klinik ist hier ausnahmsweise notwendig. Bereits vorab sollte man über Funk die OP-Bereitschaft anmelden und ggf. ungekreuzte Blutkonserven bereitstellen lassen.

> **Keine zentralvenösen Zugänge für die Volumentherapie!**
>
> **Adäquate Analgesie nicht vergessen!**
>
> **Bei klinischem Verdacht auf innere Blutung oder fortbestehender Hypotension trotz forcierter Volumentherapie ist der sofortige Transport in die nächste Klinik oft lebensrettend!**

### 16.3.2 Kardiogener Schock

#### Leitsymptom
Arterielle Hypotension bei venöser Stauung, evtl. kombiniert mit beginnendem oder schon manifestem Lungenödem.

#### Ursache
Der kardiogene Schock kann sowohl durch intrakardiale (Myokardinfarkt, brady-/tachykarde Rhythmusstörungen, akute Klappeninsuffizienz nach Papillarmuskelabriß, Myokarditis) als auch durch extrakardiale Ursachen (Lungenembolie, Perikardtamponade, Spannungspneumothorax) ausgelöst werden. Die extrakardialen Ursachen werden aus pragmatischen Gründen dem „kardiogenen Schock" zugerechnet, da sich deren akute klinische Symptomatik und initiale Therapie kaum von ihm unterscheiden.

> **Ein kardiogener Schock ist ein Kreislaufversagen infolge eingeschränkter kardialer Pumpfunktion.**

#### Symptomatik
Das Leitsymptom des kardiogenen Schocks ist die arterielle Hypotension bei gut gefüllten oder oft sogar prall gestauten Venen, die besonders am Hals gut zu beurteilen sind. Dies erlaubt in der Regel auch die frühzeitige Abgrenzung gegenüber anderen Schockformen, deren Behandlung insbesondere bezüglich der Volumentherapie völlig abweicht. EKG und Puls liefern ergänzende Befunde und erlauben die Diagnose evtl. vorliegender Rhythmusstörungen oder eines Myokardinfarkts. Besonders wichtig ist der Auskultationsbefund, um ein sich entwickelndes Lungenödem oder ein einseitig aufgehobenes Atemgeräusch nicht zu „überhören".

### Therapie

Ziel der Behandlung des kardiogenen Schocks ist es, die Pumpleistung soweit zu steigern, daß ein ausreichender Kreislauf wiederhergestellt ist. Wegen ihres inotropen Effekts werden, wie bereits dargestellt, vor allem Katecholamine eingesetzt (Dopamin, Dobutamin, Dosierung s. dort). Dabei ist eine Tachykardie > 120/min unbedingt zu vermeiden, da hierdurch keine wesentliche Steigerung des Herzzeitvolumens mehr erreicht wird, der myokardiale $O_2$-Bedarf jedoch kritisch zunehmen kann. Gibt es Hinweise auf die Ursache des kardiogenen Schocks, müssen neben der inotropen und vasopressiven Pharmakotherapie selbstverständlich auch die spezifischen Behandlungsstrategien eingeleitet werden. So ist beispielsweise beim Verdacht auf einen Spannungspneumothorax die rasche Druckentlastung durch eine Thoraxdrainage lebensrettend.

## 16.3.3
## Anaphylaktischer Schock

Da es unmöglich ist, anhand der klinischen Symptomatik zwischen allergischen und pseudoallergischen Reaktionen zu unterscheiden, empfiehlt sich der Sammelbegriff „anaphylaktoide Reaktion".

### Leitsymptom

Arterielle Hypotension mit typischen Hauterscheinungen (Erythem, Urtikaria, Quincke-Ödem) oder Allergenexposition bei bekannter Hypersensibilität (Anamnese, Allergiepaß).

*Ein anaphylaktischer Schock bedeutet akutes Kreislaufversagen infolge anaphylaktoider Reaktionen.*

### Ursachen

Jede anaphylaktoide Reaktion kann sowohl durch allergische Reaktionen (unter Beteiligung von Antikörpern des IgE-Typs) als auch durch pseudoallergische Mechanismen (ohne Vermittlung von IgE) eine Degranulation der Mastzellen auslösen. Das dabei in großer Menge freigesetzte Histamin und andere vasoaktive Mediatoren wie z.B. Thromboxane und Leukotriene bestimmen die pathophysiologischen Veränderungen. Oft läßt sich die auslösende Substanz anamnestisch ermitteln oder ist dem Patienten bereits bekannt (Allergiepaß!) Hierbei ist zu bedenken, daß insbesondere bei Allergien auf Nahrungsmittel die klinische Symptomatik erst Stunden nach der Exposition einsetzen kann.

### Symptomatik

Frühsymptome einer anaphylaktoiden Reaktion können sein: Kribbeln und Juckreiz an Handflächen und Fußsohlen, oft auch an Zunge und Lippen, Hitzegefühl, Angst. Meist sind diese Prodome von einem deutlichen Abfall des arteriellen Druckes begleitet. Im Gegensatz zu diesen eher unspezifischen Veränderungen führen die typischen Hautveränderungen (Erythem, Urtikaria, Quincke-Ödem) rasch zur Diagnose. Ödeme der Uvula oder des Pharynx sind Hinweise auf entsprechende Veränderungen auch des Larynx. Mit einer zunehmenden Verlegung der Atemwege und einer erheblich erschwerten, wenn nicht gar unmöglichen Intubation der Trachea ist hier zu rechnen. Sollte eine Intubation mißlingen und die Beatmung des Patienten zwingend erforderlich sein, wird hier eine Konio- bzw. Tracheotomie erforderlich. Foudroyante Verlaufsformen einer anaphylaktoiden Reaktion können in seltenen Fällen ohne jede vorangegangene Symptomatik zum Herz-Kreislauf-Stillstand führen.

### Therapie

Auch beim anaphylaktischen Schock orientiert sich die Therapie an der Symptomatik. Nach den allgemeinen Basismaßnahmen zur Sicherung der Atemwege und Oxygenierung ist – sofern möglich – die weitere Exposition des vermuteten Allergens zu unterbrechen. Entsprechend der pathophysiologischen Veränderungen – Vasodilatation bei gleichzeitigem Verlust intravasaler Flüssigkeit in das Interstitium – stehen Volumengabe und die Applikation von Vasopressoren am Beginn der Therapie. Je nach Ausmaß der Symptomatik können Elektrolytlösungen oder kolloidale Lösungen verwendet werden. Letztere erzielen einen rascheren und länger anhaltenden Effekt. Als Vasopressor hat sich Adrenalin (1 ml = 1 mg in 9 ml 0,9 % NaCl aufziehen und fraktioniert spritzen) bewährt. Besonders bei älteren Patienten ist vorsichtig zu dosieren, um kardiovaskuläre Nebenwirkungen einer Überdosierung zu vermeiden. Sollte es unter dieser Therapie nicht gelingen, den Kreislauf zu stabilisieren, können Dopamin oder Noradrenalin – möglichst über Spritzenpumpe – eingesetzt werden. Um die weitere Aktivierung des allergischen Prozesses zu unterbinden, ist es sinnvoll, die Histaminliberation durch kombinierte Gabe von Antihistaminika des $H_1$- bzw. $H_2$-Typs (z. B. Dimetinden, 0,1 mg/kg KG i. v. und Cimetidin 300 mg i. v.) zu blockieren. Kortikosteroide entfalten ihre spezifische antiallergische Wirkung auch nach hochdosierter Gabe erst nach etwa 1 h. Wegen ihres unspezifischen membranstabilisierenden Effekts, dessen Wirkmechanismus bislang nicht geklärt ist, werden sie dennoch in der Akutphase eingesetzt, um die Ödembildung zu begrenzen.

> Adrenalin: 1 Amp. (1 ml) zu 1 mg mit 0,9 % NaCl auf 10 ml verdünnen und fraktioniert injizieren.
>
> Noradrenalin: 3 Amp. (1 ml) zu 1 mg mit 0,9 % NaCl in 50 ml Perfusorspritze = 60 µg/ml; Dosierung: 0,05–0,3 µg/kg KG/min.
>
> Antihistaminika: $H_1$-Typ: Dimetinden: 0,1 mg/kg KG; $H_2$-Typ: Cimetidin: 300 mg.

## 16.3.4 Neurogener Schock

### Leitsymptom

Arterielle Hypotonie bei spinalem Trauma und meist fehlender Tachykardie!

### Ursachen

Beim neurogenen Schock kommt es aufgrund einer Dysfunktion vasomotorischer Zentren z. B. nach einem spinalen Trauma zu einer generalisierten Vasodilatation. Neben einem eingeschränkten venösen Rückstrom bewirkt vor allem die fehlende sympathische Stimulation des Herzens (fehlende reflektorische Tachykardie) einen extremen Abfall des arteriellen Druckes.

### Symptomatik

Ein spinales Trauma oder eine Intoxikation mit Störungen der Kreislaufzentren des Hirnstamms sind Voraussetzung für einen neurogenen Schock. Auffallendes und richtungsweisendes Symptom ist die fehlende Tachykardie trotz arterieller Hypotension, die aufgrund der fehlenden sympathoadrenergen Gegenregulation besonders ausgeprägt ist. Der neurogene Schock kann sich unmittelbar nach einem Trauma entwickeln, aber auch erst nach einigen Tagen Latenz!

> Ein neurogener Schock ist ein akutes Kreislauf-Versagen aufgrund einer zentral (Intoxikation, Stammhirnläsion) oder peripher (spinales Trauma, selten: hohe Spinalanästhesie) bedingten Störung der Vasomotion.

### Therapie
Da das intravasale Volumen initial normal ist, konzentriert sich der therapeutische Ansatz vor allem auf die Gabe von Vasopressoren. Aufgrund der ausgeprägten Hypotension wird hier die Infusion von Noradrenalin, respektive Dopamin entsprechend den genannten Dosierungen vielfach notwendig sein.

## 16.3.5
## Septischer Schock

### Leitsymptom
Einzige Schockform, bei der in der initialen Phase ein gesteigertes Herzzeitvolumen mit warmer Haut und gut perfundierten Akren vorliegt. Die Spätphase ist in der Symptomatik dem Volumenmangelschock ähnlich, in der Prognose jedoch meist infaust.

### Ursache

**Ein septischer Schock bedeutet ein durch Bakterien oder deren Toxine ausgelöstes Kreislaufversagen.**

Der septische Schock ist durch eine gestörte Vasomotion gekennzeichnet. Trotz eines hohen Herzzeitvolumens bei drastisch vermindertem peripherem Gefäßwiderstand ist die nutritive Perfusion der Organe in der sog. „hyperdynamen" Phase mangelhaft, da der Blutstrom über arteriovenöse Shunts am Kapillarbett vorbeigeleitet wird. In die Blutbahn eingeschwemmte Toxine vorwiegend gramnegativer Keime sind verantwortlich für die Störung der Vasomotion. Die Toxine stammen entweder von floriden Infektionen oder treten bei Störungen der intestinalen Barriere (z.B. nach protrahiertem Schock anderer Genese) aus dem Darmlumen in die Blutbahn über. Das Vollbild des septischen Schocks mit nachfolgendem Multiorganversagen ist die gefürchtete Sekundärkomplikation, z.B. nach einem hämorrhagischen Schock, und deshalb häufiger auf der Intensivstation anzutreffen denn als eigenständiges Krankheitsbild im Notarzteinsatz.

### Symptomatik
In der hyperdynamen Phase fällt die arterielle Hypotension bei warmer, scheinbar gut perfundierter Haut auf. Fieber kann, muß aber nicht vorhanden sein. Erst in der später einsetzenden hypodynamen Phase sinkt das Herzzeitvolumen unter die Norm; jetzt zeigen sich die typischen Zeichen des Schocks, die Haut wird kalt und blaß.

### Therapie
Das Mißverhältnis zwischen Herzzeitvolumen und peripherem Widerstand macht vor allem bei Patienten mit eingeschränkter kardialer Leistungsfähigkeit den Einsatz von Vasopressoren notwendig. Ferner ist die Flüssigkeitsbilanz dieser Patienten häufig gestört (Fieber!), so daß auch ein Volumenersatz notwendig wird. In jedem Fall ist darauf zu achten, daß diese Patienten adäquat oxygeniert sind. Ungeachtet der warmen, gut durchbluteten Haut liegt eine Minderperfusion der nutritiven Kapillaren bei gleichzeitig gesteigertem $O_2$-Bedarf vor!

## 16.4 Ausblick

Die derzeitige Therapie des Schocks basiert auf rein symptomorientierten Maßnahmen, die in erster Linie auf eine Stabilisierung der Makrohämodynamik zielen. Bislang gibt es in der präklinischen Behandlung keine therapeutischen Ansätze, die direkt auf die Mikrozirkulation oder die am Schockgeschehen beteiligten Mediatoren und Zytokine einwirken.

Möglicherweise werden hier neue sog. hypertone/hyperonkotische Infusionslösungen einen Wandel bringen. Zum einen stellen diese Lösungen (z. B. 7,2 % NaCl/10 % Dextran 70) aufgrund ihres hohen onkotischen und osmotischen Gradienten echte Volumenexpander dar. Nur 4 ml/kg KG einer solchen Lösung reichen aus, um die Hämodynamik bei einem Patienten im hämorrhagischen Schock zu normalisieren. Das zusätzlich mobilisierte Volumen wird vor allem den Zellen des Endothels entzogen. Hierdurch vergrößern diese Lösungen das freie Lumen der Kapillaren und verbessern so die Mikrozirkulation. Zum anderen kann Dextran, das als hyperonkotische Komponente in solchen Lösungen eingesetzt wird, die Adhäsion von Leukozyten am Gefäßendothel vermindern. Möglicherweise könnte hierdurch die Freisetzung von Mediatoren und Radikalen durch aktivierte Granulozyten reduziert werden.

Des weiteren befinden sich künstliche $O_2$-tragende Infusionslösungen auf der Basis freien Hämoglobins in der klinischen Erprobung. Sollten sich diese Lösungen im klinischen Einsatz bewähren, wäre es auch im Rettungsdienst erstmals möglich, unabhängig von Blutgruppenbestimmung und Kreuzprobe zusätzliche $O_2$-Träger zu infundieren.

# 17 Respiratorische Notfälle

C. Haase

## 17.1 Asthma bronchiale

### Epidemiologie

Die Inzidenz des Asthma bronchiale wurde 1984 für die Gesamtbevölkerung mit 1,0–9,9 % angegeben (Siegenthaler et al. 1984), wobei in den zurückliegenden 20 Jahren eine Zunahme chronisch obstruktiver Erkrankungen der unteren Atemwege zu beobachten ist. In den USA wurde in dem Zeitraum von 1977 bis 1986 eine Verdopplung der an Asthmaerkrankungen verstorbenen Patienten festgestellt.

*Weltweit ist eine Zunahme von Asthmaerkrankungen zu beobachten.*

### Definition

Asthma bronchiale ist eine Erkrankung der unteren Atemwege, die durch eine anfallsartige, generalisierte bronchiale Obstruktion gekennzeichnet ist. In der Regel sind hauptsächlich die Bronchien mit einem Innendurchmesser von unter 2 mm betroffen. Ein Asthma bronchiale liegt dann vor, wenn sich die bronchiale Obstruktion spontan oder unter medikamentöser Therapie zurückbildet.

Beim Status asthmaticus handelt es sich um eine spezielle Form des Asthmaanfalls. Er tritt ebenfalls anfallsartig auf, ist aber durch eine schwerere, therapierefraktäre Obstruktion der Bronchien gekennzeichnet.

*Der Status asthmaticus als spezielle Form des Asthmaanfalls.*

### Ursachen

Asthma bronchiale kann sowohl durch exogene Faktoren (Allergene, Gase, Infektionen, Irritationen durch Reizeinwirkung) als auch durch endogene Faktoren (intrinsisches oder kryptogenetisches Asthma) verursacht sein. Häufig liegt eine Kombination an auslösenden Faktoren für einen Asthmaanfall vor.

### Pathophysiologie

Bei einem extrinsischen Asthmaanfall kommt es zu einer IgE-vermittelten Degranulation der Mastzellen (bei intrinsischem Asthma ist eine durch Immunglobulin vermittelte Auslösung des Asthmaanfalls nicht nachweisbar), wodurch biogene Amine, insbesondere Histamin, freigesetzt werden. Dies führt zu einem ödematösen Anschwellen der Bronchialschleimhaut und zu einer Kontraktion der dort befindlichen glatten Muskulatur. Zusätzlich bildet sich ein zähes, muköses Sekret, das die epithelialen Flächen auskleidet. Diese Mechanismen bewirken eine deutliche Einengung des bronchialen Flächenquerschnitts, womit ein deutliches Ansteigen des Atemwegswiderstands verbunden ist. Neben den Veränderungen an der Bronchialschleimhaut kommt es durch den erniedrigten intrathorakalen Druck, der durch die veränderte Atmung des

Patienten während des Asthmaanfalls hervorgerufen wird, zu einer Verschiebung des Druckgradienten von intravasal nach interstitiell. Dies bewirkt das Fortschreiten eines interstitiellen Ödems und dieses wiederum ein peribronchiales Cuffing, was im Sinne eines Circulus vitiosus den weiteren Anstieg des Atemwegswiderstands unterstützt.

Der erhöhte Atemwegswiderstand reduziert den Atemfluß in der Exspiration. Während eines Asthmaanfalls können sich in der Exspiration pulmonale Drücke bis zu 50 mm Hg entwickeln. Da der Patient wegen subjektiv empfundener Luftnot eine verstärkte Atemarbeit leistet, vergrößern sich die totale Lungenkapazität (Residualvolumen) und das funktionelle Residualvolumen. Das Tidalvolumen nimmt dabei in Relation zum Anstieg der Residualkapazität ab. Somit kommt es zu einer Hypoventilation und Überblähung der Lunge. Durch diesen Mechanismus verlieren die Alveolen bei länger bestehendem Krankheitsverlauf ihre Elastizität, was zum klinischen Bild des Lungenemphysems führt.

> Leitsymptome des Asthmaanfalls sind erhöhter Atemwegswiderstand, erhöhte Atemarbeit, alveoläre Hypoventilation.

Wegen der erhöhten Atemarbeit, die in dieser Situation von dem Patienten geleistet wird, entwickelt sich eine Zunahme des $O_2$-Bedarfs der Atemhilfsmuskulatur, wodurch wiederum ein Circulus vitiosus ausgelöst wird.

> Auswirkungen der chronisch-obstruktiven Erkrankung: Lungenemphysem, pulmonale Hypertonie, Cor pulmonale.

In der Blutgasanalyse besteht in der frühen Phase eines Asthmaanfalls eine respiratorische Alkalose. Im Verlauf des Asthmaanfalls kommt es durch die Hypoventilation zu einem Ansteigen des $pCO_2$. Dies führt zu einer respiratorischen Azidose.

Neben den unmittelbaren, pulmonalen Auswirkungen eines Asthmaanfalls wird auch die kardiale Funktion beeinflußt. Durch die Ansammlung von Flüssigkeit im Perikard kann es während des Asthmaanfalls zu einer Perikardtamponade kommen (Kinsella u. Cochrane 1982). Besonders ältere Patienten, die einen längeren, behandlungsbedürftigen Verlauf einer chronisch obstruktiven Lungenerkrankung haben, sind durch den sich zunehmend entwickelnden pulmonalen Hochdruck und die chronische Therapie mit $\beta_2$-Sympathomimetika myokardial vorgeschädigt. Dies zeigt sich unter anderem im klinischen Bild der Koronarinsuffizienz.

Darüber hinaus bewirken die überblähten Alveolen eine Behinderung der pulmonalen Perfusion, was zu einer Zunahme des Blutvolumens im rechten Ventrikel sowie zu einer Reduktion des venösen Rückflusses in den linken Ventrikel führt. Durch die Vergrößerung des rechten Ventrikels und die geringere Vorlast des linken Ventrikels kommt es zu einer Reduktion der linksventrikulären Ejektionsfaktion. Dies löst paradoxe Pulsationen aus und bewirkt einen Abfall des systolischen Blutdrucks um mehr als 15 mm Hg.

## Therapie

Ein Asthmaanfall ist eine dringlich behandlungsbedürftige Situation. Zunächst sollte der Auslösungsfaktor des Asthmaanfalls, soweit er feststellbar ist, eliminiert werden. Meist befindet sich der Patient in einer aufgeregten Verfassung. Diese gilt es zu beruhigen. Dabei sollten Sedativa zurückhaltend eingesetzt werden. Nur wenn auch Beatmungsmöglichkeiten zur Verfügung stehen, kann der Einsatz von Sedativa in Erwägung gezogen werden. Als zu bevorzugende Sedativa sind Neuroleptika wie z. B. Promethazin anzusehen, da sie im niedrigen Dosisbereich eine leicht sedierende Wirkung aufweisen und durch ihre Eigenschaft als Antihistaminikum abschwellend auf die Bronchialschleimhaut wirken. Darüber hinaus lösen Neuroleptika keine Atemdepression aus. Eine weitere

Möglichkeit der Behandlung ist der Einsatz von Ketamin. Diese Substanz führt durch seine narkotische Wirkung zu einer Beruhigung des Patienten. Zusätzlich hat Ketamin eine stark relaxierende Wirkung auf die glatte Muskulatur des Bronchialsystems.

**Morphin und Morphinderivate sind wegen bronchokonstriktorischer Eigenschaften zur Therapie nicht geeignet.**

Absolut kontraindiziert sind Morphium und seine Derivate, die neben der Hemmung des Atembetriebs auch bronchokonstriktorische Eigenschaften haben.

Ziel der weiteren Behandlung ist es, eine Reduktion des Atemwegswiderstands zu erreichen. Dazu ist eine entschlossene, mehrstufige Therapie erforderlich. Mittel der ersten Wahl sind $\beta_2$-Sympathikomimetika und intravenös applizierte Theophyllinderivate, die zum einen stabilisierend auf die Membranen der Mastzellen und zum anderen relaxierend auf die glatte Muskulatur der Bronchialschleimheut wirken. Beta-2-Sympathikomimetika sollten zunächst als Aerosol eingesetzt werden. Sie können aber auch intravenös und subkutan angewandt werden. In schwierigen Fällen kann, bei beatmeten Patienten, die tracheale Applikation von Suprarenin hilfreich sein. Außer diesen Medikamenten sollten auch inhalativ und intravenös eingesetzte Kortikosteroide ein fester Bestandteil der Therapie des akuten Asthmaanfalls sein. Sie unterdrücken die Entzündungsreaktion und wirken so abschwellend auf die Bronchialschleimhaut.

Weitere Medikamente mit abschwellendem Charakter und zur Unterbrechung der Mukusproduktion sind Anticholinergika wie z. B. Ipratropiumbromid. Auch Magnesiumsulfat in hoher Dosierung (i.v. 1–3 g über 20 min) reduziert den Atemwegswiderstand. Der Vorteil von Magnesiumsulfat besteht darin, daß praktisch keine relevanten unerwünschten Wirkungen bestehen.

Nur in Ausnahmefällen bzw. bei vitaler Indikation auf Grund von ausgeprägter Hypoxie oder Erschöpfung sollte die mechanische Ventilation in Erwägung gezogen werden. Dabei muß beachtet werden, daß der Intubationsreiz die bronchiale Obstruktion dramatisch verstärken kann. Grundsätzlich sollte die Intubation eines Patienten mit Verdacht auf Asthma bronchiale nur in tiefer Narkose erfolgen. Nach durchgeführter Intubation kann mit dem therapeutischen Einsatz von Halothan per inhalationem ebenfalls ein Abschwellen der Bronchialschleimhaut bewirkt werden.

**Nichtsteroidale Antiphlogistika und β-Blocker sind therapeutisch ungeeignet.**

Kontraindizierte Medikamente sind bei Patienten mit einer obstruktiven Lungenerkrankung neben den bereits erwähnten Morphinderivaten noch β-Blocker und nichtsteroidale Antiphlogistika.

## 17.2
## Toxisches Lungenödem

### Epidemiologie
Verschiedenartige Gase, die im Rahmen von Unglücken oder Unfällen freigesetzt werden, können zu einem Inhalationstrauma der Atemwege führen.

### Definition
Es handelt sich um eine durch chemische Reizung des alveolären Epithels ausgelöste Permeabilitätszunahme der kapillären Membran. Dabei kommt es zu einem Austritt von Transudat in die Alveole und in das Interstitium. Im weite-

# 17 Respiratorische Notfälle

ren Verlauf entwickelt sich ein Versagen der Lymphdrainage, was zu einer schaumigen Flüssigkeitsanreicherung in den Atemwegen führt. Schließlich tritt der Tod durch Ersticken ein. Das Vollbild der Erkrankung ist schwer therapierbar und mit einer hohen Mortalität belastet.

## Ursachen

Ein toxisches Lungenödem entsteht durch Inhalation von aggressiven oder toxischen Gasen, insbesondere von Gasen, wie sie bei brennenden Kunststoffen, Schweißarbeiten und Schwelbränden entstehen.

## Pathophysiologie

Da die Zusammensetzung der traumatisierenden Gase sehr unterschiedlich sind, gibt es noch keine vollständigen Informationen über den Pathomechanismus der Erkrankung. An Schafen hat man ein reproduzierbares Modell entwickelt, das einen Einblick in die Entwicklung und die Pathophysiologie des toxischen Lungenödems gibt (Traber u. Herndon 1990; Herdon et al. 1984). Es zeigte sich, daß es nach Insufflation von Baumwollrauch bei Schafen zu einem Lungenödem kam. Ursache war eine ausgeprägte, proteinreiche Transudation aus dem Endothelium der Alveolen in das alveoläre Lumen sowie in das angrenzende Interstitium. Ausgelöst wurde die Transudation durch eine Kombination von aktivierten neutrophilen Leukozyten, $O_2$-Radikalen, Prostaglandinen, thrombozytenaktivierenden Faktoren und Gewebeproteasen.

Neben der Ausbildung des Lungenödems kommt es unter dem Einfluß der inhalierten Noxen zu ödematösen Veränderungen der Bronchialschleimhaut, was eine Zunahme des Atemwegswiderstands bewirkt.

Nicht immer sind die Folgen eines Inhalationstraumas unmittelbar nach Kontakt mit der Noxe zu erkennen. Bei manchen Patienten tritt eine pulmonale Störung erst bis zu 48 h nach der Exposition auf. Daher ist eine klinische Überwachung bei Verdacht auf ein Inhalationstrauma grundsätzlich erforderlich.

*Schädigungen nach Inhalationstraumen sind nicht immer vom Soforttyp, sondern können bis 48 h nach Exposition auftreten.*

Klinisch zeigt sich häufig in der frühen Phase nach der Gasexposition neben dem Anschwellen der oberen Atemwege auch eine Enge in Höhe der Glottis, die sich durch einen Stridor bemerkbar macht. Die Atmung des Patienten ist wegen des ansteigenden Atemwegswiderstands erschwert. Zunehmende Zyanose und die allgemeinen Zeichen einer Hypoxie (Tachypnoe, Einsatz der Atemhilfsmuskulatur) kennzeichnen den weiteren Verlauf des Inhalationstraumas).

*Stridor als frühes Leitsymptom.*

In der Blutgasanalyse kann neben der Verminderung der $O_2$-Sättigung eine Reduktion des $pO_2$ und $pCO_2$ feststellte werden, wobei der Abfall des $pCO_2$ Ausdruck einer kompensatorisch gesteigerten Ventilation ist. Kommt es bei ausbleibender Behandlung zu einer physischen Erschöpfung des Patienten, entwickelt sich ein Anstieg des $pCO_2$. Dies muß als ein alarmierendes Zeichen aufgefaßt werden und sollte rasch zur Intubation und mechanischen Ventilation führen.

## Therapie

Die vordringliche Maßnahme bei dem sich entwickelnden toxischen Lungenödem ist die Gabe von Sauerstoff sowie der Einsatz von entzündungshemmenden Substanzen (Kortikosteroide). Wenn die Atmung nach dem Inhalationstrauma durch einen krampfartigen Husten behindert wird, kann der Einsatz von antitusiven Medikamenten hilfreich sein.

*Therapie der ersten Wahl: $O_2$-Insufflation und Kortikosteroide.*

**Flankierende Maßnahmen durch β-Sympathikomimetika, Theophyllinderivate und Anticholinergika.**

Der Nutzen von $β_2$-Sympathikomimetika und Theophyllinderivaten zur Behandlung des erhöhten Atemwegswiderstands ist umstritten, da die Ursache der bronchialen Enge die ödematös geschwollene Bronchialschleimhaut und nicht die Kontraktion bronchialer Muskulatur ist. Trotzdem ist ihr Einsatz häufig Bestandteil medikamentöser Therapieregime bei Inhalationstraumata. Weitere medikamentöse Behandlungsmöglichkeiten bestehen im Einsatz von Anticholinergika (Atropin, Ipratropiumbromid), die mit dem Ziel eingesetzt werden, eine übersteigerte bronchiale Sekretproduktion und die Ausbildung eines reflektorischen Bronchospasmus, der durch die chemische Irritation der Bronchialschleimhaut ausgelöst werden kann, zu verhindern.

Ergänzend zur medikamentösen Therapie ist eine suffiziente Bronchialtoilette sowie Atemgymnastik zur Entfernung von bronchialen Sekretansammlungen und zur Atelektasenprophylaxe von großer Bedeutung.

**Horowitz-Quotient unter 200 als Indikator für Intubation und Beatmung.**

Der weitere Behandlungsverlauf nach eingeleiteter medikamentöser Therapie orientiert sich am Grad der eintretenden Hypoxie. Zur Kontrolle der Hypoxie und zur Ermittlung der Indikation für die mechanische Ventilation dient eine regelmäßige arterielle Blutgasanalyse, auf die bei Patienten mit Inhalationstrauma nicht verzichtet werden darf. Der Quotient von $O_2$-Partialdruck und inspiratorischer $O_2$-Konzentration ($pO_2/F_iO_2$) dient als orientierender Richtwert für den bestehenden pulmonalen Shunt. Werden hier Werte zwischen 200 und 400 ermittelt, so liegt noch eine geringe Beeinträchtigung des Lungenparenchyms vor. Werden Werte von 200 unterschritten, besteht die Indikation für eine kontrollierte mechanische Beatmung. Zur Prophylaxe und Therapie von Atelektasen ist ein Beatmungsschema mit möglichst großem Tidalvolumen und erhöhtem endexspiratorischem Druck (PEEP) erforderlich.

## 17.3
## (Spontan-) Pneumothorax

### Epidemiologie
Pneumothoraxe, die sich spontan (idiopathisch) bilden, sind häufiger festzustellen als traumatisch oder iatrogen verursachte Pneumothoraxe. Je nach Ausdehnung werden totaler, partieller oder abgesackter Pneumothorax voneinander unterschieden. Spontane Pneumothoraxe bilden sich am häufigsten bei jungen, gesunden Männern mit asthenischem Körperbau. Ingesamt sind Männer 3,2mal häufiger durch einen Pneumothorax betroffen als Frauen. Das Verhältnis von spontanen zu traumatisch oder iatrogen verursachten Pneumothoraxen beträgt nach amerikanischen Quellen 46:12:42 Prozent.

**Die Häufigkeit des Auftretens eines Spontanpneumothorax wird mit 46 % angegeben.**

### Definition
Ein Pneumothorax ist eine Luftansammlung im Pleuralraum, hervorgerufen durch eine Öffnung in der parietalen oder viszeralen Pleura. Es werden traumatisch [unfallbedingt, iatrogen (u.a. aus therapeutischen Gründen)] bedingte von spontanen Pneumothoraxen (idiopathisch, symptomatisch) unterschieden. Weitere Unterscheidungsmerkmale bei Pneumothoraxen sind innerer oder äußerer, geschlossener oder offener Pneumothorax mit oder ohne Ventilmechanismus.

Darüber hinaus werden je nach Ursache ihrer Entstehung primäre von sekundären Spontanpneumothoraxen unterschieden. Primäre Pneumothoraxe entstehen meist spontan, während sekundäre Pneumothoraxe häufig bei länger bestehenden Lungenerkrankungen festgestellt werden.

## Ursachen

Bezüglich der traumatisch verursachten Pneumothoraxe s. Kapitel 28: Thoraxtrauma.

Bei primären Pneumothoraxen werden häufig subpleural gelegene Bullae an den Lungenspitzen festgestellt. Von den Patienten, die spontan einen primären Pneumothorax entwickeln, ist ein großer Anteil starker Raucher. Aber auch Personen, die sich größeren Druckschwankungen aussetzen (Piloten, Flugbegleiter, Taucher), sind von dieser Erkrankung betroffen. Darüber hinaus kann eine Häufung an Pneumothoraxen in Familien und bei Zwillingen festgestellt werden, wenn bereits ein Familienmitglied oder ein Zwilling einen Pneumothorax erlitten hat. Daraus wird von verschiedenen Autoren eine angeborene Ursache abgeleitet, wobei von einer Gewebeschwäche ausgegangen wird.

## Pathophysiologie

Im physiologischen Zustand befindet sich im Pleuralspalt in bezug zum atmosphärischen Luftdruck ein negativer Druck, der in der Exspiration 3–5 cm $H_2O$ und in der Inspiration 6–8 cm $H_2O$ beträgt. Hervorgerufen wird dieses Vakuum durch das elastische Lungenparenchym und die Oberflächenspannung der Alveolen. Dadurch besteht innerhalb der Lunge eine Zugspannung. Die Lunge hat das Bestreben, ihr Volumen zu verkleinern. Da sich im Pleuralspalt eine Flüssigkeit befindet, ist nur eine seitliche Verschiebung der beiden Pleurablätter zueinander, nicht aber das Ablösen voneinander möglich. Dieser Mechanismus führt dazu, daß während des gesamten Respirationsablaufs im Pleuralspalt ein negativer Druck bestehen bleibt.

Die Unterbrechung der Kontinuität von Pleura parietalis oder Pleura visceralis führt zu einem Leck, über das Luft in den Pleuralspalt einströmt. Dies bewirkt einen Druckausgleich mit dem atmosphärischen Luftdruck, wodurch es entsprechend der Retraktionskräfte des Lungenparenchyms zu einem Kollabieren der Lunge kommt. Es folgt ein Ansteigen des in- und exspiratorischen Strömungswiderstands in den Atemwegen, eine Reduktion der Ventilationsfläche und ein Ansteigen des pulmonalen Gefäßwiderstands. Letzteres führt zu einem Anstieg des Blutdrucks im pulmonalen Kreislauf. Daraus resultiert eine akute Belastung des rechten Herzens. Klinisch kann eine Dehnung der Brustwand auf der betroffenen Seite festgestellt werden. Dies führt zu einer Insuffizienz der Atemmuskulatur, wodurch die Atemarbeit behindert wird.

Ein Pneumothorax mit Ventilmechanismus liegt dann vor, wenn es während des Atemzyklus in der In- oder Exspiration zum Lufteinstrom in den Pleuraspalt kommt, wobei aber in der jeweils entgegengesetzten Phase der Ventilation kein Austritt von Luft aus dem Pleuralspalt erfolgt. Durch diesen Mechanismus entwickelt sich eine sukzessive Überblähung der betreffenden Thoraxseite, und der intrathorakale Druck steigt an. Dies bewirkt eine Kompression der kontralateralen Lunge, eine Verlagerung der mediastinalen Organe und eine Kompression der V. cava superior mit resultierender oberer Einflußstauung. Klinisch besteht bei den betroffenen Patienten Angst, Agitiertheit, ggf. ein subkutanes

*Der Ventilpneumothorax führt zu intrathorakaler Druckerhöhung mit konsekutiver Herz- und Gefäßkompression.*

Hautemphysem im Bereich von Kopf, Hals oder Brustwand, eine hypotone Kreislaufsituation, eine kalte und feuchte Haut, erschwerte Atmung, ggf. eine Zyanose und hypersonorer Klopfschall auf der betroffenen Seite.

### Therapie

Die Therapie des Pneumothorax orientiert sich an der klinischen Beeinträchtigung des Patienten. Gering ausgeprägte Pneumothoraxe (Mantelpneumothorax) werden konservativ behandelt. Liegt eine deutliche klinische Beeinträchtigung des Patienten vor, so kann Luft aus dem Pleuraspalt abpunktiert oder durch Legen einer entsprechenden Drainage abgesaugt werden. Sollte es innerhalb von 7 Tagen nicht zu einer vollständigen Entfaltung der Lunge kommen, so sind gegebenenfalls chirurgische Maßnahmen zur Behebung des Pneumothorax erforderlich.

Anders ist dies beim Vorliegen eines durch einen Ventilmechanismus ausgelösten Spannungspneumothorax. Hierbei handelt es sich um eine lebensgefährliche Situation, die sofort behandelt werden muß. Gegebenenfalls ist es noch während der präklinischen Versorgung des Patienten erforderlich, eine Thoraxdrainage anzulegen. Ist dies aus situativ bedingten Gründen oder wegen Zweifeln an der korrekten Lokalisation des Pneumothorax nicht möglich, so muß der Patient so schnell wie möglich einer stationären Diagnostik und Therapie zugeführt werden.

> **Die geeignete Maßnahme der präklinischen Therapie ist die Anlage eines Heimlich-Ventils.**

Eine geeignete Maßnahme bei Vorliegen eines Spannungspneumothorax ist die Anlage eines Heimlich-Ventils. Das Heimlich-Ventil ist so konstruiert, daß während der Exspiration die Luft aus dem Pleuralspalt über einen weichen, flexiblen Gummischlauch austreten kann. In der Inspiration kollabiert dieser und verhindert so das Eindringen von Luft.

Falls im Notfall kein Heimlich-Ventil verfügbar ist, kann eine Variante des Ventils auf einfache Weise selbst hergestellt werden. Dabei nimmt man einen sterilen Handschuh, schneidet einen Finger desselben ab und durchsticht diesen an seiner Spitze mit einer gloßlumigen Kanüle. Diese wird dann an einer geeigneten Stelle durch die Thoraxwand hindurch in den Pleuraraum eingeführt. Luft kann nun über die Kanüle aus dem Thorax entweichen. Während der Inspiration kollabiert der „Finger", was den Eintritt von Luft in den Thorax verhindert.

## 17.4
## Hämoptoe

### Epidemiologie

Die Inzidenz für eine notfallmedizinisch relevante Hämoptoe (massive Hämoptoe) ist relativ niedrig. Nur etwa 1–4 % aller Patienten, die mit einer Hämoptoe auffallen, entwickeln im Verlauf ihrer Erkrankung eine massive Hämoptoe, die einer notfallmedizinischen Intervention bedarf. Allerdings liegt die Mortalität der massiven Hämoptoe bei etwa 80 %.

> **Nur 1–4 % der Patienten entwickeln eine notfallmedizinische relevante Hämoptoe.**

**Historisches.** In der Vergangenheit war die Hämoptoe häufig eine Komplikation der Lungentuberkulose. Das Krankheitsbild war so eindrucksvoll, daß es Eingang in zahlreiche belletristische Werke fand (Der Zauberberg von T. Mann (1924), Effi Briest von T. Fontane (1895) u.a.).

## Definition
Bei einer Hämoptoe kommt es zum Aushusten von Blut, dessen Ursprung sich im unteren Respirationstrakt befindet. Notfallmedizinisch relevant ist die massive Hämoptoe, die einer Blutexpektoration in der Größenordnung von 200–1000 ml Blut entspricht.

## Ursachen
Meist ist der Grund für die massive Hämoptoe zum Zeitpunkt ihres Auftretens nicht bekannt, so daß eine Zuordnung des Symptoms zu einer ursächlichen Erkrankung erst später, nach einer Behandlung der Hämoptoe, erfolgen kann.

Nur wenige Erkrankungen sind für etwa 90 % aller massiven Hämoptoe verantwortlich. Am häufigsten sind Patienten, die an Neoplasien der Lunge, Bronchiektasien, Lungentuberkulose und pulmonalen Abszessen erkrankt sind, mit massivem blutigem Auswurf konfrontiert. Aber auch chronische Bronchitiden und Lungenembolien zählen zu häufigen Ursachen für eine Hämoptoe, wobei die zuletzt genannten Erkrankungen in der Regel nur mit submassiver Blutexpektoration verbunden sind.

## Pathophysiologie
Die Durchblutung der Lunge erfolgt aus dem rechten Herzen über die A. pulmonalis (pulmonaler Kreislauf) und aus dem linken Herzen über die die Bronchien begleitenden Arterien (bronchialer Kreislauf). Somit kann eine Blutungsquelle bei der Hämoptoe aus den verschiedenen Kreisläufen entstammen. Der normale Blutdruck im pulmonalen Kreislauf beträgt bei einem Erwachsenen normalerweise 25/8 mmHg (systolisch/diastolisch). Im Falle eines pulmonalen Bluthochdrucks, der bis auf das Druckniveau des systemischen Kreislaufs ansteigen kann, kann es unter bestimmten Umständen zu einer Blutung kommen. Dabei ist der erhöhte Blutdruck im pulmonalen Kreislauf allein nur selten Auslöser für die Blutung. Häufig liegt zusätzlich eine Anomalie der Gefäße des pulmonalen Kreislaufs (u.a. Aneurysmen, ateriovenöse Shunts) vor.

Bei etwa 88 % der Patienten (Remy et al. 1992) mit submassiver und massiver Hämoptysis stammt die Blutung aus den die Bronchien begleitenden Gefäßen. Dabei fällt auf, daß in sehr vielen Fällen eine entzündliche Veränderung an der Lunge als begleitende Erkrankung vorlag. Häufig war es durch die entzündlichen Veränderungen zur Ausbildung von Anastomosen zwischen den Gefäßen des systemischen Kreislaufs und den Gefäßen des Pulmonalkreislaufs gekommen, wobei es zu einem Druckanstieg im pulmonalen Gefäßsystem kam. Dies führt zum Auftreten von Hämoptysen bzw. Hömoptoe.

**88 % der Blutungen entstammen den Bronchialgefäßen.**

Auch der Einsatz von $\beta_2$-Sympathikomimetika, die eine ausgeprägte Vasodilatation der pulmonalen Gefäße bewirken, wird als Ursache für das Auftreten von Hämoptysen diskutiert.

Ebenso können Gefäßproliferationen, die aus keinem der beiden Kreisläufe stammen, Ursprung einer pulmonalen Blutung sein. Als Ursache für die Gefäßproliferationen kommen Verletzungen des Lungenparenchyms, Entwicklung einer zystischen Lungenfibrose, Aspergillom und andere Erkrankungen in Frage. Dabei bildet sich ein Geflecht an Gefäßen mit Anschluß an den systemischen Kreislauf aus, das den Pleuraspalt durchzieht. Der Ursprung dieser Gefäßgeflechte kann in den interkostalen, subklavischen, axillären und subphrenischen Arterien liegen.

## Therapie

Die massive Hämoptoe ist eine lebensbedrohliche Erkrankung. In retrospektiven Studien konnte gezeigt werden, daß eine Blutung pulmonalen Ursprungs mit 600 ml innerhalb von 4 h eine Mortalität von 71% (Crocco et al. 1968) aufweist. Liegt die gleiche Blutungsmenge in 4–16 h bzw. 16–48 h vor, so beträgt die Mortalität immer noch 22 bzw. 5%. Die unmittelbare Todesursache im Zusammenhang mit einer pulmonalen Blutung ist dabei die Asphyxie.

**Die massive Hömoptoe ist eine lebensbedrohliche Erkrankung mit einer Frühletalität von 71%.**

Diese Zahlen veranschaulichen, daß eine schnelle und adäquate Therapie dieser Erkrankung erforderlich ist. Besteht Verdacht auf eine pulmonale Blutung, so sollte der Patient unverzüglich in eine stationäre Diagnostik und Therapie verlegt werden. Dabei ist zu beachten, daß im Rahmen der Therapie auch eine mechanische Ventilation erforderlich werden kann. Die betreffende stationäre Einrichtung muß über intensivmedizinische Behandlungsmöglichkeiten verfügen, die eine mechanische Ventilation mit einschließen.

Bei der massiven Hämoptoe kommt es neben der pulmonalen Problematik häufig auch zu einer instabilen Kreislaufsituation. Dies erfordert die Durchführung verschiedener Maßnahmen zur Stabilisierung des Patienten. Wegen des raschen Verlaufs der Erkrankung kann sich sehr schnell eine beatmungspflichtige Situation ergeben. Dabei ist die Intubation häufig wegen der massiven Blutung erschwert. Da die weitere Therapie der Erkrankung über die Atemwege erfolgen muß (Absaugen von Blut, diagnostische und therapeutische Bronchoskopie), sollte bei der Intubation ein Tubus mit größtmöglichem Innendurchmesser gewählt werden. Bei Vorliegen einer pulmonalen Blutung ist es für den Patienten günstig, wenn die Blutungsquelle in der linken Lunge lokalisiert ist, weil bei einer tiefen bronchialen Intubation wegen der Konfiguration der Karina der Tubus in der Regel in den rechten Hauptbronchus gerät. Damit wird die rechte Lunge vor dem Eindringen von Blut geschützt und steht dem Gasaustausch weiter zur Verfügung.

**Bei Intubationspflicht Tubus mit großem Innendurchmesser verwenden.**

Die Lagerung des betroffenen Patienten sollte so gestaltet werden, daß die nichtbetroffene Lunge nach oben zu liegen kommt. Diese Lagerung begünstigt den Gasaustausch und kann die Tamponade der Blutung forcieren. Ein weiterer therapeutisch wichtiger Aspekt ist bei wachen Patienten mit Hämoptoe eine ausreichende antitussive Therapie. Nur wenn sichergestellt wird, daß der intrapulmonale Druck nicht sprunghaft ansteigt, kann es zu einem Stillstand der Blutung mittels Tamponade kommen.

**Bei Seitenlagerung nichtbetroffene Lunge nach oben lagern („sunny side up").**

Ein alternatives Behandlungskonzept in der frühen Phase der Blutung ist der Einsatz eines doppellumigen Tubus. Dadurch kann die nichtbetroffene Lunge vor dem Eindringen von Blut geschützt werden. Gleichzeitig kann mit der Therapie der Blutung begonnen werden, ohne den Gasaustausch zu sehr zu beeinträchtigen.

Ein kausales Behandlungsverfahren ist der Versuch, durch das Einführen eines ballontragenden Katheters (Fogarty-, Swan-Ganz-Katheter) in den betroffenen Bronchus eine endobronchiale Tamponade zu bewirken, wodurch die Blutung zum Stillstand kommen kann. Der Katheter sollte dann über einen Zeitraum von 48 Stunden in seiner Position belassen werden.

Weitere Behandlungskonzepte sind der Einsatz von Laserphotokoagulation, Instillation von vasokonstriktiven Medikamenten in die Blutungsquelle, Einbringen von Fibrinogenen-Thrombin-Mixturen sowie die Spülung mit kalten

# 17 Respiratorische Notfälle

Elektrolytlösungen. Auch die Embolisation im Rahmen einer bronchialen Arteriographie konnte erfolgreich eine Hämoptoe therapieren.

Im Rahmen einer Notfallbehandlung durchgeführte chirurgische Maßnahmen senkten die Mortalität auf 15–30 % gegenüber 80 % bei konservativ behandelten Patienten.

## 17.5 Hyperventilation (Hyperventilationssyndrom)

### Epidemiologie
Der Erkrankungsgipfel liegt zwischen dem 20. und 30. Lebensjahr. Frauen sind 3mal häufiger betroffen als Männer. Tritt das Hyperventilationssyndrom im höheren Lebensalter auf, so müssen organische Ursachen differentialdiagnostisch mit in Erwägung gezogen werden.

### Definition
Bei der Hyperventilation handelt es sich um eine anfallsweise auftretende, im Verhältnis zum Stoffwechselbedarf des Körpers übersteigerte, alveoläre Atmung. Ursächlich ist eine Störung der afferenten oder efferenten Steuerung des zentralen Regelmechanismus der Atemregulation. Diese Störung kann organisch oder psychisch begründet sein.

### Ursachen
Als Ursachen für die Hyperventilation kommen organische und psychische Gründe in Frage. Bevor ein psychogenes Hyperventilationssyndrom (Da-Costa-Syndrom, Effort-Syndrom, nervöses Atmungssyndrom) diagnostiziert werden kann, ist es unabdingbar, organische Ursachen auszuschließen. Als organische Ursachen kommen u. a. neurologische Erkrankungen (auch zerebrale Tumore), Intoxikationen (Salizylate), $O_2$-Mangel, erhöhte Körpertemperatur, Asthma bronchiale, Urämie, Lungenembolie, Pneumonie, Diabetes mellitus, Hypotonie, Hyperparathyreoidismus und hormonelle Einflüsse, Schwangerschaft (Progesteron stimuliert das Atemzentrum; Frauen sind häufiger vom Hyperventilationssyndrom betroffen als Männer) in Frage.

*Hyperventilation kann organischer und psychischer Genese sein.*

Psychische Auslöser sind „Sichbewußtwerden der Atmung", emotionale Anspannung, Schmerz, akuter psychischer Streß, Angstgefühle und Aufregung.

### Pathophysiologie
Bei der organisch begründeten Hyperventilation kommt es durch unterschiedliche Einflüsse auf den afferenten oder efferenten Schenkel des Regelkreises der Atmung zu einer Sollwerterhöhung der Atemfrequenz im Atemzentrum des Gehirns, welches im Pons lokalisiert ist.

Beim nervös begründeten Hyperventilationssyndrom können (u. a. nach Christian 1959) klinisch 4 Formen unterschieden werden:
1. hyperventilatorische Seufzeratmung (flache, frequente Polypnoe mit einzelnen Seufzeratemzügen),
2. gleichmäßige Hyperpnoe in Ruhe (entspricht der normalen Belastungshyperpnoe des Gesunden),

3. unruhige Hyperventilation (unregelmäßige Atmung, zahlreiche Atemzüge mit unterschiedlicher Amplitude, typisches Atemmuster bei Angst),
4. verhaltene Atmung (ruhige, tiefe Atmung mit gleichbleibender Frequenz).

In der laborchemischen Untersuchung findet sich ein Ansteigen des $HCO_3^-$/$pCO_2$-Quotienten, was mit einem konsekutiven Ansteigen des pH-Wertes verbunden ist. Dieser Laborbefund entspricht dem Bild der respiratorischen Alkalose. Besteht die respiratorische Alkalose längere Zeit, kommt es zur kompensatorischen Ausscheidung von Bikarbonat über die Niere. Dies zeigt sich in einer Normalisierung des pH-Wertes und in einer Verringerung des Bikarbonats im Blut.

**Typisch ist die respiratorische Alkalose mit kompensatorischem Bikarbonatverlust.**

Klinisch können die folgenden Symptome festgestellt werden:

**Neurologische Symptome.** Hyperreflexie, Konzentrationsschwäche, Epilepsie, Parästhesien, Bewußtlosigkeit.

**Muskuläre Symptome.** Tremor, Myalgie, Tetanie (Chvostek-Zeichen: Durch das Beklopfen der Region zwischen Mundwinkel und Ohr kommt es zu Zuckungen der Gesichtsmuskulatur).

**Kardiovaskuläre Symptome.** Herzbeschwerden wie bei Angina pectoris, Tachykardie, Hypotonie, Orthostasereaktion.

**Respiratorische Symptome.** Enge- bzw. Fremdkörpergefühl ohne Vorliegen eines Grundes, Luftnot.

**Psychische Symptome.** Angst, Unruhe, Antriebslosigkeit.

**Gastrointestinale Symptome.** Aerophagie, Meteorismus, Flatulenz, unspezifischer Bauchschmerz.

### Therapie

Liegt ein organischer Grund für die Hyperventilation vor, so muß dieser beseitigt werden.

Das akute Hyperventilationssyndrom wird vom betroffenen Patienten und seiner Umgebung oft sehr traumatisch erlebt. Auf alle Beteiligten wirkt es häufig als lebensbedrohliche Situation, was zur schnellen Alarmierung eines Notarztes führen kann. Daher ist es wichtig, zunächst den Patienten und die Menschen in seiner Umgebung von der Harmlosigkeit des Symptoms zu überzeugen. Dabei ist es empfehlenswert, ein ernstes und einfühlsames Vorgehen zu wählen.

**Die akute Hyperventilation ist in der Präklinik oft mit hysterischen Begleitumständen verbunden.**

Im übrigen orientiert sich die Behandlung am klinischen Symptom. Es kann hilfreich sein, wenn der Patient unter ärztlicher Aufsicht durch einen vor Nase und Mund gehaltenen Beutel sein eigenes exspiratorisches $CO_2$ zurückatmet, wobei es zu einem langsamen Anstieg des $pCO_2$ und Absinken des pH-Wertes kommt. Besonders agitierte Patienten können kurzwirksame Benzodiazepine (z. B. Midazolam) oral erhalten. Bei Patienten, die sich in einer sehr stark belastenden Situation befinden, kann auch eine intravenöse Gabe von Benzodiazepinen sinnvoll sein.

Treten die Hyperventilationszustände häufiger auf, kann es für den Patienten hilfreich sein, nach Ausschluß einer organischen Ursache atemtherapeutische Maßnahmen unter krankengymnastischer Anleitung durchzuführen oder psychotherapeutischen Rat in Anspruch zu nehmen bzw. autogenes Training nach Schultz oder respiratorisches Biofeedback nach Leuner zu praktizieren.

## Literatur

Christian P (1959) Atmung. In: Frankl VE, Gebsattel VE von, Schultz JH (Hrsg.) Handbuch der Neurosenlehre und Psychotherapie, Bd. II. Urban & Schwarzenberg, München
Crocco JA, Rooney JJ, Fankushen DS et al. (1968) Massive hemoptysis. Arch Intern Med 121: 495
Herdon DN, Traber DL, Niehaus GD et al. (1984) The pathophysiology of smoke inhalation injury in a sheep model. J Trauma 24: 1044
Kinsella H, Cochrane GM (1982) Cardiac tamponade during mechanical ventilation in a patient with severe asthma. Intensiv Care Med 3: 305
Remy J, Rey-Jardin M, Voisin C (1992) Endovascular management of bronchial bleeding. In: Butler J (ed.) The bronchial circulation. Dekker, New York
Siegenthaler W, Kaufmann W, Hornbostel H, Waller HD (Hrsg.) (1984) Lehrbuch der inneren Medizin. Thieme, Stuttgart New York
Traber DL, Herndon DN (1990) Pathophysiology of smoke inhalation. In: Haponik EF, Munster AM (eds.) Respiratory injury: smoke inhalation and burns. McGraw-Hill, New York

# 18 Endokrinologische Notfälle

F. Fiedler

**Störungen des Kohlenhydratstoffwechsels stehen bei der Versorgung endokrinologischer Notfälle wegen ihrer Häufigkeit im Vordergrund.**

Endokrinologische/metabolische Notfälle entstehen entweder als Folge einer Unterfunktion mit dem Ausfall von Hormonen oder infolge einer Überfunktion mit einem Überschuß von Hormonen (s. Übersicht). Während Störungen des Kohlenhydratstoffwechsels in der mitteleuropäischen Bevölkerung häufig anzutreffen sind, spielen Störungen der Schilddrüsen- und Nebenschilddrüsenfunktion, der Hypophysenfunktion und des Kortisolstoffwechsels insbesondere im Notarztdienst eine zahlenmäßig untergeordnete Rolle.

**Endokrinologische/metabolische Krisen**

Überfunktion:

- thyreotoxische Krise
- akuter Hyperkortisolismus
- hyperkalziämische Krise
- hypertone Krise, z. B. Phäochromozytom
- hypoglykämisches Koma

Unterfunktion:

- Myxödemkoma
- Addison-Krise
- hypophysäres Koma
- kritischer Diabetes insipidus
- akuter Hypoparathyreoidismus
- ketoazidotisches Koma
- hyperosmolares Koma
- laktatazidotisches Koma

## 18.1 Diabetisches Koma

Diabetes mellitus ist der Überbegriff für eine Gruppe von Störungen des Kohlenhydratstoffwechsels, als deren Folge im Nüchternzustand und postprandial eine Hyperglykämie auftritt. Etwa 4 % der Einwohner Deutschlands leiden an manifestem Diabetes. Etwa 130 000 Menschen sind an einem insulinabhängigen Diabetes mellitus (Typ I) und mehr als 3 Mio. Patienten an einem primär nichtinsulinabhängigen Diabetes erkrankt. Neben schwersten Spätkomplikationen, die insbesondere als Folge von Mikro- und Makroangiopathien auftreten, können akute Komplikationen das Leben von Diabetikern gefährden. Dabei handelt es sich in der schwersten Ausprägung um das Coma diabeticum und um das hypoglykämische Koma.

**Das diabetische Koma erscheint in 2 typischen Formen: dem ketoazidotischen Typ I und dem hyperosmolaren Typ II.**

Das diabetische Koma erscheint in 2 Formen, dem für den Typ-I-Diabetes typischen ketoazidotischen Koma und dem für den Typ-II-Diabetes typischen hyperosmolaren Koma. Das diabetische Koma ist gekennzeichnet durch Hyperglykämie, Ketonämie und Ketonurie mit ausgeprägter metabolischer Azidose als Folge eines absoluten Insulinmangels, der zu einer Erhöhung des

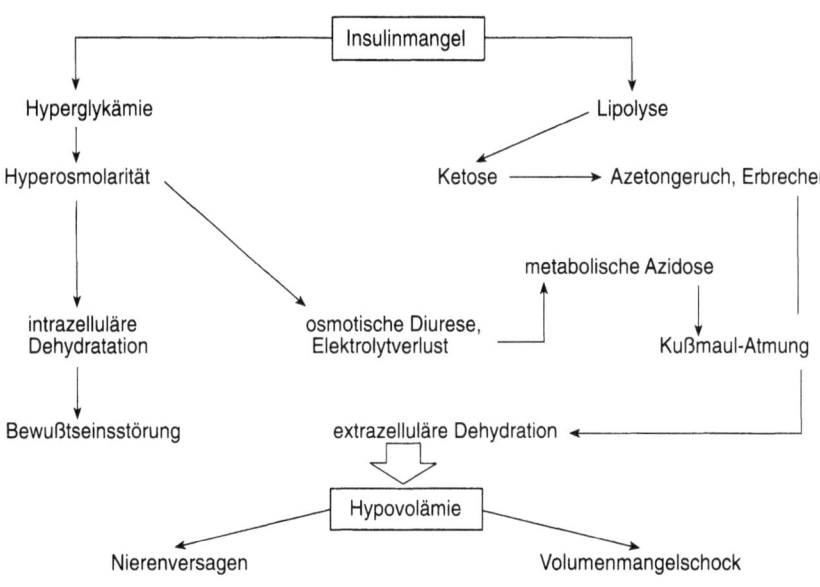

**Abb. 18-1.** Pathogenese des Coma diabeticum

Blutzuckerspiegels (BZ) und zu einer gesteigerten Lipolyse führt. Beim hyperosmolaren Koma sind noch geringe Insulinmengen vorhanden, die in der Lage sind, die Lipolyse zu hemmen. Deshalb zeigt es sich mit ausgeprägten Hyperglykämien mit konsekutiver Hyperosmolarität im Serum und nur geringer oder gar fehlender metabolischer Azidose. Als Folge der durch die Hyperglykämie induzierten osmotischen Diurese werden dem Organismus Wasser und Elektrolyte entzogen (Abb. 18-1). Die dadurch entstehende hypertone Dehydratation kann durch Erbrechen und Durchfälle noch weiter verstärkt werden. Das entstehende Flüssigkeitsdefizit kann bis zu 10 l betragen.

### Ursachen

Typische auslösende Faktoren, die zu einem absoluten oder relativen Insulinmangel mit einer Entgleisung des Glukosestoffwechsels führen:

Fehlende exogene Insulinzufuhr, da
- Erstmanifestation eines Diabetes mellitus,
- unterlassene Insulingabe,
- falsche Therapie (orale Antidiabetika statt Insulin).

Ungenügende exogene Insulinzufuhr durch
- ungenügende Insulindosis,
- technische Fehler bei der Applikation.

Erhöhter Insulinbedarf durch
- Infekt,
- Diätfehler,
- Trauma (Operation),
- Gravidität,
- interkurrente Erkrankung, Streß (Herzinfarkt, Hyperthyreose),
- Medikamente (β-Blocker, Diuretika, Kortison etc.).

**Das klinische Erscheinungsbild basiert auf der zugrundeliegenden Hypovolämie.**

### Klinik
Das klinische Erscheinungsbild wird geprägt durch die dem Krankheitsbild zugrunde liegende Hypovolämie.

Präkoma:
- Allgemeinsymptome: Kopfschmerzen, Unruhe, Müdigkeit, Schwäche;
- gastrointestinale Symptome: Appetitlosigkeit, Übelkeit, Erbrechen, Durchfälle, evtl. Pseudoperitonitis;
- Durst, Polydipsie, Polyurie;
- Zeigen der Exsikkose: Kollapsneigung, Hypotonie, Tachykardie, stehende Hautfalten, weiche Augenbulbi, trockene Haut;
- evtl. Kussmaul-Atmung mit Azetongeruch.

Koma:
- Volumenmangelschock;
- Oligurie/Anurie;
- Hypokaliämie, evtl. Rhythmusstörungen;
- schlaffer Muskeltonus, keine Krämpfe;
- Bewußtseinstrübung.

**Notfallmedizinisch relevant ist die umgehende Blutzuckerbestimmung.**

Die notfallmedizinisch relevanten Laborparameter sind neben dem BZ der Serumkaliumspiegel und die Parameter des Säure-Basen-Haushaltes.

### Therapie
Die therapeutischen Bemühungen des Notarztes konzentrieren sich in erster Linie auf die Beseitigung des Volumenmangels. Als Soforttherapie wird die Gabe von 0,9 %iger NaCl-Lösung mit einer Initialdosierung von 1000 ml in der ersten Stunde empfohlen. Die weitere Flüssigkeitssubstitution ist abhängig vom Serumnatriumspiegel und wird im Regelfall nach dem ZVD gesteuert. Der Ausgleich des Insulinmangels, der Ketoazidose und des Elektrolytmangels bleibt bis auf wenige Ausnahmen der klinischen Therapie vorbehalten. Ein zu rascher Ausgleich des Flüssigkeitsdefizites und eine zu rasche Senkung des BZ sollten wegen der Gefahr eines Hirnödems und einer Hypokaliämie nicht angestrebt werden.

Rehydratation:
- 1000 ml 0,9 % NaCl in der 1. Stunde, anschließend
- 500 ml 0,9 % NaCl/h unter Kontrolle des Serumnatriumspiegels und des ZVD;
- Hypotone (0,45 %) NaCl nur bei ausgeprägter Hypernatriämie (S-Na > 155 mmol/l);
- bei Schocksymptomatik Kolloidgabe (Haes 10 %).

Insulingabe:
- Normalinsulin in kleinen Dosen i.v. (max. 5–10 IE) unter Kontrolle des BZ, Ziel: Senkung des BZ um 100 mg/dl/h auf zunächst 250 mg/dl.

Therapie der Ketoazidose:
- Nur bei pH < 7,1 Gabe von ca. 1/3 der berechneten Dosis Bikarbonat (Bikarbonat [mmol] = (−) Base excess × kg KG/3).

Elektrolytausgleich:
- Natrium: durch Volumentherapie;
- Kalium: frühzeitige Substitution notwendig:

  | Serumkalium (mmol/l) | Kaliumsubstitution (mmol/h) |
  |---|---|
  | < 3 | 20–25 |
  | > 3–4 | 15–20 |
  | > 4–5 | 10–15 |

- Phosphat (< 0,5 mmol/l): 50 mmol/24 h.

## 18.2 Hypoglykämie

Das hypoglykämische Koma ist ein lebensbedrohlicher Zustand, da sich innerhalb kurzer Zeit als Folge des Substratmangels ein irreversibler Hirnschaden ausbilden kann. Auslösende Faktoren sind bei Diabetikern meist Dosierungsfehler des Insulins oder der oralen Antidiabetika. Die kritische Grenze bei ansonsten gesunden Personen, bei dessen Unterschreitung komatöse Zustandsbilder auftreten können, liegt zwischen 40 und 50 mg/dl. Patienten mit langjährigem Diabetes mellitus, die an hohe Blutzuckerwerte adaptiert sind, können hingegen bereits bei Werten von 100–120 mg/dl typische hypoglykämiebedingte Symptome zeigen. Eine Hypoglykämie kann sich jedoch auch unter einem völlig untypischen Erscheinungsbild manifestieren, so daß grundsätzlich bei allen unklaren Bewußtseins- oder Verwirrtheitszuständen an eine Hypoglykämie gedacht und diese durch Messung des BZ ausgeschlossen werden muß.

*Das hypoglykämische Koma ist wegen der Gefahr des durch Substratmangel verursachten neurologischen Defizites ein lebensbedrohlicher Zustand.*

### Ursachen
Nüchternhypoglykämie:
- Inselzelltumoren;
- extrapankreatische Tumoren;
- schwere Lebererkrankungen (verminderte Glukoneogenese);
- Urämie (Substratmangel für die Glukoneogenese);
- Insuffizienz von NNR und HVL;
- Glykogenosen;
- renaler Diabetes mellitus.

Reaktive (postprandiale) Hypoglykämie:
- Anfangsstadium eines Diabetes mellitus;
- Magenentleerungsstörungen (z. B. diabetische Neuropathie);
- Dumpingspätsyndrom;
- seltene erbliche Defekte (z. B. Fruktoseintoleranz).

Exogene Hypoglykämie:
- Überdosierung von Insulin oder Sulfonylharnstoffen;
- Alkoholexzeß mit Nahrungskarenz (Alkohol hemmt Glukoneogenese);
- Interferenz mit blutzuckersenkenden Medikamenten.

Starke körperliche Belastung.

### Klinik
Parasympathikotone Reaktion:
- Heißhunger, Übelkeit, Erbrechen (*Cave:* Aspiration), Schwäche.

Sympathikotone Reaktion:
- Unruhe, Tremor, Schwitzen, Tachykardie, Mydriasis, Hypertonus.

Zentralnervöse Störungen:
- Kopfschmerz, Verstimmung, Reizbarkeit, Verwirrtheit, Koordinationsstörungen, primitive Automatismen (z. B. Schmatzen), Krampfanfälle, fokale Ausfälle, pathologische Reflexe, Somnolenz, Koma, Atem- und Kreislaufstörung.

### Therapie
Kann die klinische Verdachtsdiagnose durch die Messung des BZ bestätigt werden, so muß unverzüglich eine Therapie mit Glukose eingeleitet werden. Steht die Messung des BZ als diagnosesichernde Maßnahme nicht zur Verfügung, ist bei allen Patienten mit Verdacht auf eine Hypoglykämie die probatorische Gabe von Glukose bis zu einer Größenordnung von 50 g durchzuführen.

Beseitigung der Ursachen:
- z. B. Entfernung einer noch laufenden Insulinpumpe.

Zufuhr von Glukose:
- bei leichter Hypoglykämie (Patient ist bewußtseinsklar) orale Glucosegabe;
- bei schwerer Hypoglykämie (Patient ist bewußtseinsgetrübt) 20–200 ml 40- oder 50 %ige Glukose i. v. unter Kontrolle des BZ,
  alternativ bei fehlendem i. v.-Zugang:
  1 mg Glukagen i. m. (wirkt nicht bei erschöpfter endogener Glykogenreserve).

## 18.3
## Endokrine Krisen

### 18.3.1
### Thyreotoxische Krise

> Die thyreotoxische Krise ist eine lebensbedrohliche Exzerbation einer Hypothyreose.
> Die Krise ist typischerweise vergesellschaftet mit hohem Fieber, Tachykardien, psychomotorischer Unruhe bis zur Bewußtseinseinschränkung.
> Der NA muß sich in der Behandlung an Leitsymptomen orientieren.

Die thyreotoxische Krise ist eine lebensbedrohliche Exazerbation einer Hyperthyreose. Häufig lassen sich anamnestisch auslösende Ursachen eruieren. Obwohl oligosymptomatische Verlaufsformen vorkommen, stellen sich die Patienten typischerweise mit hohem Fieber, tachykarden Rhythmusstörungen und psychomotorischer Unruhe vor. Im weiteren Verlauf können sich Bewußtseinsstörungen bis hin zum Koma sowie ein kardiopulmonales Versagen einstellen. Eine Sicherung der Diagnose ist präklinisch nicht möglich, so daß für den Notarzt meist die Leitsymptome Hypovolämie und Exsikkose mit Kreislaufinstabilität und Tachykardie führend sind, denen sich die präklinischen therapeutischen Bemühungen auszurichten haben.

## Ursachen
- Jodaufnahme durch Röntgenkontrastmittel, Medikamente, jodierte Speisen;
- Absetzen einer thyreostatischen Behandlung;
- nach Strumektomie, wenn nicht im euthyreoten Zustand operiert worden ist;
- Operation oder schwere Zweiterkrankung bei florider Hyperthyreose.

## Symptome
- Hochgradige Tachykyardie oder Tachyarrythmie bei Vorhofflimmern;
- Fieber bis > 41 °C, Schwitzen, Hypovolämie und Exsikkose;
- Erbrechen, Durchfälle;
- psychomotorische Unruhe, delirante Zustände;
- Muskelschwäche, Adynamie;
- Bewußtseinsstörungen, Somnolenz, Koma;
- Kreislaufversagen.

## Diagnostik
- Sicherung einer Hyperthyreose,
- Nachweis eines erhöhten Schilddrüsenhormonspiegels,
- FT3,
- FT4,
- Nachweis eines supprimierten TSH-Spiegels.

Da keine Korrelation zwischen der Schwere der Erkrankung und der Höhe der Laborparameter besteht, wird die thyreotoxische Krise auf Grund des klinischen Erscheinungsbildes gestellt.

## Therapie
Symptomatische Therapie:
- Flüssigkeits- und Elektrolytsubstitution,
- β-Rezeptorenblockade (z. B. Propranolol),
- Temperatursenkung (physikalisch, Antipyretika),
- Thromboembolieprophylaxe,
- Substratangebot (z. B. parenterale Ernährung),
- Therapie der Komplikationen (z. B. Herzinsuffizienz, Aspiration),
- Gabe von Kortikosteroiden.

Kausale Therapie:
- Verminderung der Schilddrüsenhormonsynthese (Thiamazol i. v.),
- Verminderung der Hormonfreisetzung [Jod in hoher Dosierung oral (Lugol-Lösung per Magensonde nach Beginn der thyreostatischen Behandlung)],
- Elimination der Schilddrüsenhormone (Plasmapherese).

### 18.3.2
### Hyperkalzämische Krise

Hyperkalzämien unterschiedlichster Ursachen können in eine hyperkalzämische Krise führen. Das klinische Bild der hyperkalzämischen Krise umfaßt die verstärkten Symptome des Hyperkalzämiesyndroms. Führend ist die ausge-

**Leitsymptome der hyperkalzämischen Krise sind Adynamie bis zur Tetraplegie, neurologische Ausfallserscheinungen.**

prägte Adynamie, die als Tetraplegie imponieren kann, und die Bewußtseinstrübung mit psychotisch-deliranten Zustandsbildern bis hin zu Somnolenz und Eintrübung. Die zunächst bestehende Polyurie mündet im Verlauf durch die Ausbildung einer ausgeprägten Exsikkose in eine Oligoanurie. Herzrhythmusstörungen können zum plötzlichen Herztod führen.

Ausgelöst wird eine hyperkalzämische Krise durch ungenügende Flüssigkeitszufuhr und/oder durch einen starken Wasser- und Salzverlust infolge von Fieber oder vermehrtem Schwitzen. In Einzelfällen kann es durch Immobilisation zur Auslösung einer hyperkalzämischen Krise kommen. Die Sicherung der Diagnose kann präklinisch nicht erfolgen. Die präklinische Therapie orientiert sich an dem führenden Symptom der Exsikkose und besteht in einer ausreichenden Flüssigkeitszufuhr. Weiterführende Therapiemaßnahmen können erst nach Sicherung der Diagnose durchgeführt werden.

**Ursachen**
- Autonomer („primärer" oder „tertiärer") Hyperparathyreoidismus,
- Malignome mit Knochenmetastasen,
- Malignome mit paraneoplastischer Produktion von PTH-ähnlichen Peptiden,
- Plasmozytom,
- Vitamin-D-Intoxikation,
- Immobilisation,
- hämatologische Systemerkrankungen;

selten:
- Hyperthyreose,
- Morbus Addison,
- Akromegalie,
- Morbus Paget.

**Symptome**
Gastrointestinal:
- Inappetenz, Übelkeit, Erbrechen, Obstipation, Oberbauchschmerzen.

Urogenital:
- Polyurie, Polydipsie, Nephrolithiasis, Nephrokalzinose, Niereninsuffizienz.

Neurologisch-psychisch:
- Müdigkeit, Abgeschlagenheit, Adynamie, Antriebsstörung, Persönlichkeitsveränderungen, Verwirrtheit, Apathie, Koma.

**Diagnostik**
- Laboranalysen: Kalzium, Phosphat, Elektrolyte, harnpflichtige Substanzen, Blutbild, Gesamteiweiß und Eiweißelektrophorese, Parathormon und Vitamin-D-Spiegel;
- Röntgen
- EKG

## Therapie

- Flüssigkeitssubstitution;
- isotone Kochsalzlösung ggf. unter Kontrolle des ZVD;
- forcierte Diurese;
- Furosemid;
- ergänzende medikamentöse Therapie:
  Diphosphonate i.v.: 300 mg Clodronsäure in 500 ml NaCl über 4 h,
  Calcitonin, s.c. oder i.v., Mitramycin 25 µg/kg i.v.;
- Hämodialyse;
- Therapie der Grundkrankheit.

### 18.3.3 Hypophysäre Krise

Sind mehr als 80 % des Hypophysenvorderlappens zerstört, kommt es zu einem klinisch-symptomatischen Mangel an peripheren Hormonen, wobei die hormonellen Partialfunktionen oft in typischer Reihenfolge ausfallen (Wachstumshormon < TSH < ACTH). Ein hypophysäres Koma entsteht nur bei einer ausgeprägten Schädigung des Hypophysenvorderlappens mit nahezu vollständiger Hypophysenvorderlappeninsuffizienz, wobei die kritische Verschlechterung in erster Linie auf die Exazerbation der sekundären Nebenniereninsuffizienz (s. Abschnitt 18.3.4) zurückzuführen ist. Die sekundäre Hypothyreose ist praktisch nie die alleinige Ursache für die kritische Verschlechterung, trägt aber dazu bei. Die Ursachen für eine Hypophysenvorderlappeninsuffizienz sind vielfältig.

Die klinischen Zeichen eines hypophysären Komas entsprechen denen der Addison-Krise, wobei man jedoch keine Hyperpigmentation findet. Zusätzlich können Zeichen des Hypogonadismus und der Hypothyreose bis hin zum Myxödem vorliegen.

*Die klinischen Zeichen eines hypophysären Komas entsprechen denen einer Addison-Krise.*

Die Verdachtsdiagnose, die sich insbesondere auf Grund fremdanamnestischer Angaben (Notfallausweis, Medikamentenanamnese, Operationen, auslösende Belastungssituation) ergibt, kann jedoch erst im Rahmen der klinischen Versorgung der Patienten durch spezielle Hormondiagnostik gesichert werden. Unabhängig von den diagnostischen Bestrebungen muß bereits präklinisch eine symptomatische Therapie (s. Abschnitt 18.3.4) des ausgeprägten Volumenmangels und der Hypoglykämie durchgeführt werden. Bei der sich anschließenden Hormontherapie ist zu beachten, daß die Substitution mit Schilddrüsenhormonen erst dann begonnen wird, wenn der Patient eine ausreichende Kortisolsubstitution erhalten hat, da sich sonst die Symptome der Nebenniereninsuffizienz noch weiter verstärken können.

*Eine Therapie des Volumenmangels und der Hypoglykämie muß bereits präklinisch begonnen werden.*

## Ursachen

Mit vergrößerter Sella:
- Hypophysenadenome,
- Kraniopharyngeome,
- sellanahe Hirntumoren,
- Metastasen,
- granulomatöse Prozesse (Sarkoidose, eosinophiles Granulom),
- Zysten,
- Syndrom der „leeren Sella".

Ohne Sellavergrößerung:
- Angeborene Funktionsausfälle,
- regressive Veränderungen (z. B. Sheehan-Syndrom),
- Autoimmunprozeß („Hypophysitis"),
- entzündliche Prozesse,
- Traumen (Unfälle, Operationen),
- Bestrahlung.

### 18.3.4
### Addison-Krise

**Die Addison-Krise ist Folge akuten Kortisolmangels als Ausdruck einer Nebennierenrindeninsuffizienz.**

Die Addison-Krise ist die Folge eines akuten Kortisolmangels (Abb. 18-2), der auf eine Schädigung der Nebennierenrinde zurückzuführen ist. Die primäre Nebennierenrindeninsuffizienz ist selten, zahlenmäßig häufiger sind, insbesondere durch den therapeutischen Einsatz von Steroidhormonen, sekundäre Formen von Nebennierenrindeninsuffizienz.

Die akute Nebennierenrindeninsuffizienz (Addison-Krise), gleich welcher Genese, wird häufig ausgelöst durch akute oder chronische Belastungen (z.B. Infektion, Trauma, Operation etc.), nach denen bei der Anamneseerhebung gezielt zu fragen ist. Klinisch manifestiert sich die Addison-Krise durch eine extreme Ausprägung der Symptome der Nebenniereninsuffizienz mit extremer Adynamie, niedrigem Blutdruck (oft nicht mehr meßbar), Erbrechen und Exsikkose sowie abdominellen Schmerzen (Pseudoperitonitis). Anfängliche psychische Auffälligkeiten mit Antriebsarmut einerseits und Reizbarkeit und Unruhe andererseits können im weiteren Verlauf über apathische Zustände in ein Koma münden. Darüber hinaus kann die begleitende Hypoglykämie zu zerebralen Krampfanfällen führen. Die ausgeprägte Exsikkose führt in Kombina-

**Leitsymptome sind extreme Adynamie, niedriger Blutdruck, Erbrechen, Exsikkose, „Pseudoperitonitis".**

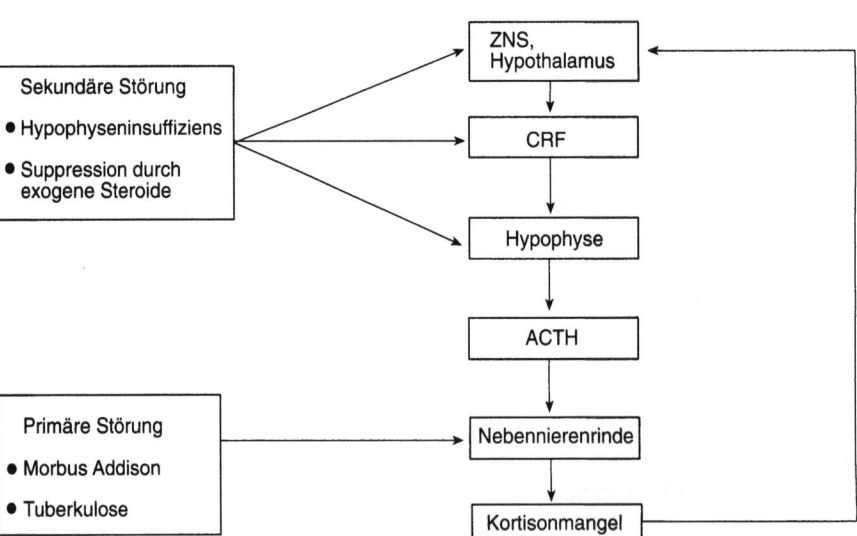

**Abb. 18-2.** Kortisolmangel als Folge einer Schädigung der Nebennierenrinde

tion mit dem Abfall des arteriellen Blutdruckes zum Schock mit prärenalem Nierenversagen.

Im Rahmen der notärztlichen Versorgung sind ausgehend von den Leitsymptomen Schock, Koma, Adynamie und Hypoglykämie eine Reihe von Differentialdiagnosen zu berücksichtigen. Der Verdacht auf eine Addison-Krise kann allenfalls auf Grund der Anamnese (Notfallausweis bei bekanntem Morbus Addison, Kortisoltherapie, auslösende Belastungssituation etc.) und des klinischen Bildes (typische Hyperpigmentierung) erhoben werden. Wie bei allen unklaren Komata ist die Messung des Blutzuckers obligat, um begleitende Hypoglykämien zu diagnostizieren. Die weiterführende Labordiagnostik erfaßt den Volumenmangel, die Hyponatriämie und Hyperkaliämie, die Retentionswerte und das Blutbild sowie spezifische Hormonanalysen (Kortisol und ACTH).

*Hyperpigmentierung ist typisch.*

Da die Diagnose präklinisch nicht immer zweifelsfrei erhoben werden kann, stehen symptomatische Therapiemaßnahmen im Vordergrund. Zu korrigieren ist insbesondere die ausgeprägte Hypovolämie mittels kaliumfreier Infusionslösungen und die Entgleisung des Mineral- und Kohlenhydrathaushaltes. Bei hinreichendem Verdacht ist eine Substitution mit Nebennierenrindenhormonen bereits vor der Durchführung der speziellen Hormondiagnostik einzuleiten, wobei wegen der „intrinsischen" Mineralokortikoidwirkung die Substitution mit Hydrokortison der mit synthetischen Glukokortikoiden vorzuziehen ist.

**Bei dringendem Verdacht einer Addison-Krise auf Volumenausgleich mit kaliumfreien Lösungen achten. Falls Hormonsubstitution, dann mit Hydrokortison.**

## Ursachen
Primäre Nebennierenrindeninsuffizienz:
- Autoimmunprozeß („idopathisch")     ca. 80 %;
- Tuberkulose     ca. 20 %;
- weitere Ursachen:     ca. 1 %
  Gefäßprozesse (Blutungen, Infarzierungen etc.),
  Pilzinfektionen (z. B. Cryptococcus),
  AIDS-assoziierte Erkrankungen (z. B. CMV, Morbus avium-intracellulare, Kaposisarkom),
  Metastasen,
  Lymphome,
  Amyloidose,
  Sarkoidose,
  Adrenomyeloneuropathie bzw. Adrenoleukodystrophie,
  bilaterale Adrenalektomie,
  kongenitales adrenogenitales Syndrom,
  medikamentös (z. B. Phenitoin, Rifampicin, Ketoconazol, Etomidate, Opiate, Aminoglutethimide u. a.).

Sekundäre Nebennierenrindeninsuffizienz:
- Hypophysenvorderlappeninsuffizienz;
- Suppression der Hypothalamus-Hypophysen-Achse durch
  exogene Steroide,
  endogene ektope Steroidproduktion.

## Symptome
- Schwäche und Ermüdbarkeit     100 %,
- zunehmende Pigmentation (Haut und Schleimhäute)     94 %,

- Hypotonie                                                              90 %,
- Gewichtsverlust                                                       100 %,
- abdominelle Beschwerden (Übelkeit, Erbrechen, Schmerzen)   80 %,
- psychische Auffälligkeiten                                         60 %,
- Anorexie                                                                 50 %,
- Schwindel, Kollapsneigung                                        40 %,
- Zeichen des Hypogonadismus                                    30 %,
- Salzhunger                                                              25 %,
- Muskelschmerzen                                                    15 %.

**Diagnostik**
- Notfalldiagnostik,
- Blutzucker,
- Elektrolyte,
- harnpflichtige Substanzen,
- Blutbild,
- Hormondiagnostik (basaler Kortisol- und ACTH-Spiegel, ACTH-Stimulationstest)

**Therapie**
Symptomatische Therapie:
- Volumenersatz (psychologische Kochsalzlösung; mehrere Liter in den ersten Stunden, evtl. unter Kontrolle des ZVD);
- Hypoglykämiebekämpfung (50 % Glukose i. v.)
- Schockbekämpfung (kolloidale Volumenersatzlösungen, Katecholamine, gezielte Elektrolytsubstitution und Ausgleich des Säure-Basen-Haushaltes).

Hormontherapie:
- Hydrokortison 100 mg i. v. als Kurzinfusion, anschließend 100–200 mg/24 h i. v.,
- alternativ 50 mg Prednisolon i. v. oder 4 mg Dexamethason i. v. evtl. zusätzlich 1 mg Aldosteron i. v.

# 19 Notfälle bei Dialysepatienten

F. Fiedler

Urämie ist die Folge einer dauernden Reduzierung der glomulären, tubulären und enokrinen Funktion beider Nieren, wodurch es zu einer verminderten Exkretion von Stoffwechselabbauprodukten, einer gestörten Ausscheidung von Wasser und Elektrolyten und zu einer beeinträchtigenden Hormonsekretion kommt. Dieses Krankheitsbild tritt mit einer Inzidenz von ca. 50/100 000 Fällen pro Jahr in Deutschland auf und wird durch eine Vielzahl von Grunderkrankungen verursacht. Die Urämie selbst stellt eine systemische Erkrankung dar, die z. B. über Urämiegifte zu Beeinträchtigungen anderer Organe führt. Patienten mit chronischer Niereninsuffizienz sind deshalb häufig multimorbide.

*Urämie ist die Folge persistierender Funktionseinschränkung beider Nieren.*

*Die Inzidenz liegt bei 50/100 000 Fällen pro Jahr in der BRD.*

**Ursachen der Urämie**
- Chronische Glomerulonephritis                                    > 20 %,
- diabetische Nephropathie                                          > 20 %,
- interstitielle Nephritis und chronische Pyelonephritis            15 %,
- polyzystische Nephropatien                                       < 10 %,
- hypertonische vaskuläre Nephropathien                            < 10 %,
- Analgetikanephropathie                                            5 %,
- Systemerkrankungen                                                5 %,
- nicht klassifizierte Formen                                       15 %.

Quelle: (Register der Europäischen Dialyse- und Transplantationsgesellschaft)

**Klinik der Urämie**
Allgemeinsymptome:
- urämischer Fötor, Schwäche, Pruritus, Kopfschmerz, Café-au-lait-Farbe der Haut; ZNS:
- Konzentrationsschwäche, Bewußtseinstrübung, Polyneuropathie; Lunge:
- Pleuritis, Pneumonie, Lungenödem, Fluid-lung; Herz-Kreislauf:
- Hypertonie, Perikarditis, Koronare Herzkrankheit (KHK), Kardiomyopathie; Gastrointestinaltrakt:
- urämische Gastritis, gastrointestinale Blutungen; Hämatologie:
- renale Anämie, Thrombozytopenie, Thrombozytopathie, Immundefizienz; Osteopathie.

Im Rahmen des notärztlichen Dienstes werden Patienten mit Urämie deshalb überproportional häufig anzutreffen sein. Bei der Anamneseerhebung ist

> Notfälle bei dekompensierten Dialysepatienten sind relativ häufig. Bei der Behandlung ist auf Schonung des Shuntarmes zu achten.

besonders auf die relevanten Begleiterkrankungen (z. B. KHK), die Art und Dauer der Dialysetherapie (Hämodialyse, Peritonealdialyse, Zeitpunkt der letzten Dialyse) zu achten. Bei der körperlichen Untersuchung sollte immer auf den Shuntarm geachtet werden. Eine Punktion des Shunts ist wegen der Gefahr von Thrombosen möglichst zu vermeiden. Die Infusionstherapie bei Patienten mit Urämie wird immer mit geringen Volumina (z. B. nur kurzes Nachspülen der Infusionsleitung nach Medikamentengabe) und ausschließlich mit isotoner Kochsalzlösung durchgeführt.

## 19.1 Urämiebedingte Notfallsituationen

### 19.1.1/19.1.2 Überwässerung/Herzinsuffizienz

> Fluid-lung mit konsekutiver Herzinsuffizienz und krisenhafte Hypertonien stehen präklinisch im Vordergrund.

Ursächlich liegt der Überwässerung, die sich klinisch meist unter dem Bild eines Lungenödems (Fluid-lung) präsentiert, eine Kombination aus Volumenexpansion und verminderter myokardialer Kontraktionskraft zugrunde.

Bei Patienten ohne Eigendiurese sind die präklinischen Therapiemöglichkeiten sehr begrenzt. Die Therapie mit Nitraten sollte unter engmaschiger Blutdruckkontrolle eingeleitet werden. Digitalispräparate kommen unter Berücksichtigung der veränderten Eliminationskinetik ebenfalls zum Einsatz, wie auch die differenzierte Therapie mit positiv inotropen Katecholaminen (z. B. Dopamin 4–10 µg/kg KG/min).

Bei noch erhaltener Restdiurese kann eine hochdosierte Therapie mit Schleifendiuretika (Furosemid 250–500 mg per infusionem) eingeleitet werden.

Ziel der präklinischen Versorgung muß es jedoch sein, den Patienten einer sofortigen Dialysetherapie zuführen.

### 19.1.3 Hypertonie

Patienten mit chronischen Nierenerkrankungen leiden häufig an einer arteriellen Hypertonie; zum einen, weil der arterielle Hypertonus die Ursache des chronischen Nierenleidens sein kann, zum anderen, weil die chronische Nierenerkrankung selbst zur Erhöhung des arteriellen Blutdruckes führt. Die krisenhafte Entgleisung des arteriellen Blutdruckes mit der Ausbildung von zentralvenösen und kardiopulmonalen Komplikationen ist im Rahmen der notärztlichen Versorgung anzutreffen. Ziel der notärztlichen Bemühungen muß es sein, den Blutdruck des Patienten moderat und schonend zu senken, um lebensbedrohliche Organkomplikationen wie z. B. Herzinfarkt, Lungenödem oder intrazerebrale Blutung zu vermeiden. Bei urämischen Patienten kommen dabei auch die üblichen Antihypertensiva zum Einsatz (s. Tabelle 19-1). Da bei Patienten mit chronischer Nierenerkrankung das Renin-Angiotensin-System häufig maximal stimuliert ist, wirkt die Therapie mit ACE-Hemmern sehr effektiv.

## Therapie

**Tabelle 19-1.** Therapie der arteriellen Hypertonie

| Medikament | Wirkungsmechanismus | Dosierung | Wirkungseintritt |
|---|---|---|---|
| Nifedipin | periphere Vasodilatation | 10-20 mg s.l. oder oral | 2-5 min |
| Nitro | Senkung der Vorlast | 0,8 mg (1 Kps.) | 1-2 min |
| Urapidil | Vasodilatation | 25 mg i.v. | 1-2 min |
| Clonidin | Hemmung der Reninaktivität und der Noradrenalinsekretion | 0,075 mg i.v. | ca. 10 min |
| ACE-Hemmer | Hemmung der Umwandlung von Angiotensin I in II | z.B. Captopril 10-25 mg oral | 10-30 min |

## 19.1.4/19.1.5
## Perikarderguß/Perikarditis

Die Ursache der urämischen Perikarditis ist weitgehend unbekannt. Als auslösende Faktoren werden Urämietoxine, Infekte, immunologische Phänomene und ein Hyperparathyreoidismus genannt. Bei 10-20 % aller Patienten mit terminaler Niereninsuffizienz tritt eine Perikarditis mit restrosternalen Schmerzen, Fieber und Dyspnoe auf. Neben dem Auskultationsbefund (Perikardreiben) weisen ST-Hebungen im EKG, eine Leukozytose sowie eine verbreiterte Herzsilhouette im Röntgenthoraxbild auf eine Perikarditis bzw. einen Perikarderguß hin. Gesichert wird die Diagnose in der Klinik durch Echokardiographie. Während die Behandlung der Perikarditis und des unkomplizierten Perikardgusses für den Notarzt keine Probleme bietet, stellt die durch die Zunahme des Perikardgusses bedingte Perikardtamponade eine lebensbedrohliche Komplikation dar. Das klinische Bild der Perikardtamponade ist gekennzeichnet durch den Rückstau des Blutes vor dem rechten Herzen mit ausgeprägter Einflußstauung, Pulsus paradoxus (Blutdruckabfall bei Inspiration), Tachykardie und Low-cardiac-output-Syndrom. Da präklinisch die Diagnose Perikardtamponade im Regelfall nicht gestellt werden kann, wird man sich auf die symptomatische Therapie des Low-cardiac-output-Syndroms beschränken müssen. Eine Perikardpunktion sollte nur als Ultima ratio durchgeführt werden.

*Bei 10-20 % aller Patienten mit terminaler Niereninsuffizienz tritt eine urämische Perikarditis auf.*

*Bei Low-cardic-output-Symptomatik an Perikardtamponade denken.*

## 19.1.6
## Hyperkaliämie

Hyperkaliämien unterschiedlichster Ätiologie können zu lebensbedrohlichen Komplikationen führen. Obwohl Hyperkaliämien bei urämischen Patienten häufig vorkommen, wird der Notarzt diese präklinisch nicht diagnostizieren können, da laborchemische Methoden vor Ort nicht zur Verfügung stehen. Die spezifischen Therapiemaßnahmen werden deshalb vorwiegend in der Klinik durchgeführt werden.

### Ursachen
Exzessive Kaliumzufuhr bei Diätfehlern;
Abnahme der Kaliumexkretion im distalen Tubulus:

- Oligurie,
- Natriumrestriktion,
- medikamentös [kaliumsparende Diuretika, nichtsteroidale Antirheumatika, ACE-Hemmer, Inhibition der Na-K-ATPase (Digitalisintoxikation)];

Verteilungsstörungen zwischen Intra- und Extrazellulärraum:
- metabolische Azidose,
- katabole Stoffwechsellage,
- Hämo- oder Rhabdomyolyse.

## Klinik

Neuromuskuläre Symptome:
- Parästhesien, Muskelzuckungen, Paresen;

kardiale Symptome:
- EKG: zeltförmige T-Welle,
- Erregungsleitungsstörungen (AV- und Schenkelblock),
- Kammerflimmern/-flattern, Asystolie.

## Therapie

**Tabelle 19-2.** Therapie der Hyperkaliämie

| Medikament | Dosierung | Wirkungs-eintritt | Wirkungs-dauer | Mechanismus |
|---|---|---|---|---|
| Kalziumglukonat | 10 ml 10 % | 1-2 min | 30-60 min | Antagonist |
| Natriumbicarbonat | 50 mmol | 5 min | 60-120 min | K-Shift durch Alkalose |
| Insulin/Glukose | 50 IE in 500 ml Glukose 20 % | 30 min | 4-6 h | K-Shift in die Zelle |
| β-Sympathikomimetika | 10-20 µg vernebeln | 10-30 min | 120 min | K-Shift in die Zelle |
| Ionenaustauscherharze | 50 g als Einlauf | 60 min | | K-Ausscheidung |
| Furosemid/NaCl | 40 mg i.v. in 1000 ml | | | K-Ausscheidung |
| Hämodialyse | | innerhalb von Minuten | | K-Ausscheidung |

## 19.2
## Dialysebedingte Notfallsituationen

### 19.2.1
### Hypotonie

Häufigste Ursache für die Hypotonie bei Patienten mit terminaler Niereninsuffizienz ist ein Volumenmangel infolge der Diuretika- oder Dialysetherapie. Die Hypotonie wird meist dadurch agraviert, daß wegen der urämischen Polyneuropathie keine sympathikotone Gegenregulation stattfindet. Obwohl ein Volumenmangel dem Krankheitsbild ursächlich zugrunde liegt, sollte eine zurückhaltende Volumentherapie durchgeführt und der Behandlung mit Vasopressoren (z. B. Akrinor) der Vorzug gegeben werden.

**Volumenmangelerscheinungen bei Dialysepatienten sollten zurückhaltend therapiert werden.**

## 19.2.2
### Infektionen, Sepsis

Infektionen und auch septische Ereignisse kommen bei dialysepflichtigen Patienten häufig vor. Diese Erkrankungen nehmen meist einen schleichenden Verlauf. Die notärztliche Versorgung beschränkt sich mangels diagnostischer Möglichkeiten auf die Überwachung der Patienten und die Transportbegleitung in die Klinik.

## 19.2.3
### Shuntkomplikationen

Als wichtigste, notärztlich relevante Shuntkomplikation ist die Blutung zu nennen, die wie andere blutende Wunden mit einem einfachen Druckverband zu versorgen ist.

# 20 Internistische Notfälle I (Fallbesprechung)*

---

* Diese Seite – in den Kursrichtlinien zum Erwerb des Fachkundenachweises Rettungsdienst als Kapiteleinheit aufgeführt – steht dem Kursteilnehmer für eine handschriftliche Dokumentation der Fallbesprechung zur Verfügung.

# Block B2
# Internistische Notfälle II

# 21 Intoxikationen

K. Mengel, G. Petroianu

Jede erdenkliche Substanz, akzidentell oder in suizidaler/krimineller Absicht in ausreichender Menge in den Körper eingebracht, kann zum „Gift" werden. Es ist also nicht möglich – aber auch nicht nötig – die Behandlung von Intoxikationen mit allen Giftstoffen zu besprechen.

Einzeln behandelt werden im vorliegenden Kapitel nur Intoxikationen durch Substanzen die entweder sehr häufig vorkommen oder Besonderheiten in der Therapie aufweisen. Grundsätzlich gilt zwar, daß der NA bemüht sein sollte, die kausative Substanz oder Substanzen einer Intoxikation zu eruieren, seine eigentliche Aufgabe aber besteht darin, den Patienten akut zu versorgen.

> Die Therapie einer Intoxikation ist weitestgehend substanzunabhängig.

Entgegen einer weitverbreiteten Meinung kann die Mehrheit der Intoxikationen durch eine supportiv-symptomatische Therapie allein beherrscht werden. Es ist zwar hilfreich, das „Gift" zu kennen und das „Gegengift" spritzen zu können, dies ist jedoch selten möglich. Zu bedenken ist auch, daß viele Vergiftungen Mischintoxikationen darstellen.

Zu den allgemeinen Maßnahmen die vom Notarzt getroffen werden zählen:

### Sicherung der Atemweg/Atmung
Die Aspirationsgefahr erscheint groß, so daß die Intubationsindikation großzügig zu stellen ist. Zu beachten ist aber, daß auch Patienten, die keine Schmerzreaktion zeigen, oft den Intubationsreiz nicht tolerieren. Bei Verwendung des Guedel-Tubus/$O_2$-Maske ist ebenfalls Vorsicht geboten: Der Guedel-Tubus kann Erbrechen auslösen.

### Zugang
Mindestens ein großlumiger peripherer Zugang ist absolut zwingend, dann Laborblutentnahme, Volumenzufuhr.

### Monitoring
EKG, Blutdruck (möglichst engmaschig), Pulsoxymetrie, falls intubiert (und vorhanden) Kapnometrie, Blutzucker, falls möglich Temperatur.

### Untersuchung/Dokumentation
Eine genaue Dokumentation der Untersuchungsergebnisse ist besonders wichtig, um durch den Vergleich mit Untersuchungen zu einem späteren Zeitpunkt (Klinikaufnahme) ein dynamisches Bild über die Situation zu bekommen.

### Initiale Therapie
Die initiale Therapie ist symptomatisch, bei Bekanntwerden des Giftes kann eine kausale Therapie vor Ort in Betracht gezogen werden (s. auch Tabelle 21-1).

**Tabelle 21-1.** Verfügbare Antidote/Mittel der Wahl

| Gift | Gegengift |
|---|---|
| Methanol | Ethanol |
| Anticholinergika (z. B. Atropin) | Physostigmin |
| Benzodiazepine | Flumazenil |
| β-Blocker | Glukagon |
| Kohlenmonoxid | $O_2$-Therapie (normo- dann hyperbar) |
| Zyanid | DMAP und Na-Thiosulfat |
| Digoxin/Digitoxin | Fab-Antikörper-Fragmente* |
| Eisen | Desferrioxamin |
| Isoniazid (INH) | Pyridoxin (Vitamin $B_6$) |
| Metalle | EDTA |
| Methämoglobin | Toluidinblau |
| Opioide | Naloxon/Nalmephen |
| Organophosphate | Atropin/Obidoxim |
| Paracetamol | N-Acetylcystein |

\* Fab = antigen binding fragment

## 21.1 Arzneimittelintoxikationen

### 21.1.1 Psychopharmaka

Neben Anxiolytika (vorwiegend Benzodiazepine) haben Neuroleptika und Antidepressiva auf dem Gebiet der Psychopharmakologie eine weite Verbreitung. Die Tendenz, Psychopharmaka zu verordnen, steigt immer weiter an. Entsprechend häufig sind Vergiftungsfälle, bei Erwachsenen betont suizidal.

*Intoxikationen mit Psychopharmaka sind häufig.*

#### 21.1.1.1 *Antidepressiva*

**Einteilung**
Was Intoxikationszahlen anbelangt, stehen die trizyklischen Verbindungen (TCA) vorne, gefolgt von den nichttrizyklischen, zu denen auch die neueren selektiven Serotoninwiederaufnahmehemmer (SSRI) gerechnet werden, und andere, die keine Wiederaufnahmehemmung verursachen. Selbstverständlich sind auch die akuten Vergiftungssymptome deshalb unterschiedlich. Besondes häufig und gefährlich sind Vergiftungen mit TCA. Die Häufigkeit ergibt sich auch aus der niedrigen therapeutischen Breite der Substanzklasse, die Gefährlichkeit hauptsächlich aus der Kardiotoxizität.

**Symptomatik der TCA-Intoxikation**
Die Symptomatik einer Intoxikation mit trizyklischen Verbindungen ist dosisabhängig.

**Niedrige Dosierung.** Bei niedriger Dosierung überwiegen anticholinerge Nebenwirkungen der Substanzklasse: Mundtrockenheit, Akkomodationsstörungen bis hin zum Glaukom, Miktionsstörungen bis hin zur Harnsperre, Ileus, supraventrikuläre Tachykardien. Ergänzt werden diese Symptome durch die Folge der Blockade von Histaminrezeptoren, im wesentlichen Sedierung. Wenn die anticholinerge Symptomatik besonders ausgeprägt ist, spricht man von einem zentralanticholinergen Syndrom.

**Mittlere Dosierung.** Bei einer mittleren TCA-Dosierung machen sich zusätzlich die Folgen der Wiederaufnahmehemmung („re-uptake") von Katecholaminen bemerkbar: ventrikuläre Tachyarrhythmie, daneben Tremor, Myoklonien, Konvulsionen und delirante Zustände.

**Hohe Dosierung.** Hier überwiegen die Membraneffekte der TCA durch die $Na^+$-Kanalblockade (chinidinähnliche Wirkung): Überleitungsstörungen (QT-Verlängerung) und negative Inotropie am Herzen, Atemdepression, Krampfanfälle.

Die Lebensgefährlichkeit einer Intoxikation mit TCA, auch bei adäquater Therapie, ergibt sich aus der Kardiotoxizität, der Substanzen, im wesentlichen die negative Inotropie und negative Dromotropie. Ergänzt wird diese durch Krampfanfälle und Koma daher die 3K (angloamerikanisch 3C) einer schweren TCA-Intoxikation.

*Kardiotoxizität, Krampfanfälle und Koma.*

### Therapie der TCA-Intoxikation
**Allgemeine Maßnahmen.** Neben den üblichen supportiven Maßnahmen erscheint ein leichtes Alkalisieren des Blutes (pH ca. 7,55) einen gewissen Schutz gegen die Kardiotoxizität zu bieten. Auch bei scheinbar leichten Vergiftungen ist ein längeres kardiales Monitoring besonders wichtig.

**Primäre Giftelimination.** Magenspülung unter Intubationsschutz und (wiederholt) großzügig Carbo medicinalis (ca. 200 g). Dialyse ist wenig erfolgversprechend. Die Magenspülung als Maßnahme ist umstritten: Manche Autoren befürchten, daß dadurch vorhandene TCA-Reste ins Duodenum geschoben würden, wodurch die Resorption begünstigt wäre.

**Pharmakotherapie.** Die früher eingesetzten Substanzen Physostigmin, β-Blocker, Lidocain, Antiarrhythmika der Gruppe I oder III und Digitalis werden heute als kontraindiziert angesehen. Diese Substanzen können zwar einen Teil der TCA-Symptomatik beheben, potenzieren aber gleichzeitig andere unerwünschte TCA-Wirkungen.

*Kein Physostigmin, β-Blocker, Lidocain oder Digitalis und Antiarrhythmika der Gruppe I oder III.*

Für die inotrope Unterstützung wird zur Zeit als Mittel der Wahl Glukagon (Kurzinfusion) betrachtet. Sollten durch die QT-Verlängerung „torsades des pointes" auftreten, ist $Mg^{2+}$ als Infusion, titriert nach Wirkung, pharmakologisches Mittel der Wahl (sonst Elektroschock). Zerebrale Krampfanfälle sprechen meist auf Benzodiazepine an; bei Therapieresistenz Barbiturate.

### Symptomatik der SSRI-Intoxikation
Bei der Intoxikation mit SSRI-Präparaten fehlen weitgehend anticholinerge und antihistaminerge Symptome. SSRI verursachen im Gegenteil Schlafstörungen, motorische Unruhe (Myoklonus, Tremor, Hyperreflexie, Muskelhypertonus) sowie Übelkeit und Erbrechen, im Extremfall zerebrale Krampfanfälle. Insgesamt ist die SSRI-Intoxikation benigner als die TCA-Intoxikation. Allerdings kann, wenn SSRI mit anderen Mitteln zusammen genommen wurden, die ebenfalls die Serotoninkonzentration erhöhen (z. B. Monoaminooxidaseinhibitoren), ein Serotoninsyndrom entstehen. Die Symptomatik des Serotoninsyndroms ist

die beschriebene, plus Hyperthermie. Differentialdiagnostisch kommen auch andere Erkrankungen mit Hyperthermie in Frage (malignes neuroleptisches Syndrom, letale Katatonie, zentrales anticholinerges Syndrom, Lithium- oder Kokaintoxizität); eine endgültige Diagnose kann nicht vor Ort gestellt werden; sie ist auch nicht nötig, da sich vor Ort keine therapeutischen Konsequenzen ergeben.

### Therapie der SSRI-Intoxikation

Neben den üblichen Maßnahmen sollte vor allem eine Hyperthermie verhindert werden. Gewöhnlich reichen kalte Kompressen aus; wenn nicht, ist Dantrolen i. v. (initial 2 mg/kg KG) Mittel der Wahl, um die Körpertemperatur pharmakologisch zu erniedrigen.

#### 21.1.1.2
*Neuroleptika*

### Einteilung
Für praktische Zwecke sinnvoll ist die Unterscheidung der Neuroleptika nach der Potenz (Dopaminrezeptorblockade). Demnach gibt es schwache Neuroleptika mit ausgeprägt sedativer und anticholinerger Wirkung und starke Neuroleptika (z. B. Haloperidol) mit großer antiphsychotischer Potenz und extrapyramidalmotorischen-(EPM-)Nebenwirkungen.

### Symptomatik
Wie bereits erwähnt, haben schwache Neuroleptika initial stark dämpfende und schlafanstoßende Wirkung, begleitet von (manchmal massiven) vegetativen (anticholinergen) Nebenwirkungen. EPM-Symptome sind seltener.

Starke Neuroleptika vom Typ des Haloperidol hingegen, verschieben das Dopamin-Acetylcholin-Gleichgewicht zugunsten des letzteren und führen dadurch häufig zu EPM-Symptomen in ihrer bekannten Vielfalt. Frühdyskinesien, z. B. mit Schlundkrämpfen, können akute Notfälle darstellen.

### Therapie
**Primäre Giftelimination.** Magenspülung unter Intubationsschutz und wiederholt großzügig Carbo medicinalis. Da Neuroleptika antiemetisch wirksam sind, ist der Versuch, Vomitus zu induzieren, wenig erfolgversprechend.

**Pharmakotherapie.** Zur Therapie der EPM-Symptomatik (starke Neuroleptika) empfiehlt sich das anticholinerg wirkende Biperiden (Akineton-Amp. mit 5 mg/ 1 ml): bei Erwachsenen 2,5–5 mg langsam i. v.

Die anticholinergen Wirkungen der schwachen Neuroleptika lassen sich durch Gabe von Physostigmin (Anticholium 2 mg/5 ml), am besten als Kurzinfusion, nach Wirkung titriert, beseitigen.

In seltenen Fällen kann es während der Therapie mit Neuroleptika zum malignen neuroleptischen Syndrom (MNS) kommen, das lebensbedrohlich verlaufen kann. Seine Kardinalsymptome sind Hyperthermie und schwere EPM-Störungen (generalisierter Rigor) mit Bewußtseinstrübung bis hin zum Koma. Differentialdiagnostisch ist insbesondere an das Serotoninsyndrom, die letale Katatonie oder Lithium- und Kokainintoxikation zu denken. Die maligne

Hyperthermie ist gelegentlich nach Narkosen zu erwarten und somit als Notfall außerhalb des Krankenhauses de facto nicht anzutreffen, es sei denn, man verwendet Succinylcholin zur Relaxation.

## 21.1.2
## Analgetika

### 21.1.2.1
### *Paracetamol*

Paracetamol ist ein Analgetikum ohne erhebliche Beeinträchtigung der Prostaglandinsynthese. Das rezeptfreie Arzneimittel ist weit verbreitet (ca. 150 paracetamolhaltige Präparate). Entsprechend oft gibt es Vergiftungsfälle. Paracetamol (Acetaminophen), chemisch N-Acetyl-p-aminophenol (NAPAP), ist der analgetisch wirksame Metabolit von Phenacetin, das als Analgetikum wegen nephrotoxischer Wirkung nicht mehr verwendet wird.

**Wirkungsmechanismus der Vergiftung**
Zum allergrößten Teil wird Paracetamol glukuronidiert und sulfatiert, d.h. problemlos ausgeschieden. Der Rest wird zu N-Acetylimidochinon oxidiert, das nach Erschöpfung der endogenen Glutathionreserven besonders in der Leber kovalent bindet und vor allem zentrilobuläre Nekrosen verursacht.

**Toxische Dosen**
10–15 g sind beim Erwachsenen hepatotoxisch, abhängig selbstverständlich von der Glukuronidierungsleistung und den Glutathionreserven der Leber. Höhere Dosen (ca. 25 g) sind akut lebensbedrohlich, durch Verursachung von Methämoglobinämie, Zyanose, Atemdepression und letztendlich Herzstillstand. Kinder, und insbesondere Säuglinge, sind viel empfindlicher als Erwachsene.

**Verlauf der Intoxikation**
Der Verlauf der Intoxikation ist dosisabhängig. Bei einer hepatotoxischen Dosis finden sich am 1. Tag Allgemeinsymptome wie Erbrechen und Schweißausbruch. Erst am 2. Tag beginnen Leberfunktionsstörungen deutlich meßbar zu werden. Nach 4 Tagen stellt sich das Vollbild der Leberschädigung mit Ikterus bis hin zur Enzephalopathie ein.

**Therapie**
**Primäre Giftelimination.** Neben Magenspülungen oder induziertem Erbrechen kann Carbo medicinalis eingesetzt werden, wenn das Antidot i.v. appliziert wird. Energische Therapiemaßnahmen sollten so schnell wie möglich eingeleitet werden, d.h. ohne den Paracetamolplasmaspiegel abzuwarten.

*Energische Therapie ohne Abwarten des Paracetamolplasmaspiegels.*

**Antidot.** Durch die Behandlung mit N-Acetylcystein (NAC, Fluimucil) i.v. kommt es zur Steigerung der Glutahionbildung. NAC stellt dabei Cystein zur Glutathionsynthese zur Verfügung. Zusätzlich kann NAC über eine direkte Reaktion mit dem toxischen Metaboliten die Toxizität verringern.

*N-Acetylcystein (NAC) gilt als Antidot.*

Antidotdosis: Eine Injektionsflasche mit 25 ml enthält 5 g NAC. Dosierungsschema für das Antidot nach Firmenangabe: 150 mg/kg KG sofort in 200 ml/

15 min i.v. Dann weitere 50 mg/kg KG in 500 ml/4 h. Anschließend 100 mg/kg KG in 1000 ml/16 h. Insgesamt werden also 300 mg/kg KG in über 20 h verabreicht. Als Infusionslösung wird 5%ige Glukoselösung mit Elektrolytzusatz empfohlen. Die genannten Infusionsmengen gelten für einen 70 kg schweren Patienten. Bei Kindern gelten geringere Mengen. Als Nebenwirkung können selten insbesondere allergische oder pseudoallergische Reaktionen auftreten.

NAC ist kein spezifisches Antidot, sondern wird auch bei vielen anderen Intoxikationen empfohlen, z.B. bei Aufnahme von Acrylnitril, Methacrylnitril und Methylbromid (Eintragungen in der Roten Liste). Darüber hinaus wird NAC auch bei Aufnahme von halogenierten Kohlenwasserstoffen empfohlen.

**NAC kann bei vielen Vergiftungen unspezifisch eingesetzt werden.**

### 21.1.2.2
### *Salicylate*

Intoxikationen in suizidaler Absicht mit den weitverbreiteten salicylathaltigen Pharmaka (z.B. Aspirin) sind selten. Die niedrigen Zahlen beruhen auf der irrtümlichen Annahme der Ungefährlichkeit der Substanzklasse. Dies ist jedoch nicht der Fall: Suizid mit salicylathaltigen Pharmaka ist möglich. Akzidentelle Intoxikationen mit dieser Substanzklasse betreffen hauptsächlich Kinder und sind bei entsprechender Menge akut lebensbedrohlich.

**Suizid mit salicylathaltigen Pharmaka ist möglich.**

#### Symptomatik
Frühzeichen einer Intoxikation sind Tinnitus, Übelkeit und Erbrechen und Abdominalschmerzen. Durch die direkte Stimulation des Atemzentrums kommt es zur Hyperventilation und einer respiratorischen Alkalose. Zeitversetzt entwickelt sich eine metabolische Azidose. Die Entkoppelung der oxydativen Phopshorylierung führt zur Erhöhung der Körpertemperatur, mit Hautrötung und gesteigerter Schweißproduktion. Die Kombination aus Hyperventilation, Erbrechen und gesteigerter Schweißproduktion führt in aller Regel zur Dehydratation. Bewußtlosigkeit ist ein spätes Zeichen. Hyperthermie (> 40 °C) bringt die Gefahr von Gerinnungsstörungen, Rhabdomyolyse und akutes Nierenversagen mit sich.

**Symptome sind Tinnitus, Übelkeit und Erbrechen sowie Abdominalschmerzen, Hyperventilation mit respiratorischer Alkalose (passager), metabolische Azidose, Erhöhung der Körpertemperatur, Dehydratation und Koma.**

#### Primäre Giftelimination
Neben Magenspülung oder induziertem Erbrechen sollte Carbo medicinalis wiederholt eingesetzt werden. Bei massiver Intoxikation (Salicylatspiegel ca. 750 mg/l) ist Hämodialyse indiziert.

#### Therapie
Neben supportiver/symptomatischer Therapie ist eine Alkalisierung des Blutes sinnvoll (pH ca. 7,5), um die Salicylatelimination zu fördern. Dabei beachten, daß eine zu energische alkalische Diurese gelegentlich nichtkardiogene Lungenödeme hervorruft.

**Alkalisierung des Blutes (pH ca. 7,5).**

## 21.1.3
## Sonstige Arzneistoffe

### 21.1.3.1
### β-Adrenozeptoren-Blocker

Diese Pharmaka hemmen kompetitiv β-Adrenozeptoren, werden sehr häufig angewendet und meist gut vertragen, wenn die Kontraindikationen beachtet werden. Bei der großen Zahl der Pharmaka dieser Substanzklasse ist es üblich zu unterscheiden, ob die Wirkstoffe nichtselektiv (Hemmung von $β_1$- und $β_2$-Rezeptoren) oder selektiv an $β_1$-Rezeptoren (korrekter ausgedrückt vorwiegend an $β_1$-Rezeptoren) wirken. Weitere Unterscheidungskriterien sind die intrinsisch-sympathomimetische Restaktivität (ISA), die Lipid- bzw. Wasserlöslichkeit und die häufig mit hoher Lipidlöslichkeit korrelierende unspezifische membranstabilisierende Wirkung (chinidinähnliche Wirkung; $Na^+$-Kanal-Blokkade) bei hohen Dosen (Propranolol, Oxprenolol, Metoprolol, Sotalol).

**Symptomatik**
Herz-Kreislauf-Reaktionen sind bedingt durch $β_1$-antagonistische Wirkungen, während sich Bronchospasmen sowie periphere Durchblutungs- und Stoffwechselstörungen (insbesondere Hypoglykämien) aus der Hemmung von $β_2$-Rezeptoren ableiten. Diese Nebenwirkungen sind also logische Folge der pharmakologisch gewünschten β-Blockade. Die chinidinähnliche Wirkung ($Na^+$-Kanal-Blockade) mit Verlängerung der QT-Zeit bis hin zu „torsades des pointes" ist nur bei massiver Intoxikation, insbesondere mit lipophilen Verbindungen zu sehen.

**Herz-Kreislauf-System.** Durch die negativ inotrope und negativ chronotrope Wirkung der Substanzklasse kann es zur Herzinsuffizienz kommen. Lebensbedrohliche Bradyarrhythmien können sich zumal dann einstellen, wenn zusätzlich andere Arzneimittel ($Ca^{2+}$-Kanal-Blocker) suizidal eingenommen wurden. Durch die Blockade der β-Rezeptoren in der Peripherie kann es zur Vasokonstriktion kommen.

**Lunge.** Schwere asthmaähnliche Störungen sind möglich durch Blockade der $β_2$-Rezeptoren in den glatten Muskelfasern der Bronchien, besonders bei disponierten Patienten.

**Kohlenhydratstoffwechsel.** Hypoglykämien können besonders bei gleichzeitiger Insulin- und Sulfonylharnstofftherapie vorkommen, wie auch die Erholung nach insulininduzierter Hypoglykämie verzögert ist. Obendrein ist die Wahrnehmung der Hypoglykämie für den Patienten vermindert, weil auch die adrenalinvermittelten Warnzeichen einer Hypoglykämie (Herzklopfen, Tremor) unterdrückt sind. Es kann zu Elektrolytstörungen kommen mit NaCl-Retention sowie Hyperkaliämien (letzteres als Folge der verminderten Reninsekretion).

**ZNS.** Es können folgende Nebenwirkungen auftreten: Müdigkeit, Schlafstörungen (Schlaflosigkeit und Alpträume) sowie Depressionen oder Halluzinationen. Es gibt keine klare Korrelation zwischen der Häufigkeit dieser Symptome und der Lipophilität der Pharmaka, obwohl dies vermutet wird.

### Therapie
**Primäre Giftelimination.** Neben Magenspülung oder induziertem Erbrechen ist reichlich Kohle zu applizieren.

**Herz-Kreislauf.** Zur Behandlung der Bradykardie sowie des AV-Blocks kann Atropin, nach Wirkung titriert, eingesetzt werden. Nicht alle Patienten reagieren allerdings auf Atropin, da die Bradykardie nicht Ausdruck eines erhöhten Parasympathotonus ist. Bei schweren Vergiftungssymptomatiken kann ein externer Schrittmacher eingesetzt werden. Zur Behandlung der Herzinsuffizienz wird Glucagon als Mittel der Wahl angesehen. Die Substanz wirkt positiv inotrop (Erhöhung des cAMP-Spiegels intrazellulär) über eigene Rezeptoren, ist also auf die blockierten β-Adrenozeptoren nicht angewiesen. Auch hier wird die Substanz, nach Wirkung titriert, eingesetzt.

Alternativ können auch Phosphodiesteraseinhibitoren wie Amrinon (Wincoram) eingesetzt werden. Als ultima ratio kann auch ein reiner β-Agonist wie Orciprenalin (Alupent) sehr hoch dosiert gegeben werden. Zu vermeiden sind Substanzen mit gemischter α- und β-agonistischer Wirkung: Bei blockiertem β-Rezeptor würde sich nur die α-agonistische Komponente bemerkbar machen und über eine After-load-Erhöhung den Cardiac output weiter erniedrigen.

**Lunge.** Zur Behandlung des Bronchospasmus werden die üblichen $\beta_2$-Sympathomimetika und Adenosinrezeptorblocker (Theophyllin) empfohlen. Bei therapeutischem Mißerfolg ist Ketamin als Alternative in Betracht zu ziehen.

#### 21.1.3.2
#### *Theophyllin*

Intoxikationen mit dieser Substanz, insbesondere chronische, sind relativ häufig, da Theophyllin eine sehr enge therapeutische Breite zeigt, eine von Person zu Person schlecht voraussagbare Pharmakokinetik aufweist und im hepatischen Abbau durch zahlreiche Substanzen gestört werden kann. Akute Theophyllintoxizität ist öfter iatrogen bedingt.

### Symptomatik
Die Symptomatik ergibt sich aus der Pharmakodynamik der Substanz: Als Adenosinrezeptorblocker erhöht Theophyllin die verfügbare Katecholaminmenge. Üblich ist die Einteilung der Schwere der Intoxikation nach Sessler (Sessler Severity Score, s. Übersicht).

### Sessler Severity Score
I. Erbrechen, Abdominalkrämpfe,
   Durchfall, Tremor, Erregbarkeit,
   Tachykardie > 120/min

II. Hämatemesis, Lethargie,
    Desorientierung,
    mittlerer Druck = 60 mm Hg

III. Krampfanfälle,
     ventrikuläre Tachyarrhythmie,

mittlerer Druck < 60 mm Hg;
therapierefraktär

IV. Status epilepticus
Kammerflimmern,
Herzstillstand

Der Plasmatheophyllinspiegel korreliert bei akuter Intoxikation wesentlich stärker mit der Symptomatik als bei einer chronischen Intoxikation.

### Primäre Giftelimination
Neben Magenspülung oder induziertem Erbrechen ist reichlich und wiederholt Kohle einzusetzen. Bei schweren Intoxikationen Hämoperfusion.

### Therapie
Die Therapie wird im wesentlichen supportiv/symptomatisch bleiben. Soweit die Drucksituation es gestattet, werden Tachyarrhythmien mit $Mg^{2+}$ i.v. als Infusion, nach Wirkung titriert, am besten beherrscht.

## 21.1.3.3
### Digitalispräparate

Intoxikationen kommen nach akuter Überdosierung oder bei chronisch digitalisierten Patienten durch die zusätzliche Einnahme von Pharmaka, die den Digitalisspiegel massiv erhöhen (Verapamil, Amiodarone, Chinidin) vor. Auch eine akute Verschlechterung der Nieren- oder seltener Leberfunktion kann sich je nach verwendetem Präparat als Digitalistoxizität manifestieren.

### Symptomatik
Die Symptomatik ergibt sich aus der Pharmakodynamik der Substanzklasse. Zum einen wirken Digitalispräparate parasympathomimetisch (Bradykardie, AV-Überleitungsstörungen bis hin zum Block, Asystolie, Bronchokonstriktion), zum anderen bewirken sie durch die Blockade der $Na^+$-$K^+$-Pumpe akut eine Hyperkaliämie. Die Hyperkaliämie erhöht die Erregbarkeit und begünstigt Tachyarrhythmien. Das Auftreten von Tachyarrhythmien ist ein infaustes Zeichen ($K^+ > 5,5$).

*Akute Digitalisierung kann Hyperkaliämie verursachen.*

### Primäre Giftelimination
Magenspülung und induziertes Erbrechen mit anschließend reichlich und wiederholt Kohle. Hämodialyse ist nicht effektiv.

### Therapie
Neben der üblichen supportiv-symptomatischen Therapie wird die Bradyarrhythmie mit Atropin oder einem externen Schrittmacher behandelt. Tachyarrhythmien werden mit $Mg^{2+}$ i.v. als Infusion, nach Wirkung titriert, am besten beherrscht. Da diese Ausdruck des erhöhten $K^+$-Spiegels sind, kann der Versuch unternommen werden, die $K^+$-Konzentration zu erniedrigen.

Präklinisch, ohne Möglichkeit den $K^+$-Spiegel zu messen, bietet sich als sichere Maßnahme die Hyperventilation an. Ein $pCO_2$-Abfall um 10 mm Hg erniedrigt den $K^+$-Spiegel um etwa 0,5 mmol $l^{-1}$.

Für die Behandlung einer Digoxin- und Digitoxinintoxikation gibt es ein spezifisches Antidot: Fab-Antikörper-Fragmente (antigen binding fragment). Diese sollten bei gesicherter Diagnose früh eingesetzt werden, da bis zum Einsetzen der Wirkung bis zu 1 h vergehen kann.

### 21.1.3.4
### *Isoniazid (INH)*

Es handelt sich um ein seit vielen Jahrzehnten verwendetes Antituberkulotikum. Es gibt etliche Fälle meist suizidal bedingter Vergiftungen. Beim Erwachsenen sind 2–3 g toxisch.

#### Pharmakokinetik
Im Gastrointestinaltrakt erfolgt schnelle Resorption, d.h. schon 1–3 h nach Ingestion finden sich hohe Konzentrationen im Blut. Bei geringer Plasmaproteinbindung diffundiert der Arzneistoff schnell ins Gewebe einschließlich ZNS. Allgemein bekannt ist, daß die Azetylierung schnell oder langsam ablaufen kann, d.h. je nach Rasse genetisch determiniert ist. Dies hat selbstverständlich Einfluß auf das Vergiftungsgeschehen.

#### Pharmakodynamik
INH bildet unter anderem mit Pyridoxal einen Komplex, wodurch funktionell ein Pyridoxalmangel entsteht. Da Pyridoxal für die Synthese der γ-Aminobuttersäure (GABA) erforderlich ist, kommt es letztendlich bei INH-Intoxikation zu einer Verarmung des Gehirns an GABA. An etwa 50 % aller Hirnsynapsen wird GABA als Transmitter verwendet; GABA-erge Rezeptoren stellen somit den vorherrschenden hemmenden Rezeptor dar. Im Gehirn besteht eine feine Balance zwischen den hemmenden GABA-ergen Rezeptoren und den durch exzitatorische Aminosäuren (EAA) gesteuerten erregenden Rezeptoren. Ein GABA-Mangel verschiebt das Gleichgewicht zugunsten der Exzitation.

> INH führt zu einer Verarmung des Gehirns an GABA.

#### Symptomatik
Die akute Vergiftung wird geprägt von ZNS-Symptomen mit Schwindel, Bewußtseinseinschränkung bis hin zum Koma sowie generalisierten, therapiefraktären Krämpfen. Die Substanz gehört zu den Arzneistoffen, die am häufigsten medikamentös induzierte generalisierte Krämpfe hervorrufen. Weiterhin kommt es zur stark ausgeprägten metabolischen Azidose und in der Anfangsphase zur Entgleisung des Zuckerspiegels (Hyper- oder Hypoglykämie).

> Generalisierte, therapierefraktäre Krämpfe treten auf.

#### Therapie
Die primäre Giftelimination (Erbrechen) unter den üblichen Voraussetzungen ist selbstverständlich, solange noch keine Krämpfe bestehen. Zur Behandlung der Krämpfe sind Benzodiazepine weniger geeignet, weil die (indirekte) GABA-mimetische Wirkung der Benzodiazepine nur bei Anwesenheit von GABA zum Tragen kommt.

Andere Antikonvulsiva (Barbiturate) müssen eingesetzt werden. Hämodialyse wird empfohlen.

> Zur Behandlung der Krämpfe sind Benzodiazepine weniger geeignet; Barbiturate sind die bessere Wahl.

# 21 Intoxikationen

Zum Ausgleich des Pyridoxalmangel wird die Gabe von Pyridoxin in hohen Dosen empfohlen, z. B. 5 g i. v. (z. B. Vitamin $B_6$ ratiopharm-Amp. mit je 100 mg). Die Behandlung von Azidose und Hypoglykämie erfolgt wie bekannt.

*Pyricosin hochdosiert geben.*

## 21.2 Intoxikationen durch Gewerbe- und Haushaltsmittel

### 21.2.1 Gasvergiftungen

Häufige Ursache einer Gasvergiftung ist Kohlenmonoxid (CO) und Blausäure (HCN) (neben CO auch als Brandgas entstehend) sowie Kohlendioxid ($CO_2$) als Produkt von Gärprozessen. Letzteres gehört neben Edelgasen und Stickstoff zu den sog. Stickgasen.

#### 21.2.1.1 *Kohlenmonoxid (CO)*

**Entstehung und Vergiftungsursache**

Kohlenmonoxid (CO) entsteht bei unvollständiger Verbrennung von organischen Substanzen, wird über die Lunge eingeatmet und unverändert wieder ausgeatmet. Durch die enorm große Affinität zum Hämoglobin (Hb) können schon relativ geringe CO-Konzentrationen in der Atemluft nach längerer Zeit tödlich wirken, abhängig von der körperlichen Aktivität und dem Hb-Bestand. Bereits etwa 0,06 % CO in der Atemluft blockiert 50 % des verfügbaren Hämoglobins. Schon bei etwa 70 % CO-Hb im Blut (etwa 1 % CO in der Atemluft) tritt der Tod in wenigen Minuten ein, weil der $O_2$-Transport nicht mehr möglich ist. Über diesen Wirkungsmechanismus hinaus gibt es offenbar weitere Schädigungen durch Bindung von CO an die Cytochromoxidase und Cytochrom P-450 im intrazellulären Raum. Auch toxische Wirkungen am Herzen scheinen unabängig vom Hb-CO zu entstehen. Weiterhin kann es im ZNS zu massiven Gewebeschädigungen kommen. Der Mechanismus dieser Neurotoxizität ist unklar. Die CO-Vergiftung ist also sehr komplex und beschränkt sich nicht nur auf den Hb-CO-Mechanismus.

*CO blockiert sehr wahrscheinlich auch die Zellatmung.*

Die Pulsoxymetrie ist nicht in der Lage, zwischen CO-Hb und Oxy-Hb zu unterscheiden: Das Pulsoxymeter wird eine vollständige Sättigung mit $O_2$ melden (100 %), auch wenn alle Hb-Moleküle durch CO besetzt sind.

*100 % $O_2$-Sättigung laut Oxymeter schließt eine CO-Intoxikation (und den Tod) nicht aus.*

**Klinische Symptomatik**

Die klinische Symptomatik ist abhängig von dem Prozentsatz des CO-Hb im Blut, korreliert aber nicht immer gut damit. Die Erklärung für die schlechte Korrelation (s. Tabelle 21-2) liegt wahrscheinlich darin, daß die Blockade des $O_2$-Transportes nur einen der toxischen Wirkungsmechanismen des CO darstellt.

**Tabelle 21-2.** Korrelation von CO-Hb im Blut und klinischer Symptomatik

| CO-Hb im Blut [%] | Symptome |
|---|---|
| 5-10 | Abnahme der körperlichen Belastbarkeit, Angina pectoris, Klaudikationsneigung |
| 10-20 | Belastungsdyspnoe, Kopfschmerz, ZNS-Funktionsbeeinträchtigung |
| 20-30 | Starke Kopfschmerzen, Reizbarkeit, Seh- und Denkstörungen, Übelkeit, Tachypnoe |
| 30-40 | Herzrhythmusstörungen, Muskelschwäche, Übelkeit und Erbrechen, Bewußtseinsstörung |
| 40-60 | Bewußtlosigkeit, Krämpfe, Lähmung |
| 60% und mehr | Koma, Exitus |

Die stets erwähnte kirschrote Farbe der Haut (CO-Hb überlagert die Zyanose, die durch Hypoxie entsteht) ist extrem selten und nur bei einem CO-Hb > 40 % möglich. Wird die Akutphase überlebt, sind insbesondere neurologische Spätschäden zu befürchten.

### Therapie

Schnelles Handeln ist zur Verhinderung von Akut- und Spätschäden notwendig. Ziel ist die Exhalation von CO. Neben der üblichen symptomatisch-supportiven Therapie (Intubation und Beatmung mit einem $F_iO_2 = 1$) ist der Einsatz von hyperbarem $O_2$ indiziert (HBOT). Die HBOT ist bei CO-Vergiftungen eine gesicherte Therapie und die Indikation ist großzügig zu stellen. Konsensusfähig scheint die Aussage, daß HBOT eingesetzt wird bei asymptomatischen Patienten mit einem CO-Hb > 25 %, bei symptomatischen Patienten mit einem CO-Hb > 20 % und bei Schwangeren mit einem CO-Hb > 15 %. HBOT (100 % $O_2$; 3 ATM) verkürzt die Halbwertszeit von CO-Hb von ca. 300 min auf ca. 30 min. Außerdem verhindert HBOT die CO-induzierte Lipidperoxydation im Hirngewebe und reduziert damit die Wahrscheinlichkeit chronischer Schäden.

Falls die Diagnose CO-Intoxikation sicher ist und klinisch diese als schwer einzustufen ist (CO-Hb > 25 %), sollte der Patient *ohne Umweg* über das örtliche Krankenhaus schnellstmöglich (Hubschrauber) in ein Zentrum, das mit einer Druckkammer ausgestattet ist, evakuiert werden.

*Marginalien:*
- 100 % $O_2$ normobar ist zwingend. Bei CO-Hb > 25 % ist hyperbare Therapie (HBOT) angezeigt.
- Über die Rettungsleitstelle Lufttransport zur Druckkammer arrangieren.

### 21.2.1.2
#### Dichlormethan (Methylenchlorid; $CH_2Cl_2$)

Die Vergiftung zeigt die Besonderheit, daß Dichlormethan in der Leber (Cytochrom P-450) zu Kohlenmonoxid und Salzsäure metabolisiert wird. Es entsteht dadurch eine endogene CO-Vergiftung. Laborchemisch auffallend ist die Tatsache, daß bei einer exogenen CO-Vergiftung mit der Zeit der CO-Hb-Spiegel sinkt, wohingegen bei Dichlormethanintoxikation, durch die langsame Metabolisierung, dieser lange Zeit noch ansteigen kann.

### 21.2.1.3
*Blausäure (HCN)*

**Entstehung und Vergiftungsursache**
HCN entsteht aus Zyaniden sowie auch in kleinen Mengen aus zyanogenen Glykosiden (z. B. Bittermandeln, Leinsamen etc.) und neben CO auch als Brandgas. Als extrem schwache Säure durchdringt HCN mühelos alle Biomembranen. Eine Resorption ist auch über die Haut möglich. Im intrazellulären Raum wird die Zytochromoxidase der Mitochondrien durch Bindung am $Fe^{3+}$ blockiert. Es kommt zur intrazellulären Erstickung, obwohl $O_2$ noch so lange reichlich zur Verfügung steht, wie das Atemzentrum intakt ist. Die Ausscheidung erfolgt nur zum geringsten Teil unverändert über die Lunge (Exhalation), zum allergrößten Teil wird HCN durch das Ferment Sulfurtransferase (Rhodanese) in den Mitochondrien zu Thiocyanat (Rhodanid) metabolisiert und mit dem Harn ausgeschieden. Dieser endogene Entgiftungsmechanismus ist leistungsfähig, d. h., er bewältigt etwa 1 mg/kg KG/h und damit etwa die akut tödliche Dosis.

**Symptomatik**
**Niedrige Dosis.** In kleinen Dosen verursacht HCN neben Allgemeinsymptomen wie Kopfschmerzen und Reizung der Schleimhäute (Auge, Nase) auch Hyperpnoe, alles bei geröteter Haut infolge Arterialisierung des Venenblutes.

**Hohe Dosis.** Bei großen Dosen kommt es sofort zu massiven Schädigungen im Sinne der intrazellulären Erstickung, einschließlich des Atemzentrums, mit Zyanose, Bewußtlosigkeit, Krämpfen und Tod in kürzester Zeit (etwa 1 min).

**Therapie**
Neben einer symptomatisch-supportiven Therapie ist die künstliche Beatmung (mit 100 % $O_2$) angezeigt, um die – zwar nur geringe – Exhalation von HCN etwas zu verstärken und um dem Gewebe soviel $O_2$ zuzuführen, wie verbraucht werden kann. *Cave:* Keine Mund-zu-Mund-Beatmung durch Ersthelfer. Darüber hinaus zielt die kausale Behandlung darauf ab, HCN entweder zu binden oder zu metabolisieren.

*Intubation und Beatmung mit 100 % $O_2$ ($F_IO_2 = 1$).*

**Pharmakotherapie.** Die Bindung von HCN erfolgt durch Bereitstellung von Met-Hb im Blut, d. h., sie erfolgt am $Fe^{3+}$. In Deutschland hat sich p-Dimethylaminophenol (DMAP) als Met-Hb-Bildner durchgesetzt, weil es im Gegensatz zu Natriumnitrit kaum Kreislaufnebenwirkungen hat. Präparat: DMAP-Amp. zu 5 ml (250 mg). Dosierung: 3–4 mg DMAP/kg/KG streng i. v. Beim Erwachsenen = 1–2 Amp.

Diese Dosis wandelt in wenigen Minuten soviel Hämoglobin in Met-Hb um, daß eine mehrfach tödliche Zyaniddosis gebunden werden kann. Die Wirkung hält mehrere Stunden an. Bis zu 50 % Met-Hb gefährden den Patienten noch nicht. Für den Fall der Überdosierung (auch versehentliche Doppelinjektionen bei Katastrophen) müssen Toluidinblau-Amp. (Toloniumchlorid 300 mg/10 ml) bereitgehalten werden, um Hämoglobin zu regenerieren (NB: Keine Wirkung bei G-6-PDH-Mangel).

Die Metabolisierung von HCN zu Rhodanid wird durch Gabe von Natriumthiosulfat ($NA_2S_2O_3$) i. v. gleich im Anschluß an die DMAP-Gabe beschleunigt

(Injektion durch dieselbe Kanüle). Die Substanz ist relativ untoxisch, die Wirkung setzt langsam ein und hält bei mittlerer Dosierung nur wenige Stunden an.

Präparat: 10 %ige Lösung als Amp. (10 ml) sowie 25 %ige Lösung Injektionsflaschen (100 und 500 ml). Dosierung: 50–100 mg (bis zu 500 mg)/kg KG i.v.

### 21.2.2
### Pestizide (Organophosphate)

Die Stoffklasse der Organophosphate (OP) umfaßt einige tausend verschiedene Verbindungen, wovon einige hundert Präparate kommerziell erhältlich sind. Die weltweite jährliche OP-Produktion wird auf etwa 500 000 Tonnen geschätzt, wobei die Substanzen Anwendung finden in der Landwirtschaft als Insektizide und Akarizide, in Industrie und Technik als Schmiermittelzusätze und Weichmacher von Kunststoffen und in der Wehrtechnik als chemische Kampfstoffe. Zwar haben die OP gegenüber dem DDT den Vorteil, daß sie nicht in der Nahrungskette akkumulieren, dafür aber den Nachteil einer stark ausgeprägten akuten und chronischen Warmblütertoxizität. Die massive Anwendung der OP, hauptsächlich in der Landwirtschaft, gekoppelt mit einer relativ leichten Verfügbarkeit der Substanzen, spiegelt sich wider in den akzidentellen oder suizidalen Vergiftungszahlen. Die WHO schätzt die Anzahl der OP-Intoxikationen mit letalem Ausgang weltweit auf über 5 000/Jahr.

#### Symptomatik
Die Akutsymptomatik der OP-Vergiftung entspricht einer „endogenen Acetylcholinvergiftung" nach Hemmung der Acetylcholinesterase. Das klinische Hauptproblem in der akuten Phase der Vergiftung ist die Sicherung der $O_2$-Versorgung des Patienten. Die Kombination aus Bronchokonstriktion und Bronchospasmus bei gleichzeitig gesteigerter Bronchialsekretion (periphermuskarinerge Effekte) mit Pseudolungenödem, Schwäche/Lähmung der Atemmuskulatur (nikotinerge Effekte) und möglicherweise erniedrigtem Atemantrieb (zentralmuskarinerger Effekt) machen eine frühe Intubation und kontrollierte mechanische Ventilation zwingend.

#### Therapie
Cave: Kein Hautkontakt mit dem Patienten, keine Mund-zu-Mund-Beatmung.

**Atropinisierung.** Nach Sicherung der $O_2$-Versorgung werden die cholinergen Symptome mittels Atropin antagonisiert. Die Atropingabe erfolgt als Infusion, nach Wirkung titriert. De facto besteht keine Dosisbegrenzung.

> Atropinisieren, nach Wirkung titriert, keine Dosisbegrenzung.

Ein inhärentes Problem der Atropinisierung ist die Entwicklung einer Tachykardie, welche die Atropindosis begrenzen könnte. Wenn die Applikationsgeschwindigkeit von Atropin sich nach der Herzfrequenz und/oder dem Blutdruck richtet, kann dies möglicherweise zu einer nicht ausreichenden Atropingabe führen. Es erscheint daher sinnvoll, falls die Entwicklung einer Tachykardie die Atropingabe limitieren sollte, zu versuchen, die Herzfrequenz medikamentös zu senken. Dabei sollten keine β-Blocker, sondern $Mg^{2+}$ verwendet werden.

> Tachykardien nicht mit β-Blockern, sondern mit $Mg^{2+}$ beherrschen.

Die Substanz hat nicht nur den Vorteil einer ausgezeichneten Steuerbarkeit, sondern ist auch in der Lage die Neurotransmitterfreisetzung zu hemmen. Im nichttoxischen Bereich hat die Substanz keine negativ-inotropen Nebenwirkungen und führt nicht zu einer weiteren (additiv zur OP-bedingten) Hemmung der Cholinesterase. Möglicherweise wirkt $Mg^{2+}$ organprotektiv auch dadurch, daß es in der Lage ist, OP-gehemmte $Na^+$-$K^+$-ATPasen zu reaktivieren. Neuere Erkenntnisse sehen in der $Mg^{2+}$-Wirkung einen direkten Antagonismus, der über muskarinerge Cholinozeptoren (mAChR) vermittelten Wirkungen. $Mg^{2+}$ aktiviert die Adenylatzyklase und hat dadurch direkt mAChR-antagonistische Wirkungen. Monovalente Kationen ($Li^+ > K^+$) potenzieren dagegen die mAChR-Hemmung der Adenylatzyklase; dies könnte die Potenzierung der epileptogenen Wirkung der OP durch $Li^+$ erklären. In diesem Licht erscheint es sinnvoll, Hyperkaliämien zu vermeiden.

*Hyperkaliämie und Azidose vermeiden.*

**Oximtherapie.** Nach Erreichen einer adäquaten Ventilation und Kreislaufstabilität muß der Versuch unternommen werden, die gehemmten Esterasen durch Oximgabe zu reaktivieren. Es ist wegen der intrinsischen cholinomimetischen Wirkung der Oxime strikt darauf zu achten, daß die Oximgabe nur nach adäquater Atropinisierung erfolgt. Die Oximapplikation vor Atropingabe gilt als Kunstfehler. In Deutschland ist der Oximreaktivator Obidoxim (Toxogonin) üblich. Die Oximgabe hat langsam zu erfolgen. Bei schneller i.v.-Applikation besteht die Gefahr eines Herzstillstandes. Neben der im allgemeinen üblichen i.v.-Injektion wird von einzelnen Autoren die Anwendung in Form einer Kurzinfusion über 10 oder 20 min empfohlen. Die Initialdosis Obidoxim (Toxogonin) für Erwachsene wird überwiegend mit 250–500 mg angegeben. Kinder sollen 4–8 mg/kg KG erhalten.

*Oximgabe nur nach adäquater Atropinisierung.*

*Die Oximgabe hat langsam zu erfolgen.*

Bei Vergiftungen mit Karbamaten (ähnliche Symptomatik) ist die Oximgabe kontraindiziert.

**Prophylaxe/Therapie eines Krampfanfalles.** Klinisch ist das Krampfen der OP-vergifteten Patienten gut bekannt und wird mit Diazepam (Valium) therapiert. Bei muskelrelaxierten Patienten (OP-Vergiftungen) kann unerkannte epileptiforme Aktivität im ZNS zu irreversiblen Schäden führen. Um ZNS-Schäden zu vermeiden, erscheint es daher sinnvoll, massiv OP-vergiftete Patienten generell prophylaktisch mit Benzodiazepinen zu schützen.

*Bei relaxierten Patienten prophylaktisch Diazepam geben.*

**pH-Kontrolle.** OP werden u.a. auch durch eine basenkatalysierte Hydrolyse entgiftet. Es erscheint daher sinnvoll, Blut und Harn des Patienten zu alkalisieren. Dabei ist der $K^+$-Spiegel engmaschig zu monitoren, da er bei jedem pH-Anstieg von 0,1 um etwa 0,5 mmol $l^{-1}$ erniedrigt wird.

*Blut alkalisieren (pH ca. 7,5).*

**Prophylaxe des Intermediärsyndroms (IMS).** Nach Überleben der akutcholinergen Krise können manche Patienten ein Intermediärsyndrom (IMS) entwickeln. Es ist z.Z. unklar, ob es zwischen einzelnen OP Unterschiede in der Fähigkeit, das Entstehen eines IMS zu fördern/verursachen, gibt. Die größte Gefahr des IMS ist, daß die schleichend auftretende Ateminsuffizienz unerkannt bleibt und daß betroffene Patienten an der entstehenden Hypoxie sterben. Die zwingende Konsequenz aus dem zeitlichen Verlauf der Ereignisse ist es, OP-vergiftete Patienten mindestens 96 h nach der akutcholinergen Krise engmaschig zu überwachen.

*OP-vergiftete Patienten mindestens 96 h nach der akutcholinergen Krise engmaschig überwachen.*

**Frühzeitig NDMR geben, auch dann, wenn die Patienten durch OP relaxiert sind.**

Neuere Veröffentlichungen sehen im IMS die Folge einer verlängerten Transmitterrezeptorinteraktion, die dann wahrscheinlich über eine Erhöhung des intrazellulären $Ca^{2+}$-Spiegels und Aktivierung von Proteasen zu Rhabdomyonekrose führt. Demnach soll ein IMS durch frühe Gabe nichtdepolarisierender Muskelrelaxanzien (NDMR) zu verhindern sein.

### 21.2.3
### Volatile organische Verbindungen

#### 21.2.3.1
#### *Lösemittel*

Die enorm große Anzahl verschiedenster Lösemittel macht eine Aufteilung in Gruppen notwendig. Chemisch sind die Lösemittel entweder halogeniert oder nichthalogeniert; die 2 Gruppen lassen sich weiter unterteilen in aliphatisch und aromatisch.

Aliphate verursachen relativ oft akute Vergiftungen. Zu den Aliphaten gehören die nichthalogenierten Alkane, Alkohole, Ketone, Ester und Ether und die halogenierten Kohlenwasserstoffe.

Aus der Gruppe der Aromate führt das nichthalogenierte Benzol vor allem zu chronischen Vergiftungen. Die zahlreichen Verbindungen aus der Gruppe der halogenierten Aromate werden vorwiegend als Pestizide, nicht als Lösemittel verwendet.

Die genaue Identifikation des Lösemittels (chemische Zugehörigkeit) ist für die Akuttherapie nicht relevant. Oft liegen Vergiftungen mit Mischungen von verschiedenen Lösemitteln vor.

**Vergiftungsmöglichkeiten und allgemeine Symptomatik**
Aufgrund ihrer Eigenschaften werden Lösemittel vielfältig verwendet. Jede Art Umgang kann (suizidal oder akzidentell) zu Vergiftungen führen, die entweder inhalativ oder oral (bei Kindern relativ oft) ablaufen können. Eine dermale Kontamination kann durch intensives Waschen bzw. auch mit lokaler Anwendung des dickflüssigen Polyethylenglykol (PEG 400; Lutrol) behandelt werden.

Die Symptomatik der akuten Vergiftung betrifft primär das ZNS und setzt sich zusammen aus unterschiedlich ausgeprägter narkotischer Wirkung mit Euphorisierung, Krämpfen, Erbrechen und Atemdepression. Wird die Akutphase überlebt, entstehen oft Gewebsschwächen bis hin zu Nekrosen. Diese sind häufig durch Metabolite bedingt und schädigen neben Nervengewebe besonders die Niere und die Leber.

**Allgemeine Therapie**
Trotz der vielfältigen chemischen Unterschiede der Lösemittel bestehen für die Therapie einzelner Verbindungen kaum Besonderheiten. Neben der üblichen supportiven Maßnahmen wird das folgende Vorgehen generell empfohlen.

**Frühzeitige Intubation.** Die meisten Lösemittel können Erbrechen induzieren. Bei gleichzeitiger Atem- und schutzreflexdepressiver Wirkung ist die Aspirationsgefahr groß. Besonders die sog. Benzinpneumonie ist gefürchtet.

**Hyperventilation.** Sie ist das beste Verfahren, um die Ausscheidung der chemisch unveränderten Lösemittel über die Lunge zu beschleunigen. Als Atemparameter werden 250 ml/kg KG/min genannt (20 l/min bei Erwachsenen). Um das Auftreten einer ausgeprägten respiratorischen Alkalose zu verhindern, sollte beim Erreichen der Klinik, falls technisch möglich, dem Atemgas 5 % $CO_2$ beigemischt und das Minutenvolumen weiter erhöht werden. Eine Frühintubation (auch bei noch spontan atmenden Patienten) erscheint zwingend, um diese Therapie ohne Zeitverzug einleiten zu können.

**N-Acetylcystein.** Die i.v.-Anwendung hoher Dosen (150 mg/kg KG) von NAC (N-Acetylcystein, Fluimucilantidot) wird diskutiert. NAC stellt nicht nur intrazellulär Zystein zur Glutathionsynthese zur Verfügung (zytoprotektiv), sondern kann auch direkt mit verschiedenen toxischen Metaboliten reagieren und diese dadurch inaktivieren.

**Paraffinum subliquidum.** Bei der akuten oralen Vergiftung kann (mit umstrittener Erfolgsaussicht) dickflüssiges, nicht resorbierbares Paraffin (Paraffinum subliquidum) oral gegeben werden. 3-5 ml/kg KG werden empfohlen. Damit soll die Resorption, besonders von Benzin, verhindert werden. Anschließend muß wegen der laxativen Wirkung reichlich Glaubersalz (Natrumsulfat 10-15 g) appliziert werden. Kohle zusätzlich ist sinnlos, weil die Poren der Kohlepartikel verstopfen. Fettreiche Substanzen (Öl, Milch) sollten nicht verwendet werden, dies würde die Resorption nur verstärken (Beratung der Ersthelfer).

*Bei oraler Aufnahme Paraffinum subliquidum und anschließend Laxanzien (Glaubersalz); Carbo medicinalis ist nicht effektiv.*

**Katecholaminüberempfindlichkeit.** Bei einigen Lösemitteln, besonders bei den Chlorkohlenwasserstoffen (CKW), besteht eine extreme myokardiale Überempfindlichkeit gegenüber Katecholaminen. Wegen der Arrhythmiegefahr muß diese Substanzklasse, wie auch indirekt wirkende Sympathomimetika, vermieden werden. $Mg^{2+}$ scheint die Arrhythmierate zu erniedrigen.

*Extreme Vorsicht mit Katecholaminen und indirekt wirkenden Sympathomimetika.*

### Benzin

Es handelt sich um ein Gemisch mehrerer Kohlenwasserstoffverbindungen. Am bekanntesten ist Hexan, das im Körper neurotoxische Metabolite bildet, an die bei chronischer Aufnahme zu denken ist.

**Vergiftungen.** Benzin kann inhalativ („Schnüffeln") oder oral (oft bei Kindern oder beim Treibstoffdiebstahl) aufgenommen werden. Die Symptomatik ähnelt der einer Alkoholintoxikation. Bei oraler Aufnahme gelten 5-10 ml/kg KG als letal. Auf die Gefahr der Benzinpneumonie sei nochmals hingewiesen: Aspiration unbedingt vermeiden.

**Therapie.** Neben einer symptomatisch-supportiven Therapie und der allgemeinen Therapie einer Vergiftung mit Lösemitteln sind keine besonderen Maßnahmen möglich.

### Tetrachlormethan ($CCl_4$)

Tetrachlormethan ($CCl_4$) war früher ein sehr beliebtes Teppichreinigungsmittel, heute findet es nur noch im Labor und in der Industrie Verwendung.

**Vergiftung.** Tetrachlormethan gehört zu den CKW, die relativ wenig narkotisch sind. Insbesondere reduktive Abbauprodukte wirken aber stark gewebstoxisch (besonders in Leber und Niere, häufig auch als hepatorenaler Komplex bezeichnet). Dies geschieht durch Bildung freier Radikale und damit verursachter Schädigung von Biomembranen (sog. Lipidperoxidation). Bei akuter Vergiftung kann es, je nach aufgenommener Menge, einerseits zu Schwindel, Kopfschmerzen, Erregung und Krämpfen kommen, andererseits nach Ablauf von 1–3 Tagen zu den genannten massiven Schäden der Leber und Niere. Letal ist meistens das Nierenversagen.

*Frühzeitige Behandlung mit hyperbarem $O_2$ (HBOT) solle Anwendung finden.*

**Therapie.** Neben einer symptomatisch-supportiven Therapie und der allgemeinen Therapie einer Vergiftung mit Lösemitteln sollte hier eine frühzeitige Behandlung mit hyperbarem $O_2$ (HBOT) Anwendung finden. HBOT verschiebt den $CCl_4$-Metabolismus von reduktiv zu oxidativ und verhindert dadurch das Entstehen toxischer Metaboliten.

### 21.2.3.2
### Alkohole

Akute Intoxikationen können durch einwertige Alkohole (Methanol, Ethanol und Isopropanol) und/oder zweiwertige Alkohole (Glykole) verursacht werden. Die einwertigen stehen bezüglich der Häufigkeit weit im Vordergrund.

**Methanol ($CH_3OH$)**
**Ursache.** Die technische Verwendung ist vielseitig. Spektakuläre Vergiftungsfälle ereignen sich immer wieder durch verunreinigte Spirituosen, insbesondere durch selbstgebrannten Schnaps.

**Mechanismus.** Methanol wird langsamer resorbiert als Ethanol und auch langsamer metabolisiert (etwa 1/7 der Geschwindigkeit). Toxische Metabolite sind Formaldehyd und Ameisensäure. Letztere führt zur schweren Azidose. Wegen der langsamen Metabolisierung können große Mengen des Lösemittels über die Lunge exhaliert werden. Eine Dosis (oral beim Erwachsenen) von etwa 30 ml führt zu Erblindung; die Letaldosis liegt bei etwa 100 ml. Wenn gleichzeitig Ethanol aufgenommen wurde, können die Dosen höher liegen.

*Stark verzögerte Symptomatik möglich.*

**Symptomatik.** Methanol verursacht kaum Trunkenheitssymptome. Im Vordergrund stehen Kopfschmerzen, Bauchschmerzen (Pankreasschädigung), Übelkeit und Erbrechen. Schicksalsbestimmend sind dann die langsam einsetzende metabolische Azidose (Beginn nach etwa 24 h) sowie die schwere toxische Optikusschädigung (Beginn nach etwa 48 h), die zur Erblindung führen kann.

**Therapie.** Neben der primären Giftentfernung (provoziertes Erbrechen oder Magenspülung) müssen mehrere Ziele verfolgt werden: Förderung der Ausscheidung, Hemmung der Metabolisierung sowie Korrektur der schweren metabolischen Azidose.

**Förderung der Ausscheidung über die Lunge.** Frühe Intubation und Hyperventilation erscheinen sinnvoll.

**Hemmung der Metabolisierung.** Ethanol kann kompetitiv den Methanolabbau verzögern, da die Substanzen von den gleichen Enzymen metabolisiert werden (unterschiedliche Affinität). Zur kompetitiven Sättigung der Alkoholdehydrogenase sollte ein Blutalkoholspiegel von mindestens 1 ‰ angestrebt werden. Dieser sollte über mehrere Tage aufrechterhalten werden. Alkohol wird oral oder als i.v.-Infusion (2–5 %ige Lösung) appliziert: Loading dose initial 0,5 g/kg KG (ca. 40 g beim Erwachsenen), dann eine Erhaltungsdosis von 0,15 g/kg KG/h (ca. 10 g/h). Die Verzögerung des Methanolabbaues erlaubt, Maßnahmen zu ergreifen, die der Methanolausscheidung dienen: Hyperventilation und Dialyse. Während der Dialyse sollte die Ethanolgabe erhöht werden (auf ca. 16 g/h), da auch Ethanol durch dieses Verfahren aus dem Körper eliminiert wird.

**Azidoseausgleich.** Eine energische Azidosekorrektur ist erforderlich. Neben der Hyperventilation wird die $NaHCO_3$-Gabe entscheidend sein.

## Ethanol

Als Giftstoff allgemein bekannt, bedarf es hier keiner Erläuterung im Detail. Hinzuweisen ist darauf, daß Kinder besonders gefährdet sind. Letaldosis: 300–400 g, bei Kleinkindern unter 30 g. Die Ausscheidung erfolgt zum geringsten Teil (nur 2–3 %) über die Lunge, die größte Menge wird zu Acetaldehyd und Essigsäure metabolisiert.

*Hyperventilation zur Ausscheidung wenig geeignet.*

**Symptomatik.** Die Symptome des einfachen Rausches sind bekannt. Pathologische Rauschzustände können vorkommen. Bei genügend großen Dosen werden alle Narkosestadien durchschritten (*Cave*: geringe therapeutische Breite).

**Übelkeit und Erbrechen.** Durch die ZNS-depressive Wirkung können die Schutzreflexe nicht ausreichend sein, so daß stets eine Aspirationsgefahr droht. Der alkoholisierte Patient ist (auch zum Schutze des Arztes) nicht haftfähig.

*Der alkoholisierte Patient ist (auch zum Schutze des Arztes) nicht haftfähig.*

**Unterkühlung.** Durch die Dilatation der Hautgefäße verliert der alkoholisierte Patient Wärme, so daß Unterkühlungsgefahr droht.

**Hypoglykämie.** Die instabile Stoffwechsellage bedingt nicht nur Hypoglykämie, sondern wegen hoher Spiegel an Laktat und Ketokörper auch Azidose. Krampfanfälle sind möglich.

**Therapie.** Neben einer symptomatisch-supportiven Therapie gibt es keine besondere Therapie. Wenn die Vitalfunktionen erhalten sind, ausschlafen lassen. Wenn dagegen der Patient bewußtlos ist, muß intubiert und beatmet werden. Auch bei Erregung keine Sedativa, weil zusätzliche Atemdepression zu befürchten ist.

## Glykole

Die Glykolvergiftung hat Ähnlichkeiten sowohl mit der Ethanol- als auch mit der Methanolvergiftung. Die ZNS-Symptomatik erinnert an die erstere, die Gewebsschädigung durch Abbauprodukte an die letztere. Die Besonderheit der Glykolvergiftung besteht darin, daß Glykolmetabolite nephrotoxisch sind. Diese Metabolite (Oxalate) sind auch für die akute Hypokalzämie verantwortlich: Diese äußert sich in Muskelkrämpfen.

**Therapie.** Neben einer symptomatisch-supportiven Therapie wird bei Tetanie $Ca^{2+}$ gegeben. Die Hemmung des Glykolmetabolismus wird durch Ethanolgabe erreicht; zur Elimination eignet sich die Dialyse.

## 21.3
## Detoxikationsmaßnahmen

Die Detoxikationsmaßnahmen sind der Intoxikationsart anzupassen. Zusätzliche Informationen sind auch der „Roten Liste"[*] zu entnehmen.

### 21.3.1
### Arzneimittelintoxikationen

Bei allen Arzneimittelintoxikationen gilt, daß eine weitere Resorption der Pharmaka aus dem Magen (Verdauungstrakt) zu verhindern ist. Geeignet hierzu, bei Patienten mit erhaltenen Schutzreflexen, ist das induzierte Erbrechen. Diese Maßnahme selbst ist nicht ungefährlich (Vagusreiz) und außerdem unzuverlässig. Wesentlich zuverlässiger und daher vorzuziehen ist die Magenspülung mit isotoner Elektrolytlösung, durchgeführt unter Intubationsschutz in der Klinik. Nach erfolgter Magenspülung wird Carbo medicinalis großzügig appliziert, um evtl. noch vorhandene Pharmakareste zu binden. Die Gabe eines Abführmittels (Glaubersalz) im Anschluß wird empfohlen.

Die Entfernung bereits resorbierter Substanzen und der Metabolite läßt sich nur im Einzelfall erreichen. Hierzu werden Maßnahmen ergriffen, die nur unter intensivmedizinischen Bedingungen durchgeführt werden können. Die Ausscheidung saurer Verbindungen, die renal eliminiert werden, kann durch Alkalinisierung des Harnes forciert werden. Weitergehende Maßnahmen sind die forcierte Diurese, Peritonealdialyse, Hämodialyse und Hämoperfusion über Kohle oder Austauschharze.

### 21.3.2
### Gasvergiftungen

Wichtigste Maßnahme (auch bei nur vermuteter Gasintoxikation) ist die Entfernung von Patient und Rettungspersonal aus der Gefahrenzone.

### 21.3.3
### Pestizide

Es handelt sich dabei oft um Kontaktgifte, also um Stoffe, die (auch) über die Haut resorbiert werden. Hier gilt zum Schutz des Rettungspersonals, daß direkter Kontakt mit dem Patienten zu vermeiden ist (Handschuhe zwingend). Die Patienten müssen völlig entkleidet und der Körper mit reichlich Wasser gewaschen werden. Da viele Verbindungen alkaliempfindlich sind, ist das Beimischen von Bikarbonat zum Waschwasser empfehlenswert.

---

[*] Bundesverband der Pharmazeutischen Industrie e. V. (Hrsg.) (1995) Rote Liste 1995. Arzneimittelverzeichnis des BPI und VFA. Editio Cantor Verlag, Aulendorf/Württ.

## 21.3.4
## Volatile Verbindungen

Diese flüchtigen Substanzen können abgeatmet werden, so daß hier über eine Hyperventilation eine Teilentfernung der Substanzen aus dem Körper zu erreichen ist. Induziertes Erbrechen ist absolut kontraindiziert, da die Lungenschädigung durch Aspiration kaum vermeidbar ist.

Bei der akuten oralen Vergiftung (insbesondere mit Benzin) kann nichtresorbierbares dünnflüssiges Paraffin oral gegeben werden. Damit soll die Resorption verhindert werden. Anschließend muß wegen der laxativen Wirkung reichlich Glaubersalz appliziert werden. Die Gabe von Kohle ist sinnlos, weil die Poren der Kohlepartikel verstopfen.

## 21.3.5
## Ätzende Stoffe

Die betroffenen Körperpartien müssen gut mit Wasser gespült werden. Bei oraler Aufnahme darf auf keinen Fall der Versuch unternommen werden, Erbrechen zu induzieren. Bei erneuter Passage durch die Speiseröhre wird diese weiter verletzt. Sinnvoll ist der Versuch, die Säuren oder Laugen über eine Magensonde zu neutralisieren.

## 21.3.6
## Detergentien

Durch die Schaumbildung ist die Aspirationsgefahr groß, so daß Erbrechen nicht indiziert ist. Dem Patienten wird viel Wasser, zusammen mit einem Schaumunterdrücker (Polydimethylsiloxan), angeboten.

# 22 Drogennotfälle

G. Petroianu, K. Mengel

Eine Vielzahl von Substanzen wird geraucht, geschluckt, geschnupft, inhaliert oder gespritzt und so als sog. Drogen mißbraucht. Die allgemeinen Grundsätze der präklinischen Therapie eines Drogennotfalls durch den Notarzt (NA) sind weitestgehend substanzunabhängig.

Grundsätzlich gilt zwar, daß der NA bemüht sein sollte, die kausative Substanz oder Substanzen eines Drogennotfalles zu eruieren, seine eigentliche Aufgabe besteht jedoch primär darin, den Patienten akut zu versorgen.

Entgegen einer weitverbreiteten Meinung kann die Mehrheit der Drogennotfälle allein durch eine symptomatisch-supportive Therapie beherrscht werden. Es ist zwar hilfreich, die „Droge" zu kennen und die „Gegendroge" spritzen zu können, aber nicht immer möglich. Zu bedenken ist auch, daß Drogennotfälle sehr oft Mischintoxikationen darstellen. Durch die Antagonisierung einer Substanz aus der Mischung kann die Wirkung einer anderen „demaskiert" werden, so daß sich die Situation des Patienten verschlechtern kann.

**Drogennotfälle sind oft Mischintoxikationen.**

Vom Notarzt sind folgende Maßnahmen durchzuführen:

### Sicherung der Atemwege/Atmung
Die Aspirationsgefahr erscheint groß, so daß die Intubationsindikationen großzügig zu stellen ist. Zu beachten dabei ist aber, daß auch Patienten, die überhaupt keine Schmerzreaktion zeigen, oft den Intubationsreiz nicht tolerieren. Die Intubation (der Luftröhre) ist etwa 3mal schmerzhafter als der chirurgische Hautschnitt. Auch bei Verwendung des Guedel-Tubus/$O_2$-Maske ist Vorsicht geboten: Der Guedel-Tubus kann Erbrechen auslösen, insbesondere dann, wenn die Größe nicht für den Patienten adäquat ist (zu großer Tubus).

### Zugang
Mindestens ein großlumiger peripherer Zugang ist absolut zwingend, Laborblutentnahme und Volumenzufuhr sind geboten.

### Monitoring
EKG, Blutdruck (möglichst engmaschig), Pulsoxymetrie, falls intubiert wenn möglich Kapnometrie, Blutzucker, falls möglich Temperatur.

### Untersuchung/Dokumentation
Eine genaue Dokumentation der Untersuchungsergebnisse ist besonders wichtig, um durch den Vergleich mit Untersuchungen zu einem späteren Zeitpunkt (Klinikaufnahme) ein dynamisches Bild über die Situation zu erhalten.

## Initiale Therapie

Die initiale Therapie ist symptomatisch, bei Bekanntwerden der Droge kann eine kausale Therapie vor Ort in Betracht gezogen werden. Die wichtigsten Antidota sind in Kapitel 21 (Intoxikationen) aufgelistet (s. Tabelle 21-1, S. 222). Zu beachten ist, daß sehr oft Drogenkombinationen eingenommen werden. Ziel der Antagonisierung sollte dabei nicht die totale Beseitigung der Drogenwirkung sein (kein Glasgow Coma Scale von 15). Gefährliche Erregungszustände und zerebrale Krampfanfälle bei Abhängigen sind bei Antagonisierung möglich. Zum Eigen- und Fremdschutz sollten die Patienten vor Antagonisierung immobilisiert werden. Die Antagonisierung sollte, soweit möglich, mit Substanzen erfolgen, die eine längere Wirkungszeit haben als die Droge: Ist dies nicht möglich, müssen die Patienten auch nach erfolgreicher Antagonisierung wegen Reboundgefahr weiter beoachtet werden. War die Antagonisierung (aus der Sicht des Therapeuten) erfolgreich, werden die meisten Drogenabhängigen versuchen, das Rettungsfahrzeug zu verlassen. Auch aus diesem Grunde sollte eine Antagonisierung nicht zu energisch betrieben werden.

> Bei Antagonisierung beachten: Erregungszustände und zerebrale Krampfanfälle, Reboundphänomen, Patienten immobilisieren, Patienten weiter monitoren.

## 22.1 Opiate und Narkotika

Opiate gehören mit zu den ältesten Drogen der Welt. Sie haben ein extrem hohes Suchtpotential. Der Opiatmißbrauch ist für die Gesellschaft ein großes sozioökonomisches Problem: Beschaffungskriminalität, Verbreitung von Krankheiten und schwierige Rehabilitation seien an dieser Stelle erwähnt.

### Akute Toxizität

Die akute Toxizität der Substanzen ist bemerkenswert niedrig. Der Notarzt wird mit dem Opiatabhängigen entweder wegen der atemdepressorischen Wirkung (Atemfrequenzerniedrigung/Atemstillstand) oder wegen Entzugserscheinungen (Aktivierung des Vegetativums) konfrontiert.

### Therapie

Symptomatisch-supportive Therapie.

### Atemdepression

Bei Atemdepression steht die Wiederherstellung/Sicherung der $O_2$-Versorgung im Vordergrund. Bei adäquater $O_2$-Versorgung und entsprechendem Monitoring ist eine Antagonisierung der Substanz nicht zwingend erforderlich. Sollte eine Antagonisierung mit Naloxon (Narcanti) oder Nalmephen (Revex) durchgeführt werden, hat die Gabe des Antidotes langsam, titriert nach Wirkung, zu erfolgen. Ziel der Antagonisierung sollte nicht die totale Beseitigung der Drogenwirkung sein. Gefährliche Erregungszustände und zerebrale Krampfanfälle bei Opiatabhängigen sind dabei möglich. Clonidin ist dabei Mittel der Wahl. Wenn durch Clonidingabe die zerebralen Krampfanfälle nicht zu durchbrechen sind, kann auch ein Benzodiazepin gegeben werden. Bei der Antagonisierung ist weiterhin zu beachten, daß die klinische Wirkungszeit des Antidiotes Naloxon (Narcanti) wesentlich kürzer ist als die der meisten Opiate, so daß weiteres Monitoring, auch nach adäquater Antagonisierung, zwingend ist. Dies gilt nicht

> Antidot ist Naloxon (Narcanti) (kurzwirksam) oder Nalmephen (Revex) (langwirksam).
>
> Opiat-Wirkung nicht komplett antagonisieren.
>
> Wenn Erregungszustände bei Antagonisierung: Clonidin.

für Nalmephen (Revex) mit einer Wirkungszeit > 10 h; das Antidot ist aber noch nicht weit verbreitet.

**Entzugserscheinungen**
Die zentrale Sympathikusaktivierung (Hypertonus, Tachykardie, Schweißausbrüche) läßt sich mit Clonidin (Catapresan) unterbinden. Die Substanz muß bei engmaschiger Blutdruckkontrolle, nach Wirkung titriert, appliziert werden.

## 22.2
## Sedativa und Anxiolytika

Stets an Mischintoxikationen denken.

Benzodiazepine (BDZ) sind extrem weit verbreitet und Intoxikationen dementsprechend häufig. Allein angewendet sind BDZ, auch bei extremer Überdosierung, recht sichere Substanzen. Fast alle letal verlaufenden Intoxikationen mit BDZ waren Mischintoxikationen, meist mit Alkohol.

**Symptomatik**
Die Symptomatik einer BDZ-Intoxikation ist allgemein bekannt: Im wesentlichen liegt eine ZNS-Depression vor.

**Therapie**
**Primäre Giftelimination.** Magenspülung unter Intubationsschutz und wiederholt großzügig Carbo medicinalis.

Die BDZ-Wirkung darf nicht komplett antagonisiert werden.

**Pharmakotherapie.** Bei adäquatem Monitoring ist eine Antagonisierung der Substanz nicht zwingend erforderlich. Sollte eine Antagonisierung mit Flumazenil (Anexate) durchgeführt werden, hat die Gabe des Antidots, langsam titriert nach Wirkung, zu erfolgen. Ziel der Antagonisierung sollte dabei nicht die totale Beseitigung der Substanzwirkung sein. Gefährliche Erregungszustände und zerebrale Krampfanfälle bei chronisch BDZ-Abhängigen oder bei Patienten, die zusammen mit BDZ ZNS-Stimulantien einnehmen, sind dabei möglich. Clonidin ist Mittel der Wahl. Wenn durch Clonidingabe die zerebralen Krampfanfälle nicht zu durchbrechen sind, kann auch BDZ gegeben werden. Bei der Antagonisierung ist weiterhin zu beachten, daß die klinische Wirkungszeit des Antidiots Flumazenil (Anexate) wesentlich kürzer ist als die der meisten BDZ-Präparate, so daß weiteres Monitoring auch nach adäquater Antagonisierung zwingend ist.

## 22.3
## Stimulantien und Amphetamine

### 22.3.1
### Amphetaminderivate

Amphetamin wurde Ende des letzten Jahrhunderts synthetisiert und ursprünglich vorübergehend als Mittel gegen Schnupfen eingesetzt. Ausgehend von dieser Muttersubstanz wurden mittlerweile hunderte von Derivaten hergestellt, so auch das bereits 1914 von der Fa. Merck als Appetitzügler patentierte Methylendioxymetamphetamin (MDMA), das in der Szene als Ecstasy, XTC oder Adam bekannt ist, oder das neuere Ethylmethylendioxyamphetamin (MDE = Eve). Prinzipiell wirken alle Amphetaminderivate gleich: Sie haben eine stimulierende Wirkung auf das ZNS. Die Substanzen interferieren mit verschiedenen Transmittersystemen: Katecholamine einschließlich Dopamin und Serotonin. Die Hauptwirkung besteht allerdings in einer Hemmung der Serotonin- (5-HT-) Wiederaufnahme („re-uptake" Inhibition), Förderung der Serotoninfreisetzung und gleichzeitigem zentralem $\alpha_2$-Antagonismus (Sympathikusaktivierung/Clinidinantagonismus). Die Substanzen werden illegal von Hobbychemikern hergestellt und sind selten chemisch rein. Sie stellen zur Zeit die meistverwendeten Drogen dar: Für Westeuropa wird die Zahl der Anwender konservativ auf etwa 3 Mio. geschätzt. Typischerweise werden die Substanzen – in aller Regel als Tablette – auf Technotanzpartys (Rave parties) eingenommen. Oft stellen die Veranstalter besondere Räume zum Auskühlen der Tanzenden zur Verfügung („chill outrooms").

### Akute Toxizität

Wenn man die enorme Verbreitung der Substanzen bedenkt, ist ihre akute Toxizität relativ niedrig. Über die chronische Toxizität läßt sich zur Zeit keine Aussage treffen. Klassische toxische Folge der Einnahme ist – wahrscheinlich potenziert durch Dehydratation und körperliche Aktivität – das Serotoninsyndrom. Zeichen des Serotoninsyndroms sind neben Hyperthermie auch Unruhe, Tremor, Hyperreflexie, Myoklonus, Zittern, vegetative Reaktionen und Krampfanfall.

*Serotonin Syndrom: Hyperthermie, Unruhe, Tremor, Hyperreflexie, Myoklonus, Zittern, vegetative Reaktionen, Krampfanfall.*

### Therapie

Neben einer symptomatisch-supportiven Therapie steht die Erniedrigung der Körpertemperatur im Vordergrund. Hyperthermie (> 40 °C) bringt die Gefahr von Gerinnungsstörungen, Rhabdomyolyse und akutem Nierenversagen mit sich. Gewöhnlich reichen kalte Kompressen aus; wenn nicht, ist Dantrolen i.v. Mittel der Wahl, um die Körpertemperatur pharmakologisch zu erniedrigen.

*Hyperthermie verhindern: Gefahr von Gerinnungsstörungen, Rhabdomyolyse und akutem Nierenversagen.*

Differentialdiagnostisch kommen zwar auch andere Erkrankungen mit Hyperthermie in Frage (malignes neuroleptisches Syndrom, letale Katatonie, zentrales anticholinerges Syndrom, Lithium- und Kokaintoxizität, Salicylatintoxikation); bei jungen Patienten, ohne psychiatrische Anamnese, ist allerdings der Mißbrauch von Psychostimulantien die wahrscheinlichste Erklärung.

Eine gezielte pharmakologische Therapie ist zur Zeit noch nicht etabliert. Clonidin erscheint sinnvoll; bei Krämpfen ist eine Diazepamtherapie üblich. Gute Erfahrungen hat man auch mit Clomethiazol (Distraneurin) machen können. Strikt kontraindiziert dagegen sind Dopaminrezeptorantagonisten (Neuroleptika, Metoclopramid).

*Dopaminrezeptorantagonisten sind kontraindiziert.*

### 22.3.2 Phencyclidine

Phencyclidin (PCP) wurde bereits 1926 synthetisiert, fand aber bis Ende der 50er Jahre keine Anwendung. Eher durch Zufall bemerkte man die Fähigkeit des PCP Affen zu sedieren, was wiederum zur Einführung des PCP (Sernyl) als nichtnarkotisches Anästhetikum führte. Wegen unangenehmer Träume war die PCP-Karriere als Anästhetikum kurz, als illegale Droge dagegen erfreute sich die Substanz einer gewissen Popularität. Seit etwa 1967 wird PCP als Peace pill, Angel dust, Blue dust, Killer weed, Rocket fuel oder Ape tranquillizer illegal vermarktet. Chemisch betrachtet hat PCP eine starke strukturelle Ähnlichkeit mit Ketamin (Ketanest). Ketamin entstand aus der Bemühung, ein PCP-ähnliches Pharmakon zu entwickeln, ohne dessen Nebenwirkungen. Wie Ketamin ist PCP auch ein NMDA-Rezeptor-Antagonist mit σ-Rezeptor-agonistischer Nebenwirkung. PCP findet Anwendung als Tablette, wird geraucht oder i.v. appliziert. Bei i.v.-Applikationen wird PCP fast immer mit anderen Drogen kombiniert. Abhängige beschreiben, daß „... die Phencyclidine eine Phantasiewelt aufbauen, in der man nicht träumt, sondern in der Wünsche erfüllt werden". Das Suchtpotential ist hoch.

**Ähnlichkeit mit Ketamin.**

**Bei i.v.-Applikation fast immer mit anderen Drogen kombiniert.**

### Akute Toxizität
Die Symptomatik ist dosisabhängig. Niedrig dosiert erzeugt PCP eine ketaminähnliche Enthemmung. Hoch dosiert kommen Nystagmus, Ptosis, Analgesie, Ataxie und Muskelstarre hinzu.

### Therapie
Symptomatisch-supportiv. Eine gezielte pharmakologische Therapie ist zur Zeit noch nicht etabliert. Clonidin erscheint sinnvoll, bei Krämpfen die übliche Diazepamtherapie.

## 22.4
## Kokain

Kokain ist seit Jahrhunderten als Stimulans bekannt. In die westliche Welt fand Kokain Eingang als Esterlokalanästhetikum. Wegen des Mißbrauchspotentials und der Verfügbarkeit besserer Alternativen hat Kokain, mit wenigen Ausnahmen, in der Medizin keine Verwendung mehr. Um so bemerkenswerter ist die Karriere der Substanz als Modedroge. In den Vereinigten Staaten haben etwa 30 Mio. Einwohner (ca. 10 % der Bevölkerung) Kokain probiert und etwa 5 Mio. benutzen die Substanz regelmäßig. Etwa 5–10 % der Notfälle in USA sind kokainbedingt. Kokain blockiert die neuronale Wiederaufnahme von Noradrenalin und Dopamin und fördert die Katecholaminfreisetzung aus dem NNM. Die Substanz kann geraucht, inhaliert, geschnupft oder i.v. gespritzt werden.

**Kokain erhöht die verfügbare Katecholaminmenge.**

### Akute Toxizität
Die Toxizität ergibt sich aus der Erhöhung der Katecholaminmenge. Noradrenalin bewirkt im wesentlichen einen Vasospasmus mit Blutdruckerhöhung. Typische Folgen der Vasospastik können Angina pectoris, Herzinfarkte bei jungen gesunden Patienten ohne KHK-Vorgeschichte, TIA oder Hirninfarkt, Verschlechterung der renalen Funktion und Muskelschäden sein. Thrombose und Tachyarrhythmien kommen häufig vor. Die Symptomatik hat Ähnlichkeit mit der Phäochromozytomsymptomatik.

Wahrscheinlich durch den Eingriff in den Dopaminhaushalt kann Hyperthermie und ein Rigor der Muskulatur auftreten.

## Therapie

Neben einer symtomatisch-supportiven Therapie steht die Beseitigung der Vasospasmen im Vordergrund. Hier stehen dem Notarzt verschiedene pharmakologische Angriffsschienen zur Verfügung ($Mg^{2+}$, organische Nitrate, $Ca^{2+}$-Kanalblocker, α- und β-Blocker). Wir bevorzugen $Mg^{2+}$ als Infusion, nach Wirkung titriert.

*Beseitigung der Vasospasmen vordringlich.*

Falls irreversible Schäden eingetreten sind (Herzinfarkt, Hirninfarkt, Niereninfarkt, Mesenterialinfarkt, Rhabdomyolyse) sind diese nach dem dafür jeweils üblichen Schema zu behandeln.

Falls die Körpertemperatur erhöht sein sollte, muß diese normalisiert werden. Gewöhnlich reichen dazu kalte Kompressen aus; wenn nicht, ist Dantrolen i.v. Mittel der Wahl, um die Körpertemperatur pharmakologisch zu senken.

## 22.5 Inhalationsdrogen

Der Begriff Inhalationsdroge ist nicht präzise. Er umschreibt eine Applikationsform und nicht eine Substanz oder Substanzklasse. Eng ausgelegt versteht man darunter die Substanzen, die in der Cannabispflanze enthalten sind und die (als Zigarette geraucht) zu den „soften" Drogen gehören, oder volatile Verbindungen, die z.B. in Klebstoffen (Glue) enthalten sind und beim Einatmen Rauschzustände erzeugen.

### 22.5.1 Cannabisinhaltsstoffe

Marihuana und Haschisch (identische Inhaltsstoffe) sind weitverbreitet. Die Substanzen haben eine extrem niedrige Akuttoxizität. Der Notarzt wird höchstens mit Mischintoxikationen konfrontiert, z.B. zusammen mit Alkohol. Eine kausale Therapie existiert nicht.

### 22.5.2 Glue

Inhalationsdrogen aus dieser Gruppe sind in den Entwicklungsländern, wo sie als „Slumkokain" bezeichnet werden, sehr populär. Es handelt sich dabei um volatile Verbindungen (Lösungsmittel), die Rauschzustände erzeugen. In der westlichen Welt spielen diese Substanzen nur eine untergeordnete Rolle. Die Akuttoxizität dieser Substanzen ist niedrig, die chronische Toxizität dafür aber um so höher.

## 22.6
## Besondere Aspekte bei Drogenabhängigkeit

### 22.6.1
### Begleiterkrankungen

*Hohe Komorbidität; Schutzmaßnahmen treffen.*

Auch zum Schutz des Rettungspersonals sei an dieser Stelle darauf hingewiesen, daß bei Drogenabhängigkeit eine überdurchschnittlich hohe Komorbidität (HIV, HBV, HCV, Tbc u. a.) vorherrscht. Es ist besondere Vorsicht geboten und das Anwenden von Schutzmitteln zwingend (Gummihandschuhe, Mundschutz).

### 22.6.2
### Behandlungsumfang und Schweigepflicht

Die Behandlung der Drogenabhängigen kann problematisch sein, da Therapie und stationäre Aufnahme oft abgelehnt werden. Der Wille des urteilsfähigen Patienten muß zwar stets respektiert werden, liegt aber eine „Selbst- oder Fremdgefährdung" vor, kann auch gegen den Willen des Patienten gehandelt werden.

*Im Zweifelsfall helfen.*

Bei Abwägung aller Aspekte wiegt der Vorwurf, einen Patienten gegen seinen Willen behandelt zu haben, weniger schwer als der Vorwurf einer schuldhaft unterlassenen Behandlung.

*Schweigepflicht beachten.*

Ähnliche Fragen ergeben sich bezüglich der Schweigepflicht. Drogenmißbrauch ist oft mit Straftaten gekoppelt. Die Rechtslage ist so, daß dem Verfolgungsinteresse des Staates keine Priorität eingeräumt wird; die Schweigepflicht ist ein gleichwertiges Rechtsgut. Das heißt aber nicht, daß dem Arzt die Aufgabe zukommt, den Patienten vor Strafverfolgung zu schützen. Er muß nur die Schweigepflicht beachten.

### 22.6.3
### Unterbringungsgesetze

Liegt eine „Selbst- oder Fremdgefährdung" vor, kann auch gegen den Willen des Patienten gehandelt werden. Die Einweisung wird durch die Polizei vorgenommen.

## 22.7
## Aktuelle Entwicklungen

Die Drogenszene ist dynamisch und verschiedenen Modetrends unterworfen. Die Anzahl der Konsumenten harter Drogen (Heroin, allein oder in Kombination) scheint zur Zeit, so wie die Anzahl der Todesopfer/Jahr, zu stagnieren. Als aktuelle Entwicklung muß die große Beliebtheit, der sich die sog. Designerdrogen aus der Amphetaminfamilie erfreuen, erwähnt werden. Insbesondere bei Jugendlichen gelten diese Sustanzen als „sicher". Wenn auch die akute Toxizität relativ niedrig ist, können die Langzeitschäden durch Amphetaminderivate nicht abgeschätzt werden. Eine sachliche und verständnisvolle Aufklärung ist geboten.

# 23 Neurologische Notfälle

H. Baas

## 23.1 Schlaganfall

Unter dem Terminus Schlaganfall werden derzeit aufgrund ähnlicher klinischer Initialsymptomatik mehrere pathophysiologisch völlig unterschiedliche Krankheitsbilder – hauptsächlich akute zerebrale Ischämie, intrazerebrale Blutung und Subarachnoidalblutung (SAB) – subsumiert. Eine sichere differentialdiagnostische Abgrenzung ist mit rein klinischen Mitteln häufig nicht möglich. Bei allen genannten Krankheitsbildern handelt es sich um akut auftretende neurologische Notfallsituationen, die eine rasche Diagnostik und therapeutische Intervention erfordern.

### 23.1.1 Zerebrale Massenblutung

**Pathophysiologie**

Akute intrazerebrale Parenchymblutungen machen ca. 15 % aller sog. Schlaganfälle aus. Sie treten aus unterschiedlichen Gründen auf. Am häufigsten handelt es sich um hypertonusbedingte Rhexisblutungen mit Blutungsquelle im Bereich von Capsula interna/Basalganglien/Thalamus und pontiner Region. Eine weitere Ursache stellen vorbestehende Gefäßmalformationen wie AV-Angiome oder arterielle Aneurysmen dar. Ungewöhnlich lokalisierte/konfigurierte Diapedeseblutungen treten insbesondere bei Patienten mit primären oder durch Antikoagulantientherapie bedingten Gerinnungsstörungen auf.

> Akute intrazerebrale Parenchymblutungen machen ca. 15 % aller Schlaganfälle aus.

Mit Ausbildung des intraparenchymatösen Hämatoms kommt es zum einen zur unmittelbaren Hirnparenchymzerreißung/-zerstörung, zum anderen aber auch zu raumfordernden Effekten durch Verdrängung und Kompression umliegender Hirnstrukturen sowie zur Ausbildung eines perifokalen Ödems. Ödem und Raumforderung sind etwa am 3.–5. Krankheitstag am stärksten ausgeprägt. Bei großen Blutungen besteht die Gefahr der akuten, häufig letal verlaufenden oberen oder unteren Einklemmung. Blutungen der hinteren Schädelgrube besitzen aufgrund der dort beengten Platzverhältnisse ein besonders hohes Einklemmungsrisiko.

> Bei großen Blutungen besteht die Gefahr der häufig letal verlaufenden Einklemmung.

Mit einsetzender Resorption des Hämatoms und Abschwellen des perifokalen Ödems kommt es zu zunehmender Rückbildung der Hirndrucksymptomatik und zur Ausbildung einer durch das Ausmaß der primären Gewebszerstörung bestimmten Defekthöhle. Sofern keine Einklemmungssymptomatik aufgetreten ist, sind Rückbildung der fokalneurologischen Ausfälle und Prognose quo ad sanationem nach intrazerebraler Blutung häufig günstiger als nach zerebralem Infarkt. Ein massiver Einbruch der Blutung in das Ventrikelsystem ist mit einer deutlichen Verschlechterung der Prognose vorgesellschaftet. Bei weitgehender Tamponade der Ventrikel ist die Prognose infaust.

### Leitsymptomatik

Leitsymptomatik der intrazerebralen Blutung ist wie bei der Ischämie ein akut auftretendes fokalneurologisches Defizit, evtl. in Kombination mit einer Bewußtseinseinschränkung. Akute Zephalgien treten häufig auf, sind aber fakultativ. Mit zunehmendem perifokalem Ödem kommt es im Verlauf zu einer Zunahme fokalneurologischer Ausfälle und zur Bewußtseinstrübung. Bei Blutungseinbruch in die Liquorräume kann ein Meningismus nachweisbar sein. Die Art der neurologischen Ausfälle wird wie bei der Ischämie von der Lokalisation der Blutung bestimmt. Eine sichere Differentialdiagnostik zwischen zerebraler Ischämie und Massenblutung ist allein unter Zugrundelegung klinischer Befunde nicht möglich.

*Mit zunehmendem perifokalem Ödem nehmen auch fokalneurologische Ausfälle zu.*

### Apparative Diagnostik

Hauptmaßnahme in der Akutdiagnostik ist die cCT, da hiermit intrazerebrale Blutungen bereits kurz nach dem Blutungsereignis sicher darstellbar sind. Die cMRT erbringt für den akuten Blutungsnachweis selbst keine diagnostischen Vorteile. Sie kann aber bei nicht hyperton bedingter Blutung zum Nachweis einer evtl. Gefäßmalformation, insbesondere auch zum Kavernomnachweis eingesetzt werden.

Diagnostisches Mittel der Wahl zum Nachweis einer AV-Gefäßmalformation bleibt die konventionelle arterielle Angiographie. Hierbei ist zu beachten, daß bei einem Teil der Patienten in der Akutphase eine Malformation durch das Hämatom komprimiert werden kann und zunächst nicht nachweisbar ist. Bei negativem frühangiographischem Befund ist deshalb eine Reangiographie nach vollständiger Resorption des Hämatoms erforderlich. Bei ca. 30 % der intrazerebralen Hämatome bleibt die Blutungsursache trotz Reangiographie ungeklärt.

*Bei 30 % der intrazerebralen Hämatome bleibt die Blutungsursache trotz Reangiographie ungeklärt.*

Andere bildgebende Verfahren wie HMPAO-SPECT oder FDG-PET haben ebenso wie bei der zerebralen Ischämie auch für die Notfalldiagnostik der Blutung keine Bedeutung. Auch Dopplersonographie und elektrophysiologische Verfahren wie EEG, AEP u.a. haben keine regelhafte akutdiagnostische Bedeutung. Sie können aber im Verlauf zum zerebralen Funktionsmonitoring sinnvoll eingesetzt werden. Die Dopplersonographie kann, insbesondere bei Blutungseinbruch in die Liquorräume, zur Diagnostik evtl. Gefäßspasmen eingesetzt werden. Bei Patienten mit Zeichen der intrakraniellen Drucksteigerung oder Gefahr einer Liquorabflußstörung wird ein intrakranielles Druckmonitoring mittels epiduraler ICP-Drucksonde durchgeführt.

*Intrazerebrales Druckmonitoring ist bei Zeichen der Drucksteigerung indiziert und hilfreich.*

### Therapie

Die spezifischen Möglichkeiten zur Akuttherapie intrazerebraler Massenblutungen sind limitiert. Konservative Therapieansätze beschränken sich bei manifesten oder drohenden Hirndruckzeichen auf die Senkung des intrakraniellen Drucks mittels Mannitol 20 %/Sorbitol 40 %/Glycerol 10 % (s. 23.4.2). Die Wertigkeit der Gabe von Glukokortikoiden ist umstritten, der therapeutische Nutzen von Antifibrinolytika ist nicht belegt. Antikonvulsiva werden nur bei Auftreten von epileptischen Anfällen oder generell nach einer operativen Revision der Blutung verabreicht.

Eine medikamentöse RR-Senkung wird nur bei Werten von $RR_{syst.} > 200$ mm HG und $RR_{diast.} > 130$ mm Hg durchgeführt. Bis zu diesen Werten sollte ein Hypertonus toleriert werden, da es durch die RR-Absenkung bei gesteigertem intrakraniellem Druck zur Verschlechterung der zerebralen Perfusion kommen kann. Bei ausgeprägter Hirndrucksymptomatik ist die Respiratorbeatmung mit kontrollierter Hyperventilation ($pCO_2 \sim 30$ mm Hg) indiziert.

Nur bei raumfordernden infratentoriellen Hämatomen und bei ausgedehnten supratentoriellen Lobärblutungen mit Einklemmungsgefahr ist die neurochirurgische Intervention indiziert. Die Ausräumung des Hämatoms erfolgt entweder stereotaktisch oder über einen offenen Zugangsweg. Bereits bei beginnendem Liquorstau durch Blockade liquorabführender Wege wird notfallmäßig eine externe Liquordrainage gelegt. Eine notfallmäßige operative Ausschaltung der Blutungsquelle ist nur bei Nachweis einer aneurysmatischen Fehlbildung indiziert. Andere Gefäßmalformationen werden elektiv in der Postakutphase operiert.

## 23.1.2
## Subarachnoidalblutung (SAB)

### Pathophysiologie

Akute nichttraumatische Subarachnoidalblutungen machen ca. 5–10 % aller sog. Schlaganfälle aus. Häufigste Ursache akuter Subarachnoidalblutungen (SAB) sind arterielle Aneurysmen im Bereich des Circulus wilisii bzw. der angrenzenden großen zerebralen Gefäße. Bevorzugte Lokalisationen sind A. communicans anterior (ca. 30 %), A. carotis interna (ca. 25 %) und A. cerebri media (ca. 20 %). AV-Malformationen, Tumoren u. a. kommen als seltenere Blutungsquelle in Betracht.

> Häufigste Ursache akuter Subarachnoidalblutungen (SAB) sind arterielle Aneurysmen.

Der Spontanverlauf ist durch zwei häufig auftretende schwerwiegende Komplikationen gekennzeichnet. Zum einen treten bei aneurysmatischer SAB in ca. 50 % Reblutungen, meist innerhalb der ersten 3 Wochen, auf. Die Reblutung ist häufig mit der Ausbildung eines intraparenchymatösen Hämatoms bzw. mit einem Ventrikeleinbruch verbunden und führt zu einer drastischen Verschlechterung der Prognose. Zum anderen kommt es im Spontanverlauf zwischen dem 3. und 10. Tag nach dem Blutungsereignis, insbesondere nach schwerer SAB, häufig zum Auftreten von Vasospasmen großer intrakranieller Arterien. Diese führen bei 30–40 % der Patienten zu klinisch manifesten Ischämien mit Bewußtseinstrübung und/oder fokalneurologischen Ausfällen. Der postakute Verlauf ist häufig durch Liquorresorptionsstörungen mit Ausbildung eines Hydrocephalus malresorptivus kompliziert.

### Leitsymptomatik

Die SAB kann in jedem Lebensalter auftreten. Klinisches Leitsymptom ist der perakut auftretende vernichtende Kopfschmerz, häufig mit okzipitalem Schmerzmaximum und sekundärer Nackensteifigkeit. Das Akutereignis tritt häufig aber nicht regelhaft (ca. 50 %) in zeitlicher Verbindung mit körperlichen Belastungen auf. Neben der akuten Zephalgie besteht ein ausgeprägter Meningismus. Es können fokalneurologische Ausfälle, autonome Regulationsstörungen und Bewußtseinstrübungen bis hin zum tiefen Koma auftreten. Unter den autonomen Funktionsstörungen können insbesondere RR-Instabilitäten, Elek-

> Klinisches Leitsymptom ist perakut auftretender vernichtender Kopfschmerz, häufig in zeitlicher Verbindung mit körperlicher Belastung.

trolytentgleisungen und schwere EKG-Veränderungen zu akut bedrohlichen Zuständen führen.

Abhängig von der initialen klinischen Symptomatik wird eine Einteilung in 5 Schweregrade nach Hunt u. Hess vorgenommen:

Stadium 1: Zephalgie, leichter Meningismus;
Stadium 2: schwere Zephalgie, einzelne Hirnnervenausfälle, ausgeprägter Meningismus, keine weiteren fokalneurologischen Defizite;
Stadium 3: Somnolenz, psychische Alteration, diskrete fokalneurologische Defizite;
Stadium 4: Sopor, schwerwiegende fokalneurologische Defizite, autonome Funktionsstörungen;
Stadium 5: Koma.

Die Spontanletalität der SAB hängt stark von der Schwere der Initialsymptomatik ab. Sie liegt bei Patienten im Stadium 1–2 bei 10–15 %, im Stadium 5 hingegen bei ca. 80 %. Ca. 15 % der Patienten versterben bereits vor Einlieferung in die Klinik. Das Auftreten von Reblutungen und Gefäßspasmen verschlechtert die Prognose deutlich. Eine Liquorresorptionsstörung ist ebenfalls mit einer Verschlechterung der Prognose verbunden.

### Apparative Diagnostik

**Die Diagnosesicherung der frischen SAB erfolgt in der Regel computertomographisch. Lokalisation und Artdiagnostik erfolgen mittels Panangiographie.**

Die Diagnosesicherung der frischen SAB erfolgt in der Regel mit Hilfe von cCT. Der Blutungsnachweis ist in den ersten Tagen nach dem Blutungsereignis, mit Ausnahme von Mikroblutungen mit minimalem Blutaustritt, zuverlässig möglich. Bei kleineren Blutungen sind subarachnoidale Blutkoagel in der cCT allerdings bereits nach wenigen Tagen nicht mehr nachweisbar, da es zu einer raschen Lysierung kommt. Bei eindeutiger Bestätigung der Verdachtsdiagnose SAB durch die cDT kann auf LP und Liquoruntersuchung verzichtet werden.

Die Liquoruntersuchung ist allerdings obligatorisch bei klinischem SAB-Verdacht und negativem cCT-Befund. Beweisend für die Diagnose SAB und richtungweisend in der differentialdiagnostischen Abgrenzung zur artifiziellen Blutung sind Xantochromie und der qualitativ-zytologische Nachweis von Erythrophagen im Liquor. Es ist zu beachten, daß in den ersten Stunden nach einer SAB falsch-negative Liquorbefunde auftreten können, da die Verteilung des Blutes bis zum Lumbalsack einen gewissen Zeitraum in Anspruch nimmt. Die Durchführung einer cMRT ist im Rahmen der Notfalldiagnostik in der Regel nicht erforderlich.

Die zuverlässige Lokalisation und Artdiagnostik der Blutungsquelle, insbesondere der Nachweis eines arteriellen Aneurysmas, erfordert die Durchführung einer zerebralen Panangiographie. Diese sollte immer dann notfallmäßig und möglichst frühzeitig durchgeführt werden, wenn für den Patienten eine Frühoperation zwecks Ausschaltung der Blutungsquelle (s. Therapie) in Betracht gezogen wird.

Die transkranielle Dopplersonographie wird zur Diagnostik und zum Monitoring evtl. auftretender Gefäßspasmen eingesetzt. Elektrophysiologische Untersuchungsverfahren werden nur ergänzend angewandt und sind für die Notfalldiagnostik nicht obligatorisch. Bei SAB im Stadium 5 und bei Hinweisen auf eine Liquorresorptionsstörung sollte eine epidurale Drucksonde zum ICP-Monitoring implantiert werden.

**Therapie**
Bei angiographischem Nachweis eines in bezug auf die Lokalisation operablen Aneurysmas und klinischem Stadium 1-3 (z. T. auch Stadium 4) sollte wegen des spontan hohen Reblutungsrisikos immer eine neurochirurgische Frühintervention zur Aneurysmaausschaltung durchgeführt werden. Das Reblutungsrisiko wird durch die Frühoperation um 60-70 % gesenkt. Zur präventiven Behandlung arterieller Vasospasmen werden ab dem Zeitpunkt der Diagnosestellung $Ca^{2+}$-Antagonisten (Nimodipin 5-10 ml/h) i.v. über 2-3 Wochen verabreicht. Die Inzidenz klinisch manifester ischämischer Komplikationen kann hierdurch um 30-50 % gesenkt werden. Allerdings können unerwünschte RR-Senkungen auftreten. Bei schwerer Zephalgie muß eine suffiziente analgetische Behandlung (z. B. Tramadol-HCL 100-400 mg/Tag, Pethidin 50-500 mg/Tag u. a.) in Kombination mit sedativen Maßnahmen bei unruhigen Patienten (z. B. Droperidol 1-10 mg/h, Fentanyl 50-250 µg/h, Midazolam Dosierung nach individuellem Bedarf) eingeleitet werden. Andernfalls besteht aufgrund reflektorischer RR-Steigerungen ein erhöhtes Reblutungsrisiko. Die Patienten werden für 3 Wochen immobilisiert, eine Low-dose-Heparinisierung ist nicht kontraindiziert. Bei Hirndrucksteigerung kommen die gleichen Therapiemaßnahmen zur Anwendung wie bei intrazerebralen Hämatomen (s. 23.4.2).

## 23.1.3
## Ischämischer Insult

**Pathophysiologie**
Die akute zerebrale Ischämie stellt mit ca. 80-85 % die häufigste Ursache der sog. Schlaganfälle dar. Ursächlich kommen lokale arteriosklerotische Gefäßwandveränderungen mit lokaler Thrombenbildung, Embolien aus kardialer oder arteriosklerotischer (Plaques) Emboliequelle sowie (seltener) Vaskulitiden, arterielle Dissektionen u. a. in Betracht. Grundsätzlich kann jede zerebrale Region von der Ischämie betroffen sein. Am häufigsten sind Ischämien im Versorgungsgebiet der Aa. cerebri mediae bzw. der A. basilaris nachweisbar. Nach derzeitigem Kenntnisstand kommt es unmittelbar nach dem ischämischen Ereignis zur Ausbildung eines nekrotischen Kerngebietes, welches von einer sog. Penumbrazone umgeben ist. Die Penumbrazone ist durch einen gestörten Funktionsstoffwechsel bei noch erhaltenem Substratstoffwechsel gekennzeichnet. In dieser Zone befindliche Neurone haben zwar aufgrund der Minderperfusion ihre Funktion eingestellt, es ist aber noch nicht zur irreversiblen Zellschädigung gekommen.

> Die akute zerebrale Ischämie stellt mit 80-85 % der Fälle die häufigste Ursache der Schlaganfälle dar.

Um die Penumbrazone herum findet sich eine periischämische Ödemzone mit partiell erhaltenem Funktionsstoffwechsel. Im Rahmen einer zytotoxischen Kaskade - u. a. mit Freisetzung exzitatorischer Aminosäuren, gesteigertem $Ca^{2+}$-Influx - kommt es in der Penumbrazone postakut wahrscheinlich zur sekundären Zellschädigung mit Ausdehnung des nekrotischen Bezirks. Bei ausgedehnten Hirninfarkten mit großer perifokaler Ödemzone kann es auch zur zerebralen Massenverschiebung mit daraus resultierender, die Prognose drastisch verschlechternder oberer und/oder unterer Einklemmung kommen.

Das Ödemmaximum wird etwa am 4.-6. Tag nach dem Infarktereignis erreicht.

### Leitsymptomatik

Klinische Leitsymptomatik der zerebralen Ischämie ist das akut auftretende fokalneurologische Defizit. Bei einem Teil der Patienten kommt es allerdings über mehrere Stunden nach Krankheitsbeginn noch zu einer erheblichen Zunahme der neurologischen Ausfälle (sog. „progressive stroke"). Die Art der neurologischen Ausfälle wird von der Lokalisation des ischämischen Areals bestimmt. Bei Ischämien im Versorgungsgebiet der Aa. carotides finden sich in der Regel Hemiparesen/-plegien mit oder ohne Aphasie. Bei Ischämien im Versorgungsgebiet der A. basilaris finden sich neben Bewußtseinseinschränkung, Hirnnervenausfällen, sonstigen Störungen der Okulomotorik, zentralen Störungen von Atmungs- und Kreislaufregulation und zerebellären Symptomen in der Regel auch Schädigungszeichen der Pyramidenbahnen mit spastischer Tetraparese.

Sehstörungen im Sinne einer homonymen Hemianopsie treten bei Ischämien im Versorgungsgebiet der Aa. cerebri posteriores auf. Das akute Krankheitsbild ist häufig durch Verschlechterung/Dekompensation vorbestehender internistischer Erkrankungen, insbesondere durch RR- oder BZ-Entgleisungen, kompliziert.

*Differenzierung zwischen TIA und PRIND in Abhängigkeit der Dauer neurologischer Ausfälle.*

In Abhängigkeit von der Dauer neurologischer Ausfälle wird zwischen TIA (transitorisch ischämische Attacke - Dauer < 24 h), PRIND (prolongiertes ischämisch-neurologisches Defizit - Dauer > 24 h, aber mit kompletter Symptomrückbildung) und klinisch manifestem Infarkt mit unvollständiger Symptomrückbildung differenziert. Da in der Initialphase keine klinischen Prädiktoren für den weiteren Verlauf existieren, ist eine frühzeitige Differenzierung TIA/PRIND/manifester Infarkt in der Regel nicht möglich. Jede zerebrale Ischämie ist deshalb in Diagnostik und Therapie wie ein manifester Infarkt zu behandeln. Dies ist insbesondere vor dem Hintergrund bedeutsam, daß mittels differenzierter cMRT-Untersuchung auch bei Patienten mit TIA in über 40% der Fälle ein morphologischer Substratdefekt nachgewiesen werden kann.

### Apparative Diagnostik

Eine zuverlässige Differentialdiagnostik zwischen den genannten Ursachen eines Schlaganfalls, insbesondere zwischen zerebraler Ischämie und intrazerebraler Massenblutung ist anhand rein klinischer Kriterien meist nicht möglich. Der raschen apparativen Diagnostik kommt deshalb eine große Bedeutung zu (Tabelle 23-1).

**Tabelle 23-1.** Akutdiagnostik bei zerebraler Ischämie

| Jeder Patient | Nur bei besonderer Indikation |
|---|---|
| Anamnese klinischer Befund | cMRT (bei Hirnstamm-/Kleinhirninfarkt) |
| cCT | Angiographie (vor evtl. Lysetherapie und bei Verdacht auf Dissektion) |
| CW-Doppler B-Scan UKG | epidurale Druckmessung (bei Hirndrucksymptomatik) |

## 23 Neurologische Notfälle

Wichtigste Verfahren für die Akutdiagnostik sind cCT und cMRT. Intrazerebrale Blutungen sind im cCT unmittelbar, nach dem Blutungsereignis einfach und sicher dargestellt, während sich Ischämiezonen erst mehrere Stunden nach dem Infarktereignis demarkieren. Die cCT ist für die Notfalldiagnostik des Infarkts oder der intrazerebralen Blutung im Karotisstromgebiet in der Regel ausreichend. Die cMRT erbringt aufgrund ihres höheren Auflösungsvermögens Vorteile in der Diagnostik von Infarkten in der hinteren Schädelgrube. In der Postakutphase ist mit Hilfe der cMRT eine präzisere Darstellung und topographische Lokalisation kleiner Infarktareale möglich. Andere bildgebende Verfahren wie z.B. HMPAO-SPECT oder FDG-PET haben derzeit für die Notfalldiagnostik keine Bedeutung.

*Wichtigste Verfahren für die Akutdiagnostik sind cCT und cMRT.*

Neben der bildgebenden Darstellung des Ischämieareals ist für die Diagnostik die rasche dopplersonographische Untersuchung der Halsgefäße mit CW-Doppler und B-Scan erforderlich. Sie dient dem Nachweis und der Spezifikation hämodynamisch relevanter Stenosen im Untersuchungsgebiet. Von besonderer therapeutischer Relevanz ist der Nachweis lokaler Emboliequellen und einer evtl. bestehenden Gefäßdissektion.

Eine notfallmäßige arteriell-angiographische Gefäßdarstellung ist nur bei spezieller Fragestellung, z.B. bei Thrombose der A. basilaris vor evtl. lokaler Lysetherapie erforderlich. Im Rahmen der Suche nach einer potentiellen kardialen Emboliequelle sollte möglichst frühzeitig ein (transoesophageales) UKG durchgeführt werden.

Bei Patienten mit klinischen Zeichen der ödembedingten intrakraniellen Drucksteigerung ist eine epidurale Drucksonde zum direkten intrakraniellen Druckmonitoring zu implantieren. Elektrophysiologische Verfahren wie EEG, AEP u.a. besitzen in der Regel keine akutdiagnostische Bedeutung.

### Therapie

Die Therapie der akuten zerebralen Ischämie sollte in jedem Fall unter stationären Bedingungen erfolgen. Es konnte gezeigt werden, daß trotz begrenzter spezifischer Behandlungsmöglichkeiten die Gesamtprognose bei stationärer Überwachung/Behandlung deutlich besser ist. Die derzeitigen akuttherapeutischen Strategien gehen bei zerebraler Ischämie in 4 Zielrichtungen:

1. Perfusionsverbesserung in der Penumbra,
2. Neuroprotektion in der Penumbra durch Unterbrechung der zytotoxischen Kaskade,
3. Ausschaltung evtl. Emboliequellen,
4. internistische Stabilisierung.

Eine Perfusionssteigerung in der Penumbrazone kann über die Verringerung der Blutviskosität mittels Hämodilution und über die systemische/lokale Lyse eines Gefäßverschlusses erreicht werden.

Die Hämodilution wird mit einer kolloidalen Infusionslösung, in der Regel Hydroxyaethylstärke 10% (HAES) $M_w$ 200 000 durchgeführt (500 ml/Tag über 3–10 Tage). Außer bei stark erhöhtem Hämatokrit (> 50%) wird heute die hypervolämische Hämodilution über eine kurze Zeitspanne (maximal 5 Tage) bevorzugt. Gegen die isovolämische Hämodilution spricht die Verringerung der $O_2$-Transportkapazität nach Aderlaß. Bei längerer Gabe besteht die Gefahr einer Gewebsanreicherung der Kolloide mit konsekutivem Hirnödem. Die therapeu-

*Die therapeutische Wertigkeit der Hämodilution wird derzeit insgesamt kontrovers beurteilt.*

tische Wertigkeit der Hämodilution wird derzeit insgesamt kontrovers beurteilt. Es existiert zwar eine durch experimentelle Perfusionsstudien relativ gut fundierte rationale Basis, in mehreren kontrollierten klinischen Studien konnte aber kein gesicherter klinischer Wirksamkeitsnachweis zugunsten der Hämodilution geführt werden. Wenn eine Hämodilution durchgeführt wird, ist die kardiale Belastung durch die Volumenzufuhr zu beachten (ZVD-Kontrolle bei kardialen Risikopatienten). Bei exsikkierten Patienten muß unbedingt das Flüssigkeitsdefizit vor Beginn der Hämodilution durch Gabe kristalloider Lösungen ausgeglichen werden.

Bei Patienten mit sog. „progressive stroke", bei nachgewiesener/wahrscheinlicher Basilaristhrombose und bei Dissektion der großen Halsgefäße wird eine Vollheparinisierung (Zielgröße Verdopplung von PTT/TZ) durchgeführt, um die hier vermutlich rasch fortschreitende Gefäßthrombosierung zu stoppen. Für die Lyse lokaler Gefäßverschlüsse kommen derzeit sowohl lokale als auch systemische Lyseverfahren zur Anwendung.

Bei der systemischen Lyse erfolgt die Gabe des Fibrinolytikums (Urokinase, rPTA) intravenös. Es konnte in mehreren kontrollierten Studien allerdings kein sicherer klinischer Wirksamkeitsnachweis geführt werden. Die lokale Lysebehandlung mit Applikation des Fibrinolytikums mittels eines lokal plazierten intraarteriellen Mikrokatheters direkt vor den gefäßverschleißenden Thrombus wird bevorzugt bei Thrombosen der A. basilaris durchgeführt.

Daten aus kontrollierten Studien zur Wirksamkeit existieren derzeit allerdings nicht. **Das Einblutungsrisiko ist bei beiden Lyseverfahren erhöht.** Sowohl für die systemische als auch für die lokale Lyse haben sich aus den vorliegenden Untersuchungen, trotz insgesamt nicht gesicherter Wirksamkeit, Hinweise auf ein enges Zeitfenster vor Therapiebeginn im Bereich von maximal ca. 3 h ergeben.

Zur Unterbrechung der zytotoxischen Kaskade in der Penumbrazone wird insbesondere der Einsatz von $Ca^{2+}$-Antagonisten und von Glutamatantagonisten diskutiert. Für beide Substanzen konnte in klinischen Studien bislang kein Wirksamkeitsnachweis geführt werden, z.T. wurden unerwünschte Effekte auf Herz- und Kreislauffunktionen beobachtet.

Bei nachgewiesener kardialer oder arterieller Emboliequelle ist die sofortige Vollheparinisierung (Verdopplung von PTT/TZ) indiziert. Bei Patienten mit häufigen und rasch aufeinanderfolgenden TIA wird wegen des hier hohen Infarktrisikos auch ohne Nachweis einer Emboliequelle ebenfalls rasch eine Vollheparinisierung eingeleitet. Das Risiko einer klinisch relevanten sekundären Einblutung in das Infarktareal ist geringgradig erhöht und gegebenenfalls in Kauf zu nehmen. Die Gabe von Gefäßdilatatoren ist beim frischen Hirninfarkt nicht indiziert, da Stealphänomene zugunsten intakter Hirnareale auftreten. Desobliterierende operative Eingriffe am Gefäßsystem sind in der Akutphase wegen hoher perioperativer Risiken nicht indiziert.

Für die Prognose der akuten zerebralen Ischämie ist eine optimierte RR- und BZ-Einstellung in der Initialphase von relevanter prognostischer Bedeutung. Entgegen früheren Empfehlungen wird heute eine rasche Absenkung von in der Initialphase erhöhten RR-Werten nicht mehr generell praktiziert. Bei rascher RR-Absenkung besteht die Gefahr der zerebralen Minderperfusion mit konsekutiver Ausdehnung des Infarktareals. Ein akuter Interventionsbedarf besteht lediglich bei längere Zeit (> 60 min) persistierendem $RR_{syst} > 200$ bzw. $RR_{diast}$ von 150–180 mm HG angesehen.

# 23 Neurologische Notfälle

Über nicht sicher geklärte pathophysiologische Zusammenhänge verschlechtert sich die Prognose des Hirninfarkts bei Patienten mit schlecht eingestelltem Diabetes mellitus. Die BZ-Werte sollten deshalb auch in der frühen Phase bereits auf Maximalwerte < 200 mg% eingestellt werden. Auf weitere allgemeinmedizinische/internistische Funktionsstörungen ist zu achten und eine entsprechende Pharmakotherapie ist gegebenenfalls einzuleiten.

Bei Auftreten von Hirndrucksymptomen werden drucksenkende Maßnahmen wie in 23.4.2 beschrieben durchgeführt.

Glukokortikoide sind in der Behandlung des ischämisch bedingten Hirnödems nicht wirksam. Bei ausgedehnten Kleinhirninfarktem mit großer Ödemzone und Einklemmungsgefahr kann eine Kraniotomie zur Druckentlastung durchgeführt werden.

*Glukokortikoide sind in der Behandlung des ischämisch bedingten Hirnödems nicht wirksam.*

Die Gesamtprognose ist bei Patienten mit frischer zerebraler Ischämie unter stationären Bedingungen, wahrscheinlich aufgrund der besseren Überwachung/Einstellung internistischer Parameter, trotz des Fehlens einer gesichert wirksamen spezifischen Therapie nachweislich günstiger. Unter dem Aspekt, daß initial eine sichere Differentialdiagnose TIA/manifester Infarkt häufig nicht möglich ist, und aufgrund der Tatsache, daß auch bei klinisch als TIA zu klassifizierenden Ischämien meist ein kleiner morphologischer Defekt nachweisbar ist, sollte jeder Patient mit zerebraler Ischämie möglichst rasch einer stationären Behandlung zugeführt werden.

## 23.2
## Zerebrale Krampfanfälle

Zerebrale Krampfanfälle stellen ein häufiges neurologisches Krankheitsbild dar. Für die Notfallmedizin ist in der Regel nur die adäquate Intervention bei akuten fokalen oder großen generalisierten (Grand-mal) Anfällen von Bedeutung.

*Notfallmedizinische Intervention bei zerebralen Krampfanfällen in der Regel bei akuten fokalen oder generalisierten Ausfällen.*

Antikonvulsive Prophylaxe und Langzeitmanagement sowie Petit-mal-Anfälle werden deshalb an dieser Stelle nicht abgehandelt. In allen Fällen ist zunächst die differentialdiagnostische Abgrenzung zerebraler Krampfanfälle von allen nicht-epileptischen Anfällen erforderlich. Ferner ist die Ätiologie zerebraler Anfälle zu klären, da sich je nach Anfallsursache unterschiedlich diagnostisch-therapeutische Notfallmaßnahmen ergeben können.

In Abhängigkeit vom Ausmaß der Anfallshäufung ist bei akuten zerebralen Krampfanfällen zu unterscheiden zwischen:
a) singulärem Anfallsereignis,
b) Anfallsserie,
c) Status epilepticus.

Die drei Akutsituationen erfordern jeweils ein unterschiedliches, der Situation angepaßtes, Notfallmanagement.

### 23.2.1
### Differentialdiagnostische Abgrenzung gegenüber nichtepileptischen Anfällen

Die differentialdiagnostische Abklärung gegenüber allen Formen nichtepileptischer Anfälle kann im Einzelfall schwierig sein, ist aber von entscheidender Bedeutung für das weitere Procedere. Von besonderer Bedeutung ist bei Grandmal-Anfällen die Abgrenzung gegenüber allen Formen synkopaler Zustände, hypoglykämischen Zuständen und gegenüber psychogenen Anfällen.

Bei zerebralen Krampfanfällen finden sich als sicherstes diagnostisches Kriterium während des Anfalls weite lichtstarre Pupillen. Typisch tonisch-klonische motorische Entäußerungen, Enurese und Zungenbiß sowie ausgeprägte Zyanose und postiktale Reorientierungsphase sprechen ebenfalls für einen zerebralen Krampfanfall.

Synkopale Zustände sind meist durch blasses Hautkolorit, begleitende Vegetativreaktionen, nur abortive motorische Entäußerungen und kurze Dauer gekennzeichnet. Weite Pupillen kommen aufgrund des gesteigerten Sympathikotonus ebenfalls vor, die Lichtreaktion ist aber meist erhalten.

Anfälle im Rahmen psychogener Reaktionen können ebenfalls mit massiven motorischen Entäußerungen verbunden sein. Diese besitzen häufig einen komplexen und demonstrativen Charakter, der klassische „arc de cercle" wird aber heute nur noch selten beobachtet. Die Patienten reagieren häufig noch auf Außenreize. Die Pupillenreaktionen sind erhalten, bei Prüfung werden die Augenlider häufig willkürlich zusammengepreßt und es kommt zu gerichteten Abwehrbewegungen. EEG und Prolaktinbestimmung im Serum erlauben zwar eine sichere Differenzierung in der Anfallsdiagnostik, sie stehen in der Notfallsituation aber meist nicht zur Verfügung.

Bei fokalen Anfällen ist hauptsächlich die Abgrenzung gegenüber TIA von diagnostischer Bedeutung. TIA zeichnen sich in der Regel durch längere Dauer und das Fehlen motorischer Entäußerungen aus. Bei fokalen zerebralen Anfällen ist häufig ein sog. „march of convulsion" mit intraiktaler Ausdehnung des Anfallsareals zu beobachten.

### 23.2.2
### Ätiologische Abklärung zerebraler Krampfanfälle

Bei jedem akuten zerebralen Anfallsereignis muß über die Ätiologie der Anfälle Klarheit gewonnen werden. Häufigste Ursachen sind neben der genuinen Epilepsie frühkindliche Hirnschäden, Hirntraumata, Tumoren, vaskuläre oder entzündliche Läsionen sowie Toxikomanien mit Drogen-, Medikamenten- oder Alkoholabusus. Fieber, Schlafentzug und Alkoholkonsum können bei entsprechender Disposition akut anfallsprovozierend wirken. Bei Toxikomanien treten zerebrale Anfälle häufig, aber nicht ausschließlich im Entzug auf.

Bei bekanntem Anfallsleiden und/oder anamnestischer Sicherung einer der genannten Anfallsursachen ist eine notfallmäßige, weiterführende apparative Diagnostik in der Regel nicht erforderlich. Bei unbekannter Anfallsursache sollte hingegen möglichst rasch eine zerebrale Bildgebung mit cCT oder cMRT angefertigt werden. Bei negativem Befund sind Liquordiagnostik und Drogenscreening ergänzend erforderlich.

## 23.2.3
## Singulärer Anfall

Der singuläre zerebrale Krampfanfall ist durch das Auftreten von nicht mehr als einem Anfall/24 h charakterisiert. Die akute Gefährdung für den Patienten beim singulären epileptischen Anfall liegt im Verletzungsrisiko beim Sturz und in der Aspirationsgefahr. Notfallmedizinische Therapiemaßnahmen sollten sich deshalb trotz des bedrohlich wirkenden äußeren Aspekts eines Anfalls auf die Freihaltung der Atemwege und die Versorgung evtl. Verletzungen beschränken. Regelhafte Intubation, Gabe hoher Dosen antikonvulsiver Medikamente oder andere intensivmedizinische Maßnahmen sind in der Regel nicht indiziert. Meist kommt es spontan zur raschen Stabilisierung des Zustandsbildes. Bei Alkoholentzugsanfällen sollte allerdings frühzeitig eine Medikation mit Clomethiazol eingeleitet werden, da sich im weiteren Verlauf häufig ein Alkoholentzugsdelir entwickelt.

*Die akute Gefährdung für den Patienten beim singulären epileptischen Anfall liegt im Verletzungsrisiko beim Sturz und in der Aspirationsgefahr.*

## 23.2.4
## Anfallserie

Die Anfallserie ist charakterisiert durch das Auftreten von mehr als einem Anfall/24 h; der Patient erlangt zwischen 2 Anfällen aber jeweils wieder das Bewußtsein zurück. Die Anfallserie stellt per se in der Regel noch keinen vital bedrohlichen Zustand dar, es besteht jedoch die Gefahr des Übergangs in einen Status epilepticus. Patienten mit einer Anfallserie werden deshalb stationär aufgenommen und überwacht. Häufig finden sich anfallsauslösende äußere Faktoren wie fieberhafter Infekt, Alkoholkonsum u. ä. Eine sorgfältige entsprechende Diagnostik und die Einleitung entsprechender Therapiemaßnahmen, z. B. Antibiotika- oder Antipyretikagabe, ist notwendig. Ansonsten gelten die gleichen Behandlungsregeln wie für den singulären Anfall. Bei mehr als 3 Anfällen/24 h empfiehlt sich die vorübergehende zusätzliche Gabe eines Benzodiazepinpräparats, z. B. Clonazepam 1, 5–6 mg/24 h.

*Die Anfallserie ist als Vorläufer zum Status epilepticus zu betrachten.*

## 23.2.5
## Status epilepticus

Der Status epilepticus ist durch die rasche Aufeinanderfolge zahlreicher zerebraler Krampfanfälle charakterisiert. Der Patient erlangt zwischen den Anfällen das Bewußtsein nicht zurück. Der Status epilepticus stellt für den Patienten wegen der Gefahr einer sekundären Hirnödementwicklung eine akut vital bedrohliche Situation dar. Er erfordert die sofortige maximaltherapeutische Intervention. Wegen der vitalen Gefährdung sollten die Patienten einer Intensiveinheit zugeführt werden. Pharmakotherapeutisch empfiehlt sich ein stufenweises Vorgehen nach den in der Übersicht aufgelisteten Richtlinien. Von einer Stufe zur nächsten sollte jeweils immer dann übergegangen werden, wenn 15–30 min nach einer Therapiemaßnahme der Status epilepticus nicht durchbrochen ist. Bei allen gelisteten Maßnahmen muß bei den vorgegebenen Dosierungen mit akut auftretenden Nebenwirkungen/Intoxikationserscheinungen wie Vertigo, Nystagmus, Ataxie, Bewußtseinstrübung gerechnet werden. Unter hochdosierter Phenytoingabe können kardiale Arrhythmien auftreten. Unter

*Der Status epilepticus stellt für den Patienten wegen der Gefahr einer sekundären Hirnödementwicklung eine akute vitale Bedrohung dar, erfordert daher sofortige maximaltherapeutische Intervention.*

Gabe von Barbituraten und Clomethiazol kann es zur respiratorpflichtigen Atemdepression kommen. Für das therapeutische Vorgehen hat die Statusunterbrechung absolute Priorität, kalkulierbare Nebenwirkungen der Behandlung bis hin zur medikamentös induzierten Ateminsuffizienz müssen gegebenenfalls in Kauf genommen werden. Die i.v.-Gabe von Clomethiazol sollte allerdings wegen der Gefahr der Kreislaufinstabilität als Ultima ratio auf schwerste, ansonsten therapieresistente Fälle begrenzt bleiben.

**Pharmakotherapie des Status epilepticus**
Stufe 1: Clonazepam 1-4 mg i.v., alternativ Diazepam 1-6 mg i.v.
Stufe 2: Phenytoin 750 mg innerhalb 15 min als Kurzinfusion i.v.
Stufe 3: Phenobarbital 200-1000 mg (in Einzelfällen bis 4000 mg i.v.)
100 mg i.v.
Stufe 4: Clomethiazol, aufsteigende Dosierung nach Bedarf bis zum Sistieren der Anfälle

Ergänzend zur spezifisch antikonvulsiven Therapie werden zur Hirnödembehandlung die Gabe von 250 ml Mannit 20%/Sorbit 40% sowie die Gabe von Acetazolamid 500-100 mg i.v. zur Senkung von ph-Wert und Krampfschwelle empfohlen. Auch nach Beendigung des Status epilepticus und Sistieren der Anfälle verbleiben die Patienten wegen des hohen Rezidivrisikos noch für mehrere Tage unter stationärer Überwachung.

## 23.3
## Spinale Notfälle

### 23.3.1
### Nichttraumatische Rückenmark-Kaudaläsionen

**Ursachen**
Für nicht traumatisch bedingte spinale Läsionen kommen sowohl Blutungen als auch Ischämien, raumfordernde Prozesse und verschiedenartige entzündliche Erkrankungen ursächlich in Betracht. Zu intraspinalen Blutungen kann es spontan oder nach Mikrotraumata, insbesondere bei Patienten mit primären oder medikamentös induzierten (Kumarinpräparate) Gerinnungsstörungen kommen. Auch Gefäßmalformationen wie spinale Aneurysmen (selten) und AV-Angiome können durch Ruptur zu akuten spinalen Blutungen führen. Ischämische Läsionen kommen bevorzugt bei Verschluß von A. spinalis anterior oder A. Adamkiewicz sowie gelegentlich beim Aneurysma dissecans der Aorta vor. Langsam wachsende Tumoren können über Beeinträchtigungen der medullären Blutzirkulation oder über den Zusammenbruch destruierter Wirbelkörper zum Auftreten akuter spinaler Ausfälle führen. Durch medialen Bandscheibenprolaps kann es zur akuten Kompression insbesondere von Halsmark oder der Konus-/Kaudaregion mit den zugehörigen neurologischen Ausfällen kommen. Bandscheibenbedingte thorakale Rückenmarkläsionen sind selten. Unter den entzündlichen Ursachen einer akuten spinalen Symptomatik sind vor allem Myelitis transversa, Listeriosen, Wirbelkörperosteomyelitiden, epidurale Abszesse, subdurale Empyeme und tuberkulöse Prozesse zu nennen.

## 23 Neurologische Notfälle

### Leitsymptomatik
Die klinische Leitsymptomatik akuter nichttraumatischer spinaler Schädigungen entspricht in den wesentlichen Zügen der Leitsymptomatik traumatisch bedingter Läsionen (s. 23.3.2). Der Beginn ist in Abhängigkeit von der Art der Läsion häufig, aber nicht regelhaft mit Schmerzen vergesellschaftet. Schmerzen werden insbesondere bei akuten Raumforderungen, Blutungen und bei knochendestruierenden Prozessen beobachtet.

### Apparative Diagnostik
Wie bei jedem spinalen Trauma ist auch bei allen nichttraumatischen spinalen Läsionen notfallmäßig eine sorgfältige bildgebende Diagnostik erforderlich. Die konventionelle Röntgennativdiagnostik dient vor allem dem Nachweis von knochendestruierenden Prozessen. Bei bekannter Höhenlokalisation können extramedulläre Blutungen und Raumforderungen wie Tumoren und Bandscheibenvorfälle mittels spinaler CT, evtl. in Kombination mit intravenöser/intrathekaler Kontrastmittelgabe nachgewiesen werden. Die spinale MRT ist Untersuchungsmethode der Wahl und der CT überlegen bei unklarer Höhenlokalisation und bei intramedullären Prozessen. Durch Wahl geeigneter Untersuchungssequenzen können z. T. auch Gefäßmalformationen MR-tomographisch dargestellt werden. In den meisten Fällen ist aber die arterielle Angiographie mit selektiver Darstellung spinaler Gefäße für die Angiomdiagnostik Methode der Wahl. Bei Verdacht auf eine entzündliche Erkrankung ist die Lumbalpunktion mit Liquoruntersuchung und Erregersuche zwingend indiziert. Elektrophysiologische Verfahren wie SEP sind auch in der Notfalldiagnostik nichttraumatischer spinaler Läsionen von untergeordneter Bedeutung.

### Therapie
Auch die nichttraumatische akute spinale Läsion erfordert raschestmögliches therapeutisches Eingreifen. Intraspinale Blutungen werden ebenso wie tumorös bedingte Raumforderungen sofort operativ revidiert, und das Myelon wird entlastet. Akute mediale Bandscheibenvorfälle mit klinischen Kompressionszeichen der langen Rückenmarkbahnen bedürfen der raschen operativen Revision, und ein akutes Kaudakompressionssyndrom muß ebenfalls sofort entlastet werden. Bei kompletter Querschnittssymptomatik und bei Dauer einer Kaudakompression $\geq$ 24 h ist ebenso wie bei traumatischen Läsionen die weitere Prognose ungünstig.

*Die Dauer einer kompletten Querschnittssymptomatik von mehr als 24 h ist unabhängig von der Genese prognostisch ungünstig.*

Für die konservative Therapie werden bei akuter Rückenmarkläsion ebenfalls hochdosiert Kortikosteroide (z. B. Metylprednisolon 250–1000 mg i. v. für 1–5 Tage) zur Behandlung des medullären Ödems verabreicht. Eine erregerbedingte entzündliche Genese ist allerdings zuvor auszuschließen. Bei erregerbedingten Erkrankungen wird sofort eine antiinfektiöse Behandlung eingeleitet. Bei intraspinalen Blutungen ist wegen der weiteren Blutungsgefahr eine evtl. Kumarinmedikation sofort abzusetzen. Die TPZ wird in Abhängigkeit von der Schwere der Blutung und einem evtl. erforderlichen operativen Eingriff mit Vitamin $K_1$ oder akut mit PPSB auf Werte $>$ 50 % angehoben. Bei zwingender Indikation zur Antikoagulation wird eine i. v.-Heparinisierung eingeleitet. Spinale Ischämien werden wie zerebrale Ischämien behandelt (s. 23.1.3).

Die allgemeinmedizinische Überwachung/Stabilisierung mit sorgfältiger Thromboseprophylaxe etc. entspricht dem Vorgehen bei traumatisch bedingter spinaler Läsion.

### 23.3.2
### Traumatische Rückenmark-Kaudaläsionen

**Pathophysiologie**

Spinale Traumata stellen immer eine neurologische Notfallsituation dar. Sie erfordern wegen der Gefahr schwerer/schwerster Dauerbehinderung rasches und differenziertes Handeln. Die Inzidenz schwerer spinaler Traumata wird auf ca. 1/100 000/Jahr geschätzt. Bei Läsionen in Höhe von HWS/BWS kommt es zur medullären Schädigung, bei Läsionen im LWS-Bereich zur Schädigung von Conus medullaris/Cauda equina. Ursächlich für eine spinale Läsion können offene Verletzungen des Spinalkanals, instabile Wirbelkörperfrakturen, medulläre Kontusionen, intraspinale Hämatome und sekundäre posttraumatische Ischämien sein.

> Die Inzidenz schwerer spinaler Traumata liegt bei etwa 1/100 000/Jahr.

Bei offenen Verletzungen kommt es meist direkt zur medullären Läsion. Bei instabilen Wirbelkörperfrakturen kann es sowohl in unmittelbarem zeitlichem Zusammenhang mit dem Trauma als auch sekundär durch Hämatomentwicklung oder Dislokation von Frakturfragmenten zur medullären Schädigung kommen. Spinale Frakturen sind als potentiell instabil anzusehen, wenn entweder Wirbelkörper unter Beteiligung der Wirbelkörperhinterkanten oder Wirbelkörperhinterkanten und Wirbelbögen frakturiert sind. Extreme Instabilität und medulläre Gefährdung besteht bei kompletter Fraktur aller 3 Wirbelkörperanteile. Wirbelkörperfrakturen ohne Hinterkantenbeteiligung sind in der Regel stabil. Bei medullären Kontusionen kommt es zur direkten Rückenmarkläsion, intraspinale Hämatome führen zur Myelokompression. Sekundäre medulläre Ischämien können bei Gefäßkompression durch Frakturfragmente, Hämatome oder Ödembildung auftreten.

Diese Angaben besitzen prinzipiell auch für Verletzungen im LWS-Bereich mit Konus-/Kaudaläsion Gültigkeit.

**Leitsymptomatik**

Klinische Leitsymptomatik akuter medullärer Schädigungen im HWS-/BWS-Bereich ist das komplette oder inkomplette Querschnittssyndrom. Die Höhe des Querschnitts hängt von der Höhe der Läsion ab und ist beim bewußtseinsklaren Patienten am sichersten über die segmentale Begrenzung der Sensibilitätsstörung zu lokalisieren. Bei hoher Halsmarkläsion findet sich eine spastische Tetraparese, bei Brustmarkläsion eine spastische Paraparese, jeweils mit Inkontinentia alvi et ani. Bei Läsionen oberhalb C4/C5 besteht die Gefahr der Ateminsuffizienz aufgrund von Paresen der Atemmuskulatur. Klinische Zeichen der Spastik, wie Steigerung der Muskeleigenreflexe oder Pyramidenbahnzeichen, können allerdings in der Akutphase, auch bei hoher Myelonschädigung, fehlen. Inkomplette Rückenmarkläsionen führen in Abhängigkeit von den läsionierten Bahnsystemen zu partiellen Funktionsausfällen, z.B. bei halbseitiger Läsion zum Brown-Sequard-Syndrom. Bei Konus-/Kaudaläsionen kommt es zur schlaffen Paraparese mit Areflexie, reithosenförmig begrenzter Sensibilitätsstörung und Inkontinentia alvi et ani.

> Klinisches Leitsymptom akuter medullärer Schädigung ist das komplette oder inkomplette Querschnittssyndrom.

> Bei Läsionen oberhalb C4/C5 besteht die Gefahr der Ateminsuffizienz.

# 23 Neurologische Notfälle

Die differenzierte klinische Akutdiagnostik ist häufig durch periphere Polytraumatisierung oder begleitende Schädel-Hirn-Traumata mit Bewußtseinsstörung erschwert. Bei unklarer Diagnose sind die klinischen Untersuchungsbefunde durch apparative Zusatzdiagnostik zu ergänzen.

**Apparative Diagnostik**
Bei jedem spinalen Trauma ist auch bei diskreten klinischen Ausfällen notfallmäßig eine sorgfältige bildgebende Diagnostik erforderlich. Sie dient der präzisen differentialdiagnostischen Abgrenzung der Läsion und ist Voraussetzung für die Einleitung adäquater Therapiemaßnahmen. Die konventionelle Röntgennativdiagnostik dient dem orientierenden Nachweis von Frakturen und Wirbelkörperdislokationen. Auf den Ausschluß einer Densfraktur ist besonders zu achten. Die spinale CT ist diagnostisches Mittel der Wahl bei klinisch bekannter Höhenlokalisation der Läsion. Sie liefert Informationen sowohl über ossäre Läsionen als auch über Weichteilläsionen, knöcherne Fragmente im Spinalkanal sowie evtl. vorhandene intraspinale Hämatome. Bei gezielter Suche nach Myelokompression oder Konus-/Kaudakompression ist die intrathekale Kontrastmittelgabe (Myelo-CT) diagnostisch hilfreich. Die spinale MRT bietet insbesondere bei unklarer Höhenlokalisation der Läsion und beim Nachweis intramedullärer Läsionen diagnostische Vorteile. Elektrophysiologische Verfahren wie SEP sind für die akute Notfalldiagnostik von untergeordneter Bedeutung. Sie können aber als prognostischer Parameter eingesetzt werden. Ein kompletter SEP-Verlust ist im Hinblick auf eine spätere Restitution ungünstig.

> Bei der bildgebenden Diagnostik ist besonders auf den Ausschluß einer Densfraktur zu achten.

**Therapie**
Jede traumatische spinale Läsion stellt einen Notfall dar, der raschestmögliches therapeutisches Eingreifen erfordert. Bei kompletter Querschnittsymptomatik und bei Dauer der Symptomatik $\geq 24$ h ist die Prognose ungünstig. Zur Vermeidung sekundärer Schädigungen ist bei Verdacht auf instabile Frakturen unbedingt auf eine sorgfältige Lagerung zu achten. Myelokompressionen und Kauda-/Konuskompressionen jedweder Genese bedürfen der sofortigen neurochirurgischen Entlastung. Ausnahmen bilden nur schwerste Läsionen mit aussichtsloser Prognose. Die Fixierung instabiler Frakturen erfolgt beim Fehlen neurologischer Ausfälle in der Regel erst postakut nach Abklingen des Ödems.

In der konservativen Therapie werden bei akuter Rückenmarkläsion hochdosiert Kortikosteroide (z.B. Methylprednisolon 250–1000 mg i.v. für 1–5 Tage) zur Behandlung des medullären Ödems verabreicht. Ferner erfolgt eine allgemeinmedizinische Überwachung/Stabilisierung mit sorgfältiger Thromboseprophylaxe etc. Weitere spezifische Behandlungsmöglichkeiten existieren nicht, die Gabe von Antispastika ist in der Regel erst in der Postakutphase indiziert.

## 23.4
## Akute Erkrankungen

### 23.4.1
### Entzündungen

Unter den zahlreichen Formen zerebraler Entzündungen sind für die Notfalldiagnostik/-therapie einige erregerbedingte Erkrankungen von besonderer klinischer Bedeutung. Eine scharfe terminologische Trennung zwischen Meningitis und Enzephalitis ist weder pathophysiologisch noch klinisch gerechtfertigt. Im folgenden werden exemplarisch nur die wichtigsten Formen erregerbedingter akuter Menigitiden/Enzephalitiden kurz abgehandelt.

#### 23.4.1.1
#### *Bakterielle Meningitis*

**Pathophysiologie**

*Die Inzidenz bakterieller Meningitiden liegt in Westeuropa bei 5-10/100 000/Jahr.*

Die Inzidenz der bakteriellen Meningitis liegt in Westeuropa bei 5-10/100 000/ Jahr. Es kommt meist auf hämatogenem Weg, seltener direkt fortgeleitet aus benachbarten Fokussen wie Otitiden/Sinusitiden etc. (Durchwanderungsmeningitis) und nur in Ausnahmefällen durch direkte exogene Kontamination (z. B. LP, offenes Schädel-Hirn-Trauma u. ä.) zur Keimbesiedlung des physiologischerweise sterilen Liquorraums. Das bakterielle Erregerspektrum ist stark vom Lebensalter des Patienten abhängig. Bei Kindern findet sich Haemophilus influenzae in ca. 60 %, beim Erwachsenen finden sich Pneumokokken in ca. 60-70 % und Meningokokken in ca. 10-20 % der Fälle. Bei Neugeborenen sind Enterobakterien und Streptokokken häufig nachweisbar.

Durch die Keimbesiedlung des Liquorraums kommt es häufig zu foudroyant verlaufender entzündlicher Reaktion von Hirnhäuten und Hirnparenchym mit Entwicklung eines Hirnödems. Sekundär kann es in der Akutphase zu arteriellen und venösen Gefäßkomplikationen mit vaskulitischen Reaktionen und thrombotischen Verschlüssen kommen. Auf Spätkomplikationen wird an dieser Stelle nicht eingegangen.

**Leitsymptomatik**

*Klinische Leitsymptome bakterieller Meningitiden sind schwere Zephalgien mit Nackensteifigkeit, hohes Fieber, Lichtscheu.*

Klinisches Leitsymptom ist die akut/subakut auftretende schwere Zephalgie in Verbindung mit Nackensteifigkeit, Lichtscheu und hohem Fieber. Mehrtägige Prodromalstadien kommen ebenso vor wie perakute Verläufe mit Entwicklung des voll ausgeprägten Krankheitsbildes innerhalb weniger Stunden. Listerienbedingte Meningoenzephalitiden verlaufen häufig subakut. Bei schweren Verlaufsformen ist die Bewußtseinslage getrübt bis hin zum tiefen Koma. Vor allem bei arteriellen/venösen Gefäßkomplikationen finden sich fokalneurologische Defizite wie Heimparesen, Aphasien und Hirnnervenausfälle. Vorbestehende Sinusitiden/Otitiden können anamnestisch wegweisend für den Ausbreitungsweg sein. Der weitere Verlauf kann durch schwere septische Zustandsbilder mit Kreislaufinstabilität, ARDS und Verbrauchskoagulopathie kompliziert werden.

## Apparative Diagnostik

Bei jedem Verdacht auf bakterielle Meningitis ist zwecks Diagnosesicherung und Erregernachweis eine Liquoruntersuchung durchzuführen. Bei intrakranieller Drucksteigerung ist auf eine evtl. Einklemmungsgefahr zu achten. Gegebenenfalls ist als prophylaktische hirndrucksenkende Sofortmaßnahme 250 ml Sorbit 40 % vor der Lumbalpunktion zu infundieren.

Im Akutstadium findet sich ein bereits makroskopisch eitrig trüber Liquor mit fast ausschließlich granulozytär bedingter Gesamtzellzahlerhöhung auf 3000–30 000 Zellen/mm$^3$. Die Liquorplecozytose kann allerdings fehlen bei sehr frühzeitiger Lumbalpunktion oder bei anerger Reaktionslage, z.B. bei immundefizienten Patienten. Der Liquorproteingehalt ist typischerweise stark erhöht (> 120 mg/dl), die Glukosekonzentration im Liquor deutlich erniedrigt (< 50 % der Glukosekonzentration im Serum).

Der mikroskopische Erregernachweis im Liquor mittels Gramfärbung gelingt in 50–70 % der Fälle. Werden grampositive/gramnegative Diplokokken nachgewiesen, kann aufgrund des typischen Erregerspektrums (s. Pathophysiologie) mit hoher Wahrscheinlichkeit davon ausgegangen werden, daß es sich um Meningokokken oder Pneumokokken handelt. Neben der Liquoruntersuchung muß bei jeder bakteriellen Meningitis rasch eine cCT zum Ausschluß einer eitrigen Sinusitis/Otitis als fokalem Ausgangsherd durchgeführt werden. Ergänzend erfolgen wie bei anderen schweren septischen Zustandsbildern Kontrolle und Monitoring aller vitalen Parameter und Blutwerte.

## Therapie

Entscheidend für die Prognose ist der frühzeitige Beginn einer suffizienten antibiotischen Therapie. Die Spontanletalität kann hierdurch bei Pneumokokkenmeningitis von > 90 % auf < 20 % gesenkt werden. Mit der Antibiose muß bereits vor dem sicheren Erregernachweis begonnen werden. Die Wahl des Antibiotikums ist erregerabhängig und Tabelle 23-2 zu entnehmen.

**Tabelle 23-2.** Antimikrobielle Therapie bei Meningitiden (Erregerauswahl)

| Erreger | Antibiotikum der Wahl |
|---|---|
| Meningokokken Pneumokokken | Penicillin G 3–4 × 10 Mio. E |
| Haemophilus influenzae | Cephalosporin 3. Generation |
| Enterokokken Listerien | Ampicillin 3 × 5 g |
| Staphylokokken | Fosfomycin 3 × 5 g (plus Cephalosporin 3. Generation) |
| unbekannter Erreger | Cephalosporin 3. Generation plus Aminoglycosid plus Fosfomycin 3 × 5 g |
| (bei eitriger NNH-Affektion) | plus Metronidazol 3 × 500 mg) |

Bei mikroskopischem Nachweis von grampositiven/-negativen Diplokokken (s. apparative Diagnostik) wird Penicillin G verabreicht. In allen anderen Fällen erfolgt initial zunächst eine Breitbandantibiose. Nach kulturellem Erregernachweis wird auf eine gezielte Antibiose umgestellt. Auf keinen Fall darf mit dem Beginn der antibiotischen Therapie bis zum kulturellen Erregernachweis gewartet werden. Eitrige Nasennebenhöhlenaffektionen sind rasch operativ zu revidieren, um den bakteriellen Fokus zu eliminieren, da andernfalls die Gefahr des prolongierten Verlaufs mit verzögerter Liquorsanierung besteht. Die Antibiotikagabe wird bis zur Sanierung des Liquors und Fieberfreiheit, mindestens aber über 2 Wochen durchgeführt. Bei listerien- oder enterokokkenbedingter Meningoenzephalitis beträgt die Therapiedauer 4 Wochen.

Die adjuvante Gabe von Glukosteroiden zur Hirnödembehandlung ist umstritten. Ansonsten gelten zur Hirndruckbehandlung die in 23.4.2 gegebenen Empfehlungen. Die Behandlung internistischer Komplikationen wie Sepsis, Kreislaufinstabilität etc. erfolgt entsprechend allgemein intensivmedizinischen Richtlinien.

### 23.4.1.2
*Herpes-simplex-Enzephalitis*

**Die Inzidenz der HSVE liegt bei 0,1–0,3/100 000/ Jahr bei einer Spontanletalität von 70–80 %.**

Bei der Herpes-simplex-Enzephalitis (HSVE) handelt es sich um eine schwer verlaufende, hämorrhagisch nekrotisierende Enzephalitis. Die Inzidenz liegt bei 0,1–0,3/100 000/Jahr. Sie wird hervorgerufen durch Herpes-simplex-Virus Typ I. Bevorzugt befallen werden beidseitig die Frontotemporalregionen. Die Spontanletalität liegt bei 70–80 %.

Das klinische Bild entwickelt sich charakteristischerweise akut innerhalb weniger Tage. Subakute Verläufe kommen vor. Die Leitsymptomatik besteht in hohem Fieber, schwerer Zephalgie, fokalen oder generalisierten zerebralen Krampfanfällen und aphasischen Störungen. Im weiteren Verlauf kommt es ohne Behandlung zu psychoorganischer Alteration, Bewußtseinstrübung bis zum Koma und schließlich zum Exitus letalis unter zunehmenden Hirndruckzeichen.

Wegweisend für die Diagnostik sind neben dem typischen klinischen Bild temporale Herdbefunde im EEG sowie temporale Hypodensien in der cCT. Der cCT-Befund wird erst ab dem 4. Krankheitstag positiv, in der cMRT können in $T_2$-gewichteter Sequenz temporale Signalintensitätsänderungen bereits ab dem 3. Krankheitstag nachgewiesen werden. Im Liquor findet sich charakteristischerweise eine mäßige Pleozytose (~ 20–300 Zellen/mm$^3$), in den frühen Krankheitsstadien oft mit deutlich granulozytärer Zellkomponente. Die Laktatkonzentration im Liquor ist gleichzeitig leicht bis mäßig erhöht (2–4 mmol/l).

Bei typischem Bild ist eine differentialdiagnostische Abgrenzung gegenüber anderen Enzephalitiden in der Regel mit Hilfe der genannten Befunde möglich. Ein direkter Erregernachweis ist in der Frühphase allerdings meist nicht möglich. Die diagnostische Reliabilität der PCR ist derzeit noch relativ niedrig. Der serologische Nachweis spezifischer HSV-Typ-1-Antikörper wird erst ab dem 7. Krankheitstag positiv.

Therapie der Wahl bei akuter HSVE ist die sofortige Einleitung einer hochdosierten Gabe von Aciclovir i. v. in einer Dosierung von 3 × 10 mg/kg KG/24 h. Mit der Aciclovirgabe wird bereits bei begründetem klinischem Verdacht, auch vor Diagnosesicherung, begonnen. Die Therapiedauer beträgt 10–14 Tage. Die Letalität sinkt unter Aciclovir auf ca. 15 %, nicht selten kommt es aber zur Defektheilung. Als adjuvante Behandlung wird eine prophylaktische antikonvulsive Therapie z. B. mit Phenytoin 3 × 100 mg/24 h eingeleitet. Bei Hirndrucksteigerungen ist eine epidurale Drucksonde zum kontinuierlichen Hirndruckmonitoring zu implantieren. Bei Hirndrucksteigerung gelten für die Therapie die in 23.4.2 gegebenen Empfehlungen. Die Gabe von Kortikosteroiden ist umstritten.

## 23.4.2
## Raumfordernde Prozesse

**Ursachen**
Akute zerebrale Raumforderungen können bei verschiedenartigen neurologischen Grundkrankheiten auftreten. In Betracht kommen insbesondere intrazerebrale, epidurale, subdurale Hämatome, enzephalitische Prozesse und Ischämien mit ausgedehnter perifokaler Ödemzone. Raumfordernde intrakranielle Tumoren, Abszesse und Empyeme stellen hingegen ebenso wie die zerebrale Toxoplasmose bei HIV-Infektion meist subakute Krankheitsbilder dar und führen erst bei verzögerter Diagnosestellung und Therapie zur akuten Notfallsituation.

**Pathophysiologie**
Bei primär supratentorieller Raumforderung im Stadium 1 kommt es zur Kompression der homolateralen Liquorreserveräume. Stadium 2 führt zur seitlichen Massenverschiebung mit Mittellinienverlagerung des Hirngewebes zur kontralateralen Seite und Kompression der kontralateralen Liquorräume. Im Stadium 3 erfolgt eine axiale Gewebsverschiebung mit den klinischen Zeichen der mesenzephalen (oberen) Einklemmung im Tentoriumschlitz. Im Stadium 4 führt die Hirndrucksteigerung zu weiterer axialer Gewebsverschiebung mit klinischen Zeichen der bulbären (unteren) Einklemmung im Foramen occipitale magnum.

**Stadien der intrakraniellen Raumforderung**
Stadium 1: Kompression homolateraler Liquorreserveräume
Stadium 2: seitliche Massenverschiebung,
Mittellinienverlagerung,
Kompression kontralateraler Liquorreserveräume
Stadium 3: axiale Massenverschiebung,
mesenzephale (obere) Einklemmung im Tentoriumschlitz
Stadium 4: axiale Massenverschiebung,
bulbäre (untere) Einklemmung im Foramen occipitale magnum

**Symptomatik**
In den Stadien 1 und 2 finden sich klinisch neben drückender Zephalgie meist fokalneurologische Defizite mit Halbseitenzeichen sowie eine beginnende Bewußtseinstrübung. Im Stadium 3 kommt es durch die tentorielle Herniation zusätzlich zu Pupillenstörungen, Sehstörungen der Okulomotorik, Bewußtseinsstörungen bis zum Koma und zu Massenbewegungen bzw. Beuge-/Strecksynergismen der Arme/Beine. Bei schwerer oberer Einklemmungssymptomatik treten zentrale Atemstörungen und andere autonome Funktionsstörungen hinzu. Im Stadium 4 bestehen neben tiefem Koma Strecksynergismen an Armen/Beinen. In den Terminalstadien wird der Extremitätentonus allgemein schlaff und es kommt zur zunehmenden Entgleisung autonomer Funktionen mit vollständigem Zusammenbruch von zentraler Atem- und Kreislaufregulation.

Bei primär infratentorieller Raumforderung gilt die Stadieneinteilung nicht. Es kommt zur simultanen Einklemmung in Tentoriumschlitz und Foramen occipitale magnum mit zeitgleicher Entwicklung der Zeichen von oberer und unterer Einklemmung.

### Diagnostik und Therapie
Die Art der apparativen Diagnostik richtet sich nach der zugrundeliegenden Grundkrankheit, sie umfaßt in jedem Fall cCT oder cMRT.

Die spezifische Therapie akut raumfordernder Prozesse ist ebenfalls von der Art der jeweiligen Grundkrankheit abhängig. Eventuell erforderliche operative Eingriffe müssen sofort durchgeführt werden. Bei konservativer hirndrucksenkender Behandlung wird eine antiödematöse Therapie mit Mannitol 25 % Sorbitol 40 % 4 × 125 ml/24 h bis 4 × 250 ml/24 h oder mit Glycerol 10 % 500 ml/24 h über maximal 5 Tage durchgeführt. Bei längerer Anwendung besteht die Gefahr der Akkumulation der Substanzen im Hirngewebe mit erneuter Flüssigkeitseinlagerung (Reboundphänomen) und daraus resultierender Ödemzunahme. Bei ausgedehnten Raumforderungen der hinteren Schädelgrube mit akuter Einklemmungsgefahr kann eine Kraniotomie zur Druckentlastung durchgeführt werden. Glukokortikoide sind in der abschwellenden Behandlung tumoröser und zum Teil auch entzündlich bedingter Raumforderungen wirksam. Bei anderen Formen intrakranieller Raumforderungen haben sie sich nicht als wirksam erwiesen, bzw. ihre Wirksamkeit ist nicht gesichert. Bei schweren Verläufen mit vitaler Bedrohung wird die Respiratorbeatmung mit kontrollierter Hyperventilation ($pCO_2$ ~ 30) zur Hirndrucksenkung eingesetzt.

In jedem Fall stellt die intrakranielle Drucksteigerung eine absolute Notfallsituation dar. Sie erfordert, von Fällen mit infauster Prognose abgesehen, ein sofortiges therapeutisches Handeln.

*Die intrakranielle Drucksteigerung stellt eine absolute Notfallsituation dar, die sofortiges therapeutisches Handeln erfordert.*

# 24 Psychiatrische Notfälle

W. Hewer, A. Schreiner

Wesentliche Elemente einer notfallpsychiatrischen Untersuchung sind **Exploration** (Anamnese und psychopathologischer Befund), **körperlicher Befund** (Vitalparameter, internistischer und neurologischer Befund) und **Fremdanamnese**. Da zahlreiche körperliche Erkrankungen mit psychopathologischen Auffälligkeiten einhergehen, ist die somatische Befunderhebung besonders beim Vorliegen von Symptomen, die auf eine organische Ursache hinweisen (Bewußtseinstrübung, Desorientierung, Störungen von Auffassung, Mnestik und Denkvermögen), unverzichtbar und sollte in diesen Fällen unverzüglich erfolgen. Hilfreich ist fast immer die Erhebung einer Fremdanamnese, da Patienten häufig im Rahmen psychotischen Erlebens, schwerer affektiver Störungen oder von Verwirrtheitszuständen nur sehr eingeschränkt zu explorieren sind und die Befragung Dritter in solchen Situationen wertvolle Hinweise zu Auffälligkeiten der unmittelbaren und weiteren Vorgeschichte liefern kann. Im Normalfall sollte die Fremdanamnese erst dann eingeholt werden, wenn der Patient seine Einwilligung dazu gegeben hat.

> Die somatische Befunderhebung ist beim psychiatrischen Notfall unverzichtbar.

Bei der Erhebung des psychopathologischen Befundes sind folgende Aspekte besonders zu beachten:
- äußeres Erscheinungsbild, Verhalten und Ausdruck;
- Bewußtseinslage und Orientierung einschließlich Aufmerksamkeit und Konzentration;
- Antrieb und Psychomotorik;
- kognitive Funktionen (z. B. Auffassung, Gedächtnis);
- formales Denken;
- psychotische Symptome (Wahn, Halluzinationen, Verkennungen etc.);
- Stimmungslage;
- Suizidalität.

## 24.1 Abnormes seelisches Verhalten

siehe 24.2

## 24.2 Akute Psychosen

**Symptomatik**
Akute Psychosen sind durch einen Verlust der Realitätskontrolle gekennzeichnet und können mit Wahn, Halluzinationen, Störungen des formalen Denkens

(z. B. Beschleunigung, Zerfahrenheit, Gedankenabreißen, Einengung), des Antriebs und der Psychomotorik einhergehen. Ferner kommen Affektstörungen mit maniformen, depressiven oder durch ängstliche Erregung gekennzeichneten Bildern und raschen, oft unvermittelten Schwankungen der Stimmungslage vor. Bei den häufigen paranoid-halluzinatorischen Syndromen findet man unterschiedliche Formen des Wahnerlebens (z. B. Bedeutungs-, Beziehungs-, Verfolgungswahn), Halluzinationen in den verschiedenen Sinnesempfindungen (z. B. als kommentierende oder imperative Stimmen) sowie Ich-Störungen (z. B. Gedankenbeeinflussung, -eingebung oder -entzug).

Bei katatonen Syndromen stehen Störungen der Psychomotorik im Vordergrund, typischerweise liegt eine erhebliche Einschränkung der Kontakt- und Kommunikationsfähigkeit vor. In schweren Fällen kommt es zum Stupor, einem Zustand der motorischen Erstarrung mit der Unfähigkeit zur sprachlichen Verständigung bzw. zur Nahrungs- und Flüssigkeitsaufnahme, ohne daß eine Bewußtseinsstörung besteht. Da eine geordnete Exploration selten möglich ist, wird die Verdachtsdiagnose durch den Befund und fremdanamnestische Angaben zur Vorgeschichte gestellt.

Folgende bedrohliche Situationen im Rahmen akuter Psychosen können auftreten:

**Eigengefährdung, Fremdgefährdung, febrile Katatonie stellen bedrohliche Situationen akuter Psychosen dar.**

- Eigengefährdungen, die unmittelbar aus der Psychose resultieren (z. B. durch imperative Stimmen, Situationsverkennungen);
- akute Suizidalität;
- Fremdgefährdungen, z. B. im Kontext wahnhafter Personenverkennungen;
- bei katatonen Symdromen: lebensbedrohliche febrile Katatonie, körperliche Sekundärkomplikationen durch Immobilität und fehlende Nahrungs- und Flüssigkeitszufuhr, unvermittelt auftretende katatone Erregungszustände.

### Differentialdiagnose

In der präklinischen Situation stellt sich die wesentliche Frage: *organische oder endogene Psychose?* Für eine **organische Psychose** (s. 24.4) sprechen:
- Störung von Bewußtsein, Aufmerksamkeit, Gedächtnis und Orientierung;
- im Vordergrund stehende optische Halluzinationen;
- somatische Befunde als Korrelat schwerer zerebraler oder extrazerebraler Erkrankungen (z. B. entzündliche, traumatische oder degenerative Hirnerkrankungen, Stoffwechsel- oder endokrine Störungen);
- zeitlicher Zusammenhang mit der Exposition gegenüber bestimmten Medikamenten (z. B. Antiparkinsonmittel, Asthmamittel, Kortikosteroide) oder Drogen.

Bei Fehlen der genannten Kriterien handelt es sich mit hoher Wahrscheinlichkeit um eine **endogene Psychose.** Hier ist im wesentlichen zu unterscheiden zwischen:
- Psychosen aus dem schizophrenen Formenkreis (z. B. paranoid-halluzinatorische Schizophrenie),
- Psychosen aus dem manisch-depressiven Formenkreis,
- sonstigen psychotischen Zustandsbildern, die oft nur transienter Natur sind (z. B. die sog. psychotischen Episoden).

Die Differentialdiagnose der verschiedenen Formen endogener Psychosen ist in der präklinischen Situation nicht vorrangig, da die Behandlung symptomorientiert erfolgt.

Bei einem stuporösen Bild sind differentialdiagnostisch auch schwere Depressionen, organische Ursachen (Hirnerkrankungen, metabolische und endokrine Störungen, Intoxikationen) sowie psychogene Ursachen (akute seelische Belastungsreaktionen) zu erwägen.

### Therapie

Allgemein empfiehlt sich bei akut psychotischen Patienten
- beruhigende Zusprache,
- nicht mit dem Patienten über den Wahrheitsgehalt psychotischer Phänomene zu diskutieren,
- lückenlose Beobachtung zu gewährleisten,
- zusätzliche Hilfspersonen sollten jederzeit rasch herbeigeholt werden können.

> Zusätzliche Hilfspersonen sollten jederzeit rasch herbeigeholt werden können.

Bei den akuten **organischen Psychosen** sollte zunächst die Behandlung der zugrundeliegenden körperlichen Erkrankung erfolgen. Medikamente sollten in möglichst niedriger Dosierung verabreicht werden. Bei produktiv psychotischen Symptomen, also Zustandsbildern, bei denen Wahn und Halluzinationen im Vordergrund stehen, ist Haloperidol ebenso das Mittel der Wahl wie bei denjenigen Bildern, die in erster Linie durch Erregung und psychomotorische Unruhe gekennzeichnet sind. Die übliche Initialdosis bewegt sich in einer Größenordnung von 1–5 mg p.o., i.m. oder i.v. Bei Vorliegen von Kontraindikationen gegen Haloperidol kommt alternativ die Gabe von Benzodiazepinen oder niederpotenten Neuroleptika in Betracht (s. Tabelle 24-1). Die Möglichkeit paradoxer Reaktionen ist dabei zu beachten.

Die Akutsymptomatik **endogener Psychosen,** vor allem paranoid-hallzinatorischer Zustandsbilder, spricht ebenfalls am besten auf hochpotente Neuroleptika (z.B. Haloperidol 5–10 mg p.o. oder i.m.) an. Zur Dämpfung der begleitenden Erregung haben sich niederpotente Neuroleptika bewährt. Alternativ können, insbesondere bei einer deutlichen Angstsymptomatik, auch Benzodiazepine gegeben werden (z.B. Diazepam 5–10 mg p.o. oder langsam i.v., Lorazepam 2–2,5 mg in Expidetform).

Bei stuporösen Bildern stehen präklinisch die Flüssigkeits- und Elektrolytzufuhr im Vordergrund. Da sich ein malignes neuroleptisches Syndrom initial oft nicht ausschließen läßt, sollte eine psychopharmakologische Therapie in der Regel erst in der Klinik begonnen werden. Lediglich bei längeren Transporten und wenn der Patient sehr gequält wirkt, kann Lorazepam 2,5 mg in Expidetform gegeben werden. In Ausnahmefällen kann auch Haloperidol vor der Klinikaufnahme angewandt werden, allerdings nur, wenn eine Verursachung der Symptomatik durch Neuroleptika sicher ausgeschlossen werden kann. Dabei ist besonders auf die Verabreichung von Depotneuroleptika in den vorangehenden Tagen oder Wochen zu achten, da diese von Patienten und Angehörigen oft erst bei gezielter Nachfrage angegeben wird.

**Tabelle 24-1.** Notfalltherapie bei Erregungszuständen

| Stoffgruppe | Substanz | Zielsymptomatik | Probleme | übliche Initialdosis |
|---|---|---|---|---|
| Hochpotente Neuroleptika | Haloperidol | Erregung bei psychotischen Zuständen und bestimmten Intoxikationen (v. a. Alkoholintoxikation) | extrapyramidale Nebenwirkungen nicht bei Morbus Parkinson nicht bei Zustand nach malignem neuroleptischen Syndrom | (2,5-) 5-10 mg p. o./i. m./i. v. |
| niederpotente Neuroleptika | Chlorprothixen | | anticholinerge Wirkungen | 50-100 mg p. o., i. m. oder per Infusionen |
| | | psychosomatische Erregung | Blutdruckabfall | |
| | Levomepromazin | | Tachykardie | 50-100 mg p. o. oder 25-50 mg i. m. |
| Benzodiazepine | Diazepam | ängstliche Erregung | Atemdepression paradoxe Wirkung nicht bei Intoxikationen* | 5-10 mg p. o. oder langsam i. v. |
| | Lorazepam | | | 1-2,5 mg in Expidetform oder p. o. |
| sonstige | Clomethiazol | Erregung bei Alkoholentzugsdelir | Atemdepression bronchialer Sekretverhalt nicht bei Intoxikationen | 2-4 Kps. (à 192 mg) |

\* Ausnahme: Erregungs- und Angstzustände unter bestimmten psychotropen Substanzen (Cannabis, Halluzinogene, Amphetamine, Kokain).

### Weiterbehandlung

Stuporöse Krankheitsbilder sollten immer stationär behandelt werden. Auch bei anderen Formen akuter Psychosen ist eine stationäre Aufnahme im Regelfall indiziert. Falls diese verweigert wird, ist zu prüfen, ob eine Aufnahme gegen den Willen des Patienten unter Anwendung des Unterbringungsgesetzes (UBG) in die Wege zu leiten (s. 24.6).

*Bei Verweigerung stationärer Aufnahme ist eine Einweisung nach dem Unterbringungsgesetz zu prüfen.*

## 24.3 Erregungszustände

### Symptomatik

Kennzeichnend für Erregungszustände ist die Störung von Antrieb und Psychomotorik. Häufig läßt sich bereits aus Mimik und Gestik des Patienten eine ausgeprägte Gespanntheit erkennen. Andere sind motorisch unruhig oder fallen durch laute, mitunter auch unverständliche verbale Äußerungen auf. Das subjektive Befinden des Patienten kann durch Unruhe, Angst, Gereiztheit, Wut, durch wahnhaftes oder depressives Erleben oder auch durch ein ekstatisches oder euphorisches Bild gekennzeichnet sein. Es kann zu einer Enthemmung mit Kontrollverlust und in der Folge raptusartig zu Gewalttätigkeiten mit Zerstörungswut kommen.

## 24 Psychiatrische Notfälle

Die Dauer eines Erregungszustandes ist je nach Ätiologie sehr variabel und kann – unbehandelt – bis zu einigen Tagen betragen.

Akute Gefährdungen im Rahmen von Erregungszuständen können sich ergeben:
- für den Patienten selbst durch suizidales Verhalten, Desorientierung, zielloses Umherirren etc.,
- für andere Personen bei aggressiven Durchbrüchen.

> Die Dauer eines Erregungszustandes ist je nach Ätiologie sehr variabel und kann unbehandelt einige Tage anhalten, wobei eine kontinuierliche Überwachung nötig ist.

### Differentialdiagnose

Erregungszuständen liegen nicht selten organische Ursachen zugrunde. Eine häufige Ursache ist die Alkoholintoxikation. Daneben sind Drogen- und Medikamentenwirkungen zu beachten. Auch zahlreiche körperliche Erkrankungen können Erregungszustände verursachen, so z.B. zerebrale Abbauprozesse, Anfallsleiden oder Hypoglykämien. Körperlich nicht begründbare Erregungszustände treten auf bei Psychosen aus dem schizophrenen oder manisch-depressiven Formenkreis, Persönlichkeitsstörungen, akuten Belastungsreaktionen und Panikattacken. Schließlich sind die Erregungszustände bei oligophrenen Patienten zu nennen, die typischerweise durch Situationen der Überforderung oder Kränkung ausgelöst werden.

### Therapie

Angesichts der genannten Gefährdungen müssen Patienten in einem akuten Erregungszustand kontinuierlich überwacht werden. Bei Weglauftendenzen oder wenn akute Gefährdungen absehbar sind, ist zu deren Verhinderung die Anwendung von Zwangsmaßnahmen gerechtfertigt (zu den rechtlichen Voraussetzungen s. 24.6). Wenn eine Fremdgefährdung nicht ausgeschlossen werden kann, empfiehlt es sich, nur in Anwesenheit anderer Personen mit dem Patienten in Kontakt zu treten. Bei massiver Erregung und manifester Fremdgefährdung sollte frühzeitig die Polizei hinzugezogen werden. Auch sollte man darauf achten, ob der Patient gefährliche Gegenstände mit sich führt.

Der Notarzt sollte dem Patienten in ruhiger, aber bestimmter Weise begegnen. Er sollte versuchen, ihn durch Zuspruch zu beruhigen und evtl. bestehende Mißverständnisse zu klären. Ein konfrontatives Vorgehen ist nach Möglichkeit zu vermeiden. Wichtig ist, die geplanten Maßnahmen zu erläutern und zu versuchen, das Einverständnis des Patienten zu erreichen. Ferner sollten die Patienten von Außenreizen abgeschirmt werden, was besonders bei Drogenintoxikationen von Bedeutung ist. Kausale Behandlungsmöglichkeiten einer vorliegenden körperlichen Erkrankung, etwa die Korrektur einer Hypoglykämie, sind zu beachten.

Wenn durch die genannten Maßnahmen keine ausreichende Beruhigung des Patienten erreicht werden kann, besteht die Indikation zur medikamentösen Behandlung. Pharmakotherapeutische Therapieempfehlungen bei Unruhe- und Erregungszuständen sind in Tabelle 24-1 zusammengefaßt. Die aufgeführten Dosierungen müssen jeweils dem Einzelfall angepaßt werden, bei älteren Menschen und körperlicher Vorschädigung sollten in der Regel niedrigere Dosen angewandt werden. Bei Erregungszuständen im Rahmen hirnorganischer Abbauprozesse ist die Gabe niederpotenter Neuroleptika ohne anticholinerge Wirkung indiziert (z.B. Pipamperon, Melperon). Alternativ kommt Haloperidol (1–5 mg p.o. oder i.m.) in Frage. Bei Alkoholintoxikationen empfiehlt sich die

Gabe von Haloperidol (5–10 mg p.o., i.m. oder i.v.), bei Drogenintoxikationen, z.B. bei den sog. Horrortrips, die Verabreichung von Benzodiazepinen (Diazepam 5–10 mg p.o. oder langsam i.v., Lorazepam 1–2,5 mg in Expidetform). Falls eine Kombinationsbehandlung notwendig ist, sollte Haloperidol entweder mit einem niederpotenten Neuroleptikum oder einem Benzodiazepin kombiniert werden.

Wenn die Initialbehandlung ohne ausreichende Wirkung bleibt und – unter Berücksichtigung der Herstellerangaben – höhere Dosierungen verabreicht werden, muß der Patient hinsichtlich unerwünschter Wirkungen auf ZNS, Herz-Kreislauf und Atmung sorgfältig überwacht werden. Bei schweren Erregungszuständen ist gelegentlich trotz adäquater Medikation eine Fixierung nicht zu vermeiden. Diese Maßnahme darf allerdings nur in akuten Gefahrensituationen und nach ärztlicher Anordnung angewandt werden.

**Weiterbehandlung**
Bei persistierender Eigen- oder Fremdgefährdung trotz Therapie ist eine stationäre Aufnahme unvermeidbar, wobei diese ggf. nach dem Unterbringungsgesetz erfolgen muß. Kommt es unter den präklinischen Maßnahmen zu einer deutlichen Beruhigung des Patienten, muß die Indikation zur stationären Behandlung im Einzelfall unter Berücksichtigung von Art und Schwere der Grunderkrankung und der Möglichkeit einer adäquaten ambulanten Weiterversorgung geprüft werden.

## 24.4
## Delir

**Symptomatik**
Nach den aktuell gültigen Klassifikationssystemen psychiatrischer Erkrankungen (ICD-10, DSM-IV) stellt das „Delir" den Oberbegriff für diejenigen organischen Psychosen dar, die mit einer akut aufgetretenen Beeinträchtigung kognitiver Funktionen einhergehen, und umfaßt damit auch die im konventiellen Sprachgebrauch als „Verwirrtheitszustand" und „Dämmerzustand" bezeichneten Krankheitsbilder.

*Delir als Oberbegriff für „Verwirrtheitszustand" und „Dämmerzustand".*

Diagnostische Kriterien des Delirs nach ICD-10 sind:
- Störung von Aufmerksamkeit, Auffassung und Bewußtsein;
- kognitive Beeinträchtigung mit Gedächtnisstörungen, Desorientierung, inkohärentem Denken;
- Störung der Psychomotorik (z.B. Hypo-/Hyperaktivität, verlängerte Reaktionszeit);
- Störung des Schlaf-Wach-Rhythmus;
- plötzlicher Beginn und fluktuierender Verlauf;
- Nachweis einer organischen Ursache;
- akzessorische Symptome: affektive Störungen, Illusionen, Halluzinationen, flüchtige Wahnideen;
- beim Entzugsdelir: Tremor, Hyperhidrose, Tachykardie, Blutdruckregulationsstörungen, Krampfanfälle.

*Gefährdungen:*
- Aus der psychopathologischen Symptomatik resultierend (z. B. Weglaufgefährdung bei Desorientierung),
- körperliche Gefährdungen,
- im Rahmen der Grunderkrankung (s. unten),
- durch begleitende vegetative oder metabolische Entgleisungen (v. a. beim Alkoholentzugsdelir).

### Differentialdiagnose

Da dem Delir eine akute Hirnfunktionsstörung zugrundeliegt, ist es sehr wichtig, deren Ursache zu erkennen. Hier kommt eine Vielzahl körperlicher Erkrankungen in Frage:
- Hirnerkrankungen: Schädel-Hirn-Traumata, Epilepsien, vaskuläre oder entzündliche Prozesse;
- extrazerebrale Erkrankungen: Infektionskrankheiten, Exsikkose, metabolische Störungen, Operationen u. a.;
- exogen-toxische Ursachen: Pharmaka, z. B. anticholinerge Substanzen wie Antiparkinsonmittel oder Antidepressiva;
- Intoxikation mit Kokain, Halluzinogenen und anderen Drogen;
- Entzugssyndrome: Alkohol, Sedativa, Hypnotika.

Charakteristisch für das Alkoholentzugsdelir, das besonders häufig mit einem schweren Verlauf einhergeht, sind neben der Anamnese vor allem deutliche Zeichen der vegetativen Entgleisung sowie lebhafte optische Halluzinationen.

**Cave:** Vor allem bei Alkoholikern kann ein Delir mehr als nur eine Ursache haben (z. B. Alkoholentzug *und* subdurales Hämatom).

> Vor allem bei Alkoholikern kann ein Delir mehr als nur eine Ursache haben.

### Therapie

Allgemeine Maßnahmen bestehen in beruhigender Zusprache, kontinuierlicher Überwachung und in der Kausalbehandlung prädisponierender körperlicher Erkrankungen (z. B. Erstversorgung kardialer oder respiratorischer Dekompensationen). Sofern die Notwendigkeit einer Sedierung besteht, ist bei somatischen Grunderkrankungen in erster Linie Haloperidol (1–5 mg p. o., i. m. oder i. v.) indiziert. Beim Alkoholentzugsdelir sollte Clomethiazol (initial 2 bis maximal 4 Kps.) gegeben werden, falls keine Kontraindikationen bestehen (insbesondere schwere bronchopulmonale Erkrankungen). Alternativ kommt Diazepam 10 mg p. o. oder 5–10 mg langsam i. v. in Frage, eine Wiederholung nach 15–30 min ist möglich. Sollte hierunter keine ausreichende Sedierung möglich sein, gibt man Haloperidol 5–10 mg zusätzlich.

Delirante Syndrome nach abruptem Entzug von Barbituraten oder Benzodiazepinen werden initial durch Substitution mit einem Medikament der gleichen Stoffklasse behandelt. Bei anticholinergen Delirien, die z. B. durch trizyklische Antidepressiva, Neuroleptika oder Antihistaminika ausgelöst werden können, ist Physostigmin das Medikament der Wahl. Sollte es unter adäquater Physostigmindosis nicht zu einem völligen Verschwinden der psychopathologischen Symptome kommen, muß die Diagnose eines anticholinergen Delirs revidiert werden.

### Weiterbehandlung

Da es sich bei einem Delir um ein potentiell lebensbedrohliches Krankheitsbild handelt, ist im Normalfall eine stationäre Aufnahme erforderlich. Sie ist obligat bei Entzugsdelirien und bei Delirien im Rahmen schwerer somatischer Grunderkrankungen. Eine ambulante Therapie kommt nur bei Verwirrtheitszuständen leichterer Ausprägung bei Patienten mit vorbekannter Demenz in Betracht, sofern eine kontinuierliche häusliche Versorgung gewährleistet ist. In diesen Fällen haben sich niederpotente Neuroleptika ohne anticholinerge Wirkung (z.B. Pipamperon, Melperon) zur Sedierung bewährt. Wenn ein deliranter Patient die notwendige stationäre Aufnahme verweigert, ist eine Einweisung gegen seinen Willen unter Anwendung des Unterbringungsgesetzes möglich (s. 24.6).

## 24.5
## Suizidalität

### Symptomatik

Mit dem Problem der Suizidalität wird der Notarzt dann konfrontiert, wenn Patienten einen Suizidversuch unternommen haben oder wenn sie durch verbale Äußerungen oder ihr Verhalten Suizidabsichten erkennen lassen. Das Gespräch mit suizidgefährdeten Menschen sollte, wenn möglich, in einer ungestörten Umgebung und ohne Zeitdruck stattfinden. Der Arzt sollte Suizidgedanken offen ansprechen und sich nicht mit ausweichenden Antworten zufrieden geben.

Wichtige Kriterien zur Erkennung einer akuten Gefährdung sind:
- Qualität und Ausprägung der Suizidgedanken (aktive Suizidgedanken, konkrete Planung einer suizidalen Handlung, Einengung des Denkens auf Suizidproblematik, fehlende Distanzierung);
- Methode und Arrangement einer geplanten oder durchgeführten suizidalen Handlung;
- Motivation für suizidales Verhalten (autodestruktiv, Wunsch nach Zäsursetzung, appellatives Verhalten);
- stärkergradige depressive Symptomatik, vor allem Erleben von Hoffnungslosigkeit und Verzweiflung, psychomotorische Unruhe oder Agitiertheit, depressiver Wahn (z.B. Schuld- oder Krankheitswahn).

Als Risikofaktoren für suizidales Verhalten sind ferner zu beachten:
- Vorliegen bestimmter psychiatrischer Erkrankungen (siehe Differentialdiagnose),
- anamnestisch bekannte Suizidversuche,
- höheres Lebensalter (v.a. bei Männern),
- soziale Isolierung,
- ungelöste psychosoziale Konfliktsituationen,
- Zustände der verminderten Impulskontrolle (z.B. unter Alkoholeinfluß).

### Cave:
- Bagatellisierungstendenzen sind bei suizidgefährdeten Menschen nicht selten (deshalb: Beachtung fremdanamnestischer Informationen, wenn möglich).

## 24 Psychiatrische Notfälle

- Auch in Fällen mit primär appellativ motivierten Suizidversuchen kann im weiteren Verlauf das autodestruktive Moment in den Vordergrund treten.
- Gereizt-aggressives Verhalten des Patienten, verbunden mit der fehlenden Bereitschaft, sich auf ein Gespräch einzulassen, kann auf eine fortbestehende Suizidgefährdung hinweisen.
- Risiken im Sinne eines erweiterten Suizids müssen unbedingt beachtet werden.

### Differentialdiagnose

Suizidales Verhalten kann sich prinzipiell bei jeder psychischen Störung einstellen. Eine deutlich höhere Suizidgefährdung als in der Allgemeinbevölkerung besteht bei Krankheitsbildern des schizophrenen und manisch-depressiven Formenkreises, bei Suchtkrankheiten sowie bei bestimmten neurotischen und Persönlichkeitsstörungen. Häufige Ursache sind ferner psychische Störungen, die reaktiv im Zusammenhang mit Parnterschaftskonflikten, beruflichen oder finanziellen Schwierigkeiten etc. auftreten.

### Therapie

Wichtigste therapeutische Maßnahme ist das *Gespräch* mit dem suizidalen Patienten. Geduldiges Zuhören und Vermittlung von Empathie sind wichtige Voraussetzungen für den Aufbau einer tragfähigen therapeutischen Beziehung. Damit wird man am ehesten erreichen, daß der Patient sich hinsichtlich seines momentanen Befindens und evtl. fortbestehender Suizidabsichten offenbart. Gemeinsam sollte man nach Lösungsmöglichkeiten suchen und dabei das engere soziale Umfeld des Patienten mit einbeziehen.

*Wichtigste therapeutische Maßnahme bei Patienten, deren Verhalten Suizidabsichten erkennen lassen, ist das Gespräch sowie geduldiges Zuhören.*

Medikamente sollten dann gegeben werden, wenn der Patient durch Symptome wie Erregung, Unruhe oder Grübelzwänge deutlich beeinträchtigt ist. Niederpotente Neuroleptika oder Benzodiazepine bewirken in diesen Fällen üblicherweise eine deutliche Entlastung. Wenn psychotisches Erleben im Vordergrund steht, sind hochpotente Neuroleptika indiziert (s. 24.2). Generell ist eine lückenlose Beobachtung des Patienten erforderlich. Da akut suizidale Patienten sich im allgemeinen in einem Zustand befinden, der die freie Willensbildung ausschließt, sind im Notfall auch Zwangsmaßnahmen erlaubt (z.B. um einen Patienten daran zu hindern, sich aus dem Fenster zu stürzen) (s. 24.6).

### Weiterbehandlung

Nach einem schweren, autodestruktiv motivierten Suizidversuch ist die stationäre Aufnahme obligat, ebenso bei aktuell erkennbaren ernsthaften Suizidabsichten. Wenn das suizidale Verhalten in erster Linie durch eine appellative Motivation oder durch den Wunsch nach einer Zäsur bestimmt wird, ist häufig die Vermittlung ambulanter Gesprächskontakte ausreichend, wenn der Patient zwischenzeitlich nicht allein gelassen wird.

Wenn Patienten eine unumgängliche Klinikeinweisung ablehnen, müssen sie ggf. unter Anwendung des Unterbringungsgesetzes gegen ihren Willen in die zuständige psychiatrische Klinik eingewiesen werden. Die gleiche Situation kann sich ergeben, wenn Patienten, bei denen deutliche Hinweise auf manifeste Suizidalität vorliegen, sich Gesprächsangeboten gegenüber verschließen und damit eine akute Gefährdung nicht mit hinreichender Wahrscheinlichkeit ausgeschlossen werden kann.

## 24.6
## Rechtliche Aspekte

Generell gilt für Situationen, die mit der Gefährdung von Leben oder Gesundheit eines Menschen verbunden sind, für anwesende Dritte die Pflicht zur Hilfeleistung, es sei denn, daß diese mit unzumutbaren Gefahren verbunden wäre. Bei Nichteingreifen können Anwesende wegen unterlassener Hilfeleistung zur Rechenschaft gezogen werden.

In den meisten Fällen befinden sich Menschen, bei denen eine der besprochenen Notfallsituationen vorliegt, in einem Zustand, der die freie Willensbildung ausschließt. Bei Gefahr im Verzug ist ein Vorgehen, das ggf. auch Zwangsmaßnahmen einschließt, durch die Rechtsfiguren des „rechtfertigenden Notstandes" bzw. der „Geschäftsführung ohne Auftrag" abgesichert. Auf eine sorgfältige Befunddokumentation ist in diesen Fällen besonders zu achten.

> In Notfällen kann ein Patient durch die Rechtsfiguren des rechtfertigenden Notstandes bzw. der Geschäftsführung ohne Auftrag gegen seinen Willen in eine psychiatrisch-bevollmächtigte Klinik untergebracht werden, noch bevor eine richterliche Entscheidung getroffen ist.

Wenn eine dringend indizierte Klinikaufnahme trotz eines ausführlichen Gesprächs vom Patienten abgelehnt wird, ist zu prüfen, ob eine stationäre psychiatrische Aufnahme gegen seinen Willen veranlaßt werden muß. In Notfällen kann der Kranke unverzüglich untergebracht werden, noch bevor eine richterliche Entscheidung getroffen werden konnte. Wenn der Patient der Zwangseinweisung Widerstand entgegensetzt, muß die Polizei zu deren Vollzug hinzugerufen werden. Eine Aufnahme nach dem Unterbringungsgesetz ist nur in den dazu bevollmächtigten Kliniken möglich. Üblicherweise handelt es sich dabei um psychiatrische Krankenhäuser mit regionalem Pflichtversorgungsauftrag.

Generell gelten länderübergreifend die folgenden Voraussetzungen für eine stationäre Aufnahme nach dem UBG:
- Vorliegen einer schweren psychischen Erkrankung,
- eine krankheitsbedingte erhebliche Eigen- oder Fremdgefährdung,
- eine Abwendung der Gefährdung ist auf anderem Wege nicht zu erreichen.

Darüber hinaus sind die für das jeweilige Bundesland spezifischen Regelungen zu beachten. Eine schriftliche Befunddokumentation, aus der hervorgeht, daß die Voraussetzungen für eine Zwangseinweisung gegeben sind, ist unabdingbar. Die endgültige Entscheidung über Zulässigkeit und Dauer einer Unterbringung wird vom zuständigen Gericht bei Vorliegen einer ärztlichen Stellungnahme getroffen.

## Literatur

Benkert O, Hippius H (1996) Psychiatrische Pharmakotherapie, 6. Aufl., Springer, Berlin Heidelberg New York Tokio
Berzewski H (1983) Der psychiatrische Notfall. Perimed, Erlangen
Dubin WR, Weiss KJ (1993) Handbuch der Notfallpsychiatrie (dt. Übers. und Bearb. von I. Heuser). Huber, Bern
Hewer W (im Druck) Notfälle in der Gerontopsychiatrie. In: Fröstl H (Hrsg) Lehrbuch der Gerontopsychiatrie. Enke, Stuttgart
Huber G (1994) Psychiatrie, 5. Aufl., Schattauer, Stuttgart
Hyman SE, Tesar GE (1994) Manual of psychiatric emergencies, 3d edn. Little, Brown, Boston
Kasper S (1993) Psychiatrische Notfallsituationen. In: Möller HJ (Hrsg) Therapie psychiatrischer Erkrankungen. Enke, Stuttgart, S 737-747
Möller HJ (1994) Suizidalität - klinisches Bild, Diagnostik und Therapie. Internist 35: 849-857
Saß H, Wieland C (1993) Rechtliche Grundlagen bei der Behandlung psychisch Kranker. In: Möller HJ (Hrsg) Therapie psychiatrischer Erkrankungen. Enke, Stuttgart, S 831-839

# 25 Internistische Notfälle II (Fallbesprechung)*

---

* Diese Seite – in den Kursrichtlinien zum Erwerb des Fachkundenachweises Rettungsdienst als Kapiteleinheit aufgeführt – steht dem Kursteilnehmer für eine handschriftliche Dokumentation der Fallbesprechung zur Verfügung.

# 26 Beatmung, Venenpunktion, kardiopulmonale Reanimation (Praktikum)*

---

* Diese Seite – in den Kursrichtlinien zum Erwerb des Fachkundenachweises Rettungsdienst als Kapiteleinheit aufgeführt – steht dem Kursteilnehmer für handschriftliche Notizen zum Praktikum zur Verfügung.

# Block C1
# Traumatologie I

# 27 Extremitätentrauma

M. Holch

## 27.1 Frakturen

### 27.1.1 Offene Frakturen

Eine offene Fraktur ist charakterisiert durch den Kontakt des frakturierten Knochens mit einer äußeren Komplikationswunde:
1. Grad: Perforation durch Fragmente von innen,
2. Grad: Wundentstehung von außen,
3. Grad: zusätzliche Schädigung von Gefäßen und/oder Nerven,
4. Grad: Subamputation.

Die grobe Säuberung der Wunde mit sterilen Handschuhen, ggf. Spülung mit Elektrolytlösung zur Keimreduktion vor Anlage des sterilen Erstverbandes ist durchaus sinnvoll. Die Wundauflage ist idealerweise mit PVP-Jod-Lösung zu tränken, das Verbandmaterial ausreichend zu dimensionieren, um Verbanderneuerungen zu vermeiden. Die Rückführung freiliegender Knochenteile in den schützenden Weichteilmantel durch den aktiven Repositionsvorgang trägt entscheidend zur Minimierung des infektprädisponierenden Weichteilschadens bei, da durch anatomische Fehllage regelmäßig Ischämie infolge des Fragmentdrucks auftritt. Die frühe Grobreposition verhindert somit die ansonsten regelmäßig entstehenden Drucknekrosen. Dagegen ist die oft ins Feld geführte Befürchtung einer möglichen Einschleppung der bereits am freiliegenden Knochen haftenden Keime zu vernachlässigen angesichts der geringen Virulenz ubiquitärer Umweltkeime und deren leichter Therapierbarkeit durch die Standardantibiose. Letztere erfolgt intravenös unmittelbar nach Einlieferung im Schockraum; der zusätzliche Nutzen einer schon frühestmöglich durch den Notarzt i. v. applizierten Antibiotikaprophylaxe bei offener Fraktur ist sehr wahrscheinlich und im eigenen Therapieregime Gegenstand von präklinischen Studien. Chinolone eignen sich hinsichtlich Spektrum, Knochengängigkeit und gebrauchsfertig gelöster Zubereitung. Die Dokumentation der Komplikationswunde mittels Sofortbildkamera erhöht die Glaubhaftigkeit des Notarztbefundes beim aufnehmenden Chirurgen und erleichtert diesem die Einhaltung des Grundsatzes: Der präklinische Verband wird erst unter Operationssaalbedingungen wieder entfernt.

*Die präklinische Frakturreposition durch axialen Längszug reduziert den primären Weichteilschaden, optimiert die Behandlungschancen und minimiert vermeidbare Defektheilungsergebnisse.*

## 27.1.2
### Geschlossene Frakturen

Geschlossener Hautmantel (allerdings häufig Schürfwunden) mit stumpfer und meist breitflächiger Schädigung von Haut, Subkutis und Muskulatur. Für die Taktik der operativen Versorgung wesentlich ist die Erkennung und Behandlung der zunehmenden Weichteilschwellung um einen Gliedmaßenabschnitt mit klinischen Frakturzeichen. Der geschlossene Weichteilschaden kann folgendermaßen eingeteilt werden:
1. Grad: Schwellung, oberflächliche Schürfungen;
2. Grad: drohendes Compartmentsyndrom;
3. Grad: manifestes Compartmentsyndrom.

Hinsichtlich der Einsatztaktik und Transportentscheidung hat die Extremitätenverletzung mit zweitgradigem und drittgradigem Weichteilschaden dieselbe Dringlichkeit zur Sofortversorgung innerhalb der 6-h-Grenze wie ein akuter Gefäßverschluß oder -abbruch (s. 27.4.1).

Fast regelmäßig liegt ein geschlossener Weichteilschaden bei offenen Frakturen in Kombination vor (v. a. bei sog. Rasanztraumata: z. B. erstgradig offener Unterschenkelbruch mit drittgradigem Weichteilschaden).

## 27.1.3
### Repositionstechniken, Schienung, Lagerung

Extremitätenfrakturen in Fehlstellung der Längs- oder Rotationsachse müssen frühestmöglich unter axialem Längszug grobreponiert werden, um die Ischämie der durch Fragmentdruck von innen komprimierten Weichteile zu reduzieren und damit der Ausbildung höhergradiger Weichteilschäden ursächlich entgegenzuwirken.

In Frage kommen alle Frakturen der langen Röhrenknochen und der ihnen angrenzenden Gelenke. Das nach Analgetikagabe unter langsamem Zug in Längsrichtung (über 1–2 min zur allmählichen Aufdehnung des verkürzenden Muskeltonus) erreichte Repositionsergebnis sollte idealerweise in einer Luftkammerschiene aufrechterhalten werden. Durch die beim Aufblasen der pneumatischen Schiene auftretende Längsausdehnung wird ein dauerhafter Distraktionseffekt erreicht. Der Inflationsdruck der Schiene sollte in Berücksichtigung des meist vorliegenden begleitenden Weichteilschadens nicht zu hoch sein, die Luftkammer soll noch mit dem Finger eingedrückt werden können. Alle zu eng umschließenden Schienen können durch venöse Anstauung Blutungen auch aus kleinen Komplikationswunden bewirken. Schienen mit ungepolsterter oder faltenwerfender Innenfläche verursachen u. U. Drucknekrosen im geschädigten Weichteilmantel der verletzten Extremität.

**Unterarm**
Längszug (Hand 1) an Fingern und Mittelhand plus Gegenzug (Hand 2) am distalen Oberarm; Ellbogengelenk in mittlerer Beugestellung, die Hohlhand ist zum Verletzten hin rotiert (Radius und Ulna stehen parallel). Anlage der pneumatischen Schiene (über Hand 1 gestülpt), wobei der Gegenzug mit Hand 2 durch die Schiene ausgeübt wird, bis diese voll aufgeblasen ist.

## Oberarm

Zug am proximalen volaren Unterarm in Humeruslängsrichtung bei rechtwinklig gebeugtem Ellbogengelenk mit leichter Abduktion in der Schulter, um dem Volumen der Luftkammerschiene Raum zu geben. Letztere wird mit 2 Dreiecktuchkrawatten oder kräftigen Bindentouren um den Thorax und über die Schulter fixiert und erfüllt so die Funktion eines Desault- oder Gilchrist-Verbandes.

## Unterschenkel und Sprunggelenk

Längszug in Richtung der Unterschenkelachse mit Hand 1 hinter der Ferse und Hand 2 über dem Fußrücken angreifend; über Hand 1 ist bereits die leere Luftkammerschiene mit ihrer Fersenöffnung gestülpt.

## Oberschenkel

Gleichartiger Griff an Ferse und Spann mit allmählich gesteigertem Längszug in Beinachsenrichtung. Einbau einer gepolsterten langen Kramer-Schiene in die Luftkammerschiene vor dem Aufblasen mit anschließender Tuchfixation in Becken- und Thoraxhöhe zwecks Erhalt der Extension bei Schaftfrakturen im oberen Schienenbereich sowie hüftnahen Verletzungen. Alternativ erweisen sich hier – wie auch bei distalen Frakturen – Extensionsschienen als vorteilhaft. Knienahe Femurfrakturen sollten in der Schiene in leichter Beugung gelagert werden zur Entlastung der Poplitealgefäße vom Druck eines dorsalgekippten Fragmentes.

Die Prüfung und Dokumentation der arteriellen Pulse, der Kapillardurchblutung (z. B. des Nagelbettes) sowie – beim ansprechenden Verletzten – der aktiven Motilität und der Hautsensibilität peripher der Verletzung komplettieren die notärztliche Versorgung.

## 27.1.4
### Vorgehen bei schwerem Beckentrauma, hämorrhagischem Schock

Die schwere Beckenverletzung im Rahmen seitlicher PKW-Kollisionen, Stürzen aus großer Höhe oder Überrollvorgängen ist durch die Prüfung auf seitliche Kompressions- bzw. auf Aufklappstabilität im Zuge des Body check erkennbar. Gerade bei einer Zerreißung des hinteren und des vorderen Beckenrings mit Aufklappbarkeit im Sinne einer „Open-book-Verletzung" wird der große Raum offensichtlich, in den sich die umfangreiche (aber meist „nur" venöse) Blutung aus präsakralen und pelvinen Plexusgefäßen ungehindert ergießen kann. Aus Erste-Hilfe-Schemata sind die Volumina inneren Blutverlustes bekannt, die bei frischen Frakturen additiv veranschlagt werden müssen. Eine komplexe Beckenfraktur beim durchschnittlichen Erwachsenen kann somit Anlaß für bis zu 5000 ml Blutverlust sein. Der Verletzte befindet sich im ausgeprägten Volumenmangelschock, der aggressiv volumenersatztherapiert werden muß, da eine ursächliche Blutstillung nur operativ oder durch externe Fixation möglich ist.

Die Lagerung auf der Vakuummatratze empfiehlt sich schon zur Minderung von Sekundärschäden am Plexus lumbosacralis in Analogie zur Erstversorgung des Wirbelsäulenverletzten. Durch seitliche Anmodellierung der Matratze ist zumindest bei schlanken Patienten eine gewisse Kompression der Blutung mög-

> **Schwere Beckenfrakturen erreichen das innere Blutungsausmaß eines schweren Bauchtraumas.**

lich, die auch mittels Antischockhose (military anti shock trousers, MAST) oder eines Beckenkompressionsgürtels erreicht werden soll. Diese für die selbständige Anwendung durch nichtärztliches Personal konzipierten Hilfsmittel sind aber kein Ersatz für die unbedingt zu fordernde umfangreiche Schocktherapie über mehrere Venenzugänge. Eine zusätzliche Ischämiereperfusionsproblematik (s. Tourniquetsyndrom 27.5.1) durch MAST wird diskutiert. Beim kindlichen Beckenkomplextrauma ist die äußere Beckenringkompression mittels breiter elastischer Binden effektiver als beim Erwachsenen und zu empfehlen – alternativ auch die Ruhigstellung von Becken und Beinen zusammen in einer Erwachsenenluftkammerschiene im Sinne einer vereinfachten und rasch anzulegenden Antischockhose.

## 27.2
## Luxationen

### 27.2.1
### Reposition präklinisch notwendig

Die schmerzbedingte Schonhaltung in einer federnden Fixationsstellung, meist mit veränderter äußerer Kontur des Gelenkes, sind die klinischen Charakteristika einer Verrenkung. Die reine Luxation liegt meist als geschlossene Verletzung vor. Luxationsfrakturen begegnen dem Notarzt v. a. an Unterschenkel und Unterarm häufiger offen und werden analog zur offenen Fraktur reponiert und versorgt.

Reine Luxationen des Ellbogen- und Kniegelenks bedingen besonders leicht eine Überdehnung oder Abknickung von Gefäßen und Nerven. Sie sind bei Störung der peripheren Durchblutung, Motorik oder Sensibilität eine klare Indikation zur notärztlichen Reposition vor Ort. Jeder Zeitgewinn ist dabei wertvoll im Interesse einer Minimierung des Nervendehnungsschadens, v. a. der Intimaläsion und und/oder Thrombosierung von Blutgefäßen, die an prominenten Gelenkteilen nur geknickt, primär aber nicht verletzt sind, und natürlich im Sinne der Wiederherstellung der Perfusion und Verhütung eines ischämiebedingten Compartmentsyndroms.

Die Morbidität von Luxationen im Sprunggelenk- und Fußwurzelbereich wird ebenso wie bei dort lokalisierten (Luxations-) Frakturen entscheidend vom Ausmaß des primären Weichteilschadens bedingt. Angesichts der dünnen Weichgewebspolsterung dieser Region ist ein kapillärer Perfusionsstop zwangsläufig in den über verschobene Skeletteile gespannten Hautarealen. Nur die frühestmögliche Korrektur der Fehlstellung und Dekompression der Weichteilspannung kann deletäre ischämische Nekrosen verhüten. Auch im Handgelenk- und Handwurzelbereich wird durch rasche Grobreposition Gewebeschaden und -schwellung reduziert, wovon wiederum die Möglichkeiten zur primären operativen Rekonstruktion und damit das Spätergebnis profitieren.

#### 27.2.1.1
#### *Repositionstechniken, Schienung, Lagerung*

An Hand- und Sprunggelenk führt das unter 27.1.3 beschriebene Vorgehen mit langsam gesteigertem axialem Längszug meist zum Erfolg. Die Überwindung der oft federnd fixierten und primär sehr schmerzhaften Dislokationsstellung bedarf – wann immer möglich – der suffizienten Analgetikatherapie Nach (meist ruckartigem) Erreichen einer kongruenten Gelenkstellung tritt durch Entlastung von Gelenkkapsel- und Hautmanteldehnung eine spontane und vom wachen Patienten dankbar registrierte Schmerzlinderung ein.

An Ellbogen- und Kniegelenk wird der dosierte Längszug eines Helfers durch gezielte Manipulation des Notarztes entgegen der klinisch erkennbaren Dislokationsrichtung ergänzt, wodurch sich der Repositionsvorgang insgesamt schonender gestalten läßt. So faßt bei einer vorderen Kniegelenkluxation (d. h., der Tibiakopf steht in seitlicher Ansicht deutlich vor der Oberschenkelvorderkante) der Notarzt von oben um die Rückseite des distalen Oberschenkels und zieht diesen nach oben, während am Sprunggelenk des liegenden Verletzten Längszug ausgeübt wird. Der Tibiakopf wird so mit relativ geringem Kraftaufwand nach dorsal zurückgleiten. Die Retention des Behandlungsergebnisses wird mit denselben Schienungsverfahren wie nach Frakturreposition erzielt.

## 27.2.2
### Reposition präklinisch nicht möglich

Verrenkungen des Schultergelenks und v. a. des Hüftgelenks stellen nach übereinstimmender Lehrmeinung keine Indikation zu präklinischen Repositionsversuchen dar. Die Schulterreposition mag für den unfallchirurgisch Routinierten zwar im Einzelfall unproblematisch durchführbar sein, angesichts der Möglichkeit von Knochen- oder Weichteilinterponaten und doch erheblicher schmerzbedingter Gegenspannung v. a. muskelkräftiger Patienten sollte die baldige Reposition in der Klinik erfolgen. Die Reposition von Hüftgelenkluxationen setzt angesichts der umfangreichen Hüftmuskulatur fast regelmäßig eine Narkose voraus. Sie ist aber dringlich klinisch durchzuführen, da in den gedehnten Kapselstrukturen Blutgefäße verlaufen, deren Kompression eine ischämische Hüftkopfnekrose zur Folge hat.

Die Unterpolsterung der fixierten Gelenkstellung in schmerzarmer Schonhaltung und systemische Analgesie für den Transport stellt in beiden Fällen die Therapie der Wahl dar.

## 27.3
## Wunden

### 27.3.1
### Untersuchungs- und Verbandtechnik

Bei der Inspektion äußerer Wunden werden Informationen über Ausdehnung (in cm, Anteil an der Extremitätenzirkumferenz), Tiefe, Art der Blutung und Verschmutzung erfaßt, um den dann angelegten Erstverband nicht in der Klinik zur Untersuchung wieder entfernen zu müssen. Als sterile Wundauflage kommen nur Mullplatten in Frage, keinesfalls Watte- oder Zellfasermaterialien. Ausgedehnte Wunden sollen primär mit PVP-Jod-Lösung desinfiziert werden. Fixiert wird das Verbandmaterial mit stabilen Bindenverbänden, die zwecks Vermeidung venöser Stauung von der Peripherie der Gliedmaßen an aufsteigend gewickelt werden. Statt einfacher Mullbinden, die unter Zug leicht Schnürfurchen bilden und in feuchtem Zustand zusätzlich schrumpfen können, sollen auch in der Rettung nur noch elastische Binden zur Anwendung kommen. Dieses Material garantiert zudem einen ausreichend guten Sitz, der das Überdauern des notärztlichen Verbandes bis zur Klinikaufnahme ermöglicht.

### 27.3.2
### Fremdkörperpenetration, Decollementverletzung

Eingespießte Fremdkörper (z. B. Armier-Eisen, Holzlatten) werden wie beim penetrierenden Trauma des Rumpfes nicht präklinisch entfernt. Dies zum einen, um etwa tangential gestreifte tiefe Leitungsbahnen bei der Extraktion nicht durch unbekannte Zacken des Fremdkörpers sekundär zu zerreißen, zum anderen, um bei möglicherweise durchspießten großen Gefäßen den Tamponnadeeffekt bis zur Klinikeinlieferung aufrechterhalten. Dort wird der Fremdkörper ggf. unter OP-Bedingungen und der Möglichkeit zur chirurgischen Blutungskontrolle entfernt. Bei Einspießung (Pfählung) ortsfester Fremdkörper müssen Hilfsmittel der technischen Rettung zugezogen werden, um eine schonende Abtrennung zu bewerkstelligen. Der hervorstehende Fremdkörperanteil wird im sterilen Wundverband fixiert, um Hebelkräfte zu neutralisieren. Dieses Ziel muß ggf. durch zusätzliche Bandagen außerhalb des Verbandes oder dauernde manuelle Unterstützung bis zur Einlieferung durch eine Hilfsperson erreicht werden.

Überrollvorgänge oder Verschüttung/Einklemmung mit tangentialer Gewalteinwirkung führen typischerweise zu Quetschverletzungen der Extremitäten, bei denen erhebliche tangentiale Scherkräfte an den oberflächlichen Weichteilen angreifen. Die resultierende breitflächige Ablösung (Ablederung) eines Haut-Subkutis-Lappens von der Faszienunterlage wird als Decollement bezeichnet. Als geschlossene Verletzung findet man von außen palpable taschenförmig fluktuierende Hämatome, die durch Abriß zahlreicher Perforansgefäße zustande kommen, durchaus kreislaufwirksam und schockperpetuierend sein können und mittels elastischem Kompressionsverband versorgt werden. Im Extremfall zeigt das offene Decollement einen semizirkulär oder noch weiter abgelederten subkutikutanen Lappen mit freiliegender oberflächlicher Extremitätenfaszie, Blutung und Verschmutzung. Letzterer wird von grobem Schmutz freigespült, ins Wundbett reponiert, steril verbunden (Jodlösung) und zur Kontrolle der Blutung von distal nach proximal sorgfältig elastisch angewickelt (entgegen der Ablederungsrichtung). Die präklinische Antibiotikaprophylaxe erscheint auch bei solchen ausgedehnten Weichteilverletzungen sinnvoll und wird in notfallmedizinischen Studien evaluiert.

### 27.3.3
### Stillung äußerer Blutungen

**Die Mehrheit der äußeren Blutungen ist durch einen kunstgerechten Druckverband zu kontrollieren. Eine Abbindung ist selten notwendig.**

Die Mehrheit zunächst dramatisch anmutender Blutungen sind venöser Natur und – falls möglich – durch Hochhalten der Extremität über Herzniveau und den nachfolgenden Druckverband sowie Hochlagerung zu beherrschen. Auch Blutungen aus kleineren peripheren Arterien vom muskulären Typ sind mehrheitlich durch diese Maßnahmen kontrollierbar. Ist der spritzende Charakter der Blutung erkannt, muß der Zufluß primär stammwärts an der entsprechenden arteriellen Abdrückstelle komprimiert werden, bis der Druckverband sitzt.

Wenn dieser noch durchblutet, soll er nicht entfernt, sondern durch eine zweite Verbandanordnung überwickelt werden, wiederum mit einem Verbandpacken oder einer Binderolle als Druckpolster. Der Zug der elastischen Binde (Faustregel: so breit wie der Extremitätendurchmesser) soll jenseits der Wunde geringer dosiert sein, um den venösen Abfluß nicht zu komprimieren. Eröffnete Stammarterien müssen im selteneren Falle durch Abbindung versorgt werden: idealerweise mittels pneumatischer Manschette (für kräftige Oberschenkel aus dem Manschettensatz zum unblutigen Aderlaß), jedenfalls mittels eines möglichst breiten Gurtes, um lokale Druckläsionen, v. a. an Nervenstämmen, zu vermeiden. Der Zeitpunkt der Abbindung ist zu dokumentieren, eine Öffnung nach 2 h während des Transportes wird nicht mehr gefordert. Ist bei stammnaher Wunde keine Abbindung plazierbar, muß ggf. lokal komprimiert werden, ggf. ist der Arterienstumpf mit sterilen Handschuhen direkt zu fassen. Das Setzen von Klemmen ist kaum gezielt möglich, verursacht eher Schäden an benachbarten Strukturen und ist daher nicht anzuraten. Ist der Blutverlust provisorisch gestoppt, muß unmittelbar das Bemühen um die Volumenersatztherapie folgen.

## 27.4
## Drohender Extremitätenverlust

### 27.4.1
### Gefäß-Nerven-Läsion bei Fraktur und Luxation, Compartmentsyndrom

Fehlende periphere Pulse oder ausbleibende Rekapillarisierung sollten auch beim Bewußtlosen im Rahmen des Body check erkannt werden. Prinzipiell besteht die Möglichkeit, daß die primäre pulslose Extremität nach Dekompression der Arterien durch Frühreposition wieder klinisch normal durchblutet wird. Das betroffene Gefäß gilt aber bis zum Beweis des Gegenteils als verletzt mit möglichem Intimaschaden und Thrombosegefahr. Der arterielle Abbruch nach Fraktur oder Luxation hat dieselbe Dringlichkeit wie der nichttraumatische Gefäßnotfall hinsichtlich Revaskularisierung innerhalb der 6 h-Grenze. Auf eine frühe Heparinisierung muß angesichts der Gesamtverletzungssituation i. allg. verzichtet werden.

Nicht nur die reine Ischämie (z. B. nach Popliteaverschluß durch Tibiakopfluxation), sondern auch die auf Muskulatur lokal einwirkende stumpfe Gewalt führt über Weichteilschwellung zum Compartmentsyndrom, das prinzipiell in allen straffen Muskellogen auftreten kann. Häufigste Lokalisation sind Unterschenkel und Fuß bei direktem Trauma sowie die Unterarmmuskulatur (dort auch oft nach Ischämie durch distale Humerusfrakturen mit dem späteren Defektzustand der Volkmann-Kontraktur). Sobald der mittlere arterielle Druck weniger als 30 mmHg über dem subfaszialen Logendruck liegt, sistiert die kapilläre Muskelperfusion. Bei Hypovolämie verschlechtert sich diese Situation dahingehend, daß schon relativ geringe Drucksteigerungen zur Ischämie führen können. Präklinisch richtungsweisend sind die palpable prallharte Spannung der Muskeloberflächen, beim Ansprechbaren der erhebliche lokale Druck- und passive Extensionsschmerz. Die peripheren Pulse sind erhalten, da ihr mittlerer Druck noch ausreichend über dem erhöhten Gewebsdruck liegt. Neurologische Ausfälle nach Druck auf durchziehende Nerven sind kein Frühsymptom, sondern Beweis für das voll ausgebildete Compartmentsyndrom mit schon irreversiblen Muskelnekrosen. Die konsequente Druckentlastung via Fasziotomie ist ein Notfalleingriff mit derselben Dringlichkeit zur Wiederherstellung der Perfusion binnen 6 h wie die arterielle Revaskularisierung. Notfallmedizinische Therapiemöglichkeiten zur Verzögerung des pathophysiologischen Geschehens sind Maßnahmen der Ödemprophylaxe wie Hochlagerung, Kühlung und Applikation nichtsteroidaler Antiphlogistika, z. B. als Suppositorium.

### 27.4.2
### Amputationsverletzung

Die traumatische Amputation von Gliedmaßenteilen wird von der dritt- und viertgradigen Verletzung unterschieden durch die Kontinuitätsunterbrechung der wesentlichen neurovaskulären Leitungsbahnen, wobei Restweichteilbrücken ggf. noch stehen können. Die Chance auf eine erfolgreiche Wiederherstellung hängt ab von:

- der Einhaltung der maximalen Ischämietoleranzzeiten bis zum arteriellen Wiederanschluß (muskeltragende Amputate 6 h warme Ischämie, höchstens 10 h unter Hypothermie; unbemuskelte Amputate 10–12 h warm, 24 h kalt),
- der korrekten Amputatasservierung und Transportvorbereitung in einem Doppelwandgefäß,
- dem Verletzungszustand von Stumpf und Amputat (Quetschzonen, zusätzliche Frakturen),
- dem Gesamtverletzungsmuster des u. U. nicht singulär verletzten, sondern polytraumatisierten Patienten.

### 27.4.3
### Präklinische Versorgung von Stumpf und Amputat (Asservierungspflicht)

Am Stumpf ist das Setzen von Klemmen auf Gefäße im Interesse des mikrochirurgischen Wiederanschlusses möglichst zu unterlassen. Die Stillung arterieller Blutungen geschieht nach den in 27.3.3 genannten Kriterien. Während des Transports ist allerdings ein vermehrtes Augenmerk auf eine mögliche Nachblutung zu richten und ggf. mit kurzfristiger Abbindung zu reagieren. Manipulationen zur Reinigung von Verschmutzung werden vom Replanteur nicht gewünscht, ein elastischer Druckverband und Hochlagerung vervollständigen die präklinischen Bemühungen. Der Beginn einer Antibiotikaprophylaxe ist v. a. angesichts des meist bevorstehenden Transports über längere Strecken sinnvoll.

Für die Versorgung des Amputates gelten folgende Standards, deren Nichtbeachtung auch rechtliche Konsequenzen bei sekundärer Schädigung des Replantates haben können:

- lockere Umhüllung mit sterilen Mullkompressen (ggf. auch frische Wäschestücke);
- trockene Unterbringung in einem Beutel oder Gefäß, das gegen Feuchtigkeit fest verschließbar ist (idealerweise ein Doppelwandreplantatbeutel),
- Beschickung des Außengefäßes/-beutels mit Wasser, das mit einigen Eiswürfeln oder einem Kälteakku auf ca. 4 °C gekühlt wird. Dichte Eiswürfelpackun-

# 27 Extremitätentrauma

gen sind zu vermeiden, da der direkte Kontakt zur Erfrierungsläsion am Replantatgewebe führt;
- aufrechter oder hängender Transport, um das Amputat vor eindringendem Wasser zu schützen.

Die Replantationsfähigkeit gemäß 27.4.2 kann vor Ort nicht beurteilt werden. Das Amputat muß zur Wahrung aller Behandlungschancen unbedingt sichergestellt und fachmännisch asserviert werden. Hier trifft den Notarzt eine weitreichende Sorgfaltspflicht. Bei nicht unmittelbar auffindbarem Amputat muß er bei Polizei- und Rettungsdienstkräften die gezielte Suche veranlassen, wenn er durch Behandlung und Abtransport des Patienten gebunden ist. Die Möglichkeiten zur Teilreplantation oder Nutzung der geborgenen Körperteile als Gewebeersatz zur Versorgung weiterer Verletzungen können nur in der Klinik beurteilt werden.

> Die Replantation muß für den Amputierten zumutbar, das Amputat replantationsfähig sein. Eine Entscheidung hierüber ist vor Ort nicht möglich.

### 27.4.4
### Transportentscheidung („life before limb")

Der Amputationsverletzte verlangt nach besonderen präklinischen Managementüberlegungen:
- Der Monoverletzte sollte zur Erstversorgung dem Regelversorgungskrankenhaus oder Unfallschwerpunktkrankenhaus zugeführt werden, wo die (Luft-)Verlegung in in replantationsbereites Zentrum via Zentralruf geklärt und organisiert werden kann.
- Die Organisation der Primärverlegung per Funk vom Unfallort in das geeignete Replantationszentrum ist der eher seltene Idealfall.
- Ein nicht sicher singulär Verletzter, der aufgrund Anamnese oder Befund den Verdacht auf ein umfangreicheres Verletzungsmuster nahelegt, gehört zumindest zur Diagnostik in eine Unfallschwerpunktklinik und ist auf keinen Fall primär einem reinen Replantationszentrum zuzuführen, das über keine Polytraumalogistik verfügt.
- Schwerste komplexe Einzelverletzungen einer Extremität (Barytrauma) können für sich allein lebensbedrohend sein, ihre amputierenden Teilverletzungen werden oft nicht erhaltend behandelt werden können. Amputate sind aber in jedem Fall zu asservieren.
- Gliedmaßenverluste, die beim Monoverletzten aussichtsreiche Replantationsindikationen sind, treten beim Polytraumatisierten nicht nur hinter zeitlich dringlichere Eingriffe zurück, sondern müssen auch unter dem Aspekt der systemischen Gesamtbelastung (Reperfusionsschaden) meist primär amputierend behandelt werden.

## 27.5
## Einklemmungstrauma (Tourniquetsyndrom)

### 27.5.1
### Therapie in der Bergungsphase

Der Eingeklemmte bzw. Verschüttete ist wann immer möglich in der Auffindesituation zu untersuchen, um wenigstens über eine grobe Arbeitsdiagnose als Grundlage des notärztlichen Therapiekonzeptes während der Rettungsphase zu verfügen. Auf ihm beruht die Entscheidung, ob unmittelbar in Einklemmung behandelt und stabilisiert werden muß (z. B. Intubation, Blutstillung), bevor die technische Rettungsphase mit schwerem Gerät einsetzt, oder ob der Verletzte mit Basistherapiemaßnahmen durch die Bergungsphase geleitet werden kann. Das technische Rettungsmanöver muß vom Notarzt direkt überwacht (auch hinsichtlich Gefährdung des Patienten durch Anwendung von schwerem Gerät) und ggf. unterbrochen werden, wenn eine Zustandsverschlechterung nach Stabilisierung verlangt. Erfahrungsgemäß dauert der Einklemmungszustand meist bis zu 1 h, so daß die latente Unterkühlungsgefahr offensichtlich ist. Ihr kann u. U. durch die Scheinwerferwärme großer Beleuchtungsaggregate entgegengewirkt werden. Durch die meist bei Einklemmung vorliegenden ausgedehnten Muskelgewebsschäden besteht die Gefahr einer frühsekundären Crushniere: Die Rhabdomyolyse infolge Druck oder Ischämie bewirkt den Zellaustritt von Kalium, Phosphat, Myoglobin und Kreatin; die metabolische Azidose begünstigt die Myoglobinumwandlung zu Ferrihämatin sowie die Uratausfällung. Die durch diese Substanzen verlegten Nierentubuli, Hypovolämie und systemische $O_2$-Radikaleinschwemmung führen zum akuten Nierenversagen, dem man in der Primärphase am ehesten durch kontinuierliche Aufrechterhaltung einer renalen Mindestausscheidung von 50–60 ml/h begegnen kann. Es empfiehlt sich daher die prophylaktische Volumentherapie mit 2000–3000 ml Vollelektrolytlösung/h während der Bergungsphase schon allein unter diesem Gesichtspunkt. Besonders kritisch mit allem verfügbaren Monitoring ist die finale Befreiung (v. a. aus einer nicht liegenden Position) angesichts des drohenden Bergungstodes durchzuführen.

Die Problematik des Bergungstodes führt zur foudroyanten Schockdekompensation bzw. zum irreversiblen Kammerflimmern oder zur Asystolie und setzt sich v. a. aus folgenden Kausalitäten zusammen:
- Volumenverschiebung bzw. innerer Blutverlust nach Wegfall äußerer Kompression von Verletzungen;
- bei Unterkühlten durch die plötzliche Lageänderung Verschiebung von kalten Blutkontingenten aus der Körperschale und aus bislang abhängigen Körperteilen;
- massive systemische Freisetzung von sauren Stoffwechselprodukten, Kalium, Myoglobin und v. a. $O_2$-Radikalen aus zuvor ischämischen, jetzt dekomprimierten und reperfundierten, d. h. reoxygenierten Gliedmaßen (Tourniquesyndrom);
- Wegfall der schockkompensierenden, streßinduzierten massiven Katecholaminausschüttung nach Aufhebung des Einklemmungszustandes.

Als mögliche protektive Maßnahmen können die vorbereitende großzügige Oxygenierung, die Bereitschaft zum raschen zusätzlichen Volumenersatz und ggf. zur Pufferung der sehr wahrscheinlichen metabolischen Azidose angeführt werden (analog zur Bikarbonatgabe bei Reanimation). Antioxidantien („Radikalenfänger") sind eine vielversprechende Frühtherapiemöglichkeit, die sich jedoch noch im experimentellen Stadium befindet.

Abschließend sei darauf hingewiesen, daß sich unter den heutigen Bedingungen der technischen Rettung das Problem einer akut auftretenden Notwendigkeit zur befreienden Notamputation einer eingeklemmten (und somit vermutlich schwer geschädigten) Extremität nur noch sehr selten stellt. Die provisorische Absetzung ist dann meist in Form einer Exartikulation z. B. im Knie- oder Ellbogengelenk ausführbar, eine knöcherne Amputation somit zu umgehen. Vorbereitend sollte eine Blutsperre angelegt werden, der Haut-Weichteil-Schnitt zur Gelenkdurchtrennung sollte einfach zirkulär mit Überstand nach distal geführt werden. Das Abklemmen von Gefäßen ist hier angesichts der ohnehin notwendigen operativen Stumpfrevision nicht abzulehnen. Nach Anlage eines Kompressionsverbandes kann die Abbindung dann wieder gelöst werden.

## 27.6
## Gesamttrauma und therapeutische Konsequenzen

Von den an sich undramatischen muskuloskeletalen Verletzungen geht bei simultanem Vorkommen in mehreren Körperregionen eine additive Systembelastung aus (Blutverlust, Crushsyndrom, Ischämie/Reperfusionschaden), die in Analogie zur Verbrennungskrankheit als Frakturkrankheit umrissen wird. Sie bewirkt eine erhebliche Schockperpetuierung und Initialisierung posttraumatischer Multiorgandefekte. Diese Gefährdung wird vom unerfahrenen Notarzt meist verkannt und unter dem Eindruck eines ansprechbaren und noch kreislaufstabilen Frischverletzten. Ursachennahe therapeutische Ansatzpunkte können sich in Zukunft aus der weiteren Klärung der Biochemie und Immunologie des Weichteilschadens ergeben und werden sich auf dem Boden antiinflammatorischer und immunmodulatorischer Agentien bewegen. Unsere derzeitigen Möglichkeiten aktiver therapeutischer Beeinflussung posttraumatischer Reaktionen beschränken sich noch auf das Konzept der prophylaktisch-aggressiven Frühtherapie von Schock und Schockfolgen durch symptomatische Optimierung von Oxygenierung und Perfusion. Effektivität, Nutzen und Risiken dieses Konzeptes sind mittlerweile ausreichend untersucht, so daß die Forderung nach Frühintubation und reichlicher Volumensubstitution nicht mehr in dem Bereich der Forschung verwiesen werden kann.

Hinsichtlich der prophylaktischen Konsequenzen in der präklinischen Behandlung von Verletzten mit zahlreichen Frakturen ergeben sich folgende Leitlinie, um der klinisch schwer erkennbaren pathophysiologischen Situation gerecht zu werden:
- Frakturen von 2 oder mehr langen Röhrenknochen sind Anlaß zur Einlieferung in eine Unfallschwerpunktklinik;
- Frakturen von 3 oder mehr langen Röhrenknochen sollen die prophylaktische präklinische Intubation und Frühbeatmung zur Folge haben.

(Empfehlungen des Committee on Trauma des American College of Surgeons seit 1979).

*Mehrfachfrakturen initiieren einen Ganzkörperentzündungszustand als Vorstufe zu einem Multiorgandefektsyndrom, dem frühtherapeutisch nur mit der Sorge um reichliche Oxygenierung begegnet werden kann.*

# 28 Thoraxtrauma

S. Geiger, K. Stange

> 60% aller Polytraumen haben Thoraxläsionen als Begleitverletzungen, wobei in Abhängigkeit des Verletzungsmusters die Letalität auf bis zu 50% ansteigt.

Das Thoraxtrauma ist neben dem Schädel-Hirn-Trauma die zweithäufigste Todesursache bei Verkehrsunfällen. 60% aller Polytraumen gehen mit einem Thoraxtrauma einher, wobei die stumpfen Traumen im Vergleich zu den penetrierenden Lungenverletzungen überwiegen. Die Kombination von Schädel- und Thoraxläsionen wird in 75% der Fälle beobachtet, die von Abdominal- und Thoraxtraumen in 40%. Die Kombination von Schädel- und Thoraxläsionen wird in 75% der Fälle beobachtet, die von Abdominal- und Thoraxtraumen in 40%. Die Letalität wird bei der isolierten Thoraxverletzung mit 10% angegeben, sie steigt in Abhängigkeit der Begleitverletzung auf bis zu 50%.

Nach der oft technische Hilfe benötigenden Bergung des Patienten müssen die lebensrettenden Sofortmaßnahmen bei vitaler Bedrohung unverzüglich eingeleitet werden. Sie sind zunächst symptomatisch und werden von der Sicherstellung ausreichender Oxygenation geleitet.

Hinweise auf Thoraxtraumen erhält der Notarzt am Einsatzort häufig durch den Unfallmechanismus, aber auch, soweit möglich, durch anamnestische Angaben des Patienten. Auskultation, Palpation und Perkussion sind zur Diagnostik bedingt aussagekräftig. Hinweise auf die Schwere und das Ausmaß des verletzten Organs gibt die sorgfältige Inspektion, wobei Dyspnoe, Zyanose, Hämoptoe, Prellmarken, Atemmechanik, Thoraxinstabilität bedeutende Leitsymptome zur Diagnostik sind. Ein Spannungspneumothorax erfordert Sofortbehandlung, Massenblutungen haben nach Sicherstellung von Atmung und Kreislauf absolute Transportpriorität.

## 28.1 Offene Verletzungen

> Penetrierende Thoraxverletzungen beherrschen meist unübersehbar das klinische Bild.

Penetrierende Thoraxverletzungen beherrschen meist unübersehbar das klinische Bild. Es kommen in erster Linie Messerstich-, Pfählungs- und Schußverletzungen in Betracht. In der überwiegenden Mehrzahl der Fälle kennzeichnet das Krankheitsbild ein Pneumothorax mit konsekutiver respiratorischer, durch Störung der intrathorakalen Druckverhältnisse auch hämodynamischer Insuffizienz. Rupturen großer Gefäße auf dem Boden von Scherverletzungen sowie einer kardialen Beteiligung durch penetrierende Verletzungsmechanismen treten seltener auf und sind nur im gedeckt perforierten Zustand einer erfolgreichen Volumentherapie zugänglich.

Die Behandlung der offenen Brustwandverletzung mit Lufteintritt und -austritt besteht nach dem Legen eines venösen Zugangs in der sofortigen endotrachealen Crashintubation. Dieser Vorgang benötigt ggf. eine ausreichende medikamentöse Induktion, Relaxation und eine effektive Analgosedierung (z. B. Thiopental 3–5 mg/kg KG bzw. Ketamin 1–2 mg/kg KG zur Induktion, Suxamethonium 1–1,5 mg/kg KG zur Intubation, Fentanyl 1,5–3 mg/kg KG bzw. Morphin titriert 5–10 mg, bzw. Midazolam 2,5 mg zur Analgosedierung). Eine Magensonde ist zu legen. Je nach Verletzungsmuster wird entschieden, ob für den Transport ein kontrolliertes Beatmungsmuster mit den einfachen Notfallrespiratoren möglich oder eine schonende manuelle Beatmung mit dem Ambubeutel unter Beimischung eines hohen Sauerstoffflows günstiger ist. Ebenso ist situativ zu entscheiden, den offenen Thorax mit einer Drainage oder einem sterilen luftdurchlässigen Wundverband vor einem Spannungsthorax zu schützen. Stich- und Schußverletzungen laufen häufig Gefahr, einen Ventilmechanismus und damit einen Spannungspneumothorax zu entwickeln. Flankierend zu diesen Maßnahmen ist für ausreichende Volumensubstitution über großlumige Verweilkanülen Sorge zu tragen, ggf. mit Katecholaminen (Dopaminperfusor 250 mg auf 50 ml 0,9% NaCl, mittlere Dosierung 4–7 ml/h = 6–9 µg/kg/min) die Zirkulation zu stabilisieren. Bei Pfählungsverletzungen sollte der Fremdkörper, wenn irgend möglich, belassen werden.

> Über die Beatmungsstrategie ist risikoabwägend zu entscheiden, wobei eine PEEP-Beatmung nach Ausschluß von Kontraindikationen wünschenswert ist.

Zieht der Notarzt einen Lufttransport des Patienten für eine zügige Weiterbehandlung in Betracht, ist für eine abgeschlossene (Intubation, Drainage, Magensonde, Verband, Zugänge) und sichere (Fixierung) Primärtherapie, die keine weitere Manipulation während des Transportes erwarten läßt und die unter dem üblichen Überwachungsmonitoring zu bewerkstelligen ist, zu sorgen.

## 28.2
## Geschlossene Verletzungen

Geschlossene Thoraxverletzungen, statistisch die Mehrzahl der Thoraxtraumen, entstehen als Folge stumpfer Gewalteinwirkung. Häufig entwickeln sich Pneumothorax, Hämatothorax, Rippenserienfrakturen und instabiler Thorax, Krankheitsbilder, die in gesonderten Abschnitten des Kapitels beschrieben werden.

Hustet ein Patient Blut, und kommt es unter der anschließenden Beatmung zur Ausbildung eines Mediastinalemphysems mit Hals- und Gesichtsbeteiligung, Zyanose, Tachykardie und Blutdruckabfall ohne daß diese Symptome unter Pleuradrainage zu bessern sind, ist die Verdachtsdiagnose einer Verletzung des Bronchialsystems zu stellen. Häufig sind dies Tracheallasionen oberhalb der Carina. Die Behandlung besteht in einer sofortigen entlastenden kollaren Mediastinotomie, ggf. sollte durch Vorschieben des Trachealtubus versucht werden, die Läsion zu schienen. Bronchoskopische Diagnostik muß der Klinik vorbehalten sein.

Lungenkontusionen, auf die Prellmarken bereits hinweisen, haben erhebliche Bedeutung für die Letalität geschlossener Thoraxtraumen. Sie gehen bereits initial mit einem schlechten Gasaustausch einher und weisen eine erhöhte Inzidenz zu konsekutivem ARDS auf. Die Parenchymveränderungen sind in der Initialphase häufig schwer nachweisbar. Da der Krankheitsverlauf jedoch durch frühzeitige PEEP-Beatmung positiv beeinflußt werden kann, ist diese bei begründetem Verdacht nach Ausschluß von Kontraindikationen (instabile Kardiozirkulation) schon auf dem Transportweg indiziert.

> Lungenkontusionen, statistisch die Mehrzahl der Thoraxtraumen, entwickeln frühzeitige Störungen des Gasaustausches mit erhöhter ARDS-Inzidenz.

Eine kardiale Beteiligung nach stumpfem Thoraxtrauma beispielsweise in Form einer Ventrikelruptur können nur unter dem Schutz einer Perikardtamponade überlebt werden. Die häufigste kardiale Schädigung besteht in einer Myokardkontusion. Diese kann sich unter dem Bild von Herzrhythmusstörungen und ST-Streckenveränderungen zeigen. Therapeutisch kommt eine symptomatische medikamentöse Behandlung der Rhythmusstörungen sowie ggf. eine Katecholaminunterstützung in Betracht. Eine Aortenruptur im Rahmen eines stumpfen Thoraxtraumas ist häufig Folge eines Dezelerationstraumas und geht mit linksseitiger Rippenserienfraktur, Hämatothorax, auch Sternumfraktur einher. Prädilektionsort einer solchen Ruptur ist der Isthmusbereich. Klinisch imponiert eine Blutdruckdifferenz vom rechten zum linken Arm. Die präklinische Behandlung kann auch in diesem Falle nur eine symptomatische sein, wobei der Notarzt daran denken sollte, den Patienten in eine Klinik einzuweisen, die über eine Herz-Lungen-Maschine zur operativen Versorgung der Verletzung verfügt. Zum Formenkreis geschlossener Lungenverletzungen gehören Parenchymschädigungen, die infolge Inhalation von chemischen toxischen Substanzen als Inhalationstraumen bezeichnet werden. Auch das Einatmen heißer Dämpfe, Rußpartikel und toxischer Gase infolge eines Brandunfalls führt durch Schädigung der alveolokapillären Membran zu Gasaustauschstörungen und dem Bild eines interstitiellen Lungenödems. In diesen Fällen hat eine frühzeitige Intubation Priorität, da in der Folge mit einem Larynxödem und einer Stenosierung des Trachealbereichs zu rechnen ist.

> *Dezelerationstraumen, Verletzungen mit Myokardbeteiligung sind vom Notarzt in Krankenhäuser zu begleiten, die über Herz-Lungen-Maschinen verfügen.*

## 28.3
## Rippenserienfrakturen

Rippenfrakturen gehören zu den häufigsten Thoraxverletzungen. Eine Rippenserienfraktur liegt vor, wenn mehr als 3 Rippen oder mindestens 2 benachbarte Rippen gebrochen sind. Bricht eine Rippe mehrfach in ihrem Verlauf, wird dies als Rippenstückfraktur bezeichnet. Die Rippen 1–3 sind wegen ihrer anatomisch geschützten Lage einer Frakturierung weniger ausgesetzt, ebenso die Rippen 11 und 12 wegen ihrer Beweglichkeit. Im Falle ihrer Frakturierung allerdings ist mit hoher Wahrscheinlichkeit mit Komplikationen in Form von Verletzungen der benachbarten Gefäß- und Nervenstrukturen sowie durch Einspießungsverletzungen benachbarter Organsysteme zu rechnen. Klinische Leitsymptome sind Dyspnoe, Schmerzen, paradoxe Atembewegungen, Krepitation, Tachypnoe und Zyanose. In der Folge können sich Hautemphysem, Pneumothorax, Hämatothorax und Lungenkontusion entwickeln.

> *Rippenfrakturen werden als Rippenserienfrakturen bezeichnet, wenn mehr als 3 oder 2 benachbarte Rippen frakturiert sind. Bei der Rippenstückfraktur ist die Rippe in ihrem Verlauf mehrfach gebrochen.*

Rippenserien- und Rippenstückfrakturen führen zur Instabilität der Thoraxwand. Der resultierende instabile Thorax senkt sich in der Inspiration und wölbt sich in der Exspiration vor, was zu einer beträchtlichen Einschränkung des Ventilations- und Perfusionsverhältnisses führt. Pendelluft und begleitende Lungenkontusion, ggf. Hämatothorax führen rasch in eine respiratorische Insuffizienz mit konsekutiver Hypoxie. Die Behandlung besteht deshalb in der endotrachealen Intubation mit erhöhter inspiratorischer $O_2$-Konzentration in leichter Oberkörperhochlage bzw. Seitenlagerung auf die verletzten Areale. Unter ausreichender Analgosedierung kann der Patient kontrolliert beatmet werden. Eine Verbesserung durch einen PEEP von + 5 mbar ist zwar für eine

Lungenkontusion wünschenswert, muß jedoch wegen der Gefahr von Rippeneinspießungsverletzungen und Barotrauma situativ entschieden werden.

Jugendliche und Kinder sind nach stumpfen Traumaverletzungen im Thoraxbereich durch die Elastizität der Rippenstrukturen weniger betroffen.

## 28.4
## Pneumothorax

Das Krankheitsbild des Pneumothorax ist durch Lufteintritt in den intrapleuralen Spalt gekennzeichnet. Die intrapleurale Luftansammlung kann über Verletzungen der Pleura parietalis durch äußere Verletzungen (Stich-, Schußverletzungen) verursacht und durch Verletzungsmechanismen über die Pleura visceralis hervorgerufen werden. Neben idiopathischen Ursachen kommen für die Ausbildung eines Pneumothorax Rippenserienfrakturen, Explosionstraumen, bei denen kurzfristig bei geschlossener Glottis ein erhöhter intrathorakaler Druck auftritt, und Atemwegsverletzungen (Intubationstrauma) in Betracht. Klinische Symptome dieses Krankheitsbildes sind neben auffälligen offenen Verletzungen, Schürfungen, Prellmarken, Schmerzen, Dyspnoe, eingeschränkte Atemexkursionen mit Atemschonhaltung und Zyanose. Auskultatorisch ist über der entsprechenden Partie ein abgeschwächtes Atemgeräusch zu hören. Die Behandlung liegt zunächst in der Oberkörperhochlagerung, ausreichender Analgesie, ggf. Sedierung und $O_2$-Zufuhr. Bei Vorliegen manifester respiratorischer Insuffizienz und behindernden Begleitverletzungen (Bauchtrauma) sowie einer bekannten chronischen Parenchymerkrankung ist der Patient zu intubieren und zu beatmen.

Patienten mit einem Pneumothorax sind während des Transportes sorgfältig unter EKG- und pulsoxymetrischem Monitoring zu überwachen, da als häufige Komplikation aus einem Pneumothorax ein Spannungspneumothorax resultiert (Abb. 28-1).

Bei diesem kommt es über einen Ventilmechanismus zu einer Zunahme des Luftvolumens in den intrapleuralen Raum mit Verdrängung des Lungengewebes auf die kontralaterale Seite. Die daraus resultierende Kompression beeinträchtigt das Gefäßsystem des kleinen Kreislaufes und die Motilität des

**Ein Pneumothorax birgt die Gefahr der Entwicklung eines Spannungspneumothorax. Deshalb sind eine äußerst sorgfältige Überwachung und/oder eine frühzeitige Entlastung durch eine Thoraxdrainage indiziert.**

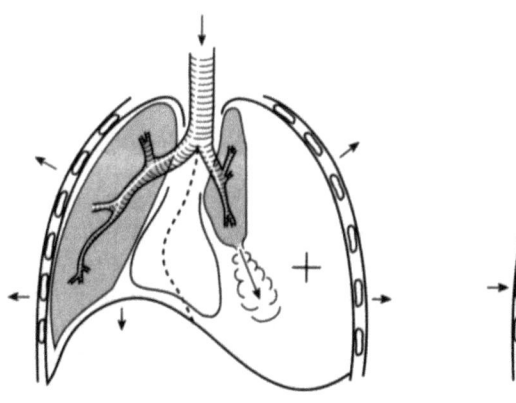
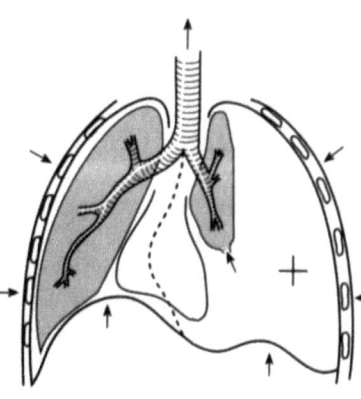

**Abb. 28-1.** Spannungspneumothorax. (Aus Sefrin 1985)

Herzens, so daß schnell eine akute vitale Bedrohung entsteht, die sofortiger Druckentlastung bedarf. Beim Ventilmechanismus der Pleura visceralè ist eine umgehende Punktion im 2. bis 3. Interkostalraum medioklaviulär mittels einer großlumigen Verweilkanüle oder die Inserierung einer Thoraxdrainage im Bereich der medialen Axillarlinie in Mammillenhöhe zur intrathorakalen Druckentlastung notwendig. Bei äußerer Verletzung kann der Versuch unternommen werden, den Ventilcharakter durch Wundspreizung zu beseitigen bzw. ebenfalls eine Thoraxdrainage zur Entlastung einzulegen. Bei diesen Manipulationen sollte unbedingt auf Sterilität zur Vermeidung bakterieller Kontaminationen geachtet werden. Intubation und kontrollierte Beatmung unter entsprechender Analgosedierung sind in der weiteren Behandlung unumgänglich.

## 28.5
## Hämatothorax

Durch Verletzungen der Thoraxwand, des Lungenparenchyms, der thorakalen Gefäße sowie des Zwerchfells im Rahmen einer abdominalen Beteiligung beim Thoraxtrauma entsteht der Hämatothorax, der durch Blutansammlung im Pleuraraum gekennzeichnet ist, in dessen Folge respiratorische und hämodynamische Störungen eintreten.

Die Diagnose ist oft sehr schwierig zu stellen, da gedämpfter Klopfschall und abgeschwächtes Atemgeräusch nicht immer zur Bewertung herangezogen werden können. Zudem ist der Befund von einem Enterothorax im Rahmen einer vornehmlich linksseitigen Zwerchfellruptur mit Eindringen des Darms in den Pleuralraum schwer abzugrenzen. So leitet häufig ein zunehmender Volumenmangelschock nach massiver intrathorakaler Blutung zur Diagnose.

Im Vordergrund der Behandlung stehen die Sicherung der Oxygenierung durch Intubation und Beatmung und die Volumensubstitution im Rahmen der Schockbehandlung. Die Entscheidung, zur Entlastung eine Thoraxdrainage zu legen, muß sorgfältig abgewogen werden. Ausschlaggebend für eine solche Maßnahme ist die eingeschränkte Ventilation mit hohen Beatmungsdrücken und beginnenden kardialen Irritationen. Für den Fall einer Entlastung durch eine Thoraxdrainage ist zu beachten, daß im Lungenraum ein Restblutvolumen mit der Möglichkeit zur Selbsttamponade verbleibt.

**Die Entlastung des Hämatothorax im präklinischen Bereich mittels einer Thoraxdrainage sollte fraktioniert erfolgen und nur dann, wenn Atemmechanik und Myokard massiv beeinträchtigt sind.**

## 28.6
## Spezielle Behandlungsmethoden

Die Entscheidung, einen Spannungspneumothorax durch eine Drainage zu entlasten, hat erste Priorität. Im Rahmen eines präklinisch diagnostizierten Pneumothorax und Hämatothorax ist die Indikation einer Pleuradrainage von Fall zu Fall zu prüfen, da auch Enterothorax, einseitige endotracheale Intubation und geplatzte Emphysemblasen die gleiche klinische Symptomatik verursachen.

Thoraxdrainagen sind in der vorderen bis mittleren Axillarlinie in Mammillenhöhe am Oberrand der 3.-4. Rippe zu legen. Es empfiehlt sich, nach einer Stichinzision von etwa 1 cm und stumpfer Freipräparierung des kutanen Gewebes mit dem Finger die trokararmierte Drainage bis zur Pleura parietalis zu

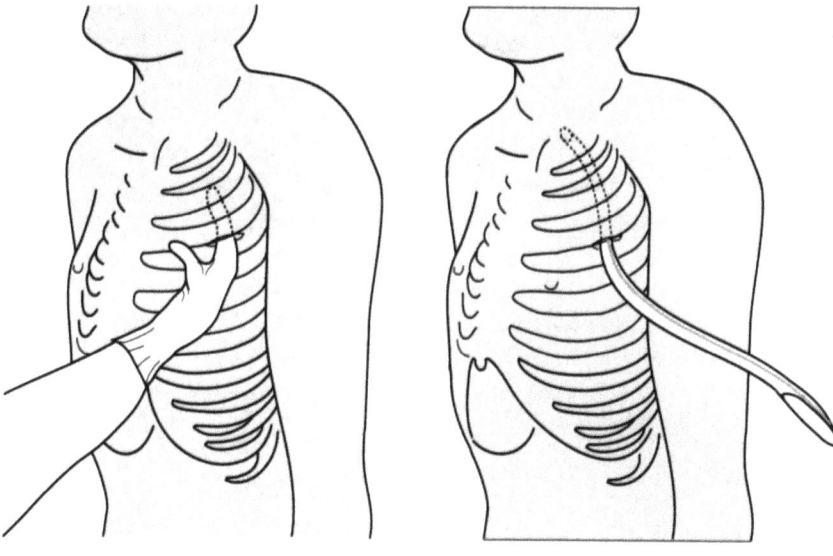

**Abb. 28-2a, b.** Thoraxdrainage unter digitaler Kontrolle; a Austastung des Pleuraraumes, b Drainageführung. (Aus Vogt-Moykopf et al. 1989)

begleiten, damit diese zur Vermeidung von Parenchymverletzungen unter Zurückziehung des Trokars ausschließlich mit dem Plastikanteil penetriert wird (Abb. 28-2a, b). Neben dieser Methode kann zur notfallmäßigen Entlastung mit minderem Aufwand der 2.-3. Interkostalraum medioklavikulär mit einer großlumigen Venenverweilkanüle punktiert werden. Für dieses Manöver weniger geeignet sind Stahlkanülen, die die Gefahr von Parenchymläsionen wie auch der Katheterabscherung in sich bergen. Am besten eignen sich großlumige Plastikkanülen mit inwendigen Stahlmandrin. Das herausstehende Ende der Plastikkanüle ist mit einem eingeschnittenen Fingerling zu versehen, um einen ableitenden Ventilcharakter zu garantieren. Alternativ steht die Verwendung eines Tiegel- bzw. Heimlich-Ventils zur Auswahl (Abb. 28-3a, b).

Beim Thoraxverletzten geringeren Ausmaßes mit unter oxymetrischer Kontrolle suffizienter Spontanatmung ist die zusätzliche $O_2$-Insufflation zur Verbesserung der Oxygenierung durchaus indiziert. Unter dieser Therapie ist der Patient sorgfältig zu beobachten, da die Gefahr besteht, daß eine Verschlechterung der Oxygenierung durch die Insufflation nicht rechtzeitig bemerkt wird. Eine $O_2$-Maske, bei der eine Rückatmung ausgeschlossen ist, erweist sich in der Praxis suffizienter als Sauerstoff oder frei liegende bzw. abgedichtete Nasensonden.

Bei einem Bewußtlosen ohne Schutzreflexe ist die orotracheale Intubation obligat. Sie gelingt meist ohne flankierende Medikation. Die Intubation der übrigen Thoraxverletzten sollte im Hinblick auf Sekundärschäden (ARDS usw.) ebenfalls großzügig gestellt werden und hat sich nach dem Ausmaß der Verletzung und der damit einhergehenden respiratorischen Insuffizienz zu richten. Hier gelingt eine Crashintubation oft nur mit Hilfe medikamentöser Induktion.

Nach abgeschlossener Intubation und sorgfältiger auskultatorischer Kontrolle der Tubuslage sowie unverrückbarer, sicherer Befestigung des endotrachealen Tubus wird der Patient über einen an die $O_2$-Versorgung angeschlosse-

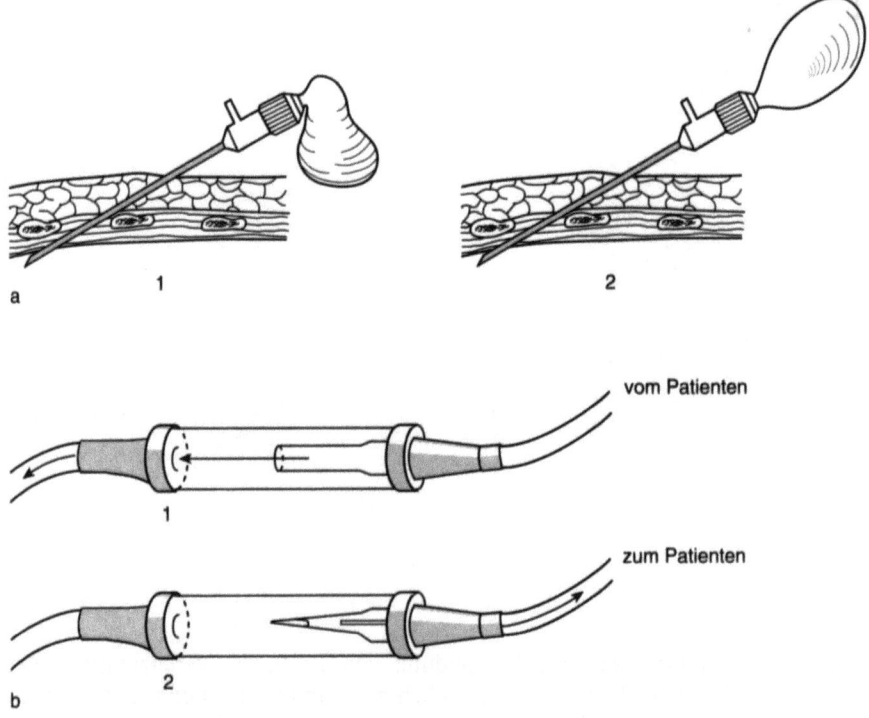

**Abb. 28-3. a** Wirkung des Tiegel-Ventils beim Vorliegen eines Spannungspneumothorax: *1* Inspirationsphase, *2* Exspirationsphase (aus Sefrin 1985). **b** Heimlich-Ventil: *1* Exspiration, *2* Inspiration

nen Ambubeutel von Hand beatmet. Je nach Ausmaß des Krankheitsbildes hat der Notarzt nun zu entscheiden, ob er unter pulsoxymetrischer Kontrolle zur Vermeidung hoher intrathorakaler Beatmungsdrücke den Patienten in dieser Form ventiliert oder aber ihn mit Hilfe der Notfallrespiratoren unter zusätzlicher kapnometrischer Überwachung kontrolliert beatmet.

Die meisten Rettungsfahrzeuge sind mit tragbaren Notfallrespiratoren vom Typ Oxylog (Fa. Draeger) oder Medumat Compact (Fa. Weinmann) ausgerüstet. Es handelt sich dabei um Geräte, die über einen konstanten Inspirationsfluß verfügen und einen Inspirations-Exspirations-Quotienten von 1:2 haben. Es sind zeitgesteuerte und volumenkonstante Geräte, die pneumatisch betrieben werden. Die Zwischenschaltung eines PEEP-Ventils im exspiratorischen Schenkel ist möglich. Die Bedienung ist einfach und beschränkt sich auf die Einstellung von Atemfrequenz und Atemminutenvolumen. Alarmvorrichtungen, insbesondere ein Diskonnektionsalarm, sind nicht vorhanden.

Die Grundeinstellung für den zu ventilierenden Patienten liegt bei leichter Hyperventilation in einer Atemfrequenz von 12-15 min und einem Atemminutenvolumen von 8-9 l.

## Literatur

Bollinger CT, Eeden SF van (1990) Treatment of multiple rib fractures: randomized controlled trial comparing ventilatory with non ventilatory management. Chest 87: 943–948

Castelli I, Schläpfer R, Stulz P (1995) Das Thoraxtrauma. Anästhesist 44: 513–530

Hartel W, Weidringer JW, Lampl JW, Bock KH (1990) Lungenverletzungen: Diagnostik und operative Strategie. Langenbecks Arch Chir (Suppl II, Kongreßbericht): 589–592

Heilberger P, Fleischmann-Sperber T, Dittrich V (1991) Thoraxdrainage am Notfallort. Notfallmedizin 17: 246–254

Inthorn D, Huf R (1992) Das Thoraxtrauma beim Mehrfachverletzten. AINS 27: 498–501

Lauterjung KL, Hofmann GO, Mittelmeier T (1987) Thorax- und Abdominalverletzungen beim Polytrauma. Chirurg 58: 641ff.

McSwain NE (1992) Blunt and penetrating chest injuries. World Surg 16: 924–929

Roschek H, Marohl K, Albrecht K, König W (1988) Die Bedeutung von Thoraxtraumen als alleinige oder Mitverletzung bei Polytraumen. Unfallchirurg 91: 422–427

Schweiberer L, Nast-Kolb D, Duswald KH (1987) Das Polytrauma – Behandlung nach dem diagnostischen und therapeutischen Stufenplan. Unfallchirurg 90: 529–538

Sefrin P (Hrsg) (1985) Notfalltherapie im Rettungsdienst. Urban & Schwarzenberg, München

Wiedemann K (1991) Respiratorische Notfälle. In: Ellinger K, Frobenius H, Osswald PM (Hrsg) Fachkundenachweis Rettungsdienst. Springer, Berlin Heidelberg New York Tokyo, S 101–120

# 29 Akutes Abdomen

Th. Luiz

**Das akute Abdomen ist eine akut beginnende, rasch fortschreitende, potentiell vital bedrohliche Erkrankung des Bauchraums.**

Das „akute Abdomen" ist ein akut einsetzendes, potentiell vital bedrohliches, den Bauchraum betreffendes Krankheitsbild, welches zumeist mit Schmerzen einhergeht und ein unverzügliches diagnostisches wie therapeutisches Eingreifen erforderlich macht. Die Zeitnot, unter welchem die Diagnose gestellt wird, impliziert, daß hierbei auch bestimmte extraabdominelle Erkrankungen mit dem Leitsymptom Abdominalschmerz miteinbezogen bzw. differentialdiagnostisch in Erwägung gezogen werden müssen.

## 29.1 Ätiologie der akuten Abdominalerkrankungen

Letztlich beruht die Vielzahl der intraabdominellen Krankheitsbilder auf 4 Mechanismen: Passagehindernis bzw. Verschluß eines Hohlorgans, Entzündung, Organruptur oder -perforation sowie akute Ischämie. Davon abzuheben sind extraabdominelle Erkrankungen mit Projektion der Schmerzen auf das Abdomen sowie das intraabdominelle Trauma.

### 29.1.1 Verschluß oder Passagehindernis in einem Hohlorgan

- Mechanisches Hindernis im Bereich des Gastrointestinaltrakts;
  - Magenausgangs- oder Duodenalstenose,
  - mechanischer Dünndarm- und Dickdarmileus (inkarzerierte Hernie, Tumor, Bride, Morbus Crohn, Divertikulitis, Volvolus).
- Paralytischer Ileus:
  - Peritonitis,
  - Medikamente (Anticholinergikaganglienblocker),
  - Vergiftung (z. B. Antidepressiva, Atropin),
  - Elektrolytstörungen (Hypokaliämie).
- Mechanisches Hindernis im Bereich der Gallenwege:
  - Steine, Tumor.
- Mechanisches Hindernis im Bereich der Harnwege:
  - Nieren- oder Harnleiterstein, Prostatahyperplasie oder -karzinom, Blasentumor, Urethralstenose.

## 29.1.2
### Entzündung eines intraabdominellen Organs

- Cholangitis/Cholezystitis,
- Pankreatitis,
- Gastritis,
- Gastroenteritis,
- Ileitis terminalis,
- Appendizitis,
- Divertikulitis,
- Colitis ulcerosa,
- Adnexitis,
- Zystitis.

## 29.1.3
### Organruptur

- Pankreaspseudozystenruptur,
- Tubenruptur (Tubargravidität),
- Ruptur einer Ovarialzyste,
- Milzruptur (Leukose),
- Aortenruptur (Aneurysma).

## 29.1.4
### Organperforation

- Magen-Duodenalperforation (Ulkus),
- Gallenblasenperforation (Cholezystitis),
- Perforation eines Meckel-Divertikels,
- perforierter Appendix,
- Dickdarmperforation (Kolitis, Tumor, Divertikulitis).

## 29.1.5
### Akute Durchblutungsstörungen

- Ischämische Kolitis (Vaskulitis),
- Mesenterialarterienverschluß (absolute Arrhythmie),
- Mesenterialvenenverschluß,
- Pfortader- oder Milzvenenthrombose,
- Nierenarterienembolie (Arrhythmie).

## 29.1.6
### Trauma

### 29.1.6.1
#### *Geschlossene Verletzungen*

Das stumpfe Bauchtrauma stellt den weitaus größten Anteil aller intraabdominellen Verletzungen dar. Typischer Verletzungsmechanismus ist der extreme Akzelerations-Dezelerationsvorgang, typische Unfallereignisse sind der Auf-

**Stumpfes Bauchtrauma ist zumeist Folge eines Verkehrsunfalls.**

> Leitsymptome: Schmerz, Erbrechen, Schock. Jedoch auch bei fehlender oder geringer Symptomatik ist eine plötzliche Dekompensation möglich.

prall auf die Lenksäule (PKW- oder LKW-Insassen) oder die Lenkstange (Zweiradfahrer), Gurtverletzungen und Einklemmungsereignisse. Seltener sind Absturz- oder Überrollereignisse oder körperliche Gewalt (Schläge).

*Grundsatz:* Bei verschütteten, eingeklemmten, überrollten oder aus großer Höhe abgestürzten Patienten sowie bei allen verunfallten Zweiradfahrern ist bis zum Beweis des Gegenteils ein intraabdominelles Trauma anzunehmen.

Die häufigsten Verletzungen stellen Milz- und Leberruptur, Nierenruptur sowie Mesenterialeinrisse dar. Traumatische Dünndarm- oder Pankreasrupturen entgehen präklinisch oftmals der Diagnose. Selbst in der Klinik werden sie nicht selten erst bei Ausbildung einer Peritonitis erkannt.

Stets ist auf das Vorliegen von Verletzungen benachbarter Regionen zu achten (Thorax: basale Rippenfrakturen, Hämatopneumothorax und Zwerchfellruptur; Wirbelsäulen- und Beckenfrakturen). Eine typische Verletzungskombination ist z. B. bei eingeklemmten PKW-Fahrern die Trias Milzruptur, Ruptur der linken Niere und instabiler Thorax links.

### 29.1.6.2
### Offene Verletzungen

> Offenes Bauchtrauma ist zumeist durch Schuß- und Stichverletzungen verursacht, seltener durch Pfählungsverletzung. Die Eintrittsöffnung erlaubt keine Aussage über das Verletzungsausmaß.

Penetrierende Traumata sind in Mitteleuropa, verglichen mit den entsprechenden Zahlen in den USA, eher seltene Verletzungen. Nach Stichwaffen- und Schußverletzungen sind Pfählungsverletzungen die häufigsten Ereignisse.

**Cave:** Anhand der Größe oder der Lokalisation der Eintrittsöffnung darf nicht auf die Lokalisation betroffener Organe oder auf die Schwere der Verletzung geschlossen werden. So liegt z. B. bei einer Stichverletzung mit epigastrisch lokalisierter Eintrittsöffnung möglicherweise eine Herzverletzung vor, umgekehrt mag jedoch eine scheinbare isolierte oberflächliche thorakale Stichverletzung tatsächlich zu einer massiven Lazeration der Leber geführt haben. Besonders gravierende, oftmals primär letale Verletzungen treten bei Erfassen und Einziehen des Patienten in Walzanlagen und ähnliche Maschinen auf.

### 29.1.7
### Extraabdominelle Ursachen

Diese umfassen zum einen eine Reihe von Erkrankungen, die von einem extraabdominellen Organ ausgehen und mit einer entsprechenden intraabdominellen Schmerzprojektion einhergehen können (Myokardinfarkt, Perikarditis, Lungenembolie, Pleuritis, Pneumonie, Bandscheibenprolaps). Hyperglykämie und Urämie vermögen eine Pseudoperitonitis auszulösen. Zum anderen sind die akute hepatische Porphyrie, hämolytische Krisen (z. B. Sichelzellkrise) sowie Vergiftungen durch Blei oder Thallium als Auslöser heftiger kolikartiger Abdominalschmerzen bekannt.

## 29.2
## Symptomatik und Diagnosestellung

### 29.2.1
### Leitsymptomatik

#### 29.2.1.1
#### *Schmerz*

Schmerz ist das führende Symptom bei akuten abdominellen Erkrankungen. Der Zeitpunkt des erstmaligen Auftretens ist dem Patienten meist gut erinnerlich, ebenso Ereignisse, welche zu einer Verschlimmerung oder Besserung der Beschwerden führten. Fragen nach der Schmerzstärke, der Schmerzqualität und der exakten Schmerzlokalisation sind unverzichtbar.

*Schmerz ist das Leitsymptom des akuten Abdomens.*

**Schmerzqualität**
**Kolikartiger Schmerz** ist typisch für ein Passagehindernis bzw. einen Verschluß eines Hohlorgans. Er geht fast immer mit einer heftigen vegetativen Symptomatik (Erbrechen, Schweißausbruch, Kollapsneigung) einher. Sehr selten entpuppt sich ein akutes, mit schweren „Koliken" einhergehendes Abdomen bei Frauen im gebärfähigen Alter als beginnende Geburt bei bisher nicht bekannter Schwangerschaft.

*Passagehindernis in einem Hohlorgan.*

Der sog. **viszerale Schmerz** geht vom viszeralen Peritoneum aus (Dehnungsschmerz) und wird über die Nn. splanchnici vermittelt. Er wird als schlecht lokalisierbar, dumpf, tief und von wechselnder Intensität beschrieben. Er ist ebenfalls oftmals von vegetativen Symptomen wie Erbrechen und Schweißausbruch begleitet. Die Patienten sind unruhig, die körperliche Bewegung verschafft eine gewisse Erleichterung.

*Viszeraler Schmerz schlecht lokalisierbar.*

Der **somatische Schmerz** hingegen nimmt seinen Ursprung im parietalen Peritoneum bzw. im Retroperitoneum. Die Schmerzleitung erfolgt segmental über die Nn. spinales. Der Schmerz kann zumeist exakt lokalisiert werden, besteht kontinuierlich und wird als schneidend oder bohrend beschrieben. Äußere Erschütterungen oder Lageveränderungen führen zu einer Schmerzzunahme, eine Schonhaltung mit angezogenen Knien zu einer Linderung des Schmerzes.

*Somatischer Schmerz schneidend, gut lokalisierbar.*

Typisch ist die Veränderung des Schmerzcharakters bei der Perforation eines Hohlorgans mit nachfolgender peritonealer Reizung bzw. Entzündung (von viszeralem Schmerz zu parietalem Schmerz). Die Aktivierung motorischer Vorderhornzellen führt zu einer zunächst lokalisierten, später generalisierten Abwehrspannung, dem sog. brettharten Bauch.

Beim Mesenterialinfarkt tritt oftmals nach initial heftigen Schmerzen eine Phase relativer Beschwerdefreiheit ein, die dann nach Ausbildung einer Peritonitis erneut von diesmal anhaltenden Schmerzen gefolgt wird. Zu diesem Zeitpunkt ist die Krankheit bereits weit fortgeschritten und die Prognose sehr ungünstig, weshalb bereits der Übertritt in die schmerzarme Phase ein Alarmzeichen darstellen muß.

## Schmerzlokalisation

**Schmerzprojektion ist für die Diagnose oftmals wegweisend.**

Eine genaue Lokalisation des Schmerzes ist letztendlich nur bei somatischem Schmerz, d. h. peritonealer Beteiligung, möglich (s. auch Übersicht). Schmerzausstrahlung und -projektion (Head-Zonen) täuschen jedoch mitunter bei extraabdominellen Erkrankungen ein abdominelles Geschehen vor (z. B. bei Hinterwandinfarkt, Perikarditis, Bandscheibenvorfall). Umgekehrt führen z. B. eine Cholezystitis oder ein Milzinfarkt über eine Reizung des ipsilateralen N. phrenicus gegebenenfalls zu rechts- bzw. linksseitigem Schulterschmerz. Die Aortendissektion (Projektion in den Rücken oder die Leisten) wird oftmals initial als lumbaler Bandscheibenvorfall oder Harnleiterkolik verkannt. Eine genaue Kenntnis der entsprechenden Projektionsfelder ist daher unerläßlich.

**Schmerzlokalisation in der Schwangerschaft.**

Bei Schwangeren weist die Schmerzprojektion in Abhängigkeit vom Uterushochstand Abweichungen auf, die die Diagnose erschweren (z. B. Fehleinschätzung einer Appendizitis als Cholezystitis bei Schmerzprojektion auf den rechten Oberbauch).

### Diagnoseschema

| Schmerzlokalisation | Mögliche Diagnose |
| --- | --- |
| Rechter Oberbauch | Cholezystitis, Leberabszeß, Ulcus pepticum, Pankreatitis, Appendizitis (retrozökal) |
| Mittlerer Oberbauch | Ulcus pepticum, Pankreatitis, Appendizitis |
| Linker Oberbauch | Ulcus ventriculi, Hiatushernie, Pankreatitis, subphrenischer Abszeß, Milzinfarkt, Nephrolithiasis |
| Gürtelförmig im Oberbauch | Pankreatitis |
| Rechter Unterbauch | Appendizitis, Ileitis terminalis, Adnexitis, Urolithiasis |
| Mittlerer Unterbauch | Zystitis, Harnverhalt |
| Linker Unterbauch | Divertikulitis, Adnexitis, Appendizitis (mobiles Zökum), Urolithiasis |

### 29.2.1.2
### Erbrechen

**Folgen des Erbrechens: Hypovolämie, metabolische Alkalose, Hypokaliämie**

Erbrechen ist ein häufiges Symptom des akuten Abdomens, ohne jedoch spezifische Hinweise auf die Genese der Erkrankung zu geben. Fortgesetztes Erbrechen führt zu einer Hypovolämie, einer Hypochlorhydrie, oftmals auch Hypokaliämie und metabolischen Alkalose. Allerdings ist infolge einer anhaltenden schweren Hypovolämie auch eine ischämisch bedingte metabolische Azidose möglich.

**Bluterbrechen bei massiver oberer gastrointestinalen Blutung.**

**Hämatemesis** (Bluterbrechen) ist das Leitsymptom einer massiven oberen gastrointestinalen Blutung. Am häufigsten sind Ösophagusvarizenblutungen und Ulkusblutungen. Die Farbe des Blutes bietet hierbei keine Sicherheit hinsichtlich der Lokalisation der Blutungsquelle, eher einen Hinweis auf die Intensität der Blutung.

Frisches hellrotes Blut kann aus dem Ösophagus stammen (Varizen, Ösophagitis, Tumor, Mallory-Weiss-Syndrom), bei kurzer Kontaktzeit mit der Magenschleimhaut aber auch aus dem Magen oder Duodenum (Ulkus oder erosive Gastritis, seltener Tumor). Kaffeesatzerbrechen weist auf eine längere Kontaktzeit des Blutes mit der Magensäure hin.

**Cave:** Differentialdiagnostisch muß immer auch eine Blutungsquelle im Nasen-Rachen-Raum ausgeschlossen werden.

**Miserere** (Koterbrechen) ist ein spezifisches Zeichen eines weit fortgeschrittenen Dickdarmileus und als sicherer Hinweis für eine schwerste Beeinträchtigung des Gesamtorganismus zu werten.

*Differentialdiagnose: Blutung aus Nasen-Rachen-Raum.*

*Koterbrechen bei weit fortgeschrittenem Dickdarmileus.*

### 29.2.1.3
*Diarrhoe*

Diarrhoe ist am häufigsten Symptom einer Darminfektion. Weitere Ursachen sind Medikamente, besonders Antibiotika, Tumoren oder Kolitiden. Die gefährlichsten Folgen sind Hypovolämie und Hypokaliämie. Letztere kann im weiteren Verlauf in einen paralytischen Ileus münden.

*Diarrhoe tritt zumeist infolge Darminfektion auf. Folgen: Hypovolämie und Hypokaliämie.*

### 29.2.1.4
*Melaena*

Teerstuhl tritt einige Stunden nach einer zumeist oberen gastrointestinalen Blutung auf. Farbe und Geruch rühren von der bakteriellen Degradierung der Blutbestandteile her.

*Teerstuhl bei oberer gastrointestinalen Blutung.*

### 29.2.1.5
*Hämatochezie*

Der peranale Abgang von Blut ist Folge eines Hämorrhoidalleidens, einer Ulcusblutung, einer Kolitis oder einer Divertikulitis. Weitere Ursachen sind Gefäßmißbildungen, kolorektaler Tumor und Meckel-Divertikel. Der Blutabgang bei Mesenterialgefäßverschluß zeigt die zumeist infauste Infarzierung des Darmes an.

*Peranaler Blutabgang bei Divertikelblutung, Ulcusblutung, Hämorrhoiden, Kolitis.*

### 29.2.1.6
*Ileus*

Stuhlverhalt kann zum einen durch eine primäre Lähmung der Darmperistaltik bedingt sein (sog. paralytischer Ileus), z. B. bei Hypokaliämie oder anticholinerg wirkender Medikation.

Die wichtigsten Ursachen des mechanischen Ileus stellen Briden, inkarzerierte Hernien, Tumoren des Dickdarms und die Divertikulitis dar. Ein Ileus ist praktisch immer von Erbrechen begleitet. Beim mechanischen Ileus treten darüber hinaus heftige Schmerzen auf, wohingegen sie beim paralytischen Ileus lange Zeit fehlen können.

*Wichtigste Ursachen des Ileus sind Briden, inkarzerierte Hernien, Tumoren des Dickdarms, Divertikulitis.*

### 29.2.1.7
### *Exsikkose*

**Ursachen der Exsikkose sind Flüssigkeitskarenz, Erbrechen, Diarrhoe, Verluste in den 3. Raum.**

**Leitsymptome: stehende Hautfalten, trockene Schleimhäute, Oligurie.**

Das akute Abdomen geht mit großen Flüssigkeitsverlusten einher. Neben der verminderten Aufnahme (Nahrungs- und Flüssigkeitskarenz), der gesteigerten Ausfuhr (Erbrechen und Diarrhoe) sind es vor allem Verluste in den sog. 3. Raum (Darmwand, Darmlumen und Peritonealhöhle). So kann z. B. die Darmwand äußerlich völlig unbemerkt große Flüssigkeitsvolumina aufnehmen. Klinische Symptome sind trockene Schleimhäute, stehende Hautfalten und zunehmende Oligurie.

### 29.2.1.8
### *Fieber*

Fieber begleitet eine Vielzahl von abdominellen Erkrankungen. Die Temperatursteigerung führt zu einer Erhöhung des $O_2$-Verbrauchs und zur Tachykardie, was insbesondere beim älteren Patienten rasch in eine kardiale Dekompensation münden kann. Gleichzeitig nimmt die Perspiratio insensibilis zu. Häufig, jedoch keineswegs obligat, ist bei der akuten Appendizitis eine Differenz zwischen oraler und rektaler Temperatur von etwa 1 °C. *Wichtig:* Eine Sepsis kann auch mit einer auffallenden Hypothermie (<36 °C) einhergehen.

### 29.2.1.9
### *Schockzeichen*

**Schock häufig bei gramnegativer Peritonitis/Sepsis.**

Tachykardie, periphere Zyanose, Tachypnoe, Verwirrtheit und Oligurie können sowohl Ausdruck einer schweren Hypovolämie sein als auch Zeichen einer septisch-toxischen Kreislaufdysregulation, insbesondere bei Peritonitis durch gramnegative Bakterien.

### 29.2.2
### Bedeutung der Anamnese

Trotz aller apparativen und laborchemischen Untersuchungen kommt der sorgfältigen Anamneseerhebung immer noch größte Bedeutung zu. Die gewissenhafte Aufzeichnung dieser Angaben ist elementarer Bestandteil der notärztlichen Tätigkeit, insbesondere auch die Dokumentation der Dynamik des Geschehens vor und während der notärztlichen Versorgung (Medikamentenwirkungen, Infusionstherapie etc.). Erfragt werden:

**Die Anamnese ist wegweisend für die weitere Diagnostik. Wichtig: Schmerzbeginn, -charakter, -lokalisation sowie Begleitsymptome (Erbrechen, Diarrhoe, Stuhlverhalt, Fieber), Vorerkrankungen und Medikation.**

- Zeitpunkt des erstmaligen Schmerzereignisses, Schmerzcharakter und -intensität, auch im zeitlichen Verlauf, schmerzverstärkende oder -lindernde Faktoren, Schmerzlokalisation und -ausstrahlung;
- Vorliegen und Intensität von Begleitsymptomen wie Erbrechen;
- Zeitpunkt der letzten Nahrungsaufnahme, Zeitpunkt des letzten Stuhlgangs, Beschaffenheit und Farbe des Stuhls (Weißfärbung bei Gallengangsverschluß, Blutbeimengung), Zeitpunkt der letzten Miktion (Harnverhalt, Hypovolämie) und die Farbe des Urins;
- gynäkologische Anamnese: Zeitpunkt und Stärke der letzten Regelblutung sowie etwaige antikonzeptive Maßnahmen (Pessar: Extrauteringravidität?);

- Veränderungen des Allgemeinbefindens: Fieber, Gewichtsabnahme, Müdigkeit, Atemnot und Schwindel (Anämie?);
- Alkohol- und Medikamentenanamnese: ASS, nichtsteroidale und steroidale Antiphlogistika (Perforation? Blutung?), Antikoagulanzien (Blutung?), Laxanzienabusus: paralytischer Ileus infolge Hypokaliämie?);
- Vor- und Begleiterkrankungen: Zustand nach abdominaler Operation (Briden? Tumorrezidiv?), Trauma (zweizeitige Organruptur?), Gallensteinleiden (Cholangitis/Cholezystitis?), Leberzirrhose (Varizenblutung? Milzvenenthrombose?), Alkoholabusus (Pankreatitis? Ulkus?, Herzrhythmusstörungen (Embolie?), KHK (Myokardinfarkt?), Gefäßmißbildungen (Blutung?, Perforation?) Porphyrie, Hämoglobinopathien, Diabetes mellitus, Niereninsuffizienz (Pseudoperitonitis?), Prostataleiden (Harnverhalt, Stauungsniere?), Depression (paralytischer Ileus infolge Medikation?).

## 29.2.3
## Körperliche Untersuchung

Die Körperhaltung des Patienten ergibt bereits Hinweise auf die Art des Schmerzgeschehens (somatischer oder viszeraler Schmerz). Die sog. Facies abdominalis (spitze Nase, eingefallene Wangen und Augen) ist Ausdruck einer schwerwiegenden abdominellen Erkrankung. Ikterus oder Leberhautzeichen lassen auf entsprechende Erkrankungen rückschließen. Narben im Bereich des Abdomens weisen auf frühere Operationen hin, ausgetretene Hernien auf eine mögliche Inkarzeration von Darmanteilen. Bewußtseinstrübung, schwacher, schlecht gefüllter Puls, verlängerte Kapillarfüllungszeit und beschleunigte Atmung geben Hinweise auf ein fortgeschrittenes Schockgeschehen. Stehende Hautfalten deuten auf eine sich protrahiert entwickelnde Exsikkose. Kapillarperfusion, Schleimhautbeschaffenheit sowie Diurese stellen wertvollere Kriterien zur Beurteilung des Gesamtverlustes dar als Blutdruck und Herzfrequenz, die dennoch engmaschig überwacht werden müssen. Mittels EKG-Monitoring lassen sich etwaige Ischämiezeichen oder Rhythmusstörungen (Hypo- oder Hyperkaliämie!) beurteilen.

Bei Pseudoperitonitis diabetica imponiert unter Umständen eine Kussmaul-Atmung.

Bei der abdominalen Palpation ist auf Resistenzen (Divertikulitis, Adnexitis, Tumor, Aortenaneurysma, Fetus), den Tonus der Bauchmuskulatur bzw. auf das Vorliegen einer Abwehrspannung, Klopf- und Loslaßschmerz (Peritonismus) zu achten. Die Palpation der Leistenpulse ergibt möglicherweise Hinweise auf ein disseziiertes Aortenaneurysma.

Unabdingbar ist die sorgfältige Auskultation des Thorax (absolute Arrhythmie? Pneumonie? Stauungszeichen?) und des Abdomens (klingende Darmgeräusche bei mechanischem Ileus, Totenstille bei paralytischem Ileus, Gefäßgeräusche bei arterieller Stenose oder Aneurysma). Die Perkussion erlaubt eine Beurteilung des intraabdominellen Luftgehalts sowie der Blasenfüllung. Rektale Untersuchung: Zu achten ist auf Blut am Handschuh, tastbare Resistenzen in der Ampulle (Tumor oder Kot), sowie Druckschmerzhaftigkeit im Douglas-Raum (z. B. Appendizitis). Eine tastbare Fluktuation im Douglas spricht für eine intraabdominelle Blutung oder einen Abszeß.

**Untersuchung bei akutem Abdomen: Inspektion, Palpation, Perkussion und Auskultation von Thorax und Abdomen, Pulsstatus, Blutdruck, rektale Untersuchung. Bestimmung von Blutzucker und Körpertemperatur.**

Die Bestimmung der Körpertemperatur und des Blutzuckers (Hyperglykämie?) schließen die Untersuchung ab.

## 29.3
## Therapie

### 29.3.1
### Nichttraumatische Schädigungen

Die notärztliche Therapie beim akuten Abdomen beinhaltet primär die Sicherung der Vitalfunktionen Atmung und Kreislauf sowie eine adäquate Analgesie. Nahrungs- und Flüssigkeitskarenz sind selbstverständlich. Bei Erbrechen und Stuhlverhalt verschafft das Absaugen des Mageninhalts mittels einer doppelläufigen Magensonde Erleichterung.

**Atmung**
Ein Großteil der Patienten weist eine deutliche Einschränkung des Gasaustauschs auf (Zwerchfellhochstand, basale Kompressionsatelektasen, Sekretverhalt infolge Vermeiden schmerzhaften Hustens, Pleuraergüsse, mediatorvermittelte Störung der Alveolar- und Kapillarfunktion etc.). Eine Lagerung mit erhöhtem Oberkörper führt bereits oftmals zu einer Verbesserung der entsprechenden Lungenvolumina (funktionelle Residualkapazität). Ferner kann allein schon das Einführen einer Magensonde eine deutliche Verbesserung der pulmonalen Compliance bewirken. Einer schmerzbedingten Schonatmung muß mittels geeigneter Lagerung und medikamentöser Maßnahmen entgegengewirkt werden (s. 29.4).

Unabdingbar ist die, sinnvollerweise pulsoxymetrisch überwachte, $O_2$-Gabe (mindestens 4-6 l/min). Bei manifestem Schockzustand oder unter $O_2$-Gabe fortbestehender respiratorischer Insuffizienz wird der Patient intubiert und kontrolliert beatmet. Besonders Patienten mit akuter nekrotisierender Pankreatitis oder diffuser Peritonitis sind durch die Entwicklung eines ARDS bedroht, welches evtl. bei entsprechend hohem Shuntanteil (>30-35%) trotz frühzeitiger Intubation und Beatmung mit hohem PEEP keine suffiziente Oxygenierung erlaubt.

**Kreislauf**
Initial sollte bei Zeichen des ausgeprägten Volumenmangels über 1-2 großlumige Kanülen im Schuß isotone Elektrolytlösung verabreicht werden (mindestens 1000-1500 ml), bei fortbestehendem Volumenbedarf bzw. entsprechender Schocksymptomatik zusätzlich Hydroxyethylstärkelösung (mindestens 500-1000 ml HAES 10%). Folgende Anhaltspunkte lenken den Verdacht auf das Vorliegen eines septischen Schocks: Peritonitis, Fieber oder Hypothermie, respiratorische Insuffizienz, persistierender Schock trotz großzügiger Volumensubstitution, evtl. „warme Peripherie". Da im septischen Schock neben der absoluten Hypovolämie mediatorvermittelt auch eine Störung der Endothelfunktion (erhöhte Permeabilität), des Vasotonus (Vasomotorenkollaps), der Kontraktilität des Herzens sowie der zellulären $O_2$-Verwertung vorliegen, muß frühzeitig versucht werden, die $O_2$-Versorgung des Organismus zusätzlich mittels Katecholaminen und kontrollierter Beatmung zu optimieren. Auswahl und

---

*Marginalia:*

Basismaßnahmen bei akutem Abdomen: Puls- und Blutdruckmessung, EKG, $O_2$-Sättigung. Nahrungskarenz, $O_2$-Gabe, Infusion (Vollelektrolytlösung), Analgesie. Magensonde bei Erbrechen und Ileus.

Schock: großlumige Zugänge, Druckinfusion, evtl. Katecholamine. Intubation und Beatmung.

Dosierung der Katecholamine (Dopamin, Adrenalin, Noradrenalin) obliegen der individuellen Erfahrung des Notarztes und des Zustands des Patienten. Patienten im septischen Schock bedürfen des unverzüglichen Transfers in ein entsprechendes Zentrum mit den Möglichkeiten der invasiven Diagnostik und konventionellen wie operativen Therapie.

#### 29.3.1.1
*Spezielle Notfälle*

**Aortendissektion**
Anlegen großlumiger Zugänge, Volumensubstitution, Verhinderung einer freien Ruptur (Sedierung bei langem Transport ggf. Narkoseeinleitung, bei Hypertonus vorsichtige Blutdrucksenkung mittels kurzwirksamer β- und/oder α-Rezeptorblocker bzw. Nitraten). Zügiger, aber schonender Transport in gefäßchirurgisches Zentrum.

**Aortenruptur**
Anlegen großlumiger Zugänge mit entsprechend aggressiver Volumensubstitution, ggf. Katecholamingabe und manuelle abdominelle Kompression. Intubation und Beatmung. Unverzüglicher Transport mit Sondersignal in geeignete Klinik.

*Aortenruptur: großlumige Zugänge, Intubation, Katecholamine, manuelle Kompression des Abdomens. Unverzügliche Notoperation.*

**Gastrointestinale Blutung**
Hauptgefahren: Schock, Hypoxie infolge Aspiration. Daher auch bei stabilem Patient: großlumige Zugänge, großzügige Volumenzufuhr! Bei Hämatemesis: Oberkörperhochlagerung, wiederholtes Absaugen des Blutes. Bei massiver Blutung und Schock: frühzeitige Intubation (Nicht-nüchtern-Einleitung, mit schlechter Sicht infolge Blutung rechnen!). Bei Bewußtseinstrübung: Intubation zwingend. Immer: Nach Voranmeldung Transport in Klinik mit Endoskopiebereitschaft und Möglichkeit der operativen Versorgung.

*Obere gastrointestinale Blutung: großlumige Zugänge, großzügige Volumensubstitution, auch bei noch stabilem Kreislauf. Intubation bei massivem Bluterbrechen oder Bewußtseinstrübung. Intubation erschwert!*

**Cave:** Keine unüberlegte Sedierung bei erregtem oder alkoholisiertem Patienten! Kein blindes Vorschieben einer Magensonde bei Varizenblutung. Sengstaken-Sonde vor Ort problematisch (nur bei massiver Blutung, nur durch Erfahrene, vorher Intubation!).

### 29.3.2
### Traumatische Schädigungen

#### 29.3.2.1
*Stumpfes Bauchtrauma*

Weitaus die meisten abdominellen Traumen sind geschlossene Verletzungen. Der wichtigste Schritt in der Vermeidung lebensbedrohlicher Komplikationen besteht darin, an die Möglichkeit einer solchen Verletzung zu denken. Besteht daher auch nur die Möglichkeit einer intraabdominellen Verletzung (Unfallmechanismus, Prellmarken!), muß der Patient einen sicheren venösen Zugang erhalten und obligat in einer chirurgischen Klinik aufgenommen werden (Sonographie, Röntgen, Laborkontrolle!). Bei entsprechender klinischer Symptomatik (Schmerzen, brettharter Bauch, Erbrechen, Schock) sind mehrere

*Stumpfes Bauchtrauma: Auch bei stabilem Kreislauf großlumige Zugänge und Volumensubstitution. Klinikaufnahme auch des beschwerdefreien Patienten (Sonographie!).*

großlumige Zugänge zu legen. Da gerade junge Patienten auch hohe Blutverluste (1–2 l) lange Zeit kompensieren und dann sehr rasch dekompensieren, muß sich die Volumenzufuhr primär am vermuteten Verletzungsmuster und nicht an der noch stabilen Kreislaufsituation ausrichten. Da isolierte abdominelle Verletzungen eher selten sind, muß besonderes Augenmerk auf möglicherweise beteiligte Nachbarregionen [Thorax (Hämatopneumothorax, Zwerchfellruptur) Becken, Wirbelsäule] gerichtet werden. Umgekehrt gilt: Bei allen Traumapatienten mit den Zeichen des Volumenmangelschocks muß primär immer an eine intraabdominelle Blutung gedacht werden. Befindet sich ein Patient mit „isoliertem" Schädel-Hirn-Trauma oder Extremitätenfraktur im Schock, liegt sehr häufig ein schweres abdominelles Trauma vor.

**Bei schwerem Schock: Intubation, Volumenersatz. Zeitfaktor bis zur Not-OP entscheidend.**

Bei eingeklemmten Patienten ist während der technischen Rettung der Kreislauf mitunter noch stabil, um dann nach Befreiung des Patienten dramatisch zu dekompensieren. Die notärztliche Therapie bei schwerem Schockzustand (Schocklagerung, Volumentherapie, Narkoseeinleitung und kontrollierte Beatmung) hat zum Ziel, die Zeit bis zur lebensrettenden operativen Therapie zu überbrücken. Transportziel muß die nächstgeeignete chirurgische Klinik sein (Voranmeldung im Schockraum). Während des Transports kann bei schwerem Schock der Versuch unternommen werden, eine kontinuierliche externe abdominelle Kompression durchzuführen (Effizienz unsicher, aber nicht schädlich). Gegebenenfalls kann in dieser Situation auch eine Antischockhose (MAST) angelegt werden, es darf hierdurch jedoch keine weitere zeitliche Verzögerung resultieren.

**Cave:** Der häufigste Fehler besteht darin, nicht stabilisierbare Patienten dennoch vor Ort hämodynamisch stabilisieren zu wollen oder sie in ein entferntes Traumazentrum zu fahren. Hier ist wirklich der Zeitfaktor entscheidend („load and go")! Im Rahmen der Übergabe in der Klinik muß besonders auf den Unfallmechanismus, verabreichte Medikamente und die Kreislaufsituation im zeitlichen Verlauf eingegangen werden.

**Schwangere: Das Risiko für stumpfes Bauchtrauma ist erhöht. Schonender Transport in die Klinik, dort immer Überprüfung der Vitalität der Frucht.**

**Besonderheiten bei Schwangeren.** Schwangere sind bei Unfällen besonders gefährdet, ein stumpfes Bauchtrauma zu erleiden (graviditätsbedingte intraabdominale Druckerhöhung, Auflockerung der Bindegewebe, erhöhte Durchblutung). Außerdem besteht immer die Gefahr der Verletzung der Frucht. Daher sind Schwangere auch bei fehlenden Symptomen in jedem Fall schonend in die Klinik zu transportieren (gynäkologische Untersuchung, Sonographie).

### Offene Verletzungen

**Penetrierendes Bauchtrauma: Fremdkörper nicht entfernen; keine frustranen Versuche der Stabilisierung vor Ort. Zeitfaktor bis zur Notoperation entscheidend!**

Große penetrierende Bauchverletzungen verlaufen oftmals letal. Ursache sind zum einen die massive Gewebszerstörung mit nicht stillbarer Blutung, zum anderen häufig schwerwiegende Begleitverletzungen (z. B. Beckentrümmerfraktur oder Thoraxtrauma). Das Verletzungsausmaß erzwingt praktisch immer die Intubation und Narkose. Prolabierte Eingeweide werden nicht reponiert, sondern lediglich steril abgedeckt. Etwaige Fremdkörper dürfen nicht entfernt werden, stattdessen müssen sie gegen Dislokation gesichert werden (Tücher, ggf. manuelle Fixation). Verhindern sie Rettung oder Transport, so werden sie sachgerecht durch die Feuerwehr gekürzt. Allerdings erreicht trotz massiver Volumensubstitution oder Reanimationsbemühungen ein Großteil dieser Patienten nicht lebend die Klinik.

## 29.4
## Analgesie beim akuten Abdomen

### 29.4.1
### Indikationen

Das Erzielen einer suffizienten Analgesie gehört neben der Stabilisierung von Atmung und Kreislauf zu den vordringlichsten Aufgaben bei der Therapie des akuten Abdomens, nicht zuletzt, da eine suffiziente Analgesie einer weiteren Perpetuierung des Schockgeschehens entgegenwirkt. Für vital nicht bedrohliche Krankheitsbilder wie die Nieren- oder Gallenkolik steht die rasche Beendigung der Kolik durch geeignete medikamentöse Therapie ganz im Vordergrund.

#### 29.4.1.1
#### *Methoden der Analgesie*

**Lagerung**
Bei peritonealer Reizung bewirkt das Unterlegen einer Knierolle infolge der Entlastung des Peritoneums eine erhebliche Schmerzlinderung, während eine Kolik hierdurch nicht gelindert werden kann.

*Nichtmedikamentöse Schmerzlinderung durch geeignete Lagerung sowie Entlastung des Magens mittels Magensonde.*

**Mechanische Maßnahmen**
Bei hochgradigem Ileus und/oder rezidivierendem Erbrechen bewirkt die Entlastung des Magen-Darm-Traktes mittels einer Magensonde oftmals auch eine Besserung des quälenden Dehnungsschmerzes. Bei Harnverhalt ist gegebenfalls das vorsichtige Einführen eines dünnen Einmalkatheters angezeigt. Gelingt dies aufgrund eines Passagehindernisses nicht, so darf nicht weiter manipuliert werden, sondern es sollte eine suprapubische Entlastung erfolgen.

**Spasmolyse**
Gallen- oder Harnleiterkoliken sprechen in der Regel rasch auf die Gabe von Substanzen an, welche eine Relaxierung der glatten Muskulatur bewirken:
- N-Butylscopolamin (Buscopan) 10–20 mg langsam i. v.;
- Metamizol (Novalgin) 500–1000 mg als Kurzinfusion;
- Nitroglyzerin (Nitrolingual) 0,4–0,8 mg s. l. (*cave:* Blutdruckabfall, Kopfschmerzen).

*Medikamentöse Maßnahmen entsprechend dem im Vordergrund stehenden Symptom (Spasmolytika, Opioide, Sedativa). Lokale Infiltrationstherapie bei Ureterkolik als Alternative.*

**Lokale Infiltrationstherapie**
Lokale Infiltrationstherapie (Hautzone mit der Projektion des maximalen Schmerzes) mittels weniger Milliliter physiologischer Kochsalzlösung bei Harnleiterkolik.

**Opioide**
Persistiert der Schmerz trotz der genannten Maßnahmen oder verbieten sich diese primär, so sollte nicht gezögert werden, potente Analgetika (Opioide) titrierend intravenös zu verabreichen:
- Pethidin (Dolantin) 50–100 mg i. v.,
- Fentanyl (Fentanyl Janssen) 0,05–0,1 mg i. v.

**Sedierung**

Bei hochgradig erregten Patienten empfiehlt sich die Gabe niedriger Dosen von Sedativa:
- Midazolam (Dormicum) 1–3 mg i. v.,
- Diazepam (Valium) 2–5 mg i. v.

**Medikation bei speziellen Krankheitsbildern**

Bei abdominellen Schmerzen infolge einer Anaphylaxie ist die intravenöse Gabe von Antihistaminika sinnvoll, bei akuter hepatischer Porphyrie ist die Gabe von hochprozentiger Glukoselösung angezeigt.

### 29.4.2
### Kontraindikationen und Gefahren

*Komplikationen der Analgetikagabe: Verschleierung der Diagnose, Atem- und Kreislaufdepression. Deshalb: Exakte Befunderhebung und Dokumentation, sowie titrierende intravenöse Injektion.*

Das gelegentlich noch vorgebrachte Argument gegen die Verabreichung von Opioiden, hiermit die Diagnostik entscheiden zu behindern, ist bei schweren Schmerzen überholt, da in den Kliniken umfangreiche apparative diagnostische Hilfsmittel zur Verfügung stehen (Sonographie, Röntgen, Computertomographie, Endoskopie). Unabdingbar ist allerdings die genaue Befunderhebung sowie die exakte Dokumentation aller Befunde und Maßnahmen auf dem Einsatzprotokoll. Die gefährlichsten Nebenwirkungen der Opiate (Atemdepression, Blutdruckabfall und Erbrechen) lassen sich durch langsame, titrierende intravenöse Injektion bzw. durch vorherige Gabe von Antiemetika minimieren. Butylscopolamin kann eine Tachykardie, Metamizol besonders bei rascher Injektion Blutdruckabfall hervorrufen. Die Anaphylaxie ist extrem selten.

# 30 Schädel-Hirn-Trauma

L. Schürer

Das Schädel-Hirn-Trauma (SHT) ist in den industrialisierten Ländern die häufigste Todesursache von Jugendlichen und Erwachsenen bis zum 40. Lebensjahr. In Deutschland erleiden jährlich etwa 30000 Menschen ein schweres SHT. Davon versterben ca. 10000, weitere 4500 Patienten überleben schwerstbehindert und sind pflegebedürftig.

In den letzten 2 Jahrzehnten wurde – dank intensiver klinischer wie experimenteller Forschung – das Verständnis der Pathophysiologie des schweren SHT bedeutend erweitert. Eine der wichtigsten Erkenntnisse dieser Forschungsarbeit ist, daß das Ausmaß des neurologischen Schadens nicht allein im Moment der Gewalteinwirkung auf das Gehirn determiniert wird. Der sich entwickelnde mediatorvermittelte, posttraumatische Sekundärschaden kann zur irreversiblen Zunahme der Hirnschädigung führen. Dank der zunehmenden Aufklärung einzelner Ursachen des drohenden *Sekundärschadens* konnte die spezifische Therapie des schweren SHT in den letzten Jahren optimiert werden. Hierbei ist die Qualität der Erstversorgung dieser Patienten von besonderer Wichtigkeit. Ob darüber hinaus die Entwicklung spezifischer neuroprotektiver Pharmaka zur Begrenzung des sekundären Hirnschadens die Mortalität nach schweren SHT weiter wird senken können, muß die Zukunft zeigen.

> In Deutschland erleiden jährlich etwa 30000 Menschen schwere Schädel-Hirn-Traumata, wobei etwa 10000 versterben, weitere 4500 Patienten schwerstbehindert und pflegebedürftig überleben.

## 30.1 Pathophysiologische Grundlagen

### 30.1.1 Physiologie des Schädelinnenraums

Der Schädelinnenraum, bestehend aus Hirngewebe (ca. 1200 g), intrazerebralem Blutvolumen (normal ca. 150 ml) und Liquorvolumen (ca. 150 ml) ist von der starren Schädelkapsel umschlossen. Jede intrakranielle Volumenzunahme führt deshalb nach Ausschöpfung der Reserveräume (in erster Linie das Liquorkompartiment) zum Anstieg des intrakraniellen Druckes (ICP). Ursachen der posttraumatischen intrakraniellen Volumenzunahme sind:
1. intrakranielle Blutungen,
2. das traumatische Hirnödem,
3. eine Zunahme des Blut- oder Liquorvolumens.

> Jede intrakranielle Volumenzunahme führt nach Ausschöpfung der Reserveräume zum intrakraniellen Druckanstieg.

Die exponentielle Beziehung zwischen Volumenzunahme und ICP-Anstieg wird in Abb. 30-1 verdeutlicht.

Zunächst kann eine Volumenzunahme durch Verschiebung von Liquor in den Spinalkanal kompensiert werden, der ICP steigt kaum an. Nach Ausschöp-

**Abb. 30-1.** Druck-Volumen-Diagramm des intrakraniellen Raums mit druckabhängigen Änderungen der Wellenform der ICP-Kurve

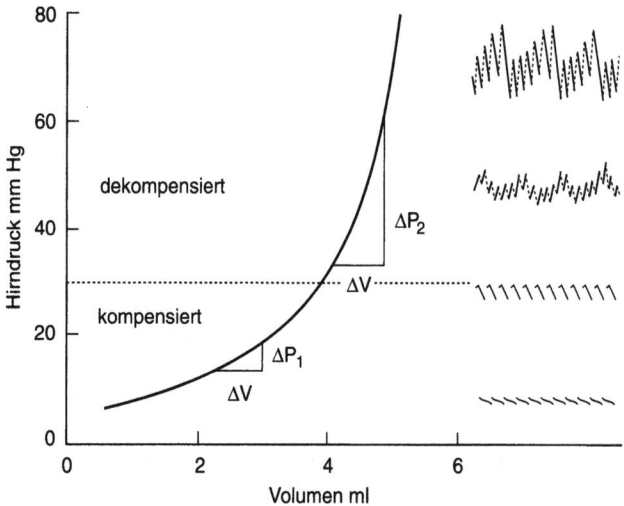

fung des sog. Reserveraumes führen selbst kleine hinzugefügte Volumina zum drastischen Anstieg des ICP. In Abb. 30-1 ist zusätzlich die druckabhängige Änderung der Wellenform der ICP-Kurve wiedergegeben.

Das Intrakranium wird durch das Tentorium in supra- und infratentoriellen Raum unterteilt. Beide Räume kommunizieren nur durch den Tentoriumschlitz (Abb. 30-2).

**Klinische Zeichen der Einklemmung sind durch Bewußtlosigkeit und Streckkrämpfe gekennzeichnet.**

Eine weitere Zunahme des ICP führt zur Hirnmassenverschiebung; es kommt zur Einklemmung des mediobasalen Temporallappens (Unkus) in den Tentoriumschlitz mit konsekutiver Kompression des Mittelhirns. Klinisch ist dieser lebensbedrohliche Zustand durch Bewußtlosigkeit und Streckkrämpfe der Extremitäten gekennzeichnet.

**Abb. 30-2.** Laterale (unkale) Herniation. *A* als Folge eines raumfordernden temporoparietalen Hämatoms Prolaps des mediobasalen Temporallappens in den Tentoriumschlitz, Torquierung des Mittelhirns und Kompression des N. oculomotorius; *B* zinguläre Herniation, verursacht durch Hirnmassenverschiebung mit Herniation des Gyrus cinguli unter der Falx zur Gegenseite. (Mod. nach Todorow u. Oldenkott 1986)

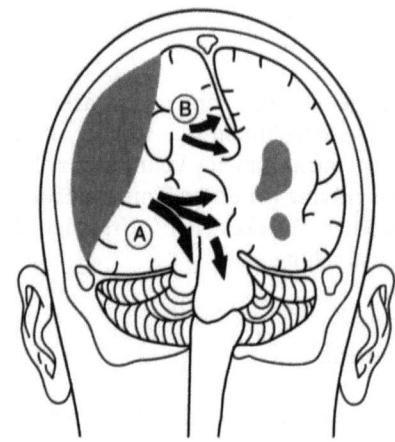

## 30.1.2
## Hirndurchblutung und zerebraler Perfusionsdruck

Die primären Regelgrößen der Hirndurchblutung sind die arterielle $CO_2$- und $O_2$-Spannung, die Stoffwechselrate des Hirngewebes und der zerebrale Perfusionsdruck.

Die Hirndurchblutung beträgt unter physiologischen Bedingungen circa 50 ml/100 g/min. Beim gesunden Erwachsenen wird die Hirndurchblutung innerhalb eines weiten Blutdruckbereichs (ca. 50–150 mmHg) konstant gehalten. Auf einen Blutdruckabfall reagieren die Hirnarteriolen mit Vasodilatation; steigt der Blutdruck an, verengen sich die Gefäße. Über die resultierenden Widerstandsänderungen wird die Durchblutung reguliert. Die untere Schwelle der Autoregulation ist durch die Unfähigkeit der Hirnarteriolen charakterisiert, weiter zu dilatieren. Maximale Dilatation der Hirnarteriolen hat eine Zunahme des intrazerebralen Blutvolumens um ca. 200–300% zur Folge (und kann zu signifikantem Anstieg des ICP führen). Bei schwerem SHT ist die Hirndurchblutung initial oft kritisch vermindert (Bouma et al. 1991). Die Autoregulationsfunktion der Hirngefäße ist häufig aufgehoben, so daß die Hirndurchblutung sich mehr oder weniger druckpassiv verändert. Um eine adäquate Perfusion des geschädigten Gehirns zu gewährleisten, ist ein mittlerer arterieller Blutdruck von etwa 80–90 mmHg erforderlich.

> Die adäquate Perfusion eines schwer geschädigten Gehirns erfordert einen arteriellen Mitteldruck von mindestens 80–180 mmHg, um einen zerebralen Perfusionsdruck von 80 mmHg zu gewährleisten.

Essentiell für das Verständnis der Wechselwirkungen zwischen Hirndurchblutung und ICP ist der Druckgradient entlang des Hirngefäßbaumes, der zerebrale Perfusionsdruck (CPP). Er errechnet sich aus der Differenz zwischen mittlerem arteriellen Druck (MAP) und dem ICP.

Im gesunden Gehirn ist diese Differenz groß, bei steigendem ICP fällt der CPP jedoch häufig auf kritische Weise ab. Es kommt zum Absinken des effektiven Perfusionsdrucks des Gehirns, damit zur Mangeldurchblutung im geschädigten Parenchym und zur Vasodilatation im unverletzten Hirngewebe als Antwort der Autoregulation. Das intrakranielle Blutvolumen nimmt dadurch zu, die Folge ist ein Anstieg des intrakraniellen Drucks.

Während der Gefäßwiderstand im intakten Hirngewebe reduziert wird, bleibt er auf Grund des Hirnödems und des Anstiegs des Gewebedrucks im perifokalen Parenchym unter Umständen erhöht. Die Konsequenz hiervon ist ein „Stealphänomen" der Durchblutung, das heißt, intaktes Hirngewebe wird auf Kosten des geschädigten Gewebes besser perfundiert.

Beim schweren SHT sollte initial ein CPP von ca. 80 mmHg angestrebt werden, dies bedeutet bei einem angenommenen ICP von 20 mmHg einen MAP von 90–100 mmHg oder einen systolischen Druck von ca. 120–130 mmHg [entsprechend den Richtlinien des European Brain Injury Consortium 1995 (unveröffentlicht)].

## 30.1.3
## Zerebraler Sekundärschaden

Wir wissen heute, daß die neurologische Schädigung des Gehirns nicht nur durch die Primärläsion während der Gewalteinwirkung auf den Schädel determiniert wird. Zum Primärschaden zählen wir in erster Linie Kontusionsherde, Gefäßverletzungen als Ursache von intrakraniellen Hämatomen und Zerrungen von Nervenfasern, die zum diffusen Axonschaden führen. In den ersten Stunden und Tagen nach SHT kann es zur Entwicklung des sog. posttraumatischen zerebralen Sekundärschadens kommen. Er resultiert in einem zusätzlichen Untergang von Nervengewebe und verschlechtert die Prognose des Patienten. Die beiden wichtigsten extrakraniellen Ursachen des sekundären Hirnschadens nach SHT sind

> **In den ersten Stunden und Tagen nach dem Trauma kann sich ein zerebraler Sekundärschaden mit konsekutiver Prognoseverschlechterung entwickeln.**

1. ein mangelhafter CPP, verursacht durch Kreislaufschock mit arterieller Hypotension,
2. die arterielle Hypoxie z. B. durch Aspiration oder einen instabilen Thorax („flail chest").

In einer prospektiven Studie konnten Chesnut et al. (1993) nachweisen, daß bei Patienten mit schwerem SHT, bei denen in der Prähospitalphase ein systolischer Blutdruck <90 mmHg gemessen wurde, die Mortalität verdoppelt war.

Wichtige intrakranielle Manifestationen des sekundären Hirnschadens sind zunehmend intrakranielle Raumforderungen und die Entwicklung des posttraumatischen Hirnödems; beide Faktoren spielen eine führende Rolle bei der Entstehung der intrakraniellen Hypertension. Ein erhöhter KP resultiert in einer Perfusionsstörung mit drohender zerebraler Ischämie sowie der lebensbedrohlichen Einklemmung. Die intrakranielle Hypertension ist immer noch eine der Hauptursachen der hohen Letalität nach schwerem SHT (Marmarou et al. 1991).

> **Mediatorsubstanzen spielen bei der Entwicklung des zerebralen Sekundärschadens eine entscheidende Rolle.**

Mediatorsubstanzen spielen bei der Entwicklung des zerebralen Sekundärschadens eine entscheidende Rolle (Baethmann et al. 1988). Genannt seien die exzitotoxische Aminosäure Glutamat sowie Bradykinin, Arachidonsäure und freie $O_2$-Radikale. Diese Substanzen schädigen entweder das Hirnparenchym direkt, beeinflussen die Hirndurchblutung oder schädigen die Blut-Hirn-Schranke. Mit Glutamatrezeptorantagonisten und Aminosteroiden (Freedox) wird derzeit in großen multizentrischen Patientenstudien versucht, die mediatorvermittelten sekundären Hirnschäden signifikant zu reduzieren.

## 30.2
## Erstmaßnahmen bei der Versorgung von Patienten mit SHT

### 30.2.1
### Anamnese und neurologische Beurteilung

Vor oder gleichzeitig mit Beginn der Versorgung des Patienten muß versucht werden, die Unfallursache zu rekonstruieren, z. B. durch Befragung von Unfallzeugen. Parallel dazu muß der Schweregrad des SHT erfaßt werden, da dieser einen wichtigen Faktor bei der Abschätzung der Prognose darstellt. Dies geschieht mit Hilfe des Glasgow-Coma-Scale (GCS); diese einfache Skala wurde ursprünglich als eine Verlaufsdokumentation komatöser Patienten durch medizinisches Assistenzpersonal entwickelt (Tabelle 30.1). Auf eine Definition der Bewußtseinslage wurde bei der GCS bewußt verzichtet, neurologische Herdsymptome und Störungen der Pupillomotorik werden ebenfalls nicht berücksichtigt. Stattdessen werden die Fähigkeiten des Patienten, auf Aufforderung oder Schmerzreiz die Augen zu öffnen, zu sprechen und die Extremitäten zu bewegen, geprüft. Maximal erreicht ein Patient 15, minimal 3 Punkte. Die

> **Die Glasgow-Coma-Scala erlaubt eine prognostische Abschätzung der Schwere des Traumas, die früher verwendeten Schweregradeinteilungen (I–III) und Komastadien (I–IV) sind heute obsolet.**

## 30 Schädel-Hirn-Trauma

**Tabelle 30-1.** Glasgow-Coma-Scale (GCS)

| Reaktionen des Patienten | | Punkte |
|---|---|---|
| *Augen öffnen* | spontan | 4 |
| | auf Ansprechen | 3 |
| | auf Schmerzreiz | 2 |
| | kein Öffnen der Augen | 1 |
| *Körpermotorik* | | |
| auf Ansprechen: | befolgt Aufforderungen | 6 |
| auf Schmerzreiz: | Lokalisierung des Schmerzes | 5 |
| | ungezielte Abwehrbewegung | 4 |
| | abnormale Beugung (Dekortikationshaltung) | 3 |
| | Streckung (Dezerebrationshaltung) | 2 |
| | keine Bewegung | 1 |
| *Verbale Ansprache* | orientiert und beantwortet Fragen | 5 |
| | desorientiert und beantwortet Fragen | 4 |
| | ungezielte verbale Reaktion | 3 |
| | unverständliche Laute | 2 |
| | keine verbale Äußerung | 1 |
| *Gesamtpunktzahl* | | 3–15 |

erreichte Punktezahl erlaubt die Zuordnung des Patienten zu einem schweren (GCS 3-8), mittelschweren (GCS 9-12) und leichten SHT (GCS 13-15). Wichtig ist, daß die Mortalität nach SHT mit dem initialen Punktewert der GCS korreliert und somit eine Abschätzung der Prognose erlaubt (Marshall et al. 1991). Die Bezeichnungen SHT Grad I-III, Kommotio, Kontusio und Kompressio sowie die Komastadien I-IV sind aus diesem Grund obsolet.

### 30.2.2
### Fokales neurologisches Defizit und Hirndruckzeichen

Nach der Beurteilung des Patienten anhand der GCS muß untersucht werden, ob der Patient ein fokales neurologisches Defizit hat, das heißt, ob er Paresen der Extremitäten aufweist, aphasisch ist oder eine unterschiedliche Weite oder Reaktivität der Pupillen vorliegt. Herdneurologische Symptome können oft die einzigen frühen Hinweise auf eine zunehmende Raumforderung im Intrakranium sein, die – wenn nicht behandelt – rasch zur lebensbedrohlichen Einklemmung (s. S. 316) führt.

Die Untersuchung der motorischen Antwort der Extremitäten gibt Auskunft über die Seitenlokalisation einer supratentoriellen Läsion oder über eine direkte Schädigung des Mittelhirns und des Hirnstammes. Nicht jede festgestellte Parese ist durch eine zerebrale Schädigung bedingt, sondern kann auch Folge von Wirbelsäulenverletzungen oder Verletzungen peripherer Nerven sein. Auch eine frakturierte Extremität kann schmerzhaft minderbewegt werden und eine Parese vortäuschen.

Bei der Untersuchung der Pupillen sollten dokumentiert werden:
1. der Durchmesser (als Millimeterangabe);
2. die Symmetrie (liegt eine Seitendifferenz vor? Wenn ja, welche Pupille ist weiter?);

3. die Lichtreagibilität (prompt, verzögert, erloschen);
4. die Pupillenform (rund, entrundet).

**Die Pupillenfunktion ist ein wichtiges Leitsymptom zur Beurteilung der intrakraniellen Situation.**

Die Pupillenfunktion ist ein wichtiges Leitsymptom zur Beurteilung der intrakraniellen Situation bei Patienten mit schwerem SHT und stellt einen unabhängigen prognostischen Faktor bei der Abschätzung des späten neurologischen Zustandes dar.

Drei wichtige Ursachen einer weiten und lichtstarren Pupille müssen unterschieden werden:
1. **Direktes Bulbustrauma** im Sinne einer lokalen Schädigung des vorderen Augenabschnittes. Hier ist die Pupille meist bei Eintreffen des Notarztes bereits weit und lichtstarr, oft finden sich periorbitale Verletzungszeichen wie Prellmarken oder Riß-Quetsch-Wunden.
2. **Periphere Läsion** des N. oculomotorius durch Einklemmung des Nervs bei seinem Verlauf über den Tentoriumrand infolge einer raumfordernden Blutung (siehe 30.1.1 Physiologie des Schädelinnenraums und Abb. 30.2).
3. **Zentrale Läsion** des N. oculomotorius (direkte Schädigung im Kerngebiet) als Konsequenz einer primären Hirnstammkontusion.

**Eine raumfordernde Blutung ist immer anzunehmen, wenn eine einseitig weite Pupille vorliegt.**

Eine raumfordernde Blutung nach SHT ist immer anzunehmen, wenn eine einseitig weite Pupille vorliegt, besonders wenn ihre Entwicklung beobachtet wird. Eine raumfordernde Blutung bleibt Verdachtsdiagnose bis zu ihrem Ausschluß durch bildgebende Diagnostik.

### 30.2.3
### Triage

Während der Notarzt den Patienten stabilisiert, muß bereits darüber entschieden werden, wie und wo die Weiterbehandlung des Patienten geschehen soll, um nicht wertvolle Zeit zu verlieren.

Es ist klar, daß alle Patienten mit einem schweren SHT (GCS 3-8) in eine Klinik mit der Möglichkeit der sofortigen Durchführung einer Computertomographie des Schädels und ggf. der raschen neurochirurgischen Intervention transportiert werden müssen.

**Die Triage von leichtem und mittelschwerem SHT ist schwierig, da 2-6% der Patienten nach freiem Intervall eine neurologische Verschlechterung erfahren können.**

Schwieriger ist die Triage bei Patienten mit leichtem (GCS 12-15) und mittelschweren SHT (GCS 9-12). Nur ein Teil dieser Patientengruppen benötigt ein Computertomogramm (CT), eine spezifisch-neurochirurgische Intervention ist selten erforderlich. Trotzdem erfährt ein kleiner Prozentsatz (ca. 2-6%) von Patienten nach einem sog. freien Intervall aufgrund einer intrakraniellen Pathologie eine neurologische Verschlechterung, die - wenn nicht rasch therapiert - zum Tode des Patienten führt. Es gilt also Kriterien zu definieren, die es ermöglichen, aus der großen Zahl der leichten und mittelschweren SHT die Risikopatienten herauszufiltern, die behandelt werden müssen. Greenberg (1994) unterscheidet hier 3 Risikogruppen:
1. die Patientengruppe mit einem geringen Risiko für eine intrakranielle Verletzung, die kein Schädel-CT benötigt:
   - symptomfreie Patienten,
   - Patienten mit mäßigen Kopfschmerzen, Schwindel, Skalphämatomen, Lazerationen und Riß-Quetsch-Wunden des Kopfes,

## 30 Schädel-Hirn-Trauma

- Patienten, die keines der Kriterien von Gruppe 2 und 3 (s. unten) erfüllen.
2. Die Patientengruppe mit einem mäßigen Risiko für eine intrakranielle Verletzung, bei der sich die Durchführung eines Schädel-CTs empfiehlt:
   - passagerer Punkteverlust auf der GCS während oder nach dem Unfall,
   - Verdacht auf perforierende Schädelverletzung oder Impressionsfraktur,
   - Polytrauma,
   - schwere Gesichtsverletzungen,
   - klinische Zeichen der Schädelbasisfraktur,
   - posttraumatischer Krampfanfall,
   - zunehmende Kopfschmerzen,
   - Alkohol- oder Drogenintoxikation,
   - Erbrechen,
   - posttraumatische Amnesie,
   - unklare oder unplausible Anamnese,
   - Alter unter 2 Jahren,
   - Verdacht auf Kindesmißhandlung.

Bei Erfüllung eines dieser Kriterien – auch ohne einen Punkteverlust auf der GCS – sollte ein Schädel-CT angefertigt werden, da aufgrund des klinisch-neurologischen Befundes Läsionen des Intrakraniums übersehen werden können (Stein u. Ross 1990). Röntgenaufnahmen des Schädels sind hier wenig hilfreich.
3. Die Patientengruppe, mit hohem Risiko für eine interventionsbedürftige intrakranielle Läsion, die sofort ein Schädel-CT erhalten muß:
   - Verlust von Punkten auf der GCS,
   - fokalneurologisches Defizit,
   - perforierende Schädelverletzung oder Impressionsfraktur.

Die oben aufgeführten Kriterien können eine Hilfestellung bei der oft sehr schwierigen Aufgabe geben, zu entscheiden, in welches Krankenhaus der Patient transportiert werden muß.

### 30.2.4
### Grundlegendes zur Erstversorgung

Nach *Guidelines for the management of severe head injury* der American Association of Neurological Surgeons und der Brain Trauma Foundation (1995) gibt es für die Primärversorgung von Patienten mit SHT keine spezifischen Behandlungsstandards, deren Wirksamkeit durch prospektive Patientenstudien mit großen Fallzahlen ausreichend belegt ist. Es gelten also allgemeingültige Standards der Primärversorgung.

Erste Priorität bei der Behandlung von Patienten mit schwerem SHT hat die schnelle und wirkungsvolle Wiederherstellung physiologischer Atem- und Kreislaufverhältnisse. Wenn keine Hinweise für eine intrakranielle Hypertension vorliegen, werden keine spezifischen hirndrucksenkenden Maßnahmen ergriffen. Besteht jedoch der klinische Verdacht, daß eine bedrohliche Erhöhung des intrakraniellen Druckes vorliegt (weite Pupillen, Hemiparese, neurologische Verschlechterung), muß der Patient unverzüglich normoventiliert

> Erste Behandlungspriorität sollte der Stabilisierung hämodynamischer und pulmonaler Verhältnisse eingeräumt werden.

werden. Nach ausreichender Volumentherapie sollte diesen Patienten darüber hinaus 250 ml 20%ige Mannitlösung infundiert werden.

### Sicherung der Atmung und der Kreislauffunktion

Patienten mit schwerem SHT haben häufig Störungen der Atmung und Kreislauffunktion, verursacht durch Hirnstammaffektion.

Aus der wichtigen Arbeit der Trauma Coma Data Bank (Chesnut et al. 1993) geht hervor, daß neben der Aufrechterhaltung eines adäquaten Perfusionsdruckes eine ausreichende Oxygenierung dieser Patienten die Prognose entscheidend beeinflußt. Die Indikation zur Intubation muß deshalb großzügig gestellt werden. Nach den Richtlinien von Greenberg (1994) sollen folgende Patienten nach SHT intubiert und kontrolliert ventiliert werden:

1. GCS $\leq 8$,
2. mangelnde Schutzreflexe (Aspirationsgefahr),
3. Blutung im Nasen-Rachen-Raum (Gefahr von Blutaspiration),
4. Schwellung bei Gesichtsverletzungen,
5. bereits stattgehabte Aspiration,
6. Kombination mit Thoraxverletzung und/oder hämorrhagischem Schock.

**Eine ausreichende Oxygenierung beeinflußt die Prognose entscheidend, deshalb: großzügige Indikation zu Intubation und kontrollierter Beatmung.**

Aus den wenigen Hinweisen der Literatur muß man schließen, daß die Hirndurchblutung initial nach schwerem SHT häufig (abhängig vom Schweregrad des Traumas) stark reduziert ist, darüber hinaus liegt eine Störung der Autoregulationsfunktion der Hirngefäße vor. Es gilt also, durch Volumengabe die Kreislauffunktion so schnell wie möglich zu normalisieren und einen ausreichenden CPP zu etablieren.

**60–90% aller polytraumatisierten Patienten haben ein schweres SHT.**

60–90% aller polytraumatisierten Patienten haben ein schweres SHT; sie werden nach den Standards der Schocktherapie mit Kristalloiden und Kolloiden behandelt, ohne Rücksichtnahme auf das SHT. Wenn Zeichen der intrakraniellen Hypertension bestehen, soll der Patient zusätzlich normoventiliert und nach Normalisierung der Kreislauffunktion mit Mannitlösung versorgt werden.

Die Frage des idealen Volumenersatzes bei Patienten mit SHT wird seit Jahren diskutiert. Nach SHT kommt es häufig zu Störungen der Blut-Hirn-Schranke. Deshalb sollte die Infusion von freiem Wasser, wie es zum Beispiel in Glukose 5% und Ringer-Laktatlösung (273 mosm/l) enthalten ist, wegen des drohenden Hirnödems vermieden werden. Pragmatisch ist die Infusion von isoosmolaren Kristalloidlösungen und Kolloiden.

**Isoosmolaren Kristalloiden und Kolloiden sollte beim Volumenersatz der Vorzug gegeben werden.**

Die Infusion hypertoner NaCl-Lösung (z. B. 7,5%) bewirkt beispiellos schnell den Ausgleich eines Volumenmangels durch Mobilisation von Flüssigkeit aus dem Extrazellulärraum (Autotransfusion) und senkt den ICP (s. Kap. 16. Schock). Der Einsatz hypertoner NaCl-Lösung wäre bei Patienten mit SHT und Kreislaufschock trotz ihrer potentiellen Nebenwirkungen sinnvoll, da hier die rasche Wiederherstellung einer adäquaten Herz-Kreislauf-Funktion entscheidend für die Prognose des Patienten ist. Kommerziell stehen derartige Infusionslösungen in Deutschland nicht zur Verfügung. Die Infusion hypertoner Lösungen bei Patienten mit Schock und SHT in der Prähospitalphase scheint nach einer amerikanischen Studie prognostisch günstig zu sein (Vassar et al. 1993). Bei der Analyse dieser Studie müssen die Unterschiede des nordamerikanischen und deutschen Rettungssystems bedacht werden: In den USA sind im Vergleich zu Deutschland der Rettungswege viel länger, dies könnte ein Grund für die Wirksamkeit hypertoner Lösung in der Studie sein. Die Wirksamkeit hypertoner NaCl-Lösung zur Primärversorgung von Patienten mit Volumenmangelschock wird derzeit (1996) in Deutschland in einer Multizenterstudie geprüft.

**Praktisches Vorgehen bei Intubation und Beatmung**
Die Intubation von Patienten mit schwerem SHT stellt aus folgenden Gründen häufig eine Herausforderung für den Notarzt dar:
- Verletzungen des Gesichtsschädels mit Blutungen erschweren die Übersicht;
- die Patienten sind oft nicht nüchtern, zusätzlich kann eine Aspiration von Erbrochenem die Übersicht bei der Intubation erschweren;
- Husten, Niesen und Pressen sollte möglichst vermieden werden, da sonst eine akute intrakranielle Hypertension droht;
- mögliche Verletzungen der HWS erfordern eine besonders vorsichtige und schonende Intubation.

*Die Intubation ist wegen möglicher HWS-Verletzungen vorsichtig und schonend vorzunehmen.*

Nach Walls (1993) werden Patienten mit SHT nach den allgemein gültigen Richtlinien zur Intubation eines Notfallpatienten behandelt (keine Maskenbeatmung, orotracheale Intubation, Krikoiddruck, axiale Stabilisierung der HWS). Steht ausreichend Zeit zur Verfügung (suffiziente Spontanatmung des Patienten) sollte folgendermaßen vorgegangen werden.:
1. Präoxygenierung mit Sauerstoff 100% (wenn Zeit), Maskenbeatmung vermeiden;
2. Vorsedierung mit Fentanyl (0,1 mg i.v.);
3. Präkurarisierung mit Vecuronium (0,02 mg/kg KG i.v.);
4. Einleitung der Narkose mit Hypnomidate (0,2-0,3 mg/kg KG i.v.), bei begleitendem Polytrauma: Ketanest (1-2 mg/kg KG i.v.);
4a. wenn kein Intubationsrisiko vorliegt: Succinylcholin (1,5 mg/kg KG i.v.);
5. Intubation
6. Fortführung der Narkose mit Fentanyl und Midazolam, ggf. Vecuronium (0,08 mg/kg KG i.v.).

Sind Probleme bei der Intubation zu erwarten, z.B. bei Gesichtsschädelverletzungen, wird auf eine Relaxierung des Patienten verzichtet.

**Propofol** reduziert die zerebrale Stoffwechselrate für Sauerstoff und senkt dosisabhängig die Hirndurchblutung, wobei die zerebrale Autoregulation nicht beeinflußt wird. Die hirndrucksenkende Wirkung von Propofol beruht ferner auf einer Konstriktion der Hirngefäße und damit verbundener Reduktion des zerebralen Blutvolumens.

**Lidocain** hat einen stark hustensupprimierenden Effekt und senkt ebenfalls den ICP. Aus diesen Gründen empfehlen zahlreiche Autoren die Injektion von Lidocain 1-2 min vor Intubation.

**Succinylcholin** verursacht durch Muskelfaszikulationen einen Anstieg des ICP. Dies wird durch Präkurarisierung mit Vecuronium (Norcuron) wirkungsvoll verhindert. Wegen des raschen Wirkungseintritts und der kurzen Wirkdauer ist Succinylcholin bei Notfallpatienten nach wie vor das Muskelrelaxans der ersten Wahl.

**Wirbelsäulenverletzungen und Helmabnahme**
Die Inzidenz einer begleitenden Halswirbelverletzung beim geschlossenen SHT beträgt nach einer Studie von Ross et al. (1992) 1,8%.

Patienten mit einem Glasgow-Coma-Score von <8 haben ein höheres Risiko für eine zusätzliche HWS-Verletzung.

Klinische Zeichen einer HWS-Verletzung sind:
- Tonusverlust der Interkostalmuskeln,
- Zwerchfellatmung,
- Hypotension und Bradykardie ohne Zeichen der Hypovolämie,
- Priapismus
- schlaffe Parese (Plegie),
- tastbare Stufe an der HWS,
- Nackenschmerz,
- Gefühlsstörung (sensibles Niveau).

Das Primärziel des Managements von HWS-Verletzungen ist die Vermeidung von Sekundärschäden. Deshalb wird die HWS bei allen Patienten mit SHT bis zum Ausschluß von Verletzungen immobilisiert.

Eine Halskrause, die korrekt angelegt ist, soll die Flexion und Extension der HWS auf 30% der Normalbeweglichkeit reduzieren, die Rotation und seitlichen Bewegungen auf ca. 50% der Normalbeweglichkeit.

Die Vakuummatratze wird vor dem Absaugen beidseits entlang des Halses anmodelliert und garantiert so zusätzlichen Mobilitätsschutz.

**Besonders bei Motorradfahrern muß an ein HWS-Trauma gedacht werden.**

Insbesondere bei Motorradfahrern mit SHT muß an ein HWS-Trauma gedacht werden. Die Helmabnahme ist wichtige Voraussetzung zur Behandlung dieser Patienten. Wegen der Vielzahl der Schutzhelmtypen ergibt sich häufig die Schwierigkeit der Öffnung des Helmverschlusses. In Abbildung 30-3 sind 4 gebräuchliche Verschlußsysteme dargestellt.

Beim Abnehmen des Schutzhelms sind möglichst 2 Helfer einzusetzen, wobei ein Helfer sich am Kopf des Patienten befindet und der zweite seitlich neben dem Patienten kniet und den Kopf axial extendiert. Abbildung 30-4 (modifiziert nach DRK-Ausbildungsrichtlinien) zeigt das praktische Vorgehen bei der Helmabnahme.

## 30.3
## Spezifische Therapie zur Senkung des erhöhten ICP

### 30.3.1
### Lagerung

**Bei SHT-Patienten ist eine Oberkörperhochlagerung von 30° zur ICP-Senkung anzustreben.**

Nach ausreichender Volumensubstitution bewirkt die Oberkörperhochlagerung (30 Winkelgrad) von Patienten mit erhöhtem ICP eine Senkung des Druckes im Intrakranium ohne den CPP oder die Hirndurchblutung negativ zu beeinflussen. Wichtig ist, daß der Kopf nicht verdreht wird, sondern axial steht, da es sonst zur Behinderung des venösen Rückstromes kommen kann. Patienten mit Volumenmangel und SHT, wie auch Patienten mit Verdacht auf Wirbelsäulenverletzungen, sollen in Flachlagerung transportiert werden.

## 30 Schädel-Hirn-Trauma

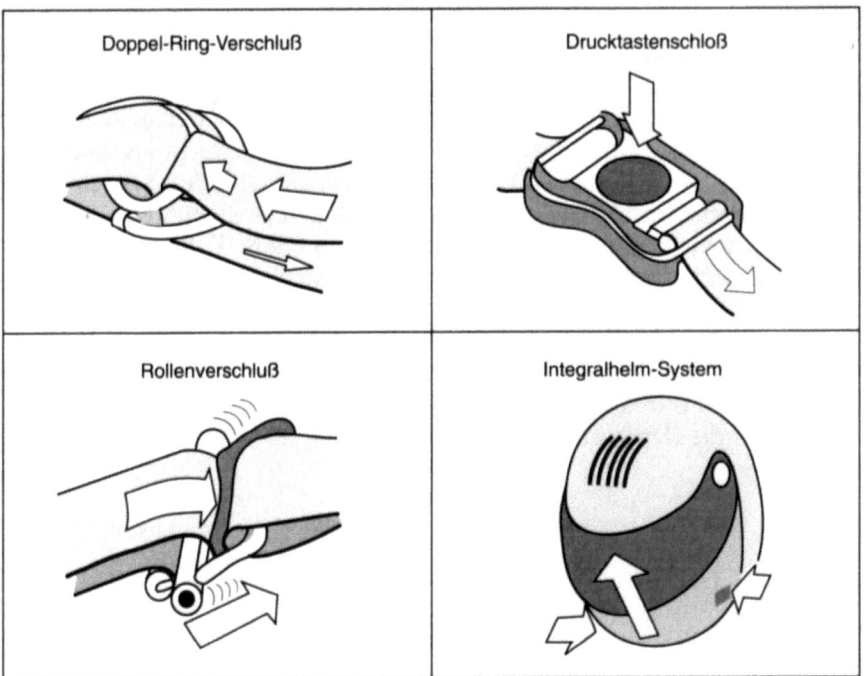

**Abb. 30-3.** Verschiedene Arten von Schutzhelmverschlüssen

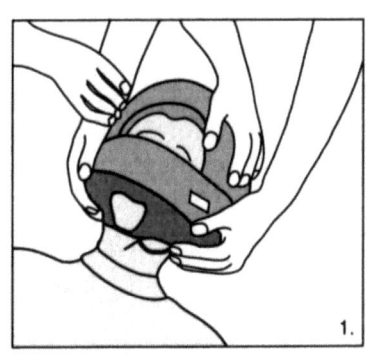
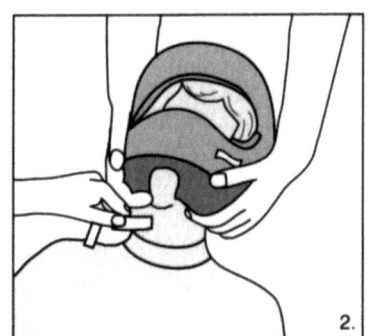
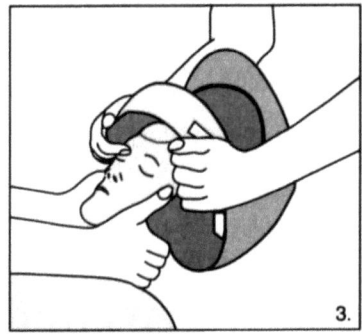
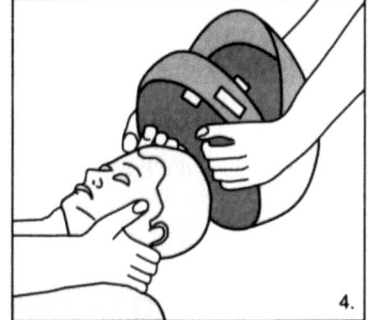
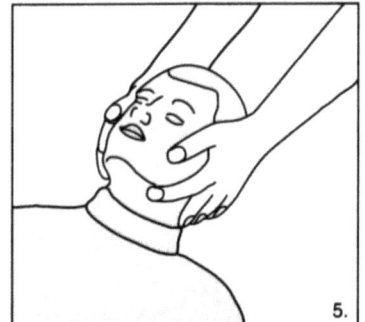

**Abb. 30-4.** Vorgehen bei der Helmabnahme

### 30.3.2
### Ventilation

*Über Änderungen der arteriellen $CO_2$-Spannung werden die Durchmesser der Hirngefäße verändert.*

Über Änderungen der $CO_2$-Spannung werden die Durchmesser der Hirngefäße verändert. Hyperventilation bewirkt über eine Abnahme der Gefäßdurchmesser eine Reduktion des intrazerebralen Blutvolumens. Die Folge ist ein Abfall des ICP. Forcierte Hyperventilation kann bei Patienten mit schwerem SHT zu einem Abfall der Hirndurchblutung bis unter die Ischämieschwelle führen.

Deshalb sollte bei der Beatmung von Patienten mit SHT die arterielle $CO_2$-Spannung nicht unter 35 mmHg abfallen, da dies die Entwicklung des sekundären Hirnschadens verstärken kann. Besonders manuelle Beatmung mit dem Ambubeutel führt häufig zu ungewollter Hyperventilation, sie sollte auch in der Notfallversorgung vermieden werden. Eine Ausnahme stellt die progrediente neurologische Verschlechterung von Patienten mit schwerem SHT dar. In dieser Situation ist die Hyperventilation bis zu arteriellen $CO_2$-Werten von 30 mmHg anzustreben.

### 30.3.3
### Mannitol

*Die Infusion von Mannitol ist die wichtigste und effektivste Maßnahme zur ICP-Senkung.*

Die Infusion von Mannitol ist die wichtigste und effektivste Maßnahmen, um den akut erhöhten intrakraniellen Druck zu senken.

Mannitol erhöht bei rascher Infusion die Osmolarität im Intravasalraum und führt deshalb über einen osmotischen Gradienten zu einem Entzug von Wasser aus dem Extrazellulärraum des Gehirns in den Intravasalraum, damit zur Reduktion des intrakraniellen Volumens und so zur Senkung des Druckes im Intrakranium. Andere Eigenschaften des Mannitols, die akut zur Senkung des Druckes im Schädelinnenraum führen können, sind seine plasmaexpandierende Wirkung mit Senkung des Hämatokrit, Reduktion der Blutviskosität, Optimierung der Hirndurchblutung und somit Verbesserung der $O_2$-Versorgung des Gehirns. All diese Eigenschaften erklären den perakut einsetzenden hirndrucksenkenden Effekt von Mannitol. Der verbesserte zerebrale Perfusionsdruck wird mit einer entsprechenden Konstriktion der Hirngefäße beantwortet. Das intrakranielle Blutvolumen sinkt, der ICP fällt.

### 30.3.4
### Steroide

*Steroide sind in der Primärversorgung des SHT nicht mehr indiziert.*

Der Einsatz von Steroiden in der Primärversorgung von Patienten mit SHT ist Gegenstand einer jahrzehntelangen Kontroverse. In den letzten Jahren hat man sich – besonders nach dem negativen Ergebnis der German Ultrahigh Dexamethasone Head Injury Study (Gaab et al. (1994) – geeinigt, die Applikation von Steroiden nicht mehr vorzunehmen.

## Literatur

Baethmann A, Maier-Hauff K, Kempski O, Unterberg A, Wahl M, Schürer L (1988) Mediators of brain edema und secondary brain damage. Crit Care Med 16:972–977

Bouma GJ, Muizelaar JP, Choi SC, Newlon P, Young HF (1991) Cerebral circulation and metabolism after severe traumatic brain injury: the elusive role of ischemia. J Neurosurg 75:685–693

Chesnut RM, Marshall LF, Klauber MR et al. (1993) The role of secondary brain injury in determining outcome from servere head injury. J Trauma 34:216–222

Gaab MR, Trost HA, Alcantara A et al. (1994) „Ultrahigh" dexamethasone in acute brain injury. Results from a prospective randomizied double-blind multicenter trial (GUDHIS). Zentralbl Neurochir 55:135–143

Greenberg MS (1994) Handbook of neurosurgery. Greenberg, Lakeland/FL (USA)

Marmarou A, Anderson RL, Ward JD et al. (1991) Impact of ICP instability and hypotension on outcome in patients with severe head trauma. J Neurosurg 75:S 59–S 66

Marshall LF, Gautille T, Klauber M et al. (1991) The outcome of severe closed head injury. J Neurosurg 75:S 28–S 36

Ross SE, O'Malley KF, DeLong WG, Born CT, Schwab CW (1992) Clinical predictors of unstable cervical spine injury in multiple injured patients. Injury 23:317–319

Stein SC, Ross SE (1990) The value of computed tomographic scans in patients with low-risk head injuries. Neurosurgery 26:638–640

Todorow S, Oldenkott P (1986) Praktische Hirntraumatologie, 2. Aufl. Deutscher Ärzte-Verlag, Köln

Vassar MJ, Fischer RP, O'Brien PE et al. (1993) A multicenter trial for resuscitation of injured patients with 7,5% sodium chloride. The effect of added dextran 70. The Multicenter Group for the Study of Hypertonic Saline in Trauma Patients. Arch Surg 128:1003–1011

Walls RM (1993) Rapid-sequence intubation in head trauma. Ann Emerg Med 22:1008–1013

# 31 Wirbelsäulentrauma

M. Holch

## 31.1
## Spinales Trauma

### 31.1.1
### Häufigkeit und Vorkommen

Unfallepidemiologische Erhebungen zum Vorkommen der Wirbelsäulenverletzung im Unfallspektrum zeigen, daß der Notarzt mit primär therapierelevanten (d. h. knöchernen oder ligamentären) Läsionen relativ selten in ca. nur 2-3% aller angetroffenen Verletzungen konfrontiert wird. Beim Mehrfachverletzten steigt der Anteil von WS-Läsionen mit der prinzipiellen Möglichkeit weiterer (spinaler) Schädigungen bis zur Klinikeinlieferung auf 10-20%. Umgekehrt findet man über 50% aller dieser WS-Verletzungen bei Mehrfachverletzten, was sich aus dem hohen Gewaltimpact erklärt, der einerseits zur Schädigung des kräftigen Achsenskeletts, andererseits zur Polytraumatisierung erforderlich ist. Hieraus ergibt sich für die Notfallmedizin, daß bei jedem Polytraumatisierten an das Vorliegen einer indizienhaft anzunehmenden, aber präklinisch nicht weiter nachweisbaren WS-Verletzung mit der Gefahr iatrogener Spinalmarkschädigung durch unachtsames Handling gedacht werden muß.

Hilfreich zur Untermauerung einer Verdachtsdiagnose ist die Kenntnis typischer Verletzungskombinationen und assoziierter Verletzungsmuster, die sich aus der Nachbarschaft schwerer und klinisch unbedingt erkennbarer Verletzungen mit der jeweiligen WS-Etage ergeben:

- Das schwere Schädel-Hirn-Trauma (SHT) (klassifizierbar nach der Glasgow Coma Scale), vor allem in Kombination mit Mittelgesichtsverletzungen, bringt eine erhöhte Wahrscheinlichkeit einer latenten HWS-Verletzung (v. a. durch Hyperextensions- oder -flexionsmechanismen) mit sich.
- Das schwere stumpfe Thoraxtrauma, womöglich bilateral durch Quetsch- oder Verschüttvorgänge, beinhaltet häufig eine BWS-Verletzung.
- Beim stumpfen Bauchtrauma oder auch nur bei klinischer Symptomatik einer intraabdominellen Blutung ohne äußeren Verletzungsanhalt muß an eine LWS-Verletzung gedacht werden, da einerseits durch Hyperflexionsmechanismen („submarining" - Abtauchen unter dem Sicherheitsgurt) intraabdominelle Organverletzungen und LWS-Frakturen entstehen, andererseits auch der isolierte Lendenwirbelbruch durch Zerreißung prävertebraler Venengeflechte binnen 1-2 h große, durchaus schockrelevante retroperitoneale Hämatome verursacht. Durch Zug an der Mesenterialwurzel entsteht hierbei typischerweise ein peritonealer Reiz und das klinische Bild eines akuten Abdomens ohne eigentliche Höhlenverletzung, aber mit substitutionspflichtiger Blutung.

> Bei Mehrfachverletzungen liegt der Anteil von WS-Läsionen bei 50%, wobei nach Schätzungen 10-20% mit der prinzipiellen Möglichkeit der Schädigung bis zur Klinikeinlieferung einhergehen.

## 31.1.2
## Mechanismen der Gewalteinwirkung

Sturz aus der Höhe: Die als Ursache von WS-Verletzungen relativ häufigen **Abstürze** von Gerüsten, ungesicherten Baustellen, Werkhallendächern oder auch von Obstbäumen haben typischerweise einen axialen Stauchungsmechanismus beim senkrechten Fall und Aufprall auf die Füße oder auch sitzend auf das Gesäß gemeinsam. Durch gut lokalisierbare Schmerzen oft im Vordergrund stehen zuerst Frakturen der unteren Extremitäten (durchaus beidseitig vorhanden!). In aufsteigender Reihenfolge entstehen: sprunggelenknahe Brüche (Kalkaneus, Talus, Pilonfraktur) mit oft erheblicher Weichteilschädigung, Tibiakopfbrüche (meist Knieschmerz ohne Dislokation), hüftnahe Frakturen (Schenkelhals, Azetabulum und v.a. zentrale Hüftluxation) mit entsprechender Schmerzangabe, dorsale Hüftluxationen mit entsprechend fixierter Fehlstellung. Alle diese äußerlich erkennbaren Verletzungen können Hinweis auf ausgeprägte Kompressionsbrüche der LWS als oberstem Glied der Stauchungskette sein.

Im Rahmen der **Abbremsung** durch den Aufprall entstehen typische Dezelerationsverletzungen an inneren Organen, welche durch Massenträgheit aus ihrer Aufhängung gerissen werden: Leber- und Milzeinrisse, Mesenterialeinrisse, Aorteneinriß an typischer Stelle (Fixation am Isthmus). Die darauf beruhenden, oft dramatischen Höhlenblutungen müssen an eine WS-Verletzung in gleicher Höhe denken lassen.

Die **Fahrzeugfrontalkollision** bewirkt multidirektionale stumpfe Krafteinwirkungen, die zusätzlich durch Fahrzeugeinbauten wie Sitze und Lenkrad und durch Umherschleudern des Verletzten umgelenkt werden können. Unter den hierbei möglichen Stauchungen und Hyperflexionen muß die axiale Stauchung (v.a. der HWS und BWS) beim Fahrzeugüberschlag (Dachintrusion!), die heftige Translation der HWS bei Kopfanprall, die Hyperextension der LWS bei hoher Gewalt auf den Rumpf von vorn und ihre Hyperflexion bei forcierter Beugung im Beckengurt beachtet werden.

**Lokale Gewalteinwirkung** kann häufig am Rücken oder im Flankenbereich durch äußere Prellmarken nachvollzogen werden. Ursächlich in Frage kommen schwere herabstürzende Maschinenteile, herumschwenkende Stahlträger oder durch Riß ausschlagende Drahtseile und Druckschläuche.

## 31.1.3
## Diagnostik

### Elementardiagnostik vor der Rettung
Sofern keine unmittelbare Gefahr durch z.B. Brand, Explosionsgefahr, Verschüttung droht, wird jeder Patient vor Rettungsmanövern kurz hinsichtlich des möglichen Schadensausmaßes evaluiert: Nach Klärung von Ansprechbarkeit sowie ausreichender Zirkulation und Respiration erfolgt orientierendes Abtasten der zugänglichen Körperteile und gleichzeitige Befragung nach selbst festgestellten Schmerzen und Ausfallsymptomen, Ort und Richtung der Gewalteinwirkung (s. 31.1.3.1). Der Rettungsvorgang erfolgt dann unter prophylaktischer Annahme der möglicherweise aufgetretenen Läsion (s. 31.1.4.1).

*Wenn möglich, Basisdiagnostik vor der Rettung.*

## Ganzkörperuntersuchung

Die kraniokaudale Ganzkörperuntersuchung (der sog. „body check") in Rückenlage idealerweise im RTW erfolgt nach denselben Prinzipien wie bei jedem anderen Schwerverletzten. Vor Drehmanövern oder sonstigen Bewegungen des Verletzten erfolgt die Abtastung der WS. Zur abschließenden Inspektion des Rückens in axialer Drehung sind 2-3 Helfer notwendig, soll zusätzlich Zug an den Beinen ausgeübt werden, auch ein 4. Helfer hierfür (s. 31.1.3.1). Die für den Notfallmediziner wesentliche akute Erkenntnis aus den „Arbeitsdiagnosen" des „body check" beim Schwerverletzten liegt in der Kalkulation des ungefähren Blutverlustes, der bereits eingetreten ist und bis Klinikeinlieferung stattfinden wird. Diese Kalkulationen steuern die Indikation zur aggressiven Volumenersatztherapie und zur therapeutischen Frühintubation. Der Einfluß einer WS-Verletzung auf das Gesamttraumaausmaß wird meist unterschätzt: Frühzeitige innere Blutverluste um 2000 ml in prävertebrale Hämatome sollten bei der Abschätzung der Schockgefährdung berücksichtigt werden. Gerade die bei Massivtraumata häufigen Serienverletzungen mehrerer Brust- oder Lendenwirbelkörper haben eine erhebliche Blutungspotenz (s. 31.1.1).

*Eine wesentliche Erkenntnis aus den „Arbeitsdiagnosen" liegt in der Kalkulation des Blutverlustes.*

Der traumatische Volumenmangelschock ist nach klinischer Erfahrung das beim WS-Verletzten überwiegend vorherrschende Schockbild, das die Prognose quoad vitam wie bei jedem anderen Schwerverletzten beeinflußt. Enggestellte Peripherie und gedrosselte Mikrozirkulation beeinflussen durch Gewebshypoxie, -azidose und $O_2$-Radikalbildung in der Frühphase zudem entscheidend die Erholungsprognose geschädigter, aber prinzipiell noch rehabilitationsfähiger Spinalmarkanteile.

Demgegenüber steht beim frisch Querschnittsverletzten der spinale Schock als reflektorischer Umverteilungsmechanismus von intravasalem Blutvolumen in das weitgestellte Gefäßbett distal der spinalen Läsion. Im Gegensatz zum traumatischen Schock liegt ein Volumenverlust ins Gewebe oder in den „3. Raum" somit nicht vor. Die primäre schlaffe Lähmung führt zur Herabsetzung des skelettmuskulären Muskeltonus und damit durch Ausfall der Muskelpumpe zur ungehinderten Erweiterung der venösen Kapazitätsgefäße. Die resultierende systemische Hypotension hat ihre Ursache somit hauptsächlich im „Versacken" des Intravasalvolumens in der denervierten Peripherie kaudal des Querschnittsniveaus. Beim hoch Querschnittsverletzten führt zusätzlich die partielle kardiale Denervierung (Ausfall der Nn. accelerantes, Th1-Th4) zur relativen Sympathikolyse und somit durch Vagusübergewicht zur Bradykardie. Ferner wird unter Umständen die Herzfrequenz infolge des stark verminderten venösen Rückstroms reflektorisch herabgesetzt (Bezold-Jarisch-Reflex).

## Neurologische Kriterien

Die Diagnose „primär komplette Querschnittsläsion" beruht auf dem vollständigen sensiblen und motorischen Ausfall distal der Läsionsebene. Eine komplette Paraparese liegt ab Ebene Th1 (Asensibilität ulnarer Ellbogen und Unterarm), eine Tetraparese ab Ebene C8 nach kaudal vor (Kriterium: Parese der Binnenhandmuskeln - speziell des M. abductor pollicis - und Asensibilität Kleinfinger/ulnare Handkante).

*Eine komplette Paraparese liegt ab Ebene Th1, eine Tetraparese ab Ebene C8 nach kaudal vor.*

Kriterien eines kompletten spinalen Querschnittssyndroms sind:
- das Fehlen aller Muskeleigen- und -fremdreflexe,
- Unfähigkeit zur Eigenbewegung/Innervation,

- schlaffer Skelettmuskeltonus (jedenfalls in der Primärphase),
- Ausfall der Sensibilität (Spiegelhöhe),
- ggf. Priapismus bei hoher Läsion.

Noch vorhandene sensible oder auch motorische Restfunktionen werden als inkomplette Parese bezeichnet, einseitige Defizite (z. B. an einem Bein) als Monoparese, welche auf einem radikulären Schaden (Plexusverletzung) beruhen kann. Die Warm-kalt-Differenzierung kann in der Rettungspraxis schnell mit Desinfektionsspray überprüft werden.

Die paradoxe Atmung (atemsynchrone Einziehungen und Vorwölbungen der schlaffen Interkostalmuskulatur bei stabilem Rippenskelett) des Tetraplegikers beruht auf völliger Denervierung der thorakalen Segmente und damit auf dem Ausfall der thorakalen Atemmuskulatur bei noch erhaltener Zwerchfellinnervation (Wurzeln C3 und C4). Bei reduziertem Allgemeinzustand und weiteren begleitenden Verletzungen (v. a. stumpfes Thoraxtrauma) ist hier aufgrund der insuffizienten Ventilation und Oxygenierung durch die alleinige Zwerchfellatmung die Indikation zur Frühintubation gegeben. Die Intubationsindikation kann sich schon allein aus der Aspirationsprophylaxe ergeben.

Wenn verfügbare Zeit und Kooperationsfähigkeit des Verletzten es zulassen, soll die Höhe sensibler Defizite nicht nur im Notarztprotokoll dokumentiert werden, die zusätzliche Markierung des Spiegels mit Uhrzeit auf der Haut mit wasserfestem Schreibstift vermindert Mißverständnisse bei der Befundweitergabe und erleichtert die Verlaufsbeurteilung nach Klinikaufnahme.

### 31.1.3.1
*Isolierte WS-Verletzung*

Der Notfallpatient mit einer WS-Läsion, die als isolierte oder als Hauptverletzung im Vordergrund des Beschwerdebildes steht, ist typischerweise ansprechbar und einer zielgerichteten anamnestischen Befragung und klinischen Untersuchung zugänglich. Probleme akuter Vitalgefährdung liegen nicht vor.[*]

Direkte Ansprache zur Überprüfung von Orientierung und Erinnerung an den Unfallhergang:
- Frage nach Schmerzen und deren Lokalisierung (Rückenschmerz? Gürtelförmig? Nackenschmerz? Ausstrahlung in die Arme?);
- Frage nach selbst festgestellten Einschränkungen von Motorik oder Sensibilität (Kribbeln?);
- Frage nach Unfallmechanismus, Art des Aufpralls, Richtung der Gewalteinwirkung und zeitlicher Abfolge der Symptome.

Untersuchung der ganzen WS des Verletzten in Rückenlage (wenn möglich nach Öffnung/Entfernung der Kleidung im warmen RTW):
- Abtasten der Dornfortsatzreihe der HWS, BWS und LWS mit der flach untergeschobenen Hand;
- dabei Überprüfung der angegebenen Schmerzlokalisation (Höhe? Mittig oder paravertebral?);

---

[*] Ausnahmen bei hohem Querschnitt (spinaler Schock, Ateminsuffizienz).

- dabei Feststellung von Vorsprüngen oder Seitabweichungen (Knickbildung) der Dornfortsatzreihe;
- bei fehlender Neurologie und druckschmerzfreier HWS Aufforderung zur aktiven Kopfdrehung nach rechts und links und ggf. Beugung zwecks Schmerzfeststellung;
- Inspektion des entkleideten Rückens unter axialer Drehung mit 3 Helfern (bei zierlichen Personen auch 2): Kopf unter Extension, je 1 Helfer an Schulter und Becken zwecks Drehung auf die Helfer zu ohne axiale Verwindung (Prellmarke, Schürfung, Hämatom, Knickbildung der Dornfortsatzreihe?); ggfs. zusätzlich Gegenzug an den Beinen/Füßen durch weiteren Helfer bei Verdacht auf Verletzung der Rumpf-WS.

*Cave:* Untersuchungsgang unter axialer Drehung nur mit 3 Helfern.

Neurologische Notfalldiagnostik:
- Aufforderung zur aktiven Bewegung der Extremitäten;
- Prüfung von Kraftminderung im Seitenvergleich (Arm- und Beinheben, Händedruck);
- spitz-stumpf, warm-kalt (Desinfektionsspray);
- Dokumentation eines sensiblen Spiegels mit Uhrzeit auf der Haut;
- Sensibilitätsausfälle am Unterarm kennzeichnen die Läsionshöhe im zervikothorakalen Übergang: Kenndreieck der Dermatome C6–Th1 (Daumen → Kleinfinger → ulnarer Ellbogen);
- Conus-Cauda-Syndrom: Sphinkterreflex.

### 31.1.3.2
*WS-Verletzung im Rahmen einer Mehrfachverletzung*

Im Vordergrund steht die Einschätzung der Patientengefährdung durch das Gesamtverletzungsmuster des Polytraumatisierten. Die kraniokaudale Ganzkörperuntersuchung und simultane Erstmaßnahmen zur Stillung äußerer Blutungen und Volumenersatz erfolgen in standardisierter Weise mit besonderem Augenmerk auf die gesteigerte Möglichkeit einer WS-Läsion bei Lagerungsmanipulationen (s. 31.1.4). Anzustreben ist je nach Dramatik des Einzelfalles die kurze Erfassung der peripherneurologischen Situation vor Narkoseeinleitung und Intubation, welche hierdurch aber weder verzögert noch in der weiten Indikation beim Polytraumatisierten mit oder ohne WS-Beteiligung in Frage gestellt werden soll. Mindesthinweise gibt die Beobachtung von vorhandenen/fehlenden oder seitendifferenten Abwehrreaktion im Rahmen der ersten Versorgungsmaßnahmen. Der große Wert des notärztlich erhobenen Erststatus und seiner baldigen Komplettierung durch Wiederholungsuntersuchung im Schockraum liegt in der Erfassung einer Progredienz etwaiger Ausfälle als Kriterium der sofortigen operativen Entlastung oder sekundären Versorgung. Die (auch forensisch wichtige) Notwendigkeit dieser Prioritätenfestlegung gerade beim Mehrfachverletzten erklärt die Bevorzugung der präklinischen Narkoseführung ohne Relaxantien.

**Im Vordergrund steht die Einschätzung der Patientengefährdung durch das Gesamtverletzungsmuster mit besonderem Augenmerk auf die gesteigerte Möglichkeit einer WS-Läsion.**

Beim Bewußtlosen, sofort Intubationspflichtigen oder schon intubiert Angetroffenen müssen fremdanamnestische Hinweise direkter Zeugen des Unfallhergangs und der Erstbehandler des initial vielleicht noch Ansprech- und Untersuchbaren genügen. Deren Befragung sollte simultan mit der Erstuntersuchung und Versorgung möglich sein (praktischer Hinweis: „Einsammeln" der

**Beim Bewußtlosen sind fremdanamnestische Informationen hilfreich.**

herumstehenden möglichen Informationsträger zwecks Berichterstattung beim Notarzt).

## 31.1.4
## Therapie

### 31.1.4.1
### Rettungs- und Lagerungsmaßnahmen

Oberster Grundsatz der präklinischen Handhabung des Schwerverletzten mit Verdacht auf WS-Verletzung ist die strikte Vermeidung von Torsions- oder Scherbewegungen der Körperlängsachse. Wird der Notfallpatient in einer Lage aufgefunden, die das Achsenskelett derart aus der Neutralstellung heraus verformt, muß in der Mehrzahl der Fälle zur Sicherung der Atemwege, zur Vornahme akuter Behandlungsmaßnahmen, zur Durchführung der körperlichen Untersuchung und spätestens zur definitiven Lagerung und Transportaufnahme die Neutralposition hergestellt werden.

*Oberster Grundsatz der präklinischen Betreuung WS-Verletzter hat die strikte Vermeidung von Torsions- oder Scherbewegungen der Körperlängsachse zu sein.*

Um gerade dem notärztlich Unerfahrenen oder dem im Umgang mit Frischverletzten fachspezifisch wenig Vertrauten die Angst vor dem aktiven Eingreifen zu nehmen, muß das Prinzip betont werden, daß – wie auch bei anderweitigen Skelettverletzungen – durch Anwendung eines axialen Längszuges die Entstehung zusätzlicher iatrogener Schäden nicht zu befürchten ist.

Sofern die am Notfallort primär diagnostizierte komplette Querschnittsläsion nicht auf einer totalen – und somit definitiv nicht mehr behandelbaren – Durchtrennung des Spinalmarks beruht, liegt in der Mehrheit der Fälle eine mehr oder minder heftige Kompressionssituation vor mit folgenden möglichen primären neurologischen Erscheinungsbildern:
- keinerlei sensible oder motorische Ausfälle bei Kanaleinengung im Kompensationsrahmen des spinalen Epiduralraums (mit erheblicher Gefahr der weiteren Einengung bei unvorsichtiger Manipulation des Patienten!);
- partielle Ausfälle im Sinne einer inkompletten Querschnittsläsion (s. 31.1.3, Neurologische Kriterien) schon durch geringe (und leicht wieder behebbare) Kompression, die evtl. nur auf der aktuell ungünstigen, nicht axialen Körperlage beruhen;
- eine primär klinisch als komplett imponierende Querschnittssymptomatik, die auf teilweiser Zerstörung und teilweiser bloßer Kompression der Medulla beruht und deren Prognose quoad restitutionem primär überhaupt nicht abgeschätzt, sehr wohl aber durch frühestmögliche Entlastung verbessert werden kann.

Verursacht werden die dem Notarzt begegnenden neurologischen Ausfälle durch folgende anatomische Gegebenheiten, deren Kenntnis das Verständnis für den unmittelbaren Nutzen der empfohlenen Lagerungsmaßnahmen erleichtert:
- durch in den Spinalkanal hinein dislozierte und meist als ventraler „Stempel" wirkende Wirbelkörperfragmente im Rahmen von Kompressions- und Berstungsbrüchen oder
- infolge Einengung des Spinalkanals durch Wirbelkörper- und -bogenkanten, die im Rahmen von Luxationen und Luxationsfrakturen in der horizontalen Ebene gegeneinander verschoben wurden.

Unter axialer Längsextension des Kopfes gegen den ruhenden Rumpf bei Verdacht auf HWS-Läsion und des ganzen Achsenskeletts bei Verdacht auf BWS- und/oder LWS-Verletzung kommt es in diesen Situationen nie zu einer (als „iatrogen" gefürchteten) Vermehrung der auf das Spinalmark schädigend einwirkenden Druckkräfte, sondern im Gegenteil mehrheitlich zur Entlastung der Medulla von komprimierenden Fragmenten, die durch Ligamentotaxis der paraspinalen Längsbänder tendentiell in ihre normale Position reponiert werden.

Erfahrungsgemäß findet der Notarzt den Verletzten häufig in einer bereits irgendwie behandelten und/oder gelagerten Form vor. Bei offensichtlichen Querschnittsläsionen verhalten sich Ersthelfer meist ängstlich-untätig bis zum Eintreffen des Notarztes, bei eingeklemmten oder unzugänglich abgestützten Verletzten erfolgen technische Rettung und notärztliche Erstversorgung meist simultan. Sobald zugänglich, muß der Patient manuell soweit unterstützt und gehalten werden, daß bis Abschluß der Rettung keine weitere nichtaxiale Dislokation auftreten kann (z. B. Kopfwegkippen bei Bewußtlosen mit HWS-Verletzung). Das Interesse an Rettung in möglichst axialer Haltung ohne Flexion oder Torsion erfordert notärztliche Vorgaben an die technische Rettung wie z. B. Entfernung eines Fahrzeugdaches, auch wenn die Extraktion zur Seite à la Rautek-Griff möglich wäre. Die im US-amerikanischen Bereich propagierten Rumpfstützen („extraction splints") im Sinne einer Fixation von Hals- und Rumpf-WS an ein dorsal aufgeschnalltes Brett beruhen eher auf prophylaktischer Absicherung des selbständig arbeitenden nichtärztlichen Rettungsdienstpersonals. Die mögliche notärztliche Befundaufnahme und gezielte Rettung unter Halten der axialen Extension erzielt für die traumatisierte WS einen zumindest gleichwertigen Protektionseffekt.

Angewandt wird der axiale Zug zur Protektion der HWS durch beidhändiges flächiges Fassen am Kopf (wenn nötig durch den Notarzt selbst) entweder symmetrisch von beiden Seiten in der Mastoidregion oder (bei kräftigen Patienten besser) von ventral unter dem Unterkiefer und dorsal unter dem Okziput. Für Transport- und Lagerungsmaßnahmen aufrecht erhalten wird die erzielte HWS-Stellung bis zur Anlage einer **Zervikalstütze** durch den **Halsschienengriff** nach Sefrin, der auch direkt nach Abziehen eines Motorradfahrerhelms angewendet werden sollte, indem der kopfwärts kniende Helfer die dorsale Unterstützung des Halses von dem von vorne haltenden Helfer übernimmt.

Zur Protektion von Rumpf-WS-Verletzungen ist als Gegenzug zum Kopf der Zug eines 2. Helfers an den Beinen erforderlich. Kurzstreckiger Transport ohne weitere Hilfsmittel erfolgt unter Aufrechterhaltung dieses Zuges

- mit dem **Schaufelgriff** durch Unterfassen dreier weiterer Helfer von der Seite (im Knien das patientenkopfwärtige Bein einheitlich am Boden, das andere mit aufgesetztem Fuß seitlich abgespreizt), oder
- durch den **Brückengriff** mit gegrätschten Beinen über dem Verletzten stehend und seinen Schultergürtel sowie Beckenregion und Knie umfassend (bzw. in kräftige Kleidung fassend).
- Steht idealerweise eine **Schaufeltrage** zur Verfügung, wird diese statt Schaufel- oder Brückengriff verwendet: Ihre Hälften werden unter anhaltendem Längszug mit minimaler axialer Drehung des Patienten (s. 31.1.3.1) von beiden Seiten untergeschoben und zuerst am Kopf, dann am Fußende geschlossen. Die Öffnung bei Wegnahme erfolgt in umgekehrter Reihenfolge.

> Lagerungsmaßnahmen werden in Halsschienengriff nach Sefrin, Schaufelgriff und Brückengriff durchgeführt. Der Transport WS-Verletzter erfolgt auf Vakuummatratze und Schaufeltrage.

In schwieriger primärer Lage des Verletzten (v. a. Bauchlage) kann die **Sandwichtechnik** mit 2 Vakuummatratzen eingesetzt werden. Hierzu wird zunächst die 1. Matratze von oben (dorsal) aufgelegt, entsprechend der unveränderten Lage umfassend angeformt und evakuiert. Nach Durchzug und Verschluß der Fixationsbänder unter dem Patienten wird dieser durch Untergreifen angehoben, eine 2. Matratze untergeschoben, ebenfalls angeformt, evakuiert und fixiert. Danach Umwenden des zwischen beiden Vakuummatratzen komplett geschienten Verletzten. Da dieser immer noch seine ursprüngliche Körperhaltung innehat, ist nach Abnahme der ventralen Matratze die erneute Anformung der verbleibenden Matratze unter axialem Längszug erforderlich.

Auf jeden Fall ist die Aufrechterhaltung der Längsextension bis Evakuation der Vakuummatratze in definitiver Anformung notwendig. Die zu Rettung und Zwischentransport verwendete Schaufeltrage wird natürlich vor Absaugen der Vakuummatratze wieder entfernt (hier besteht eine rasche Gefährdung des Gelähmten durch Druckstellen, die auch auf den US-amerikanischen WS-Brettern – Miller board – beobachtet wird und auch zur Suche nach harten Gegenständen in Hosentaschen u. ä. vor Transportbeginn Anlaß geben sollte). In Ermangelung einer Zervikalstütze kann die Matratze behelfsmäßig zu beiden Seiten vor Kopf und Hals so weit hochmodelliert werden, daß zumindest die Seitrotation und Hyperextension verhindert wird.

Die Sicherung der HWS mittels einer steifen **Zervikalstütze** sollte schon bei geringem Verdacht mit weiter Indikation vorgenommen werden, ihre Abnahme erfolgt dann nach Röntgenausschlußdiagnostik in der Klinik. Empfohlen wird die prophylaktische Zervikalstütze in jedem Fall größerer Unfallgewalt, bei allen nicht gezielt untersuchbaren Polytraumatisierten und vor allem selbstverständlich bei allen Schädel-Hirn- und Mittelgesichtsverletzungen angesichts der hohen Inzidenz der HWS-Kombinationsverletzung (s. 31.1.1). Schaumstoffwickelmanschetten im Sinne einer Schanz-Krawatte verhindern nur grobe Abknickungen der HWS-Achse. Moderne, als präklinische Variante der Philadelphia-HWS-Orthese entwickelte Zervikalstützen stützen sich an Kinn und Sternum sowie an Hinterhaupt und Nacken ab und können somit mit leichter kranialgerichteter Längsspannung die HWS im wünschenswerten Ausmaß extendieren. Die Hyperflexion oder unkontrollierte Hyperextension (z. B. bei unvorsichtigem Anheben) ist nicht möglich. Die nur zur Notfallstabilisierung entwickelten Schienen sind sparsam gepolstert und können bei längerer Liegezeit Drucknekrosen bewirken. Als styroporgefüllte Vakuumschienen konzipierte HWS-Manschetten büßen den augenscheinlichen Vorteil der individuellen Anformbarkeit durch den Nachteil der relativen Verkürzung bei Evakuation ein und können somit die Aufrechterhaltung des notwendigen Längszuges nicht gewährleisten.

### 31.1.4.2
*Transportvorbereitung, Medikation*

Grundsätzlich hat die Sicherung der Vitalfunktionen und die Sicherstellung einer adäquaten Primärtherapie eines Polytraumatisierten Vorrang vor Erzielung einer optimalen Lagerung der als instabil vermuteten WS-Abschnitte. Abweichung der üblichen Handlungsschemata aus Angst vor iatrogen verursachter Myelonkompression durch Sekundärbewegungen erübrigen sich bei Beachtung eines fachmännischen Handling des Verletzten unter axialer Extension.

Demzufolge kann auch gerade die Indikation zur endotrachealen Intubation nicht aus diesen Befürchtungen heraus in Frage gestellt werden:
- Beim tief Bewußtlosen und Schockierten steht sie als Primärmaßnahme ohnehin außer Frage;
- beim somnolenten Aspirationsgefährdeten ist die Intubation einer stabilen Seitenlagerung hinsichtliche Effektivität der Aspirationsprophylaxe und Protektion der gesamten WS unbedingt vorzuziehen;
- bei Läsionshöhe im zervikothorakalen Übergang führt der Ausfall von Bauch- und Thoraxwandmuskulatur rasch zur Minderventilation, hier und
- im Rahmen der Schocktherapie ist die Verbesserung der peripheren Oxygenierung gerade angesichts spinaler Ischämie und Azidose dringend erforderlich zur Durchbrechung sekundärer Myelongewebsschäden.

> Beim aspirationsgefährdeten Patienten ist die Intubation der stabilen Seitenlagerung hinsichtlich der protektiven Effizienz vorzuziehen.

Vorsichtsmaßnahmen bei der Intubation:
- Sofern möglich: Intubation erst nach Anlage einer Zervikalstütze;
- Vermeiden übermäßiger Überstreckung des Kopfes, auch bei der Maskenbeatmung;
- ausreichende Narkosetiefe (vermeiden von Husten und Abwehrbewegung).

Bei hoher kompletter Läsion sollte der nicht Intubierte v. a. vor absehbar längerem Transport mittels Magensonde vor Überlaufaspiration geschützt werden. Beim Mehrfachverletzten mit längerer Erstversorgungs-, Transportzeit oder Notwendigkeit des postprimären Weitertransports muß berücksichtigt werden, die v. a. zur Bilanzierung sonst wünschenswerte Harnableitung keinesfalls transurethral zu legen (z. B. suprapubische Anlage im Schockraum vor Sekundärtransport). Die Schocktherapie unterscheidet sich grundsätzlich nicht vom prophylaktischen Vorgehen bei jedem Schwerverletzten (s. 31.1.3, Ganzkörperuntersuchung); die zum traumatischen Volumenmangelschock hinzutretende Volumenumverteilung durch den spinalen Schock erfordert neben der Volumengabe v. a. bei hoher Lähmung die parasympathikolytische Korrektur der Bradykardie z. B. mit Atropin. Bekannt ist die geringere Möglichkeit (Pumpleistung!) dieser Verletzten, zugeführtes Volumen zu verteilen: Die Gefährdung durch ein Lungenödem kann durch die in diesen Fällen meist ohnehin notwendige Beatmung kontrolliert werden. Erforderlichenfalls werden Katecholamine (Dopamin) eingesetzt.

> Ungezielte Glukokortikoidgabe zur antiödematösen Therapie ist bei WS-Verletzten wie bei SHT-Patienten nutzlos.

Die ungezielte intravenöse Glukokortikoidgabe unter der überholten Vorstellung der Ödemeindämmung ist nach WS-Verletzung ebenso obsolet wie nach Schädel-Hirn-Verletzung und in der beim SHT früher üblichen Dosierung ohnedies nutzlos. Der tatsächlich notwendige Anfangszeitpunkt einer ultrahochdosierten Methylprednisolonanwendung beim spinalen Trauma unterliegt einer Diskussion des Erstberichts über die NASCIS-II-Studie. Als Fakten festzuhalten sind die Notwendigkeit der ersten Bolusapplikation (30 mg Methylprednisolon pro kg KG in 15 min über Perfusorspritze) innerhalb von 8 h nach dem Trauma, um die nachgewiesene Verbesserung des neurologischen Rehabilitationsergebnisses bei inkompletten Defiziten als primärem Ausgangsbefund zu erzielen. Für primär komplette Läsionen ergab sich kein Vorteil der Therapie im Outcome. Entgegen landläufiger Vorstellung entspricht der Effekt nicht der klassischen Kortikoidwirkung, sondern einer spezifischen Wirkung der Substanz als Antioxidans in dieser ultrahohen Dosierung. Angesichts der nicht zu umgehenden Kortikoidwirkungen sollten aus intensivmedizinischer Sicht die Indikationskriterien für polytraumatisierte WS-Verletzte streng sein. Der Notarzt sollte die Therapiemöglichkeit bei Übergabe in die Diskussion bringen, die definitive Indikationsstellung aber der Klinik nach Abschluß der Schockraumdiagnostik überlassen, zumal das 8-h-Zeitlimit mit den bestehenden Rettungszeiten leicht einzuhalten ist. Das präklinische Bemühen um korrekte Rettung und Lagerung und somit eine frühestmögliche Druckentlastung des Myelons ist für dessen Prognose wesentlich ausschlaggebender als das Vorziehen der kostenaufwendigen Medikation u. U. nur auf Verdacht hin.

### 31.1.4.3
#### Auswahl der Zielklinik und des Transportmittels

Die primäre Einlieferung Querschnittsverletzter in spezialisierte Zentren wäre aus der Sicht der dort gewährleisteten aufwendigen pflegerischen Betreuung und neurologischen Frührehabilitation wünschenswert. Weiträumige Verteilung und zu geringe Bettenkapazität der Querschnittszentren sprechen im Akutfall meist gegen dieses Vorgehen. Vor allem muß aber angesichts der hohen Wahrscheinlichkeit schwerer Begleitverletzungen bis hin zum Polytrauma als Standardvorgehen die Einlieferung des WS-Verletzten in eine Unfallklinik der Schwerpunktversorgung dringend empfohlen werden, die im Gegensatz zur Mehrheit der isolierten Querschnittszentren das gesamte Fachspektrum und die umfangreichen personellen und logistischen Ressourcen zur Akutversorgung Schwerverletzter vorhält. Der wesentlichste Schritt, der zur Optimierung der neurologische Prognose fällig wird, ist die gezielte Reposition und vorläufige Retention der Instabilität. Dies bedeutet allerdings auch, bei der Auswahl des Transportziels im Hinblick auf den initial hohen Aufwand ein nähergelegenes, aber strukturell schwach ausgestattetes Regelversorgungskrankenhaus gezielt zu übergehen („hospital bypassing"). Auch hier gilt der Grundsatz, daß Vitalbedrohungen wie z. B. Höhlenblutungen absolute Priorität vor der WS-Problematik haben müssen. Isolierte Fachzentren werden durch Akuteinlieferung solcher Notfallpatienten – womöglich nach weitem Antransport – völlig überfordert. Die vollständige Diagnostik und notfallmäßige operative Versorgung der WS-Verletzung muß in einer Unfallschwerpunktklinik möglich sein. Bei (der häufigeren) Indikation zur sekundären Stabilisierung ist die Verlegung von dort in ein Querschnittszentrum nach Vermittlung eines Behandlungsplatzes durch die dauernd besetzte zentrale Vermittlungsstelle im Berufsgenossenschaftlichen Unfallkrankenhaus Hamburg-Bergedorf nach kompletter Diagnostik und ausreichender Stabilisierung möglich.

> Als Versorgungsprinzip gilt die schonende Einlieferung des adäquat stabilisierten WS-Verletzten in eine in Primärdiagnostik und -versorgung von Schwerverletzten versierte Unfallschwerpunktklinik ohne weiträumigen Primärtransport.

#### Auswahl des Transportmittels

Mit dem Argument des schonenden, von Straßenunebenheiten ungestörten Transports ist für den WS-Verletzten der Hubschraubertransport das Verfahren der Wahl. Andererseits ist die Transportqualität im schwingtischausgerüsteten, behutsam gefahrenen RTW oder NAW kein Notbehelf, sondern eine akzeptable Alternative über kürzere Strecken. Keinesfalls sollte an der Unfallstelle z. B. 40–60 min auf einen Hubschrauber gewartet werden oder nachts außerhalb der Primärrettungsflugzeiten aufwendige Rendezvous mit Ambulanzhubschraubern zur direkten weiträumigen Verlegung organisiert werden, wenn hierdurch

Zeit zum Landtransport ins nächstgelegene Unfallzentrum ungenutzt verstreicht. Bei Pro-und-contra-Abwägungen zu beachten sind der je nach Örtlichkeit ggf. nötige Umlagerungsvorgang vom RTH zum RTW vor Erreichen der Klinik und die Erschütterung des Verletzten durch grobschlägige Vibration bei Start und Abbremsen des Hubschrauberrotors, die durch Be- und Entladen des RTH in diesen Fällen bei laufender Maschine umgangen werden.

Als Versorgungsprinzip gilt die schonende Einlieferung des adäquat stabilisierten WS-Verletzten in eine in Primärdiagnostik und -versorgung dieser Schwerverletzten routinierte Unfallschwerpunktklinik ohne weiträumigen Primärtransport.

## 31.2
## Radikuläre Ausfälle

**Radikuläre Schädigungen treten zumeist im Rahmen von Mehrfachverletzungen auf und werden daher initial oftmals übersehen.**

Die isolierte traumatische radikuläre Schädigung ist ein seltenes Ereignis. Viel häufiger treten radikuläre Ausfälle infolge massiver Gewalteinwirkung im Rahmen einer Mehrfachverletzung (Schädel-Hirn-Trauma, Thoraxtrauma) auf, speziell bei motorisierten Zweiradfahrern. Nicht selten wird diese Verletzung gerade bei bewußtlosen und/oder polytraumatisierten Patienten in der präklinischen und auch in der ersten klinischen Phase zunächst übersehen.

**Plexus-brachialis-Ausriß: schlaffe Parese eines Armes.**

**Plexus brachialis:** Wurzelausrisse am Rückenmark mit oder ohne Verletzung des Wirbelkanals sind seltener als die stumpfe Gewalteinwirkung mit Zerrung und Zerreißung des Plexus im Schulterbereich. Leitsymptome sind bei wachen Patienten ein- oder beidseitige Parästhesien, oftmals Hyperästhesien bzw. brennende Schmerzen und entsprechende motorische Ausfälle (C5: Ausfall des M. biceps brachii; C6: Ausfall des M. brachioradialis; C7: Ausfall des M. triceps brachii, C8: Ausfall der Fingerbeuger; kompletter Plexusausriß: völliger motorischer und sensibler Ausfall des Armes sowie häufig begleitend ein Horner-Syndrom).

Ausfälle von Anteilen des **Plexus lumbosacralis** treten bei Schädigungen von Nervenwurzeln unterhalb von LWK 2 auf (Wurzel L1 bzw. L2: fehlender Kremasterreflex; L3: Adduktorenlähmung; L4: Ausfall des M. quadriceps femoris bzw. des Patellarsehnenreflexes; L5: Fußheberparese; S1: Ausfall der Plantarflexion des Fußes bzw. des Achillessehnenreflexes; S2–S4: Cauda-syndrom: Reithosenanästhesie, Blasen- und Mastdarmlähmung).

**Caudasyndrom: Reithosenanästhesie, Blasen- und Mastdarmlähmung.**

**Lagerung wie bei Querschnittssyndrom. Auf mögliche Begleitverletzung achten!**

Die Lagerung erfolgt unter Berücksichtigung der in 31.1 genannten Grundsätze. Zusätzlich muß die betroffene Extremität vor Einwirkung weiterer Zug- und Scherkräfte geschützt werden. Beim wachen Patienten dürfen Begleitverletzungen insbesondere der benachbarten Regionen (Thorax- bzw. Beckenverletzungen sowie Gefäßläsionen) nicht übersehen werden.

## 31.3
## Medulläre Ausfälle

Schädigungen des Rückenmarks treten nicht nur in Verbindung mit knöchernen oder ligamentären Verletzungen der WS auf, sondern werden auch in Form isolierter medullärer Läsionen beobachtet. Bezüglich des Unfallmechanismus sind einerseits Stauchungsvorgänge, andererseits Hyperextensions- und Torsionsvorgänge mit konsekutiver Überdehnung des Rückenmarks zu nennen. Neben einer direkten Schädigung der medullären Strukturen (Primärschaden) sind, vergleichbar dem zerebralen Trauma, Folgeschäden infolge Hypoxie, Ödembildung und Ischämie von besonderer Bedeutung (Sekundärschaden). Wichtig: Die Durchblutung des Rückenmarks erfolgt druckpassiv gemäß dem systemarteriellen Blutdruck! Dissektion oder Ruptur der das Rückenmark versorgenden Gefäße (besonders A. spinalis anterior) führen zu einem dem jeweiligen Versorgungsgebiet entsprechenden, medullären Insult. Läsionen in der Längsausdehnung des Rückenmarks führen zu sog. **Stiftnekrosen**. Das sog. **Spinalis-anterior-Syndrom** geht initial mit radikulären Schmerzen entsprechend dem segmentalen Niveau des betroffenen Gefäßabschnitts einher, Stunden später gefolgt von zunehmenden Lähmungserscheinungen und einer dissoziierten Empfindungsstörung. Eventuell wird ein sog. **Brown-Séquard-Syndrom** beobachtet (ipsilaterale Parese und Störung der Tiefensensibilität, kontralaterale Störung der Temperatur- und Schmerzempfindung). Als weitere Variante kann die **zentrale Rückenmarkschädigung** gelten, bei der infolge intakter Hinterstränge Berührung und Tiefensensibilität weitgehend ungestört ablaufen, Schmerz und Temperaturempfinden sowie Motorik jedoch schwer beeinträchtigt oder aufgehoben sind (exakte Diagnose am Unfallort schwierig). Die präklinische Therapie entspricht dem in 31.1.4 angegebenen Vorgehen: schonende Rettung und Lagerung, suffiziente Oxygenierung und Hämodynamik, evtl. Kortikoide. Die frühzeitige CT- oder NMR-Untersuchung ist anzustreben.

*Isolierte medulläre Schädigung: Folge direkten Traumas (Überdehnung, Kompression) oder infolge Sekundärschadens (Ödem, Hypoxie, Ischämie).*

*Spinalis-anterior-Syndrom: radikuläre Schmerzen, dissoziierten Empfindungsstörung, später Paresen. Frühzeitig CT und NMR, evtl. Angiographie.*

# 32 Polytrauma (Einsatztaktik)

M. Ragaller

Der polytraumatisierte Patient stellt eine klassische Situation im Rahmen der Notfallversorgung dar. In der Bundesrepublik Deutschland starben in den 80er Jahren jährlich über 10000 Menschen allein im Straßenverkehr an den Folgen eines Polytraumas (Kozuscheck 1993).

In den USA ist diese Diagnose zusammen mit Mord und Selbstmord die Ursache für etwa 150000 Todesfälle pro Jahr und stellt somit in der Altersgruppe der unter 45jährigen die vierthäufigste Todesursache überhaupt dar (Rice 1989). Besonders dramatisch wird die Situation in der Altersgruppe bis 14 Jahre, da hier bis zu 50% der Todesfälle durch ein Polytrauma bedingt sind. Trotz alledem ist der Notfalleinsatz „Polytrauma" für den einzelnen Notarzt eine seltene Aufgabe (2% aller Einsätze pro Jahr). Da die Notfallversorgung beim Polytrauma aufgrund der herrschenden Begleitumstände bedeutend komplexer ist als z.B. bei einer Reanimation im Rahmen eines Myokardinfarktes, stellt der Einsatz erhöhte medizinische und vor allem organisatorisch-logistische Aufgaben an den Notarzt.

Nach der Definition von Tscherne weist ein Polytraumatisierter gleichzeitig Verletzungen verschiedener Körperregionen bzw. von Organsystemen auf, die einzeln oder in Kombination lebensbedrohlich sind.

## 32.1
## Häufige/typische Verletzungskombinationen

Bereits aus den Angaben des Unfallherganges bzw. aus dem Unfallszenario können Rückschlüsse auf das Verletzungsmuster bzw. den Verletzungsmechanismus gezogen werden. Dabei ergeben sich für bestimmte Unfallmechanismen bestimmte typische Verletzungskombinationen. So ist z.B. bei der Frontalkollision ein Schädel-Hirn-Trauma (SHT) oft mit einem Thoraxtrauma bzw. stumpfem Bauchtrauma verbunden. Inwieweit diese bislang geltenden Verletzungsmuster durch die Einführung des Airbags modifiziert werden, bleibt abzuwarten. Ein seitlicher Aufprall im Fahrzeug führt oft zu Becken- oder Hüftfrakturen, zu Verletzungen der oberen Extremitäten, kombiniert mit Halswirbelfrakturen durch entsprechende Schleuder- und Scherkräfte an der Halswirbelsäule (HWS). Beim Heckaufprall kann es zu peitschenartigen Schleudertraumata der HWS mit entsprechendem konsekutivem hohem Querschnitt kommen.

Beim Sturz aus großer Höhe stehen neben den oft beobachteten Extremitätenverletzungen Dezelerationstraumata der großen intrathorakalen Gefäße und anderer innerer Organe im Vordergrund. Bei Verkehrsunfällen zwischen Fußgängern und Pkw mit geringen Geschwindigkeiten sind Frakturen der unteren

Extremitäten in Kombination mit SHT häufig. Zusätzlich können die beschriebenen Verletzungsmuster durch weitere exogene Faktoren, z. B. Verbrennung, Unterkühlung, Verschmutzung der Wunden u. a., erheblich modifiziert sein.

## 32.2
## Pathophysiologische Veränderungen

Die pathophysiologische Situation des polytraumatisierten Patienten ist initial im wesentlichen durch eine ausgeprägte hämorrhagisch-traumatische Schocksituation aufgrund erheblicher Blutverluste und der sympathoadrenergen Reaktion aufgrund von Schmerz und Streß gekennzeichnet. Durch die sympathoadrenerge Reaktion kommt es zu einer Zentralisierung des Kreislaufes, also zum Versuch des Organismus, die Makrozirkulation auf Kosten der Mikrozirkulation aufrechtzuerhalten. Die Schockentstehung wird in der Regel durch den erheblichen Blutverlust und durch eine Vielzahl biochemischer Mediatoren getriggert bzw. unterhalten. Durch die Veränderungen der Durchblutungssituation im Bereich der Mikrozirkulation kommt es in verschiedenen Gewebsbereichen zur Freisetzung von Schockmediatoren (Aktivierung der Gerinnungskaskade, Aktivierung des Komplementsystems, Aktivierung der Arachidonsäuremetabolite, Freisetzung von $O_2$-Radikalen). Diese Systeme führen zur Blutumverteilung, aber auch zur Veränderung der Permeabilität der Endothelmembranen und zur Aktivierung von zellulären Bestandteilen. Diese Substanzen bewirken konsekutiv einen Defekt an inneren und äußeren Körperoberflächen (Endothelzellen, Darmepithelzellen), was in der weiteren Folge zum Einschwemmen von bakteriellen Toxinen führt. Neben diesen Veränderungen kommt es durch die Freisetzung der Mediatorsubstanzen zur immunologischen Schwächung des Gesamtsystems. Als Folge dieser Schocksymptomatik kommt es häufig zur Ausbildung des SIRS, oft gefolgt von einer bakteriell bedingten Sepsis oder einem Multiorganversagen.

*Hämorrhagische Schockzustände und sympathoadrenerge Reaktionen bestimmen wesentlich die pathophysiologischen Abläufe.*

Während noch in den 60er Jahren das Verbluten des Patienten die Hauptursache bei polytraumatisierten Patienten darstellte, so steht heute das septisch-toxische Mulitorganversagen im Vordergrund. Die Gesamtletalität bei Polytraumatisierten bewegt sich heute zwischen 15 und 30 %, wobei es durchaus Verletzungskombinationen gibt, die eine höhere Mortalitätsrate aufweisen. Die Letalitätsrate steigert sich massiv, wenn ein SHT, Thoraxtrauma oder Abdominaltrauma vorliegt.

*Die Gesamtletalität polytraumatisierter Patienten bewegt sich heute zwischen 15 und 30 %.*

## 32.3
## Therapieprinzipien

Während im normalen Klinikablauf therapeutische Entscheidungen nach ausführlicher Diagnostik getroffen werden können, gilt in der Notfallmedizin, daß Behandlungsmaßnahmen vor Kenntnis der genauen Diagnose erfolgen müssen. Dies gilt um so mehr, wenn es sich um vitalbedrohte Patienten handelt. Die Sicherung und Aufrechterhaltung der Vitalfunktionen steht deshalb auch beim polytraumatisierten Patienten im Fokus der notärztlichen Behandlungsstrategien. Dazu ist eine rasche und adäquate Sichtung der vitalgefährdeten Patienten

*Stabilisierung der Vitalfunktionen bestimmt die präklinischen Behandlungsstrategien.*

notwendig. Elementare Therapieprinzipien sind die Volumentherapie, die Sicherung der Atemwege und eine suffiziente Analgesie und Anästhesie des verunfallten Patienten.

### 32.3.1
**Volumentherapie**

Der schwere hämorrhagisch-traumatische Schock steht in der Initialphase des polytraumatisierten Patienten im Vordergrund. Die Beurteilung des traumatischen Schocks ist bei offenen Frakturen mit Blutung nach außen oft leichter als bei geschlossenen Frakturen oder stumpfen Bauch- oder Thoraxtraumata. Jedoch sollte man sich letztlich nicht von makroskopischen Mengenabschätzungen aufgrund des sichtbaren Blutverlustes leiten lassen, da bei polytraumatisierten Patienten grundsätzlich davon auszugehen ist, daß bereits ein erheblicher Blutverlust vorliegt. Insbesondere beim jungen Patienten kommt es durch die sympathoadrenerge Reaktion im Rahmen des Schockgeschehens zu einer Verschleierung eines schon längere Zeit bestehenden erheblichen Volumendefizites. Auch können Blutdruck, Herzfrequenz oder der Schockindex keine definitiven Aussagen zur Abschätzung des Volumendefizites machen. Da die invasiven Parameter der Abschätzung der Volumensituation wie zentraler Venendruck und pulmonal-kapillarer Verschlußdruck in der Notfallsituation nicht vorliegen, müssen die klinischen Zeichen, wie Anhalten der Hypotonie, Tachykardie, Desorientiertheit, Blässe, Kaltschweißigkeit, und das Verletzungsmuster mit einbezogen werden.

> **Neben meßbaren Parametern (RR/HF) ist die Beurteilung des klinischen Zustandes des Patienten bei der Abschätzung des Volumendefizites unerläßlich.**

Die Behandlung des traumatisch-hämorrhagischen Schocks beruht auf 2 Grundpfeilern:
1. Blutstillung,
2. Volumentherapie.

Die Blutstillung kann in der Regel an Extremitäten durch Anlegen eines suffizienten Druckverbandes erreicht werden. Nur selten ist eine digitale Kompression der großen Arterie oder ein Abbinden einer Extremität zur Blutstillung notwendig. Einen erheblichen Beitrag zur Blutstillung leistet die adäquate Lagerung und Stabilisierung von Frakturen. Die Anwendung von Antischockhosen zur Blutstillung bzw. Schocktherapie, insbesondere bei Verletzungen an der unteren Körperhälfte, bleibt umstritten. Durch die Kompression der Weichteile der unteren Körperhälfte von außen sollte es möglich sein, einen weiteren Blutverlust in die Weichteile zu verhindern. Dabei ist jedoch zu beachten, daß das Anlegen und die exakte Applizierung der Antischockhose durchaus Schwierigkeiten bereiten kann und es dadurch zu zusätzlicher Traumatisierung oder zum Zeitverlust kommen kann.

Neben der Blutstillung ist die adäquate Volumentherapie lebenswichtig. Für das Polytrauma gilt als Faustregel, daß sofort eine aggressive Volumentherapie über großvolumige periphere Zugänge durchgeführt werden sollte. Dabei sollten innerhalb der Erstversorgung (Minuten) mindestens 500 ml kolloidale Lösungen und 1000 ml kristalline Lösung verwendet werden. Darunter ist in der Regel eine Verbesserung des Schockzustandes zu erzielen. Im weiteren Verlauf kann es sein, daß erhebliche Mengen bis zu 3 oder 4 l Flüssigkeit appliziert werden müssen. Dazu ist es unter Umständen notwendig, daß neben den groß-

volumigen peripheren Zugängen auch Einführungsbestecke (Schleusen) in
großkalibrige Venen (V. femoralis) eingebracht werden. Je ausgeprägter das
Trauma und der Schockzustand, desto ausgeprägter muß die Volumentherapie
sein. Natürlich muß anhand von Blutdruck, Puls, Kapillarpuls und Bewußt-
seinszustand des Patienten eine Erfolgskontrolle der Volumentherapie durchgeführt werden. Läßt sich durch die aggressive Volumentherapie keine Verbesserung des Schockzustandes erzielen, so spricht dies für das Vorliegen einer
unstillbaren inneren Blutung (z. B. Aortenruptur, Milzruptur, Leberruptur etc.).
In dieser Situation hat ein weiterer Stabilisierungsversuch vor Ort keinen Sinn,
und der Patient sollte so schnell wie möglich in das nächstgelegene Krankenhaus mit chirurgischer Versorgungsmöglichkeit verbracht werden, so daß dort
eine notfallmäßige chirurgische Blutstillung durchgeführt werden kann (s. auch
32.6.2).

Bei erfolgloser Therapieantwort auf massive Volumen-applikation ist immer an Rupturen großkalibriger Gefäße zu denken und auf höchste Transportpriorität zu achten.

Hypertone hyperonkotische Lösungen wurden in den letzten Jahren im Rahmen von präklinischen Studien in die Notfalltherapie eingeführt bzw. getestet.
Durch diese Substanzen ist es möglich, mit einer geringeren Flüssigkeitsmenge
einen größeren Volumeneffekt im Patienten zu erzielen. Dabei spielt nicht nur
die Menge der applizierten Flüssigkeit eine Rolle, sondern auch die Menge, die
aus den geschwollenen Endothelzellen der Gefäßstrombahn wieder in das
Lumen zurückrekrutiert wird. Dadurch kommt es auf der einen Seite zu einer
Zunahme des intravasalen Volumens und auf der anderen Seite zu einer ursächlichen Therapie des Schockgeschehens in der Mikrostrombahn. Die „Abschwel-
lung der Endothelzellen" bewirkt eine Verbesserung der Mikrozirkulation.
Inwieweit sich diese Substanzen im Bereich der Notfallmedizin definitiv etablieren werden, bleibt jedoch abzuwarten.

## 32.3.2
## Analgesie/Anästhesie

Einen wesentlichen Beitrag zur Entwicklung und zur Aufrechterhaltung des
traumatischen Schocks leisten die durch das Trauma bedingten Schmerzen und
die damit verbundene Streßsituation für den wachen Patienten. Durch Schmerzen und Streß wird die sympathoadrenerge Reaktion des Organismus verstärkt.
Es ist deshalb nicht nur aus ethischen Gründen eine der vornehmsten Aufgaben
des Notfallmediziners, dem Patienten die akuten – mitunter unerträglichen –
Schmerzen zu nehmen, sondern auch aufgrund der Pathophysiologie vordringlich Schmerz und Streß für den Patienten zu minimieren. Dazu ist es notwendig, daß eine ausreichende Analgesie, meist im Rahmen einer Narkose, möglichst frühzeitig schon bei den Rettungsmaßnahmen und Lagerungsmaßnahmen am Unfallort, aber auch für den weiteren Transport des Patienten in die
Klinik eingeleitet wird. Die Auswahl der zur Verfügung stehenden Medikamente spielt dabei eher eine untergeordnete Rolle. Wichtig ist die Dosisanpas-
sung an das jeweilige Schockgeschehen bzw. an die jeweilige hämodynamische
Situation des Patienten. Insbesondere bei Patienten mit Mehrfachverletzungen
bedeutet jede Umlagerung oder jede Reposition von Frakturen eine unerträgli-
che Zusatzbelastung. Es ist dabei beim Polytrauma oft frühzeitig nötig, eine
suffiziente Narkose, meist in Form einer Intubationsnarkose, durchzuführen.

Die Analgesie ist Teil der vornehmsten Aufgaben eines Notfallmediziners. Der schwerstpolytrau-matisierte Patient ist frühzeitig in einem Intubationsverfahren zu anästhesieren.

### 32.3.3
### Indikation zur Frühintubation

Im Rahmen der ersten Maßnahmen am Unfallort wird der Notarzt nach einer initialen Gesamteinschätzung der Lage die Einschränkung der Vitalfunktionen beurteilen müssen. Dabei stehen neben der Blutstillung und Schocktherapie das Freihalten der Atemwege und die Sicherstellung der Oxygenierung des Patienten im Vordergrund. Dieses Ziel wird beim polytraumatisierten Patienten nach dem mechanischen Freimachen der Atemwege durch eine großzügige Indikation zur Intubation gewährleistet.

Folgende Situationen stellen eine Indikation zur Beatmung dar:
- SHT mit Bewußtseinseintrübung/Bewußtlosigkeit,
- respiratorische Insuffizienz (mangelnde Oxygenierung, Dyspnoe),
- hämorrhagisch-traumatischer Schock,
- Thoraxtrauma,
- ausgedehnte Gesichtsschädelverletzungen,
- Verbrennungen im Bereich des Gesichts, des Halses und der oberen Atemwege,
- ausgeprägte Schmerzsymptomatik (Narkoseeinleitung zur Analgesie).

In der Regel sollte die Intubation nach der Rettung des Patienten in geeigneter Lagerung und bei ausreichender Zugänglichkeit des Kopfes durchgeführt werden. Im Einzelfall ist jedoch die Intubation als lebensrettende Sofortmaßnahme, auch bei eingeklemmten Patienten oder noch nicht geretteten Patienten, erforderlich. In anderen Fällen kann es notwendig sein, vor der Rettung des Patienten aus Gründen der Schmerzbekämpfung (schmerzhafte Umlagerungsmaßnahmen) eine Intubationsnarkose zur ausreichenden Analgosedierung während der Rettungsmaßnahmen einzuleiten. Für die Durchführung der frühzeitigen Intubation bei polytraumatisierten Patienten ist jedoch eine ausreichende Erfahrung und eine ausreichende Technik einer Notfallintubation Bedingung.

Ist weder eine Intubation möglich, noch eine Sicherung der Oxygenierung mittels Maske, so stellt sich unmittelbar die Frage nach Alternativen: Letzten Endes muß hier das Risiko einer weiteren dramatischen Verschlechterung der Oxygenierung bei nicht gesichertem Luftweg gegen den Nutzen wie die Gefahren einer Alternativtechnik abgewogen werden. Eine definitive Atemwegssicherung stellt hier die Koniotomie dar, die allerdings von den wenigsten Notärzten innerklinisch erlernt wird: "cannot intubate, cannot ventilate". Über die Anwendung von Kehlkopfmasken liegen in der Notfallmedizin keine ausreichenden Erfahrungen vor.

Die der Intubation folgende Beatmung sollte mit 100% Sauerstoff und gegebenenfalls einer leichten Hyperventilation zur Therapie eines erhöhten intrazerebralen Druckes durchgeführt werden. Als Faustregel kann ein Atemminutenvolumen von etwa 8–10 l bei einem 70-kg-Patienten gelten.

Bei jedem maschinell beatmeten polytraumatisierten Patienten muß äußerst sorgfältig auf die Ausbildung eines Pneumothorax bzw. eines Spannungspneumothorax geachtet werden. Im Zweifelsfall ist bei unklarem Auskultationsbefund, Anstieg des Beatmungsdruckes und Verschlechterung der hämodynamischen Situation nach positiver Druckbeatmung beidseits eine Thoraxdrainage indiziert. Dies ist besonders wichtig, wenn als Transportmittel der Rettungshubschrauber eingesetzt wird, da hier die Anlage einer Thoraxdrainage während des Transportes aufgrund der räumlichen Situation nicht möglich ist.

## 32.4
## Verhalten am Einsatzort

Wie sich aus der Definition des Polytraumas ergibt, besteht bei dem polytraumatisierten Patienten eine vitale Bedrohung und gleichzeitig die Verletzung von mehreren Organen oder Organsystemen. Aus dieser Problematik ergibt sich, daß hier eine deutlich kompliziertere Situation vorliegt, als bei einem Myokardinfarkt oder anderen isolierten Organerkrankungen oder -verletzungen. Es ist deshalb entscheidend, daß der polytraumatisierte Patient richtig eingeschätzt wird. Dies ist an der Unfallstelle, an der viele exogene Faktoren die genaue Einschätzung behindern, häufig nicht in ausreichendem Maße möglich. Eine exakte Einschätzung bedarf darüber hinaus einer erheblichen Erfahrung des vor Ort tätigen Notarztes. Dabei ist zu beachten, daß der häufigste Fehler bei der Einschätzung die Unterschätzung der Gesamtsituation ist. Neben der exakten Einschätzung und Klassifizierung des Schweregrades der Verletzung und den sich daraus ergebenden medizinischen Behandlungsbedürftigkeiten ist die allgemeine Abschätzung der Situation am Unfallort eine wesentliche Voraussetzung für das Gelingen eines Einsatzes bei einem polytraumatisierten Patienten (s. auch 32.6). Für den Notarzt ergeben sich im Prinzip 2 wesentliche Aufgaben:
1. medizinisch adäquates Handeln,
2. Organisation und Strukturierung der nichtmedizinischen Hilfsmaßnahmen (Rettung, Absicherung der Unfallstelle, Evaluation der Risikofaktoren am Unfallort, Optimierung der Zusammenarbeit mit anderen Hilfsdiensten).

**Die schnelle, jedoch sorgfältige Einschätzung von Notfallort und Notfallsituation ist wesentliche Voraussetzung für das Gelingen eines Einsatzes.**

Die initialen Aufgaben des Notarztes nach Eintreffen am Notfallort sind zunächst nichtmedizinischer Natur. Der Notarzt verschafft sich zuerst einen möglichst vollständigen Überblick über die Schadenslage, Zahl der Verletzten, Art des Unfalls, Gefährdung der Patienten und des Rettungsteams durch weiterbestehende exogene Faktoren (z. B. toxische Gase), Zahl der zur Verfügung stehenden Rettungsmittel. Nach diesem Erstcheckup, der in wenigen Sekunden bzw. Minuten durchgeführt sein sollte, entscheidet der Notarzt zunächst über die weitere Nachforderung von Rettungsmitteln und anderen technischen Hilfsmitteln. Zusammen mit einer exakten und dezidierten Schadensmeldung an die Rettungsleitstelle werden diese zusätzlichen Rettungsmittel angefordert. Dies sollte der Notarzt an einen kompetenten Rettungsassistenten delegieren. Erst dann beginnt die Individualversorgung der einzelnen Patienten bzw. des polytraumatisierten Verletzten.

## 32.4.1
## Ort der Erstversorgung

Eine generelle Aussage zum Ort der Erstversorgung des Patienten, d. h. Sicherung der Vitalfunktionen, Schocktherapie, Intubation und Beatmung, Narkoseeinleitung etc., kann im Prinzip nicht gegeben werden, da sich bei jeder Verletzung bzw. bei jedem Unfall immer neue Aspekte ergeben können, die berücksichtigt werden müssen. Optimal ist natürlich die adäquate notfallmedizinische Versorgung nach geordneter Rettung des Patienten. In vielen Fällen ist es jedoch bei eingeklemmten oder noch nicht geretteten Patienten notwendig, sofort mit den lebenserhaltenden Maßnahmen zu beginnen. Dabei ist es jedoch wichtig, zu beachten, daß die Einleitung der initialen lebensrettenden Maßnahmen (Intubation, Beatmung, Anlage von großvolumigen Zugängen, Anlage von Thoraxdrainagen etc.) am Notfallort bzw. bei eingeklemmten Patienten oft äußerst schwierig und mitunter unmöglich sein kann. Darüber hinaus stellt eine Erstversorgung in einem verunfallten Fahrzeug immer eine zusätzliche Gefährdung des Notarztes bzw. des Rettungsteams dar. Deshalb muß an dieser Stelle vor übereilten „heroischen" Rettungsmaßnahmen mit erheblicher Selbstgefährdung (Brandgefahr, Explosionsgefahr, Gefahren der Elektrizität etc.) eindringlichst gewarnt werden (s. auch 32.4.2). Ist eine geordnete Rettung möglich, der Patient nicht akut vital bedroht und der Transport in das Rettungsmittel ohne weitere Gefährdung für den Patienten möglich, so sollte der Patient aus Gründen der Sicherheit und zur Optimierung der medizinischen Behandlungsmaßnahmen unter Verwendung der modernen Rettungsmittel (Schanz-Krawatte, Schaufeltrage, Vakuummatratze) in das Rettungsmittel (meist Rettungswagen) verbracht werden. In diesem ist aufgrund der optimaleren äußeren Bedingungen eine bessere medizinische Versorgung als unmittelbar an der Unfallstelle oder im Freien möglich. Im Rettungswagen ist dann eine genaue differenzierte Untersuchung des Patienten und die adäquate medizinische Versorgung unter entsprechendem Monitoring durchzuführen.

> Eigensicherung des Rettungsteams stellt eine unabdingbare Voraussetzung für einen Notfalleinsatz dar. Heroische Rettungsmentalität ist fehl am Platze. Wenn Patient und Gegebenheiten es zulassen, sind Primärdiagnostik und Basistherapie im Rettungswagen anzustreben.

### 32.4.2
### Eigensicherung

Wie bereits erwähnt, stellt die Eigensicherung des Notarztes und des Rettungsteams einen entscheidenden Faktor in der Versorgung von polytraumatisierten Patienten dar. Die häufigste Ursache eines Polytraumas sind Unfälle im Bereich des Straßenverkehrs. Bevor die medizinischen Interventionen durchgeführt werden können, überprüft der Notarzt durch eine kurzen Checkup die Sicherheit der Unfallstelle und in Absprache mit dem Leiter der technischen Dienste die Sicherheit der Rettungsmaßnahmen. Die Eigensicherung des Rettungsteams stellt eine unabdingbare Voraussetzung für das erfolgreiche Gelingen eines Notfalleinsatzes dar. Es sollte auch an dieser Stelle nochmals vor übertriebener „heroischer Rettungsmentalität" gewarnt werden, da diese weder dem Patienten noch dem Rettungsdienst nützt und im schlechtesten Fall weitere Schwerverletzte oder Tote fordert.

### 32.4.3
### Kooperation mit anderen Diensten

> Kooperation mit der technischen Einsatzleitung (TEL) ist am Einsatzort unabdingbar.

Zur Durchführung eines adäquaten Notfalleinsatzes ist insbesondere bei polytraumatisierten Patienten oft eine Zusammenarbeit mit anderen Diensten (Technisches Hilfswerk, Feuerwehr, Wasserwacht) notwendig. Dem vor Ort tätigen Notarzt ist deshalb dringend angeraten, sich unmittelbar nach Ankunft an der Einsatzstelle mit dem Leiter der technischen Dienste in Verbindung zu setzen und gegebenenfalls in kurzer Absprache den Einsatz von technischem Rettungsgerät abzuklären. In der Regel herrscht bei den angesprochenen Organisationen eine große Kooperationsbereitschaft gepaart mit technischer Professionalität vor. Dieses Potential gilt es in Verantwortung für den Patienten möglichst optimal zu nutzen, damit die Rettungsmaßnahmen schnell, effektiv und

## 32 Polytrauma (Einsatztaktik)

ohne weiteren Schaden für den Patienten erfolgen können. Ein weiterer wichtiger Partner im Zusammenspiel an der Unfallstelle oder am Notfallort ist die Polizei, die durch Sicherung der Unfallstelle, Straßensperrung für Hubschrauberlandungen, Zurückdrängen von Schaulustigen und Asservierung von Zeugenaussagen wertvolle Dienste zum Gelingen des Notfalleinsatzes beitragen kann.

## 32.5
## Diagnostik

### 32.5.1
### Reihenfolge und Differenzierung

Die diagnostischen Maßnahmen des Notarztes sind im Vergleich zu einer modernen Klinik eher gering und ergeben sich in der Regel aus den 5 Sinnen des Notarztes, dem Stethoskop, einer Blutdruckmanschette und gegebenenfalls der Pulsoxymetrie. Dadurch ist es jedoch in nahezu 85% der Fälle möglich, eine nahezu exakte Diagnose des vorliegenden Krankheitsbildes zu erstellen. Die Problematik beim polytraumatisierten Patienten liegt jedoch darin, daß eine Kombination zwischen akuter vitaler Bedrohung, die schnelles Handeln erfordert, und oft komplizierter Verletzungen mehrerer Organsysteme, welche eine differenzierte Untersuchung notwendig machen, vorliegt. Aus diesem Grund gliedert sich das diagnostische Vorgehen in 2 Abschnitte:
1. Diagnostik der Vitalfunktionen,
2. spezifische Diagnostik der einzelnen Verletzungen.

> Die diagnostischen Mittel beschränken sich in der Präklinik auf den von den 5 Sinnen gesteuerten „klinischen Blick" sowie Stethoskop, Blutdruckmanschette, ggf. Pulsoxymetrie, EKG.

#### 32.5.1.1
#### *Vitalfunktionen*

Wie in jeder anderen Notfallsituation ist es beim Polytrauma wichtig, die Vitalfunktionen durch eine sog. „Blickdiagnose" innerhalb 1 min abzuchecken. Dieser Vorgang sollte in standardisierter Reihenfolge bei jedem notärztlich tätigen Kollegen erfolgen.

##### Bewußtsein
Die Überprüfung der Bewußtseinslage erfolgt durch das Ansprechen des Patienten, der Pupillenkontrolle, der Kontrolle der Reaktion auf Ansprache der Überprüfung der Spontanaktivität und der Überprüfung der Reaktion auf Schmerzreiz. Die Bewußtseinssituation kann durch den Glasgow-Coma-Scale quantifiziert werden.

##### Atmung/Gasaustausch
Zur Beurteilung der Atemfunktion wird nach Zeichen der Dyspnoe, der Zyanose, nach Spontanatembewegungen gefahndet. Die Atemfrequenz und Atemtiefe werden registriert, und wenn möglich, sollte die arterielle Sauerstoffsättigung des Patienten mit der Pulsoxymetrie dokumentiert werden.

##### Herz-Kreislauf-System
Die Situation des Herz-Kreislauf-Systems kann durch Pulsfühlen an großen Gefäßen (A. femoralis, A. carotis), durch Einschätzung des Kapillarpulses,

durch die Beurteilung von äußeren Blutverlusten, Bestimmung der Herzfrequenz und Messung des Blutdrucks beurteilt werden. Die Maßnahmen führen in der Regel zu den initialen Behandlungsmaßnahmen Volumentherapie, $O_2$-Applikation, Intubation und Beatmung, Narkoseeinleitung.

### 32.5.1.2
### *Verletzungen (Kombinationen)*

**Priorität beim Untersuchungsgang hat die Überprüfung der Vitalfunktionen, danach schließt sich die schematisch-orientierende Untersuchung „von oben nach unten" an.**

Erst nach Sicherung der Vitalfunktion durch die genannten Maßnahmen ist es möglich, eine ausführliche individuelle Diagnostik der weiteren Verletzungen durchzuführen. Dabei hat es sich ebenfalls bewährt, diese Diagnostik nach einem einheitlichen Schema, z. B. zentrales Nervensystem, Thorax, Abdomen, Extremitäten, durchzuführen.

Auch wenn Extremitätenverletzungen mit Fehlstellungen von Gliedmaßen, offenen Wunden und erheblichen subjektiven Schmerzen von seiten des Patienten oft subjektiv und optisch dramatisch im Vordergrund stehen, spielen sie in bezug auf die Gesamtprognose eine eher untergeordnete Rolle. Bei der neurologischen Diagnostik, die sich an die Initialdiagnostik anschließt, muß auf Halbseitenzeichen, pathologische Reflexe, Zeichen einer Querschnittslähmung unbedingt geachtet werden. Die Untersuchung des zentralen Nervensystems schließt eine genaue neurologische wie knöcherne Untersuchung der Wirbelsäule mit ein. Spontanschmerz oder Druckschmerz sind die häufigste Manifestation einer Wirbelsäulenverletzung. In der Regel ist jedoch davon auszugehen, daß bei polytraumatisierten Patienten eine erhebliche Kraft auf den Körper eingewirkt haben muß, so daß grundsätzlich der Verdacht besteht, daß eine schwerwiegende Wirbelsäulenverletzung vorliegt. Deshalb ist bei jedem polytraumatisierten Patienten eine Halskrawatte und eine Lagerung auf einer Vakuummatratze indiziert. Die Rettungsmaßnahmen und auch medizinische Maßnahmen (Intubation) sollten die Verdachtsdiagnose einer schweren Wirbelsäulenverletzung immer berücksichtigen und deshalb so schonend für die Wirbelsäule wie möglich durchgeführt werden.

Die Untersuchung des Thorax sollte neben Auskultation der Lunge und des Herzens eine Untersuchung der Stabilität des Rippenskelettes mit einbeziehen. Insbesondere bei beatmeten Patienten ist auf die Entwicklung eines Spannungspneumothorax bzw. Hämatopneumothorax zu achten. Die Inspektion von Prellmarken im Bereich des Thorax oder Abdomens geben weitere Hinweise auf das Vorliegen von thorakalen oder intraabdominellen Verletzungen.

Bei jedem polytraumatisierten Patienten muß an ein stumpfes Bauchtrauma gedacht werden. Eine Palpation und Auskultation des Abdomens, gegebenenfalls im zeitlichen Verlauf, ist unerläßlich. Auch in dieser Situation geben Prellmarken und Unfallmechanismus Hinweise auf die inneren Verletzungen. Ein durch adäquate Volumentherapie nicht stabilisierbarer Kreislauf deutet auf eine Verletzung von großen Gefäßen oder intraabdominalen parenchymatösen Organen hin. Die notfallmäßige Untersuchung des Bauchraumes wird durch eine Überprüfung der Beckenstabilität abgeschlossen.

Nach Untersuchung der 3 großen Körperhöhlen erfolgt eine Untersuchung der oberen und unteren Extremität auf offene oder geschlossene Frakturen, Gelenk- oder Weichteilverletzungen.

## 32.6
## Beurteilung

In den vorangegangenen Abschnitten wurde schon mehrfach auf die Wichtigkeit und gleichzeitig die Schwierigkeit der adäquaten Beurteilung eines polytraumatisierten Patienten hingewiesen. In der praktischen Tätigkeit wird die Beurteilung eines polytraumatisierten bzw. Notfallpatienten immer von einer Vielzahl von verschiedenen Faktoren und von den subjektiven Erfahrungen bzw. Einschätzungen des jeweils vor Ort tätigen Notarztes abhängen. Steht für den einzelnen Notfallpatienten oder polytraumatisierten Patienten die Einschätzung der Gesamtschadenssituation, der vitalen Bedrohung und der einzelnen Verletzungen durch den subjektiven Blick des Notarztes im Vordergrund, so ist es doch notwendig, durch die Einführung von Schweregradklassifikationen von Verletzungen bzw. Erkrankungen objektivierbare Daten für die Gesamtbeurteilung von Notfallpatienten zu erstellen. Die Gesamtbeurteilung des einzelnen Patienten ergibt sich an der Notfallstelle durch die klinischen Befunde des vor Ort tätigen Notarztes. Ein Schweregradklassifizierungssystem (Scoringsystem) stellt eine Objektivierung dieser durchaus oft subjektiven Einschätzung von Einzelpatienten dar.

### 32.6.1
### Schweregrad (Scores)

Die Schweregradklassifikation und die Prognoseerstellung einer Erkrankung stellen für Arzt und Patient eine wichtige Voraussetzung für eine adäquate Therapie dar. Zu diesem Zweck sind in der Medizin verschiedene Schweregradklassifizierungssysteme oder Scores eingeführt worden, die definitionsgemäß durch Subsumierung von unterschiedlich ausgeprägten physiologischen bzw. pathophysiologischen Parametern die Ausprägung eines pathophysiologischen Zustandes beschreiben sollen.

Die Erwartungen, die an solche Scoresysteme zu stellen sind, lassen sich grundsätzlich auf 2 Ebenen beschreiben:
- die deskriptive, exakte und objektivierbare Beschreibung der Schwere eines Krankheitsbildes (Schweregradklassifikation) unter Zuhilfenahme von anatomischen, physiologischen, biochemischen Parametern und der quantitativen Erfassung des Überwachungs- und Therapieaufwandes,
- Ableitung der Prognose des jeweiligen Krankheitsbildes anhand von exakter, deskriptiver Beschreibung des Istzustandes des Einzelpatienten im Vergleich zu epidemiologischen Daten an größeren Patientenkollektiven. Dadurch sollte es möglich sein, eine objektivierbare Erfassung der Prognose als Hilfestellung für ärztliche Therapieentscheidungen zu gewinnen.

Das Haupteinsatzgebiet der Scoringsysteme ist zur Zeit die Intensivmedizin. Trotz der Verbreitung der verschiedensten Scoringsysteme ist noch kein ideales System für die Intensivmedizin entwickelt worden, bzw. es hat noch kein derzeit aktuelles Scoringsystem das aufwendige Evaluierungsverfahren durchlaufen, um eine allgemeingültige Aussagefähigkeit zu bekommen. Vorrangiges Ziel eines Scores in der Notfallmedizin ist die möglichst exakte auf Punktwerte gestützte Einschätzung der Beeinträchtigung des Organismus nach Verletzung

oder bei Akuterkrankung. Ein Notfallscoringsystem sollte folgende Aufgaben erfüllen:
- die rasche und quantifizierbare Schweregradklassifizierung des Traumas bzw. der Erkrankung des Patienten,
- frühzeitige Ableitung der Prognose des Patienten aus der Schweregradklassifizierung,
- die Möglichkeit, Patientenkollektive standardisiert zu erfassen, um damit die Vergleichbarkeit von Patientengruppen in der Evaluierung von Therapiemaßnahmen bei klinischen Studien zu gewährleisten.
- Mit Hilfe von Scoringsystemen standardisiert erfaßte Patientenkollektive können die Effizienz von bestimmten Therapieverfahren im Rahmen von Kosten-Nutzen-Analysen ermöglichen. (Effektivitätskontrolle in der Notfallmedizin)

*Forderungen an Scoresysteme im Bereich der Notfallmedizin: Sie müssen vor Ort leicht zu erheben sein, auf einfachen Parametern beruhen, verlaufsbeschreibend und physiologisch orientiert sein.*

Scores in der Notfallmedizin müssen vor Ort leicht zu erheben sein, sie müssen auf einfachen und rasch zu erhaltenden Parametern beruhen und verlaufsbeschreibend und physiologisch orientiert sein. Diese Voraussetzungen werden zum Teil von den in der folgenden Übersicht beschriebenen Traumascores erfüllt.

### Auswahl verschiedener Trauma-Scores, nach methodischem Ansatz geordnet (nach Bein 1994)

Allgemeiner Zustand
- NACA-Score

anatomisch-morphologisch
- Abbreviated Injury Scale (AIS)
- Injury Severity Scale (ISS)
- Münchener SAT-Schema
- Polytraumaschlüssel (PTS)

physiologisch
- Trauma Score (TS)
- Revised Trauma Score (RTS)
- Trauma Score and Injury Severity Score (TRISS)
- Mainzer Emergency Evaluation Score (MEES)

neurologisches Defizit
- Glasgow-Coma-Scale (GCS)
- Innsbruck Coma Rating Scale (ICRS)

spezielle Altersgruppen
- Pediatric Trauma Score (PTS)
- Geriatric Trauma Survival Score (GTSS)

Aus der Vielzahl der aufgeführten Scoringsysteme für die Notfallsituation werden nun einige diskutiert.

An erster Stelle steht der NACA-Score (National Advisory Committee for Aeronautics Score), der am weitesten verbreitet ist und deshalb auch in das bundeseinheitliche DIVI-Notarztprotokoll aufgenommen wurde. Der NACA-

Score unterscheidet in traumatologische und nichttraumatologische Krankheitsbilder und ordnet der jeweiligen Erkrankung einen Schweregrad auf einer Skala von 0–7 zu. Je größer der zugeordnete Schweregrad, desto größer die vitale Bedrohung des Patienten.

Der 1974 von Baker entwickelte Injury Severity Score (ISS) stellt mittlerweile unter den morphologisch orientierten Scoresystemen in den angloamerikanischen Ländern den Standard der Verletzungsklassifizierung dar. Dieser Score unterscheidet in 6 maßgebliche Körperregionen (Kopf und Hals, Gesicht, Thorax, Abdomen, Extremitäten, „allgemein" = Weichteilverletzung, Verbrennungen). Diesen Körperregionen werden entsprechend der Schwere der Verletzung Punkte von 1–5 zugeordnet, wobei 1 eine geringe Verletzung und 5 eine schwerste Verletzung mit ungewissem Überleben darstellt. Die Punkte der 3 am schwersten verletzten Regionen werden quadriert und zum Gesamtwert aufsummiert. Die maximale Scorezahl liegt bei 75 Punkten, die minimale Scorezahl liegt bei 1 Punkt. Je höher die Punktzahl, desto höher die Einschätzung der Traumaschwere und damit verbunden eine entsprechend erhöhte Letalitätsrate.

Eine der am weitesten verbreiteten Scoringsysteme ist der Glasgow-Coma-Scale (GCS) als Scoringsystem für das neurologische Defizit bei SHT-Patienten. Dieser von Teasdale 1974 eingeführte Score stellt mittlerweile den Standard zur Beurteilung des Outcomes und des Verlaufes von Patienten mit SHT dar. Der Glasgow-Coma-Scale wurde 1990 durch den Pittsburg-Brain-Stem-Score PBSS ergänzt, um Patienten mit nichttraumatischer Hirnschädigung beurteilen zu können. Ob diese durch Safar u. Bircher eingeführten Veränderungen sich im Bereich der Notfallmedizin weiter durchsetzen werden, bleibt abzuwarten.

*Der Glasgow-Coma-Scale hat sich als Standardverfahren zur Beurteilung von Schädel-Hirn-Verletzten etabliert.*

Verschiedene andere Scoringsysteme, wie der Trauma Score (TS), der Revised Trauma Score (RTS) und im deutschsprachigen Raum der Mainzer Emergency Evaluation Score (MEES) beruhen auf der Beurteilung der pathophysiologischen Reaktion auf Trauma oder Akuterkrankung zur Schweregraduierung. Der Mainzer Emergency Evaluation Score (MEES), eingeführt von Hennes 1992, stellt eine gewisse Weiterentwicklung dar, da er nicht nur auf traumatisierte, sondern auf alle Notfallpatienten anwendbar ist und als erster Score die Kategorie „Schmerz" mit in die Beurteilung aufnimmt.

## Zusammenfassung

Wie die Ausführungen ergeben, gibt es weder in der Intensivmedizin noch in der Notfallmedizin ein „ideales Scoringsystem". Ein Scoringsystem kann deshalb nicht als Ersatz für die Erhebung klinischer Befunde dienen, sondern ist lediglich eine Ergänzung für die individuell erhobenen klinischen Befunde. Scoringsysteme sind gewissermaßen die Quantifizierung des klinischen Blickes eines erfahrenen Notfallmediziners. Darüber hinaus können Scoringsysteme niemals die Prognose des einzelnen Patienten vorhersagen. Sie dürfen deshalb nicht die Entscheidungsgrundlage für eine Begrenzung der Therapiemaßnahmen, weder in der Intensivmedizin, noch am Notfallort, sein. Die Aufgabe der Scoringsysteme ist es vielmehr, besonders kranke Patienten möglichst schnell zu identifizieren und ihnen frühzeitig die maximal mögliche Hilfe zukommen zu lassen. Auf der anderen Seite ist eine Klassifikation jedoch auch von nichtvitalbedrohten Patienten erforderlich, um standardisierte Daten über Patientenkollektive in der Notfallmedizin zu erlangen, um vergleichbare Patientenkollek-

*Ein Scoresystem ist kein Ersatz für die Erhebung klinischer Befunde, sondern dessen Ergänzung. Es dient niemals als Entscheidungsgrundlage für therapeutisches Vorgehen.*

tive zu ermitteln, damit Therapiestudien, insbesondere mit neuen Therapieverfahren, auch aussagefähig sind.

Darüber hinaus können Scoringsysteme die Qualität und Effizienz von Rettungssystemen in einem bestimmten Bereich mit beeinflussen bzw. verbessern. Sie können einen wertvollen zusätzlichen Beitrag in der Behandlung von Notfallpatienten leisten. Am Unfall- oder Notfallort entscheidet jedoch der tätige Notarzt auf der Basis der von ihm erhobenen klinischen Befunde und seiner notfallmedizinischen Erfahrung.

### 32.6.2
### Versorgungsprioritäten

Als Beispiel einer absoluten Versorgungspriorität kann die unstillbare innere Blutung genannt werden. Diese Situation tritt meist bei polytraumatisierten Patienten mit Verletzungen von parenchymatösen inneren Organen oder Verletzungen an den großen intrathorakalen oder intraabdominellen Gefäßen auf. Diese Patienten können nicht an der Unfallstelle stabilisiert werden, so daß sie so schnell wie möglich in das nächste Krankenhaus mit chirurgischer Versorgung eingeliefert werden müssen. Dies muß natürlich unter suffizienter Oxygenierung (Beatmung) des Patienten und aggressiver Volumentherapie erfolgen.

## 32.7
## Therapiekonzepte und Prioritäten

### 32.7.1
### Entscheidungsfaktoren

Die Therapiekonzepte und Therapieprioritäten hängen, wie die gesamte Einsatzplanung eines Notfalleinsatzes, bei polytraumatisierten Patienten von verschiedenen Faktoren ab. Im Vordergrund stehen die Art und Schwere der einzelnen Verletzungen und der dadurch bedingte Gesamtzustand des Patienten. Darüber hinaus hat jedoch auch die Lage am Unfallort einen Einfluß auf die Therapie bzw. Therapieprioritäten.

#### 32.7.1.1
#### *Art/Schwere der Verletzungen*

Aus der Definition des Polytraumas ergibt sich, daß die vorhandenen Verletzungen eine vitale Bedrohung des Patienten darstellen. Deshalb ist die Grundlage eines jeden Therapiekonzeptes bei der Versorgung von polytraumatisierten Patienten die Sicherung der Vitalfunktionen bzw. die Wiederherstellung der Vitalfunktionen. Dazu ist es notwendig, nach Durchführung der initialen Diagnostik sofort mit der Therapie zu beginnen. Zur Sicherung der Vitalfunktion stehen die unter 32.3 beschriebenen Therapieprinzipien der Volumentherapie, frühzeitigen Intubation und Beatmung und der Analgesie und Anästhesie zur Verfügung.

Im weiteren Verlauf können, nachdem die Vitalfunktionen gesichert sind, spezielle Therapiemaßnahmen (z. B. Reposition, Lagerung und Schienung von Extremitätenverletzungen) erfolgen.

## 32 Polytrauma (Einsatztaktik)

### 32.7.1.2
#### Gesamtzustand des Patienten

Eine strikte Trennung zwischen den einzelnen Verletzungen und dem Gesamtzustand des Patienten ist nicht möglich, da die Verletzungen an einzelnen Körpersystemen oder Körperorganen immer erhebliche Auswirkungen auf das Gesamtsystem haben. Auch wenn nur isolierte Verletzungen an den Extremitäten vorliegen, so kann doch durch den damit verbundenen Schockzustand bzw. die damit verbundenen Schmerzen eine bedrohliche Beeinträchtigung des Gesamtsystems vorhanden sein.

Bei einem Kreislaufstillstand im Rahmen des Polytraumas gelten prinzipiell die gleichen Regeln wie bei jeder anderen Reanimation. Da der Kreislaufstillstand meist durch die Schwere des Traumas bedingt ist, ist die Prognose einer Reanimation bei polytraumatisierten Patienten relativ ungünstig.

*Wenn nach einem schwersten Trauma der klinische Tod eines Verletzten eingetreten ist, sollten weitere frustrane Therapiemaßnahmen unterbleiben.*

### 32.7.1.3
#### Lage am Unfallort

Die Lage am Unfallort zwingt den vor Ort tätigen Notarzt oft dazu, eine vitalerhaltende Therapie in ungünstigen Situationen (eingeklemmter Patient) zu beginnen, bevor eine geordnete Rettung möglich ist. Die Auswirkungen auf den Ort der Erstversorgung sind in 32.4 besprochen.

### 32.7.2
#### Basisversorgung und Erstlagerung

Die Basisversorgung und Erstlagerung des polytraumatisierten Patienten ergibt sich aus den erhobenen klinischen Befunden. Dazu zählen bei vitaler Bedrohung des Patienten das Freimachen der Atemwege, die Gabe von Sauerstoff zunächst über Maske und die rasche frühzeitige Intubation und Beatmung. Bei Patienten mit schwerem Thoraxtrauma kann die Anlage einer Thoraxdrainage relativ frühzeitig nach Beginn der Beatmung notwendig sein. Parallel zur Sicherung der Atemwege muß die Schocktherapie mit ausreichendem Volumenersatz über große periphere Zugänge oder Schleusen (V. femoralis) durchgeführt werden. Gleichzeitig muß bei dem Patienten eine suffiziente Anästhesie bzw. Analgesie gewährleistet sein. Die Lagerungsmaßnahmen des Patienten richten sich nach dem im Vordergrund stehenden Leitsymptom. So ist z. B. bei SHT eine Lagerung mit 30° erhöhtem Oberkörper indiziert. Patienten mit hochgradigem Verdacht einer Wirbelsäulenverletzung sollten immer achsengerecht und ohne Beugung in der Wirbelsäule gelagert werden. Vor Beginn des Transportes ist eine stabile Lagerung des polytraumatisierten Patienten in einer Vakuummatratze anzustreben.

### 32.7.3
#### Erweiterte Versorgung

Die erweiterte Versorgung der einzelnen Verletzungen sollte nach den bei den einzelnen Verletzungsarten beschriebenen Methoden erfolgen. So sollte z. B. jede Extremitätenverletzung mit einer Luftkammerschiene bzw. in der Vakuummatratze, gegebenenfalls nach Reposition, ruhiggestellt sein. Offene Extremitätenverletzungen sollten steril verbunden sein. Das gleiche gilt für offene Wunden am Thorax und Abdomen. Beim Eingeweideprolaps sollte keine Reposition der Bauchorgane, sondern lediglich eine sterile Abdeckung am Unfallort erfolgen. Inwieweit spezifische Therapiemaßnahmen, z. B. Antibiotikagabe am Unfallort, die Prognose eines Polytraumas verbessern können, bleibt weiteren Studien überlassen.

Nach Durchführung aller Diagnostik- und Therapiemaßnahmen ist es jedoch auch wichtig, eine Erfolgskontrolle der Maßnahmen durchzuführen. Die Beatmung sollte durch Kontrolle der Belüftung beider Lungen überprüft werden. Gegebenenfalls muß bei Bestehen einer erheblichen Lungenfistel eine einseitige Beatmung durchgeführt werden. Darüber hinaus ist es wichtig, den intubierten Patienten abzusaugen, um etwaige Fremdkörper (Erbrochenes, Blut) aus den Atemwegen zu entfernen. Eine differenzierte Beatmung (PEEP, SIMV-Beatmung, IRV-Beatmung) wird in den seltensten Fällen am Notfallort oder auf dem Transport möglich bzw. notwendig sein.

Eine adäquate Schocktherapie führt in der Regel nach einiger Zeit zu einer Konsolidierung des Herz-Kreislauf-Systems. Kann dies nicht erreicht werden, so besteht großer Verdacht auf eine unstillbare innere Blutung (s. auch 32.6.2). Gelingt es durch die adäquate Volumensubstitution nicht, so können zur Kreislaufunterstützung Katecholamine (Dopamin) mit eingesetzt werden.

## 32.8
## Transport

Nach der initialen Beurteilung des Notfallpatienten und der Durchführung der initialen medizinischen Behandlungsmaßnahmen sowie der Erfolgskontrolle dieser Behandlungsmaßnahmen stellt sich für den Notarzt die Frage des sicheren Transportes des Patienten zur weiteren klinischen Versorgung im Krankenhaus. Dabei sind grundsätzlich mehrere Fragen abzuklären, bevor der Abtransport des Patienten erfolgen kann:

- Indikation zur Krankenhausaufnahme,
- Zeitpunkt des Transportes,
- Auswahl der Zielklinik,
- Auswahl des Transportmittels,
- Abklärung der Transportmodalitäten (Arztbegleitung),
- Einsatz von Sonderrechten (ja/nein).

### 32.8.1
### Transportprioritäten

Bei polytraumatisierten Patienten ist die Indikation zur Klinikeinweisung immer gegeben.

Bei mehreren Verletzten bzw. Notfallpatienten ist eine entsprechende Festlegung der Transportprioritäten indiziert. Dazu ist es notwendig, daß in der Frühphase des Notarzteinsatzes eine adäquate Organisationsplanung mit entsprechender Nachforderung von Rettungsmitteln oder Notärzten erfolgt. Absolute Transportpriorität haben Patienten mit Verletzungen oder Erkrankungen,

# 32 Polytrauma (Einsatztaktik)

die sich auch durch eine adäquate präklinische Therapie nicht stabilisieren lassen (s. auch 32.6.2).

## 32.8.2
## Auswahl der Zielklinik

Ein weiterer wichtiger bzw. entscheidender Faktor in einer adäquaten Transportorganisation ist die richtige Auswahl der Zielklinik. Die Entscheidung über die Auswahl der Zielklinik obliegt allein dem Notarzt, da er aufgrund seiner Beurteilung der Patienten in der Lage ist abzuschätzen, welche klinische Versorgung für den Patienten nach dem Notfalleinsatz notwendig ist. Deshalb ist es unabdingbar, daß der in einem gewissen Gebiet tätige Notarzt über die Diagnose- und Behandlungskapazitäten der umliegenden Akutkrankenhäuser bzw. Spezialkliniken ausreichende Kenntnis hat. Die Entscheidung an dieser Stelle ist äußerst wichtig und kann über Erfolg und Mißerfolg der präklinischen Therapie bzw. der Gesamttherapie entscheiden. Es ist dabei wichtig, daß nicht das nächste Krankenhaus ausgewählt wird, sondern das nächstgeeignetste. So ist es z. B. notwendig, bei Patienten mit Verdacht auf SHT oder anderen neurologischen Erkrankungen immer eine Klinik mit der diagnostischen Möglichkeit einer zerebralen Computertomographie und einer neurochirurgischen Fachabteilung anzufahren, auch wenn dies mitunter einen längeren Transport erforderlich macht. Ein Transport in eine nicht geeignete Klinik hat einen bedeutend größeren Zeitverlust bis zur adäquaten Therapie dieses Patienten zur Folge.

*Cave: Begleitverletzung!*

## 32.8.3
## Auswahl des Transportmittels

Ein integraler Bestandteil einer adäquaten notfallmedizinischen Versorgung ist die Auswahl eines geeigneten Transportmittels. Die wichtigste Anforderung an ein Rettungstransportmittel ist die größtmögliche Sicherheit für Patient und begleitenden Arzt bzw. Rettungssanitäter. Daneben stehen im Vordergrund optimale Zugangsmöglichkeiten zum Patienten während des Transportes, Minimierung des Transporttraumas, Minimierung der Transportzeiten durch verkehrsunabhängige Transportsysteme und die Verfügbarkeit rund um die Uhr. Von den derzeit zur Verfügung stehenden Rettungstransportmitteln, z. B. Krankentransportwagen (KTW), Rettungstransportwagen (RTW), Notarztwagen (NAW) und dem Rettungstransporthubschrauber (RTH) werden diese Forderungen in unterschiedlichem Maße erfüllt.

Der Rettungstransportwagen/Notarztwagen ist aufgrund seiner räumlichen Gegebenheiten und seiner Ausstattungssituation für den Transport von Schwerverletzten oder anderweitig schwer erkrankten Patienten geeignet. Es besteht hier während der gesamten Transportphase ein freier Zugang zu allen Körperteilen des Patienten und somit die Möglichkeit der Durchführung nahezu aller medizinischer Maßnahmen während des Transportes. Als bodengebundenes Rettungsmittel ist der Rettungstransportwagen/Notarztwagen nur bedingt vom allgemeinen Verkehrsfluß unabhängig. Darüber hinaus besteht bei bodengebundenen Rettungsmitteln die erhöhte Gefahr des Transporttraumas durch Übertragung von Schwingungen oder Vibrationen während der Fahrt. Zur Ver-

Ein wichtiger Faktor in einer adäquaten Transportorganisation liegt nicht nur in der differenzierten Auswahl der Zielklinik, sondern auch in der rechtzeitigen Anforderung geeigneter Rettungsmittel.

besserung dieser Situation ist neben einer situationsadäquaten Fahrweise die Optimierung der Patientenliege mit Hilfe eines Schwingtisches unbedingt notwendig.

Im Gegensatz zu den bodengebundenen Rettungstransportmitteln bietet der Rettungshubschrauber einige Vorteile. Der Rettungstransporthubschrauber ist vor allem bei längeren Einsatzwegen aufgrund der erhöhten Geschwindigkeit erheblich schneller und unabhängig vom allgemeinen Verkehrsfluß. Darüber hinaus treten den Patienten gefährdende Schwingungen nicht auf. Ein deutlicher Nachteil des Rettungshubschraubers ist die eingeschränkte Möglichkeit eines ungehinderten Zuganges zum Patienten. Wichtige therapeutische Maßnahmen (z. B. Thoraxsaugdrainage) müssen vor Beginn des Transportes durchgeführt werden.

### 32.8.4
### Vorinformation der Zielklinik

Prinzipiell sollte der Notarzt vor Beginn des Transportes in die Klinik mit der Zielklinik Kontakt aufgenommen und Informationen über den Patienten an den Aufnahmearzt im voraus gegeben haben. Dies ist bei polytraumatisierten Patienten besonders lebenswichtig, da oft komplexe Verletzungen vorliegen und deshalb mehrere Spezialabteilungen an der weiteren klinischen Versorgung beteiligt sein werden. Je präziser und genauer die Vorinformation der Zielklinik bzw. der Notaufnahme der Zielklinik ist, desto besser können die Vorbereitungen für die Patientenaufnahme koordiniert werden und desto weniger Zeit wird bei Ankunft des Patienten verloren. Der Notarzt sollte sich jedoch vergewissern, daß seine Informationen in der richtigen Klinik angekommen sind.

*Je präziser die Vorinformationen der Zielklinik mitgeteilt werden, desto effizienter sind die Aufnahmevorbereitungen für den Patienten.*

### 32.9
### Übergabe in der Klinik

### 32.9.1
### Mitteilungen

Der Notarzt sollte die Übergabe an den aufnehmenden Arzt im Schockraum oder in der Notfallaufnahme in kurzer, geordneter Form durchführen. Es ist dabei notwendig, daß sich für die kurze Phase der Übergabe alle anwesenden Kollegen auf die Übergabe des Notarztes konzentrieren, da sonst wichtige Informationen verloren gehen können oder erst durch langwieriges Nachfragen erhalten werden können. Wichtig ist auch, daß die Übergabe an einen zuständigen Kollegen im Schockraum erfolgt, der dann die weitere interdisziplinäre Versorgung des Patienten koordinieren kann. Die Strukturierung der Übergabe ist letztlich durch die unterschiedlichen Schweregrade der Verletzungen oder Erkrankungen gekennzeichnet. Wichtige Zusatzinformationen wie Unfallhergang und Rettungszeit (Zeit der Einklemmung) sollten jedoch nicht vergessen werden.

## 32.9.2
## Dokumentation

Der Notarzt muß seine sämtlichen diagnostischen und therapeutischen Maßnahmen auf dem entsprechenden Notarzteinsatzprotokoll dokumentieren. Dies erstreckt sich sowohl auf die korrekte Erkennung und Beurteilung der Gesamtgefährdung des Patienten wie auch auf die detaillierte Feststellung der einzelnen Verletzungen. Daneben sollten natürlich alle Behandlungs- und Überwachungsmaßnahmen am Unfallort oder auf dem Transport entsprechend korrekt dokumentiert werden. Zusammen mit der mündlichen Übergabe an den Arzt der Notaufnahme stellt das Notarzteinsatzprotokoll eine wichtige Informationsquelle über den initialen Zustand des Patienten und die sachgerechte Versorgung des Patienten dar. Darüber hinaus bietet ein sachgerecht- und richtig geführtes Notarzteinsatzprotokoll für den Notarzt Sicherheit bei späteren Rückfragen oder rechtlichen Auseinandersetzungen.

**Die Sorgfaltspflicht der Behandlung für Notfallpatienten gilt auch für ihre Dokumentation.**

## Literatur

Baker S, O'Neil B, Haddon W, Long WB (1974) The injury severity score: a method for describing patients with multiple injuries and evaluating emergency care. J Trauma 14: 187–197

Bein T (1994) Scores – Hilfsmittel zur Risikoeinschätzung. In: Madler C, Jauch KW, Werdan K (Hrsg) Das NAW-Buch, Praktische Notfallmedizin. Urban & Schwarzenberg, München

Champion H, Sacco WJ, Carnazzo AJ, Copes W, Fouty WJ (1981) Trauma score. Crit Care Med 9: 672–676

Champion H, Sacco WJ, Copes W, Gann DS, Gennarelli TA, Flanagan ME (1989) A revision of the traumascore. J Trauma 29: 623–629

Ellinger K (1991) Prinzipien in der präklinischen Erstversorgung beim Polytrauma. In: Ellinger K, Frobenius H, Osswald PM (Hrsg) (1991) Fachkundenachweis Rettungsdienst. Springer, Berlin Heidelberg New York Tokyo

Heiss MM (1994) Polytrauma. In: Madler C, Jauch KW, Werdan K (Hrsg) (1994) Das NAW-Buch. Praktische Notfallmedizin. Urban & Schwarzenberg, München

Hennes H, Reinhardt JT, Dick W (1992) Beurteilung des Notfallpatienten mit dem Mainzer Emergency Evaluation Score. Notfallmed 18: 130–136

Kozuschek W, Reith HB (Hrsg) (1993) Das Polytrauma. Karger, Basel

Rice DP et al. (1989) Cost of injury in the United States: A report to congress, San Francisco. Institute for Health and Aging, University of California and Injury Prevention Center, The Johns Hopkins University, Baltimore, pp 1–104

Safar P, Bircher NG (Hrsg) (1990) Wiederbelebung. 2. Aufl. Thieme, Stuttgart New York

Schuster HP, Dick W (1994) Scoresysteme in der Notfallmedizin. Anaesthesist 43: 30–35

Teasdale G, Jennet B (1974) Assessment of Coma and impaired Consciousness. A practical Scale. Lancet II: 81–83

# 33 Traumatologie I (Fallbesprechung)*

---

* Diese Seite – in den Kursrichtlinien zum Erwerb des Fachkundenachweises Rettungsdienst als Kapiteleinheit aufgeführt – steht dem Kursteilnehmer für eine handschriftliche Dokumentation der Fallbesprechung zur Verfügung.

# Block C2
# Traumatologie II

# 34 Thermische Schädigungen: Verbrennungen/Unterkühlung

K.-P. Wresch

In Deutschland müssen jährlich zwischen 5000 und 10000 Patienten mit Verbrennungen stationär versorgt werden – über 1000 bedürfen einer intensivmedizinischen Behandlung in speziell eingerichteten Zentren für Schwerbrandverletzte. Etwa 75% der Verbrennungsunfälle ereignen sich im häuslichen oder Freizeitbereich, ca. 20% sind Arbeitsunfälle, während etwa 5% der Brandverletzungen durch Suizidversuche hervorgerufen werden.

Abhängig vom Unfallhergang (Autounfall, Sprung aus dem Fenster bei Bränden, Sturz vom Strommast etc.) muß neben den Verbrennungen auf evtl. Begleitverletzungen (thermo-mechanische Kombinationstraumata) geachtet werden, die den Patienten vital bedrohen können und daher Behandlungspriorität besitzen. Dazu zählt auch das Barotrauma der Lunge mit Pneumothorax als mögliche Folge eines Explosionsunfalls.

Da nur bei 0,5–1% aller NAW-Einsätze Brandverletzte zu versorgen sind, kann ein Erfahrungsdefizit bei Notärzten zu erheblicher Unsicherheit in der Behandlung von Verbrennungen führen. Fehlentscheidungen und Versäumnisse in der präklinischen Phase sind später oft nur schwer korrigierbar, so daß gerade den notärztlichen Maßnahmen große Bedeutung für das Schicksal des Brandverletzten zukommt.

*Nur 0,5–1% aller Notfalleinsätze gelten Brandverletzten, so daß von einem notärztlichen Erfahrungsdefizit ausgegangen werden muß.*

## 34.2 Ursachen von Verbrennungen

### 34.2.1 Wärme

Thermische Schäden der Haut und tieferer Gewebe können durch Einwirkung von Temperaturen über 52 °C entstehen. Neben Art der Hitzequelle bestimmen dabei Temperaturhöhe und Einwirkungsdauer die Tiefe der Verbrennung. Folgende Ursachen lassen sich im wesentlichen voneinander unterscheiden:
- Flammenverbrennungen (Brände, Explosionen),
- Verbrühungen (heiße Flüssigkeiten, Dampf),
- Kontaktverbrennungen (heiße Gegenstände),
- elektrothermisches Trauma (Strom, Blitz).

*Art der Hitzequelle, Temperatur- und Einwirkungsdauer bestimmen die Tiefe der Verbrennung.*

Auf die Epidermis beschränkt bleibt meist die Schädigung durch UV-Strahlung (Sonne, Solarium) und beschäftigt deshalb den Notarzt wenig. Gleiches gilt für die allerdings weitaus ernsteren Läsionen durch die lokale Einwirkung von Radioaktivität.

Im Kleinkindesalter sind heiße Getränke und Kochgüter Hauptursache für thermische Schäden. Die 1–4jährigen sind mit Gipfel im 2. Lebensjahr am häufigsten betroffen. Bereits der Inhalt einer Tasse heißen Wassers reicht aus, um über 10% der Haut eines Kleinkindes zu verbrühen.

## 34.2.2
### Chemische Einwirkungen

Zu thermischer Schädigung des Integuments kann es bei exothermen chemischen Reaktionen oder Kontakt mit primär heißen Chemikalien kommen. Allerdings steht im Vordergrund meist die ätzende Wirkung von Säuren und Laugen. Die Ingestion saurer oder alkalischer Lösungen ist wegen der Gefahr einer Perforation von Ösophagus und Magen besonders problematisch. Symptome sind neben heftigen, vorwiegend retrosternalen Schmerzen periorale Verätzungen und/oder Läsionen in Mundhöhle und Rachen.

Während starke Laugen in die Tiefe vordringende Kolliquationsnekrosen bewirken können, verhindert oder erschwert die für Säureeinwirkung typische Proteinfällung mit Ausbildung einer Koagulationsnekrose das stärkere Abtiefen der Läsion. Die Therapie aller lokalen Verätzungen besteht in Entfernung oder Verdünnung der Noxen durch intensive und anhaltende Spülung mit Wasser. Dies gilt besonders für das verätzte Auge, wobei eine Augenspülung durch den Lidkrampf des Patienten sehr erschwert sein kann.

> **Spülen mit Wasser ist Mittel der Wahl bei allen lokalen Verätzungen.**

## 34.3
### Diagnostik Verbrennungen

#### 34.3.1
#### Ausdehnung

Vor allem die Ausdehnung der Verbrennung bestimmt neben dem Alter des Verletzten, seinen Vorerkrankungen und etwaigen Begleitverletzungen die Prognose.

Auf der Basis der verbrannten Körperoberfläche (VKOF) errechnet sich die erforderliche Infusionsmenge.

Das Verbrennungsausmaß ist letztlich auch eines der Kriterien bei der Entscheidung über das Transportziel (Verbrennungszentrum oder nächste geeignete chirurgische Klinik).

Die VKOF kann grob mit Hilfe der Neunerregel nach Wallace abgeschätzt werden (Abb. 34-1). Beim Erwachsenen entsprechen der Kopf und die oberen Extremitäten jeweils 9% seiner Körperoberfläche, die Vorder- und Rückseite des Rumpfes sowie jede der unteren Extremitäten 18%. Den kindlichen Körperproportionen mit im Verhältnis zum Rumpf großer Oberfläche des Kopfes muß bis etwa zum Schulalter Rechnung getragen werden.

> **Die Neunerregel hilft, die verbrannte Körperoberfläche grob abzuschätzen.**

Unabhängig vom Lebensalter entspricht die Handfläche des Verletzten etwa 1% seiner Körperoberfläche.

Beim Festlegen der VKOF als Grundlage therapeutischer Entscheidungen werden nur 2. und 3. Grades verbrannte Flächen berücksichtigt. Rußgeschwärzte aber unverbrannte Hautflächen verleiten dabei zur Überschätzung der VKOF; die verzögerte Ausbildung von Verbrennungsblasen begünstigt eine

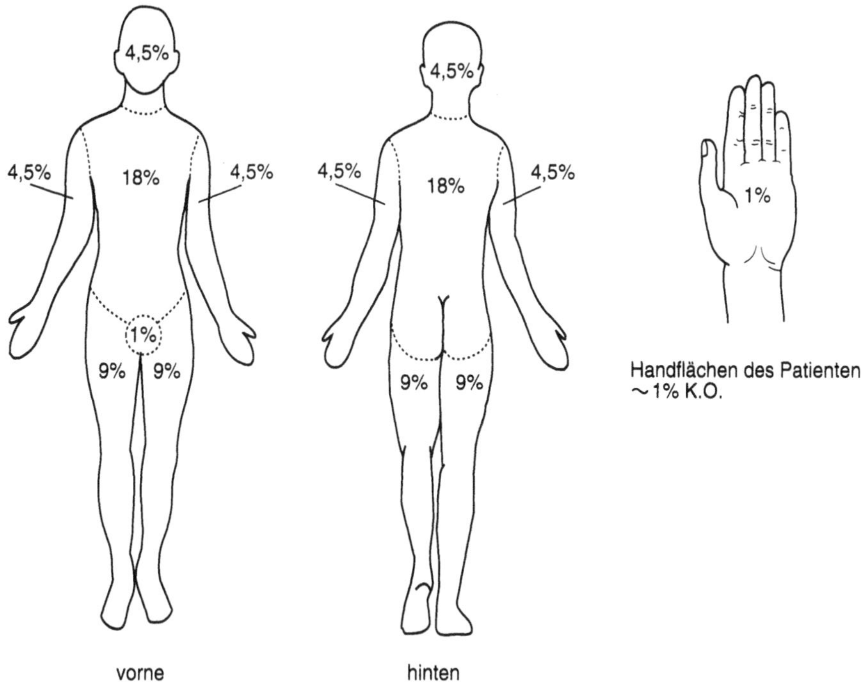

**Abb. 34-1.** Neunerregel nach Wallace

Unterschätzung. Eine Genauigkeit von +/- 5% sollte bei der Ermittlung der VKOF angestrebt und erreicht werden.

## 34.3.2
## Tiefe

Entsprechend der Tiefe einer Schädigung werden 3 Verbrennungsgrade unterschieden, die fließend ineinander übergehen und erst nach endgültiger Ausbildung der Läsionen - oft Stunden und Tagen nach dem Unfallereignis - definitiv bestimmt werden können (Abb. 34-2).

Die **Verbrennung 1. Grades** beschränkt sich auf die Epidermis und heilt innerhalb einiger Tage folgenlos ab. Charakteristisch ist ein schmerzhaftes Erythem.

Die **oberflächlich-dermale Verbrennung 2. Grades** (2a) reicht in die Kutis hinein, ist sehr schmerzhaft und führt zur Blasenbildung. Der feuchte Blasengrund blaßt bei Spateldruck mit nachfolgender Rekapillarisierung ab. Die Spontanheilung erfolgt innerhalb 10-15 Tagen. Bei einer **tief-dermalen Verbrennung 2. Grades** (2b) bleibt die Abblassung des hier meist trockenen Blasengrundes bei Druck aus. Der tief-dermale Schaden heilt unter starker Narbenbildung innerhalb 3-4 Wochen spontan schlecht ab und macht in der Regel Transplantationen erforderlich.

Bei der **3. Grades Verbrennung** sind Epidermis und Korium vollständig zerstört, die Schädigung reicht hinein in das subkutane Gewebe. Charakteristisch sind trockene Hautfetzen auf einem weiß demarkierenden, schwarz verkohlten oder gelblich-wachsartigen, trockenen Untergrund. Das Gewebe ist von prallharter Beschaffenheit, Haare und Nägel lassen sich herauslösen. Die Schmerzemp-

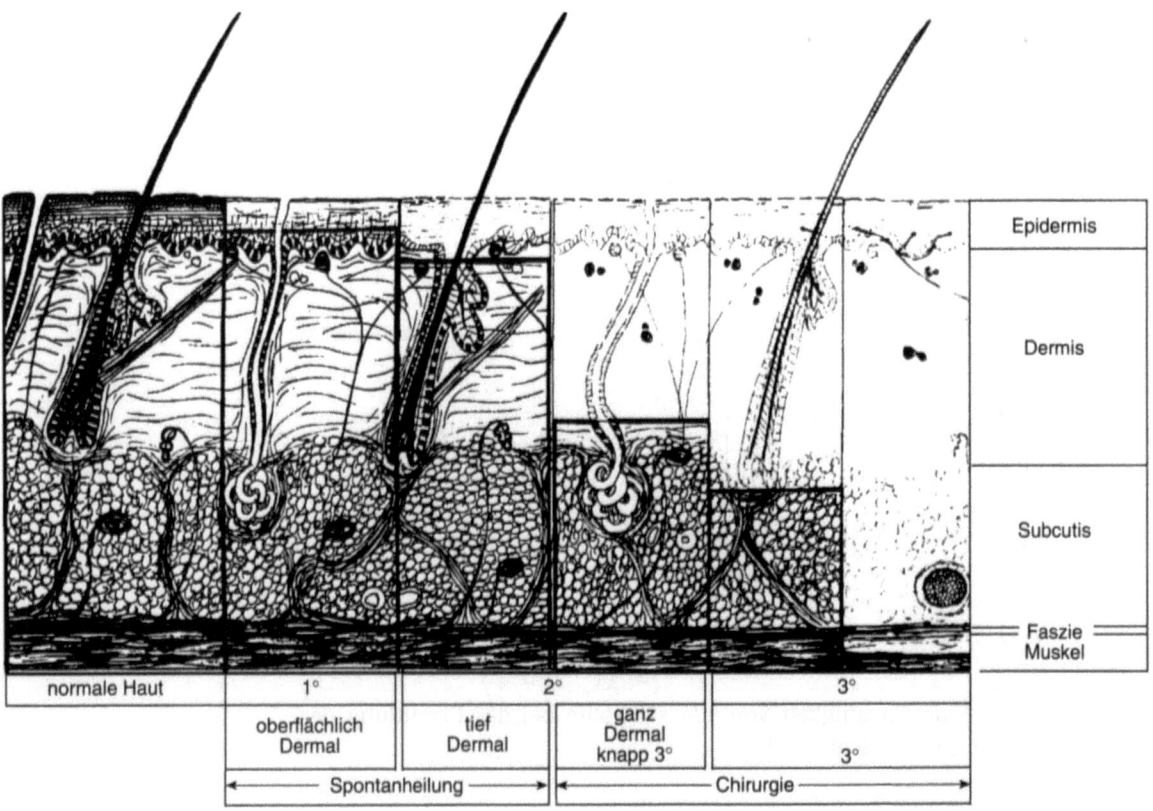

**Abb. 34-2.** Tiefe von Verbrennungen. (In Anlehnung an Zellweger 1985)

Die Schmerzempfindlichkeit der Wundoberfläche ist wegen Zerstörung der Nozizeptoren im Hautniveau bei der drittgradigen Verbrennung aufgehoben.

findlichkeit der Wundoberfläche ist aufgehoben. Eine Spontanheilung dieser subdermalen Verbrennung erfolgt nicht oder nur sehr verzögert von den Wundrändern her. Die Therapie beinhaltet Nekrosektomie und Hauttransplantationen.

### 34.3.3
### Inhalationstrauma

Über 80 % der noch am Brandort Verstorbenen sind primär erstickt oder haben ein letales Inhalationstrauma erlitten.

Beim Verbrennungsprozeß entstehen unter $O_2$-Verbrauch Wärmeenergie, Kohlendioxid und Wasser. In Abhängigkeit von den verbrennenden Materialien, Verbrennungstemperatur und $O_2$-Zufuhr werden darüber hinaus unterschiedliche, vorwiegend gasförmige Produkte frei. Brandgase sind damit Gemische zunächst unbekannter Komponenten. Die Menge des sich bei Feuern oder Pyrolyse (Hitzezersetzung) entwickelnden Brandrauches ist materialabhängig und beträgt je 10 kg Hart-PVC 7000 m$^3$, Polyurethan 22000 m$^3$ oder Heizöl 25000 m$^3$. Freiwerdender Ruß (Kohlenstoff) ist primär inert, ihm kann aber als Carrier diverser chemischer Noxen eine maßgebliche Rolle bei der Pathogenese eines Inhalationstraumas zukommen.

## 34 Thermische Schädigungen: Verbrennungen/Unterkühlung

Die Inzidenz des Inhalationstraumas wächst mit der Expositionszeit (Aufenthalt in der Brandatmosphäre), sie ist besonders groß bei Bränden oder Explosionen in geschlossenen Räumen. Die Verdachtsdiagnose des Notarztes stützt sich neben den Symptomen des Patienten im wesentlichen auch auf die Rekonstruktion des Schadensereignisses.

Neben der asphyktischen Erstickung infolge $O_2$-Mangels lassen sich entsprechend den auslösenden Noxen 3 Arten des Inhalationstraumas voneinander unterscheiden:
- das thermische Inhalationstrauma,
- das chemische Inhalationstrauma,
- die systemische Inhalationsvergiftung.

Heiße trockene Gase kühlen – im Gegensatz zu gesättigtem Dampf – durch Wasseraufnahme aus der Schleimhaut während der Passage des oberen Respirationstraktes schnell ab. Hitzeeinwirkung auf die Glottisgegend wird außerdem meist mit einem Laryngospasmus beantwortet, der ein weiteres Vordringen der Schädigung verhindert. Aus diesen Gründen ist das thermische Inhalationstrauma tieferer Abschnitte des Respirationstraktes selten.

Eine vitale Bedrohung stellt das Glottisödem dar mit den klinischen Zeichen zunehmender Atemnot und inspiratorischen Stridors. Die gezielte Diagnostik umfaßt die Inspektion der Schleimhaut von Mundhöhle und Rachen. Periorale Verbrennungen sind verdächtig, jedoch nicht beweisend, da nur $1/4$ bis $1/3$ der Brandverletzten mit Gesichtsverbrennungen auch ein Inhalationstrauma erlitten hat.

Wasserlösliche chemische Rauchgaskomponenten schädigen durch Hydrolyse die Schleimhaut vorwiegend des oberen und mittleren Atemtraktes. Symptome wie brennender Schmerz in Mund, Nase und Rachen, Speichelfluß, Husten und Würgereiz korrespondieren mit einer anfänglich lokalen Schleimhautirritation. Heftigere und/oder längere Expositionen führen zu entzündlicher Gewebereaktion, Schleimhautulzeration und Gewebedestruktion. Reizsymptome treten unmittelbar beim Kontakt auf (Reizgase vom „Soforttyp"). Die Beschwerden klingen nach Beenden der Exposition in der Regel rasch ab. Beispiele sind Formalin, Ammoniak oder Akrolein. Der Kontakt dieser Noxen mit den sensorischen Rezeptoren der Bronchialschleimhaut kann eine vagal vermittelte Reflexbronchokonstriktion auslösen.

Bei Inhalation lipophiler Substanzen wie Phosgen oder Nitrosegase (Stickoxide) können Reizerscheinungen im oberen Respirationstrakt ganz oder weitgehend ausbleiben. Nach symptomfreiem Intervall von 24–72 h können sie aber Ursache einer plötzlich auftretenden schweren Dyspnoe sein (Reizgase vom „Latenztyp"). Angriffspunkt dieser lipophilen Noxen ist die alveolokapilläre Membran. Mit Zellmembranschädigung und Surfaktantdestruktion entwickelt sich ein toxisch-alveoläres Lungenödem. Erster pathologischer Auskultationsbefund ist eine diskrete Bronchospastik, bei voller Ausbildung des Ödems geht die Dyspnoe einher mit Giemen und feinblasigen Rasselgeräuschen. Häufig besteht eine Orthopnoe und als Zeichen schwerer Hypoxämie eine ausgeprägte Zyanose.

Die Aufnahme von Gasen, die den $O_2$-Transport und/oder die zelluläre $O_2$-Utilisation behindern oder blockieren, führt zu einer systemischen Inhalationsvergiftung. Kohlenmonoxid entsteht als Pyrolyseprodukt bei Schwelbränden

*Erste pathologische Antwort auf ein thermisches Inhalationstrauma ist das Glottisödem (inspiratorischer Stridor) mit Gefahr des konsekutiven Laryngospasmus, das an Stelle eines zögerlichen Abwartens die frühzeitige Intubation erfordert.*

und bei Explosionen. Da dieses Gas leichter als Luft ist, spielt es als Noxe praktisch nur bei Unfällen in geschlossenen Räumen eine Rolle. Kohlenmonoxid bindet sich an das Hämoglobin. Mit Anstieg des Karboxihämoglobinanteils (COHb) am Gesamthämoglobin nimmt die $O_2$-Transportkapazität ab. Folge ist eine Gewebshypoxie, die durch eine CO-vermittelte Linksverschiebung der $O_2$-Bindungskurve noch verstärkt wird. Aufgrund der hohen Affinität von Kohlenmonoxid gegenüber dem Hämoglobin führen bereits weniger als 0,5 Vol% Kohlenmonoxid in der Atemluft in wenigen Minuten zum Tode. Die Symptome subletaler Intoxikationen reichen von Übelkeit und Schwindel über Desorientiertheit bis zum Bewußtseinsverlust, der ab einem COHb von 40–50% zu erwarten ist. Die Praxis zeigt, daß die COHb-Spiegel entgegen der geläufigen Lehrmeinung durchaus nicht streng mit der neurologischen Symptomatik korrelieren. Das vielzitierte kirschrote Hautkolorit als „klassisches" Symptom der Kohlenmonoxidvergiftung wird beim Brandverletzten vergeblich gesucht.

**Das vielzitierte kirschrote Hautkolorit als „klassisches" Symptom der CO-Vergiftung wird beim Brandverletzten vergeblich gesucht.**

Bei Verbrennung bzw. Pyrolyse von natürlichen stickstoffhaltigen Materialien wie Wolle und Seide, synthetischem Schaum- und Dämmstoff wie Polyurethan oder Polyacrylnitril wird Blausäuregas frei. Inhalative Resorption von Zyanidgas führt über Blockade der mitchondrialen Zytochromoxidase zur histotoxischen Hypoxie, also zu einer „inneren Erstickung" durch Hemmung der zellulären Oxidation. Bereits eine Konzentration des Gases von 0,2–0,3 mg/ml Luft ist innerhalb weniger Minuten tödlich. Nach Sekunden treten Symptome in Erscheinung wie zentrale Krämpfe und Bewußtlosigkeit, die wenig charakteristisch und von denen einer schweren $CO_2$-Intoxikation nicht zu unterscheiden sind. Zyanidgase sind sehr flüchtig und können deshalb praktisch nur bei Bränden in geschlossenen Räumen gefährlich werden.

Die meisten Opfer von Haus- und Wohnungsbränden kommen durch Inhalation von Kohlenmonoxid und/oder Zyanid, die auch „Erstickungsgase" genannt werden, ad exitum.

Brandunfälle in geschlossenen Räumen müssen immer an ein Inhalationstrauma denken lassen. Als weitere Hinweise können die Gesichtsverbrennung mit perioraler Lokalisation oder rußiges Sputum gelten. Die Inspektion der Schleimhaut von Mund- und Rachenraum auf Hitzeläsionen ist dann zwingend erforderlich. „Kloßgefühl" im Laryngopharynx, Aphonie und Heiserkeit, vor allem aber ein inspiratorischer Stridor sind die Symptome eines (supra)glottischen Ödems. Jede anhaltende Dyspnoe nach Rauchgasexposition mit und ohne Bronchospastik muß zunächst als Zeichen eines Inhalationstraumas gewertet werden.

Bewußtseinsstörungen bis hin zur Bewußtlosigkeit sind – sofern eine andere Genese ausgeschlossen oder unwahrscheinlich ist – als Symptome einer systemischen Inhalationsvergiftung zu betrachten. Mit entsprechenden Gasspürröhrchen ist der semiquantitative Nachweis toxischer Rauchgasbestandteile möglich. Löschzüge zumindest der Berufsfeuerwehren verfügen über entsprechende Meßeinrichtungen. Da Menschen- und Sachrettung Priorität haben, können diese Messungen meist nicht in der frühen Phase des Löscheinsatzes durchgeführt werden. Daher ist ihr Ergebnis nicht repräsentativ für die tatsächliche Belastung des Brandopfers.

## 34.4
## Pathophysiologie Verbrennungen

### 34.4.1
### Lokale Auswirkungen

Das lokale Trauma kann abhängig von Hitzequelle, Einwirkungsdauer und Unfallmechanismus das Integument und tiefere Gewebe in unterschiedlichem Maße (s. auch 32.2) betreffen.

Besonders bei Wohnungs- oder Hausbränden ist mit einer lokalen Schädigung der Atemwege im Rahmen eines Inhalationstraumas zu rechnen (s. auch 32.3).

#### 34.4.1.1
#### Haut

Bei Verbrennungen 1.–3. Grades ist primär nur die Haut in unterschiedlicher Ausdehnung und Tiefe betroffen (s. auch 34.3.1 und 34.3.2). Umfaßt die thermische Destruktion subkutanes Fettgewebe und Muskulatur, wird auch von einer Verbrennung 4. Grades gesprochen. Im betroffenen Gewebe entwickelt sich über Vasodilatation und Zunahme der kapillären Gefäßpermeabilität auf ein Molekulargewicht von über 100000 – also auch für Eiweiße – ein kolloidreiches interstitielles Ödem. Eiweißdenaturierung durch Hitze, Hämatokritanstieg und Gerinnungsaktivierung resultieren in einer kapillären Stase, im Bereich tieferer Verbrennungen können größere Gefäße thrombosieren.

Somit ist die lokale Verbrennung charakterisiert durch eine zentrale Nekrose, die von einer Zone der Durchblutungsstase umgeben ist. An diese grenzt eine Hyperämiezone. Unterschreiten Oxygenierung und Nutrition des Gewebes in der Übergangszone zwischen primär avitalem und vitalem Gewebe den zur Aufrechterhaltung des Strukturstoffwechsels kritischen Wert, „tieft" die Nekrose „ab". Diese – nicht thermisch bedingte – Zunahme der Verbrennungstiefe kann über mehr als 48 h anhalten und durch einen protrahierten Schockzustand infolge inadäquater Volumensubstitution zusätzlich verstärkt werden.

> Charakteristisch für eine lokale Verbrennung ist die zentrale Nekrose mit einer umgebenden Zone der Durchblutungsstase.

#### 34.4.1.2
#### Atemwege, Inhalationstrauma

Das Inhalationstrauma ist keine einheitliche Verletzung. Die Noxen (Hitze, chemische Substanzen, Erstickungsgase) und deren Zielorgane sind unterschiedlich und Kombinationen verschiedener Noxen häufig. Thermische und chemische Noxen bewirken in den Atemwegen Läsionen des respiratorischen Epithels, die von einer Reizung mit entzündlichen Veränderungen über die Ödembildung bis zur Destruktion der Flimmerepithelien und pseudomembranöser Ablösung der Schleimhaut reichen können.

Die Pathogenese des toxisch-alveolären Lungenödems basiert auf einer Schädigung der alveolokapillären Membran. Wird das Inhalationstrauma akut überlebt, stehen respiratorische Komplikationen im Vordergrund, deren Ursachen neben der Immunsuppression in der Beeinträchtigung der mukoziliaren Clearance zu suchen sind. Rezidivierende Atelektasen mit Zunahme des Shuntvolumens zwingen zur Beatmung mit hohem Druck und hoher inspiratorischer O$_2$-Konzentration. Die Patienten sind zusätzlich durch Pneumonien gefährdet. Alle Inhalationsschäden können schließlich über unterschiedliche Pathomechanismen in ein akutes Lungenversagen münden. Damit bestimmt das Inhalationstrauma als Begleitkomplikation der Verbrennung in erheblichem Maße die Mortalität und die Prognose des Traumas.

> Alle Inhalationsschäden können über unterschiedliche Pathomechanismen in ein ARDS münden.

### 34.4.2
### Systemische Auswirkungen

Großflächige Verbrennungen von über ca. 10–15% VKOF beim Erwachsenen und 5–10% beim Kind führen besonders in den ersten 12 h zu einer massiven Mediatorenfreisetzung. Folge ist unter anderem die sowohl für Wasser als auch für Proteine extrem gesteigerte Permeabilität der Kapillarmembran mit der Ausbildung eines generalisierten Ödems. Die Sequestration betrifft zwar vornehmlich den interstitiellen Raum, doch kommt es durch Dysfunktion der energieabhängigen Kalium-Natrium-Pumpe auch zu einem Zellödem. Die Elektrolythomöostase ist erheblich gestört. Ohne adäquate Flüssigkeitssubstitution entwickelt sich eine vitale Bedrohung durch den protrahierten hypovolämischen Schockzustand. Als Folge von Hypovolämie, Hämokonzentration, Viskositätszunahme und Mikrozirkulationsstörungen sowie Freisetzung exzessiver Katecholaminmengen und anderer vasoaktiver Substanzen ist die Organperfusion erheblich vermindert. In der Konsequenz entwickeln sich Gewebshypoxie mit metabolischer Azidose, komplexe Funktionsstörungen und Organinsuffizienz.

> Die erste Verbrennungsphase ist gekennzeichnet durch Volumenumverteilung, Elektrolytentgleisung und Zellödem und stellt durch protrahierte Hypovolämie eine vitale Bedrohung dar.

Diese „Schockphase" der Verbrennung kann bei entsprechendem Ausmaß des Traumas und/oder unzureichender Therapie in die sog. Verbrennungskrankheit münden.

#### 34.4.2.1
*Verbrennungskrankheit*

Mit Rückbildung des Kapillarlecks wird nach 24–72 h das sequestrierte Ödem, welches 10–20% des Körpergewichts betragen kann, rückresorbiert. Gefahr droht in der „Rückresorptionsphase" in erster Linie durch eine Hypervolämie und Herzinsuffizienz mit Ausbildung eines Lungenödems.

> Die Gefahr in der Phase der Rückresorption nach 24–72 Stunden liegt in Hypervolämie und Herzinsuffizienz.

In der Spätphase der Verbrennungskrankheit ist der Patient wegen der posttraumatischen Immunsuppression bis zum endgültigen Verschluß der großen Wundflächen von Infektion und Sepsis bedroht. Besonders beim Patienten mit Inhalationstrauma kann auch die Lunge zum Infektionsherd werden (s. auch 34.4.1.2).

> In der Spätphase der Verbrennungskrankheit stehen Infektion der Wundflächen, Sepsis, schließlich Multiorganversagen im Vordergrund.

Die Pathogenese von Dysfunktion und Ausfall verschiedener Organe im Laufe der Verbrennungskrankheit kann mit der klassischen Sepsis assoziiert sein oder einem „systemic inflammatory response syndrom" (SIRS) entsprechen. Die Primärschädigung einzelner Organe ist jedoch häufig schon in der Frühphase der Verbrennung gesetzt worden: Gewebehypoxie und Azidose durch Minderperfusion im protrahierten Schockzustand münden in den Reperfusionsschaden mit Aktivierung der entsprechenden Mediatorenkaskaden, die den Weg in Richtung Multiorganversagen bahnen.

Betroffen sein können die Niere, das Herz, der Gastrointestinaltrakt mit der Leber, die Lunge aber auch das ZNS. Die Entwicklung eines Multiorganversagens wird begünstigt durch Stoffwechselveränderungen beim Brandverletzten, die mit einer massiven Katabolie einhergehen.

## 34.5 Präklinische Therapie bei Verbrennungen

### 34.5.1 Rettung

Die Rettungsmaßnahmen bei Brandunfällen gestalten sich häufig kompliziert und gefährlich, gelegentlich verzögert sich der Beginn notfallmedizinischer Maßnahmen durch eine protrahierte schwierige Rettung.

Mit sekundären Explosionen, plötzlichem Wiederentfachen von bereits eingedämmten Feuern, dem Einsturz von Gebäudeteilen oder Bedrohung durch Brandgas in geschlossenen Räumen ist zu rechnen. Selbstgefährdung der Helfer muß unbedingt vermieden werden. In vielen Fällen bleibt die Menschenrettung deshalb den mit schwerem Atemschutz ausgerüsteten Einsatzkräften der Feuerwehr vorbehalten. Brennende oder noch schwelende Kleidung ist durch Ersticken mit geeigneten Decken, durch Wasser oder Löschgeräte abzulöschen. Heiße Kleidung (Verbrühung!) ist schnellstmöglich zu entfernen. Mit dem Gewebe verbackene Textilien werden umschnitten und in der Wunde belassen.

> Mit dem Gewebe verbackene Textilteile werden umschnitten und in der Wunde belassen.

### 34.5.2 Kaltwasserbehandlung

Nicht mit dem Ablöschen verwechselt werden darf die sog. Kaltwasserbehandlung der Brandwunde. Diese muß sofort begonnen werden, wenn sie den Effekt haben soll, Hitzeenergie aus dem betroffenen Gewebe abzuleiten. Darüber hinaus hat sie eine unbestrittene gute analgetische Wirkung.

Eine Gefahr der Kaltwasserbehandlung ist die schneller als erwartet eintretende Hypothermie mit Verschlechterung der Perfusion in der Grenzzone der Verbrennung durch Vasokonstriktion, extrem erhöhtem $O_2$-Bedarf durch kompensatorisches Muskelzittern und in schweren Fällen therapierefraktären Herzrhythmusstörungen sowie Beeinträchtigung der Gerinnung. Auch für den Brandverletzten gilt die Feststellung, daß die Hypothermie die Prognose des Traumapatienten negativ beeinflußt (s. auch Unterkühlung). Die Kaltwasserbehandlung ist deshalb in erster Linie als Maßnahme der Selbst- und Laienhilfe zu sehen.

> Die Kaltwasserbehandlung als Sofortmaßnahme leitet Hitzeenergien aus dem betroffenen Gewebe ab und wirkt zudem analgetisch. Bei exzessiver Anwendung gefährdet sie den Patienten durch Hypothermie.

Empfohlen wird das sofortige Überspülen betroffener Körperpartien mit kaltem Leitungswasser (15–20 °C), bis die Gewebetemperatur nach wenigen Minuten die kritische Schwelle von 50 °C unterschritten hat. Damit ist das weitere thermisch bedingte „Abtiefen" der Verbrennung ausgeschlossen. Umschriebene Verbrennungen unter 10 % VKOF können wegen der guten analgetischen Wirkung auch etwas länger gekühlt werden, ohne daß eine generalisierte Hypothermie zu befürchten wäre. Besondere Zurückhaltung ist bei Kleinkindern und Säuglingen geboten. Die Kaltwasserbehandlung – auch die umschriebene – darf

> Die kritische Schwelle für das „Abtiefen" einer Verbrennung liegt bei 50 °C.

bei diesen kleinen Patienten 2–3 min nicht überschreiten. Kontraindiziert ist die Maßnahme beim Polytraumatisierten mit thermomechanischem Kombinationstrauma und Patienten im Schockzustand. Bei Auftreten von Muskelzittern ist die Kaltwasserbehandlung in jedem Fall abzubrechen.

> Spätestens bei Auftreten von Kältezittern ist die Kaltwasserbehandlung abzubrechen.

Notärztliche Maßnahmen dürfen durch die Kühlung nicht verzögert werden. Nach Beendigung des Kühlmanövers muß gezielt auf Wärmeerhaltung geachtet werden. Nasse Tücher sind vom Körper des Patienten zu entfernen.

Die häufig unkritisch propagierte Kaltwasserbehandlung hat dazu geführt, daß zunehmend Brandverletzte auch während der warmen Jahreszeit im Zustand kritischer Hypothermie (<32 °C) in den Zentren aufgenommen werden.

## 34.5.3
### Brandwundenversorgung

Eine Säuberung der Verbrennungswunde und das Eröffnen oder Abtragen von Blasen am Notfallort sind zu unterlassen. Antiseptische Substanzen, Salben oder Puder dürfen nicht aufgetragen werden. Zur Wundbedeckung sind sterile sekretaufnehmende Materialien zu verwenden, die mit der Wunde nicht verkleben. Besser als die klassischen Brandwundenverbandtücher bewähren sich aluminiumbedampfte Wundbedeckungen wie Metalline oder Aluderm. Sirius-Rettungsdecken aus dünner Alufolie sind, da sie kein Sekret aufnehmen, als direkte Wundauflage nicht geeignet. Sie tragen aber bei sachgerechter Anwendung als zusätzliche äußere Isolationsschicht effektiv zur Wärmeerhaltung bei. Empfehlenswert insbesondere für längere Sekundärtransporte großflächig Verbrannter ist das Ganzkörperset Burnpac mit einem Spezialvlies als Wundauflage, Schaumstoffunterlage und Wärmeschutzhülle.

> Zur Wundbedeckung sind sterile Materialien zu verwenden, die nicht mit der Wunde verkleben.

## 34.5.4
### Infusionstherapie

Bei jeder Verbrennung über 15% VKOF beim Erwachsenen und 10% VKOF beim Kleinkind ist ein intravasales Flüssigkeitsdefizit zu erwarten, das in einen hypovolämischen Schockzustand münden kann. Die Volumensubstitution muß früh und adäquat einsetzen. Für die Anlage von mindestens einem großlumigen Zugang (G14 oder G16 beim Erwachsenen) ist die Punktion peripherer Venen im unverbrannten Gebiet zu bevorzugen. Gegebenenfalls ist ein Venenzugang auch im zweitgradig verbrannten Gewebe zu finden. Zirkuläre Extremitätenverbrennungen 3. Grades proximal der Punktionsstelle können wegen der Schrumpfungstendenz der Nekrose innerhalb kurzer Zeit zu Abflußbehinderungen führen. Wichtig ist eine sichere Fixierung der Verweilkanülen, die auf sekretnassem Untergrund oft nur mittels Binde oder besser Fixationsnaht zu realisieren ist. Bei Kleinkindern ist die Flüssigkeitssubstitution in adäquatem Umfang auch über einen intraossären Zugang möglich. Zentrale Venenkatheter sind in der präklinischen Phase nur indiziert, wenn die Punktion peripherer Venen scheitert.

> Venenzugänge zur frühzeitigen Volumentherapie in unverbrannte, höchstens zweitgradig verbrannte Areale legen. Bei Kleinkindern ist an einen intraossären Zugang zu denken.

Die Deutschsprachige Arbeitsgemeinschaft für Verbrennungsbehandlung (DAV) empfiehlt zur parenteralen Flüssigkeitssubstitution des Brandverletzten derzeit ausschließlich Elektrolytlösungen, bevorzugt Ringer-Lösung. Da für den Schwerbrandverletzten mit seinen großen Flüssigkeitsverlusten und -verschiebungen eine genaue Volumenbilanz unter Einschluß der präklinischen Infusionstherapie von besonderer Bedeutung ist, soll diese Empfehlung im Sinne einer optimalen Abstimmung der notärztlichen auf die klinische Therapie der Brandverletzungszentren befolgt werden.

Mögliche Vor- oder Nachteile anderer Substitutionslösungen wie der Kolloide oder hyperton(-hyperonkotischen) Lösungen können in diesem Rahmen nicht diskutiert werden.

Die erforderliche Flüssigkeitsmenge orientiert sich an der VKOF und dem Gewicht des Patienten. Der Bedarf der ersten 24 h nach dem Trauma wird dabei nach der Baxter(Parkland)-Formel berechnet.

4 ml · % VKOF · kg KG.

25% davon sind in den ersten 4 h zu infundieren.

Als Faustregel kann gelten, daß eine großflächig (50% VKOF) verbrannte erwachsene Person in der ersten Stunde nach dem Trauma 1 l Ringer-Lösung erhält.

Für Kinder beträgt die empfohlene Infusionsmenge für die erste Stunde 20–40 ml/kg KG.

Ein höherer Infusionsbedarf ergibt sich bei der thermomechanischen Kombinationsverletzung. Blutverluste durch schwere mechanische Begleitverletzungen zwingen nicht nur zur Substitution größerer Volumina, sondern machen auch den Einsatz von kolloidalen Lösungen erforderlich.

> Zur Volumensubstitution ist in der präklinischen Phase Ringer-Lösung zu bevorzugen. Als Ausnahme gelten hämorrhagische Begleitverletzungen.

## 34.5.5
## Analgesie

Stärkste Schmerzen verursachen besonders großflächige Verbrennungen 2. Grades. Da eine Verbrennung 3. Grades die Zerstörung oberflächlicher Nozizeptoren beinhaltet, ist die Wundoberfläche berührungs- und schmerzunempfindlich. Daraus darf jedoch nicht abgeleitet werden, daß der Verletzte mit Verbrennungen 3. Grades schmerzfrei sein muß.

Der Verbrennungsschmerz erfordert eine effiziente Schmerztherapie durch Einsatz zentral wirkender Analgetika. Schmerzmittel sind immer intravenös und titrierend zu verabreichen. Opioide sind unter ausreichender Berücksichtigung ihrer atemdepressiven Nebenwirkung einzusetzen. Nur potente, gut steuer- und antagonisierbare Opioide mit raschem Wirkungseintritt wie Fentanyl oder Morphin empfehlen sich zur Analgesie Brandverletzter. Wir bevorzugen Ketamin in Verbindung mit Midazolam. Eine ausreichende Analgesie mit Ketamin ist häufig erst mit Dosierungen deutlich über 0,5 mg/kg KG – also im definitionsgemäß narkotischen Wirkbereich – zu erzielen. Dennoch bleibt eine suffiziente Spontanatmung meist erhalten. Effiziente Schmerztherapie setzt aber in jedem Fall Intubationsbereitschaft voraus.

> Es ist auf effiziente Schmerztherapie zu achten, wobei sich eine Kombination von Ketamin und Benzodiazepinen anbietet. Die Substanzen werden titrierend verabreicht.

Ist für eine ausreichende Analgesie und/oder zur Herstellung geeigneter Behandlungsbedingungen eine Allgemeinanästhesie erforderlich, hat sich zur Narkoseführung Ketamin mit seinem sympathikotonen kreislaufstabilisierendem Wirkprofil gerade beim Brandverletzten besonders bewährt (s. auch 34.5.6.2).

### 34.5.6
### Maßnahmen bei Inhalationstrauma

Pathogenese und Symptomatik der in Abhängigkeit von der auslösenden Noxe verschiedenen Formen des Inhalationstraumas sind in den Abschnitten 34.3.3 und 34.4.1.2 ausführlich dargestellt. Vordringliche Maßnahme ist die unverzügliche Beendigung der Exposition: Verletzte müssen ins Freie gebracht und von kontaminierter Kleidung befreit werden.

*Die Pulsoximetrie ist beim Brandverletzten als objektives Monitoring häufig nicht anwendbar.*

Das weitere Vorgehen orientiert sich an der respiratorischen Funktion des Patienten. Zu deren Beurteilung müssen vor allem klinische Kriterien herangezogen werden, da die Pulsoximetrie als „objektives" Monitoring der $O_2$-Sättigung beim Brandverletzten häufig nicht anwendbar ist. Verbrennung der Akren mit Verkohlung oder starker Verschmutzung und/oder periphere Vasokonstriktion verhindern eine Messung aus technischen Gründen. Zeigt das Gerät einen Sättigungswert an, so kann dieser falsch hoch ausfallen, wenn der Patient zuvor Kohlenmonoxid inhaliert hat. Aufgrund eines ähnlichen Absorptionsverhaltens in den Meßbereichen des Pulsoximeters kann das Gerät nicht zwischen $O_2$-gesättigtem und Karboxyhämoglobin differenzieren.

*$O_2$-Insufflation über eine Maske ist obligatorisch.*

Bei unbeeinträchtigter Atmung oder nur geringen Zeichen der Dyspnoe genügt die Gabe von Sauerstoff vorzugsweise über eine Maske. Auf diese Maßnahme darf bei der Versorgung des Patienten mit schweren Verbrennungen auch dann nicht verzichtet werden, wenn kein konkreter Verdacht auf ein Inhalationstrauma besteht. Bietet ein Patient nach Rettung aus der Rauchgasatmosphäre objektive Zeichen der Dyspnoe oder klagt er über Atemnot, kann zunächst ebenfalls versucht werden, durch $O_2$-Gabe eine Besserung herbeizuführen.

Kriterien für Intubation und Beatmung des Brandverletzten sind:
- Atemstillstand, Schnappatmung;
- Bewußtlosigkeit oder schwere anhaltende Bewußtseinsstörung (GCS$\leq$8);
- trotz $O_2$-Gabe anhaltende Dyspnoe und/oder Zyanose;
- inspiratorischer Stridor;
- thermische Läsionen in Mund und Rachen;
- schwere, therapierefraktäre Bronchospastik;
- gravierende mechanische Begleitverletzung (thermomechanisches Kombinationstrauma/Polytrauma).

*Patienten mit drittgradigen zirkulären Verbrennungen im Rumpfbereich sowie perioraler Verbrennung sind frühzeitig zu intubieren.*

Vom Verbrennungsausmaß (VKOF) allein ist die Notwendigkeit zur Intubation kaum abzuleiten. Erfahrungsgemäß ist jedoch die Intubation des Schwerbrandverletzten mit einer VKOF >50% empfehlenswert. Dies gilt besonders für drittgradige zirkuläre Verbrennungen des Rumpfes. Die durch Konstriktion panzerartige Nekrose führt innerhalb kurzer Zeit zu einem dramatischen Rückgang der Compliance und einer entsprechenden Zunahme der Atemarbeit. Analog ist – unabhängig vom Inhalationstrauma – die frühe Intubation eines Patienten mit drittgradigen Verbrennungen der Perioralregion zu empfehlen, solange eine ausreichende Mundöffnung noch möglich ist.

Im Einzelfall beeinflussen auch Alter, Vorerkrankungen und der Allgemeinzustand eines Patienten die Entscheidung über eine Intubation. Zusätzlich müssen die Transportumstände, also Zeit und Transportmittel, berücksichtigt werden. Im Zweifelsfall sollte zugunsten der Intubation entschieden werden.

## 34 Thermische Schädigungen: Verbrennungen/Unterkühlung

Zur Intubation des Brandverletzten am Notfallort soll ein oraler Low-pressure-cuff-Tubus mit einem Mindestdurchmesser von 7,5 mm (30 Charr) gewählt werden. Ein ausreichendes Tubuslumen ermöglicht später die problemlose bronchoskopische Diagnostik. Die Intubation erfolgt mit der Technik und unter den Kautelen einer Crashintubation des nichtnüchternen Patienten. Als Narkotikum bietet sich aus bereits ausgeführten Gründen Ketamin in Kombination mit einem Benzodiazepin an, prinzipiell können aber alle zur Narkoseeinleitung geeigneten Substanzen zur Anwendung kommen. Dies gilt auch für Muskelrelaxanzien und schließt – zumindest für die Frühphase der Verbrennung (bis 48 h) – das depolarisierende Relaxans Succinylcholin mit ein. Brandverletzte werden kontrolliert und grundsätzlich mit einem $F_iO_2$ von 1,0 und – solange der Patient es hämodynamisch toleriert – unter Aufrechterhaltung eines PEEP von 5–7,5 cm $H_2O$ beatmet.

**Succinylcholin kann in der Frühphase als Relaxans zur Crashintubation verwendet werden.**

Systemisch applizierte Kortikosteroide sind beim Inhalationstrauma nicht indiziert und können auch ein thermisch bedingtes supraglottisches Ödem nicht beeinflussen. Die immunsuppressive Nebenwirkung der Substanz verbietet ihren intravenösen Einsatz beim infektgefährdeten Brandverletzten geradezu.

**Keine Kortikosteroide systemisch applizieren. Auch die Anwendung als Aerosol ist kritisch zu beurteilen.**

Empfohlen wird zwar noch die lokale Applikation von Kortisonpräparaten in Aerosolform (Auxiloson-Dosieraerosol, 2–3 Hübe (à 0,125 mg)/5 min). Ein überzeugender Wirknachweis für Kortikosteroide in Aerosolform zur Prophylaxe oder als Therapeutikum des toxisch-alveolären Schadens steht jedoch weiterhin aus. Auch die Ausbildung eines hitzebedingten Glottisödems wird nicht beeinflußt. Dexamethason (Auxiloson) wird über die respiratorische Schleimhaut dagegen schnell resorbiert; ein immunsuppressiver Effekt ist deshalb auch bei topischer Applikation zu befürchten. Grundsätzlich müssen bei Anwendung aller Dosieraerosole besonders durch den Ungeübten Zweifel angemeldet werden, ob die Substanzen in der Notfallsituation ihren Wirkort überhaupt erreichen.

Indiziert sind bei entsprechender Symptomatik Bronchospasmolytika wie Theophyllin oder β-2-Sympathomimetika. Auch Ketamin hat in höherer Dosierung (3–5 mg/kg KG) einen guten broncholytischen Effekt.

Die Antidottherapie einer Intoxikation mit Zyaniden (Blausäure) besteht bei Ingestion in der Gabe von 4-DMAP (Dimethylaminophenol) in einer Dosierung von 3–4 mg/kg KG. Dies führt zu einer sofortigen Umwandlung von 30–40% des Hämoglobins des Patienten in Methämoglobin, an dessen 3-wertiges Eisen sich das Zyanidion bindet.

Die Intoxikation durch Brandgasinhalation ist jedoch in praxi immer eine Mischintoxikation, wobei ein pathogenetisch relevanter Bestandteil oft das Kohlenmonoxid ist. Ob Bewußtlosigkeit und Asphyxie beim Inhalationstrauma auf $O_2$-Mangelatmung, Kohlenmonoxid und/oder Blausäuregas zurückzuführen sind, kann am Brandort nicht geklärt werden. Die Therapie mit 4-DMAP auf Verdacht führt bei Patienten mit bereits hohen COHb-Spiegeln durch eine drastische Vergrößerung der Dyshämoglobinfraktion (COHb + MetHb) zu einem Zusammenbruch des bereits eingeschränkten $O_2$-Transportes mit fatalem Ausgang. Nach aktuellem Wissensstand verschlechtert sich der Zustand eines Patienten, der die Rettung aus einer zyanidhaltigen Brandatmosphäre, d. h. die Beendigung der Zyanidexposition, überlebt, auch ohne Gabe des Antidots nicht, wenn die wesentlichen supportiven Maßnahmen zum Erhalt seiner Vitalfunktionen (z. B. Beatmung) ergriffen werden. Die körpereigene Entgiftung des Zyanids durch enzymatische Umwandlung in Rhodanid kann durch Gabe des Schwefeldonators Natriumthiosulfat (50–100 mg/kg KG) ohne gravierende Nebenwirkungen beschleunigt werden.

Der prophylaktische ungezielte Einsatz von Antibiotika ist beim Brandverletzten mit und ohne Inhalationstrauma absolut kontraindiziert.

> Die prophylaktische ungezielte Antibiose ist beim Brandverletzten absolut kontraindiziert.

## 34.6
## Logistik der Versorgung Schwerstverbrannter

Nicht selten werden von den erstbehandelnden Notärzten angesichts der Verbrennung Begleitverletzungen übersehen. Verdachtsmomente und Hinweise auf schwerwiegende Begleitverletzungen ergeben sich aus der Rekonstruktion des Unfallhergangs. Akut lebensbedrohliche mechanische Traumata haben gegenüber der Verbrennung eindeutig Versorgungspriorität, die bei der Wahl des Transportziels zu berücksichtigen ist. Dazu zählen Verletzungen mit Einblutung in Körperhöhlen wie das Schädel-Hirn-Trauma, die stumpfe Abdominalverletzung oder ein schweres Thoraxtrauma. Ein (Spannungs)pneumothorax muß erkannt und bereits am Unfallort durch das Einlegen einer Bülau-Drainage behoben werden. Einer vorrangigen Versorgung bedürfen auch Verletzungen der Wirbelsäule, Luxationen, soweit sie sich vor Ort nicht reponieren lassen, sowie Frakturen großer Röhrenknochen, deren operative Versorgung in den ersten Stunden nach dem Trauma auch durch verbranntes Gewebe ohne wesentlich erhöhte Infektionsgefahr möglich ist.

> Die Rekonstruktion des Unfallhergangs verhindert, daß Begleitverletzungen übersehen werden, die je nach vitaler Bedrohung Behandlungspriorität haben können. Danach richtet sich die Wahl der Zielklinik.

Diagnostik und Behandlung vital bedrohlicher Begleitverletzungen müssen unverzüglich in der nächsten dafür geeigneten Klinik vorgenommen werden. Erst danach ist eine Verlegung über größere Entfernung in ein Verbrennungszentrum zu erwägen

Patienten mit den folgenden Verletzungsmustern sollten zur definitiven Versorgung einem Brandverletztenzentrum oder einer Klinik mit Verbrennungseinheit zugeleitet werden:
1. Verbrennungen 2. Grades über 30% VKOF beim Erwachsenen, über 15% beim Kind;
2. Verbrennungen 3. Grades über 10% VKOF;
3. Verbrennungen im Bereich von Gesicht, Hand, Fuß, der großen Gelenke und der Anogenitalregion;
4. Verbrennungen mit Inhalationstrauma;
5. thermoelektrische Verbrennungen.

Als direktes Ziel bietet sich eine Spezialklinik für Verbrennungen aber nur an, wenn die Transportzeit dahin 30 min nicht wesentlich überschreitet. In allen anderen Fällen ist der Brandverletzte nach suffizienter Erstversorgung primär in das nächstgelegene geeignete Krankenhaus zu bringen, das über die notwendigen diagnostischen (Begleitverletzungen!), chirurgischen und intensivmedizinischen Einrichtungen verfügt.

## 34.6.1
## Zentrale Vermittlungsstelle

In Deutschland stehen in Verbrennungszentren und Kliniken mit Verbrennungseinheiten 118 Betten für Erwachsene und 43 Betten für Kinder (Stand Ende 1995) bereit (Abb. 34-3).

Der Bettennachweis erfolgt über die Zentrale Anlaufstelle für die Vermittlung von Betten für Schwerbrandverletzte (ZA-Brandverletzte) unter der Rufnummer 040/2882-3998 oder -3999.

Aufgabe der ZA-Brandverletzte ist es, auf Anfrage die dem Schadensort am nächsten gelegene geeignete Einrichtung mit freien Kapazitäten und die dort zuständigen Ansprechpartner zu benennen. Die den Transport und die Über-

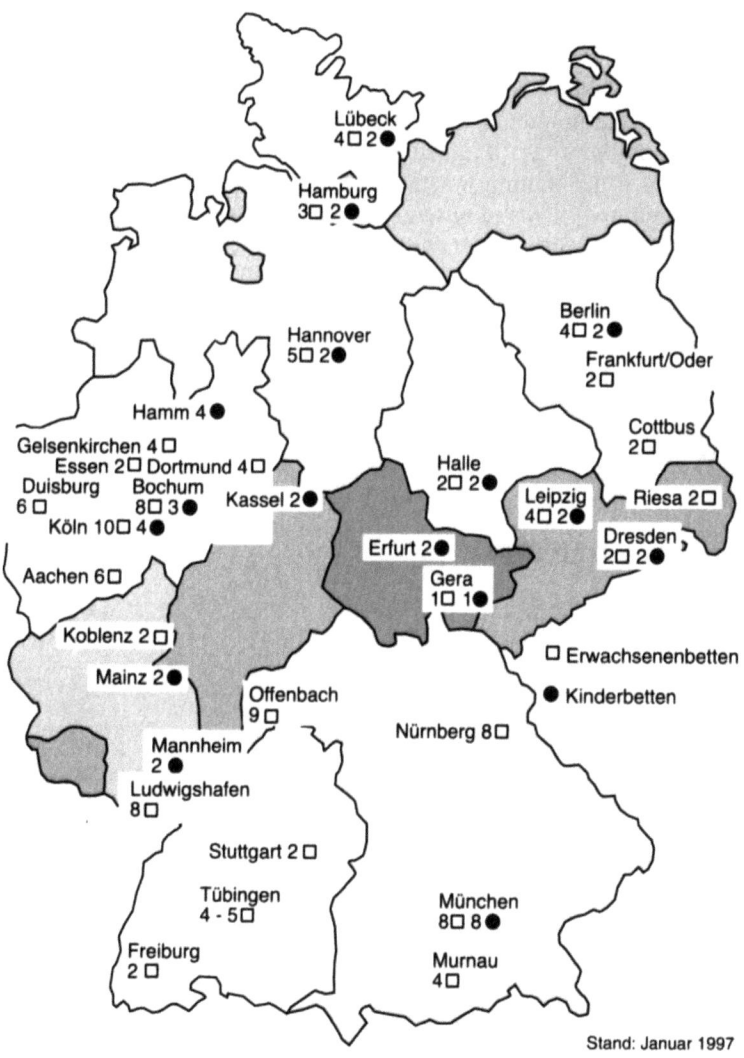

**Abb. 34-3.** Betten für Schwerbrandverletzte in der BRD. (Quelle: Freie und Hansestadt Hamburg, Behörde für Arbeit, Gesundheit und Soziales)

nahme betreffenden Einzelheiten sind dann zwischen den beteiligten Ärzten und Kliniken zu regeln.

## 34.7
## Epidemiologie Unterkühlung

(s. 34.8)

## 34.8
## Ursachen der Unterkühlung

Eine Hypothermie entsteht, wenn die Wärmeabgabe des Körpers dessen Energieproduktion längerfristig überschreitet.

Die akzidentelle Hypothermie spielt bei Wasserunfällen (s.auch Kap. 35 Ertrinken), beim Ski- oder Bergunfall in unwegsamem Gelände und bei der Lawinenverschüttung (Abkühlung 3 °C/h) eine entscheidende Rolle. Sie kann sich als Begleitkomplikation überall dort entwickeln, wo ein Unfallopfer in kalter, feuchter und/oder windiger Umgebung unzureichend gegen die Witterung geschützt längere Zeit auf Rettung warten muß. Kälteexposition ist besonders bedrohlich für Personen mit verminderter Abwehrreaktion (Schlafmittel- oder Alkoholintoxikation). Im Zuge protrahierter Rettungs- und Versorgungsmaßnahmen bedroht die Hypothermie polytraumatisierte Unfallopfer – häufig unbeachtet – auch außerhalb der kalten Jahreszeit.

Während die Hypothermie im alpinen oder maritimen Bereich als Komplikation gezielt berücksichtigt, verhindert oder therapiert wird, ist in den übrigen Rettungsdienstbereichen die Dunkelziffer unerkannter „Begleithypothermien" als hoch einzuschätzen.

> Kälteexposition ist besonders bedrohlich für Schlafmittel- und Alkoholintoxikierte mit verminderter Abwehrreaktion.

## 34.9
## Pathophysiologie Unterkühlung

(s. 34.10)

## 34.10
## Symptomatik und Stadien der Unterkühlung

Die Körperkerntemperatur ist physiologisch durch vegetative Zentren im Hypothalamus reguliert und in engen Grenzen stabil. Die Basisenergieproduktion des Organismus genügt bei einer Umgebungstemperatur von 28 °C, Windstille und einer Luftfeuchtigkeit von 50 % zur Kompensation des Wärmeverlustes einer unbekleideten Person. Diese sog. Indifferenztemperatur wird als angenehm empfunden.

Übertrifft der Wärmeverlust mit sinkender Umgebungstemperatur die Energieproduktion, und die Körpertemperatur fällt, setzen Kompensationsmechanismen ein: willkürliche („Händereiben") und unwillkürliche („Zähneklappern", „Gänsehaut") Muskelaktivität steigern die Wärmeproduktion. Dabei

## 34 Thermische Schädigungen: Verbrennungen/Unterkühlung

nimmt der $O_2$-Verbrauch des Organismus erheblich zu. Diese Kompensationsreaktionen sind charakteristisch für die leichte Hypothermie, das sog. Abwehrstadium (36–32 °C). Der Temperaturbereich oberhalb 32 °C wird auch mit „save zone" der Hypothermie bezeichnet. Im Rahmen einer sympathoadrenergen Reaktion entwickelt sich eine periphere Vasokonstriktion, die zur Zentralisation des zirkulierenden Blutvolumens führt. Folge ist eine „Dissoziation" vom noch warmen Körperkern und der kälteexponierten Körperschale. Während unter physiologischen Bedingungen und Normothermie die Temperaturdifferenz zwischen Kern und Peripherie ca. 8–10 °C beträgt, wird so dem Körperkern mit den Vitalorganen vorübergehend eine mit dem Leben vereinbare Temperatur erhalten, während die Körperschale poikilotherm weiter auskühlt.

Durch aktive und/oder passive Bewegung, allein durch abrupte Körperverlagerung der unterkühlten Person kann es in dieser Phase zum „Einbruch" kalten Schalenblutes mit der Folge eines plötzlichen Falls der Kerntemperatur in den kritischen Bereich unter 32 °C, die sog. „danger zone" der Hypothermie kommen. Für dieses Phänomen hat sich der Begriff „Afterdrop" etabliert.

Im Stadium schwerer Hypothermie erlischt über ein soporöses Zwischenstadium allmählich das Bewußtsein, die Pupillen werden weit und reaktionsträge, unter 30 °C häufig lichtstarr. Die Atmung ist langsam und flach, der Blutdruck schwer meßbar.

Charakteristisch sind idioventrikuläre Herzrhythmen und Bradyarrhythmien. Im EKG können weitere typische – mit Wiedererwärmung reversible – Veränderungen registriert werden: Neben Verlängerung der PQ-, QRS- und QT-Zeit sowie Umkehr der T-Welle kann eine anormale terminale Auslenkung des QRS-Komplexes, die sog. J-Zacke (Osborne-Zacke), nachweisbar sein. Bei Kerntemperaturen unter 28 °C steigt mit der Flimmerbereitschaft die Gefahr eines Kreislaufstillstandes. Unterhalb 25 °C tritt meist eine Asystolie auf. Diagnostische Kriterien zur Beurteilung der Hypothermie zeigt Abb. 34-4.

Nur in seltenen Fällen können Patienten mit einer niedrigeren Kerntemperatur als 24 °C gerettet werden. In Einzelkasuistiken sind aber erfolgreiche mehrstündige Reanimationen ohne manifestes neurologisches Defizit nach akzidenteller Hypothermie mit Körperkerntemperaturen von unter 20 °C beschrieben.

### 34.11
### Präklinische Therapie der Unterkühlung

Ein Monitoring der Körperkerntemperatur in der präklinischen Phase ist wünschenswert. Geeignete Geräte stehen mit dem Infrarot(IRED)-Tympanonthermometer oder der ösophagealen Meßsonde zur Verfügung, sie gehören jedoch noch nicht zur Standardausrüstung der Rettungsmittel.

Wird der unterkühlte Patient mit Muskelzittern und ansprechbar vorgefunden, kann auf eine leichte Hypothermie („save zone": >32 °C) geschlossen werden. Alle Maßnahmen der Wärmeerhaltung und peripheren Wärmezufuhr sind indiziert. Nasse Kleidung muß behutsam entfernt und durch warme trockene ersetzt werden. Ein peripherer Venenzugang ist wegen der Zentralisation oft schwer zu finden. Elektrolytlösungen sollen auf 40 °C angewärmt sein, um eine weitere Abkühlung des Patienten durch kalte Infusionen zu vermeiden. Zu berücksichtigen ist, daß bei der Unterkühlung primär normalerweise keine

---

**Bei Unterschreiten der Indifferenztemperatur setzen Gegenregulationen unter erheblichem $O_2$-Verbrauch ein.**

**Bei Rettungs- und Lagerungsmaßnahmen ist immer an die Gefahr des Afterdrops zu denken.**

**Elektrolytlösungen sollen auf ca. 40 °C erwärmt infundiert werden.**

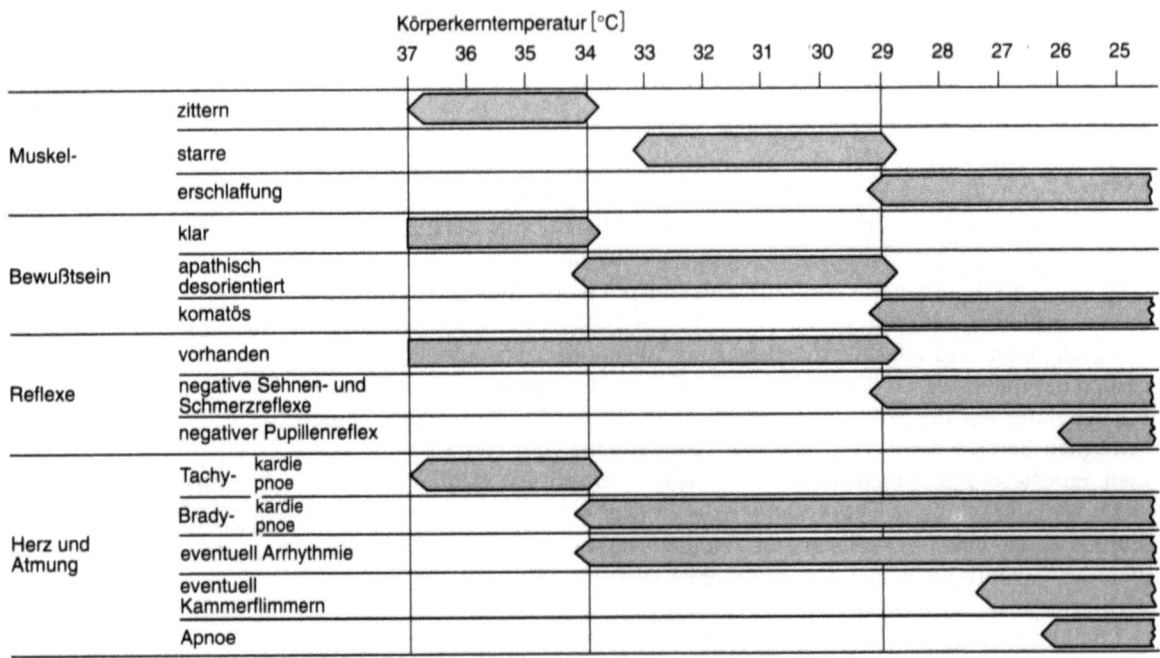

**Abb. 34-4.** Diagnostische Kriterien bei Unterkühlung

Hypovolämie vorliegt. Erst die Gefäßdilatation bei Wiedererwärmung kann zum „rewarming collaps" führen, Ausdruck eines relativen Volumenmangels.

Bei langen Rettungswegen (Bergnotfall) ist das Verabreichen heißer gesüßter Getränke (kein Alkohol!) empfehlenswert.

Ist ein Patient durch Kälteeinwirkung schwer bewußtseinsgetrübt oder bewußtlos, muß von einer profunden Hypothermie („danger zone": <32 °C) ausgegangen werden. Wegen der Gefahr des Afterdrops sind alle Rettungs- und Transportmaßnahmen (RTH) mit großer Vorsicht ohne unnötige Bewegungen durchzuführen. Besonders gefährlich sind Lagewechsel von horizontal nach vertikal. Wärmeapplikation (Wärmflaschen, chemische „exotherme" Wärmebeutel) muß auf den Rumpf des Patienten beschränkt bleiben. Direkter Kontakt zwischen Wärmequelle und der Haut ist zu vermeiden, da Temperaturen über 50 °C bei entsprechender Einwirkungszeit Kontaktverbrennungen bewirken. Angewärmte Elektrolytlösungen werden langsam vorzugsweise über einen zentralen Venenkatheter infundiert. Es ist zu berücksichtigen, daß das tief hypotherme Myokard außerordentlich vulnerabel ist und schon der mechanische Reiz des vorgeschobenen Katheters Kammerflimmern auslösen kann.

Bei Ateminsuffizienz oder Atemstillstand wird der Patient intubiert. Dies gelingt meist ohne Einsatz von Medikamenten. Die Beatmung erfolgt mit Notfallrespiratoren. Versuche, dem Patienten durch Atemspende Wärme zuzuführen, bleiben ineffizient. Ist ein zentraler Puls nicht palpabel, müssen Reanimationsmaßnahmen eingeleitet werden. Sie folgen den allgemeinen Richtlinien der CPR (s. auch Kap. 11 Kardiopulmonale Reanimation). Dem Kreislaufstillstand kann bei schwerer Hypothermie eine elektromechanische Dissoziation

(EMD) oder eine Asystolie zugrunde liegen, häufiger noch ein Kammerflimmern. Dieses ist bei Körpertemperaturen unterhalb 28 °C durch Defibrillation oft nicht terminierbar. Bei Asystolie, EMD und schweren Bradykardien ist die Anwendung eines externen Demandschrittmachers zu erwägen.

Pharmakokinetik und Pharmakodynamik sind in der Hypothermie schwer kalkulierbar. Antiarrhythmika bleiben bei Körperkerntemperaturen unter 30 °C unwirksam, das tief hypotherme Myokard verhält sich weitgehend katecholaminrefraktär.

*Pharmakokinetik und Pharmakodynamik sind in der Hypothermie schwer kalkulierbar, unter 30 °C verhält sich das Myokard katecholaminrefraktär.*

Vor Unterlassung oder übereiltem Abbruch der Reanimationsmaßnahmen muß gewarnt werden. Es gilt der notfallmedizinische Grundsatz: „No one is dead, until he's warm and dead". Die Todesfeststellung darf erst erfolgen, wenn die Reanimation erfolglos bleibt und der Körperkern auf 32 °C erwärmt ist.

*„No one is dead, until he's warm and dead"!*

Das Zielkrankenhaus muß für die Hypothermiebehandlung geeignet sein. Spätestens in der Klinik kommt nach Thorakotomie die direkte Herzmassage zur Anwendung. Gleichzeitig wird das Herz mit warmer Spüllösung übergossen. Weitere Maßnahmen sind wiederholte warme Peritoneallavagen und – besonders effektiv – die Anwendung extrakorporaler Zirkulation (EKZ) mit Wärmetauschern, soweit diese Möglichkeit verfügbar ist.

## 34.12
## Lokale Erfrierung

Örtliche Erfrierungen als Folge akzidenteller Kälteeinwirkung betreffen die Akren, also Zehen und Finger, Nase und Ohren. Erfrierungen entstehen bei Temperaturen unter 6 °C und werden begünstigt durch Nässe, Wind und beengende, einschnürende Kleidung.

Klinisch imponieren weiße, harte und asensible Akren mit Schmerzen in der Übergangszone. Analog dem Verbrennungstrauma werden 3 Schweregrade unterschieden. Da sich Blasenbildung bzw. Demarkation der schwarzen Gewebsnekrose erst nach Tagen entwickeln, ist eine Differenzierung für die Notfallmedizin ohne Belang.

Die Maßnahmen beschränken sich auf das vorsichtige Entfernen einengender, nasser oder gefrorener Kleidungsstücke, sofern dies ohne größere Bewegung von Körperverlagerung des schwer unterkühlten Patienten möglich ist (Afterdrop). Erfrorene Gliedmaßen werden locker und gepolstert eingebunden. Im übrigen steht ganz im Vordergrund die meist begleitende Hypothermie, die den Patienten vital bedroht.

*Erfrorene Gliedmaßen werden locker und gepolstert eingebunden.*

### Literatur

Allgöwer M (1995) Burning the largest immune organ. Burns 21 (Suppl 1): S 7–S 47
Deuter U (1992) Inhalationsvergiftung. Notarzt 8: 10–11
Emergency Cardiac Care Committee and Subcommittees, American Heart Association (1992) Guidelines of cardiopulmonary resuscitation and emergency cardiac care. Part IV: Special resuscitation situations. J Am Med Assoc 268: 2142–2249
Enemoser H (1987) Tympanon mißt Körpertemperatur am Notfallort. Notfallmedizin 17: 106–109
Erhard J (1995) Verbrennungstrauma. Notfallmedizin 21: 464–473
Germann G (1993) Aktuelle Aspekte der Verbrennungsbehandlung. Zentralbl Chir 118: 290–302

Helm M (1995) Akzidentelle Hyperthermie bei Traumapatienten. Anaesthesist 44: 101–107
Lampl L (1991) Die akute Kohlenmonoxid-Intoxikation. Notarzt 7: 189–192
Latarjet J (1995) A simple guide to burn treatment. Burns 21: 221–225
Lawrenz B (1989) Behandlung von Unterkühlungen. In: Dittmer H (Hrsg) Der Notfall abseits der Routine. Springer, Berlin Heidelberg New York Tokio, S 45–52
Lechleuthner A (1992) Flüssigkeitstherapie bei Verbrennungen, Verätzungen und Stromunfällen. Notfallmedizin 18: 325–332
Lönnecker S (1995) Die Erstverbrennung des schwerbrandverletzten Patienten aus anästhesiologischer Sicht. Unfallchirurg 98: 184–186
Mozingo D (1994) Acute resuscitation and transfer management of burned and electrically injured patients. Trauma Quarterly 11: 94–113
Romet T (1988) Mechanism of afterdrop after cold water immersion, J Appl Physiol 65: 1535–1538
Schöchl H (1994) Versorgung tief hypothermer Patienten nach akzidenteller Kälteexposition. Notarzt 10: 165–169
Steen M (1993) Präklinische Diagnostik und Erstversorgung bei Notfallpatienten mit Verbrennungen. Notfallmedizin 19: 17–23
Voeltz P (1995) Inhalationstrauma. Unfallchirurg 98: 187–192
Weinberg A (1993) Hypothermia. Ann Emerg Med 22: 370–377
Yen D (1995) The clinical experience of acute cyanide poisoning. Am J Emerg Med 13: 524–528
Zellweger G (1985) Die Behandlung der Verbrennungen. 2. Aufl. Deutscher Ärzte-Verlag, Köln

# 35 Ertrinken und Stromunfall

K.-P. Wresch

## 35.1
## Epidemiologie Ertrinken

Während sich weltweit jährlich ca. 150000 tödliche Ertrinkungsunfälle ereignen, ist die Zahl der Todesfälle durch Ertrinken in Deutschland von 1479 (1959) über 911 (1984) auf 773 (1991) zurückgegangen. Über 50% aller Ertrunkenen sind jünger als 40 Jahre, fast 25% der tödlich verunfallten Kleinkinder bis zum 4. Lebensjahr sind Ertrinkungsopfer. Genaue Zahlen über nichtletale Unfälle fehlen, von einer hohen Dunkelziffer muß jedoch ausgegangen werden.

Über 90% aller Ertrinkungsnotfälle in Deutschland ereignen sich in Süßwasser, vorwiegend in öffentlichen Gewässern oder Badeeinrichtungen; Salzwasserertrinken beschränkt sich auf den maritimen Bereich.

> Über 90% der Ertrinkungsunfälle ereignen sich in öffentlichen Gewässern und Badeeinrichtungen.

## 35.2
## Definitionen Ertrinken

Ertrinken („drowning") beschreibt als Todesursache das Ersticken infolge Untertauchens (Submersion) in einer Flüssigkeit.

Reanimationsmaßnahmen bleiben erfolglos oder führen zu einer Überlebenszeit von weniger als 24 h.

Unter Beinahe-Ertrinken („near-drowning") versteht man Unfallereignisse, bei denen der Patient noch lebend gerettet oder mit einer mindestens 24stündigen Überlebenszeit erfolgreich wiederbelebt wird.

Eindringen von Wasser in die Trachea löst zunächst einen reflektorischen Glottisverschluß aus. Der Laryngospasmus kann über den Verlust des Bewußtseins hinaus persistieren. Da in diesem Fall Flüssigkeit nicht in relevantem Umfang aspiriert wird, hat sich in der Terminologie dafür der Begriff „trockenes Ertrinken" („dry drowning") etabliert.

Kommt es nach Lösen des Laryngospasmus dagegen infolge unwillkürlicher Einatmung zur Aspiration größerer Flüssigkeitsmengen, entspricht dies dem sog. „nassen Ertrinken" („wet drowning"). Dieser Pathomechanismus liegt 80–90% aller Ertrinkungsnotfälle zugrunde.

Die beiden letztgenannten Begriffe sind überwiegend von akademischer Bedeutung. Morbidität und Letalität – und damit die Prognose des Patienten – ergeben sich aus Dauer der Hypoxie und konsekutiver zerebraler Schädigung.

> Ertrinken ist ein Unfallereignis, das in weniger als 24 h zum Tode führt, Beinaheertrinken ein Ereignis mit mindestens 24stündiger Überlebenszeit.

## 35.3
## Ursachen des Ertrinkens

Die Ursachen und Umstände eines Ertrinkungsunfalls sind vielfältiger Natur: Stürze von Nichtschwimmern ins Wasser, Erschöpfungszustände mit Unterkühlung und Hypoglykämie, akute neurologische bzw. internistische Ereignisse beim Schwimmen wie zerebraler Krampfanfall oder Myokardinfarkt, Tauchunfälle, Suizide oder Versinken von Fahrzeugen mit darin eingeschlossenen Personen. Nach Kopfsprüngen in seichte Gewässer kann ein hohes Zervikaltrauma mit Tetraparese Ursache des Ertrinkens sein. 1994 wurden in Deutschland 88 Patienten mit Tetraplegie nach Kopfsprung noch rechtzeitig aus dem Wasser gerettet – das sind 10,2% aller traumabedingten Querschnitte im Untersuchungszeitraum.

> Der Immersionsschock kann über einen reflektorisch ausgelösten Vagotonus zum plötzlichen Kreislaufstillstand führen.

Unerwartetes plötzliches Untertauchen oder das Verschlucken von kaltem Wasser können reflektorisch einen Vagotonus mit Bradykardie – den sog. Immersionsschock – oder gar einen Kreislaufstillstand auslösen. Begünstigt wird ein Immersionsschock durch vorausgegangene Insolation mit Hyperthermie und refraktärer peripherer Vasodilatation.

Das als Tauchertod geläufige Ertrinken durch hypoxisch bedingte Bewußtlosigkeit nach willkürlicher Hyperventilation vor dem Abtauchen wird in seiner Bedeutung überschätzt.

Etwa 20–30% der Ertrinkungsnotfälle ereignen sich unter dem Einfluß von Alkohol. An begleitende Intoxikationen mit Medikamenten muß besonders beim Suizid durch Sprung ins Wasser gedacht werden.

## 35.4
## Pathophysiologie Ertrinken

> Salzwasser- und Süßwasseraspiration liegen unterschiedliche Pathomechanismen zugrunde.

Salzwasser- und Süßwasseraspiration unterscheiden sich in den ausgelösten pathophysiologischen Mechanismen.

Süßwasser bewirkt eine Inaktivierung und Auswaschung des Surfactant. Folgen sind Alveolarkollaps, Atelektasenbildung und Zunahme des intrapulmonalen Rechts-links-Shunts mit konsekutivem Abfall des arteriellen $O_2$-Partialdruckes. Die pulmonale Compliance (Dehnbarkeit) nimmt ab. Die aspirierte hypotone Flüssigkeit dringt entlang des osmotischen Gefälles in die Lungenstrombahn ein und ist bei intakter Zirkulation bereits nach 2–3 min aus den Alveolen verschwunden.

Intravasale Veränderungen wie passagere Hypervolämie durch Hämodilution, osmotisch bedingte Hämolyse und Elektrolytverschiebungen sind bei Aspirationsvolumina von weniger als 20 ml/kg KG nicht lebensbedrohlich und wenige Stunden nach einem Beinaheertrinken nicht mehr nachweisbar. Dabei ist zu betonen, daß 80–90% aller definitiv Ertrunkenen weniger als 10 ml/kg KG aspiriert haben.

Die Entwicklung eines interstitiellen Lungenödems nach Süßwasseraspiration hat mehrere Ursachen (Abb. 35-1). Neben Auswaschung des Surfactant und Zunahme des zirkulierenden Blutvolumens kann eine hypoxisch bedingte kardiale Insuffizienz von pathogenetischer Bedeutung sein. Morphologisch entwickelt sich in der Folge mit diffusem Alveolarschaden unter Einengung des

- Surfactantverlust (Atelektasenbildung)
- Interstitielles Ödem
- Abnahme der Compliance
- Erhöhter Rechts-links-Shunt
- Hypoxämie
- Hyperkapnie
- Metabolische Azidose
- Kardiale Insuffizienz
- Unwesentliche Veränderungen des Blutvolumens und der Elektrolyte

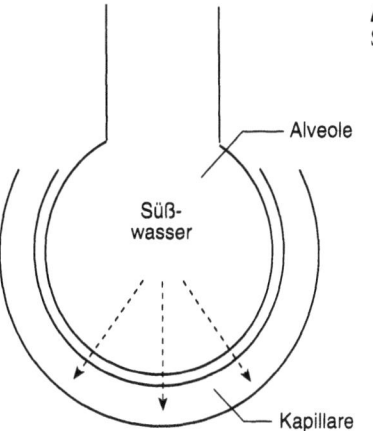

**Abb. 35-1.** Vorgänge bei Süßwasseraspiration

Alveolarlumens und Zerstörung der Kapillarendothelien das Korrelat zum klinischen Bild eines akuten Lungenversagens (ARDS).

Salzwasser besitzt mit ca. 1000 mosmol/l eine im Vergleich zum menschlichen Plasma 3mal höhere Osmolarität. Nach Aspiration tritt unter Schädigung der alveolokapillären Membran Flüssigkeit aus der Lungenstrombahn in die Alveolen ein (Abb. 35-2). Das intraalveoläre Ödem bedingt eine Abnahme der Compliance; vor allem aber vermindern sich funktionelle Residualkapazität und verfügbare Gasaustauschfläche.

Die Endstrecke der pathophysiologischen Veränderungen ist in beiden Fällen identisch: Auf dem Boden der Durchblutung nichtbelüfteter Alveolen mit konsekutivem Mißverhältnis von Ventilation und Perfusion entwickelt sich eine Hypoxämie, die vor Hyperkapnie und Azidose die eigentliche vitale Bedrohung darstellt.

Die Mehrzahl aller Ertrinkungsnotfälle ereignet sich in kaltem Wasser. Eine daraus resultierende Hypothermie kann sich negativ, im Falle schneller und drastischer Abkühlung aber auch positiv auf die Prognose des Verunfallten auswirken. Der konduktive Wärmeverlust einer bewegungslosen unbekleideten Person

*Die Endstrecke der beiden pathophysiologischen Veränderungen ist gleich: Es entwickelt sich ein Perfusions-Ventilationsmißverhältnis mit konsekutiver Hypoxämie.*

- Intraalveoläre Flüssigkeitsansammlung
- Abnahme der Compliance
- Erhöhter Rechts-links-Shunt
- Hypoxämie
- Hyperkapnie
- Metabolische Azidose
- Kardiale Insuffizienz
- Unwesentliche Veränderungen des Blutvolumens und der Elektrolyte

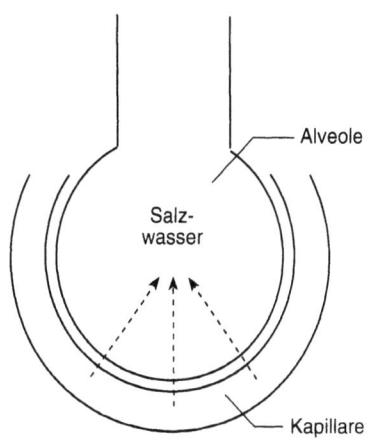

**Abb. 35-2.** Vorgänge bei Salzwasseraspiration

im Wasser beträgt mehr als das 20fache des Wärmeverlustes in Luftumgebung gleicher Temperatur. Kinder verlieren über ihre im Verhältnis zur Körpermasse große Körperoberfläche besonders schnell an Temperatur. Schwimmbewegungen steigern durch Konvektion den Wärmeverlust um etwa $1/3$. Unterkühlung und Erschöpfung wirken synergistisch, so daß z. B. die Überlebenszeit in 10 °C kaltem Wasser je nach Bekleidung und Verhalten zwischen 1 und maximal 4 h liegen kann. Unterhalb einer Kerntemperatur von 33 °C entwickeln sich zunehmend Apathie und Desorientiertheit, bei weniger als 30 °C erlischt das Bewußtsein (s. auch Kap. 34 Unterkühlung). Ertrinken in Wasser mit einer Temperatur von weniger als 5–10 °C (z. B. Eiseinbruch beim Schlittschuhlauf) kann bei der zu erwartenden foudroyanten Hypothermie über deren zerebroprotektive Wirkung eine Verlängerung der überlebbaren Anoxiezeit ermöglichen. Unter 32 °C Körperkerntemperatur nimmt der $O_2$-Verbrauch sukzessive ab, bei 27 °C ist er mit 150 ml/min auf 50 % der Norm reduziert. So sind vorwiegend für Kinder erfolgreiche Reanimationen ohne neurologisches Defizit unter entsprechenden Bedingungen nach Submersionszeiten von bis zu 40 min zweifelsfrei belegt.

Der sog. Tauchreflex, eine beim Untertauchen reflexvermittelte Apnoe, Bradykardie und Umverteilung der Blutzirkulation zugunsten von Herz und Gehirn, soll als Schutzfaktor bei Kindern besonders ausgeprägt sein. Dies ist wissenschaftlich jedoch nicht gesichert.

**Unterhalb einer Kerntemperatur von 30 °C erlischt das Bewußtsein.**

**Der Tauchreflex („divingreflex") ist ein Schutzphänomen, das beim Eintauchen in kaltes Wasser bei warmer Umgebungstemperatur beobachtet wird (Glottisspasmus).**

## 35.5
## Symptomatik Ertrinken

Abhängig von der Submersionszeit, dem Ausmaß der erlittenen Hypoxie und dem Stadium der Hypothermie lassen sich beim Beinaheertrunkenen unterschiedliche Befunde erheben, die von minimalen Veränderungen und Beeinträchtigungen bis zum klinischen Tod reichen:
- ZNS: motorische Unruhe, Desorientiertheit, zerebrale Krampfanfälle, Bewußtlosigkeit;
- Herz-Kreislauf: Hypotonie oder Hypertonie, uncharakteristische EKG-Veränderungen, Tachykardie, Bradykardie, Rhythmusstörungen, Asystolie, Kammerflimmern;
- Atmung: Dyspnoe mit grobblasigen Rasselgeräuschen, Giemen und Brummen, Husten, gelegentlich rosafarbenes schaumiges Sekret in Mund und oberen Atemwegen, Zyanose, Schnappatmung oder Atemstillstand.

Da die Differenz zwischen Haut- und Kerntemperatur 20 °C betragen kann, ist eine Beurteilung der Hypothermie nur schwer möglich. In jüngster Zeit stehen auch für die präklinische Versorgungsphase gelegentlich Tympanonthermometer zur Verfügung.

Beim Erheben des neurologischen Status ist zu berücksichtigen, daß die Pupillen bei Absinken der Körpertemperatur unter 30 °C zunehmend dilatieren und starr fixiert bleiben.

## 35.6
## Präklinische Therapie des Ertrinkens

Die Rettung variiert mit den Umständen und muß immer ohne jeden Zeitverzug betrieben werden. Dabei sind allerdings evtl. Begleitverletzungen (z. B. HWS-Trauma) in angemessenem Umfang zu berücksichtigen. Da Wiederbelebungsmaßnahmen auch durch geübte Helfer im Wasser außerordentlich schwierig sind und meist ineffektiv bleiben, muß der Verunfallte umgehend auf festen Untergrund gebracht werden. Ein unterkühlter Patient soll bei den Rettungsmaßnahmen nicht unnötig bewegt und möglichst in horizontaler Position gehalten werden, um ein weiteres Abkühlen des Körperkerns durch einströmendes kaltes Schalenblut (Afterdrop) zu verhindern (s. auch 34.10).

*Bei Rettungsmaßnahmen ist auf Begleitverletzungen – etwa 10% HWS-Läsionen – zu achten sowie dem Phänomen des Afterdrop.*

Die Therapie orientiert sich am Zustand des Patienten und zielt primär auf seine Vitalgefährdung durch Hypoxie. Versuche, Wasser aus den tiefen Atemwegen oder der Lunge zu entfernen, sind zu unterlassen. Derartige Maßnahmen sind nicht nur ineffektiv, sondern wegen der kurzen Resorptionszeit von Wasser auch unnötig, und gefährden den Verunfallten zusätzlich. Das Heimlich-Manöver ist kontraindiziert, es kann dabei zur Regurgitation verschluckter Flüssigkeit und Aspiration kommen.

Ist die Atmung regelrecht oder nur gering beeinträchtigt und der Patient nicht bewußtlos, kann sich die Therapie auf die Insufflation von Sauerstoff beschränken. Wegen der Gefahr verzögert auftretender pulmonaler Komplikationen müssen auch zunächst unauffällige Patienten einer klinischen Überwachung für 24–48 h zugeführt werden.

*Zunächst unauffällige Patienten bedürfen einer 1- bis 2tätigen Überwachung.*

Bewußtseinsgetrübte Patienten sind – unabhängig vom respiratorischen Befund – wegen Gefahr des Erbrechens und der Aspiration umgehend zu intubieren. Ausgeprägte Dyspnoe, Schnappatmung oder Apnoe fordern die unverzügliche Intubation, die häufig ohne medikamentöse Unterstützung möglich ist. Mit Verlegung der oberen Atemwege durch Regurgitation ist auch während des Intubationsmanövers zu rechnen, ein leistungsstarkes Absauggerät (Suctionbooster) muß deshalb bereitgehalten werden.

Die Beatmung erfolgt möglichst früh maschinell mit reinem Sauerstoff. Da von einer gemischt metabolisch-respiratorischen Azidose ausgegangen werden muß, soll der Patient zunächst mäßig hyperventiliert werden. Der Nutzen einer PEEP-Beatmung von 5–7 cm $H_2O$ zur Wiedereröffnung der Atelektasen und Rekrutierung der funktionellen Residualkapazität ist gut dokumentiert.

Die pulsoximetrische Kontrolle der $O_2$-Sättigung ist bei zentralisierten Patienten oder in der Reanimationsphase verfahrensbedingt häufig schwierig bis unmöglich. Der kapnometrisch bestimmte endexspiratorische $pCO_2$ kann bei pulmonalen Ventilations-Perfusions-Störungen deutlich unter dem arteriellen $pCO_2$ liegen.

Eine frühzeitige Entleerung des wassergefüllten Magens muß mit einer großlumigen Magensonde vorgenommen werden. Gegebenenfalls lassen sich durch diese Maßnahme die Beatmungsdrucke reduzieren. Dennoch bleibt festzustellen, daß allein aufgrund der durch Aspiration reduzierten Lungencompliance häufig mit hohem Druck ventiliert werden muß.

Die Maßnahmen der kardiopulmonalen Reanimation (CPR) müssen außer bei Vorhandensein sicherer Todeszeichen unverzögert einsetzen, da zunächst oft keine Klarheit über die Zeitspanne zwischen dem Unfallereignis und dem

Beginn der CPR herrscht. Bei Entscheidungen über die Einleitung von Wiederbelebungsmaßnahmen ist der zerebroprotektive Effekt der Hypothermie zu berücksichtigen. Reanimationsbemühungen können erst nach Wiedererwärmung des Ertrunkenen als erfolglos beurteilt und eingestellt werden. Dies macht den Transport in die Klinik unter Reanimation erforderlich. Ein Kammerflimmern muß durch sofortige Defibrillation terminiert werden. Bei Körperkerntemperaturen unter 28 °C kann das Flimmern therapierefraktär sein. Adrenalin wird in üblicher Dosierung und Intervall verabreicht (s. Kap. 11 Kardiopulmonale Reanimation). Katecholamine, Lidocain und andere Antiarrhythmika bleiben am tief hypothermen Myokard jedoch ohne Wirkung (s. auch 34.11).

> „No one is dead until he's warm and dead"

Die Pufferung einer zu vermutenden Azidose ist mit 0,5–1 mmol/kg KG $NaCO_3$ nach 10minütigem Kreislaufstillstand sehr zurückhaltend vorzunehmen.

Kortikosteroide sind bei einem hypoxisch bedingten Hirnödem wirkungslos und vergrößern im weiteren Verlauf allenfalls die Infektionsgefahr. Auch zur Therapie eines „Aspirationssyndroms" sind sie nicht indiziert.

Trotz zerebroprotektiver Wirkung der Unterkühlung ist eine Verlängerung der hypothermen Phase nicht sinnvoll. Deshalb soll zur Vermeidung zusätzlicher Temperaturverluste nasse Kleidung entfernt und der Patient vor weiterer Auskühlung geschützt werden. Bei Versuchen, den Verunfallten aktiv zu erwärmen, muß an die Gefahr eines Afterdrops gedacht werden (s. auch 34.10).

## 35.7
## Tauch- und Druckluftunfälle

Mit zunehmender Popularität und Verbreitung des Tauchsports erhöht sich für den Notarzt die Wahrscheinlichkeit, zu einem Tauchunfall gerufen zu werden. Die Häufigkeit von Dekompressionsunfällen wird auf 1:10000 Tauchgänge beziffert. Auch Druckluftarbeiter in sog. Caissonbaustellen für den Tunnel- oder Brückenpfeilerbau können Opfer von Dekompressionsnotfällen werden.

> Die Häufigkeit von Dekompressionsunfällen wird auf 1:10000 Tauchmanövern beziffert.

Dekompressionsunfälle ereignen sich beim Auftauchen nach einer Überdruckexposition. Pro 10 m Wassertiefe nimmt der Druck um 100 kPa (1 bar) zu. Nach dem Gesetz von Boyle und Mariotte verhält sich das Volumen kompressibler Gase umgekehrt zu ihrem Druck. Die sich beim Aufstieg ausdehnende Luft muß kontinuierlich abgeatmet werden. Wird das verhindert („Luftanhalten", Laryngo- oder Bronchospasmus) kann es zu intrapulmonalen Drücken über 9,5 kPa (ca. 70 mmHg) kommen. Folgen sind Mediastinal- und Hautemphysem und/oder Pneumoperikard. Gefäßeröffnungen im Rahmen des Traumas können arterielle zerebrale oder koronare Luftembolien verursachen. Über Einrisse der Pleura visceralis gelangt Luft in den Pleuraspalt mit der zusätzlichen Gefahr eines Spannungspneumothorax (Abb. 35-3).

> Im Vordergrund der Überdruckexposition steht die Gefahr des Barotraumas.

Allgemeine Hinweise auf ein Barotrauma der Lunge liefern neben der Unfallanamnese thorakale bzw. retrosternale Schmerzen, Dyspnoe und Hämoptoe. Plötzliche Bewußtlosigkeit, diverse neurologische Symptome wie Verwirrtheitszustände, Nausea oder Krämpfe, auch apoplektiforme Beschwerden mit oder ohne Seitenbetonung können als Folge einer zerebralen Luftembolie beobachtet werden. Koronare Luftembolien verursachen eine pektanginöse Symptomatik. Die Therapie orientiert sich an den Symptomen. Bei Zeichen der Dyspnoe wird

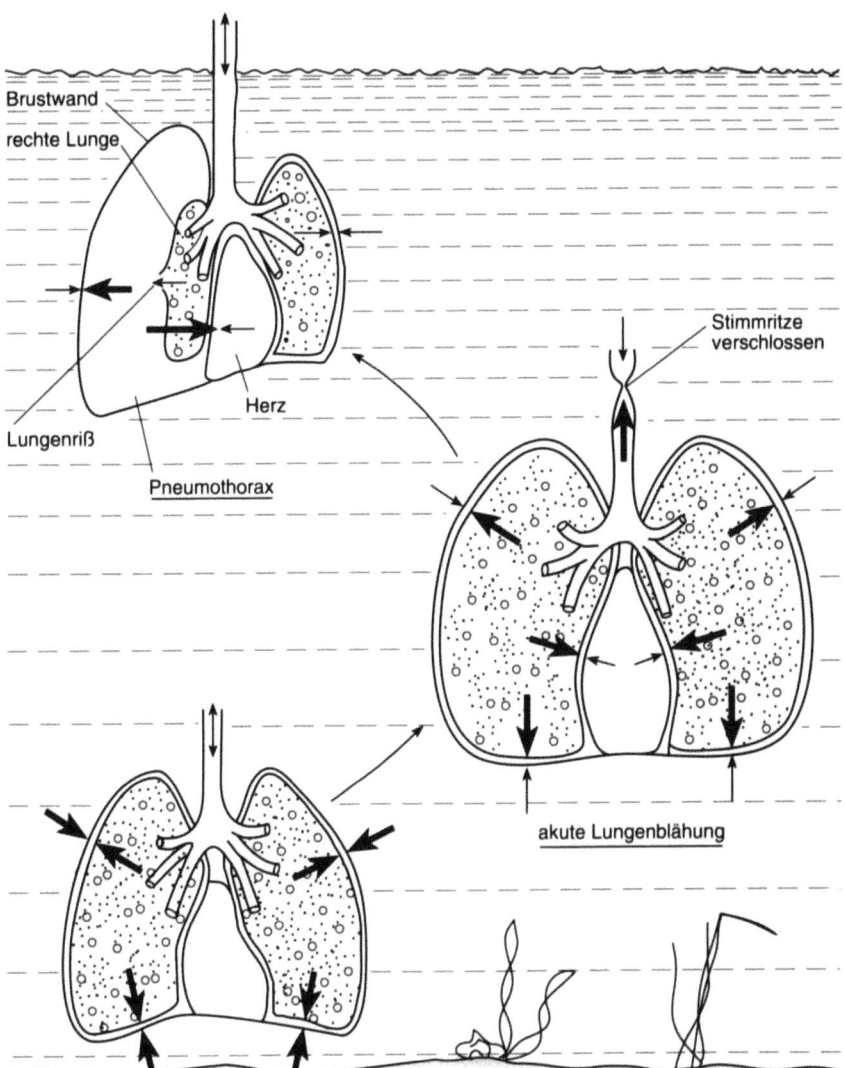

**Abb. 35-3.** Barotrauma der Lunge. Bei Panikaufstiegen kann es zu reflektorischen Stimmritzenkrämpfen und akuter Lungenblähung kommen

dem Patienten Sauerstoff (6–8 l/min) angeboten. Ein bewußtloser Patient muß intubiert und beatmet werden. Die Entlastung eines Spannungspneumothorax ist lebensrettend (s. auch Kap. 28 Thoraxtrauma).

Pathogenetisch vom Barotrauma zu trennen ist die reine Dekompressionskrankheit (Caissonkrankheit) mit Ausperlen von Stickstoffgasbläschen im Blut und anderen Körpergeweben bei Überschreiten der Inertgaslöslichkeitsgrenze, wenn der Außendruck zu rasch reduziert wird. Dieses reine Dekompressionstrauma kann sich nur bei Tauchgängen jenseits der sog. Nullzeit ereignen. Darunter versteht man die Summe von Abstiegs- und Aufenthaltszeit für eine gegebene Tauchtiefe, aus der ohne Dekompressionsstops mit einer Geschwindigkeit von 10 m/min aufgestiegen werden kann.

**Die reine Dekompressionskrankheit ist durch Stickstoffausperlen im Blut bei Überschreitung der Inertgaslöslichkeitsgrenze gekennzeichnet.**

Bei der leichten Form der Dekompressionskrankheit (Typ I) beschränkt sich die harmlose Symptomatik auf Schmerzen in Gelenkstrukturen und Muskeln („bends") und Juckreiz mit flohstichartigen Einblutungen im Hautgewebe („Taucherflöhe"). Problematisch ist die schwere Verlaufsform (Typ II). Lokale Ischämien durch intravasale oder interstitielle Blasenbildung im ZNS können zu vielfältigen Störungen und Ausfällen auf zerebraler oder spinaler Ebene führen. Generalisierte Krampfanfälle, Koordinationsstörungen, Bewußtlosigkeit, Querschnittssymptome und andere Bilder treten disseminiert auf, meist in der ersten Stunde nach dem Auftauchen. Gasblasen in der Pulmonalstrombahn („chokes") äußern sich in den klinischen Zeichen der Lungenembolie.

> Die einzig kausale Therapie liegt in der „Rekompression" mit hyperbarem Sauerstoff in der Tauchkammer.

Einzige kausale Therapie ist die frühestmögliche „Rekompression" mit hyperbarem Sauerstoff in einer Behandlungsdruckkammer (HBO). In begrenztem Umfang erfolgversprechend ist die HBO-Therapie auch noch Stunden und Tage nach dem Dekompressionsereignis. Geeignete Druckkammeranlagen mit 24-Stunden-Bereitschaft befinden sich in Berlin, Duisburg, Hofheim/Taunus, Kronshagen (Kiel), Mainz, München, Überlingen und Ulm. Der Transport in das nächstgelegene Behandlungszentrum muß nach Herstellung und Sicherung der Vitalfunktionen schonend und auf dem schnellsten Wege erfolgen. Organisation und Koordination aller dazu notwendigen Maßnahmen fallen in den Aufgabenbereich der Rettungsleitstellen. Beim Transport des Patienten mit dem Rettungshubschrauber ist eine möglichst geringe Flughöhe einzuhalten (Luftdruck!). Supportive Maßnahme am Notfallort und während des Transports ist die Insufflation oder die Beatmung mit reinem Sauerstoff. Dadurch kann neben einer optimierten Oxygenierung die Auswaschung von Stickstoff und damit eine Volumenabnahme der Gaseinschlüsse erreicht werden. Die Gabe von Heparin (5000–10000 I. E.) soll eine Stabilisierung der Gasblasen durch Fibrinhüllen verhindern. Um eine evtl. Hypovolämie (Taucherdiurese) auszugleichen, ist die Infusion von 1000–2000 ml Elektrolytlösung in den ersten 2 h empfehlenswert.

## 35.8
## Epidemiologie Stromunfall

> Die Zahl der Elektrounfälle ist rückläufig, bei 4000 Ereignissen jährlich enden 150 tödlich.

Elektrounfälle zählen in der Notfallmedizin zu den seltenen Notfällen. Nach statistischen Angaben ereignen sich in Deutschland jährlich etwa 4000 ernste Elektrounfälle, rund $1/2$ davon sind Betriebsunfälle. Der Anteil der Niederspannungsunfälle beträgt ca. 80%. Ein Fünftel der durch Strom Verletzten sind Kinder. Die Zahl der tödlichen Elektrounfälle ist rückläufig und liegt derzeit bei 150 pro Jahr.

Jährlich werden in Deutschland 10–20mal Blitzschläge als Todesursache registriert. Die Mortalität der Blitzverletzung wird auf etwa 50% geschätzt.

Bei rund 5% der in Spezialkliniken behandelten Patienten ist Stromeinwirkung die Ursache ihrer schweren Verbrennungen.

## 35.9
## Physikalische Grundlagen des Stromunfalls

Voraussetzung für das Zustandekommen eines Stromunfalls ist die Einbeziehung des Körpers in einen Stromkreis. Dies kann durch Berührung zweier unter Spannung stehender Gegenstände geschehen, bei guter Erdung reicht die Berührung eines spannungsführenden Leiters als Voraussetzung für eine Stromdurchflutung des Körpers. Zum Stromfluß kann es bei Annäherung an Hochspannungsleiter auch durch Lichtbogenüberschlag kommen.

Im Organismus entfaltet der Strom
- einen elektrothermischen Effekt (Joule-Wärme) und/oder
- eine elektrophysiologische Reizwirkung.

Welcher der Stromeffekte im Vordergrund steht und das Ausmaß der Schädigung bestimmt, ist neben der Expositionszeit und dem Stromweg durch den Körper abhängig von verschiedenen physikalischen Parametern des wirksam werdenden Stroms.

### 35.9.1
### Spannung, Stromstärke, Widerstand, Frequenz

Die Stromwirkung auf den Organismus ist zunächst abhängig von den Größen Spannung U (Volt), Stromstärke I (Ampere) und Widerstand R (Ohm), die nach dem Ohm-Gesetz $I=U/R$ miteinander in Beziehung stehen. Bei vorgegebener Spannung verhält sich der durch den Körper fließende Strom umgekehrt proportional zum Widerstand. Für die biologische Stromwirkung ist daneben die Kontakt- oder Stromflußdauer maßgeblich. Beim Wechselstrom spielt dessen Frequenz (Hertz) für die elektrophysiologische Wirkung besonders am Herzen eine entscheidende Rolle.

### 35.9.2
### Gleichstrom, Wechselstrom, Drehstrom

Strom gleichbleibender Fließrichtung wird als Gleichstrom bezeichnet. Dies gilt für den Strom zwischen den Polen einer Batterie, den Strom des Telefonnetzes oder den Strom von Straßenbahnanlagen. Beim Wechselstrom oszilliert die Polarität des Phasenleiters mit einer definierten Frequenz. Im Netz der öffentlichen Energieversorgung beträgt diese Frequenz 50 Hz, die Züge der Deutschen Bahn werden mit einem Wechselstrom von $16^2/_3$ Hz betrieben.

Während der Haushaltwechselstrom einen geerdeten Nulleiter und einen Phasenleiter besitzt, befinden sich in Dreh- oder Kraftstromanlagen neben dem Nulleiter 3 zeitversetzte Phasenleiter.

### 35.9.3
### Niederspannung, Hochspannung, Blitz

Die Unterscheidung von Niederspannung (unter 1000 V bzw. 5 A) und Hochspannung (über 1000 V bzw. 5 A) entspricht einer technischen Konvention und korreliert ohne eindeutige Grenzschwelle nur ungenau mit der biologischen Stromwirkung.

Niederspannungsanlagen sind mit einem schwarzen, Hochspannungsanlagen mit einem roten Blitz auf gelbem Untergrund gekennzeichnet. Im Stromnetz der Bahn beträgt die Spannung 15 kV, in Überlandleitungen bis 380 kV.

In Blitzen entladen sich während Sekundenbruchteilen einige Millionen Volt mit Strömen von vielen Tausend Ampere. Die elektrische Leistung eines Blitzes kann 10 Mrd. kW erreichen. Dabei entstehen im Blitzkanal Temperaturen von über 30000 °C (ein Mehrfaches der Sonnentemperatur!) und ein Druck von 2000–4000 kPa (20–40 Atmosphären). Im gewitterreichen Sommer 1994 wurden in Deutschland zwischen dem 4. und 10. Juli 151585 Blitzeinschläge registriert.

## 35.10
## Pathophysiologie und Symptomatik des Stromunfalls

**Beim Hochspannungsunfall steht die elektrothermische Schädigung im Vordergrund, beim Niederspannungsunfall überwiegen die elektrophysiologischen Wirkungen.**

Beim Hochspannungsunfall steht die elektrothermische Schädigung ganz im Vordergrund. Nur weniger als 5% der durch Strom hoher Spannung Getöteten weisen keine äußeren elektrischen Verbrennungen auf. Beim Niederspannungsunfall überwiegen dagegen die elektrophysiologischen Wirkungen. Sichtbare Verbrennungen sind selten, bei fast 50% dieser Verletzten finden sich nicht einmal Strommarken.

Ganz allgemein kann eine Beziehung zwischen Stromstärke, -flußdauer und -wirkung hergestellt werden (Abb. 35-4). Ströme unter 0,5 mA werden i. allg. über die Haut nicht wahrgenommen. Wechselstrom kann in Abhängigkeit von Stärke und Expositionszeit eine tetanische Dauerkontraktion bewirken. Bei Kontraktion antagonistischer Muskelgruppen dominieren im Arm die Beuger, so daß ein Loslassen nicht mehr möglich ist. Das Opfer bleibt am Leiter „kleben". Die Loslaßgrenze liegt je nach Wirkdauer zwischen 20 und 500 mA. Fließen größere Ströme, sind Schäden abhängig von Stromdichte und Stromweg möglich, bei Strömen über 100–500 mA sind sie wiederum in Abhängigkeit von der Wirkdauer wahrscheinlich.

**Abb. 35-4.** Zeit-Strom-Diagramm, *Bereich 1* unterhalb der Wahrnehmungsgrenze, *Bereich 2* unterhalb der Loslaßgrenze, *Bereich 3* Schäden in Abhängigkeit von Dauer, Einschaltzeit und Stromfluß möglich, *Bereich 4* Schäden wahrscheinlich

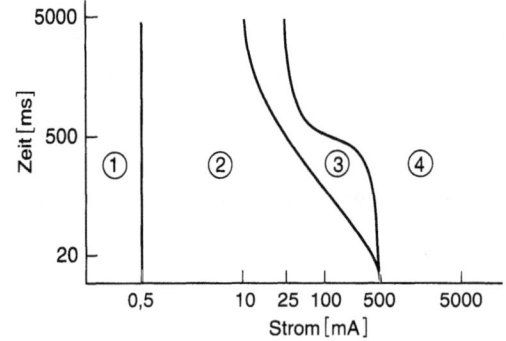

## 35.10.1
### Strommarken, Lichtbogen

Der menschliche Körper hat einen inneren Widerstand von etwa 500–1000 Ω. Mit Werten zwischen 50 und 100 Ω ist der Hautwiderstand dagegen wesentlich höher. Ist der Strom stark genug, das Hautgewebe zu zerstören, nimmt der Hautwiderstand innerhalb von 5–10 s drastisch ab. Durchschlägt ein Strom das Integument, entstehen an Eintritts- und Austrittsstelle Strommarken. Die hohe Stromdichte an einer kleinen Kontaktfläche führt zu einer eng umschriebenen tiefen Schädigung. Die Einwirkung des gleichen Stroms über eine große Kontaktfläche kann dagegen ohne äußerlich erkennbare Gewebeschädigung ablaufen. Ein Strom von 30 mA/cm² verursacht eine Strommarke mit Blasenbildung (Verbrennung 2. Grades). Werden an gleicher Kontaktfläche 75 mA überschritten, ist mit einer Strommarke entsprechend einer Verbrennung 3. Grades zu rechnen. Die Gewebenekrose der Strommarke besitzt einen vernachlässigbar geringen Widerstand.

*Stromeintritts- und Austrittsstellen lassen Rückschlüsse über den Verlauf des Stroms durch den Körper zu.*

Anhand von Strommarken, nach denen gezielt gesucht werden muß, läßt sich der Stromweg durch den Körper rekonstruieren. Dies ermöglicht den Rückschluß auf eine potentielle Schädigung in diesem Stromweg gelegener innerer Organe.

Bei Annäherung an einen Hochspannungsleiter kann durch überspringende Ladung ein Lichtbogen entstehen. Die dadurch überbrückbare Distanz beträgt 1 cm/1000 V. Dementsprechend ist bei einer 380-kV-Leitung ein Sicherheitsabstand von mindestens 4 m einzuhalten. Ein Lichtbogen kann durch thermische Wirkung zu großflächigen Verbrennungen 3. Grades führen, ohne daß daraus ein Stromfluß durch den Körper resultiert. Dies wird als „indirekter Stromunfall" bezeichnet. Verursacht ein Lichtbogen neben der Verbrennung auch eine Stromdurchflutung des Organismus, spricht man von einem „direkten Stromunfall".

*Ein indirekter Stromunfall entsteht durch das Lichtbogenphänomen.*

Blitze können ihr Opfer direkt treffen. Auch wenn ein Teil der elektrischen Energie über die Körperoberfläche „abfließt", liegt die Mortalität des Direkteinschlages bei über 80%. Wird ein Objekt in unmittelbarer Nähe getroffen, kann ein Teil der Energie auf das Opfer „überspritzen" („splash"). Da sich beim Blitzeinschlag ein Spannungstrichter im Boden bildet, kann beim Opfer ein Stromfluß von Bein zu Bein, die sog. „Schrittspannung" („stride") zustande kommen. Damit beträgt die Gesamtmortalität der Blitzverletzung etwas unter 50%.

## 35.10.2
### Stromweg und Organbeteiligung

Der Stromweg verläuft relativ direkt zwischen Ein- und Austrittspunkt, ohne sich an anatomischen Strukturen zu orientieren. Der tatsächlich fließende Strom ist dabei abhängig von der Summe der Gewebewiderstände. Nervengewebe hat den geringsten Widerstand, gefolgt von Blutgefäßen, Muskulatur, Sehnen, Fettgewebe und Knochen. Deshalb wird bei Stromeinwirkung Nervengewebe bereits geschädigt, während umgebende Strukturen intakt bleiben können. Da die elektrothermische Schädigung tieferer Gewebe weit über die sichtbare oberflächliche Verbrennung hinausgeht, läßt diese keinen Rückschluß auf das Schadensausmaß zu. Die Stromdichte und die thermische Schädigung durch

*Nervengewebe ist unter Stromeinwirkung besonders vulnerabel.*

Joule-Wärme ist umgekehrt proportional zum Querschnitt der durchströmten Körperpartie. Dies ist der Grund für die häufig schweren tief dritt- bis viertgradigen elektrothermischen Verbrennungen der Extremitäten bei Hochspannungsunfällen.

In den Blutgefäßen stromdurchflossener Gewebe kann es zu Koagulationsvorgängen kommen. Neben der direkten elektrothermischen Schädigung kann so eine lokale Unterbrechung der Zirkulation oder Minderperfusion durch Thrombosierung Ursache sekundären Gewebeuntergangs sein.

### 35.10.2.1
*ZNS*

Zentrale neurologische Störungen sind häufig verursacht durch direkte Stromdurchflutung von Strukturen des ZNS. Als Symptome akuter ZNS-Beteiligung werden alle Grade der Bewußtseinsstörung bis zur Bewußtlosigkeit, zerebrale Krampfanfälle oder eine zentrale Atemlähmung angetroffen. Abhängig von Stromweg, Stromfluß und Einwirkungsdauer können para- oder tetraplegiforme spinale Lähmungen und Sensibilitätsstörungen, aber auch periphere neurologische Symptome auftreten.

Die direkten Störungen zentralnervöser Funktionen durch Stromdurchflutung zeigen oft eine überraschend schnelle Rückbildung. Länger persistierende Funktionsausfälle sprechen eher für sekundäre ZNS-Schädigung durch Hirnödem, intrakranielle Hämatome oder zerebrale Ischämie. Sekundäre Schäden des ZNS auf zerebraler oder spinaler Ebene können stromverursacht sein, entstehen häufig aber auch als typische Begleitverletzungen z. B. beim Sturz von einem Strommast.

### 35.10.2.2
*Herz*

Synkopen und Bewußtlosigkeit können Symptom akuter Kreislaufinsuffizienz sein, wenn durch mediastinalen Stromfluß hämodynamisch wirksame Rhythmusstörungen oder ein Kreislaufstillstand durch Kammerflimmern ausgelöst werden. Es werden zahlreiche Varianten von Rhythmusstörungen beschrieben, am häufigsten Sinustachykardien mit ventrikulären Extrasystolen gefolgt von Kammertachykardien und Schenkelblockbildern.

Die Gefährdung durch Ströme, die quer zur Herzachse fließen (Hand-Hand) ist offenbar geringer als durch vertikalen Stromfluß entlang der Herzachse (Hand-Fuß). Bei kurzem Stromfluß spielt für das Zustandekommen lebensbedrohlicher Rhythmusstörungen ähnlich dem R-auf-T-Phänomen der Stromeinfall in die kritische vulnerable Phase der Herzaktion die maßgebliche Rolle. Herzwirksame Wechselströme über 80 mA lösen unabhängig von Herzphase und Einwirkungsdauer meist ein Kammerflimmern aus, bei einer Stromstärke von über 10 A ist eine Asystolie wahrscheinlicher.

**Ein mediastinaler Stromfluß kann unmittelbar nach dem Trauma Rhythmusstörungen, Kammerflimmern, Angina pectoris electrica auslösen.**

Herzrhythmusstörungen sind unmittelbar nach dem Elektrotrauma zu erwarten. Aussagekräftige Untersuchungen neueren Datums zeigen, daß entgegen früherer Auffassung mit verzögert auftretenden Rhythmusstörungen nur selten gerechnet werden muß. Dies gilt nicht für strominduzierte Myokardschäden, die Ursache für Arrhythmien nach freiem Intervall sein können.

Ein Koronararterienspasmus unter dem Einfluß von elektrischer Energie kann eine regelrechte Myokardischämie mit dem Bild einer funktionellen Angina pectoris electrica verursachen. Typische EKG-Veränderungen sind jedoch selbst in der Akutphase oft nicht nachweisbar. Der Koronarspasmus durch Stromeinwirkung ist reversibel. Korrelat einer pektanginösen Symptomatik können allerdings ebenso direkt strominduzierte Schädigungen des Myokards sein. ST-Hebungen im EKG können fehlen, wenn die Ausdehnung der Myokardnekrose nicht transmural ist. Die klassischen infarkttypischen EKG-Veränderungen sind auch deshalb nicht zu erwarten, da der stromverursachte Myokarduntergang nicht den anatomischen Versorgungsarealen der Koronararterien entspricht.

### 35.10.2.3
### Niere

Ein protrahierter Schockzustand kann Ursache eines prärenalen Versagens sein. Führt direkter Stromfluß zu einer parenchymatösen Schädigung des Organs, ist in der Folge ein renales Nierenversagen nicht auszuschließen. Ausgedehnte Muskelnekrosen nach Hochspannungsverletzungen schädigen die Niere durch die Anhäufung von Myoglobin und anderer Proteinabbauprodukte im Sinne des renalen Crushsyndroms.

### 35.10.2.4
### Muskulatur

Die Kontraktion der im Stromweg liegenden quergestreiften Muskulatur ist Effekt der elektrophysiologischen Reizwirkung. Wechselstrom verursacht schmerzhafte tetanische Muskelkontraktionen abhängig von Stromstärke und -einwirkungszeit.

*Tetanische Muskelkontraktionen führen zu Sekundärverletzungen.*

Charakteristischerweise kann es wegen gleichzeitiger Kontraktur antagonistischer Muskelgruppen zu Sekundärverletzungen wie Sehnenrupturen, Muskelrissen, Frakturen oder Luxation kommen (s. auch 35.10).

Strombedingte Kontraktionen von Zwerchfell, Zwischenrippen- und Atemhilfsmuskulatur können zum Atemstillstand führen.

Die Hitze eines Lichtbogens oder elektrothermische Energie, die bei Stromfluß im Hochspannungsbereich wirksam werden kann, verursachen mit Verbrennung und Denaturierung der Muskulatur häufig tiefe und irreversible Schäden, die für den Verletzten den Extremitätenverlust bedeuten können.

## 35.11
## Präklinische Therapie des Stromunfalls

Die präklinische Therapie des Stromverletzten orientiert sich an Art und Ausmaß der Schädigung und variiert ganz erheblich in Abhängigkeit davon, ob der Verletzte einen Hoch- oder einen Niederspannungsunfall erlitten hat, ob er Begleitverletzungen aufweist oder ob aufgrund von Vorerkrankungen z. B. ein erhöhtes kardiales Risiko erkennbar ist.

### 35.11.1
### Rettung

Trotz aller bei einer Rettung gebotenen Eile hat die Eigensicherung der Helfer im Vordergrund zu stehen. Um jede Gefährdung weiterer Personen zu vermeiden, muß zunächst ausgeschlossen werden, daß sich der Verunfallte noch in Kontakt mit der Stromquelle befindet. In Bereichen niederspannungsführender Hausinstallationen ist der Stromkreis leicht durch Abschalten des Stroms, Ziehen des Netzsteckers oder direkt am Sicherungskasten zu unterbrechen. Ist dies nicht möglich, muß die verletzte Person mit Hilfe eines isolierenden Gegenstandes (Kunststoff, trockenes Holz) von der Stromquelle weggeschoben werden.

Problematischer gestaltet sich die Rettung bei einem Hochspannungsunfall, wo bereits bei Annäherung an die Anlage die Gefährdung durch Überschlag eines Lichtbogens oder Einwirkung von Schrittspannung droht. Zur Rettung aus dem Gefahrenbereich – z. B. dem Mast einer Hochspannungsleitung – ist in der Regel die technische Hilfe der Feuerwehr erforderlich, doch kann auch diese erst tätig werden, wenn der Spannungsträger freigeschaltet ist. Das Abschalten erfolgt durch Fachkräfte des zuständigen Energieversorgungsunternehmens.

> Bei der Rettung stromverunfallter Notfallpatienten steht zunächst die Eigensicherung der Helfer im Vordergrund; sie kann häufig nur mit technischer Unterstützung der Feuerwehr erfolgen.

Beim Hochspannungsunfall sind Sicherheitsregeln zum Ausschluß einer Eigengefährdung zu beachten:
1. Einhalten des Sicherheitsabstandes (1–2 cm/kV),
2. Freischalten des Stromkreises,
3. Sicherung gegen Wiedereinschalten,
4. Feststellen der Spannungsfreiheit,
5. Abdecken oder Isolierung benachbarter, unter Spannung stehender Teile,
6. Erden oder Kurzschließen.

### 35.11.2
### Vitalfunktionen

Nach Rettung aus dem Gefahrenbereich sind die Vitalfunktionen des Verletzten zu überprüfen, ggf. wiederherzustellen und zu sichern.

Beim Kreislaufstillstand wird nach dem verbindlichen Reanimationsalgorithmus vorgegangen. Ein Kammerflimmern ist mit der üblichen Energievorwahl zu defibrillieren. Untersuchungen zu einer potentiell additiven Myokardschädigung durch die Defibrillation nach strominduziertem Kammerflimmern sind nicht bekannt. Reanimationsbemühungen dürfen keinesfalls frühzeitig abgebrochen werden. Erfolgreiche prolongierte Wiederbelebungen nach Stromeinwirkung einschließlich Blitzunfällen sind in der Literatur beschrieben. Ein Reanimationserfolg bei Stromunfällen ist deutlich wahrscheinlicher als bei allen anderen Formen äußerer Gewalteinwirkung.

> Ein Reanimationserfolg nach Stromunfällen ist deutlich wahrscheinlicher als bei alleen anderen Formen äußerer Gewalteinwirkung.

Auf eine Rekonstruktion des Unfallhergangs darf nicht verzichtet werden. Neben Rückschlüssen auf den Stromweg durch den Körper wird dabei das Augenmerk auch auf mögliche vital bedrohliche Begleitverletzungen gelenkt, die erkannt und im Behandlungsablauf berücksichtigt werden müssen.

Verletzte mit initialen Synkopen, pektanginösen Beschwerden, Rhythmusstörungen oder Zeichen hämodynamischer Beeinträchtigung nach Niederspannungsunfällen, aber auch symptomfreie Patienten, bei denen von einem transmediastinalen Stromfluß ausgegangen werden muß, sind einer Abteilung für Innere Medizin zur weiteren Diagnostik und Intensivüberwachung zuzuführen.

Steht die elektrothermische Verbrennung im Vordergrund, empfiehlt sich der Transport in ein Zentrum für Brandverletzte. Bei der Entscheidung über das Transportziel müssen vital bedrohliche Begleitverletzungen besonders berücksichtigt werden (s. auch 34.6).

### 35.11.3
### EKG-Monitoring

Eine EKG-Ableitung ist zum frühestmöglichen Zeitpunkt zu installieren. Die Notfallableitung über Defibrillatorpaddle bietet bei entsprechender Indikation den Vorteil einer unverzüglichen Elektrotherapie. Darüber hinaus ist eine kontinuierliche EKG-Ableitung erforderlich, die Möglichkeit einer Aufzeichnung von Rhythmusstörungen sollte gegeben sein.

### 34.11.4
### Antiarrhythmische Therapie

Spezielle Empfehlungen für eine medikamentöse antiarrhythmische Therapie nach Stromunfällen können nicht gegeben werden. Das therapeutische Vorgehen entspricht den üblichen Prinzipien. Die prophylaktische Gabe von Antiarrhythmika ist keinesfalls indiziert.

### 34.11.4.1
*Therapie der thermischen Schäden beim Hochspannungsunfall*

Die Behandlung von Stromverbrennungen unterscheidet sich nicht grundsätzlich von der Therapie anderer Verbrennungen (s. 34.5). Die initial erforderliche Infusionstherapie läßt sich jedoch nicht mit Hilfe der Baxter (Parkland)-Formel (34.5.4) festlegen, da die sichtbare oberflächliche Verbrennung nicht auf das tatsächliche Ausmaß der tiefen elektrothermischen Schädigung schließen läßt. Die Volumenzufuhr muß deshalb großzügig bemessen werden und der klinischen Situation angepaßt sein. Ein Zusatzbedarf durch Begleitverletzungen ist zu berücksichtigen.

Bei Hochspannungsunfällen mit großflächigen, häufig drittgradigen Lichtbogenverbrennungen am Thorax oder Stromfluß mit potentieller Schädigung der Atemmuskulatur ist die Indikation zu Intubation und Beatmung großzügig zu stellen (s. auch 34.5.6).

Die Therapie von Blitzverletzungen erfolgt analog der Behandlung anderer Stromverbrennungen. Die definitive Therapie der Hochspannungsverletzungen muß zwar in der Regel in Brandverletztenzentren erfolgen, ein Primärtransport vom Unfallort dorthin verbietet sich aber, wenn dafür wesentlich länger als 30 min benötigt wird (s. auch 34.6).

## Literatur

Bailey B (1995) Cardiac monitoring of children with household electrical injuries. Ann Emerg Med 25: 612–617

Emergency Cardiac Care Committee and Subcommittees, American Heart Association (1992) Guidelines of cardiopulmonary resuscitation and emergency cardiac care. Part IV: Special resuscitation situations. J Am Med Assoc 268: 2142–2249

Fish R (1993) Electric shock. Part I: Physic and pathophysiology. J Emerg Med 11: 309–312

Fish R (1993) Electric shock. Part II: Nature and mechanism of injury. J Emerg Med 11: 457–462

Fish R (1993) Electric shock. Part III: Deliberately applied electric shocks and the treatment of electric injuries. J Emerg Med 11: 599–603

Fontanarosa P (1993) Electrical shock and lightning strike. Ann Emerg Med 22: 378–387

Forst H (1995) Beinahe-Ertrinken. In: Madler C (Hrsg) Das NAW-Buch. Urban & Schwarzenberg, München

Fretscher R (1993) Erstversorgung und Prognose nach Ertrinkungsunfällen. Anästhesiol Intensivmed Notfallmed Schmerzther 28: 363–368

Gehring H (1993) Beinahe-Ertrinken – Diskrepanz zwischen Klinik und pathophysiologischen Veränderungen. Notarzt 9: 110–115

Knobelsdorf G von (1993) Druckluft- und Tauchunfälle im Rettungsdienst. Notarzt 9: 142–146

Lindner KH (1982) Verzögerter Einsatz von PEEP bei der respiratorischen Reanimation nach standardisiertem Beinahe-Ertrinken mit Süß- und Salzwasser. Anaesthesist 31: 680–688

Lindner KH (1987) Präklinische Diagnose und Erstversorgung nach Ertrinkungsunfällen. Notfallmedizin 13: 545–552

Lyne J (1995) Hoch-Volt-Verbrennungen. Therapeutische Trends und Ergebnisse des Burn Trauma Centers Pittsburgh. Notfallmedizin 21: 161–164

Maurer UM (1993) Wenn der Blitz trifft. Notfallmedizin 19: 255–259

Neal JM (1985) Near-drowning. J Emerg Med 3: 41–52

Purdue GF (1986) Electrocardiographic monitoring after electrical injury – Necessity or luxury? J Trauma 26: 166–167

Quan L (1993) Drowning issues in resuscitation. Ann Emerg Med 22: 366–369

Schilling D (1995) Erfolgreiche Reanimation bei verlängerter Hypoxiezeit nach Niederspannungsstromunfall. Notarzt 11: 223–225

Schöchl H (1994) Ertrinkungsnotfälle. Notfallmedizin 11: 588–594

Schöchl H (1994) Erfolgreiche prolongierte Reanimation nach Starkstromunfall. Notfallmedizin 20: 264–266

# 36 Anästhesie im Rettungsdienst

K. Stange

Die Anästhesie im Rettungswesen unterscheidet sich im Vergleich zu den im Krankenhaus täglich praktizierten, in der Regel sorgfältig vorbereiteten Narkosen dadurch, daß ihre Durchführung bei Patienten und unter Gegebenheiten erfolgt, die per se risikoreich sind. Hinzu kommt, daß nur ein gewisser Prozentsatz von Notärzten Anästhesisten sind, die im täglichen Umgang mit fachrelevanten Problemen konfrontiert und geübt sind. Deshalb sind im präklinischen Bereich standardisierte, möglichst einfache Abläufe zur Durchführung von Narkosen erforderlich und Medikamente zu bevorzugen, die im langjährigen Erfahrungsbereich erprobt sind und sich durch ihre Effizienz, ihren raschen Wirkungseintritt und ihre verhältnismäßig überschaubaren Nebenwirkungen bewährt haben. Der Nutzen einer Anästhesie in der notärztlichen Primärbehandlung besteht in einer für den Patienten wünschenswerten adäquaten Oxygenierung, in der Aspirationsprophylaxe und in der Streßminimierung.

*Die Anästhesie im präklinischen Bereich ist immer als Risikonarkose anzusehen und erfordert hohe Aufmerksamkeit und Konzentration des Notarztes.*

## 36.1 Regionalanästhesie

Die Indikation der Regionalanästhesie in der Rettungsmedizin ist naturgemäß begrenzt. Sie liegt im Bereich von Extremitätenverletzungen. Hier kommen Verfahren der Infiltrationsanästhesie und der peripheren Nervenblockade in Betracht. Zu berücksichtigen ist, daß für eine wirksame therapeutische Regionalanästhesie ein Notarzt erforderlich ist, der ihre Techniken beherrscht. In diesem Zusammenhang sei erwähnt, daß die Methoden der regionalen Nervenblockade mit einer gewissen Versagerquote behaftet sind.

*Regionalanästhesien in der Notfallmedizin sind von untergeordneter Bedeutung und beschränken sich auf die Analgesie im Bereich der Extremitäten.*

Für die Schmerzausschaltung von Verletzungen der oberen Extremitäten wird die axilläre Plexusblockade im Bereich der Achselhöhle bevorzugt (Abb. 36-1). Hierbei wird der Arm des Patienten in Rückenlage im Schultergelenk um 100° abduziert und der Unterarm im Ellbogengelenk gebeugt. Nach Ausrasieren der Achselhöhle und Hautdesinfektion wird die Punktionsstelle mit einer Hautquaddel markiert, wobei der M. coracobrachialis als oberer Begleitmuskel der A. axillaris und die A. axillaris als Orientierung dienen. In einem Winkel von ca. 30° zur Haut wird dann in Richtung auf die Gefäßnervenscheide die Injektionskanüle radial der A. axillaris vorgeschoben. Nach Auslösen von Paraesthesien und Ausschluß versehentlicher arterieller Punktion durch Aspiration wird dann das Lokalanästhetikum injiziert.

Für die Analgesie von Verletzungen der unteren Extremitäten wird die inguinale paravaskuläre Blockade (3-in-1-Block) des N. femoralis bevorzugt (Abb. 36-2). Hierbei wird der Oberschenkel des Patienten in Rückenlage um 15°

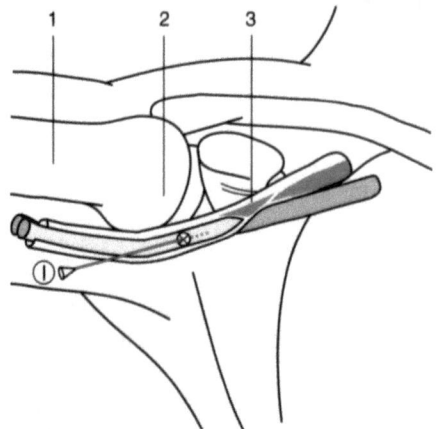

**Abb. 36-1.** Blockade des Plexus brachialis: axillärer Zugang. (I) Injektionsstelle für den axillären Zugang. *1* Humerus, *2* Humeruskopf, *3* Plexus brachialis mit den axillären Gefäßen A. und V. axillaris

abduziert und als Orientierungspunkt die Verbindungslinie zwischen Tuberculum pubicum und Spina iliaca anterior superior und der A. femoralis aufgesucht. Der Injektionsort liegt etwa 2 cm distal des Leistenbandes und 1,5 cm lateral der A. femoralis. In einem Winkel von 40° parallel zur Arterie wird die Kanüle in kranialer Richtung unter Aspiration etwa 2–3 cm vorgeschoben, bis die korrekte Lage durch rhythmische Zuckungen im Bereich des N. femoralis sichtbar bzw. spürbar wird, und dann das Lokalanästhetikum verabreicht.

Lokalanästhetika stehen pharmakochemisch vom Ester- und vom Amidtyp zur Verfügung. Analgesie und Analgesiequalität werden von Lipoidlöslichkeit und Konzentration des Lokalanästhetikums bestimmt. Durch Diffusion wird

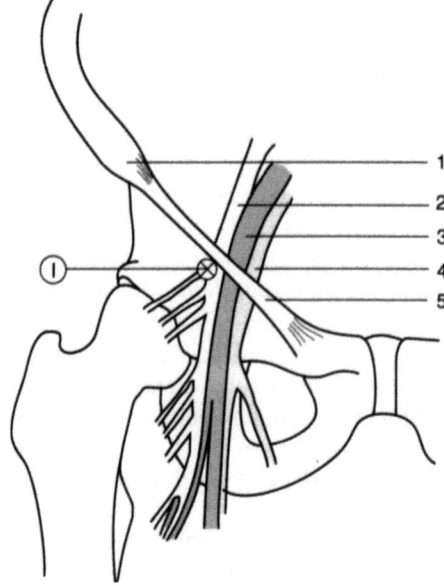

**Abb. 36-2.** Blockade des N. femoralis. (I) Injektionsstelle zur Blockade des N. femoralis. *1* Spina iliaca anterior superior, *2* N. femoralis, *3* A. femoralis, *4* V. femoralis, *5* Lig. inguinale

**Tabelle 36-1.** Übersicht der gebräuchlichsten Lokalanästhetika vom Amidtyp

|  | Bubivacain (0,25%–0,5%) | Lidocain (1%–2%) | Mepivacain (1%–2%) | Prilocain (1%–2%) |
|---|---|---|---|---|
| Maximale Einzeldosis | 150 mg (60 ml 0,25%–30 ml 0,5%) | 200 mg (20 ml 1%–10 ml 2%) | 300 mg (30 ml 1%–15 ml 2%) | 400 mg (40 ml 1%–20 ml 2%) |
| Wirkungseintritt | 20–40 min | 5–15 min | 5–15 min | 5–15 min |
| mittl. Wirkdauer | 300–400 min | 60–120 min | 60–120 min | 60–120 min |
| Handelsname | Carbostesin | Xylocain | Scandicain Meaverin | Xylonest |

die reversibel blockierende Wirkung auf das Aktionspotential der Nervenfasern erreicht. Lokalanästhetika vom Amidtyp (s. Tabelle 36-1) werden in der Leber metabolisiert, jene vom Estertyp (Procain) in der Blutbahn durch die Pseudocholinesterase gespalten. Bei hoher Dosierung von Lokalanästhetika droht die Gefahr toxischer Nebenwirkungen. Frühsymptome allergischer Reaktionen zeigen sich in Erythemen, Hautreaktionen, Unruhe, Angst, schließlich Kreislaufdepression und anaphylaktischem Schock. Verwirrtheit, Bewußtlosigkeit, Schwindel und generalisierte Krämpfe, schließlich Atemstillstand, sind zentrale Nebenwirkungen. Die häufigsten kardiovaskulären Nebenwirkungen bei Überdosierung bestehen in Überleitungsstörungen mit Blockbildern, Bradykardie und konsekutivem Kreislaufversagen.

*Eine Überdosierung von Lokalanästhetika führt zu zentralen und kardialen Nebenwirkungen.*

## 36.2 Allgemeinanästhesie

Die Allgemeinanästhesie kann unter stationären Bedingungen im Krankenhaus als Masken- oder Intubationsnarkose durch inhalativ oder intravenös verabreichte Narkotika zur Durchführung chirurgischer Interventionen, welche Analgesie, Hypnose und Muskelrelaxation erfordern, erreicht werden. Während Maskennarkosen unter Erhaltung der Spontanatmung bei weniger invasiven und zeitlich begrenzten Eingriffen, meist chirurgischen Wundversorgungen (Repositionen, Eingriffe an der Körperperipherie, Abrasionen, endoskopisch-diagnostische Eingriffe usw.) zur Anwendung kommen, ist die Intubationsnarkose indiziert bei längerer Operation, aspirationsgefährdeten Patienten, chirurgischen Eingriffen, die maschinelle Beatmung erfordern, bei Risikopatienten mit zu erwartender hämodynamischer bzw. kardiopulmonaler Instabilität, bei Operationen ungünstiger Lagerung und bei Eingriffen im Kopf- und Halsbereich.

Zur Durchführung einer Allgemeinanästhesie bedarf es einer Prämedikationsvisite am Vorabend, auf der die entsprechenden Informationen zu Risikoeinschätzung des Patienten eingeholt, Narkoseverfahren und Nahrungskarenz besprochen werden und eine anxiolytische Prämedikation angeordnet wird.

Die Vorbereitungen zur Narkose bestehen in der Bereitstellung entsprechenden Monitorings (EKG, Blutdruckmessung, Pulsoxymeter, Kapnograph) und entsprechenden Intubationsmaterials (Laryngoskop, Guedel-, orotracheale Tuben, Führungsstab, Magillzange, Blockerspritze, Klebeband). Zusätzlich werden Venenverweilkanülen, Infusionslösungen und Narkosemedikamente bereitgestellt.

Vor Narkoseeinleitung erhält der Patient unter EKG- und Kreislauf- (evtl. ZVD-)kontrolle eine Volumensubstitution, bis Normovolämie gewährleistet ist. Die Induktion erfolgt in Rückenlage des Patienten durch Applikation eines Einleitungsnarkotikums (z. B. Barbiturat, Etomidat, Propofol), ggf. in Kombination mit einem Opioid (z. B. Fentanyl, Alfentanil, Sufentanil). Die Dosierung der Einleitungsnarkotika erfolgt nach klinischer Wirkung und Dosisempfehlung. Nach entsprechender Präkurarisierung wird bei einer geplanten Intubationsnarkose eines nüchternen Patienten nun ein nichtdepolarisierendes Relaxans i. v. appliziert und nach einer 2–4minütigen Maskenbeatmung der Patient intubiert. Im Falle einer Maskennarkose wird unter Beibehaltung der Spontanatmung des Patienten die Narkose durch Beimischung eines Frischgasflow von Lachgas/Sauerstoff in einem Mischungsverhältnis von 3:1 in Kombination mit einem Inhalationsanästhetikum (Halothan, Enfluran, Isofluran) unterhalten. Die Kontrolle der Narkosetiefe erfolgt nach den Kriterien der Narkosestadien nach Guedel. Der intubierte Patient verliert seine Spontanatmung und wird nach Narkoseeinleitung und Intubation über ein Beatmungsgerät mit einem Lachgas-Sauerstoff-Gemisch im Verhältnis 3:1 unter Beimischung eines Inhalationsanästhetikums kontrolliert beatmet. Durch zusätzliche Repetitionsdosen von Relaxans und ggf. Analgetikum wird die Narkose unterhalten. Die Narkosetiefe richtet sich nach dem Toleranzstadium III nach Guedel (Abb. 36-3).

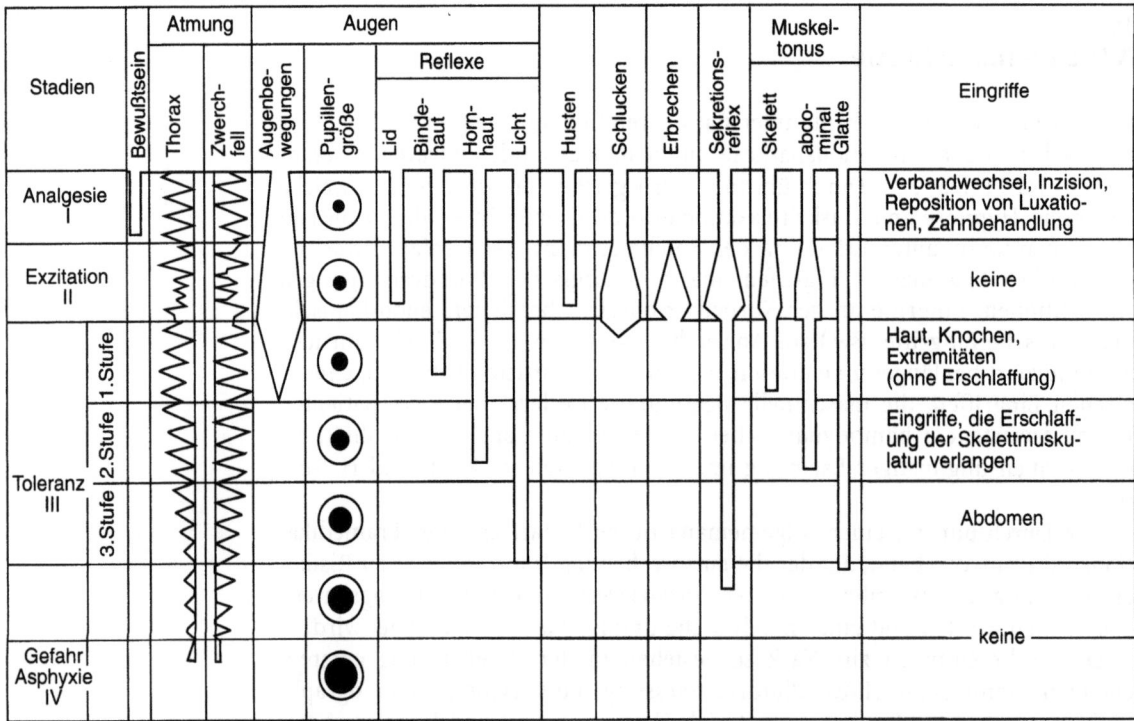

**Abb. 36-3.** Guedel-Schema zur Beurteilung der Anästhesietiefe

Die Narkoseüberwachung erfolgt durch ein abgeleitetes EKG, regelmäßig evtl. blutige RR-Messungen, Pulsoxymetrie, Kapnometrie, Messung der Konzentration der volatilen Inhalationsnarkotika und regelmäßige laborchemische Kontrollen der Blutgase, des Blutzuckers und der Hb-, Hkt- und Elektrolytkonzentration im Serum. Nach Sistieren der Applikation narkoseunterhaltender Medikamente kann der Patient nach dem Wiedereinsetzen entsprechend suffizienter Atmung am Operationsende extubiert werden. Er verbleibt so lange im Aufwachraum, bis seine Vitalfunktionen über einen angemessenen Zeitraum stabil geblieben sind, er wach und orientiert ist und es keinen Anhalt gibt für eine überhängende Wirkung der Narkotika. Die Probleme bei der Durchführung einer Allgemeinanästhesie können mannigfaltig sein. Sie reichen von unvorhergesehenen Intubationsschwierigkeiten über sympathikoadrenerge, parasympathische Reaktionen, operativ bedingte Kreislaufinstabilitäten bis zu medikamentösen Unverträglichkeitsreaktionen.

Der Ablauf einer Narkose im Operationsvorbereitungsraum konnte an dieser Stelle nur schematisch skizziert werden und geht über eine Übersichtsbeschreibung nicht hinaus. Lehrbücher bzw. Monografien zu diesem Fachgebiet kann diese keinesfalls ersetzen. Die Vertiefungen der Kenntnisse über die Subtilität von Anästhesieverfahren, Narkoseführung und deren spezielle Problematik bleibt der einschlägigen Literatur vorbehalten.

## 36.3
## Allgemeinanästhesie im Rettungsdienst

Im präklinischen Bereich ist die Intubationsnarkose das Anästhesieverfahren der Wahl. Sie gewährleistet die zuverlässige Sicherung der Atemwege, denn der Notfallpatient ist generell ein nichtnüchterner Patient und deshalb extrem aspirationsgefährdet. Die Indikation zur Allgemeinnarkose (zumindest orotracheale Intubation mit Beatmung) im Rettungsdienst stellt sich zwingend bei Notfallpatienten mit Störungen der vitalen Parameter (Bewußtsein, Atmung, Kardiozirkulatorisches System). Sie ist außerdem gegeben bei polytraumatisierten Patienten, Schädel-Hirn-Traumen, Thoraxtraumen, großflächigen Verbrennungen, toxischen Inhalationstraumen, neurologischen Dysfunktionen und schweren obstruktiven Lungenerkrankungen.

*Der Notfallpatient ist generell ein nichtnüchterner Patient.*

Die Durchführung einer Narkose sollte, wenn möglich, nach Bergung des Patienten im Notarztwagen erfolgen. Die Vorbereitungen hierzu müssen vom Notarzt sorgfältig durchgeführt und die Materialien auf Vollständigkeit überprüft werden. Hierzu gehört die Kontrolle der Funktionsfähigkeit von Absaugpumpe, RR-Messung, der Beatmungseinheit, der $O_2$-Bereitstellung sowie die Überprüfung des pulsoxymetrischen und elektrokardiographischen Monitorings. Es empfiehlt sich, im Vorfeld Tubus und Tubusgröße zu prüfen und die technischen Hilfen des Intubationsvorgangs (Laryngoskop, Führungsstab, Magill-Zange, Fixierungsbinden) sichtbar aufgereiht zu haben. Für sicher befestigte und ausreichende venöse Zugänge ist vor Injektionsbeginn Sorge zu tragen. Zudem sollte das assistierende Rettungspersonal zuvor klare und dezidierte Anweisungen über die zu verwendenden Medikamente mit Dosierungsangaben erhalten und die vorbereiteten Medikamente noch einmal überprüft werden. Der Patient ist nach diesen Vorbereitungen, wenn möglich, auf dem

*Im Vorfeld müssen vom Notarzt die Intubationsmaterialien sorgfältig auf Funktion und Vollständigkeit überprüft werden.*

*Dem assistierenden Rettungspersonal ist gezielt Anweisung zu erteilen.*

**Tabelle 36-2.** Gebräuchliche Narkoseeinleitungsmittel

| Induktionsmittel | Thiopental | Ketamin | Etomidat |
|---|---|---|---|
| Dosierung | 3–7 mg/kg KG i. v. (200–500 mg) | 1–2 mg/Kg KG i. v. (70–150 mg) 5–10 mg/kg KG i. m. (350–700 mg) (die Hälfte der Einzeldosis als Repetitionsdosis) | 0,15–0,3 mg/kg KG i. v. (10–20 mg) (die Hälfte der Einzeldosis als Repetitionsdosis bis maximal 80 mg) |
| Wirkung | gute narkotische, wenig analgetische und relaxierende Potenz | gute analgetische und amnestische Potenz | gute narkotische, keine analgetische und muskelrelaxierende Potenz |
| Nebenwirkung | kardiovaskuläre, respiratorische Depression, Vasodilatation, HZV ↓, Histaminliberation, Broncho-, Laryngospasmus | Katecholaminliberation, RR ↑, HF ↑, frgl. ICP ↑, Träume, Hypersalivation, Bronchodilatation | Myoklonien, Diskenisien, Injektionsschmerz |
| Indikation | Narkoseeinleitung bei stabiler Hämodynamik, SHT | Narkoseeinleitung bei dekompensiertem Kreislauf (Schock), auch SHT | Narkoseeinleitung bei labilem Kreislauf, Myokardvorerkrankung, SHT |
| Handelsname | Trapanal | Ketanest | Hypnomidate Etomidat-Lipuro |

Rücken unter einer erhöhten Oberkörperlagerung von 10–15° zur Intubation zu positionieren. Nach Messung des Blutdruckausgangswertes, entsprechender Volumengabe und Präoxygenierung in Spontanatmung über einen $O_2$-armierten Ambubeutel kann die Narkose mit Hilfe der Induktionsmittel (s. Tabelle 36-2) eingeleitet werden. Thiopental als Induktionsmittel wird lediglich bei hämodynamisch stabilen Patienten verwendet und ist für kreislaufinstabile (Schock-)Patienten ungeeignet, da es in hohen Boluskonzentrationen zu starken Blutdruckabfällen kommen kann.

Eine fraktionierte Gabe ist empfehlenswert, zumal die pathologisch veränderten Verteilungsräume die Kalkulation der medikamentösen Wirkung – und das gilt für die meisten Notfallmedikamente – unmöglich machen. Die hirndrucksenkende Wirkung des Barbiturates hingegen sollte man sich bei Kreislaufstabilität bei Patienten zunutze machen, bei denen eine Schädel-Hirn-Verletzung bzw. eine neurologische Dysfunktion im Vordergrund steht.

Etomidat hat als Einleitungsmittel eine nur geringe kardiozirkulatorisch und respiratorisch depressive Wirkung. Allerdings treten häufig Myoklonien und Singultus nach der Injektion auf, wobei die flankierende Gabe von Benzodiazepinen (z. B. Midazolam), zur Kupierung wirksam ist. Die relativ kurze hypnotische Wirkung erfordert häufige Nachinjektionen. Etomidat wirkt hirndrucksenkend.

Ketamin ist wegen seiner guten hypnotischen, analgetischen und sympathomimetischen Wirkung als Induktionsmittel zur Narkose im präklinischen Bereich weit verbreitet. Intrakranielle Drucksteigerungen werden heute eher mangelnder Beatmung, also einer Hyperkapnie, zugeschrieben, als dem Medika-

**Tabelle 36-3.** Medikamentöse Narkoseführung

| Relaxationsmedikamente | Suxamethonium | Atracurium | Vecuronium |
|---|---|---|---|
| Dosierung | 1–1,5 mg/kg KG i. v. | 0,5–0,6 mg/kg KG i. v. (35–50 mg) [Repetitionsdosis 0,1–0,2 mg/kg KG (10–15 mg)] | 0,08–0,1 mg/kg KG i. v. (5–7 mg) [Repetitionsdosis 0,02–0,05 mg/kg KG (1,5–3,5 mg)] |
| Wirkung | Hemmung der neuromuskulären Erregungsübertragung durch Depolarisation | nichdepolarisierende Hemmung der neuromuskulären Erregungsübertragung (Rezeptorblockade) | nichdepolarisierende Hemmung der neuromuskulären Erregungsübertragug (Rezeptorblockade) |
| Nebenwirkung | $K^+$ ↑, HF ↓ und RR ↓ (initial), Hypersalivation, selten: maligne Hyperthermie, Histaminliberation mit Bronchospasmus | Histaminliberation | HF ↑, RR ↓ |
| Indikation | Mittel der Wahl zur kurzfristigen Relaxation für den notfallmäßigen Intubationsvorgang (im klinischen Bereich strenge Indikationsstellung) | Relaxans mit etwa 20 min Wirkdauer | Relaxans mit etwa 30–40 min Wirkdauer |
| Handelsname Antagonist | Lystenon, Pantolax | Tracrium Neostigmin (Prostigmin) 0,3–0,6 mg i. v. nach Wirkung in Kombination mit 0,5–1 mg Atropin | Norcuron Neostigmin (Prostigmin) 0,3–0,6 mg i. v. nach Wirkung in Kombination mit 0,5–1 mg Atropin |
| Supplementmedikation | Midazolam | Morphin | Fentanyl |
| Dosierung | individuell 0,5–1 mg i. v. (Repetitionsdosen nach Wirkung) | individuell. Titriert auf 5–10 ml Aqua ad inj.: 5–10 mg i. v. (Repetitionsdosen alle 4 h 10 mg i. v.) | individuell 2–50 µg/kg KG i. v. (Repetitionsdosis etwa nach 30 min 1–3 µg/kg KG) |
| Wirkung | Sedierung. Wirkdauer 45–90 min | Opioid mit guter analgetischer, antitussiver, sedierender Potenz | Opioid, > 100mal (vgl. Morphin) stärkere analgetische, antitussive, sedierende Potenz |
| Nebenwirkung | Atemdepression (in Opiatkombination, RR ↓, selten paradoxe Reaktionen (geriatrischer Patient) | zentrale Atemlähmung, HF ↓ (Vagotonus), Histaminliberation mit Vasodilatation, RR ↓, Miosis | zentrale Atemlähmung, HF ↓ (Vagotonus), Histaminliberation mit Vasodilatation, RR ↓, Miosis |
| Indikation | Supplement zur balancierten Anästhesie, Einsatz im Notfallbereich möglich | Supplement zur balancierten Anästhesie, bevorzugter Einsatz im Notfallbereich | schwerste Schmerzzustände, Supplement zur balancierten Anästhesie, im Notfallbereich ist Morphin vorzuziehen |
| Handelsname Antagonist | Dormicum Flumazenil (Anexate) initial Bolus 0,2 mg, dann minütlich 0,1 mg bis Wirkungseintritt, Gesamtdosis bis 1 mg | Morphin Merck Naloxon (Narcanti) initial nach Wirkung 0,4–2 mg i.v., Gesamtdosis 10 mg | Fentanyl-Janssen Naloxon (Narcanti) initial nach Wirkung 0,4–2 mg i.v., Gesamtdosis 10 mg |

ment selbst. Besonders bei Schockpatienten und Patienten mit schweren Verbrennungen ist Ketamin zur Narkoseeinleitung Mittel der Wahl.

Nach Einleitung der Narkose unter entsprechender Präoxygenierung sollte eine Maskenbeatmung möglichst vermieden bzw. kurz gehalten und ein schnell wirksames depolarisierendes Muskelrelaxans (z. B. Suxamethonium) zur Intubation appliziert werden. Hierbei ist die orotracheale Intubation zu bevorzugen. Nach der Intubation muß die korrekte Tubuslage auskultatorisch verifiziert und der Tubus sorgfältig nach Einlegen einer Magensonde und eines Guedel-Beißschutzes befestigt werden.

Die Narkose kann durch fraktionierte Gabe von Analgetika (z. B. Fentanyl, Morphin) und nichtdepolarisierenden Relaxanzien (z. B. Atracurium, Vecuronium) unterhalten werden (s. Tabelle 36-3). Durch unverzögerte Nachinjektion der Supplementmedikation läßt sich zügig eine Narkosetiefe nach Guedel III erreichen, wodurch der unerwünschte Nebeneffekt einer flachen Anästhesie vermieden wird. Es besteht jederzeit die Möglichkeit, zum diagnostischen Zweck die verabreichten Narkotika zu antagonisieren. Maschinelle kontrollierte Beatmung bedarf kapnometrischer und pulsoxymetrischer Überwachung. Die Initialeinstellung des Respirators liegt bei einer Atemfrequenz von 10–12 min, einem Atemzugvolumen von 10–15 ml/kg KG und einem $F_iO_2$ von 1,0. Die Wahl eines positiv endexspiratorischen Druckes (PEEP) ist abhängig vom Krankheitsbild bzw. Verletzungsmuster.

Eine präklinisch eingeleitete Allgemeinanästhesie muß sorgfältig dokumentiert werden. Hierzu bietet die vorgesehene Sparte im DIVI-Notfallprotokoll den entsprechenden Raum.

## Literatur

Ahnefeld FW, Pfenniger E (Hrsg) (1989) Ketamin in der Intensiv- und Notfallmedizin. Springer, Berlin Heidelberg New York Tokyo (Anästhesiologie und Intensivmedizin, Bd. 208)
Doenicke A, Kettler D, List WF, Radke J, Tarnow J (Hrsg) (1995) Anästhesiologie. Springer, Berlin Heidelberg New York Tokio
Larsen R (1995) Anästhesie. Urban & Schwarzenberg, München
Rossi R (1989) Sedierung – Analgesie – Narkose im Notarztdienst. Notfallmedizin 15: 16–33

# 37 Traumatologie II (Fallbesprechung)*

---

* Diese – in den Kursrichtlinien zum Erwerb des Fachkundenachweises Rettungsdienst als Kapiteleinheit aufgeführt – steht dem Kursteilnehmer für eine handschriftliche Dokumentation der Fallbesprechung zur Verfügung.

# 38 Auswertung von Einsatzberichten (Fallbesprechung)*

---

*Diese – in den Kursrichtlinien zum Erwerb des Fachkundenachweises Rettungsdienst als Kapiteleinheit aufgeführt – steht dem Kursteilnehmer für eine handschriftliche Dokumentation der Fallbesprechung zur Verfügung.

# Block D1
## Spezielle Notfälle

# 39 Notfälle in der HNO-Heilkunde

A. Schadel

## 39.1
## Akute Atemnot

### 39.1.1
### Stenosierende Prozesse im Oropharynxbereich

#### 39.1.1.1
#### *Peritonsillarabszeß*

**Epidemiologie**
Peritonsillarabszesse finden sich am häufigsten bei Personen im mittleren Lebensalter, hauptsächlich im 3. Lebensjahrzehnt. Bei Säuglingen ist das Krankheitsbild nur außerordentlich selten anzutreffen und auch bei Kindern in den ersten Lebensjahren sehr selten. Der prozentuale Anteil der bei Kindern bis zum Alter von 10 Jahren vorkommenden Peritonsillarabszesse liegt nach Literaturangaben bei 1,8 %, bei Erwachsenen bis zu 10 %.

**Definition**
Die Tonsillen sind von einer dichten, kapselartigen Bindegewebsschicht umgeben. Zwischen dieser bindegewebigen Kapsel und der den M. constrictor pharyngis bedeckenden Faszie befindet sich der nur aus lockerem Bindegewebe bestehende peritonsilläre Raum. Eine Abszedierung in diesem perikapsulären Bindegewebe wird als Peritonsillarabszeß bezeichnet.

**Ursachen**
In der überwiegenden Mehrzahl der Fälle entsteht der Peritonsillarabszeß auf dem Boden einer chronischen Tonsillitis. Narbenbildungen in den Tonsillen selbst mit Abschnürungen von Krypten und lokale Vernarbungen schaffen Retentionsmöglichkeiten und führen zur Bildung von latenten Entzündungsherden. Dadurch verursachte Entleerungsbehinderungen der tiefsten Krypten werden als wesentliche Ursache für die Abszeßbildung angesehen. Insbesondere die früher praktizierte Teilentfernung der Mandeln (Kappung), die heute in modifizierter Form mit Hilfe eines $CO_2$-Lasers wieder publik wird, ist als ein außerordentlich begünstigender Faktor anzusehen. Als Erreger sind in der Mehrzahl der Fälle β-hämolysierende Streptokokken der Gruppe A, seltener Pneumokokken sowie Staphylokokken anzutreffen.

> Peritonsillarabszesse bilden sich häufig in der Folge chronischer Tonsillitiden.

### Pathophysiologie

Der lymphatische Rachenring ist in der Regel mit β-hämolysierenden Streptokokken besiedelt. Ausgehend von außerordentlich tief in die Tonsillen hineinreichenden Krypten bilden sich latente intratonsilläre Entzündungsherde, die Anschluß an das peritonsilläre lockere Bindegewebe finden und hier ebenso zu einer zunächst lokalen peritonsillären Entzündung führen. Bei unzureichender spontaner Drainage des Krypteninhaltes, begünstigt z. B. von Narbenbildungen nach vorangegangenen Infektionen, entwickelt sich eine zunehmende lokale Einschmelzung des peritonsillären lockeren Bindegewebes mit Ausbildung eines klassischen Abszesses mit perifokalem Ödem, das einerseits auf den Gaumenbogen bzw. die Uvula sowie andererseits nach kaudal auf Epiglottis und Kehlkopf übergreifen kann.

## 39.1.1.2
## Retropharyngealabszeß

### Epidemiologie

Der Retropharyngealabszeß kommt in typischer Weise nur bei Kleinkindern vor. Bei Erwachsenen ist diese Erkrankung außerordentlich selten anzutreffen, z. B. als sog. kalter Abszeß bei HWS-Tuberkulose oder durch eingespießte Fremdkörper. Angaben über die Häufigkeit sind in der Literatur nicht enthalten.

> Retropharyngealabszesse auf dem Boden abszedierender Lymphadenitiden finden sich eher bei Kleinkindern.

### Definition

Bei dem Retropharyngealabszeß handelt es sich um eine abszedierende Lymphadenitis der retropharyngeal unter der Rachenmuskulatur gelegenen Lymphknoten.

### Ursachen

Bei Kindern tritt der akute Retropharyngealabszeß als Folge einer akuten Rhinopharyngitis auf, indem die Erreger Anschluß an das lokale Lymphabflußgebiet finden und in den lokalen Lymphknoten zu einer Gewebeeinschmelzung führen. Bei Erwachsenen kann es bei einer Tuberkulose der HWS zur Ausprägung eines sog. kalten Senkungsabszesses kommen, der sich von dorsal in die retropharyngeal gelegenen Halslymphknoten ausbreitet.

Bei einer Verletzung der dorsalen Pharynxschleimhaut bzw. sogar der Rachenmuskulatur durch Fremdkörper – in der Regel handelt es sich hierbei um Fischgräten bzw. Geflügelknochensplitter – werden Bakterien auf direktem Wege submukös eingebracht und führen zu einer lokalen Lymphadenitis bzw. bei entsprechender Einschmelzung der Lymphknoten zu einer Abszedierung.

> Fremdkörperverletzungen können durch bakterielle Kontamination auf direktem Wege eine Abszedierung verursachen.

### Pathophysiologie

Der Lymphabfluß des lymphoepithelialen Gewebes des Nasen-Rachen-Raumes bzw. des Pharynx verläuft über die unter der Rachenmuskulatur gelegenen Lymphknoten nach kaudal in den Venenwinkel. Ausgehend von einer akuten Rhinopharyngitis mit bakterieller Superinfektion durch β-hämolysierende Streptokokken, Pneumokokken und Staphylokokken gelangen die Bakterien auf direktem Wege in die erste Lymphknotenstation des Retropharyngealraumes und führen hier zu einer lokalen Gewebezerstörung und Abszeßbildung.

# 39 Notfälle in der HNO-Heilkunde

Eine sehr seltene Ausnahme bildet die Tuberkulose der HWS bei Erwachsenen. Hierbei kann sich ein sog. kalter Abszeß an der ventralen Fläche der Halswirbelkörper ausbilden und sich nach kaudal in den Retropharyngealraum ausbreiten (Senkungsabszeß).

### 39.1.1.3
*Zungengrundabszeß*

**Epidemiologie**
Der Zungengrundabszeß ist eine Rarität; neuere Mitteilungen sind in der internationalen Literatur nicht mehr enthalten.

*Die selten beobachteten Zungengrundabszesse können zum Larynxödem führen.*

**Definition**
Der Zungengrundabszeß entsteht ausschließlich aus einer Zungengrundangina, vergleichbar dem Peritonsillarabszeß. Abszesse des Zungenkörpers bzw. des Mundbodens sind vom Zungengrundabszeß abzugrenzen, weil Ursache und Pathophysiologie nicht mit dem Zungengrundabszeß vergleichbar sind.

**Ursachen**
Ursache ist eine bakterielle Zungengrundangina, in der Regel durch Streptokokken, Staphylokokken sowie Pneumokokken verursacht. Die bakterielle Entzündung greift auf das peritonsilläre Gewebe bzw. die Zungengrundmuskulatur über und führt hier zu einer Gewebeeinschmelzung der Zungengrundmuskulatur mit klassischer Abszeßbildung.

**Pathophysiologie**
Eine Zungengrundangina ist außerordentlich selten. Vergleichbar den Gaumenmandeln kommt es bei einer bakteriellen Besiedlung der Zungengrundmandeln zu lokalen Abszedierungen in den tiefgelegenen Krypten und direktem Übergreifen der lokalen Entzündungen auf das nur außerordentlich gering ausgebildete peritonsilläre Bindegewebe bzw. dann auf die Zungengrundmuskulatur. Eine lokale Begrenzung bzw. eine relative Barriere gegen die bakterielle Infiltration der Zungengrundmuskulatur besteht aufgrund der besonderen anatomischen Situation durch Fehlen einer bindegewebigen Kapsel nicht. Die lokale Abszedierung greift deshalb unmittelbar auf die Zungengrundmuskulatur über.

## 39.1.2
Stenosierende Prozesse im Larynxbereich

### 39.1.2.1
*Larynxödem*

**Epidemiologie**
Das Larynxödem weist eine zunehmende Inzidenz auf, weil bei der Ursachenvielfalt die Belastung der Schleimhäute des oberen Respirationstraktes im Zunehmen begriffen ist. Das Larynxödem findet sich, im Gegensatz zur Epiglottitis, nahezu ausschließlich bei Erwachsenen.

**Das Larynxödem ist das Schleimhautödem des Kehlkopfes.**

### Definition
Das Larynxödem beinhaltet eine ödematöse Schwellung der Schleimhäute des Kehlkopfes. Diese können die Kehlkopfschleimhaut diffus befallen bzw. nur auf isolierte Regionen wie z. B. die Stimmbänder begrenzt sein.

### Ursachen
Ursache ist in der Regel ein Virusinfekt bzw. eine Infektion mit gramnegativen Keimen wie beispielsweise Haemophilus influenzae oder Zungengrundangina bzw. -abszeß. Als weitere Ursache sind allergische Reaktionen, infizierte Tumore, Bestrahlungsfolgen, kardiale Stauungen bei Herzinsuffizienz und Mediastinaltumore, Insektenstiche, das hereditäre angioneurotische Ödem sowie der $C_1$-Esterase-Inhibitormangel bekannt geworden.

### Pathophysiologie
Die Schleimhaut des Kehlkopfes, insbesondere der Stimmbänder, wird durch ein außerordentlich lockeres Bindegewebe von dem eigentlichen knorpeligen Kehlkopfskelett bzw. der Stimmbandmuskulatur abgegrenzt. Dieser sog., insbesondere auf den Stimmbändern so bezeichnete Reinke-Raum bildet die pathophysiologische Grundlage für die Entwicklung eines Ödems. Mikroskopisch ist bei der Ausbildung des Ödems eine Anfüllung der lockeren Bindegewebsmaschen durch eine eiweiß- und leukozytenarme Flüssigkeit zu erkennen; bei allergisch bedingten Ödemen besteht eine zusätzliche Infiltration mit eosinophilen Zellen.

## 39.1.2.2
### *Epiglottitis*

**Vor allem Kleinkinder sind von Epiglottitiden betroffen.**

### Epidemiologie
Die Epiglottitis kommt in ihrer typischen Form vor allem bei Kleinkindern vor und beruht meist auf einer Infektion mit Haemophilus influenzae.

### Definition
Es handelt sich per definitionem um eine entzündlich bedingte Schwellung der Epiglottis, die ausschließlich auf eine Infektion zurückgeführt wird. Bei der Inspektion ist lediglich eine gerötete und kolpig aufgetriebene Epiglottis zu sehen. Eine Beteiligung der inneren Strukturen des Kehlkopfes bzw. des Hypopharynx ist nicht gegeben.

### Ursachen
In der Regel handelt es sich um eine bakterielle Infektion mit Haemophilus influenzae. Wesentlich seltener ist eine Verletzung, wie sie beispielsweise im Rahmen eines Insektenstiches, z. B. Verschlucken einer Biene oder Wespe mit Fruchtsaft oder dergleichen, vorkommen kann; unter Umständen ist diese noch von einer allergischen oder pseudoallergischen Reaktion begleitet.

### Pathophysiologie
Ein Insektenstich in den Kehlkopfeingang, insbesondere in die Epiglottis, führt zu einer direkten Penetration mit einer sich außerordentlich schnell ent-

wickelnden bakteriellen Entzündung des submukösen Raumes, Ausbildung eines massiven Ödems und gegebenenfalls abszedierender Einschmelzung.

In der überwiegenden Zahl der Fälle tritt die Epiglottitis jedoch bei Kindern auf, und es geht der Epiglottitis häufig eine zunächst virale bzw. später bakterielle Superinfektion des Nasen-Rachen-Raumes voraus. Es handelt sich nicht um eine hämatogen oder lymphogen fortgeleitete Entzündung, sondern um eine direkte Penetration der z. B. auf dem Boden einer viralen Infektion entzündlich vorgeschädigten Schleimhaut durch die genannten Bakterien.

### 39.1.2.3
*Recurrensparese*

#### Epidemiologie
Die idiopathische Recurrenslähmung ist ein außerordentlich seltenes Krankheitsbild. Wesentlich häufiger ist sie Folge einer Schilddrüsenoperation und damit abhängig von der Frequenz der Schilddrüsenoperationen. Als Folge einer normalen Strumaoperation wird die Recurrensparese mit einer Häufigkeit von bis zu 1% angegeben, während bei Rezidivstrumaoperationen nach Literaturangaben bei bis zu 20% der Fälle mit einer solchen Lähmung zu rechnen ist.

*Das Auftreten von Recurrensparesen ist nach Strumektomien am naheliegendsten.*

#### Definition
Es handelt sich um eine einseitige, außerordentlich selten auch um eine zweiseitige Lähmung des N. laryngeus inferior mit der Folge eines Stimmbandstillstandes in sog. Paramedianstellung.

#### Ursachen
Am häufigsten ist die Recurrenslähmung bei Rezidivstrumektomien, bei der Struma maligna sowie auch bei Operationen der Struma maligna zu sehen. Eine Vielzahl anderer Ursachen, wie beispielsweise Schädelbasisfrakturen, stumpfes Halstrauma sowie auch eine Klavikulafraktur können rein mechanisch den N. vagus bzw. den N. laryngeus inferior schädigen. Als Ursachen sind auch andere Faktoren wie z. B. eine Neuronitis im Rahmen viraler Infektionen (Influenza, Mumps, Herpes zoster) sowie neurotoxische Medikamente (Vinblastin, Vincristin, Chinin), eine Polyneuropathie bei Diabetes mellitus sowie auch eine Vagusparese im Rahmen des Wallenberg-Syndroms bekannt geworden.

#### Pathophysiologie
Es handelt sich um eine ein- oder beidseitige Lähmung des N. recurrens. Durch den hierdurch bedingten Ausfall der inneren Kehlkopfmuskeln – die äußeren Kehlkopfmuskeln werden durch den N. laryngeus superior innerviert – ziehen die noch funktionsfähigen äußeren Kehlkopfmuskeln das Stimmband in die sog. Paramedianstellung.

Bei einseitiger Lähmung kann sich das noch gesunde Stimmband der Gegenseite unter Umständen kompensatorisch etwas über die Mittellinie hinaus bis an die gelähmte Stimmlippe heranlegen und damit die Funktion teilweise mitübernehmen.

### 39.1.2.4
*Larynxtumor*

### Epidemiologie
Zu über 90% handelt es sich um verhornende bzw. nichtverhornende Plattenepithelkarzinome. Seltene Sonderformen sind unter anderem das verruköse Karzinom und das Adenokarzinom. Kehlkopfkarzinome machen ca. 40–50% aller Kopf-Hals-Karzinome aus. Es erkranken überwiegend Männer (Verhältnis 9:1) mit einem Altersgipfel von etwa 60 Jahren.

> Männer im Alter von etwa 60 Jahren erkranken 9mal häufiger an Larynxtumoren als Frauen.

### Definition
Das Kehlkopfkarzinom bezeichnet das früher so genannte „innere Kehlkopfkarzinom". Dazu gehören die Karzinome der Supraglottis, Glottis sowie Subglottis, d. h. Karzinome der Epiglottis, der Taschenfalten, der sog. Morgagni-Ventrikel, die Stimmbandkarzinome sowie die subglottische Lokalisation bis in Höhe des Ringknorpels. Ausgenommen hiervon sind die Karzinome des Hypopharynx, in den der Kehlkopf eingebettet ist (sog. „äußeres Kehlkopfkarzinom" früherer Klassifikation).

### Ursachen
Als Ursachen werden heute im wesentlichen die Tabakrauchinhalation sowie der Alkoholkonsum angesehen. Eine Vielzahl synergistischer Effekte (Synkarzinogenese) wie z. B. ein Vitamin-A- oder ein Zinkmangel durch alkoholinduzierte Mangelernährung und eine Vielzahl weiterer toxischer Umwelteffekte werden diskutiert. Weitere Ursachen stellen die chronische Laryngitis mit Epitheldysplasie Grad 2, Papillome sowie auch die Exposition gegenüber Asbeststaub und Teerarbeiten dar.

### Pathophysiologie
Das Bronchialsekret wird über sog. Sekretstraßen durch den Kehlkopf in Richtung Ösophaguseingang transportiert und gelangt via Ösophagus in den Magen-Darm-Trakt.

Demzufolge ist die Belastung der Stimmbandebene durch karzinogene Substanzen am höchsten, und in Höhe der Stimmbandebene bzw. der Glottis finden sich 65% der Kehlkopfkarzinome.

Stimmbandkarzinome führen außerordentlich früh zu einer Bewegungseinschränkung der freien Stimmbandränder und damit zu einer Heiserkeit als Frühsymptom. In den übrigen Abschnitten des Kehlkopfes infiltrieren insbesondere die Plattenepithelkarzinome außerordentlich früh das Kehlkopfskelett und führen dann bei weiterem Vorwachsen in das Lumen des Kehlkopfes zu einer allmählich zunehmenden Luftnot, wobei sich die Dekompensation dann außerordentlich plötzlich entwickelt.

### 39.1.2.5
*Larynxtrauma*

**Epidemiologie**

Larynxtraumen sind außerordentlich selten geworden, seitdem für Autofahrer eine Gurtpflicht besteht bzw. der Airbag entwickelt worden ist. Darüber hinaus handelt es sich um diese Region des Kehlkopfes nur sehr selten betreffende Arbeitsunfälle bzw. Gewaltverbrechen.

*Seit Einführung der Gurtpflicht ist der Rückgang von Larynxverletzungen signifikant.*

**Definition**

Differenziert wird zwischen inneren und äußeren Kehlkopftraumen. Innere Kehlkopftraumen beziehen sich auf Verletzungen, die über den Atemweg, z. B. durch Mitreißen von Fremdkörpern verursacht werden. Äußere Kehlkopftraumen entstehen durch direkte Einwirkung von außen auf das Kehlkopfskelett, wobei in Abhängigkeit vom Ausmaß der Gewalteinwirkung das Kehlkopfskelett frakturieren kann.

**Ursachen**

Ursache innerer Kehlkopftraumen sind Inhalation von Reizgasen, Verätzungen, Verbrühung durch Aspiration sowie auch Fremdkörpereinspießungen bzw. ein Insektenstich. Außerordentlich selten sind Intubationsschäden mit Schleimhautverletzung und Aryknorpelluxation usw.

Bei den äußeren Kehlkopftraumen stehen stumpfe Verletzungen durch Schlag, Prellung, Drosseln sowie Würgen im Vordergrund. Scharfe Verletzungen sind außerordentlich selten. Sie werden durch Schnitt-, Stich- oder Schußverletzungen verursacht.

**Pathophysiologie**

Bei den inneren Kehlkopftraumen führt die Inhalation von Reizgasen zu einer sofort auftretenden ödematösen Schwellung der den Kehlkopf auskleidenden Schleimhäute mit entsprechender Atemnot. Ebenso verursachen Fremdkörpereinspießungen, auch ein Insektenstich, ein lokales Ödem, ggf. auch allergische Reaktionen mit lokalem Ödem und u. U. auftretender bakterieller Infektion mit Abszedierung.

Verätzungen oder Verbrühungen bewirken je nach Ausmaß der Schädigung eine Schwellung der Schleimhäute, ggf. auch eine sofortige Nekrose der Schleimhaut und im Extremfall auch des Kehlkopfskeletts.

Bei den äußeren Kehlkopftraumen ist das Ausmaß und die genaue Lokalisation des Traumas entscheidend. Stumpfe Verletzungen, deren Intensität nicht allzusehr ausgeprägt ist, können lediglich ein gering ausgeprägtes Hämatom oder auch ein Ödem der Kehlkopfschleimhaut mit entsprechender Luftnot verursachen. Ausgedehntere stumpfe Verletzungen führen zu einer Frakturierung des Kehlkopfskelettes, Ausbilden eines ausgeprägten Hautemphysems und primär unter Umständen bereits zu einer lebensbedrohenden Atemnot. Scharfe Verletzungen sind zusätzlich noch durch eine Blutung, bei Perforation des Kehlkopfes auch in das Kehlkopf- bzw. Tracheallumen, begleitet und können mit massiver Blutaspiration einhergehen.

### 39.1.3
### Stenosierende Prozesse im Tracheobronchialbereich

#### 39.1.3.1
*Trachealstenose*

**Epidemiologie**

Die Trachealstenose ist ein sehr seltenes Krankheitsbild und tritt fast ausschließlich als Komplikation anderer, ebenfalls sehr seltener Erkrankungen auf.

**Definition**

Unterschieden wird zwischen Stenosierung durch Kompression von außen und Stenosierung durch entzündliche oder narbige Einengung von innen.

**Ursachen**

Die Ursachen können äußerst vielfältig sein, z. B. eine Kompression von außen durch Struma, Tumor der Speiseröhre oder des Mediastinum. Stenosierungen von innen werden meist nach entzündlichen Reaktionen, verursacht durch eine Langzeitintubation mit unkontrolliertem Tubusmanschettendruck, unsachgemäße Endoskopie oder auch Autoimmunerkrankungen wie z. B. Wegener-Granulomatose gesehen.

**Pathophysiologie**

> Trachealstenosen entstehen durch mechanische Einwirkung auf die Trachea oder durch Vernarbungen innerhalb der Luftröhre.

In der Regel entwickelt sich durch eine mechanische Reizung eine lokale Mukositis der Trachealschleimhaut, die sich bei länger einwirkendem Reiz bis zu einer Perichondritis weiterentwickelt. Über eine Chondritis der Knorpelspangen entstehen ausgedehnte zirkuläre Narben bzw. eine Chondromalazie.

Äußere Verletzungen, z. B. im Rahmen einer Stichverletzung, führen direkt zu narbigen Lumeneinengungen.

#### 39.1.3.2
*Trachealabriß*

**Epidemiologie**

Trachealabriß bzw. auch -einriß sind so seltene Krankheitsbilder, daß lediglich Einzelfallbeschreibungen vorliegen. Die Inzidenz ist durch die zunehmende Verkehrssicherheit seit Einführung der Gurtpflicht und des Airbags und auch aufgrund verschiedener berufsgenossenschaftlicher Maßnahmen am Arbeitsplatz weiterhin rückläufig.

> Trachealabrisse nach stumpfem Halstrauma erscheinen mit Hautemphysem im Halsbereich.

**Definition**

Trachealabriß oder -einriß sind eindeutige Krankheitsbilder.

**Ursachen**

Im Rahmen eines stumpfen Halstraumas kann die Trachea quer abreißen bzw. im Falle einer scharfen Verletzung, z. B. unter Einwirkung eines Messers, entsprechend durchgeschnitten werden. Weitere, außerordentlich seltene Ursachen sind z. B. eine ausgeprägte Quetschung des Thorax mit Abscheren der Trachea in Höhe des Brustbeines.

## Pathophysiologie

Im Rahmen eines stumpfen Halstraumas reißt die Trachea in der Regel dicht unterhalb des Kehlkopfes zwischen Ringknorpel und dem ersten Trachealring ein, bzw. es kommt zu einer vollständigen Durchtrennung. Die membranöse dorsale Wand der Trachea bleibt hierbei in der Regel erhalten. Reißt auch diese membranöse Wand (Paries membranaceus), wird die Luftröhre in die Thoraxapertur hineingezogen.

Ausgeprägte Thoraxquetschungen mit Dorsalverlagerung des Brustbeines führen zu einem stumpfen Durchtrennen der Trachealringe bzw. der gesamten Trachea einschließlich der membranösen dorsalen Wand. Bei vollständiger Durchtrennung zieht sich auch in diesen Fällen die Trachea in den Thorax zurück, so daß eine Dehiszenz von mehreren Zentimetern auftreten kann.

### 39.1.3.3
### Atemnot bei Kanülenträgern

#### Epidemiologie
Die zunehmende Inzidenz der Kehlkopfkarzinome bzw. auch die sich weiterentwickelnden therapeutischen Möglichkeiten sowie eine Vielzahl stumpfer und scharfer Kehlkopftraumen führen zu der Notwendigkeit, die Atemwege durch Tragen einer Trachealkanüle nach erfolgter Tracheotomie zu sichern.

#### Definition
Vorausgegangen ist zunächst eine Tracheotomie, wobei in den meisten Fällen die Notwendigkeit besteht, das Tracheallumen durch Einführen einer Trachealkanüle zu sichern. Atemnot bei Kanülenträgern kann eintreten durch Verlegung der Trachealkanüle bzw. durch Probleme, die die Trachealkanüle selbst als Fremdkörper in der Trachea verursacht hat. Bei Patienten mit Trachealkanüle können als typische Notfallsituationen Atemnot sowie auch Blutung aus der Kanüle auftreten.

#### Ursachen
Ursache einer Atemnot sind in der Regel Sekretbrocken in der Kanüle oder in der Trachea direkt unterhalb der Kanüle. Des weiteren können Granulationspolster durch den scheuernden Kontakt des Kanülenendes mit der Trachealschleimhaut auftreten und im Rahmen rezidivierender lokaler Infektionen auch zu einer narbigen Stenose am Unterrand der Kanüle führen. In Abhängigkeit von den lokalen anatomischen Verhältnissen kann auch beim Wechseln der Kanüle diese via falsa eingeführt worden sein und damit ihrer Aufgabe eines Offenhaltens des Tracheallumens nicht mehr nachkommen.

Durch den scheuernden Kontakt des Kanülenendes mit der Trachealschleimhaut und sich hierdurch ausbildende Granulationspolster können auch minimale Sickerblutungen auftreten, die zu einer Aspiration mit relativer Atemnot, ggf. auch einer bakteriellen Superinfektion im Sinne einer akuten Pneumonie führen. Außerordentlich selten sind, beispielsweise nach operativer Revision eines Hypopharynx- oder Kehlkopftumors, die Arrosionsblutung aus einem Tumor bzw. die Tumorverlegung von Kanüle und kaudaler Trachea sowie auch Arrosionsblutungen der A. anonyma durch fehlerhaftes Anpassen einer Kanüle.

> Die Komplikationen von Trachealkanülen bestehen in aller Regel in ihrem Sekretverhalt.

### 39.1.4
### Präklinische Therapie stenosierender Prozesse

Die beschriebenen Krankheitsbilder stenosierender Prozesse in der Region von Larynx, Oropharynx und Trachea sind von dem gemeinsamen Leitsymptom des inspiratorischen Stridors mit konsekutiver Atemnot gekennzeichnet. Sie können somit rasch in dramatische, vital bedrohliche Notfallsituationen übergehen, an deren Ende der Erstickungstod steht.

Der Notarzt hat situativ das klinische Ausmaß der vitalen Bedrohung einzuschätzen, nach dem sich die Invasivität seines weiteren therapeutischen Vorgehens richtet, die den Prinzipien der Sicherung der Atemwege und Stabilisierung des Kreislaufs folgt.

Die Behandlung von HNO-Notfällen erfordert vom Notarzt ein besonders umsichtiges Verhalten, was auch eine selbstkritische Einschätzung im Umgang mit zu erwartenden Intubationsschwierigkeiten einschließt. Er sollte sorgsam abwägen, ob unter den jeweils gegebenen Umständen eine sichere Patientenversorgung im präklinischen Bereich gewährleistet oder aber ein Transport unter intensivem Patientenmonitoring zur Therapie unter optimaleren Bedingungen in der Klinik zu bevorzugen ist.

## 39.2
## Akute Blutungen

### 39.2.1
### Blutungen aus der Nase

#### Epidemiologie
Nasenbluten gehört zu den häufigsten Notfallsituationen in der HNO-Heilkunde. Es ist in der Regel harmlos, kann aber auch lebensbedrohliche Formen annehmen.

*Nasenbluten, in aller Regel eher harmlos, erfordert eine sorgfältige Abklärung der Genese.*

#### Definition
Blutungen aus der Nase sind eindeutig und können sich entweder nach vorne aus der Nasenöffnung bzw. nach hinten über die Choanae in den Nasen-Rachen-Raum bzw. die Rachen- und Mundhöhle entleeren.

#### Ursachen
Als Ursachen, auch etwa in der Reihenfolge ihrer Häufigkeit, kommen in Betracht: Hypertonie und Arteriosklerose bei chronischer Rhinitis, Verletzungen mit dem bohrenden Finger, das sog. juvenile Nasenbluten ohne eigentlich erkennbare Ursache, Frakturen des knöchernen und knorpeligen Nasengerüstes, u. U. mit Beteiligung der Nasennebenhöhlen und der vorderen Schädelbasis, Infektionskrankheiten wie Grippe, Masern und Rhinitis, hämorrhagische Diathesen wie beispielsweise Thrombopathien, Leukosen, aber auch der Prothrombinmangel bei Marcumarüberdosierung, der Morbus Rendu-Osler sowie eine Vielzahl von Tumoren der Nase, der Nasennebenhöhlen sowie auch des Nasen-Rachen-Raums.

## Pathophysiologie

Es kommt zu einer direkten Verletzung der die Schleimhaut versorgenden Gefäße. Die Blutungsquelle liegt praktisch immer im vorderen Septumabschnitt: bei den Verletzungen mit dem bohrenden Finger, einer Rhinitis, dem juvenilen Nasenbluten sowie bei der Vielzahl von Infektionskrankheiten.

Im hinteren oder mittleren Abschnitt der Nasenscheidewand liegen die Blutungsquellen bei Arteriosklerose, Hypertonie, Frakturen und den hier ansetzenden Tumoren. Die Blutungen sind flächenhaft bei hämorrhagischen Diathesen und der Marcumarüberdosierung.

Eine physiologische Blutgerinnung sowie keine Gefäßschäden vorausgesetzt, sind die Blutungen in der Regel harmlos und kommen spontan zum Stehen bzw. lassen sich durch einfachste Maßnahmen schnell beherrschen. Bei Arteriosklerose, Hypertonie, den Frakturen der Nasennebenhöhlen bzw. der Schädelbasis sowie auch hämorrhagischen Diathesen einschließlich des Morbus Rendu-Osler sind die Blutungen häufig sehr bedrohlich und die Therapie der entsprechenden Ursache unumgänglich.

## 39.2.2
### Blutungen aus Mundhöhle, Rachen und Kehlkopfbereich

### Epidemiologie
Blutungen aus Mundhöhle, Rachen und Kehlkopfbereich stellen, mit Ausnahme der Nachblutung nach Operationen wie Tonsillektomie oder Zahnextraktion, eine außerordentliche Seltenheit dar.

### Definition
Blutungen sind eindeutig. Unterschieden wird zwischen leichten Blutungen, die keiner weiteren Maßnahme bedürfen, und spontanen Blutungen, die bei Arrosion großer Gefäße lebensbedrohliche Formen annehmen können.

### Ursachen
In diesen Regionen sind die unterschiedlichsten Ursachen bzw. Blutungsquellen zu unterscheiden.

Sehr häufig treten leichte Blutungen vom Zahnfleisch bei einer Gingivitis bzw. auch nach Zahnextraktion auf. Spontane Blutungen aus einer Gaumenmandel bei einer akuten Tonsillitis sind bereits ausgesprochen selten. Ebenso selten treten apoplektiforme Gaumensegelblutungen auf. Darüber hinaus können Blutungen unterschiedlichsten Schweregrades nach einzelnen Operationen wie z. B. nach Tonsillektomie oder Operationen an Uvula und Gaumensegel bei Schnarchern auftreten.

Schwerste Blutungen entstehen in der Regel durch die Arrosion großer Gefäße bei fortgeschrittenen, zerfallenen Tumoren der Zunge, der Tonsillen und des Zungengrundes.

Es handelt sich häufig um eine Arrosion der A. lingualis oder der A. carotis externa.

**Nachblutungen nach Tonsillektomien und anderen operativen Eingriffen im Oropharynx sind schwerwiegende Komplikationen.**

### Pathophysiologie
In Abhängigkeit von der zugrundeliegenden Ursache entstehen die Blutungen durch direkte tumoröse Gefäßinfiltration bzw. -arrosion oder als Nachblutung

nach vorangegangenen Operationen, indem koagulierte oder nicht sicher unterbundene bzw. umstochene Gefäße sich unter dem Innendruck erneut öffnen.

### 39.2.3
### Blutungen aus dem äußeren Gehörgang

#### Epidemiologie
Blutungen können spontan oder nach einem Trauma auftreten. Aufgrund unterschiedlichster verkehrssicherheitstechnischer Entwicklungen wie Airbag und Sicherheitsgurt sind entsprechende Traumen außerordentlich selten geworden.

#### Definition
Unterschieden wird zwischen traumatisch bedingten bzw. spontan auftretenden Blutungen aus einem Gehörgang.

#### Ursachen
Zu den traumatisch bedingten Blutungen zählen die Pfählungsverletzungen durch Fremdkörpereinwirkung, nach Fraktur der Gehörgangsvorderwand durch Sturz auf das Kinn sowie nach stumpfem Schädeltrauma als Zeichen einer Pyramidenlängsfraktur. Spontane Blutungen aus einem Gehörgang treten überwiegend bei der sog. Grippeotitis, einer hämorrhagischen Entzündung des Mittelohres auf.

*Blutungen aus den Ohren entstehen nicht selten durch Pfählungstraumen nach Manipulationen am Ohr.*

#### Pathophysiologie
Die traumatischen, direkten Pfählungsverletzungen des Gehörganges werden in der Regel durch Fremdkörper wie Büroklammern, Nadeln usw., d.h. durch technische Hilfsmittel, wie sie teilweise zum Reinigen eines Gehörganges verwendet werden, verursacht. Bei einem Sturz auf das Kinn wird die Aufprallenergie über beide Kiefergelenke auf den Boden der Gehörgänge fortgeleitet und kann hier, je nach Intensität, zu einer Fraktur des Gehörganges mit Einreißen der Gehörgangshaut und auch Verletzung des Mittelohres führen. Nach einem stumpfen Schädeltrauma mit Ausprägung einer Pyramidenlängsfraktur, d.h. Spalten der Felsbeinpyramide in Längsrichtung mit Zerreißen der Gehörknöchelchenkette und Einreißen des Trommelfelles, kann es zu einem Blutaustritt aus dem Gehörgang kommen. Bei der spontan auftretenden Grippeotitis handelt es sich um eine hämorrhagische Entzündung des Mittelohres mit Bildung von Blutblasen auf dem Trommelfell und der angrenzenden Gehörgangshaut. Diese Blutblasen können spontan platzen, und es entleert sich eine blutige Flüssigkeit aus dem Ohr. In der Anamnese ist in der Regel ein grippaler Infekt sowie auch entsprechende Krankheitssymptome mit Fieber, Schmerzen in dem betroffenen Ohr usw. zu eruieren.

### 39.2.4
### Präklinische Therapie von Blutungen

Blutungen traumatischer Genese im HNO-Bereich sind häufig Beteiligungen polytraumatischer Verletzungen, so daß in aller Regel eine Volumentherapie zur Stabilisierung des Kreislaufes initiiert wird. Dennoch ist nach einer Blutungsquelle zu fahnden und diese ggf. mit Hilfe lokaler Blutstillungsmaßnahmen zu behandeln. In vielen Fällen reicht allerdings das Verbinden der Wunde mit sterilen Kompressen. Invasive Manipulationen sollten wegen der Gefahr der bakteriellen Kontamination besonders bei dem Verdacht auf Begleitverletzungen des knöchernen Schädels in der präklinischen Versorgung vermieden werden.

## 39.3
## Fremdkörper

### 39.3.1
### Rachenfremdkörper

#### Epidemiologie
Mit regelmäßiger Wiederkehr häufen sich die Rachen- bzw. Nasen-Rachen- und Nasenfremdkörper in der vorweihnachtlichen Zeit. Betroffen sind überwiegend Kinder, die sich unterschiedlichste Fremdkörper, z. B. über die Nase oder den Mund, in den Rachen zuführen.

#### Definition
Fremdkörper wie Perlen, Knöpfe, Kirschkerne, Erbsen, Kunststoffgegenstände usw.

#### Ursachen
Überwiegend Kinder stecken sich in spielerischer Absicht die genannten Fremdkörper und auch Erdnüsse in den Rachen- bzw. über die Nase in den Nasen-Rachen-Raum.

#### Pathophysiologie
Fremdkörper, die via Nase dem Körper zugeführt werden, bleiben sehr häufig in der Nasenhaupthöhle bzw. im Nasen-Rachen-Raum stecken und führen hier aufgrund ihres Reizes auf der umgebenden Schleimhaut zu einer serös-eitrigen Infektion.

### 39.3.2
### Hypopharynxfremdkörper

### 39.3.3
### Hypopharynxfremdkörper/Larynxfremdkörper

#### Epidemiologie
Fremdkörper in den tieferen Luftwegen kommen ganz überwiegend bei kleineren Kindern vor. Die Gegenstände werden häufig beim Spielen bzw. Lachen oder auch in einer Schreckreaktion aspiriert.

**Fremdkörperverletzungen im HNO-Bereich sind häufige Verletzungen des Kindesalters.**

#### Definition
Bei den Fremdkörpern handelt es sich überwiegend um Erdnußkerne, Apfelstückchen, evtl. auch kleine Spielzeugteile aus Holz oder Kunststoff.
 Bei Erwachsenen sind es unter Umständen Teile einer Zahnprothese, Nadeln und ähnliche Gegenstände.

### Ursachen

Bei Kindern geraten die Gegenstände in der Regel in spielerischer Absicht in die Mundhöhle bzw. den Rachen und werden dann nach Auslösen des Würg-/ Schluckreflexes in die tieferen Hypopharynxabschnitte fortgeleitet und verbleiben entweder im Hypopharynx oder werden in den Larynx aspiriert. Bei Erwachsenen handelt es sich in der Regel um Unglücksfälle, indem eine Zahnprothese zerbricht und dann während der Nahrungsaufnahme mit in den Rachen hineinrutscht und in Hypopharynx bzw. Larynx zu liegen kommt.

### Pathophysiologie

Größere Fremdkörper verbleiben im Hypopharynx- bzw. im Larynxeingang. Wenn ein Fremdkörper, z. B. ein größeres Apfelstückchen, im Kehlkopfeingang steckenbleibt, kann der Luftweg unter Umständen völlig blockiert werden und ein sog. Bolustod eintreten. Dies ist jedoch außerordentlich selten. In der Regel wird ein solcher Fremdkörper wieder abgehustet, oder er gelangt über den Schluckakt in die Speisewege. Eine Ausnahme bilden Fremdkörper wie kleine Fischgräten bzw. kleine Knochensplitter, die während des Schluckaktes im Hypopharynx bzw. selten auch einmal bei einem Verschlucken im Larynxlumen steckenbleiben können und hier lokal eine Entzündung verursachen.

*Der Bolustod ist Folge vollständiger Okklusion der Atemwege.*

## 39.3.4
## Tracheobronchialfremdkörper

### Epidemiologie

Die meisten Fremdkörper, insbesondere bei Kindern, gelangen aufgrund ihres geringen Durchmessers sofort in die Trachea. Wenn ein Fremdkörper klein genug ist und nicht ausgehustet werden kann, gelangt er in einen Hauptbronchus. Hier bleiben die meisten Fremdkörper auf der Schleimhaut liegen. Entspricht der Fremdkörper dem Durchmesser, kommt es zu einem Totalverschluß des Bronchus mit Absorption der in den tieferen Luftwegen verbliebenen Luft über die Bronchialschleimhaut und Ausbildung einer ausgeprägten Atelektase mit Mediastinalverlagerung zu der betroffenen Seite. Ist der Durchmesser des Fremdkörpers nur geringfügig kleiner als der Bronchus, kann sich ein Ventilmechanismus mit Überblähen der betroffenen Seite ausbilden. Luft gelangt lediglich noch während der Inspirationsphase und damit relativen Dehnung der Bronchien an dem Fremdkörper vorbei, während in der Exspirationsphase mit Reduktion des Bronchialdurchmessers der Fremdkörper den Bronchus vollständig verschließt und die Luft nicht mehr entweichen kann. Es resultiert eine Mediastinalverlagerung zur Gegenseite.

# 39.4 Verätzungen

## 39.4.1 Rachen

### Epidemiologie
Verätzungen des Rachens sind außerordentlich selten und kommen bei Kindern im Sinne eines häuslichen Unfalles noch am ehesten vor, während im Erwachsenenalter suizidale Absichten im Vordergrund stehen.

### Definition
Verätzungen werden durch Laugen bzw. Säuren verursacht, die unterschiedlichste pH-Werte bzw. pk-Werte aufweisen können.

### Ursachen
Kinder trinken unbeobachtet Flüssigkeiten, die sie in der häuslichen Umgebung vorfinden.

Es handelt sich sehr häufig um Reinigungsmittel einschließlich flüssiger Geschirrspülmaschinenmittel, aber auch um Lösungsmittel unterschiedlichster Zusammensetzung.

Bei Erwachsenen steht meistens eine suizidale Absicht im Vordergrund. In der Regel handelt es sich bei dieser Art des Suizidversuches um Affekthandlungen. Hierbei werden die Flüssigkeiten aufgenommen, die z. B. am Arbeitsplatz gerade erreichbar sind.

### Pathophysiologie
Je nach Kontaktzeit – die meisten Substanzen werden sofort wieder abgehustet bzw. ausgespuckt – entsteht eine kurzfristige Rötung der Schleimhaut, evtl. gefolgt von einer Blasenbildung, wie sie z. B. auch bei thermischen Verletzungen bekannt ist. In Abhängigkeit von der Schwere der Verätzung bilden sich auf der Schleimhaut weißliche, fest haftende Fibrinbeläge, die sich erst nach etlichen Tagen lösen.

Verätzungen des Rachens sind relativ ungefährlich, weil in der Regel die aufgenommenen Substanzen sofort wieder aus der Mundhöhle entfernt oder auch aus dem Kehlkopf abgehustet werden. Die Kontaktzeit ist in der Regel außerordentlich kurz.

> Die Schwere der Verätzung wird u. a. durch die Kontaktzeit mit den toxischen Substanzen bestimmt.

## 39.4.2 Kehlkopf

### Epidemiologie
Verätzungen des Kehlkopfes kommen praktisch fast nicht vor. Entweder werden die entsprechenden Substanzen in die Mundhöhle aufgenommen und sofort wieder aus der Mundhöhle entfernt, oder sie werden hinuntergeschluckt und gelangen in den Ösophagus. In beiden Fällen stehen die Verätzungen der Mundhöhle bzw. des Rachens und der Speiseröhre im Vordergrund. Der Kehlkopf kann lediglich mit beeinträchtigt werden, wenn ausgeprägte Verätzungen im Bereich des Ösophaguseinganges vorliegen. Nennenswerte Verätzungen des

> Bei Verätzungsverletzungen stehen die des Ösophagus bei der Primärversorgung im Vordergrund.

Kehlkopfes durch Berufsunfälle mit Freisetzen von ätzenden Stäuben oder Gaszusammensetzungen sind in der Literatur nahezu unbekannt.

### 39.4.3
### Ösophagus

#### Epidemiologie
Die Verätzungen des Ösophagus stehen bei den Verätzungen eindeutig im Vordergrund. Insgesamt sind diese Verätzungsformen sehr selten. Sie kommen jedoch dann überwiegend bei Kindern vor, die irrtümlich, in spielerischer Absicht, Reinigungsmittel oder auch körnige Substanzen wie Reinigungsgranulate usw. in den Mund nehmen und hinunterschlucken. Bei Erwachsenen werden in suizidaler Absicht außerordentlich selten ätzende Substanzen aufgenommen. Unglücksfälle durch versehentliches Trinken bei Verwechslung mehrerer Flaschen sind ebenfalls außerordentlich selten.

#### Definition
Unterschieden wird zwischen Koagulationsnekrosen durch Säuren und Kolliquationsnekrosen durch Laugen.

Verletzungen durch Säuren haben den relativen Vorteil, daß durch die Säuren Proteine in der Schleimhaut bzw. in der submukösen Bindegewebsschicht und auch der darunterliegenden Muskulatur denaturiert und damit die Säuren neutralisiert werden. Die Tiefeneinwirkung ist damit relativ gering.

Laugen bewirken dagegen eine Kolliquationsnekrose, d. h., die lokal betroffene Schleimhaut sowie auch das darunter befindliche Bindegewebe und die Muskulatur können vollkommen zerstört, förmlich aufgelöst werden.

#### Ursachen
Unter den Ätzmitteln finden sich am häufigsten die in Bäckereien bzw. bei der Herstellung von Seifen und Waschmitteln verwendeten Laugen sowie Salmiakgeist, Essigsäure und auch Salzsäure.

#### Pathophysiologie
Säuren führen in der Regel lediglich zu oberflächlich ausgeprägten Koagulationsnekrosen, weil sie durch die Fällung der Eiweiße sehr schnell neutralisiert werden. In der Folge entwickeln sich häufig Stenosen, die die Nahrungsmittelpassage behindern und u. U. eine lebenslange Bougierungsbehandlung erforderlich machen.

*Säuren verursachen Koagulationsnekrosen, Laugen Kolliquationsnekrosen.*

Laugen führen in Abhängigkeit von der Menge, der Konzentration sowie der Einwirkungsdauer zu tiefgreifenden Zerstörungen der Speiseröhre, die im Extremfall vollkommen aufgelöst werden kann.

### 39.4.4
### Präklinische Therapie von Verätzungen

Verätzungen der Mundhöhle durch Säuren, Laugen und Inhalation toxischer Substanzen sind initial durch schmerzhafte Schluckbeschwerden gekennzeichnet, wobei sich in der Folge ein Larynxödem mit konsekutiver Atemnot ausbilden kann. Eine orotracheale Intubation zur Sicherung der Atemwege sowie der Beginn einer antiödematösen Kortisontherapie sind frühzeitig indiziert.

Erscheinen, in weniger dramatischen Fällen, bei der Inspektion von Rachen und Mundhöhle die Schleimhäute glasig-transparent, ist von einer Laugenverätzung mit Bildung von Kolliquationsnekrosen auszugehen. Neben dem Spülen der Mundhöhle kann dem Patienten saure Flüssigkeit (keine Milch) zu trinken gegeben werden. Erscheinen die Schleimhäute trocken, eher weiß, ist eine Säureverätzung anzunehmen. Neben der Mundspülung ist vor allem einem Erbrechen des Patienten vorzubeugen.

# 40 Notfälle in der Mund-, Kiefer- und Gesichtschirurgie

A. Schadel

*Präklinische Maßnahmen bei Zahnverletzungen sind in aller Regel nicht erforderlich.*

### Epidemiologie
Seit dem Bestehen der Gurtpflicht im Auto, der Einführung des Airbag sowie dem Antiblockiersystem sind die Verletzungen an Zähnen, Gesicht sowie allgemein im Bereich des Gesichtsschädels deutlich rückläufig. Am häufigsten sind entsprechende Verletzungen gegenwärtig im Rahmen privater Auseinandersetzungen sowie beruflich bedingt.

### Definition
Bezüglich der Zahnverletzungen werden Teilverletzungen von vollständiger Luxation unterschieden. Im Bereich des Gesichtes wird zwischen Weichteilverletzungen sowie Verletzungen mit Beteiligung des knöchernen Schädelskelettes unterteilt. Die Verletzungen des Gesichtsschädels werden in Abhängigkeit von ihrem Schweregrad, d. h. mit oder ohne Beteiligung von tragenden Knochenregionen bzw. Gesichtspfeilern, unterschieden.

### Ursachen
Als Ursachen für die Verletzungen an Zähnen, Gesicht und Gesichtsschädel sind scharfe sowie stumpfe Gewalteinwirkungen in Abhängigkeit von verwendeten Hilfsmitteln zu unterscheiden. Allgemein stellen häusliche Auseinandersetzungen sowie Verkehrsunfälle, gefolgt von Berufsunfällen die häufigsten Ursachen dar.

### Pathophysiologie
Stumpfe oder scharfe Gegenstände frakturieren Zähne, die dann teilweise oder vollständig herausbrechen. Bei zusätzlicher Gewalteinwirkung auf den Alveolarkamm kann auch dieser frakturieren und damit Fragmente dislozieren bzw. im Extremfall eine komplette Fraktur resultieren.

Scharfe Gegenstände oder sogar Waffen zerschneiden die Gesichtsweichteile und führen je nach Ausmaß, Tiefe und Lokalisation der entsprechenden Verletzung zu Bagatellschäden bzw. zu massiven Funktionsstörungen wie beispielsweise bei Durchtrennung des N. facialis zu einer inkompletten bzw. kompletten Gesichtslähmung oder bei Beteiligung des Auges zum Verlust des Sehvermögens.

Bei den Verletzungen des Gesichtsschädels ist zu unterscheiden zwischen den relativ harmlosen Verletzungen von nichttragenden Gesichtsstrukturen, wie beispielsweise einer Kieferhöhlen- oder auch Stirnhöhlenvorderwand, und den sog. Gesichtspfeilern, wie lateral sowie medial eines Auges bzw. an der Nasenwurzel entlang verlaufende Stützpfeiler, bei deren Verletzung ausgeprägte Funktionsstörungen wie beispielsweise Doppelbilder und Visusverlust drohen.

## 40.3 Blutungen

### Epidemiologie
Blutungen im Bereich des Gesichtsschädels sind außerordentlich häufig. In der Regel dominieren die harmlosen Blutungen wie Nasenbluten, Blutungen nach Zahnextraktion oder harmlosen kleinen Gesichtsweichteilverletzungen. Lebensbedrohliche Blutungen sind dagegen außerordentlich selten. Sie treten nach umfangreichen Weichteil- oder Knochenverletzungen sowie auch im Rahmen einer Tumorarrosionsblutung auf.

### Definition
Unter Blutungen des Gesichtsschädels werden nahezu ausnahmslos arterielle Blutungen verstanden. Venöse Sickerblutungen sind außerordentlich selten und in keinem Falle lebensbedrohlich.

### Ursachen
Ursachen sind scharfe oder stumpfe Gewalteinwirkungen mit entsprechender Verletzung arterieller Gefäße.

### Pathophysiologie
Scharfe Gewalteinwirkungen zerschneiden Gefäße, während bei stumpfen Traumen die Gefäße häufig zerreißen oder zerquetscht werden, so daß auch zweizeitige Blutungen resultieren können.

Die Blutstillung bereitet in der Regel keinerlei Schwierigkeiten, weil die Blutungsquellen außerordentlich oberflächlich liegen und damit durch leichte lokale Druckanwendung wie beispielsweise zunächst dem gummiarmierten Finger bzw. einem leichten Druckverband sehr gut zugänglich sind. In Zweifelsfällen kann auch, z. B. am Mundboden oder an der Wange, die Kompression von innen und außen für eine temporäre Blutstillung sorgen, bis die Blutung dann fachgerecht der endgültigen Versorgung zugeführt werden kann.

> Oberflächliche Blutungsquellen sind durch lokale Druckanwendung zu behandeln.

## 40.4 Kiefergelenkluxation

### Epidemiologie
Verläßliche Angaben bezüglich der Epidemiologie liegen nicht vor. Es handelt sich jedoch um eine Rarität.

> Kiefergelenkluxationen sind im Notfallwesen selten und sollten in der Klinik reponiert werden.

### Definition
Unterschieden wird einerseits die fixierte habituelle Luxation und andererseits die traumatische Luxation. Die fixierte habituelle unterscheidet sich von der traumatischen Luxation dadurch, daß wiederholt einseitig oder auch doppelseitig der Gelenkkopf vor das Tuberculum articulare springt und hier elastisch fixiert liegenbleibt. Die nichtfixierte habituelle Luxation ist eine Funktionsstörung, bei der der Gelenkkopf bei jeder weiten Mundöffnung vor den Gelenkhöcker gleitet und dann aber während des Schließvorganges des Mundes ohne Schwierigkeiten wieder in die ursprüngliche Lage zurückgleitet. Im Rahmen

der traumatischen Luxation wird der Gelenkkopf vor den Gelenkhöcker gedrückt und bleibt in dieser Position liegen.

### Ursachen
In der Mehrzahl der Fälle, d. h. bei der fixierten oder auch nichtfixierten habituellen Luxation, wird als Ursache eine Tonussteigerung des M. pterygoideus lateralis angenommen. Der traumatischen Luxation liegt eine Gewalteinwirkung von vorne-oben nach hinten-unten zugrunde, so daß es in diesem Rahmen zu einer maximalen Mundöffnung kommt.

### Pathophysiologie
Die fixierte habituelle Luxation entsteht durch eine ruckartige maximale Unterkieferbewegung mit weiter Mundöffnung wie beispielsweise beim Gähnen. Der luxierte Unterkiefer bleibt dabei in Vorbißstellung liegen und kann nicht mehr geschlossen werden. Bei der einseitigen Luxation verschiebt sich der Unterkiefer zur gesunden Seite. Ausnahmsweise soll auch eine außerordentlich schwache Gelenkkapsel ursächlich beteiligt sein. Bei der nichtfixierten habituellen Luxation führt die Tonussteigerung des M. pterygoideus lateralis zu einer verstärkten Vorschubbewegung des Unterkiefers und damit Luxation aus der Gelenkkapsel heraus. Ebenso wird bei der traumatischen Luxation die physiologische Spannung der Gelenkkapsel überwunden, und der Gelenkkopf des Kiefergelenkes bleibt ein- oder doppelseitig vor dem Tuberculum articulare liegen.

## 40.5
## Mitnahme luxierter Zähne

**Luxierte Zähne sind immer feucht zu halten.**

Die Erfahrung hat gezeigt, daß luxierte Zähne nach fachgerechter Implantation eine außerordentlich hohe Tendenz zum Einheilen aufweisen. Entscheidend für das Einheilen ist einerseits der Verschmutzungszustand des jeweiligen Zahnes bzw. die Zeitspanne, die zwischen Luxation und definitiver operativer Versorgung verstreicht. Aufgefundene Zähne sollten deshalb vorsichtig aufgenommen, im Zweifelsfall unter fließendem Wasser kurz gereinigt und dann schonend, gemeinsam mit dem Patienten, der kieferchirurgischen Versorgung zugeführt werden. Für den Transport ist lediglich zu beachten, daß währenddessen keine zusätzlichen Druckeinwirkungen bzw. Verunreinigungen stattfinden sollten und darüber hinaus Kontaminationen verhindert werden sollten. Als Transportmedium sind deshalb beispielsweise Kunststoffbeutel oder ähnliche Behälter gut geeignet. Die Zeitspanne zwischen Luxation und definitiver Versorgung sollte möglichst kurz gehalten werden. Wie bei allen primären Wundversorgungen sollte die 6-h-Grenze nach Möglichkeit nicht überschritten werden.

# 41 Notfälle in der Augenheilkunde

W. Lisch

## Epidemiologie

National wie international liegen nur wenige epidemiologische Studien über Augenverletzungen vor. Die meisten Publikationen stammen von Augenkliniken, die über Anzahl, Ursache und Art der Verletzungen sowie über operatives Vorgehen in einem bestimmten Zeitraum berichten.

In Anlehnung an entsprechende Hochrechnungen in den USA können pro Jahr für Deutschland etwa 10000 reine Augenverletzungen sowie 20000 Verletzungen mit Augenbeteiligung geschätzt werden. Kinder sind dabei besonders gefährdet. Nach einer Studie aus Israel sind bei etwa 50% aller Augenverletzungen Kinder bzw. Jugendliche unter 17 Jahren betroffen.

*Schätzungen auf Grund von Hochrechnungen ergeben jährlich 10000 reine Augenverletzungen und 20000 Verletzungen mit Augenbeteiligung in Deutschland.*

Die Gurtpflicht sowie die Installation des Airbag im PKW haben in den westeuropäischen Staaten zu einer deutlichen Reduktion von Windschutzscheibenverletzungen mit schwerer Augenbeteiligung geführt. Für stationär zu behandelnde Augenverletzungen besteht eine bimodale Altersverteilung mit einer Spitze in der Altersgruppe zwischen 15 und 29 Jahren und einer größeren Spitze in der Altersgruppe um 70 Jahre.

Kontrollierte Studien sind notwendig, um die Risikofaktoren für arbeitsbedingte Augenverletzungen in der Maschinen-, Bau und chemischen Industrie sowie in der Land- und Forstwirtschaft besser aufzeigen zu können.

Zahlreiche Sport- und Freizeitaktivitäten können zu leichten, aber auch zu schweren Augenverletzungen führen, wobei Kinder und Jugendliche wiederum besonders gefährdet sind.

Vorbeugende Maßnahmen in Form von Schutzbrillen bei bestimmten Arbeitsprozessen und Sportaktivitäten sind von großer medizinischer und sozialer Bedeutung.

## Definition

Augenverletzungen stellen ein weites klinisches Feld dar. Dabei kommt es durch unterschiedliche Einwirkungen zu einer Rötung des Auges, verbunden mit Schmerzempfindung und vermehrter Tränenproduktion.

Das Symptom „rotes Auge" kann durch Verletzungen oder durch Entzündungen verursacht sein.

Es kann zwischen leichten, ambulant zu behandelnden, und schweren, stationär zu behandelnden Verletzungen unterschieden werden.

## Ursachen

Bei leichten Verletzungen kommt es zu oberflächlichen Gewebsalterationen von Lidern, Bindehaut, Hornhaut und Lederhaut infolge Abschürfung, Fremdkörper, leichter toxischer Schädigung sowie leichter stumpfer oder scharfer Gewalteinwirkung. Oberflächliche Hornhautverletzungen erzeugen meist sehr starke Schmerzen. Die Lidspalte kann aktiv und passiv nur mit Mühe geöffnet werden. Dasselbe gilt auch für das oberflächliche Haften eines kleinen Fremdkörpers an der Innenseite des Oberlides, da mit jedem Lidschlag schmerzhafte Schleifspuren durch den Fremdkörper auf der sehr empfindlichen Hornhautoberfläche erzeugt werden.

Bei schweren Verletzungen kommt es zu oberflächlichen und tiefen Gewebsalterationen bzw. -durchtrennungen der Lider, Augenanhangsgebilde der äußeren und inneren Augenhüllen sowie des Augeninnern infolge perforierender Fremdkörper, schwerer toxischer Schädigung, schwerer stumpfer oder scharfer Gewalteinwirkung oder Frakturierung der knöchernen Augenhöhle.

Nach schweren perforierenden Hornhaut-Lederhaut-Verletzungen empfindet der Verletzte meist nur geringe Schmerzen. In den meisten Fällen kann die Lidspalte im Gegensatz zur oberflächlichen Hornhautverletzung offengehalten werden. Neben einer Rötung des Auges sind häufig eine Pupillenverziehung oder andere Deformationen bzw. Defekte der Regenbogenhaut zu beobachten. Eine weißliche Verfärbung im Pupillenbereich kann bedingt sein durch eine Hornhautquellung und/oder durch eine Eintrübung der mitverletzten Augenlinse. Eine Rötung im Pupillarbereich weist auf eine Blutung im Auge hin. Gerade bei den vielfältigen Augenverletzungen ist es sehr wichtig, sofort in Erfahrung zu bringen, welches Ereignis zur Verletzung geführt hat. Damit verbunden sind evtl. Sofortmaßnahmen einzuleiten.

## Sofortmaßnahmen

Als wichtigstes Beispiel ist das sofortige Ausspülen des Auges bzw. des unteren und oberen Bindehautsackes mit Leitungswasser oder besser mit steriler Kochsalzlösung nach einer Verätzung hervorzuheben. Bei diesem Vorgang ist das einfache bzw. doppelte Umdrehen (Ektropionieren) des Oberlides unerläßlich, da sonst toxische Bestandteile im oberen Bindehautsack verbleiben. Bei Vorhandensein von Augentropfen zur Oberflächenanästhesie können vor allem bei stärkerem Verletzungsschmerz 2–3 Tropfen in den unteren Bindehautsack geträufelt werden, um durch das Nachlassen der Beschwerden die Verletzungssituation besser beurteilen und die Sofortmaßnahmen einleiten zu können. Unter keinen Umständen darf eine häufigere bzw. über einen längeren Zeitraum stattfindende Verabreichung derartiger Tropfen durchgeführt werden.

Bei den verschiedenartigen Verätzungen des Auges sind die Sofortmaßnahmen entscheidend für das weitere Schicksal des verletzten Auges.

Bei oberflächlichen und schweren Augenverletzungen sollte nach Möglichkeit das verletzte Auge mit einem trockenen, lockeren Augenverband abgedeckt und die sofortige Überweisung des Verletzten zum Augenarzt bzw. in die Augenklinik veranlaßt werden. Während des Transportes darf der Verletzte nichts essen oder trinken, da evtl. möglichst rasch eine operative Wundversorgung in Intubationsnarkose durchgeführt werden muß!

Bei einem polytraumatisierten Patienten (z. B. im Rahmen eines Verkehrsunfalles) kann die am Unfallort als Priorität eingestufte bestehende Augenverletzung dazu verleiten, den Verletzten direkt in die Augenklinik zu überstellen. Die Erfahrung zeigt jedoch, daß derartige Verletzte prinzipiell zuerst in eine allgemeinchirurgische Notfallambulanz transportiert werden müssen! Nach Ausschluß evtl. lebensbedrohlicher innerer Verletzungen muß interdisziplinär mit

---

*Die Schmerzqualität leichter Augenverletzungen ist meist größer als die schwerer, perforierender Verletzungen.*

*Bei der Vielfältigkeit von Augenverletzungen ist eine sorgfältige Anamneseerhebung wichtig für evtl. Sofortmaßnahmen.*

*Ausspülen des verletzten Auges mit Kochsalzlösung bzw. Leitungswasser unter Ektropionierung des Oberlides bei Verätzungen.*

*Trockener Augenverband bei schweren Verletzungen. Die Einweisung in eine Augenklinik muß situativ unter Berücksichtigung der Zusatzverletzungen entschieden werden.*

dem Augenarzt und mit anderen Fachrichtungen das Konzept der multiplen Wundversorgung besprochen und deren evtl. gleichzeitige Durchführung sofort veranlaßt werden.

## 41.1
## Verletzungen

### 41.1.1
### Subtarsaler Fremdkörper

**Definition**

Ein primär auf die Hornhaut oder Bindehaut des Augapfels geratener Fremdkörper gelangt durch verstärkten Lidschlag sowie durch reflexbedingtes Reiben mit dem Zeigefinger gegen das Auge an die Innenseite des Oberlides mit mehr oder weniger starker Haftung auf der Bindehaut (sog. subtarsaler Fremdkörper). Es bestehen meist starke Schmerzen.

**Ursachen**

Bei Schleifarbeiten, Behämmern verschiedenartigen Materials, aber auch „spontan" können Metall-, Holz-, Stein- oder Staubteilchen als subtarsale Fremdkörper imponieren. Diese Verletzungsform kann auch in der Freizeit entstehen, z. B. beim Spaziergang in Form von Pollen- oder Insektenfremdkörpern.

**Sofortmaßnahmen**

Wenn keine direkte Sofortmaßnahme möglich ist, sollte der Verletzte so schnell wie möglich den Arzt bzw. den Augenarzt aufsuchen. Die Entfernung des subtarsalen Fremdkörpers geschieht durch Umdrehen des Oberlides (einfaches Ektropionieren), wobei nach Möglichkeit vorher 1-2 Tropfen eines Oberflächenanästhetikums in das Auge bzw. in den unteren Bindehautsack geträufelt werden sollten. Mit dem Daumen und Zeigefinger der linken Hand werden dabei die Wimpern des Oberlides gering nach unten gezogen und mit der rechten Hand ein Glasstäbchen ca. 6 mm vom Lidrand entfernt etwas gegen das Auge gedrückt. Anschließend werden die Wimpern mit der linken Hand über das Glasstäbchen nach oben geführt (Abb. 41-1 a–c).

Häufig kann mit freiem Auge der Fremdkörper entdeckt und mit einem feuchten Wattetupfer entfernt werden. Falls kein Fremdkörper zu sehen ist (z. B. durchsichtiges Pollenteilchen), ist trotzdem mit dem Wattetupfer über die gesamte Lidbindehaut zu streichen, um damit den Fremdkörper abstreifen zu können.

Falls ein Arzt am Tag der Verletzung wegen äußerer Umstände nicht konsultiert werden kann, ist anstelle des Glasstäbchens z. B. ein Zündholz zum vorsichtigen einfachen Ektropionieren des Oberlides zu verwenden.

Die Entfernung des subtarsalen Fremdkörpers bedeutet für den Verletzten ein abruptes Nachlassen der starken Schmerzen.

**Abb. 41-1 a–c.** Umdrehen des Oberlides zur Entfernung eins sog. subtarsalen Fremdkörpers. **a** Herabziehen des Oberlids, **b** Andrücken eines Glasstäbchens, **c** Umdrehen des Oberlids über das Glasstäbchen

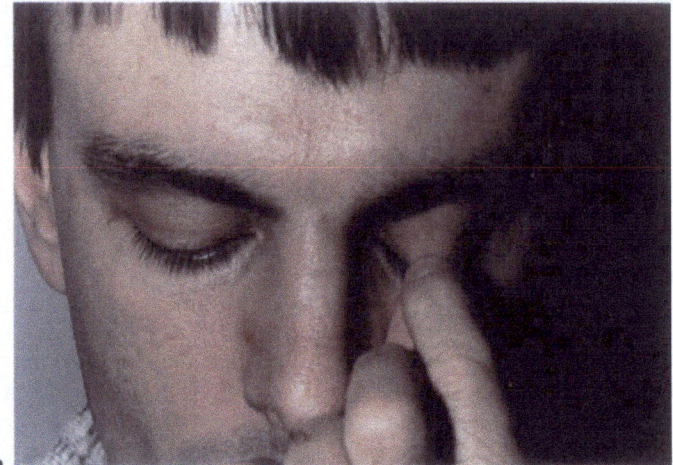
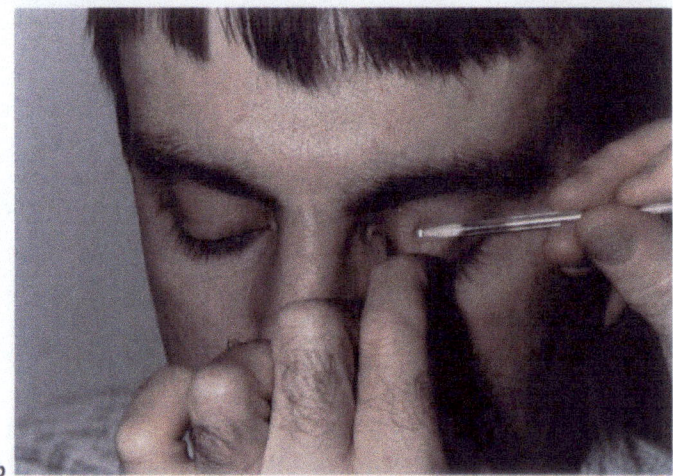
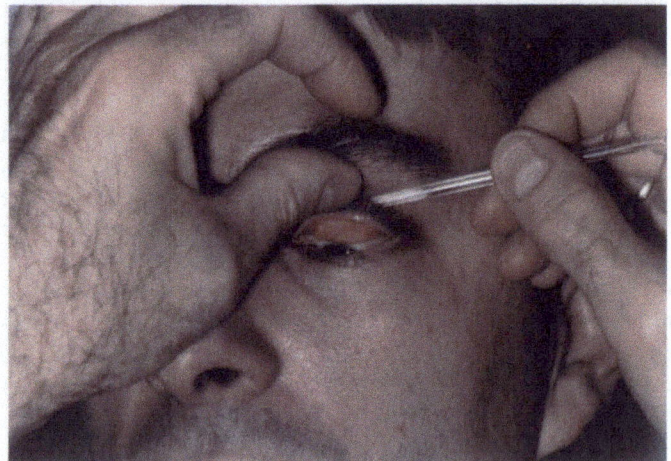

# 41 Notfälle in der Augenheilkunde

## 41.1.2
## Hornhautverletzungen

### 41.1.2.1
### *Hornhautabschürfung (Hornhauterosion)*

**Definition**
Unterschiedlich große Abschilferung des Hornhautepithels.

**Ursachen**
Verletzung mit dem Blatt eines Strauches oder einer Blume oder Fingernagelverletzung u. a.

**Sofortmaßnahmen**
Wenn vorhanden, antibiotische Augensalbe und Augenverband einsetzen.
Nach Möglichkeit ist sofort ein Arzt bzw. Augenarzt zu konsultieren.
Bei einer Hornhautabschürfung besteht die Gefahr, daß nach der Abheilung später Rezidivaufbrüche des Hornhautepithels mit Schmerzen auftreten.

### 41.1.2.2
### *Hornhautfremdkörper*

**Definition**
Meist metallhaltiger kleiner Fremdkörper im oberflächlichen Bereich der Hornhaut.

**Ursachen**
Insbesondere bei Schleifarbeiten an Eisen und anderen Metallen.

**Sofortmaßnahmen**
Gelegentlich kann der in der Hornhaut steckende Fremdkörper mit bloßem Auge gesehen werden.
In dieser Situation dürfen keine eigenen oder fremden Manipulationsversuche zur Entfernung des Fremdkörpers durchgeführt werden! Nach dem Anlegen eines trockenen Augenverbandes ist die sofortige Konsultation des Augenarztes angesagt!
Nur der Augenarzt kann mit Hilfe der Spaltlampe eine schonende und komplette Entfernung des Fremdkörpers durchführen.
Sehr wichtig ist eine möglichst rasche Entfernung des Fremdkörpers, deshalb immer sofort den Augenarzt konsultieren!
Wenn der Augenarzt nicht am Tag der Verletzung die Entfernung des Hornhautfremdkörpers vornehmen kann, besteht die Gefahr einer schweren Hornhautentzündung mit bleibender Sehbeeinträchtigung.

**Trockener Augenverband und keine Manipulationen. Entfernung des Fremdkörpers unter Spaltlampe beim Augenarzt.**

### 41.1.2.3
*Hornhautverletzung durch Schweißen, ultraviolettes Licht, „Höhensonne"*

#### Definition
Multiple kleine Defekte des Hornhautepithels, die meist über die gesamte Hornhaut verteilt und sehr schmerzhaft sind. Der Befall kann einseitig, aber auch beidseitig sein.

#### Ursachen
Bei Schweißarbeiten ohne Schutzbrille, in großen Höhen (Gletscher) oder am Strand bei starker ultravioletter Strahlung, bei Bestrahlung mit künstlichem ultraviolettem Licht (Sonnenstudio) ohne Schutzbrille können Hornhautverletzungen auftreten. Gerade im Gletscherbereich ist das Tragen einer speziellen Schutzbrille notwendig. Wenn dies nicht geschieht, können beide Augen betroffen sein, verbunden mit Schmerzen, die so heftig sind, daß der Betroffene die Augen nicht mehr öffnen kann.

> Schneeblindheit entsteht durch toxische Schädigung des Hornhautepithels durch zu starke ultraviolette Strahlung.

#### Sofortmaßnahmen
Beruhigung und Aufklärung des Betroffenen, daß seine „Erblindung" durch das Nichtöffnen der Lidspalten bedingt ist. Wenn vorhanden, 2-3 Tropfen eines Oberflächenanästhetikums in beide Augen träufeln. Der Betroffene kann dann vorübergehend seine Augen wieder öffnen. Wenn vorhanden, antibiotische Augensalbe in beide Augen einbringen und beiderseitigen Augenverband (sog. Binokulus) anlegen. Wenn erst am nächsten Tag Transport zum Augenarzt möglich ist, Gabe einer Schmerz- und Schlaftablette. Nach Möglichkeit jedoch sofortige Konsultation des Augenarztes.

### 41.1.3
### Perforierende Verletzungen

#### Definition
Unterschiedlich große, scharfe Durchtrennung des Lides und/oder der Bindehaut und/oder der Hornhaut und/oder der Lederhaut und der Regenbogenhaut mit oder ohne Linsenbeteiligung. Eine Bindehautverletzung führt immer zu einer umschriebenen Rötung durch Blutung. Bei perforierender Hornhautverletzung kommt es häufig zu einem Vorfall der Regenbogenhaut in die Hornhautwunde mit konsekutiver Verziehung der Pupille (Abb. 41-2). Je nach Ausmaß der Verletzung besteht Blutungsgefahr im Bereich des vorderen Augenabschnittes, aber auch im Bereich des Glaskörpers. Insbesondere bei Lederhautverletzung kann gleichzeitig ein Netzhautriß vorliegen mit der Gefahr einer konsekutiven Netzhautablösung.

#### Ursachen
Am häufigsten treten perforierende Augenverletzungen im Rahmen von Berufsunfällen auf, v. a. in der metallverarbeitenden Industrie und in der Bauindustrie. Beim Schlagen von Metall mit einem Hammer kann sich ein Metallteilchen lösen und mit hoher Geschwindigkeit wie ein Geschoß in das Auge geraten (sog. intraokulärer Eisensplitter, Abb. 41-3).

> Perforierende Augenverletzungen treten häufig im Rahmen von Berufsunfällen auf.

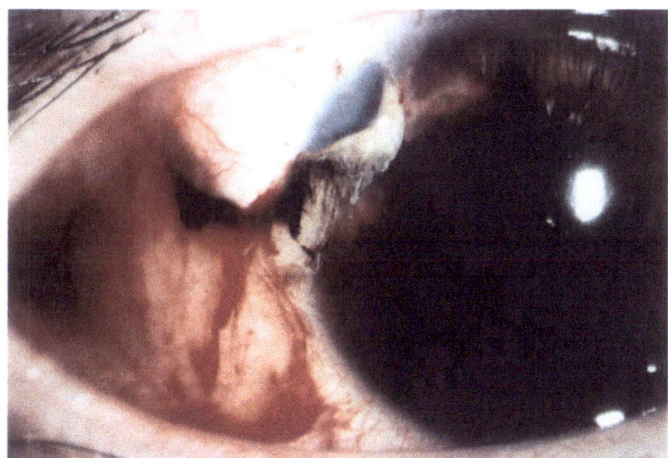

**Abb. 41-2.** Perforierende Hornhaut-Lederhaut-Wunde mit Regenbogenhautvorfall und Blutung im Auge

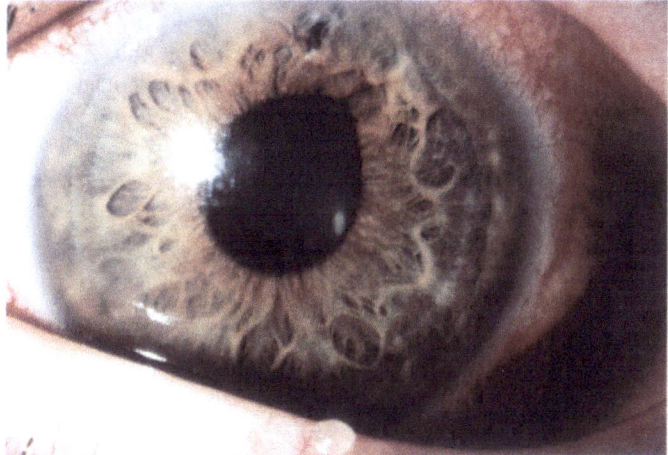

**Abb. 41-3.** Hammer-Meißel-Verletzung

Gelegentlich wird das Unfallereignis vom Verletzten nicht richtig wahr- und ernstgenommen. Der Augenarzt sollte sofort zum Ausschluß einer Splitterverletzung im Auge konsultiert werden, wenn nach einem derartigen Arbeitsvorgang das Auge gerötet bleibt und evtl. sogar eine Sehverminderung auftritt. Der im Auge befindliche Eisensplitter muß so rasch wie möglich operativ entfernt werden.

Neben Berufsunfällen sind perforierende Augenverletzungen insbesondere bei Kindern zu beobachten: z. B. Verletzung mit Messer oder anderen scharfen Gegenständen, Verletzung mit Wurfgeschossen oder im Rahmen von Feuerwerksexplosionen. Perforierende Augenverletzungen sind auch auf häusliche Unfälle zurückzuführen: z. B. Glassplitterverletzung bei Brillenträgern. Bei Autounfällen sind die sog. Windschutzscheibenverletzungen besonders gefürchtet, die bei jeder Geschwindigkeit eintreten können. Dabei gerät das Gesicht des Fahrers oder Beifahrers in die zersplitternde Windschutzscheibe, die wie kleine Messerchen das Gesicht einschließlich der Lider und insbeson-

**Durch die Gurtpflicht sind traumatische Augenverletzungen durch Windschutzscheiben bei Verkehrsunfällen rückläufig.**

**Abb. 41-4.** Sog. Windschutzscheibenverletzung

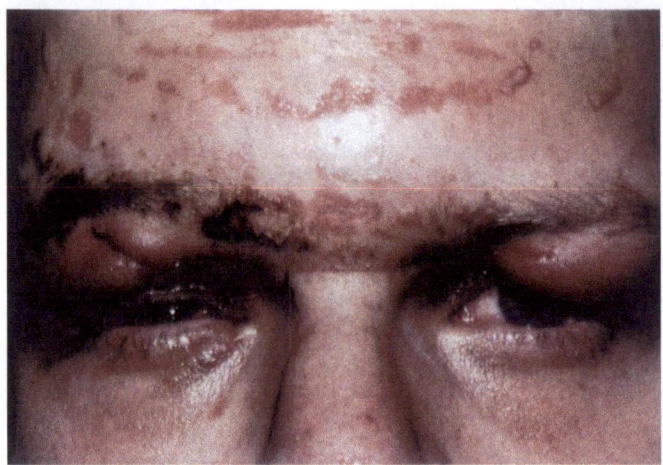

dere die Augen selbst schwer verletzen kann (Abb. 41-4). Ein derartiger Unfall kann sogar zur völligen Erblindung führen. In Deutschland haben diese Verletzungen durch die Gurtpflicht glücklicherweise deutlich an Zahl abgenommen.

Analog dem Zusammenschlagen einer aufgeblasenen Papiertüte kann es bei schwerer stumpfer Einwirkung auf das Auge zu einer sog. Augapfelberstung kommen (z. B. Skistockknauf gegen das Auge) mit sehr schlechter Prognose für das weitere Sehvermögen.

### Sofortmaßnahmen
Anlegen eines trockenen Augenverbandes und sofortige Überweisung des Verletzten zum Augenarzt oder in die Augenklinik.

## 41.2 Verätzungen

### Definition
Unterschiedliche toxische Schädigung v. a. des vorderen Augenbereiches durch verschiedenartige Säuren, Laugen sowie organische Lösungsmittel. Die Schädigung führt zur Hornhauttrübung sowie zur Schwellung (Chemosis) und Rötung der Bindehaut. Bei schweren Verätzungen besteht das Bild des sog. Fischauges. Eine Verätzung kann zur Erblindung des Auges bzw. beider Augen führen (Abb. 41-5).

Ein anfangs relativ harmloses Erscheinungsbild einer Augenverätzung kann sich später als schwere Augenschädigung herausstellen.

*Toxische Schädigungen führen zu Hornhauttrübung, Schwellung und Rötung der Bindehaut.*

### Ursachen
In verschiedenen Berufsdisziplinen (z. B. chemische Industrie, Bauindustrie) vorkommend. Von den Säuren sind v. a. Schwefelsäure, Salzsäure und Salpetersäure, von den Laugen Ammoniak, Natriumhydroxid und Kalziumhydroxid aufzuführen. Kalziumhydroxid kommt in ungelöschtem Kalk, Gips, Mörtel, Zement und Tünche vor. Im Vergleich zu den Säuren sind Laugen noch gefährli-

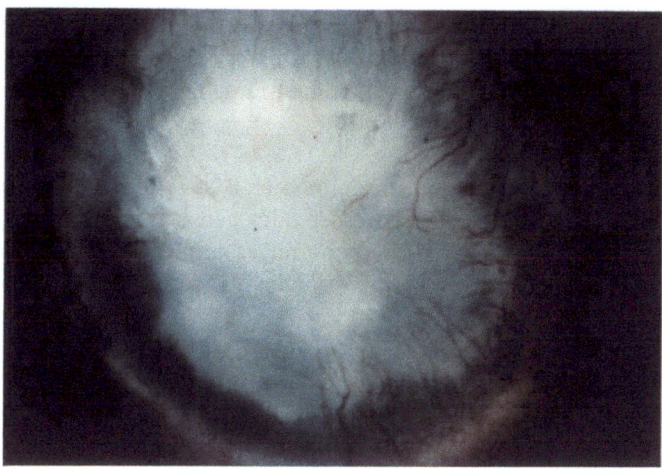

**Abb. 41-5.** Massive Hornhautnarben nach Verätzung mit kompletter Verdeckung der Pupille

cher bei Augenverätzungen, da sie tiefer in die einzelnen Gewebsanteile wie Hornhaut, Bindehaut und Lederhaut eindringen können.

Arbeiter und Angestellte der verschiedenen Berufsdisziplinen die mit Säuren oder Laugen in Kontakt kommen, sind dringend angehalten, bei ihrer Arbeit immer dafür vorgesehene Schutzbrillen zu tragen!

### Sofortmaßnahmen

Bei allen Verätzungen ist am Unfallort die sofortige und andauernde Spülung des unteren, aber auch des oberen Bindehautsackes mit reichlichen Mengen einfachen Leitungswassers unerläßlich. Die Spülung sollte sich über mehrere Minuten erstrecken. Wenn vorhanden, Gabe mehrerer Tropfen eines Lokalanästhetikums in das verletzte Auge, um die Schmerzen zu lindern und damit die Spülung zu erleichtern und zu verbessern. Zur Spülung des unteren Bindehautsackes ist lediglich das Abziehen des Unterlides mit dem Zeigefinger notwendig. Zur Spülung des oberen Bindehautsackes ist das sog. einfache Umdrehen (Ektropionieren) des Oberlides (s. 41.1, Sofortmaßnahmen) durchzuführen. Es kann z. B. ein Kugelschreiber mit nicht ausgefahrener Mine vorsichtig zur Ektropionierung verwendet werden, wenn kein Glasspatel vorhanden ist. Nach der Erstspülung muß der Verletzte auf dem schnellsten Wege zum Augenarzt oder in die Augenklinik gebracht werden.

*Primärmaßnahme ist die sofortige, anhaltende Spülung des unteren und oberen Bindehautsackes.*

## 41.3 Verbrennungen

### Definition

Unterschiedliche Schädigung v. a. der Lider und der vorderen Augenabschnitte wie Bindehaut und Hornhaut. Stärkere Verbrennungen an der Bindehaut führen zu narbigen Schrumpfungen (Symblepharon) sowie zum Befund des sog. trockenen Auges, an der Hornhaut zu Narbenbildungen mit oft deutlicher Sehverminderung.

Die Haut der Augenlider ist sehr dünn, so daß selbst leichte Verbrennungen zu bleibenden Schäden führen können, z. B. einer **narbigen** Abziehung des Unterlides mit der Folge des Tränenträufelns.

### Ursachen
In verschiedenen Berufsdisziplinen (z. B. metallverarbeitende Industrie, Bergbau) durch Feuer, heißes Wasser oder heißes Metall. Bei häuslichen Unfällen, insbesondere in der Küche, kommt es immer wieder zu Verbrennungen im Bereich des Gesichtes bzw. der Augen. Kinder sind besonders gefährdet.

### Sofortmaßnahmen
Wenn vorhanden, Gabe einer antibiotischen Augensalbe auf die Lider sowie in den unteren Bindehautsack und Anlegen eines lockeren Augenverbandes. Anschließend sofortige Überweisung zum Augenarzt oder in die Augenklinik.

*Verbrennungen des Auges sind mit antibiotischer Augensalbe und lockerem Verband primär zu behandeln.*

## 41.4 Contusio bulbi

### Definition
Unterschiedlich große Verschiebung, Quetschung und Zerreißung des Lides (Hämatom) und/oder der Bindehaut (Blutung) und/oder der verschiedenen Anteile des Augapfels werden meist durch ein direktes Trauma verursacht. Im vorderen Augenabschnitt können mit bloßem Auge Sofortbefunde wie Blutung in der vorderen Augenkammer oder Pupillarerweiterung bzw. -verziehung beobachtet werden. Der Augenarzt kann weitere Sofortschäden diagnostizieren, wie Regenbogenhautabriß (Abb. 41-6), Linsenluxation, Glaskörperblutung, Netzhautödem, Netzhautblutung, Netzhautriß, Aderhautriß und Sehnervenschädigung.

Gerade bei der stumpfen Augapfelverletzung ist eine Reihe von Spätschäden möglich: grauer Star, grüner Star, Netzhautablösung, Sehnervatrophie. Ein Faustschlag gegen das Auge kann letztendlich zur Erblindung des verletzten Auges führen.

### Ursachen
Häufig sind stumpfe Augapfelverletzungen bei verschiedenen Ballspielen wie Squash, Tennis und Golf zu registrieren.

Die Ausübung des rasanten Squashspiels ohne Schutzbrille ist unverantwortlich! Das oft unachtsame Entkorken von Sektflaschen stellt auch eine häufige Ursache von stumpfen Augenverletzungen dar. Im Rahmen gewalttätiger körperlicher Auseinandersetzungen sind oft schwere Augapfelprellungen zu diagnostizieren. In diesem Zusammenhang mißhandelte Säuglinge, Kinder und Frauen stellen ganz besondere augenärztliche Notfälle dar! Bei einer Reihe von beruflichen Tätigkeiten besteht die Gefahr einer stumpfen Augapfelverletzung (z. B. Bergbau, Landwirtschaft). Explosionen in der Industrie oder im Krieg führen durch extreme Luftdruckunterschiede zu mehr oder weniger schweren Kontusionsverletzungen am Auge.

Durch eine Schußverletzung in der Nachbarschaft des Augapfels kann es zu einer indirekten stumpfen Verletzung v. a. im Bereich der Netzhaut kommen.

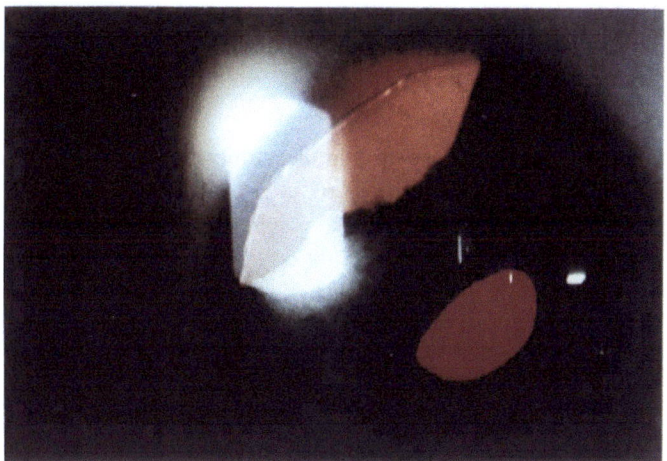

Abb. 41-6. Regenbogenhautabriß durch stumpfe Verletzung

**Sofortmaßnahmen**
Anlegen eines trockenen Augenverbandes und sofortiger Transport des Verletzten zum Augenarzt oder in die Augenklinik.

*Augapfelkontusionen erfordern einen trockenen Augenverband und die sofortige Einweisung in eine Augenklinik.*

## 41.5 Erkrankungen der Orbita

### 41.5.1 Verletzungen

**Definition**
Unterschiedliche Frakturen im Bereich der knöchernen Augenhöhle durch starke stumpfe Einwirkung auf den Kopf. Dabei besteht die Gefahr der direkten oder indirekten Sehnervenschädigung mit mehr oder weniger deutlicher Sehverminderung bis zur Erblindung. Bei einer Fraktur des Augenhöhlenbodens (sog. „blow out fracture") besteht die Gefahr des Doppeltsehens. Bei Verletzten mit Fraktur im Augenhöhlenbereich liegt häufig eine Blutung (Hämatom) der Lider vor.

*Bei Frakturen des Orbitabodens besteht die Gefahr des Doppeltsehens.*

**Ursachen**
Im Rahmen von Arbeits- und Verkehrsunfällen.
Augenhöhlenfrakturen werden durch direktes Trauma oder durch Frakturlinien, die bis in die Orbita hineinreichen, verursacht.

**Sofortmaßnahmen**
Sofortiger Transport des Verletzten zum Augenarzt oder in die Augenklinik.
Beim Vorliegen eines Hämatoms im Bereich des Sehnervs (sog. Optikusscheidenhämatom) ist eine rasche operative Intervention notwendig.

*Sehnervläsionen bedürfen rascher operativer Interventionen.*

### 41.5.2
### Schmerzhafte Lidrötung und -schwellung (ohne besondere Verletzungsanamnese)

**Definition**

Umschriebene oder ausgedehnte schmerzhafte Rötung und Schwellung der Lider.

**Ursachen**

*Gerstenkörner können zum Lidabszeß führen mit der Gefahr von sich in die Umgebung ausdehnenden Lidphlegmonen.*

Als Gerstenkorn (Hordeolum) meist spontan auftretend im Sinne einer umschriebenen druckschmerzhaften Lidrötung. Bei stärkerer Rötung und Schwellung: Lidabszeß (z. B. spontan oder als Folge eines Mückenstiches oder einer Bagatellverletzung am Lid). Die Ursache hierfür ist eine Kokkeninfektion.

Bei größerer Ausbreitung Gefahr der Entstehung von Lidphlegmonen bzw. eines Erysipels. Entzündungen der Nasennebenhöhlen (Sinusitis) können sich in die Augenhöhle und die Augenlider ausbreiten mit der Folge von Lidrötung und -schwellung.

Gerade bei Kindern ist ein Lidabszeß wegen der Gefahr der Ausbreitung in Richtung auf das Gehirn (Meningitis!) sofort einer ärztlichen Behandlung zuzuführen.

**Sofortmaßnahmen**

Trockener Augenverband mit sofortigem Transport zum Augenarzt bzw. in die Augenklinik.

### 41.6
### Akutes Glaukom

**Definition**

*Plötzlich auftretende Augen- und Kopfschmerzen, Übelkeit, Erbrechen und Verschwommensehen weisen auf ein akutes Glaukom hin.*

Plötzliche bzw. in kurzer Zeit auftretende deutliche Steigerung des Augeninnendruckes verbunden mit starken Kopfschmerzen, Übelkeit, Erbrechen und Verschwommensehen bzw. deutlicher Sehverminderung. Folgende objektive Befunde können makroskopisch am Auge beobachtet werden (Abb. 41-7): gerötetes Auge, matte Hornhaut, erweiterte und lichtstarre Pupille. Beim Tasten des Augapfels über dem Oberlid mit dem Zeigefinger kann ein steinharter Augapfel als Folge der starken Augendruckerhöhung festgestellt werden.

Beim Glaukomanfall klagt der Betroffene meist nicht über Augenschmerzen, sondern über starke Kopfschmerzen. Bei sehr starken Kopfschmerzen muß auch an die Möglichkeit eines Glaukomanfalls gedacht werden!

**Ursachen**

Das kontinuierlich im Auge produzierte Augenwasser (Kammerwasser) kann wegen verschiedener Abflußhindernisse im Auge nicht normal abfließen. Die Folge ist eine Abflußstauung mit Augendruckerhöhung.

**Sofortmaßnahmen**

Sofortiger Transport des Betroffenen zum Arzt bzw. Augenarzt.

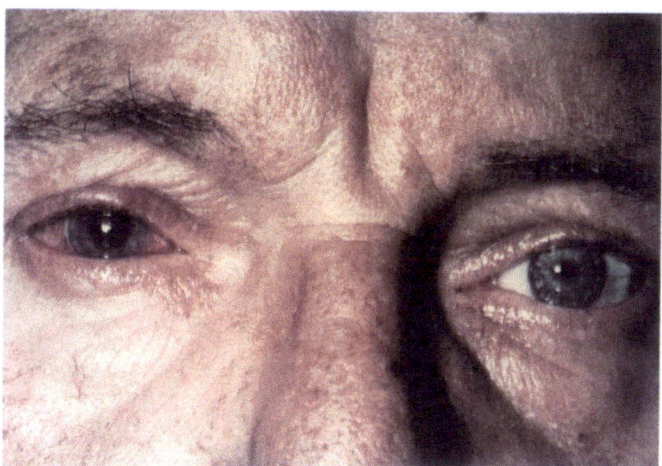

**Abb. 41-7.** Glaukomanfall. Rechtes Auge gerötet, Hornhaut matt. Pupille weiter als am nichtbefallenen linken Auge

## 41.7
## Akute Erblindung

### Definition
Plötzliche, starke, meist einseitige Sehverminderung oder Erblindung. Wegen des meist einseitigen Befalls wird die Sehverschlechterung nicht immer sofort, sondern leider oft Tage, sogar Wochen später registriert. Das betroffene Auge zeigt äußerlich keine Auffälligkeiten.

### Ursachen
Die Hauptursachen für eine plötzliche Erblindung liegen in durchblutungsbedingten, entzündlichen oder degenerativen Störungen im Bereich der Netzhaut und/oder des Sehnervs. Diese dramatischen Krankheitsbilder treten häufiger bei älteren Menschen auf. Zusätzliche Risikofaktoren sind erhöhter Blutdruck, Diabetes mellitus, erhöhte Blutfettwerte, Nikotinabusus und Kurzsichtigkeit.

*Akute, meist einseitige Erblindung tritt häufig bei älteren Menschen auf. Sie ist durchblutungs-, entzündungs- und degenerativ bedingt, oft vergesellschaftet mit zusätzlichen Risikofaktoren.*

### Sofortmaßnahmen
Bei jeder plötzlichen Sehverminderung muß der Betroffene sofort den Augenarzt konsultieren, da oft nur in den ersten Stunden nach dem Ereignis eine Chance auf Behandlungserfolg besteht.

### 41.7.1
### Zentralarterienembolie der Netzhaut

Die gesamte Netzhaut ist weißlich verfärbt mit Ausnahme der Stelle des schärfsten Sehens, die als sog. kirschroter Fleck imponiert.

### 41.7.2
### Zentralvenenthrombose der Netzhaut

Massiv flammenartige Blutungen über die gesamte Netzhaut (Abb. 41-8).

**Abb. 41-8.** Zentralvenenthrombose der Netzhaut

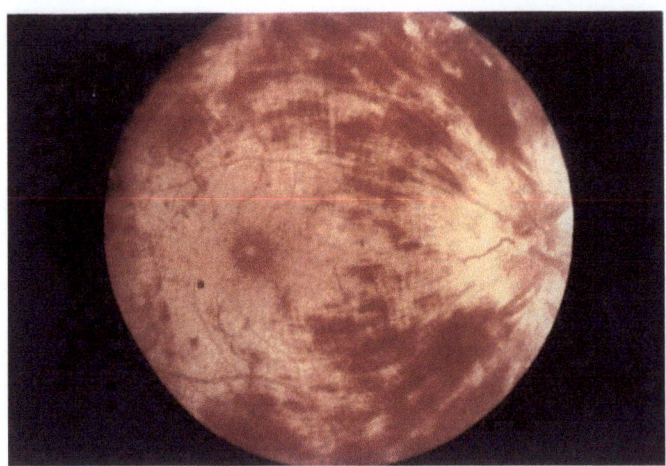

### 41.7.3
### Durchblutungsstörung des Sehnervenkopfes

Infarktartiges Geschehen im Bereich der komplizierten Gefäßversorgung des Sehnervenkopfes mit Unschärfe, Schwellung und Blutungen im Bereich der Papille.

Als Spätkomplikation einer Durchblutungsstörung des Sehnervenkopfes kann eine Atrophie der Papille auftreten.

### 41.7.4
### Riesenzellarteriitis (Morbus Horton)

Es handelt sich um eine Allgemeinerkrankung (Polymyalgia rheumatica).

Ältere Frauen sind häufiger betroffen als Männer. Meist bestehen sehr starke Kopfschmerzen. Die Blutsenkung ist stark erhöht. Der Sehnervenkopf ist geschwollen mit unscharfer Begrenzung.

Bei dieser Erkrankung besteht immer die Gefahr, daß das andere Auge mitbefallen wird mit der Gefahr einer Erblindung an beiden Augen.

Die Therapie der Wahl ist die sofortige Gabe von Kortison.

### 41.7.5
### Sehnervenentzündung

Der Sehnervenkopf ist geschwollen und unscharf begrenzt. Dieser Befund kann ein Begleitsymptom der multiplen Sklerose (Encephalitis disseminata) sein. Der Befall der Sehnerven stellt auch ein Erstsymptom dieser chronisch progressiven Erkrankung dar.

Im Rahmen der multiplen Sklerose kann der Sehnervenbefall weiter zentral liegen, so daß anfangs der Sehnervenkopf keine Auffälligkeiten zeigt (sog. Retrobulbärneuritis). Das Sehvermögen ist jedoch deutlich reduziert.

## 41.7.6
## Glaskörperblutung

Diffuse Durchtränkung des Glaskörpers mit Blut. Es besteht kein Einblick mehr auf die Netzhaut.

Die häufigste Ursache für dieses akute Geschehen sind Netzhautveränderungen im Rahmen des Diabetes mellitus (Retinopathia diabetica).

Retinopathia diabetica stellt in Westeuropa und Nordamerika die häufigste Erblindungsursache dar. Jedem Patienten mit Diabetes mellitus ist dringend zu empfehlen, regelmäßige augenärztliche Kontrolluntersuchungen durchführen zu lassen!

## 41.7.7
## Netzhautablösung

Partielle oder totale Netzhautablösung infolge eines Netzhautrisses oder mehrerer Netzhautrisse. Am betroffenen Auge wird von irgendeiner Seite eine „schwarze Wand" bemerkt, die sich ausdehnen kann. Kurzsichtige Augen sind stärker gefährdet.

Einer Netzhautablösung können verschiedenartige subjektive Symptome vorangehen, wie Punktesehen, Wahrnehmung eines „Rußregens", Sehen von sog. fliegenden Mücken, Wahrnehmung von blitzhaften Seheindrücken.

Sofortiges Aufsuchen des Augenarztes. Unter keinen Umständen Aufschieben bis zum nächsten Tag.

## 41.8
## Retinopathia solaris (Schädigung der Netzhaut durch Sonnenlicht)

### Definition
Direkte sonnenstrahl- oder laserstrahlbedingte Schädigung der Stelle des schärfsten Sehens der Netzhaut (Makula). Das anfangs entstehende Netzhautödem wandelt sich später in eine Narbe um.

### Ursachen
Direktes längeres Fixieren der Sonne mit einem Auge oder beiden Augen (z. B. bei Kindern im Rahmen eines fatalen Wettspieles, wer am längsten die Fixierung der Sonne aushält). Die Betrachtung einer Sonnenfinsternis ohne spezielle Schutzbrille oder eine berußte Glasscheibe führt ebenfalls zu einer Retinopathia solaris. Auch bei psychisch kranken Menschen können derartige Netzhautschäden beobachtet werden. In der Industrie, aber auch in der Freizeit können laserstrahlbedingte Schäden der Netzhaut beobachtet werden (z. B. durch unbeabsichtigtes Auslösen eines Laserdistanzmeßgerätes mit der Folge einer Makulanarbe).

### Sofortmaßnahmen
Sofortige Konsultierung des Augenarztes.

# 42 Notfälle in der Urologie

D. Rummel

Über die Gesamthäufigkeit urologischer Notfälle im Notarztdienst existieren keine verläßlichen Daten. Allein beim Polytrauma kommt es in 10% der Fälle zu Begleitverletzungen des Urogenitaltraktes.

## 42.1
## Urosepsis

Sepsis und septischer Schock sind akut lebensbedrohliche Krankheitsbilder. Die Letalität trotz intensivmedizinischer Behandlung beträgt ca. 15-25%. Wichtigster Erreger der Urosepsis sind Escherichia coli (60-70%), Streptococcus faecalis 10%, Proteus 10%, Klebsiella 5% und Pseudomonas 5%.

**Ursachen**
- Obstruktive Harnwegserkrankungen (Pyonephrose);
- Iatrogen (Blasenkatheterismus, Zustand nach urologischen Eingriffen wie TUR, retrograde Urographie, Prostatabiopsie);
- Pyelonephritis, abszedierende Prostatitis, Epididymitis, Orchitis.

Ältere Patienten mit Diabetes mellitus oder reduzierter Abwehrlage und konsumierenden Erkrankungen sind besonders gefährdet.

**Klinik und Diagnostik**
Rasche Verschlechterung des Allgemeinzustands, hohes Fieber mit septischen Temperaturen, Schüttelfrost, Verwirrtheit bis zum Koma, Oligurie bis Anurie.

Entscheidend ist die Anamnese: Urologische diagnostische und therapeutische Eingriffe, bekanntes Steinleiden, Prostatahypertrophie, Koliken, Tumoren, Dauerkatheterträger, Dysurie, Makrohämaturie.

Bei der körperlichen Untersuchung fällt häufig die Überwärmung der Extremitäten trotz niedrigen Blutdrucks auf. Im weiteren Verlauf klassische Schockzeichen.

Die körperliche Untersuchung kann klopfdolente Nierenlager nachweisen (Pyelonephritis). Die Palpation von Hoden und Nebenhoden ergibt Hinweise auf Orchitis oder Epididymitis. Durch die rektale Untersuchung kann eine abszedierende Prostatitis vermutet werden.

An diagnostischen Maßnahmen außerhalb der Klinik steht dem Notarzt allenfalls die Möglichkeit der Urinuntersuchung mit Hilfe eines Streifentests zur Verfügung.

## Therapie

Die Prognose hängt von einem frühzeitigen Therapiebeginn ab. In der ambulanten notärztlichen Versorgung darf nicht viel Zeit mit Diagnostik verloren werden; der Patient ist schnellstmöglich in eine Klinik mit intensivmedizinischen Möglichkeiten zur Stabilisierung der vitalen Funktion zu verlegen.

**Bei Verdacht auf Urosepsis keine Verzögerung durch Diagnostik.**

Wenn der Notarzt den Transport in die Klinik begleitet und einen großlumigen peripheren venösen Zugang legt, kann unter Umständen im Rettungswagen bereits eine Blutkultur abgenommen werden.

Wichtig: Vor Therapiebeginn Urinkultur und Blutkultur abnehmen, keinesfalls ambulant bereits mit antibiotischer Behandlung beginnen.

**Keine ambulanten Antibiotika geben.**

Im Rettungswagen werden Elektrolytlösung und ggf. Plasmaexpander infundiert und eine Sauerstoffsonde gelegt.

Sämtliche weiteren Maßnahmen wie Flüssigkeitsbilanzierung, Heparinisierung, antibiotische Therapie, Korrektur des Säure-Basen-Haushalts sowie Ausschaltung der Infektionsquelle (z. B. Abszeßspaltung, Ableitung einer Pyelonephrose) sollen nur unter klinischen Bedingungen durchgeführt werden.

## 42.2 Nieren- und Harnleitersteinkolik

Das Nieren- bzw. Harnleitersteinleiden hat eine Morbidität von 1-10% der Gesamtbevölkerung. In Deutschland ist mit 2,5 Mio. Harnsteinbildern und ca. 250 000 akuten Harnsteinepisoden im Jahr zu rechnen.

### Definition
Der kolikartige Schmerz ist gekennzeichnet durch wellenförmige, krampfartig wiederkehrende sehr starke Schmerzen. Begleiterscheinungen sind häufig reflektorisches Erbrechen und Darmatonie (Stille bei der Auskultation).

### Ursachen
- Nierenbecken- und Uretersteine;
- Harnstauungsniere durch Stenosen des Ureters;
- Blutkoagel oder Gewebepartikel bei Nieren- und Nierenbeckentumoren, Gerinnungsstörung, Nieren-TB.

**Ursache der Harnsteinbildung.** Bei der Harnsteinbildung handelt es sich um ein multifaktorielles Geschehen. Ursächlich sind pathologische Harnzusammensetzung (z. B. Harnübersättigung, Urin-PH), Störung der Urodynamik (z. B. Harnwegsengen, funktionelle Dyskinesien, Dystopin) sowie eine pathologische Nierenmorphologie (Nephrokalzinose, Markzysten).

75 % aller Steine enthalten Kalziumsalze, der Harnsäurestein tritt in 15 % der Steine auf. Seltener sind Infektsteine, Zystinsteine, Xanthinsteine.

### Symptomatik
Die Klinik der Nieren- und Harnleitersteine ist häufig typisch. Die Ausstrahlung des Schmerzes ergibt den Hinweis auf die Lokalisation des Konkrements. Das Schmerzmaximum der Kolik kann je nach Höhe des Steins in der Nierengegend liegen oder bei tieferliegenden Steinen in den Mittel- und Unterbauch strahlen.

Der prävesikale Ureterstein führt zu einem Schmerzmaximum im Unterbauch, in die Blase und in die Genitalien ausstrahlend. Bei länger bestehender Obstruktion der ableitenden Harnwege geht der wellenförmige Schmerz in einen dumpfen Dauerschmerz über. Im Notfalldienst ist nur eine Basisdiagnostik möglich. Bei kolikartigen Schmerzen mit Makro- oder Mikrohämaturie (Teststreifen!) ist die Verdachtsdiagnose einfach zu stellen.

*Urinstix gehören in die Notfalltasche.*

Auch die Anamnese kann Hinweise ergeben (Frage nach Trinkmengen, Saunagängen, anhaltendes Schwitzen, Vorerkrankungen an den Harnwegen).

### Therapie
Wegen der extrem starken Schmerzen ist nach Ausschluß eines akuten Abdomens eine sofortige konservative Behandlung durch den erstbehandelnden Notarzt durchzuführen. Die Akutbehandlung bei Kolik erfolgt durch intravenöse Gabe eines Spasmolytikums und eines Spasmoanalgetikums (z. B. 1–2 ml Buscopan und 2–5 ml Novalgin i. v.). Die konservative Behandlung führt zu einem Abgang von ca. 80% aller Harnleitersteine.

*Frühzeitig Spasmoanalgetika nach Ausschluß eines akuten Abdomens.*

Wegen der akuten Gefahren bei Nierenkolik und möglicher Spätfolgen ist vom Notarzt, auch bei konservativ erfolgreicher Behandlung, eine weitergehende urologische Diagnostik anzustreben. Die Bergung des Steins unter häuslichen oder klinischen Bedingungen ist unbedingt anzustreben. Bei Versagen der konservativen Therapie ist die Weiterleitung des Patienten in urologische Versorgung dringlich.

Die Komplikation des Harnsteinleidens reicht vom Schleimhautriß über Drucknekrosen bis hin zur Perforation, Harnstauungsniere mit Infekt und Pyonephrose. Spätfolgen können Stenosen, Hydronephrosen und Niereninsuffizienz sein.

Eine seltene Komplikation bei beidseitiger Nierenkolik stellt die **Anurie** dar. Wegen der Gefahr der Pyonephrose und Urosepsis ist die rasche stationäre Einweisung zur Beseitigung der Stauungsursache erforderlich.

## 42.3
## Akuter Harnverhalt

### Definition
Unfähigkeit, die Harnblase trotz Harndrangs und maximaler Füllung zu entleeren. Bei maximaler Dehnung der Harnblase versagt der Schließmuskel. Dies führt zur Überlaufblase.

### Ursachen
- Prostataadenom (häufigste Ursache);
- weitere Erkrankungen der Prostata wie Prostatakarzinom, Prostatitis;
- Erkrankungen der Harnröhre (Harnröhrenstiktur, Harnröhrenklappen, Urethrastein, Urethrakarzinom).

### Symptomatik
Anamnestisch Dysurie und quälender Harndrang. Der Untersuchungsbefund ergibt den typischen Blasenhochstand.

*Cave:* Der akute Harnverhalt kann zur Fehldiagnose eines akuten Abdomens führen!

**Beim akuten Abdomen immer einen Harnverhalt ausschließen.**

## Therapie

Die Therapie des akuten Harnverhalts richtet sich nach der Höhe der Obstruktion.

Bei Prostatahyperplasie, der häufigsten Ursache des Harnverhalts, erfolgt vom Notarzt der Harnröhrenkatheterismus mit einem 16-Charr-Dauerkatheter. Die Indikation zur Operation z. B. bei erneutem Harnverhalt und deutlich erhöhter Restharnmenge (100 ml) ist vom Urologen zu stellen.

Eine Alternative zum Harnröhrenkatheterismus stellt die suprapubische Harnableitung nach Blasenpunktion und Kathetereinlage (Cystofix) dar. Die Indikation zur suprapubischen Harnableitung besteht bei Harnröhrenstriktur, akuter Urethritis und Prostatitis sowie nach mißlungenem Katheterisierungsversuch.

**Beim Harnverhalt auch an die suprapubische Blasenpunktion denken.**

Durch die suprapubische Punktion vermeidet man die Traumatisierung der Harnröhre und spätere Harnröhrenstrikturen. Weitere Vorteile sind eine geringere Infektionsrate. Nicht zu vernachlässigen sind jedoch die möglichen Komplikationen wie Blutungen, Infektionen, Verletzungen von intraabdominalen Organen und Gefäßen.

Mißlingt dem Notarzt die transurethrale Kathetereinlage und wird kein Cystofix im Notfallkoffer mitgeführt, so kann jederzeit zur kurzfristigen Entlastung eine einfache suprapubische Blasenpunktion durchgeführt werden. Diese Maßnahme ist einem gewaltsamen Katheterisierungsversuch mit der Gefahr der Via falsa stets vorzuziehen.

## 42.4 Verletzungen des Urogenitaltrakts

### 42.4.1 Nierentrauma

#### Verletzungsarten

Bei 95 % der Nierenverletzungen handelt es sich um geschlossene Nierenverletzungen, meist im Rahmen eines Polytraumas. Bei 5 % handelt es sich um offene Nierenverletzungen, am häufigsten durch Schußverletzungen. Das Ausmaß der Verletzung reicht von der Nierenkontusion (65–85 %) bis hin zur totalen Nierenruptur und Nierenstielabriß.

#### Symptomatik

Bei Nierenverletzungen handelt es sich häufig um Begleitverletzungen im Rahmen eines Polytraumas. Deswegen besteht stets eine Schocksymptomatik. Prellmarken im Nierenlager sowie pathologische Urinbefunde weisen auf eine mögliche Mitbeteiligung der Niere hin.

Allein der Verdacht auf diese Verletzung bedingt die sofortige Klinikeinweisung mit dem Notarztwagen. Die Erstversorgung richtet sich immer nach den Begleitverletzungen (z. B. Lungenverletzung, intraabdominelle Verletzung). Der Transport in die Klinik ist dringlich. Außer Volumengabe und Schmerzbekämpfung keine weiteren Maßnahmen am Unfallort, insbesondere kein Versuch der Blasenkatheterisierung wegen Gefahr einer Begleitverletzung der Urethra.

### 42.4.2
### Blasenruptur

**Definition**

Stich-, Schuß- oder Pfählungsverletzungen stellen die offenen Verletzungen dar. Geschlossene Verletzungen entstehen durch ein direktes Bauchtrauma bei voller Blase, häufig verbunden mit einer Beckenfraktur. Hierdurch kann es zu einer intra- oder extraperitonealen Blasenperforation kommen. Iatrogene Verletzungen im Rahmen von diagnostischen operativen Maßnahmen entstehen in der Klinik und stellen somit für den Notarzt kein Problem dar.

**Symptomatik**

Bei Blasenrupturen kommt es zur Vorwölbung des Bauches infolge von Hämatom und Urinaustritt sowie zu Peritonismus und Abwehrspannung. Eine Makrohämaturie ist nicht die Regel, die Beschwerden reichen bis hin zur Anurie. Neben klassischen Schockzeichen kann es zur zunehmenden Urämie kommen.

Der Notarzt hat keine Möglichkeit, die Diagnose zu sichern. Bei Verdacht auf Blasenruptur ist umgehende Klinikeinweisung erforderlich. Nur hier kann durch Urogramm der Nachweis eines Kontrastmittelaustritts geführt werden. Wegen der Gefahr einer gleichzeitig bestehenden Harnröhrenruptur sollte auch hier durch den Notarzt der Versuch einer Katheterisierung unterbleiben. Auch die suprapubische Harnableitung, die bei kleinen Blasenperforationen therapeutisch ausreichend sein kann, sollte erst nach Sicherung der Diagnose erfolgen.

### 42.4.3
### Urethraruptur

**Definition**

Bei der Urethraverletzung handelt es sich in aller Regel um eine Begleitverletzung bei polytraumatisierten Patienten. Zum Harnröhrenabriß kommt es bei Schambein- und Beckenfrakturen aber auch durch perforierende Verletzungen (Messerstich) und durch falsche Katheterisierungstechnik. Am häufigsten betroffen ist der an das Schambein fixierte Harnröhrenanteil (Pars membranacea).

**Symptomatik**

Ein Hinweis auf Harnröhreneinriß oder Harnröhrenabriß ergibt die Spontanblutung aus der Harnröhre, begleitet von einem Perinealhämatom. Häufig Harnverhalt.

Für den am Unfallort tätigen Notarzt ist entscheidend, an die Urethraverletzung zu denken, denn *bei Verdacht auf eine Harnröhrenverletzung ist eine Katheterisierung kontraindiziert.*

Nach Klinikeinweisung muß ein retrogrades Urethrogramm durchgeführt werden. Nur bei unauffälligem Urogramm ist die Katheterisierung durchzuführen.

## 42.5
## Blasentamponade

### Definition
Bei einer Blasentamponade ist die Harnblase mit Blutkoageln prall gefüllt. Ursache der Blasentamponade ist immer eine schwere Makrohämaturie, z. B. bei Blasentumoren, Zustand nach Operation, Makrohämaturie bei Nierentumoren.

### Symptomatik
Ständiger Harndrang, Makrohämaturie mit Abgang von Blutkoageln. Der Patient klagt in der Regel über sehr starke Beschwerden im Unterbauch. Aus der Anamnese lassen sich ein bekannter Blasentumor, Prostatakarzinom sowie Verletzungen und Operationen aber auch Gerinnungsstörungen herleiten. Bei länger dauernden Blasenblutungen kann gleichzeitig eine Schocksymptomatik bestehen.

Für den außerklinisch tätigen Notarzt ist es wichtig, bei entsprechender Anamnese an die Möglichkeit einer Blasentamponade zu denken. Das Legen eines Harnröhrenkatheters ist nicht prinzipiell falsch, bringt dem Patienten jedoch keinerlei Erleichterung und sollte deshalb außerhalb der Klinik bei Verdacht auf Vorliegen einer Blasentamponade unterbleiben.

Der Verdacht auf eine Blasentamponade hat zwangsläufig die notfallmäßige Klinikeinweisung zur Folge. Der Notarzt sollte sich auf die Gabe von Analgetika und Einleitung der Schockprophylaxe beschränken.

## 42.6
## Priapismus

### Definition
Beim Priapismus handelt es sich um eine schmerzhafte Dauererektion der Corpora cavernosa ohne sexuelle Stimulation. Man unterscheidet zwischen Highflow-Priapismus (vermehrte Blutzufuhr) und Low-flow-Priapismus (verminderter Blutabstrom aus den Corpora cavernosa).

Am häufigsten ist der primär idiopathische Priapismus unklarer Genese. Ein sekundärer Priapismus kann entstehen durch:
- Bluterkrankung, z. B. Leukämie, Sichelzellanämie, Polyzythämie;
- Alkoholabusus;
- vasoaktive Substanzen in der Autoinjektionstherapie.

### Symptomatik
Es besteht eine akut aufgetretene schmerzhafte Dauererektion der Corpora cavernosa ohne sexuelle Stimulation, ohne Libido, und ohne Ejakulation. Die Glans penis und das Corpus spongosium urethrae sind nicht beteiligt. Nach mehreren Stunden kommt es zur lividen Verfärbung der Glans und des gesamten Penis. Gleichzeitig stellt sich ein schmerzhafter Harnverhalt ein.

Komplikationen: Penisgangrän, Impotenz bei Schwellkörperfibrose.

**Jede Minute entscheidet über die Prognose.**

### Therapie

Entscheidend für die Prognose des Priapismus ist, daß der Notarzt das Krankheitsbild sofort einschätzen kann und nicht viel Zeit mit der Durchführung von Allgemeinmaßnahmen verloren geht. Die Zeit bis zum umgehenden Kliniktransport kann der Notarzt nutzen, um einen periphervenösen Zugang anzulegen und eine ausgedehnte Hydrierung im Sinne einer Hämatokriterniedrigung durchzuführen. Eine ausreichende Analgesie mit Morphinpräparaten sowie eine Sedierung sind ebenfalls sinnvolle Maßnahmen.

Nur in 50% der Fälle bleibt trotz invasiver Maßnahmen (z. B. Stanzanastomose zwischen Corpora cavernosa und dem Corpus spongiosum bzw. operative Shuntverbindung) die Erektionsfähigkeit erhalten.

Die vordringlichste Aufgabe des außerklinisch tätigen Notarztes kann nach Erkennen des Krankheitsbildes nur darin bestehen, den Patienten so schnell wie möglich einer definitiven urologisch invasiven Therapie zuzuführen.

# 43 Notfälle in der Gynäkologie und Geburtshilfe

M. Neises, S. Seppelt

Die besondere Situation der Frauen, die einer notfallmedizinischen Versorgung in einer Körperregion bedürfen, welche oft als Tabuzone angesehen und immer mit dem intimen Erleben verbunden ist, erfordert ein sachlich korrektes, ruhiges und einfühlsames Auftreten des Notarztes. Da die gynäkologische Untersuchung und Behandlung meist nicht zum Alltag des rettungsdienstlich tätigen Arztes gehört, sollte auf die Psyche der Patientin von der namentlichen Vorstellung bis zur Übergabe in der Klinik besondere Rücksicht genommen werden, wobei die Anamnese wesentlich neben der Inspektion des äußeren Genitales zur Diagnosefindung beiträgt. Die häufigsten Leitsymptome bei gynäkologischen Notfällen sind vaginale Blutungen und abdominelle Schmerzen, wobei die Frage „schwanger oder nicht" essentiell für die Differentialdiagnostik ist. Die differenziertere Diagnostik wie rektale und vaginale Untersuchung sowie die Spekulumeinstellung sollte von einem gynäkologisch erfahrenen Arzt in möglichst ruhiger Atmosphäre unter optimalen Bedingungen vorgenommen werden, was in der Regel erst in der Klinik möglich ist.

*Gynäkologische Notfälle erfordern vom Notarzt psychologisches Geschick.*

*Im Vordergrund stehen Beurteilung der Vitalparameter, Anamnese – schwanger oder nicht schwanger – äußerliche Inspektion.*

Präklinisch sind die Kontrolle der Vitalparameter (Basischeck), eine genaue Anamnese (zeitliche Entwicklung der Beschwerden, Traumata, Regelanamnese, Kohabitationsanamnese) und bei Verletzungen die äußerliche Inspektion in den Vordergrund zu stellen. Nur wenn die Entfernung vaginaler Fremdkörper ohne Verletzung möglich ist, ist eine solche gerechtfertigt. Bei Pfählungsverletzungen sollte der Fremdkörper jedoch in der Wunde verbleiben, um nicht noch stärkere Blutungen zu induzieren. Bis zur Ankunft in der Klinik stehen symptomorientierte Schmerz- und Volumentherapien sowie Blutstillung und sterile Abdeckung von Verletzungen im Vordergrund.

Wenn die Patientin die ärztlichen Maßnahmen trotz ausführlicher Aufklärung verweigert, sollte dies dokumentiert werden.

## 43.1 Akute vaginale Blutungen außerhalb der Schwangerschaft

**Differentialdiagnose vaginaler Blutungen außerhalb der Schwangerschaft**

*Innere gynäkologische Blutungen sind tückisch und führen häufig in einen hämorrhagischen Schock.*

| Anamnese | Diagnose |
|---|---|
| • Rezidivierende, meist schmerzlose Blutungen über Monate zunehmend, nach Kohabitation evtl. verstärkt auftretend | Karzinomblutung |

| | |
|---|---|
| • sehr starke Blutung während des regulären Menstruationszeitraumes (ca. 28 Tage nach der letzten Menses) mit Schmerzen | Hypermenorrhoe mit Dysmenorrhoe |
| • vorausgegangener gynäkologischer Eingriff, oft schmerzlose Blutung | postoperative Blutung bei Nahtinsuffizienz, Rekanalisierung thrombosierter Gefäße oder Nekrosenabstoßung |
| • Trägerin von Scheidenpessar bei Gebärmuttersenkung, meist schmerzhafte Blutung | Blutungen aus Varizen oder Dekubitalulzera |
| • Unfallanamnese, Blutung meist mit starken Schmerzen, Begleitverletzungen | vaginale Fremdkörper, Pfählungsverletzung, uterine und vaginale Kontusionsblutungen |
| • vorausgegangener Geschlechtsverkehr (freiwillig/unfreiwillig), Blutung meist schmerzhaft | Kohabitationsblutung, Vergewaltigung |
| • schmerzhafte Blutung 6–8 Wochen nach letzter Regelblutung, Schwangerschaft nicht auszuschließen | EUG, Frühabort |
| • plötzliche Schmerzfreiheit nach ansteigender Schmerzintensität mit und ohne vaginale Blutung | Follikelruptur, Zystenruptur, rupturierte EUG |

*Bedenke:* Die Blutung ist nach innen oft stärker als die Blutung nach außen; es besteht die Gefahr des Volumenmangelschocks und der Anämie. Deshalb ist die Kontrolle der Vitalfunktionen unerläßlich.

*Bedenke:* Eine vaginale Blutung kann gleichzeitig mit abdominellen Schmerzen anderer Genese (Nierenkolik, Pyelonephritis, Darmkolik u. ä.) auftreten.

### 43.1.1
### Akute Karzinomblutung

**Anamnese**

**Tumorpatientinnen sind in der Regel anämisch und in schlechtem Allgemeinzustand.**

- Zyklusanamnese,
- Zwischenblutungen und Blutungen nach Kohabitation,
- Menopausenstatus,
- vorangegangene Tumortherapien, z. B. Operation, Chemotherapie, Strahlentherapie.

**Symptomatik**
Unterschiedlich starke, unter Umständen lebensbedrohliche Blutungen aus Karzinomkratern treten auf bei fortgeschrittenen Zervix- und Korpuskarzinomen oder seltener bei Vaginal- und Vulvakarzinomen.

### Ursachen
Durch Arrosion von Gefäßen, seltener durch Abstoßen von Nekrosen, die spontan oder nach vorausgegangener Strahlentherapie auftreten.

### Diagnostik
- Basischeck,
- Inspektion und Palpation der Bauchdecke,
- Inspektion des äußeren Genitale,
- bei Gewebsabgang Asservierung desselben zur histologischen Abklärung, insbesondere bei unbekannter Karzinomanamnese.

### Sofortmaßnahmen
- Bei Vulvakarzinom sterile Abdeckung,
- bei stärkerer vaginaler Blutung feste Tamponade durch den Geübten möglich,
- Fritsche-Lagerung, ggf. Schocklagerung,
- Volumentherapie,
- sofortige Klinikeinweisung.

## 43.1.2
## Vaginale Blutung nach Gewalteinwirkung von außen

### Anamnese
- Unfall- bzw. Tathergang;
- eine exakte Erhebung und schriftliche Fixierung aller Angaben und der Befunde ist bei Verdacht auf Vergewaltigung wichtig;
- aus forensischen Gründen sollte der Tathergang mit Angaben zu Zeit, Ort und den beteiligten Personen dokumentiert werden; *Forensische Gründe erfordern eine klare Dokumentation.*
- der Allgemeinzustand der Patientin zur Untersuchungszeit, wichtig ist die Asservierung der Kleidung;
- ein Alkohol- oder Drogeneinfluß ist abzuklären.
- Nicht zuletzt sollte die psychische Situation der Patientin abgeklärt werden. In jedem Fall ist im Einverständnis mit der Patientin eine fachärztliche gynäkologische Untersuchung mit Abstrichentnahme anzustreben.

### Symptomatik
Akute vaginale Blutung in unterschiedlicher Stärke entsprechend der Anamnese nach Kohabitation, Vergewaltigung und Unfällen, möglicherweise auch mit vaginal eingedrungenen Fremdkörpern.

### Ursachen
Die Ursache der Blutung läßt sich in der Regel durch die Anamnese der Patientin oder der Begleitperson klären:
- Deflorationsverletzungen,
- Verletzungen durch vaginal eingedrungene bzw. eingeführte Fremdkörper,
- Verletzungen durch Vergewaltigung,
- Genitalverletzungen durch Unfälle, z. B. Sturz mit dem Fahrrad oder auf Zaunpfähle oder penetrierende Bauchverletzungen bei Arbeits- oder Verkehrsunfällen.

### Diagnostik

- Inspektion, dabei sind zu beachten: Blasenverletzungen evtl. mit vaginalem Urinabgang, Rektumverletzungen und Douglas-Eröffnung evtl. mit Darm- oder Netzanteilen in der Perforationsstelle;
- auf Stuhlabgang aus der Scheide ist zu achten und auf blutigen Urinabgang.

*Beachte:* Bei penetrierendem Bauchtrauma auf Schockzeichen achten und die rasch notwendige Therapie nicht durch umfangreichere, diagnostische Maßnahmen verzögern.

### Sofortmaßnahmen

- Schmerztherapie,
- bei Verdacht auf Verletzung von Blase, Rektum und/oder Eröffnung der Peritonealhöhle rasche Klinikeinweisung; sterile Vorlage und ggf. Becken hochlagern;
- Kontrolle der Vitalfunktion und Volumentherapie;
- keine orale Flüssigkeit;
- eingedrungene und evtl. abgebrochene Gegenstände nicht entfernen; bei Fremdkörpern in der Scheide vorsichtige Entfernung mit Pinzette oder Kornzange möglich, dabei ist auf Verletzungen zu achten;
- Klinikeinweisung.

**Bei Pfählungsverletzungen ist der Fremdkörper zu belassen.**

*Beachte:* Beim Transport Beckenhochlagerung, Kreislaufüberwachung, telefonische Vorankündigung und Mitteilung über die bereits erfolgte Medikamentengabe.

## 43.1.3
## Starke Blutungen anderer Ursache

### Anamnese

Zyklusanamnese, Menopausenstatus, bekannter Prolaps, Pessareinlage, vorausgegangene gynäkologische Operationen.

**Eine differenzierte Anamnese ist für die Diagnostik unabdingbar.**

Differentialdiagnostisch kommen folgende Ursachen in Betracht:
- Hypermenorrhoe und Blutung bei Myomen,
- Varizen und Dekubitalulzera,
- Blutung nach operativen gynäkologischen Eingriffen.

### Symptomatik

- Akute, starke oder verlängerte Regelblutung (Menorrhagie) mit resultierender Anämie,
- starke venöse oder arterielle Blutung,
- meist plötzlich auftretende vaginale Blutungen, z. B. nach abdominaler oder vaginaler Hysterektomie, Konisation und nach vaginalen Eingriffen mit Uterusperforation.

Im letztgenannten Fall besteht eine Blutung ex utero sowie Zeichen der intraabdominalen Blutung mit Peritonealreizung.

### Ursachen

- Häufiger sind organische Ursachen, wie Entzündungen (Endometritis), submuköse Myome und glandulärzystische Hyperplasie; seltener sind funktio-

nelle Störungen, wie fibrinolytische Gerinnungsstörungen und hormonelle Störungen;
- Spontanruptur oder Arrosion von Gefäßen, insbesondere im Bereich eines Dekubitalulkus an der Portio vaginalis uteri bei Partial- oder Totalprolaps bzw. eines Druckulkus bei liegendem Pessar;
- Lösung von Gefäßligaturen oder die Rekanalisierung thrombosierter Gefäßstümpfe bzw. entzündliche Gefäßarrosionen; vorausgegangene Abortkürettage oder diagnostische Abrasio.

### Diagnostik
- Basischeck,
- Inspektion des äußeren Genitale,
- abdominelle Palpation.

### Sofortmaßnahmen
- Fritsche-Lagerung, ggf. Schocklagerung;
- Volumentherapie;
- sofortige Klinikeinweisung.

## 43.2
## Akute Schmerzzustände (s. auch Abb. 43-1 und Tabelle 43-1)

### Differentialdiagnostik
- Ovarialzystenruptur,
- stielgedrehtes Myom,
- stielgedrehter Ovarialtumor,
- Extrauteringravidität (EUG),
- Abort,
- Tubarruptur,
- akute Adnexitis,
- Douglas-Abszeß,
- Bartholinitis.

### 43.2.1
### Ovarialzystenruptur

### Symptomatik
- Akuter, zunehmender Unterbauchschmerz, der anfangs oft einseitig auftritt, unter Umständen mit Ausstrahlung in den Oberbauch und die Schulter der gleichen Seite;
- zunehmende Abwehrspannung im Unterbauch;
- Übelkeit, Brechreiz, Erbrechen;
- fortschreitende Anämie;
- Schocksymptome in Abhängigkeit von der Blutungsstärke.

### Ursache
Spontane Zystenruptur mit Gefäßöffnung bzw. Kapselvenenruptur.

**Tabelle 43-1.** Differentialdiagnose gynäkologischer Schmerzen. (Nach Hintzenstern 1996)

Differentialdiagnose gynäkologischer Schmerzen

| Schmerzcharakter | Besonderheiten | Verdachtsdiagnose |
|---|---|---|
| Dauerschmerz | erhöhte Temperatur, vaginaler Fluor, Beginn oft nach Menses, Abrasio, Abort, Einlage einer Spirale | Entzündung, Infektion |
| | nach Stimulation bei Sterilität, reduzierter Allgemeinzustand, Dyspnoe, Brechreiz, Zunahme des Bauchumfanges | Überstimulationssyndrom |
| unregelmäßiges chronisches Auftreten | in bestimmten Situationen, bei bestimmten Bewegungen, bei bekannter Endometriose, bei Zustand nach Unfall, Operation, Unterleibsentzündungen | Adhäsionen |
| regelmäßiges krampfartiges Auftreten | bei Menstruation | Dysmenorrhoe, Endometriose |
| | monatliche Abstände *ohne* Menses vor der Menarche (9.–16. Lebensjahr) | Gynatresie (z. B. undurchlässiges Hymen) |
| wehenartig oder plötzlich einsetzend, meist einseitig | Amenorrhoe von 5–9 Wochen, evtl. leichte vaginale Blutung, teils rezidivierend, evtl. Schock | Extrauteringravidität (EUG) |
| über Stunden gesteigert, oft plötzliche Besserung | in Zyklusmitte, evtl. Peritonismus | Zystenruptur |
| plötzlich einsetzend | nach Sport oder Tanz sich verschlechternder Allgemeinzustand | Stieldrehung |

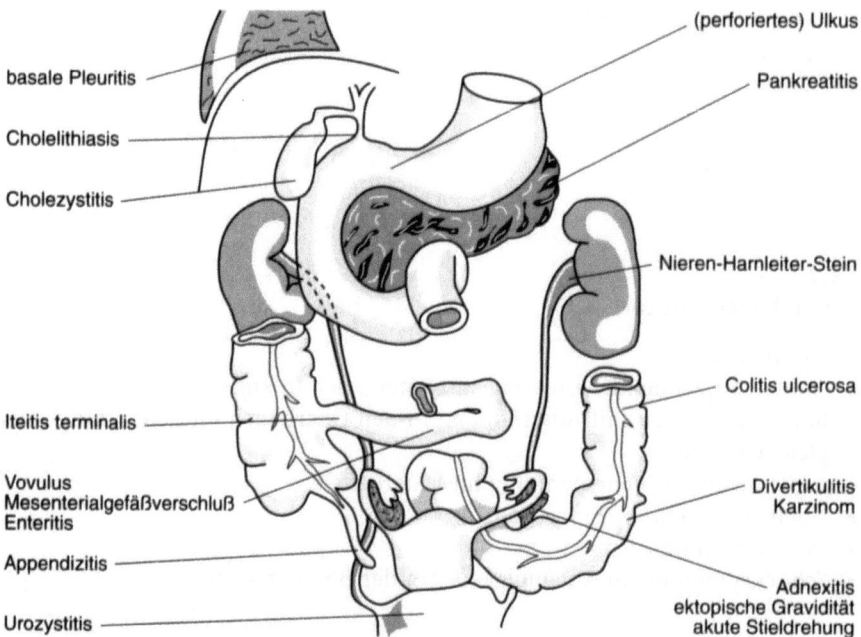

**Abb. 43-1.** Differentialdiagnose akuter Unterbauchschmerzen nach Schmerzlokalisation. (Aus Käser et al. 1988)

### Diagnostik
- Basischeck,
- abdominelle Palpation.

### Sofortmaßnahmen
- Becken hochlagern,
- Schmerztherapie,
- Volumentherapie,
- sofortige Klinikeinweisung.

## 43.2.2
## Stielgedrehter Ovarialtumor oder stielgedrehtes Myom

### Symptomatik
- Oft akute Unterbauchschmerzen mit Zeichen des peritonealen Schocks;
- bei langsamer Unterbrechung der Blutzufuhr zunehmende Unterbauchschmerzen mit peritonealer Reizerscheinung, wie Übelkeit und Erbrechen;
- Temperaturanstieg möglich.

### Ursachen
- Akut durch ruckartige Körperbewegung (Drehbewegung),
- langsam durch Wachstum außerhalb des kleinen Beckens.

### Diagnostik
- Abwehrspannung im Unterbauch;
- evtl. Tumor durch die Bauchdecke palpabel;
- Schmerzausstrahlung in Flanke, äußeres Genitale und/oder Oberschenkel;
- „Facies abdominalis" bei zunehmendem peritonealem Schockzustand.

Die „Facies abdominalis" weist auf ein zunehmendes Schockgeschehen hin.

### Sofortmaßnahmen
- Flachlagerung,
- Schmerztherapie,
- rasche Klinikeinweisung.

## 43.2.3
## Extrauteringravidität (EUG)

### Symptomatik
- Nach einer Amenorrhoe von 6–8 Wochen irreguläre Blutungen (nicht obligat),
- wehenartige einseitige Unterbauchschmerzen bei Tubarabort bzw. akute starke Schmerzen bei Tubarruptur.

Plötzliche starke und stechende Unterbauchschmerzen sind Symptome einer Tubarruptur.

### Ursachen
- Fehlerhafte Ansiedlung des befruchteten Eies durch verzögerten Eitransport infolge von Tubenanomalien, z. B. nach Adnexitis, oder insuffizienter Tubenmotilität;
- primäres Einnisten und Entwicklung der Frühgravidität auch im Ovar oder der Bauchhöhle möglich.

### Diagnostik
Abdominelle Palpation.

### Sofortmaßnahmen
- Entsprechend einer bestehenden Schocksymptomatik,
- rasche Klinikeinweisung.

## 43.2.4
## Akute Adnexitis

### Symptomatik
Akuter, meist bilateraler Unterbauchschmerz suprasymphysär, der über wenige Stunden zu einem Schmerzmaximum zugenommen hat; Schmerzcharakteristika zeigen eine starke Varianz.

### Ursachen
Die akute Adnexitis tritt vor allem bei jungen Frauen auf mit einem Altersgipfel von 20 Jahren, die Häufigkeit korreliert mit der sexuellen Aktivität.

### Prädisponierende Faktoren
- Wenige Tage zurückliegende Menstruationsblutung,
- vorangegangener Abort oder Schwangerschaftsabbruch,
- Intrauterinspirale,
- vermehrter Fluor vaginalis.

Die akute Adnexitis entsteht über 90% der Fälle aszendierend, wobei in den letzten Jahren neben unspezifischen Erregern wieder vermehrt Gonokokken nachgewiesen werden.

### Diagnostik
- Bauchdeckenspannung bis bretthartes Abdomen;
- axillare und rektale Temperaturmessung; die Temperaturdifferenz ist gelegentlich – jedoch nicht immer – geringer als bei anderen entzündlichen Erkrankungen im Unterbauch.

### Sofortmaßnahmen
- Schmerztherapie,
- ggf. Volumentherapie,
- bei akuter Adnexitis mit peritonealen Symptomen ist eine rasche Klinikaufnahme erforderlich.

## 43.2.5
## Pelviperitonitis, Douglas-Abszeß

### Symptomatik
- Druckschmerz im Unterbauch,
- Abwehrspannung, zunächst unterhalb des Nabels, später evtl. auch diffus,
- peritoneale Reizsymptomatik mit Übelkeit und Brechreiz,
- Puls klein und frequent,

- Hypotonie,
- Haut kühl und feucht.

### Ursachen
Ein abgekapselter, alter Herd im Bereich der Adnexe wird nicht selten durch Netz- und Dünndarmadhäsionen gegen die freie Bauchhöhle abgegrenzt. Typische Hinweise für einen hieraus entstehenden Douglas-Abszeß sind charakteristisch tief in das Becken ausstrahlende Schmerzen, Defäkationsschmerzen und anhaltend hohes Fieber. Rupturierte Tuboovarialabszesse sind seltener.

### Diagnostik
- Schmerzsymptomatik,
- Fieber,
- peritoneale Reizsymptomatik,
- Zeichen eines akuten Abdomens.

### Sofortmaßnahmen
- Schmerztherapie,
- Volumentherapie,
- umgehende Krankenhauseinweisung.

## 43.2.6
## Akuter Vulvaschmerz – Bartholinitis acuta

### Symptomatik
Rasch auftretende, sehr schmerzhafte entzündliche Schamlippenschwellung mit starken Sitz- und Gehbeschwerden.

### Ursachen
Der Bartholin-Abszeß entsteht durch Retention von Eiter im Ausführungsgang der Drüse oder in der Drüse selbst. Bei der Entzündung der Bartholin-Drüse kommt es infolge des zugeschwollenen Ausführungsganges zum Empyem und zur Abszedierung. Die Bartholinitis kommt jenseits der Menarche in jedem Lebensalter vor, und tritt bei sexuell aktiven Frauen gehäuft auf. Angeborene und erworbene anatomische Veränderungen (Narbenstenose nach Episiotomie) prädisponieren zur Infektion. Neben Gonokokken kommen als Erreger vorwiegend Staphylokokken, evtl. auch Chlamydien in Betracht.

### Diagnostik
Die Inspektion zeigt im hinteren Drittel der Labie meist einseitig einen prallen, dolenten Tumor.

### Sofortmaßnahmen
Klinikeinweisung zur operativen Therapie (Marsupialisation).

## 43.3
## Geburt im Rettungsdienst

### 43.3.1
### Geburt ohne Komplikationen

Die erste Untersuchung bei vermutlichem Geburtsbeginn sollte (anhand des Mutterpasses) klären, ob der Schwangerschaftsverlauf normal war und wie weit die Geburt fortgeschritten ist. Komplikationen früherer Schwangerschaften und Geburten sollten ebenfalls geklärt werden.

Die äußere Untersuchung – mit Hilfe der 4 Leopold-Handgriffe – und die sterile vaginale Untersuchung durch den Erfahrenen kann die Kindslage und die Beziehung zum Beckeneingang prüfen.

Auf das kindliche Befinden geben die Herzfrequenz und die Fruchtwasserfarbe Hinweis, die vor Ort jedoch nicht beurteilbar ist.

Ein normaler Befund besteht bei folgenden Feststellungen:
- Geburtstermin erreicht (± 10 Tage),
- Schädellage,
- Fruchtwasser klar,
- Allgemeinbefinden der Mutter regelrecht, einschl. Puls, Blutdruck und Temperatur.

**95% der Geburten verlaufen normal.**

Geburten verlaufen in 95% der Fälle normal! Die Geburt ist einer der notärztlichen Einsätze, vor denen die meisten Kollegen Respekt haben – da hilft nur eines: Beschäftigen Sie sich damit (Durchdenken der Abläufe, Hospitieren).

**Der Geburtsvorgang setzt sich aus Eröffnungsphase, Blasensprung, Austreibungs- und Nachgeburtsperiode zusammen.**

Die **Eröffnungsphase** beginnt mit der ersten Geburtswehe und endet mit der vollständigen Öffnung des Muttermundes – etwa 10 cm Durchmesser. Die Weite des Muttermundes kann nur durch vaginale Palpation beurteilt werden, die von Unerfahrenen nicht vor Ort vorgenommen werden sollte. Die Geburtswehen treten alle 5–10 min für 30–60 s auf. Die Dauer der Eröffnung schwankt nach individuellen Gegebenheiten. Sie beträgt im Durchschnitt bei Erstgebärenden 5–10 h und bei Mehrgebärenden 2–4 h.

Zum **Blasensprung** kommt es im typischen Fall gegen Ende der Eröffnungsperiode. Ein Blasensprung vor Wehenbeginn wird als vorzeitig bezeichnet. Dabei sollte immer die Farbe des Fruchtwassers beurteilt werden. Es sollte klar sein. Eine grünliche Verfärbung deutet auf Distreß des Kindes infolge von $O_2$-Mangel hin. Nach einem Blasensprung darf die Schwangere nicht mehr laufen. Sie muß liegend transportiert werden wegen der Gefahr des Nabelschnurvorfalls.

Die **Austreibungsperiode** reicht vom Zeitpunkt der vollständigen Eröffnung des Muttermundes bis zur Geburt des Kindes. Sie ist durch verstärkte Wehentätigkeit gekennzeichnet, all 2 min für 60–90 s (sog. Preßwehen). Der kindliche Kopf setzt die meist schon begonnene Beugung und Rotation fort und tritt tiefer. Schließlich steht die kleine Fontanelle unter der Symphyse und die Pfeilnaht im geraden Durchmesser. Mit dem Tiefertreten des Kopfes beginnt auch der Preßdrang deutlich zu werden. Die Kreißende reagiert mit einer wehensynchronen Betätigung der Bauchpresse. Schließlich wird der Kopf an der Vagina sichtbar bei klaffender Vulva. Zu diesem Zeitpunkt ist zur Vermeidung von Einrissen die Entscheidung zum Dammschnitt zu treffen, der mediolateral (als ein-

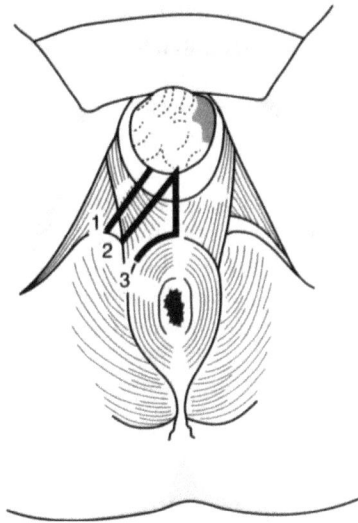

**Abb. 43-2.** Darstellung der Muskulatur im Dammbereich. Geburtsphase: Einschneiden des Kopfes. *1* laterale Episiotomie, *2* mediolaterale Episiotomie, *3* mediane Episiotomie. (Aus Schmitt-Matthiesen 1985)

fachste Schnittführung) angelegt werden sollte, sobald der Damm durch die Dehnung weiß wird (Abb. 43-2). Danach wird der Kopf mit seiner größten Zirkumferenz durchtreten. In dieser Phase sollte das Mitpressen durch Hecheln kompensiert werden, um den Austritt des Kopfes schonend und steuerbar zu gestalten. Der sog. Dammschutz hilft, den Austritt des kindlichen Kopfes zu leiten. Die Druckentlastung des Schädels soll langsam erfolgen (Abb. 43-3)! Ist der Kopf geboren, wird zunächst die vordere Schulter durch Absenken des Kopfes entwickelt, danach durch entgegengesetzten Druck in Richtung Schambein die hintere Schulter.

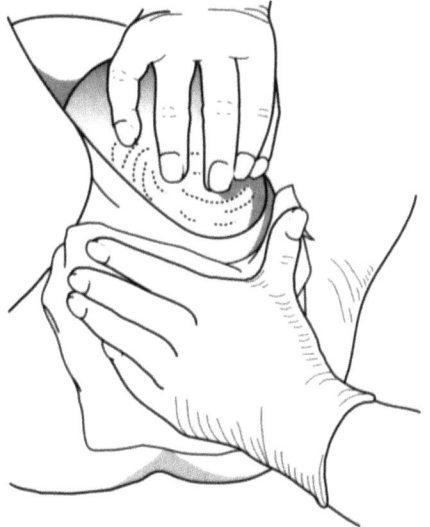

**Abb. 43-3.** Dammschutz beim Durchschneiden des Kopfes. (Aus Schmitt-Matthiesen 1985)

Die **Nachgeburtsperiode** beginnt mit der Geburt des Kindes und endet mit dem Ausstoßen der Plazenta. Das Abnabeln des Kindes erfolgt normalerweise spät bei Lage des Kindes in der Bettebene, bei asphyktischen Kindern sofort. Die Nabelschnur wird 2 Handbreit vom Nabel entfernt zwischen 2 sterilen Klemmen mit einer sterilen Schere durchtrennt. Anschließend erfolgt die Erstversorgung des Neugeborenen.

Mit Einsetzen der Nachgeburtswehen, die aus prophylaktischen Gründen z. T. mittels Wehenmittelgabe stimuliert werden, kommt es zu einer Verkleinerung der Plazentahaftfläche und damit zur Abscherung zwischen Uterus und Plazenta. Gleichzeitig werden materne Gefäße eröffnet und es bildet sich ein retroplazentares Hämatom. Beides bewirkt die Ablösung der Plazenta. Die zunächst starke Blutung der glatten Muskulatur sollte durch die anhaltende Kontraktion (Nachwehen) rasch zum Stillstand kommen. Die Entwicklung erfolgt durch Uteruskontraktionen und Mitpressen. Der normale Blutverlust während der Nachgeburtsperiode beträgt 300 ml im Sinne einer Lösungsblutung.

> **Der normale Blutverlust während der Nachgeburtsperiode beträgt 300 ml.**

Die **ärztlichen Aufgaben in der Nachgeburtsperiode** sind folgende:
- Zustandsbeurteilung des Neugeborenen (Abb. 43-4), Neugeborenes absaugen (Orosauger), abtrocknen, in trockene Tücher und Silberfolie einwickeln (Wärmeerhalt);
- Beobachtung der Plazentalösung und des Blutverlustes;
- Unterstützung der Ausstoßung der gelösten Plazenta: Aufforderung zum Pressen, gleichzeitig leichter Druck auf Bauch und Fundus uteri oder leichter Zug an der Nabelschnur;
- Überprüfung von Plazenta und Eihäuten auf Vollständigkeit; besondere Beachtung, ob evtl. eine Nebenplazenta besteht, falls Gefäße von der Plazenta auf die Eihäute übergehen; Plazenta in Plastiktüte mit in Klinik nehmen!
- Kontrolle der Uteruskontraktion und der Nachblutung (der Fundusstand ist postpartal in Nabelhöhe);
- Beobachtung des mütterlichen Befindens, Blutdruck, Temperatur;
- Klinikeinweisung, schonender Transport.

> **Die Plazenta ist auf ihre Vollständigkeit zu prüfen.**

**Maßnahmen im Verlauf einer regelrechten Geburt im Rettungsdienst**
- Beruhigung aller Beteiligten;
- Orientierung anhand des Mutterpasses über Schwangerschaftskomplikationen, Geburtsrisiken und Entbindungstermin;
- Lagerung der Gebärenden mit angewinkelten Beinen, erhöhtem Oberkörper (30°) und erhöhtem Becken;
- sterile Unterlage;
- i. v.-Zugang;
- zur Unterstützung beim Pressen Kopf anheben und Kinn auf die Brust senken;
- Dammschutz, evtl. Dammschnitt;
- erst die obere, dann die untere Schulter des Kindes entwickeln;
- Kind in leichter Kopftieflage zwischen die Beine der Mutter legen;
- Absaugen (Mund, Rachen, zuletzt Nase);
- Abnabeln (2 sterile Klemmen ca. 20 cm vom Nabel, dazwischen mit steriler Schere durchtrennen);
- ggf. $O_2$-Gabe oder Beatmung;

## 43 Notfälle in der Gynäkologie und Geburtshilfe

| Asphyxie-Index | | | | Zeitpunkt | 1' | 5' | 10' |
|---|---|---|---|---|---|---|---|
| | 0 | 1 | 2 | | | | |
| Kolorit | blau oder weiß | Stamm rosig, Extremitäten blau | rosig | | | | |
| Atmung | keine | Schnappatmung unregelmäßig | regelmäßig, kräftig schreiend | | | | |
| Tonus | schlaff | mittel, träge Flexionsbewegungen | gut, Spontanbewegungen | | | | |
| Reflexe beim Absaugen | keine | Grimassen | Schreie, Husten Niesen | | | | |
| Herzfrequenz | keine | < 100 | > 100 | | | | |
| | | | | Summe: | | | |

**Abb. 43-4.** Zustandsdiagnose des Neugeborenen nach dem APGAR-Schema. (Aus Schmitt-Matthiesen 1985)

- APGAR-Bestimmung (Aussehen, Atmung, Tonus, Reflexe, Puls);
- Kind abtrocknen, Wärmeschutz (Silberfolie);
- reifes Neugeborenes mit guten APGAR-Werten der Mutter auf den Bauch legen;
- Uhrzeit der Geburt dokumentieren;
- Nachgeburt entwickeln und in die Klinik mitbringen;
- Fritsch-Lagerung;
- schonender Transport;
- Vitalfunktionen von Mutter und Kind überwachen;
- Vergessen Sie nicht, zu diesem freudigen Ereignis zu gratulieren!

*Beachte:* Unter der Geburt betreut der Arzt 2 Patienten in Aufgabenteilung mit dem Rettungsdienstpersonal.

Das Übereinanderlegen der gestreckten Beine und Herabstreichen der Gesäßbacken werden als Fritsch-Lagerung bezeichnet.

### 43.3.2
### Geburt mit Komplikationen

Nicht alle Geburten erfolgen zum errechneten Termin, spontan oder aus vorderer Hinterhauptlage. Auch werden die angegebenen Zeiten für die Geburtsdauer häufig überschritten.

Im Einzelfall können folgende Komplikationen bedeutsam werden:
- Störungen der Geburtsmechanik bei Schädellagen,
- Anomalien der Wehentätigkeit sub partu (Wehensturm, sekundäre Wehenschwäche);
- Lageanomalien,
- Blutungen bei tiefem Sitz der Plazenta,
- EPH-Gestose,
- Diabetes mellitus,
- Nabelschnurkomplikationen,
- Uterusmißbildungen, Operationen am Uterus,

- Frühgeburt und Übertragung,
- Mehrlingsgeburt,
- Totgeburt.

Ergeben sich aus diesen Komplikationen Noteinweisungen, ist die Klinik unverzüglich zu informieren, damit bei Eintreffen der Patientin bereits Vorbereitungen zur entsprechenden Therapie getroffen sind. Ferner sind alle vorhandenen Daten anzugeben, wie Blutgruppe, bisherige Infusionsmaßnahmen, Medikamentenapplikation und Manipulationen.

Wegen ihrer Häufigkeit sollen einige der angeführten Komplikationen ausführlicher dargestellt werden.

### 43.3.2.1
*Präeklampsie, Eklampsie*

**Die EPH-Gestose ist die häufigste Geburtskomplikation.**

Die EPH-Gestose steht mit etwa 20% an der Spitze der mütterlichen Mortalitätsursachen, und 20-30% der perinatal verstorbenen Neugeborenen stammen von gestosekranken Müttern. Neben den Blutungen ist die EPH-Gestose die häufigste Komplikation während der Schwangerschaft. Meist tritt sie im letzten Schwangerschaftsdrittel auf, seltener in der Frühschwangerschaft oder im Wochenbett.

**Definition**
E = Ödeme,
P = Proteinurie $\geq$ 0,5‰ im 24-h-Urin,
H = Hypertonie > 135/85 mmHg.

Bei der Präeklampsie kommt es zusätzlich zur Symptomatik der EPH-Gestose zu psychomotorischer Unruhe, Hyperreflexie, fibrillären Zuckungen und/oder subjektiven Sensationen, wie Kopfschmerz, Visusstörungen (Augenflimmern bis zur Amaurose), und gastrointestinalen Störungen mit Oberbauchsymptomatik. Diese Symptome können auch Prodromalsymptome des eklamptischen Anfalls sein.

**Diagnose des eklamptischen Anfalls**
Zusätzlich zu den beschriebenen Symptomen Auftreten von tonisch-klonischen Krämpfen.
1. Tonische Kontraktion 10-20 s, Kopf steif, seitwärts gedreht, Arme angewinkelt, Beine angezogen und innenrotiert, Pupillen weit, oft Protrusio bulbi.
2. Klonische Phase 0,5-2 min, in der oberen Körperhälfte beginnend mit Ausbreitung zu den Extremitäten, Kontraktionen und Entspannung in kurzen Intervallen, Zungenbiß, Apnoe, Zyanose.
3. Koma, Bewußtseinsverlust von unterschiedlich langer Dauer.

Es besteht eine retrograde Amnesie für das gesamte Anfallsgeschehen.

**Differentialdiagnose**
Epileptischer Anfall: gleicher Ablauf des Anfalls ohne EPH-Symptome, meistens jedoch mit Epilepsieanamnese.

## Therapie, Sofortmaßnahmen
Das Ziel ist die Verhinderung eines weiteren Anfalls,
- Sofort 20 mg Diazepam langsam i. v. geben,
- Infusion,
- Mundkeil einlegen,
- Patientin von Licht und Lärmreizen abschirmen!
- Sofortiger und schonender Transport in die Klinik; Rütteln, scharfes Bremsen kann einen erneuten Anfall auslösen.

> Patientinnen mit Symptomen drohender Eklampsie sind schonend in die Klinik zu transportieren.

### 43.3.2.2
### Vaginale Blutungen in der Spätschwangerschaft

Die Gesamthäufigkeit aller Blutungen in der Spätschwangerschaft beträgt 3–5%, davon sind 40–70% plazentarer Herkunft.

Jede Blutung in der Spätschwangerschaft ist pathologisch und muß abgeklärt werden. Bei Eröffnung der Dezidualgefäße oder des intervillösen Raumes besteht eine mütterliche Blutung, bei gleichzeitigem Zotteneinriß besteht auch eine kindliche Blutung!

> Blutungen während der Spätschwangerschaft sind pathologisch und bedürfen der Abklärung.

## Differentialdiagnose
- Placenta praevia in 12–24%,
- vorzeitige Plazentalösung in 15–16%,
- Plazentarandsinusblutung in 17–33%,
- Uterusruptur in 0,8%,
- Insertio velamentosa in 0,5%,
- schwangerschaftsunabhängige Ursachen in ca. 5%
  - Zervixkarzinom,
  - Muttermundpolyp,
  - Portioerosion,
  - variköse Blutung,
- unbekannte Ursache in mehr als 30%.

## Placenta praevia
Die Häufigkeit der Placenta praevia beträgt 1 auf 500 Schwangerschaften. Man unterscheidet Placenta praevia totalis (20%) von der Placenta praevia partialis (30%) und der Placenta praevia marginalis (50%).

> Die Häufigkeit der Placenta praevia beträgt 1 auf 500 Schwangerschaften.

## Symptome
Schmerzlose, rezidivierende oder kontinuierliche Blutung im letzten Schwangerschaftsdrittel.

## Diagnostik
Aus dem Mutterpaß geht die Plazentalokalisation hervor. Bei der äußeren Untersuchung ist der Uterus weich, nicht gespannt, nicht druckempfindlich. Meist besteht keine oder nur geringe Wehentätigkeit. Der Allgemeinzustand entspricht dem Blutverlust.

## Sofortmaßnahmen
- Infusionstherapie

- medikamentöse Tokolyse (z. B. 2–3 Hübe Berotec),
- Transport in die Klinik.

### Vorzeitige Plazentalösung

Bei der sog. „vorzeitigen Lösung" handelt es sich um die präpartal oder sub partu erfolgende partielle oder totale Ablösung einer normal sitzenden Plazenta. Die Häufigkeit einer vorzeitigen Lösung der Plazenta wird mit 0,1–1% aller Geburten angegeben.

### Ursachen

Als Ursachen kommen in Betracht
- selten ein schweres, äußeres Trauma;
- inneres Trauma durch Zug an der Nabelschnur bei kurzer Nabelschnur oder mehrfacher Umschlingung.

Begünstigende Faktoren sind Hypertonie und Gestose.

### Symptome

- Schmerzen im Unterbauch, die plötzlich auftreten, stichartigen Charakter haben und oft als starker Dauerschmerz fortbestehen;
- allgemeines Unwohlsein der Patientin;
- unter Umständen fühlt die Schwangere keine Kindsbewegungen mehr;
- druckempfindlicher Uterus (nicht bei Hinterwandlokalisation der Plazenta).

Die Blutung **nach innen**, d. h. zwischen Plazenta und Uterusinnenwand, führt zum retroplazentaren Hämatom.

Blutungen **nach außen** kommen in ca. 80% der Fälle vor und sind kein sicherer Gradmesser für das Ausmaß der vorzeitigen Lösung.

*Beachte:* Je größer die Ablösungsfläche und je plötzlicher und massiver die Blutung im uteroplazentaren Raum ist, um so ausgeprägter ist die primäre Schocksymptomatik:
- Blutdruckabfall,
- Pulsanstieg,
- Schwindel und Benommenheit.

**Auf dem Boden einer hämorrhagischen Diathese kommt es zur Verbrauchskoagulopathie.**

In schweren Fällen entwickelt sich innerhalb der ersten 4–8 h eine hämorrhagische Diathese, die sich als Verbrauchskoagulopathie manifestiert.

Der Fetus ist durch die Auswirkungen im Sinne einer akuten Plazentainsuffizienz betroffen mit einer kindlichen Mortalität von ca. 30%.

### Sofortmaßnahmen

- Volumentherapie,
- medikamentöse Tokolyse (2–3 Hübe Berotec),
- umgehende Klinikeinweisung.

## 43.3.3
## Beginnende Geburt mit Komplikationen

### 43.3.3.1
### *Placenta praevia (s. auch 43.3.2.2)*

Vor der 36. Schwangerschaftswoche ist in der Mehrzahl der Fälle die erste Blutung nicht lebensbedrohend und kommt zum Stehen, so daß eine abwartende Therapie in über 80% der Fälle möglich ist.

Dagegen ist bei Einsetzen der Wehentätigkeit eine absolute Notfallsituation gegeben. Durch die Dehnung des unteren Uterinsegmentes kommt es zu einer Flächenverschiebung zwischen Plazenta und Uteruswand, die zu einer lebensbedrohenden Blutung führen kann.

**Notfallmaßnahmen**
- Volumentherapie,
- medikamentöse Tokolyse (3–5 Hübe Berotec),
- auf Schockzeichen achten,
- umgehender Transport in die Klinik,
- die Klinik informieren zwecks Vorbereitung zur Sectio caesarea,
- anhand des Mutterpasses Blutgruppe an die Klinik weitergeben, damit Blutkonserven bereitgestellt werden können.

### 43.3.3.2
### *Nabelschnurvorfall*

Der Nabelschnurvorfall ist in 0,3–0,7% der Geburten eine Komplikation des spontanen Blasensprungs, d. h. er kommt einmal auf 150–350 Geburten vor.

Bei Beckenendlage ist der Nabelschnurvorfall 8–10mal häufiger als bei Schädellage, weil das untere Uterinsegment mangelhaft abgedichtet wird. man spricht vom manifesten Nabelschnurvorfall, wenn die Nabelschnur vor dem vorangehenden Teil in der Vagina oder vor der Vulva liegt. Dies ist der einzige Notfall, bei dem eine manuelle Manipulation gerechtfertigt ist, die immer steril erfolgen muß! Die Entlastung der Nabelschnur durch Hochdrücken des vorangehenden Teils *muß* bis zur endgültigen Versorgung bestehen bleiben!

> Der Nabelschnurvorfall ist der einzige gynäkologische Notfall, der eine manuelle Intervention erfordert.

Bezogen auf alle Fälle mit manifestem Nabelschnurvorfall finden sich:
- Multiparität in 80%,
- ein Geburtsgewicht unter 2500 g in 35–65%,
- eine Beckenendlage in 35–55%,
- eine Quer- und Schräglage in 5–10%,
- ein enges Becken in 10%.

**Diagnose**
Die Diagnose ist eindeutig, wenn die Nabelschnurschlinge vor der Vulva liegt.

**Sofortmaßnahmen**
Das primäre Ziel besteht in der Entlastung der Nabelschnur.
- Extreme Hochlagerung des Beckens und evtl. Seitenlagerung,
- manuelles Hochschieben des vorangehenden Teils,
- Tokolyse (3–5 Hübe Berotec, bei Bedarf Wiederholung),

- venöser Zugang,
- umgehender Transport in die Klinik,
- Information der Klinik zwecks Vorbereitung der Sectio caesarea.

#### 43.3.3.3
#### Abnorme Kindslagen, Quer- und Schräglagen

*Die Schräg- bzw. instabile Lage des Kindes ändert sich zur Geburt in die Längs- oder Querlage.*

Bei der Quer- oder Schräglage bildet die kindliche Längsachse einen rechten oder spitzen Winkel mit der Längsachse des Geburtskanals.

Die Schräglage wird auch instabile Lage genannt, da sie sich bei Geburtsbeginn immer entweder zu einer Längslage (meistens) oder zu einer Querlage (selten) einstellt.

Die klinische Bedeutung der Querlage liegt in der Tatsache, daß es sich um eine sog. gebärunfähige Lage handelt. Sie kommt in rund 0,5% aller Geburten vor.

#### Ursachen
Zwei Ursachengruppen lassen sich unterscheiden:
1. Abnorme Beweglichkeit des Kindes:
   Multiparität, gedehnte Weichteile, Hydramnion, kleine Kinder und Frühgeburten.
2. Eingeschränkte Beweglichkeit des Kindes:
   Mehrlinge, Placenta praevia, enges oder deformiertes Becken, Uterusmißbildungen (z. B. Uterus bicornis), Uterustumore (z. B. Myome).

#### Diagnose
- Bei der Inspektion fällt das breite, ausladende Becken auf.
- Bei der äußeren Untersuchung ist der Fundusstand niedrig und der Kopf als ballotierender Teil seitlich zu tasten (Leopold-Handgriffe).

#### Therapie, Sofortmaßnahmen
- Bei Geburtsbeginn umgehende Klinikeinweisung wegen des erhöhten Risikos des frühzeitigen Blasensprungs (20–60%) mit Nabelschnurvorfall (5–15%) und Armvorfall (20–25%),
- Beckenhochlagerung,
- medikamentöse Tokolyse.

#### 43.3.3.4
#### Beckenendlage

*Beckenendlagen haben eine Häufigkeit von 3–5% aller Geburten.*

Beckenendlagen sind atypische Längslagen, bei denen der Kopf im Uterusfundus und das Beckenende im unteren Uterinsegment liegt. Sie kommen in 3–5% aller Geburten vor. Bei Beckenendlage sind peripartale Komplikationen in dem Faktor 3–5 häufiger als bei Kopflage.

## Ursachen
Bei reifen Kindern besteht in 85% der Fälle eine unklare Ätiologie:
- verminderte Beweglichkeit des Fetus oder fehlende kindliche Bewegungsaktivität,
- Heredität, familiäre Häufung in mehreren Generationen.

## Diagnostik
Äußere Untersuchung; über dem Beckeneingang fehlt ein harter, ballotierender Teil. Der Kopf ist als ballotierender Teil im Fundus nachweisbar (Leopold-Handgriffe).

## Sofortmaßnahmen
- Bei Geburtsbeginn umgehende Klinikeinweisung,
- medikamentöse Tokolyse.

# Literatur

Hintzenstein U von (1996) Notarzt-Leitfaden. Jungjohann, Ulm
Käser O, Friedberg V, Ober KG, Thomsen K, Jander J (1988) Gynäkologie und Geburtshilfe, Spezielle Gynäkologie 2, Bd III. Thieme, Stuttgart
Schmitt-Matthiesen SA (1985) Gynäkologie und Geburtshilfe. Schattauer, Stuttgart

# 44 Notfälle in der Pädiatrie

H.P. Hohl

## 44.1
## Organisatorische Voraussetzungen

### 44.1.1
### Spezielle Rettungsmittel (Inkubatoren)

Prinzipiell gilt in der Notfallmedizin, daß der Patient vor Beginn des Transportes stabilisiert werden muß. Während des Transportes sind diagnostische und therapeutische Maßnahmen erschwert, manchmal unmöglich (Hubschrauber). In besonderem Maße gilt dies für Neugeborene und Säuglinge, die während eines Inkubatortransportes erheblichen Schwingungsbelastungen ausgesetzt sind, so daß der Transport dieser Kinder, trotz Optimierung der Technik, immer eine Belastung und Gefährdung darstellt. Es gibt eine Reihe von Anforderungen an einen Inkubatortransport, dem die Hersteller von Transportinkubatoren (z. B. Fa. Dräger) weitestgehend Rechnung getragen haben. Dabei galt es, vorgegebene Bedingungen wie begrenzte Raumverhältnisse, Schwingungsisolierung, Außenmaße des Inkubators etc. zu berücksichtigen, um den Einsatz in verschiedenen Transportsystemen (z. B. Hubschrauber, RTW, KTW, Klinikfahrgestell etc.) zu gewährleisten. Eine von vornherein eingeschränkte Einsatzmöglichkeit in nur wenigen Transportsystemen wäre nicht akzeptabel, so daß trotz optimaler technischer Voraussetzungen Kompromisse v. a. hinsichtlich der Schwingungsisolierung erforderlich waren. Dies soll noch einmal die Notwendigkeit eines *schonenden Transportes* hervorheben.

**Transport von Neugeborenen nur in speziellen Transportinkubatoren.**

Technisch-medizinische **Anforderungen** für einen Inkubatortransport:
- Schwingungsdämpfung, Lärmschutz;
- bedarfsgerechte Lagerungsmöglichkeiten (z. B. Oberkörper hoch);
- konstante Neutraltemperatur, Überwachung der Körper- und Inkubatortemperatur;
- $O_2$-Messung für Innenraumluft und Beatmungsgas;
- transkutane und/oder pulsoxymetrische $pO_2$-Überwachung;
- EKG-Monitoring;
- Absaugeinrichtung;
- kontrollierte Beatmung;
- Infusionspumpe oder Perfusor;
- ausreichende Versorgung mit Atemgasen;
- alle elektrischen Geräte benötigen sowohl einen ausreichenden Akkumulator (mindestens 1 h), als auch einen Anschluß an das Bordnetz (oder Akkumulatoren für die doppelte Transportdauer);
- optimale Hygienebedingungen.

## 44.1.2
### Spezielle Notarztsysteme (Babynotarztwagen)

Neben dem allgemein bekannten und etablierten Notarztsystem (NAW/NEF) existieren für die Versorgung pädiatrischer Notfälle 2 weitere Notarztsysteme, die es streng zu differenzieren gilt, da sie *nicht einheitlich in ganz Deutschland* vorhanden sind. So stellen eine Reihe pädiatrischer Zentren (z. B. Darmstadt, Gießen, Karlsruhe, Kassel, München, Mannheim u. a.) rund um die Uhr sicher, daß auf Anforderung einer geburtshilflichen Klinik jederzeit ein Neonatologe und eine speziell ausgebildete Kinderkrankenschwester zur Versorgung eines Risikoneugeborenen mit gewartetem Intensivinkubator zum Einsatz kommen können. Dieser Neugeborenennotarztdienst (NNAD), auch Baby-NAW genannt, hat seine Aufgabe hauptsächlich in der Versorgung und **inner- bzw. interklinischen** (Intensiv-)Verlegung vital bedrohter Neonaten oder von Säuglingen nach großen operativen Eingriffen. Nur in wenigen Städten (z. B. Leipzig, München, Wiesbaden, Gießen) gibt es einen Kindernotarzt, der, gemeinsam mit dem regulären NAW/NEF-System, die **außerklinischen**, pädiatrischen Notfälle (internistisch/traumatologisch) abdeckt.

**Ein Kindernotarzt ist nur in wenigen Städten vorhanden.**

In der Praxis sieht dies so aus: Da die Anfahrtszeit des Kindernotarztes aufgrund des weiten Einzugsbereiches nicht in allen Fällen in der vom Gesetzgeber vorgegebenen Frist von 12 min liegen kann, werden grundsätzlich bei entsprechender Notrufmeldung von der Leitstelle der für den angegebenen Notfallort nächststehende NAW und zusätzlich der Kindernotarzt gleichzeitig alarmiert. Der in der Regel als erster eintreffende Notarzt wird die Einsatzindikation des Kindernotarztes überprüfen und diesen, sofern keine Indikation besteht, wieder „abbestellen". Dieses Verfahren hat sich in den genannten Städten mit etabliertem Kindernotarzt bewährt, wenngleich eine gewisse Fehleinsatzquote daraus resultiert. Für die Regionen, in denen kein Kindernotarztsystem existiert, besteht für den „allgemeinen" Notarzt in *Ausnahmefällen* die Möglichkeit, über die Leitstelle den klinikinternen Baby-NAW anzufordern, der dann in einer Art „Amtshilfe" zur Verfügung steht. Es ist unbedingt hervorzuheben, daß es sich dabei um eine „Kann-Regelung" handelt, die nur ausnahmsweise beansprucht werden kann, da der Baby-NAW in erster Linie für die inner- bzw. interklinische Versorgung vorgesehen ist.

**Baby-NAW für außerklinische Notfälle nur in Ausnahmefällen.**

## 44.2
# Technische Voraussetzungen

### 44.2.1
### Beatmungsgeräte

Die apparative Frage für die Situation im Rettungsdienst ist leicht zu beantworten, da es nicht viele Alternativen gibt. In der Regel steht dem Notarzt der „Oxylog" der Fa. Dräger als Beatmungsgerät zur Verfügung. Die Beatmung mit diesem Gerät läßt sich nur anhand der Parameter, Atemfrequenz und Atemminutenvolumen steuern, wobei die untere Grenze des Atemminutenvolumens bei 3 l/min liegt. Bei einem 1–2jährigen Kind beispielsweise, mit einem Atemzugvolumen von 8–10 ml/kg KG und einer Atemfrequenz von ca. 18–22/min, wäre eine adäquate Beatmung mit dem Oxylog nicht möglich, das Kind würde überbläht, und es bestünde die Gefahr eines iatrogenen Barotraumas. Hinzu kommt, daß die Skalierung dieses Beatmungsgerätes reichlich ungenau ist, so daß man es für die Beatmung von Säuglingen und Kleinkindern grundsätzlich nicht benutzen darf. Da der neue, mit seinen meßtechnischen Möglichkeiten bessere „Oxylog 2000" nicht in allen RTW vorhanden ist und der für die Beatmung von Säuglingen konstruierte „Babylog" nur dem Baby-NAW zur Verfügung steht, empfiehlt sich für den Notarzt, ein beatmungspflichtiges Kind „an die Hand zu nehmen". Mit anderen Worten sollten beatmungspflichtige Säuglinge und Kinder im Rettungsdienst prinzipiell von Hand über Maske oder Tubus mit 100% Sauerstoff beatmet werden, um Komplikationen zu vermeiden.

*Im Rettungsdienst Säuglinge und Kinder von Hand beatmen.*

## 44.2.2
## Spezielle Medikamente und Applikationsformen

Die nachfolgend genannten Besonderheiten der Pharmakokinetik haben, insbesondere bei Säuglingen, weitreichende Konsequenzen für die Dosisfindung:
- Unreife der Blut-Hirn-Schranke;
- glomeruläre Filtrationsrate der Niere und Metabolisierungsleistung der Leber sind erst mit 3–12 Monaten ausgereift, dies erklärt die verlängerte Halbwertszeit und Kumulationsgefahr;
- größeres Verteilungsvolumen durch größeren Extrazellulärraum;
- relativ geringerer Gewichtsanteil des Fettgewebes.

Üblicherweise orientiert sich die Dosierung anhand des Körpergewichtes, wobei insbesondere bei der intravenösen Gabe starkwirkender Analgetika oder Medikamente mit kreislaufdepressiver Wirkung die Gabe langsam, titriert zu erfolgen hat. Je nach klinischer Situation bzw. Ansprechen auf die erste Medikamentengabe sollten Repetitionsdosen entsprechend vermindert werden (Tabelle 44–1).

*Medikamentengabe langsam und titriert.*

## 44.3
## Anatomische und physiologische Besonderheiten im Kindesalter

Mehr noch als beim Erwachsenen stellt die Behandlung des kindlichen Notfallpatienten eine besondere Herausforderung dar. Die Ursache dafür liegt zum einen in der psychischen Belastung des gesamten medizinischen Teams während des Umganges mit schwer traumatisierten und kranken Kindern, zum anderen aber auch in der Tatsache, daß während der Entwicklungsphase vom Neugeborenen zum Erwachsenen sowohl anatomische als auch physiologische Besonderheiten zu berücksichtigen sind, die entscheidenden Einfluß auf das diagnostische und therapeutische Management haben.

## 44.3.1
## Respirationstrakt

In ganz besonderem Maße werden im Kindesalter physiologische Abläufe durch die Atmung beeinflußt. Bei dieser Patientengruppe steht in der Regel einem

**Tabelle 44-1.** Notfallmedikamente

| Alter | Neugeborenes | 3 Monate | 6 Monate | 1 Jahr | 2 Jahre | 3 Jahre | 5 Jahre | 7 Jahre | 10 Jahre |
|---|---|---|---|---|---|---|---|---|---|
| Gewicht (kg) | 3 | 5,5 | 7 | 10 | 12 | 15 | 20 | 25 | 35 |
| Adrenalin i. v. (ml) 1:10000 | 0,3 | 0,5 | 0,7 | 1,0 | 1,2 | 1,5 | 2,0 | 2,5 | 3,5 |
| Atropin (mg) | 0,06 | 0,1 | 0,15 | 0,2 | 0,25 | 0,3 | 0,4 | 0,5 | 0,5 |
| Ringer-Laktat (ca. 20 ml/kg KG) | 20–60 | 100 | 150 | 200 | 250 | 300 | 400 | 500 | 700 |
| Plasma-Expander (ca. 10 ml/kg KG) | 10–30 | 50 | 75 | 100 | 125 | 150 | 200 | 250 | 350 |
| Diazepam i. v. (mg) | 1 | 1,5 | 2 | 3 | 3,5 | 4 | 5 | 7 | 10 |
| Rektiole (mg) | 2,5 | 2,5 | 5 | 5 | 5 | 5–10 | 10 | 10 | 10 |
| Theophyllin (mg) | 15 | 30 | 35 | 50 | 60 | 75 | 100 | 125 | 175 |
| Glukose (ml) | 10% 10–15 | 20% 5 | 20% 7 | 20% 10 | 20% 12 | 20% 15 | 20% 20 | 20% 25 | 40% 17 |
| Dexamethason/ Lidocain (mg) | 3 | 6 | 7 | 10 | 12 | 15 | 20 | 25 | 35 |
| Morphin (mg) | 0,3 | 0,6 | 0,7 | 1,0 | 1,2 | 1,5 | 2,0 | 2,5 | 3,5 |
| Paracetamol Suppositorium (mg) | – | 125 | 125 | 250 | 250 | 250 | 500 | 500 | 1000 |

relativ stabilen Herz-Kreislauf-System ein anfälliges respiratorisches System gegenüber. Eine Störung des Herz-Kreislauf-Systems im Kindesalter ist, meist sekundär, Folge einer Störung des Gasaustausches, dessen Normalisierung wiederum schnell zu einer Verbesserung der Kreislaufsituation führen kann. Die Kenntnis der anatomischen und physiologischen Besonderheiten unterstreicht daher die Notwendigkeit, bei einem kindlichen Notfallpatienten als allererste Maßnahme auf eine ausreichende Oxygenierung zu achten. Ebenso bedeutet sie aber auch einen Schutz des vulnerablen respiratorischen Systems, das bei unsachgemäßem Vorgehen sehr schnell mit Schwellung und Obstruktion reagiert und damit weiteren therapeutischen Optionen den Weg verbaut.

„Sensibles" respiratorisches System.

Die wichtigsten anatomischen Besonderheiten:
- enge „räumliche" Verhältnisse durch die große Zunge, die den Großteil der Mundhöhle ausfüllt;
- kurzer Hals mit höher ansetzender Glottis in Höhe C3 – C4 (beim Erwachsenen C4 – C5);
- die engste Stelle liegt im Bereich des 1. Ringknorpels, im Gegensatz zum Erwachsenen also subglottisch. Da der Ringknorpel die einzige nicht dehnbare Stelle der oberen Atemwege des Kindes darstellt, ist im Falle einer Intubation besonders auf die adäquate Tubusdicke zu achten (besser eine Nummer kleiner);
- kürzerer Abstand zwischen den Stimmbändern und der Trachealbifurkation;
- hohe Schleimhautvulnerabilität, rasche Ödembildung, Gefahr der Obstruktion;

**Tabelle 44-2.** Sauerstoffverbrauch, Atmung und Kreislauf

|  | Neugeborenes | Erwachsener |
|---|---|---|
| Atemzugsvolumen [ml/kg KG] | 7 | 7 |
| Schlagvolumen [ml/kg KG] | 2 | 1,5 |
| Aber: Sauerstoffverbrauch [ml/kg KG/min] | 7 | 3 |
| Daher: Atemfrequenz [AZ/min] | 30 | 13 |
| Herzfrequenz [HS/min] | 130 | 72 |

- bei Kleinkindern können Adenoide und große Tonsillen die Atmung und Intubation behindern.

**Höherer $O_2$-Bedarf im Kindesalter.**

Die höhere Stoffwechselleistung des kindlichen Organismus, der 2–3fach höhere $O_2$-Bedarf und die höhere $CO_2$-Produktion bei praktisch gleichem Atemzugvolumen und Schlagvolumen bezogen auf das Körpergewicht erklären die Tatsache, warum im Kindesalter Herz- und Atemfrequenz andere Werte aufweisen müssen als im Erwachsenenalter (Tabelle 44-2). Da die inspiratorischen Kräfte im Kindesalter relativ gering sind, erschöpft sich das Kind bei erhöhter Atemarbeit rascher, dies führt eher zu einem Defizit in der Oxygenierung mit der Gefahr der zerebralen Hypoxie und Herzrhythmusstörung. Für die Praxis hat dies zwei wesentliche Konsequenzen:

1. frühzeitig auf eine ausreichende $O_2$-Zufuhr achten;
2. sind Reanimationsmaßnahmen erforderlich, so müssen diese frühzeitig einsetzen, nicht erst bei Sistieren der Atemtätigkeit bzw. Herzfunktion, sondern u. U. bereits bei frustranen Atemaktionen und noch ableitbarem EKG.

### 44.3.2
### Herz-Kreislauf-System

Entscheidend für die $O_2$-Versorgung des Gewebes ist der $O_2$-Gehalt des Blutes und damit das Herzzeitvolumen, das sich aus den Größen Schlagvolumen und Herzfrequenz ergibt. Durch den erhöhten $O_2$-Bedarf des kindlichen Organismus bei nahezu gleichem Schlagvolumen wie bei Erwachsenen (bezogen auf das Körpergewicht) erklärt sich die altersabhängige *höhere Ruhefrequenz* sowie die generell ausgeprägte individuelle Streubreite der Herzfrequenzen im Kindesalter. Physiologische Gesetzmäßigkeiten wie die Beziehung zwischen enddiastolischen Volumen und Herzzeitvolumen haben selbstverständlich ihre Gültigkeit auch im Kindesalter, wenngleich Untersuchungen darauf hinweisen, daß sich das Myokard insbesondere bei Neugeborenen und jungen Säuglingen im Zustand maximaler Vordehnung und Inotropie befindet. Eine weitere Steigerung des Herzzeitvolumens bei dieser Altersgruppe ist somit nur über eine Steigerung der Herzfrequenz möglich. Erst mit zunehmendem Alter kann durch eine Zunahme des Schlagvolumens ein erhöhter $O_2$-Bedarf ausgeglichen werden. Andererseits stehen dem kindlichen Organismus Mechanismen zur Verfügung, die es ihm erlauben, im Falle eines unzureichenden Herzzeitvolumens zum einen die lokale $O_2$-Extraktion in einzelnen Organsystemen zu steigern

**Steigerung des Herzlitervolumens vorwiegend über Steigerung der Herzfrequenz.**

und zum anderen durch anaerobe Stoffwechselwege ein mögliches Energiedefizit auszugleichen.

Einen besonderen Stellenwert bei der Beurteilung der adäquaten Perfusion kommt somit klinischen Faktoren wie z. B. der peripheren Zirkulation, der Pulsqualität und der Herztöne zu. Gewisse Blutdruckmindestwerte sind selbstverständlich unerläßlich um die Perfusion z. B. der Koronararterien oder der zerebralen Arterien zu sichern. Somit nimmt die Beurteilung und Sicherstellung der altersgemäßen Herzfrequenz einen ungleich höheren Stellenwert ein als beim Erwachsenen.

### 44.3.3
### Wasser- und Elektrolythaushalt

Je kleiner ein Kind ist, um so größer ist sein Flüssigkeitsbedarf. Säuglinge trinken täglich 1/6 des Körpergewichts, Erwachsene hingegen weniger als 1/20, wobei bis zum 1. Lebensjahr ca. 40% der Gesamtflüssigkeitsmenge auf den Extrazellulärraum entfallen. Tägliche physiologische Verluste über die Urinausscheidung (70 ml/g KG), sowie Perspiratio insensibilis (Haut 30 ml/kg KG, Luftwege 15 ml/kg KG) erklären die Tatsache, daß das Kind pro Tag einen Großteil seines Extrazellulärvolumens umsetzt. Abnorme Flüssigkeitsverluste (Erbrechen /Diarrhoe) aber auch mangelnde Flüssigkeitszufuhr führen beim Kind rasch zu einer gefährlichen Dehydratation. Beim Säugling ist bereits ein Flüssigkeitsverlust von 5% des Körpergewichts klinisch sichtbar, 10% führen unweigerlich zur Elektrolytentgleisung und Schocksituation. Der mit einer pädiatrischen Notfallsituation konfrontierte Notarzt hat in der Regel keine Information über die Elektrolytkonstellation. Dies bedeutet, daß die Therapie der Wahl zur Behebung einer schweren Dehydratation immer in der Gabe isotoner Lösungen besteht (z. B. Ringer-Laktatlösung).

*Hoher Flüssigkeitsumsatz bei Kindern.*

### 44.3.4
### Wärmehaushalt

In Relation zum Körpergewicht haben Kinder eine größere Körperoberfläche als Erwachsene. Da sie über weniger Energiereserven verfügen, weisen sie eine labilere Thermoregulation auf. Hohe Wärmeverluste entstehen rasch durch Verdunstung über die Haut und das respiratorische System (Evaporation), durch vorbeiströmende Luft (Konvektion), durch Kontakt mit kühleren Gegenständen (Konduktion). *Je kleiner das Kind, desto schneller kühlt es aus.* Sowohl die Haut als auch die subkutane Fettschicht ist bei Kindern dünner, eine Wärmeproduktion durch Muskelzittern ist nicht möglich, so daß v. a. bei Neugeborenen und Säuglingen die Wärmeproduktion durch den Metabolismus braunen Fettgewebes erfolgt. Rasch erschöpfbare Glukosereserven führen zu Stoffwechselsteigerung durch Lipolyse; die Folgen sind erhöhter $O_2$-Bedarf und metabolische Azidose. Bei Kindern sollte immer auf die Umgebungstemperatur geachtet werden, d. h. Benutzung von Wärmefolien, Standheizung etc., Transport Früh- und Neugeborener ausschließlich in geeigneten Inkubatoren.

*Große Körperoberfläche: Hyperthermiegefahr!*

Optimale Umgebungstemperatur (Neutraltemperatur):
- Frühgeborene < 1000 g: 36 °C

- 1000–2000 g: 34 °C
- Neugeborene und Säuglinge: 32 °C

## 44.4
## Technische Besonderheiten

### 44.4.1
### Abschätzen von Alter und Gewicht

Es sind nicht nur die kleinen Körperproportionen und die Neigung zur plötzlichen Dekompensation, die den Notarzt im Umgang mit dem kleinen Notfallpatienten vor besondere Anforderungen stellt. Erschwert wird die Situation noch durch die mangelnde Kommunikationsmöglichkeit mit dem Kind und z. T. durch falsche bzw. unzureichende Informationen von in Aufregung und Angst befindlichen Eltern. Andererseits sind gewisse anamnestische Informationen für erforderliche Notfallmaßnahmen, wie z.B. Pharmakotherapie, Intubation und Beatmung etc., unerläßlich. Bei fehlender oder unsicherer Information sind dabei gerade für das Abschätzen von Alter und Gewicht einige Hinweise nützlich, die eine Orientierungshilfe darstellen sollen (s. Übersicht).

**Hinweise zum Abschätzen des Alters und Gewichts**

- Säugling ohne Milchzähne:     <6–8 Monate
- Schneidezähne vollständig:    12–15 Monate
- offene Fontanelle:            <12–18 Monate
- Kind mit Windeln:             <3–4 Jahre
- Lücken im Milchgebiß:         >6 Jahre
- Kind mit Fahrradunfall:       >4–5 Jahre

Gewicht:
- Neugeborenes:         3–4 kg
- Säugling 6 Monate:    ca. 7 kg (Geburtsgewicht verdoppelt)
- Säugling 1 Jahr:      ca. 10 kg (Geburtsgewicht verdreifacht)
- Kleinkind 3 Jahre:    ca. 15 kg
- Kind 6 Jahre:         ca. 20–25 kg
- Kind 12 Jahre:        ca. 40–45 kg

### 44.4.2
### Venöse Zugänge

Venöse Gefäßzugänge beim bewußtlosen, unter Schock stehenden oder gar reanimationspflichtigen Kind erfordern große manuelle Geschicklichkeit und stellen nicht selten ein erhebliches Hindernis bei der Erstversorgung dar. Mit besonderen **Schwierigkeiten** ist zu rechnen bei:
- ausgedehnten Verbrennungen und/oder Verbrühungen,
- chronisch kranken Kindern,
- Hypovolämie,
- Auskühlung,

## 44 Notfälle in der Pädiatrie

- „Babyspeck",
- heftiger Gegenwehr.

Das präklinische Anlegen zentraler Venenkatheter ist dem Geübten vorbehalten, wobei der Punktion der V. femoralis vor der V. jugularis interna der Vorzug gegeben werden sollte, da sie noch vergleichsweise komplikationsarm ist. Zuvor sollte man sich davon überzeugt haben, ob nicht eine der folgenden **Punktionsstellen** zur Verfügung steht:

- Handrücken,
- Handgelenk beugeseitig,
- Unterarm Ellenbeuge,
- Kopfvenen (v. a. bei Säuglingen),
- Fußrücken,
- V. saphena (vor Innenknöchel),
- V. jugularis externa (gute Füllung in Kopftieflage, im Krampfanfall bei Husten und Schreien etc.).

*Zentralvenöser Zugang wenn möglich über die V. femoralis.*

Um intraarterielle Injektionen zu vermeiden, sollten Injektionen grundsätzlich nur in zügig laufende Infusionssysteme verabreicht werden. Es empfiehlt sich, insbesondere bei unruhigen Kindern, den Zugang gut zu fixieren und, falls möglich, zu schienen. Ist eine Venenpunktion unmöglich, so kann die **intraossäre Punktion** als Alternative das Repertoire des Notarztes ergänzen. Die reiche Gefäßversorgung der Markhöhle erlaubt die Resorption injizierter Substanzen in den herznahen Kreislauf mit einer Verzögerung von ca. 20–30 s. Wünschenswert ist dabei die Verwendung der, inzwischen von der Industrie gelieferten, Spezialkanülen (z. B. Fa. Cook Europe, Mönchengladbach). Ungeeignetes Punktionsmaterial stellt den Erfolg in Frage. Bei der Verwendung von Injektions- oder Verweilkanülen führt das Abgleiten am Knochen, Verbiegen der Nadel und Abbrechen der Kanülenspitze bei der Drehbewegung nicht selten zu Mißerfolg und Komplikationen.

*Intraossäre Punktion ist in wenigen Fällen eine sinnvolle Alternative.*

Empfehlung für die intraossäre Punktion:
- prädestinierte Altersgruppe: Säuglinge und Kleinkinder;
- Hauptindikation: Reanimation nach 2–3 vergeblichen venösen Punktionsversuchen;
- Punktionsort der Wahl: proximale Tibiainnenseite, ca. 4–8 cm distal des Gelenkspaltes;
- Verwendung von Spezialkanülen;
- keine Mehrfachpunktion derselben Markhöhle;
- sichere Fixierung;
- Methode ungeeignet für polytraumatisierte Kinder mit Beinfrakturen.

### 44.4.3 Infusionstherapie

Die Infusionstherapie in der Notfallmedizin verdient besonderes Augenmerk, da insbesondere Säuglinge und Kleinkinder einen Großteil ihres Extrazellulärvolumens täglich umsetzen, d. h. aufnehmen und ausscheiden. Volumenmangel oder auch ein Ausscheidungsdefizit mit folgender Hyperhydratation führen rasch zur Flüssigkeits- und Elektrolytentgleisung. Im Gegensatz zum Erwachse-

**Tabelle 44-3.** Errechnung des Basis- oder Erhaltungsbedarfs

| Gewicht | pro Stunde | pro Tag |
|---|---|---|
| Neugeborene | | 1. Tag 60–80 ml/kg KG<br>2. Tag 60–100 ml/kg KG<br>dann 100–150 ml/kg KG |
| unter 10 kg | 4 ml/kg KG | 100 ml/kg KG |
| 10–20 kg | 40 ml<br>+ 2 ml/kg KG > 10 kg | 1000 ml<br>+ 50 ml/kg KG > 10 ml/kg KG |
| über 20 kg | 60 ml<br>+ 1 ml/kg KG > 20 kg | 1500 ml<br>+ 20 ml/kg KG > 20 ml/kg KG |

**Geringere Flüssigkeitsreserven im Kindesalter; Flüssigkeitsverlust wird häufig unterschätzt.**

nen, bei dem erheblich mehr Flüssigkeitsreserven vorliegen und Veränderungen der Gefäßfüllung bis zu 1 l toleriert werden können, führt bei Säuglingen und Kleinkindern ein Volumenmangel mit verminderter Füllung des Gefäßbettes rasch zu Schockzuständen. Bei der Infusionstherapie ist daher die Kenntnis des Erhaltungsbedarfes eine grundlegende Voraussetzung (Tabelle 44-3).

Für die Infusionstherapie im Rettungsdienst gilt folgendes:
- Die zur Verfügung stehende Ringer-Laktatlösung in einer Dosierung von 20 (-40) ml/kg KG sowie die üblichen Plasmaexpander, wie z.B. 5% HA, Hydroxyäthylstärke etc., sind zur Volumensubstitution auch im Kindesalter ausreichend.
- Um Verluste im extrazellulären Raum sowie im intravasalen Raum gleichermaßen ausgleichen zu können, empfiehlt sich die kombinierte Gabe von Plasmaexpander und Ringer-Laktatlösung in einem Verhältnis von 1 : 2 bis 1 : 3 (z. B. Plasmaexpander 5-10 ml/kg KG + Ringer-Laktatlösung 20-40 ml/kg KG innerhalb der ersten Stunde).
- Keine Verwendung von Zuckerlösungen (ausgenommen 10% Glukose in der Neugeborenenperiode). Im Rahmen der Schock- und Traumasituation kommt es zur Glukoseverwertungsstörung, dies führt leicht zu unnötiger Hyperglykämie.
- Keine Rehydrierung mit elektrolytfreien Lösungen (freies Wasser).

   **Cave:** Hirnödem / Krampfanfälle!

- Um Flüssigkeits- und Elektrolytverschiebungen zu vermeiden, sollten Rehydrierungsmaßnahmen langsam, innerhalb von 24-48 h erfolgen.

## 44.4.4
## Intubation und Beatmung

Die respiratorische Insuffizienz im Kindesalter kann sehr verschiedene Ursachen haben; je nach Ausmaß und Lokalisation der Atemwegserkrankung stehen mehrere Möglichkeiten zur Oxygenierung zur Verfügung. So stellt z.B. die Insufflation reinen Sauerstoffs über eine Klarsichtmaske in der Notfallsituation eine wichtige therapeutische Möglichkeit dar. Dies setzt jedoch eine ventilatorische Restfunktion voraus; ist dies nicht der Fall, so ist die Intubation indiziert. Das respiratorische System im Kindesalter unterscheidet sich in einigen Punkten von dem des Erwachsenen, was folgende Konsequenzen für die Notfallsituation hat:

**Tabelle 44-4.** Tubusgrößen

|  | Innendurchmesser [mm] | Außendurchmesser [Charr] |
|---|---|---|
| Frühgeborenes < 1000 g | 2,0 | 10 |
| 1000–1500 g | 2,5 | 12 |
| > 1500 g | 3,0 | 14 |
| Neugeborenes–6 Monate | 3,0–3,5 | 14–16 |
| 6–12 Monate | 3,5–4,0 | 16–18 |
| 1–2 Jahre | 4,0–4,5 | 18–20 |
| 2–4 Jahre | 4,5–5,0 | 20–22 |
| 4–6 Jahre | 5,0–5,5 | 22–24 |
| 6–8 Jahre | 5,5–6,0 | 24–26 |
| 8–10 Jahre | 6,0–6,5 | 26–28 |
| 10–12 Jahre | 6,5–7,0 | 28–30 |

Bei Kindern über 2 Jahren kann man sich als Formel merken: 18 + Alter = Charr; als Faustregel gilt: Tubusgröße gleich Kleinfingerdicke des Patienten.

Beim Kind sind die Weichteile in der Mundhöhle voluminöser, eine extreme Überstreckung des Kopfes führt zu einer zunehmenden Verlegung der Atemwege. Eine Maskenbeatmung beim Säugling sollte also eher in Kopfneutralstellung bei gleichzeitigem Hochziehen des Unterkiefers erfolgen.

Der kindliche Kehlkopf liegt höher als beim Erwachsenen, ein kurzer Hals, die große Zunge und die weiche, U-förmige Epiglottis haben schlechtere Sichtverhältnisse für eine erforderliche Intubation zur Folge.

*Der Larynxeingang ist bei Kindern sehr vulnerabel und unübersichtlich.*

Die Schleimhäute der kindlichen Atemwege zeichnen sich durch besondere Neigung zur Schwellung und Obstruktion aus, weshalb die Intubation im Kindesalter so atraumatisch wie möglich durchgeführt werden sollte. Für den in der Kinderintubation ungeübten Notarzt ist daher folgende Vorgehensweise zu empfehlen:

- Indikation zur Intubation streng überprüfen, wann immer möglich Spontanatmung erhalten;
- verschiedene Laryngoskopspatel, Tuben unterschiedlicher Größe (Tubusgröße gleich Kleinfingerdicke des Patienten), Mandrins und Absauger bereithalten (Tabelle 44-4);
- Maskenbeatmung sicherstellen;
- sicherer venöser Zugang (Atropin 0,02 mg/kg KG i. v.);
- EKG-Monitor, Pulsoxymeter;
- Narkose- und Reanimationsmedikamente vorbereiten, keine Verwendung von Muskelrelaxantien;
- ausreichende Präoxygenierung vor Intubationsversuchen, beim Säugling geraden Laryngoskopspatel benutzen, mindestens bis zum 8. Lebensjahr Tuben ohne Blockercuff verwenden;
- Tubus unter Drehung einführen, bis das Ende der schwarzen Markierung auf Stimmbandebene liegt;
- beim geringsten Verdacht auf eine Tubusfehllage (Aufblähen des Magens, Zyanose bleibt bestehen, keine Ventilation der Lunge etc.) laryngoskopische Kontrolle, besteht weiterhin Unsicherheit, im Zweifelsfall extubieren und bis zum Eintreffen in der Klinik mit Maskenbeatmung fortfahren.

## 44.5
## Neugeborenenreanimation

Ein Neugeborenes hat ein Geburtsgewicht von mindestens 2500 g und ein Gestationsalter von mindestens 37 Wochen, darunter liegende Kinder werden als Frühgeborene bezeichnet. Gemäß der WHO-Definition umfaßt das Neugeborenenalter die ersten 28 Lebenstage. In aller Regel äußern sich erste postpartale Probleme in Atemstörungen, dabei reicht die Spanne von leichten Anpassungsstörungen bis zur schweren Asphyxie mit Nicht-in-Gang-Kommen der Spontanatmung innerhalb der ersten Minute postpartal. Die Beurteilung eines Neugeborenen mit Hilfe des weitverbreiteten Apgar-Scores ist besonders für den Ungeübten nicht unproblematisch, da eine Reihe subjektiver Kriterien zu Verfälschungen und unnötigem Zeitverlust führen können. Für die Zustandsbeurteilung Neugeborener hat sich daher die Einteilung in 2 Risikogruppen bewährt, anhand derer auch ein in der Beurteilung Neugeborener ungeübter Notarzt eine postpartale Asphyxie erkennen und sinnvoll behandeln kann (s. Übersicht).

*Beurteilung Neugeborener*

| Normales Kind | Risikogruppe I | Risikogruppe II |
| --- | --- | --- |
| Fruchtwasser und Geburt unauffällig; 1. Schrei unauffällig; Haut rosig, Kind wach | Atmung gering oder fehlend; Puls >100/min | Atmung gering oder fehlend; Puls <100/min |

**Erstversorgung Neugeborener**
Das **normale Neugeborene** mit kräftigem Schrei wird nach Aufhören der Nabelschnurpulsationen etwa eine Handbreit über der Bauchwand abgenabelt, abgetrocknet, der Mutter in den Arm gegeben und zugedeckt. Absaugen nur bei sicht- und hörbarem Atemwegshindernis sowie grünem oder übelriechendem Fruchtwasser.

Kinder der **Risikogruppe I** werden nach Abnabeln wiederholt abgesaugt und abgetrocknet, beide Maßnahmen können die Atmung stimulieren. Bei unzureichender Spontanatmung ist die $O_2$-Gabe z. B. über eine lose aufgesetzte Maske erforderlich (ca. $F_IO_2$ = 0,4; erreichbar durch $O_2$-Flow 5 l/min). Falls sich das Kind trotz dieser Maßnahmen nicht erholt oder sein Zustand sich sogar verschlechtert (Herzaktion <100/min; entspricht Risikogruppe II bzw. Apgar 3–4), müssen frühzeitig Wiederbelebungsmaßnahmen einsetzen (s. Risikogruppe II).

Bei Kindern der **Risikogruppe II** sind umgehend Reanimationsmaßnahmen erforderlich, zunächst Masken-Beutel-Beatmung möglichst mit $F_IO_2$ = 1,0 zur primären Lungenentfaltung; Druckbegrenzerventil am Beatmungsbeutel kurzfristig abschalten, 4–5 längere Atemhübe (ca. 4 s), Beutelentleerung mit Daumen und 3 Fingern. Beurteilung der Atmung und des Pulses (Hautfarbe, A. axillaris, A. femoralis). Gegebenenfalls Fortsetzen der Maßnahmen mit reduziertem Beatmungsdruck (Daumen und 2 Finger, offenes Druckbegrenzerventil), Frequenz: 30–40/min. Tritt keine Erholung ein, muß intubiert werden (Tubusgröße s. Tabelle 44-5). Ein Intubationsversuch darf nicht länger als 20 s dauern, ansonsten muß vor einem erneuten Intubationsmanöver zwischenzeitlich mittels Maskenbeatmung oxygeniert werden.

| Körpergewicht | Innendurchmesser [mm] | Außendurchmesser [Charr] |
|---|---|---|
| 1000–1500 g | 2,5 | 12 |
| > 1500 g | 3,0 | 14 |
| > 3000 g | 3,5 | 16 |

**Tabelle 44-5.** Tubusgrößen bei Neugeborenen

Das Herzzeitvolumen des Neugeborenen wird nur über die Änderung der Herzfrequenz gesteuert, so daß jede schwere Bradykardie sofort zu einer schweren Minderung der Herzauswurfleistung führt.

Die Indikation zur externen **Herzmassage** liegt grundsätzlich vor bei:
- einer Herzfrequenz <80/min oder
- einer Herzfrequenz <100/min, sofern unter suffizienter Beatmung mit 100% Sauerstoff keine Steigerung bewirkt werden kann.

Mit einem Verhältnis von 2 Ventilationen : 6 Kompressionen bei einer Beatmungsfrequenz von wenigstens 40/min kann eine ausreichende Kreislaufsituation simuliert werden (Abb. 44-1). Längerdauernde Reanimationsmaßnahmen führen zur Hypothermie des Neugeborenen. Dem sollte Rechnung getragen werden durch gründliches Abtrocknen und anschließendes Warmhalten in warmen Tüchern oder Folien. Gelingt es nicht, einen periphervenösen Zugang zu legen, so kann über die auf ca. 1 cm gekürzte Nabelschnur die Nabelvene katheterisiert werden. Die Nabelvene klafft meist wenige Millimeter weit; nach Einführen des Nabelvenenkatheters 5–8 cm in kranialer Richtung und frei aspirablem Blut kann bedenkenlos injiziert werden (Medikamente s. Tabelle 44-6).

| Indikation | Medikament | Dosierung |
|---|---|---|
| Hypovolämie | Humanalbumin 5% oder Ringerlactat | 5–10 ml/kg KG über 5–10 min |
| Hypoglykämie | Glukose 10% | 3 ml/kg KG i.v. |
| Bradykardie (Herzfrequenz < 100/min trotz Herzmassage) | Adrenalin (in 1:10000 Lösung) | 0,1–0,3 ml/kg KG i.v., bei endobronchialer Gabe doppelte i.v.-Dosis |
| Asystolie | Adrenalin | 0,1–0,3 ml/kg KG i.v., bei endobronchialer Gabe doppelte i.v.-Dosis |
| Azidose | NaHCO$_3$ (8,4%: 1 mval = 1 ml) | 1:1 verdünnt mit Aqua dest., davon 5 ml langsam über 5 min, evtl. wiederholen |
| Atemdepression (nach Opiatgabe an die Mutter) | Naloxon (Narcanti) (1 Amp.: 0,4 mg = 1 ml) | 0,01–0,1 mg/kg KG i.v., Wiederholen bis zum Erfolg |

**Tabelle 44-6.** Notfallmedikamente zur Neugeborenenreanimation

**Abb. 44-1.** Neugeborenenreanimation; Druckpunkt und Herzmassage beim Säugling: 1 Finger breit unter Intermammilarlinie (Kleinkind/Schulkind: 1-2 Finger breit über Sternumende). (American Heart Association)

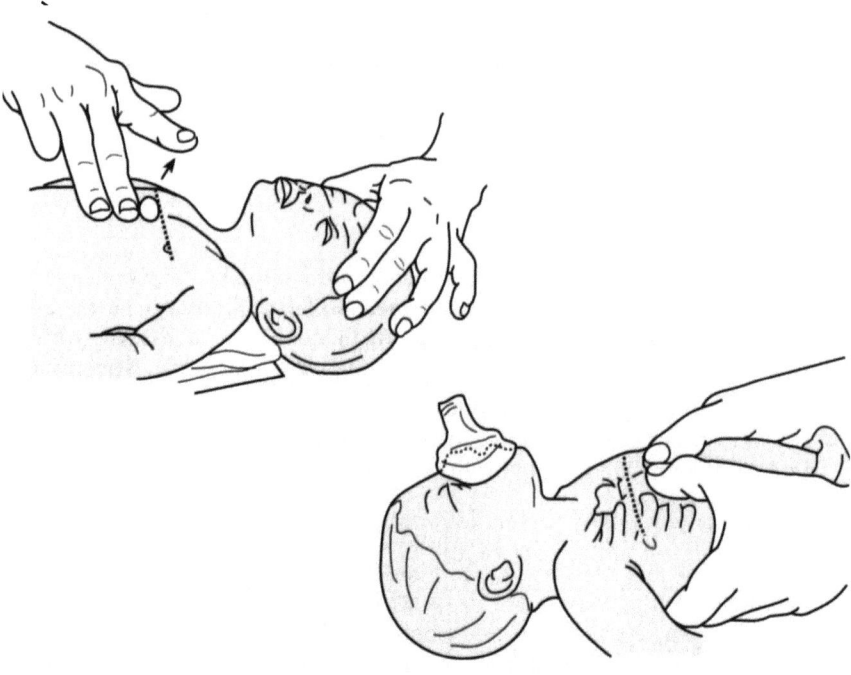

## 44.6
## Plötzlicher Kindstod (SIDS)

Als plötzlichen Säuglings- bzw. Kindstod (Sudden infant death syndrom, SIDS) bezeichnet man diejenigen Todesfälle, bei denen ein Säugling oder Kleinkind (85% im 1. Lebensjahr, Häufung im 2.-4. Lebensmonat) plötzlich und unerwartet verstirbt, keine oder nur minimale Krankheitszeichen vorausgegangen sind und die Obduktion keine adäquate Todesursache erkennen läßt. In der Ursachenforschung des plötzlichen Kindstodes gibt es bislang eine Reihe von Hinweisen (z. B. Virusinfektion, erbliche Disposition, gestörte Reifungsabläufe des Gehirns, zentrale Atemregulationsstörung etc.). Einigkeit besteht darüber, daß es sich wohl um ein multifaktorielles Geschehen handelt, dessen schicksalhafter Verlauf jedoch trotz Früherkennung und Prävention (Heimmonitoring!) nicht sicher abgewendet werden kann. Neben der außerordentlich sensiblen Situation, insbesondere im Umgang mit den Eltern, gibt es für das notärztliche Vorgehen dabei auch aus rechtsmedizinischer Sicht einige Hinweise die unbedingt berücksichtigt werden müssen.

### Verhalten des Notarztes
- Bestehen die geringsten Zweifel hinsichtlich der Todeszeichen, immer großzügig Reanimationsmaßnahmen einleiten.
- Immer nicht natürliche Todesursache bescheinigen (Säugling immer vollständig entkleiden, auch ohne Hinweis auf Fremdeinwirkung genügt die Verdachtsdiagnose eines SIDS nicht zur Beurkundung eines „natürlichen Todes").

**Im Falle eines SIDS Säugling immer vollständig entkleiden; „Todesursache nicht natürlich".**

- Kriminalpolizei benachrichtigen.
- Eltern über die Notwendigkeit einer Obduktion aufklären (Entlastung von Eigen- und Fremdschuldzuweisung).
- Eventuell Klinikeinweisung von Zwillingsgeschwistern.

## 44.7 Exsikkosen

Häufig wird das Ausmaß eines Volumenmangels beim Kind unterschätzt. Sind erst einmal auffällige klinische Zeichen vorhanden, so ist die Dehydration schon weit fortgeschritten. Das per se schon schwierige Punktieren venöser Gefäße ist gerade bei hypovolämischen Kindern mit besonderen Schwierigkeiten verbunden. Die Ursachen einer Dehydratation können vielgestalt sein, außer Ernährungsstörungen, Durchfall und Erbrechen können auch Flüssigkeits- und Elektrolytverluste im Rahmen eines Ileus oder Ascites oder bei ausgedehnten Verbrennungen, inneren Blutungen sowie Stoffwechselentgleisungen (Fieber, Diabetes mellitus, Hitzschlag) etc. zu kreislaufrelevanten Volumenverlusten führen. Entscheidend für den Notarzt ist, daß vor Ort eine Differenzierung der Dehydratation bezüglich hypo-, iso- und hypertonem Typ nicht möglich ist. Informationen über den Elektrolyt- und Säure-Basen-Haushalt stehen dem Notarzt nicht zur Verfügung, Spekulationen darüber sind für die notärztliche Primärversorgung ohne Bedeutung. Für den Notarzt einzig und allein wichtig ist das Erkennen der Leitsymptome (s. Übersicht).

**Leitsymptome der Dehydratation**

| Leichte Dehydratation | mittelschwere Dehydratation (zusätzlich) | schwere Dehydratation (zusätzlich) |
|---|---|---|
| - trockene Schleimhäute | - herabgesetzter Hautturgor | - marmorierte Haut |
| - Blässe | - stehende Hautfalte | - Blutdruckabfall |
| - Tachykardie | - eingesunkene Fontanelle | - Bradypnoe |
| - Oligurie |  | - Areflexie |
| - Unruhe | - eingefallene, halonierte Augen | - Krämpfe |
|  |  | - Koma |

**Primärversorgung**
- Anlegen eines venösen Zuganges;
- Infusion:
  leichte Dehydratation: 10–20 ml/kg KG/h Ringer-Laktatlösung,
  mittelschwere Dehydratation: 20–30 ml/kg KG/h Ringer-Laktatlösung, zusätzlich 5–10 ml/kg KG Plasmaexpander,
  schwere Dehydratation: 30–40 ml/kg KG/h Ringer-Laktatlösung, zusätzlich 10 ml/kg KG Plasmaexpander (Humanalbumin 5% / Rheomakrodex 10%);
- bei Fieber > 39 °C: Antipyrese;
- bei Krampfanfällen: antikonvulsive Therapie.

**Exsikkierte Kinder frühzeitig mit Ringer-Laktatlösung rehydrieren.**

## 44.8
## Krampfanfälle

Die Varianz zerebraler Anfallsleiden und die daraus resultierende Zahl klinischer Erscheinungsbilder ist groß, sie reicht von kurzzeitigen Absencen und fokalen Anfällen bis hin zu generalisierten, tonisch-klonischen Anfällen unterschiedlicher Zeitdauer. Ursache ist ein gestörtes Zusammenspiel fördernder und hemmender Erregungsimpulse, die wiederum durch eine erhöhte Membrandepolarisation zu einer Veränderung der Neurotransmitterfreisetzung führen. Für diesen Pathomechanismus gibt es eine Reihe auslösender Faktoren, z. B. Tumore, entzündliche Erkrankungen des ZNS, Wasser- und Elektrolytentgleisungen, Stoffwechselerkrankungen, Fieber, posttraumatisch und Intoxikationen, um nur einige zu nennen. Abhängig von der Anfallsdauer kommt es zu Veränderungen physiologischer Parameter; anfänglich steigt der arterielle und venöse Blutdruck stark an, mit zunehmender Anfallsdauer fällt er auf subnormale Werte ab. Der Abfall des $O_2$-Angebotes führt zur Hypoxie und Azidose, die Folgen können u. a. intrakranielle Drucksteigerung, Hirnödem und Ischämie sein. Es gibt Anfälle, bei denen das Kind bei Eintreffen des Notarztes völlig unauffällig ist, wie z. B. nach einem respiratorischen Affektkrampf, wie er häufig im Säuglings- und Kleinkindalter zu beobachten ist. Diese Anfälle können durch Schmerz oder Emotion ausgelöst werden und gehen in der Regel nur mit einer sehr kurzen Bewußtlosigkeit und Zyanose einher. Ähnlich verhält es sich auch beim Fieberkrampf, der selten länger als 5-10 min anhält. Entscheidend für den Notarzt ist folgendes:

Bereits bei einer Anfallsdauer kürzer als 30 min kann es, bedingt durch die zerebrale Hypoxie, zu irreversiblen neurologischen Ausfällen kommen.

Gerade im Kindesalter tritt der Grand-mal-Status am häufigsten im Rahmen von Fieberkrämpfen auf.

**Bei Neugeborenen und Säuglingen sind die Zeichen eines Krampfanfalles häufig atypisch und diskret.**

Bei Neugeborenen sind die Zeichen eines Krampfanfalles oft atypisch und leicht zu übersehen (z. B. plötzlicher Tonusverlust, myoklonische Zuckungen, Grimassieren, unregelmäßiger Wechsel tonischer und klonischer Phasen).

Es darf keine Zeit verschwendet werden mit unnützen Maßnahmen wie Festhalten zuckender Extremitäten, gewaltsamem Mundöffnen, Wangentätscheln und Weckrufen oder gar Kaltwasseranwendung.

## 44.8.1
## Fieberkrampf

Fieber- oder Infektkrämpfe treten am häufigsten im Alter von 6 Monaten bis 6 Jahren auf. In der Pathogenese spielen neben familiärer Häufung auch konstitutionelle und genetische Faktoren eine Rolle. Auslösender Mechanismus ist ein rascher Fieberanstieg über 39 °C im Rahmen akut fieberhafter Infekte.

**Leitsymptome**
- Meist generalisierte tonisch-klonische Krämpfe,
- Dauer der Krämpfe selten länger als 5-10 min.

## Sofortmaßnahmen

- Antipyretische Therapie, Wadenwickel, kalte Umschläge, Paracetamol (z. B. ben-u-ron), Supp., Säuglinge 125 mg, Kleinkinder 250 mg;
- antikonvulsive Therapie:
  Diazepam (z. B. Diazepam Desitin rectal tube) ca. 0,5 mg/kg KG,
  Säuglinge: 2,5–5 mg/kg KG rektal,
  Kleinkinder: 5–10 mg/kg KG rektal,
  Schulkinder: 10–20 mg/kg KG rektal,
  bei Erfolglosigkeit Wiederholung nach 10 min.

### 44.8.2
### Status epilepticus

Der Status epilepticus ist definiert als eine Serie sich immer wiederholender Anfälle, die mindestens über 30 min andauern, meist ohne zwischenzeitliches Wiedererlangen des Bewußtseins. Es handelt sich dabei sicher um die dramatischste Form zerebraler Krampfanfälle, die rasch wirkungsvoll therapiert werden muß, um Folgeschäden zu verhindern.

## Leitsymptome

- Plötzlicher Bewußtseinsverlust,
- tonisch-klonische Krämpfe,
- weite, lichtstarre Pupillen,
- Tachykardie,
- Atemstillstand und Zyanose,
- evtl. Urin- bzw. Stuhlabgang.

## Sofortmaßnahmen

- Ausschluß eines Kreislaufstillstandes als Ursache des Krampfanfalles;
- vor Begleitverletzungen schützen (Kanten von Möbeln, Heizkörper etc.);
- schnellstmögliche medikamentöse Unterbrechung des Krampfanfalles:
  Initial Diazepam Rektiole (Diazepam Desitin rectal tube), Säuglinge: 2,5–5 mg rektal, Kleinkind: 5–10 mg rektal, Schulkind: 10–20 mg rektal oder Diazepam (z. B. Valium, Diazemuls) i. v., Säugling: 0,2–0,3 mg/kg KG i. v., Klein- und Schulkinder: 0,3–0,5 mg/kg KG i. v.

*Ein Grand-mal-Status muß unbedingt unterbrochen werden.*

Bei Erfolglosigkeit Repetition i. v. oder rektal nach ca. 10 min möglich. Alternativ kann auch Clonazepam (Rivotril) 0,05–0,1 mg/kg KG i. v. oder Midazolam (Dormicum) 0,2 mg/kg KG i. v. zum Einsatz kommen, beide Substanzen sollten wegen der Gefahr der Atemdepression langsam titriert verabreicht werden. Als Mittel zweiter Wahl bei Ausbleiben des antikonvulsiven Effektes stehen folgende Substanzen zur Verfügung:
  Phenobarbital (Luminal) 15–20 mg/kg KG sehr langsam i. v. (*cave:* starke Atem- und Kreislaufdepression, verzögerter Wirkungseintritt, *keine Repetition*),
  Phenytoin (z. B. Phenhydan) 10–15 mg/kg KG sehr langsam i. v. (*cave:* Myokarddepression, Auslösen von Arrhythmien, *keine Repetition*).

Ist mit den genannten Mitteln eine Unterbrechung des Krampfanfalles nicht möglich, muß umgehend die Narkose, Intubation und Beatmung eingeleitet werden: Thiopental (Trapanal) 4–6 mg/kg KG i. v., Etomidat (Hypnomidate) 0,2–0,3 mg/kg KG i. v.

Grundsätzlich sollte bei jedem Krampfanfall ein Blutzuckerschnelltest durchgeführt werden. Bei Blutzuckerwerten unter 50 mg/dl Gabe von ca. 200 mg Glukose/kg KG i. v.

Bei länger bestehendem therapieresistentem Krampfanfall zusätzlich Dexamethason (z. B. Fortecortin) 1 mg/kg KG i. v. zur Hirnödemprophylaxe.

Während der Dauer des Anfalles sind Maßnahmen wie Seitenlagerung, Einführen eines Mundkeiles, $O_2$-Gabe und Maskenbeatmung meist unmöglich. Auf einen vorschnellen Intubationsversuch sollte man wegen der Gefahr schwerer Begleitverletzungen und Auslösung von Laryngospasmen verzichten.

## 44.9
## Akute Atemnot

*Rasche Erschöpfung der Kinder bei Atemnot.*

Die akute Atemnot ist der häufigste Notfall im Kleinkindalter. Dabei kann es nicht Aufgabe des Notarztes sein, am Notfallort mit begrenzten Untersuchungsmöglichkeiten und dazu bei einem unkooperativen, ängstlichen Kleinkind eine korrekte Diagnose zu stellen. Bei fortgeschrittener Atemnot bleibt dazu oft auch keine Zeit, so daß zunächst darüber entschieden werden muß, ob eine Beatmung erforderlich ist. Am häufigsten sind bei der kindlichen Atemnot die oberen Luftwege betroffen. Aufgrund der relativen Enge kann bereits eine geringe Abnahme des Luftröhrendurchmessers zu einer erheblichen Behinderung der Ventilation führen. Durch vermehrten Kraftaufwand der Atemhilfsmuskulatur kann ein Erwachsener diese Situation kompensieren. Beim Kind ist dies nur sehr begrenzt möglich, da es rascher erschöpft ist, und zwar um so schneller, je heftiger es atmet. Vereinfacht kann man sich merken, daß eine hörbare Behinderung der Einatmung (inspiratorischer Stridor) für eine Verlegung der oberen Luftwege spricht. Liegt eine solche relevante Einengung vor, die häufig mit Angst, Unruhe, Zyanose, Einziehung der Interkostalmuskulatur einhergeht, spricht man von einem Kruppsyndrom. Ein exspiratorischer Stridor spricht eher für die Beteiligung tieferer Atemwegsabschnitte (Asthma, Bronchospasmus etc.).

### 44.9.1
### Fremdkörperaspiration

Die Fremdkörperaspiration ist beim Kleinkind die häufigste Ursache akuter Atemnot. In Abhängigkeit von der Größe des Fremdkörpers und der Lokalisation variiert dabei das klinische Erscheinungsbild.

**Leitsymptome**
- Aus völliger Gesundheit heraus inspiratorischer und/oder exspiratorischer Stridor;
- Husten- und Würgereiz;
- akute Dyspnoe, evtl. Zyanose;
- keine Infektzeichen;
- evtl., je nach Lokalisation des Fremdkörpers, abgeschwächtes Atemgeräusch;

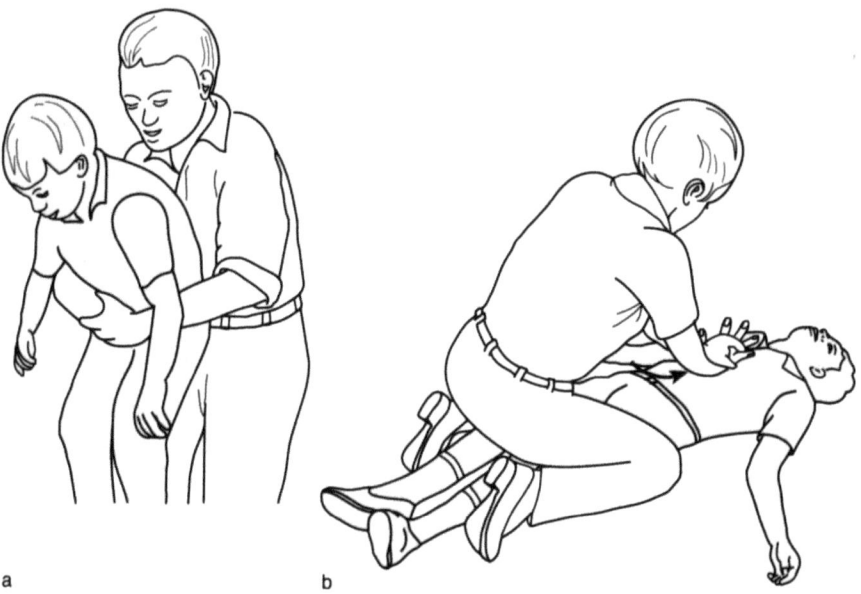

**Abb. 44-2a, b.** Heimlich-Manöver bei größeren Kindern am stehenden (a) und am liegenden (b) Kind; mehrfach bis zum Ausschleudern des Fremdkörpers durchführen. Cave: Ruptur von Hohlorganen und Gefäßen, Lageveränderung des Fremdkörpers. (American Heart Association)

- Giemen und grobblasige Rasselgeräusche;
- verminderte oder fehlende Atemexkursion.

Ist das Kind klinisch stabil, so sollte auf unnötige Manipulation verzichtet werden. In diesen Fällen ist der schonende Transport unter $O_2$-Gabe ausreichend, nur bei akuter Erstickungsgefahr sind Sofortmaßnahmen zu ergreifen.

**Sofortmaßnahmen**
- Laryngoskopie, Extraktion supraglottisch feststeckender Fremdkörper mit einer Magill-Zange (*cave:* Laryngospasmus, Erbrechen, Vagusreiz).
- Heimlich-Manöver bei Kindern >3 Jahre (*cave:* Ruptur von Oberbauchorganen, Aspiration (Abb. 44-2a, b). Bei Säuglingen und Kindern <3 Jahre sollte das Heimlich-Manöver in einer modifizierten Form durchgeführt werden (Abb. 44-3a, b).
- Droht weiterhin Erstickung trotz Maskenbeatmung, Wiederholen der genannten Maßnahmen;
- bei Erfolglosigkeit, Intubation, Versuch, den Fremdkörper tiefer zu schieben, und eine Lunge beatmen;
- venöser Zugang, Bronchodilatatoren, Narkotika;
- Ultima ratio: Notkoniotomie.

Bei erfolglosem Heimlich-Manöver und Erstickungsgefahr Intubation, dabei ggf. Fremdkörper tiefer schieben und nur eine Lunge beatmen.

## 44.9.2
### Epiglottitis

Aus der Gruppe der stenosierenden, entzündlichen Atemwegserkrankungen im Kindesalter stellt die Epiglottitis zweifellos das dramatischste Krankheitsbild dar. Hierbei handelt es sich um eine foudroyant verlaufende bakterielle Entzündung, die zu einem Anschwellen des Kehldeckels führt, der dann den Kehl-

**Abb. 44-3a, b.** Heimlich-Manöver bei Säuglingen und Kleinkindern bis ca. 3 Jahre. In Kopftieflage (Mund des Kindes mit Zeigefinger öffnen) 4 feste Schläge zwischen die Schulterblätter **(a)** im Wechsel mit 4 Thoraxkompressionen am Herzauflagepunkt **(b)**. (American Heart Association)

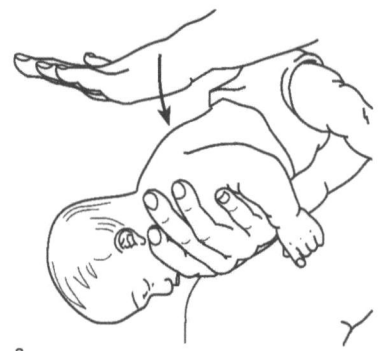
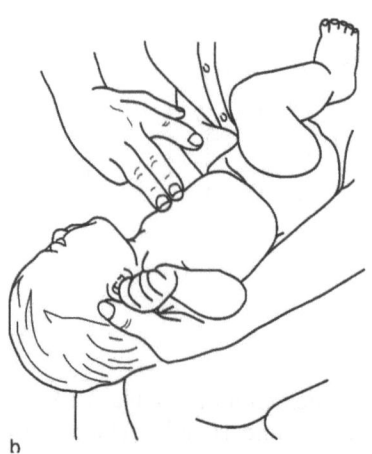

kopfeingang bei jeder Inspiration ventilartig verschließt. Eine Intubation wird dadurch erschwert, die vulnerablen Schleimhäute des kindlichen Nasen-Rachen-Raumes mit Neigung zu Schwellung und Blutung verschlimmern diese Situation. Die Epiglottitis ist ein akut, häufig septisches Krankheitsbild, vorwiegend in der Altersgruppe der 3–6jährigen, dessen Verlauf sich selten aufhalten läßt.

**Leitsymptome**
- Inspiratorischer Stridor, exspiratorisches Karcheln;
- rasche Symptomentwicklung (Stunden);
- kloßige, leise Stimme „hot potato voice";
- Schluckbeschwerden;
- Speichelfluß;
- hohes Fieber;
- die Kinder wirken schwer krank;

**Sofortmaßnahmen**
- 1. Medikament Sauerstoff;
- beruhigendes Einwirken;
- Transport am besten sitzend, im Arm der Mutter (im Liegen drohende Atemwegsverlegung);
- ggf. Maskenbeatmung mit 100% Sauerstoff;
- ggf. Kortikoidzäpfchen (Rectodelt 5 mg/kg KG);

Keinen vorzeitigen unüberlegten Intubationsversuch bei Verdacht auf Epiglottitis.

- bei Totalverlegung der Atemwege und drohender Erstickung: Intubation (mit Mandrin);
- Ultimo ratio: Koniotomie.

**Cave:** Kein unnötiges Absaugen, keine Racheninspektion zu diagnostischen Zwecken.

### 44.9.3
### Pseudokrupp

Hierbei handelt es sich um eine meist im Rahmen eines viralen Infektes hervorgerufene Schwellung des subglottischen Raumes (synonym Laryngotracheobronchitis). Die meistbetroffene Altersgruppe ist 6 Monate bis 4 Jahre.

**Leitsymptome**
- Inspiratorischer Stridor,
- langsame Symptomentwicklung (Tage),
- heisere „trockene" Stimme,
- eher subfebrile Temperaturen,
- charakteristischer bellender Husten.

**Sofortmaßnahmen**
- $O_2$-Gabe;
- beruhigend einwirken, keine Trennung von der Mutter;
- Prednison Supp. (Rektodelt): Säuglinge 50–100 mg, Kleinkind: 100 mg.

Bei Kindern mit Atemnot so wenig Manipulation wie möglich. 1. Medikament ist Sauerstoff.

### 44.9.4
### Asthma bronchiale

Durch verschiedene Faktoren (Allergene, Infekt, körperliche Anstrengung u. a.) kommt es beim Asthmaanfall durch ein hyperreagibles Bronchialsystem zu einer Atemwegsobstruktion. Ursachen hierfür sind v. a. ein Spasmus der Bronchialmuskulatur, Absonderung zähen Schleims und Ödem der Bronchialschleimhaut. Differentialdiagnostisch muß am ehesten an die Fremdkörperaspiration gedacht werden. Da bei diesen Kindern auch Krampfäquivalente mit spontaner Blasen- und Mastdarmentleerung beobachtet werden können, werden Asthmaanfälle bisweilen als epileptische Anfälle verkannt.

**Leitsymptome**
- Exspiratorisch betonte Dyspnoe;
- Zyanose;
- die Kinder findet man häufig in sitzender Position unter Einsatz der Atemhilfsmuskulatur;
- Erstickungsgefühl, Angst;
- verlängertes Exspirium, hypersonorer Klopfschall;
- exspiratorisches Giemen und Brummen;
- abgeschwächtes Atemgeräusch;
- Reizhusten.

**Sofortmaßnahmen**
- Sitzend lagern;
- O$_2$-Gabe;
- Dosieraerosole mit Betamimetika (*cave:* Tachykardie),
   z. B. Salbutamol (Sultanol, 1 Hub = 0,1 mg): 1-2 Hübe oder Terbutalin (Bricanyl, 1 Hub = 0,25 mg): 1 Hub, Fenoterol (Berotec, 1 Hub = 0,2 mg): 1 Hub;
- Kortikoide rektal, z. B. Prednison (Rectodelt): Säugling: 50-100 mg, Klein- und Schulkinder: 100 mg, oder als Dosieraerosol z. B. Budesonid (Pulmicort, 1 Hub = 0,2 mg): 1-2 Hübe. Die Gabe der Dosieraerosole kann bei Wirkungslosigkeit nach 10 min wiederholt werden; der Wirkungseintritt rektal verabreichter Kortikoide dauert in der Regel 10-15 min. Läßt sich der Asthmaanfall mit diesen Maßnahmen nicht durchbrechen (maligne Asthmakrise!), so kann zusätzlich Theophyllin 5 mg/kg KG i. v. langsam über 10 min verabreicht werden, außerdem Dexamethason (z. B. Fortecortin): 1 mg/kg KG i. v. oder Prednisolon (z. B. Solu Decortin H): 4-8 mg/kg KG i. v.
- Evtl. vorsichtige Sedierung (**cave:** Atemdepression);
- ggf. Intubation und Beatmung mit Ketamin (Ketanest): 2-3 mg/kg KG i. v., gute bronchodilatatorische Wirkung.

## 44.10
## Akute kardiale Notfälle

Kardiale Notfälle sind im Kindesalter selten, meist treten sie mit den klinischen Zeichen der Herzinsuffizienz auf.

Naturgemäß sind kardiale Notfallsituationen im Kindesalter relativ selten, grundsätzlich sollte man 2 Gruppen unterscheiden: zum einen Herzrhythmusstörungen und zum anderen dekompensierte Vitien. Da sowohl Beeinträchtigungen der Herzfrequenz als auch des Schlagvolumens zu einer Reduktion des Herzzeitvolumens führen, erscheinen kardiale Notfälle im Kindesalter in der Regel als klinisches Bild der Herzinsuffizienz.

**Leitsymptome der Herzinsuffizienz im Kindesalter**
- Nahrungsverweigerung;
- Schwindel, Übelkeit, Erbrechen;
- Unruhe, Angst;
- körperliche Abgeschlagenheit;
- evtl. Auskultationsbefunde (Rasselgeräusche bei Lungenstauung, Herzgeräusche bei Vitien);
- eingeschränkte Nierenfunktion;
- blaßgraues bis zyanotisches Hautkolorit;
- ggf. Hepatomegalie und periphere Ödeme;
- Adam-Stokes-Anfälle;
- Somnolenz;
- evtl. Krampfanfälle.

## 44.10.1
### Dekompensierte Vitien

Die meisten kardialen Notfallsituationen bei angeborenen Herzfehlern ereignen sich im 1. Lebensjahr. Auch die Myokarditis, hypertrophe obstruktive Kardiomyopathie und die Aortenstenose können mit einer Beeinträchtigung des Herzzeitvolumens einhergehen und zur Herzinsuffizienz führen.

#### Sofortmaßnahmen
- $O_2$-Gabe, ggf. Beatmung;
- Digitalisierung: Metildigoxin (Lanitop): 0,02 mg/kg KG;
- Katecholamine:
  Dobutamin (Dobutrex): 2–6–10 µg/kg KG/min,
  Dopamin (z. B. Dopamin Guilini): 2–8–20 µg/kg KG/min,
  Adrenalin (Suprarenin): 0,5–1,0 mg/kg KG/min;
- Furosemid (z. B. Lasix): 0,5–1,0 mg;
- Morphin (Morphin Merck): 0,05–0,1 mg/kg KG i. v.

## 4.10.2
### Herzrhythmusstörungen

Angeborene und erworbene Herzfehler, aber auch infektiöse, toxische und traumatische Einwirkungen auf das Myokard sowie Störungen des Säure-Basen-Haushaltes, Elektrolytentgleisungen und Hypoxie können zu Herzrhythmusstörungen führen. Tachykarde Herzrhythmusstörungen (z. B. paroxysmale Tachykardien, Vorhofflattern oder -flimmern mit hoher Kammerfrequenz) führen ebenso wie hochgradige Bradykardien (z. B. AV-Block höheren Grades u. a.) zu ungenügender Füllung des Herzens. Es kommt zum Absinken des Herzzeitvolumens mit Rückstau in den großen und kleinen Kreislauf bis hin zur Herzinsuffizienz und im Extremfall zum Herz-Kreislauf-Versagen.

#### Sofortmaßnahmen bei bradykarden Rhythmusstörungen
- $O_2$-Gabe, ggf. Beatmung;
- Atropin: 0,02 mg/kg KG i. v.;
- Adrenalin (Suprarenin):  0,005–0,01 mg/kg KG i. v. als Bolus,
                0,05–0,1 µg/kg KG/min als Infusion;
- Herzmassage bei einem Absinken der Herzfrequenz < 60/min bei Neugeborenen und Säuglingen, bzw. < 40/min bei Kleinkindern;
- bei Therapieresistenz temporären transvenösen Schrittmacher einsetzen.

#### Sofortmaßnahmen bei tachykarden Rhythmusstörungen
**Beim Säugling**
- Auflegen eines mit Eiswasser gefüllten Plastikbeutels oder mit Eiswasser getränkten Tuches auf das Gesicht (Eiswasser- bzw. Tauchreflex);
- einmalige kräftige Thoraxkompression;
- Digitalis, Methyldigoxin (Lanitop): 0,02 mg/kg KG i. v.;
- Propafenon (Rytmonorm): 0,5–1 mg/kg KG langsam i. v.;
- Sedierung als unterstützende Maßnahme;

- bei schwerer Kreislaufdekompensation frühzeitige Kardioversion 1–2 J/kg KG in tiefer Sedierung, besser in Kurznarkose.

**Beim älteren Kind**
- Vagusreize (z. B. einseitiger Karotissinusdruck, Spateldruck auf Zungengrund mit Würgereizauslösung, Trinken eiskalter Flüssigkeit);
- Propafenon (Rytmonorm): 0,5–1 mg/kg KG langsam i. v. oder
- Ajmalin (Gilurytmal): 0,5–1,0 mg/kg KG i. v. oder
- Verapamil (Isoptin): 0,1–0,2 mg/kg KG sehr langsam i. v. unter EKG-Kontrolle (Gesamtmenge nicht mehr als 5 mg, Gefahr der schweren Kreislaufdepression und Asystolie).

## 44.11
## Besonderheiten bei speziellen Notfällen

### 44.11.1
### Intoxikationen

Intoxikationen betreffen v. a. die Altersgruppe der 1–3jährigen. Vorwiegend werden Arzneimittel eingenommen, gefolgt von Farb- und Lösungsmitteln, Pflanzenschutzmitteln, sonstigen chemischen Substanzen und giftigen Pflanzen. Bei etwa 10% der Fälle treten schwere Symptome auf, 25% haben leichtere Verläufe, 65% sind ohne Symptome. Da eindeutige Hinweise oft fehlen, sollte bei jeder unklaren Bewußtlosigkeit an eine Intoxikation gedacht werden. Dies betrifft v. a. Jugendliche in der Pubertät, da in dieser Altersgruppe in zunehmendem Maße Suizidversuche durch Vergiftungen beobachtet werden. Sind Informationen über die verursachende Noxe bekannt, so können spezielle Giftinformationszentren Entscheidungshilfen geben, dazu ist es wichtig auf gewisse **Hinweiszeichen** zu achten, z. B.:

- Giftspuren an Mund und Händen;
- Auffälligkeiten in der Umgebung des Kindes (z. B. plötzlich leere Aschenbecher, leere Tablettenschachteln, Flaschen, Haushaltsreiniger etc.);
- auffälliger Foetor ex ore des Kindes;
- Art der Erkrankungssymptome: gastrointestinal und/oder zentralnervös;
- evtl. Krankheitssymptome auch bei anderen Personen, z. B. bei Pilz-, Methanol- oder Gasvergiftung.

**Primärmaßnahmen bei Verdacht auf Intoxikation**
- Vitalfunktionen überprüfen und sichern;
- $O_2$-Gabe, großzügige Indikation zur Intubation und Beatmung;
- kontinuierliches Monitoring: Blutdruck, EKG, Pulsoxymetrie;
- Volumentherapie;
- Schutz vor Auskühlung;
- falls erforderlich, antiarrythmische, antikonvulsive bzw. antihypertensive Therapie;
- Asservierung aller für die Intoxikation in Frage kommender Substanzen.

Solange keine Information über eine der Giftnotrufzentralen vorliegt, beschränkt sich die Notfallversorgung auf die beschriebene symptomatische Therapie, für Maßnahmen zur primären Giftentfernung gilt folgendes:

Magenspülung und/oder induziertes Erbrechen sind grundsätzlich kontraindiziert bei
- benommenen Patienten,
- Säuglingsalter unter 9 Monate,
- ätzenden Substanzen (Perforationsgefahr),
- Lösungsmitteln,
- waschaktiven Substanzen.

Indiziert sind sie bei
- Krämpfen und Krampfbereitschaft.
  Sind die genannten Kontraindikationen ausgeschlossen, so können in dringenden Fällen (z. B. bei langem Transportweg, nach Ingestion hochtoxischer Substanzen etc.) Maßnahmen zur primären Giftentfernung unternommen werden (Spezielle Antidottherapie s. 21. Intoxikationen).

Maßnahmen zur primären Giftelimination wie provoliertes Erbrechen oder Magenspülung nur in seltenen Fällen durchführen.

**Maßnahmen zur primären Giftentfernung**
- Entfernen des Patienten aus dem Giftmilieu (Atemschutz!);
- bei Hautkontamination verunreinigte Kleidungsstücke entfernen;
- Erbrechen induzieren mit Ipecacuanhasirup (emetische Wirkung nach ca. 20 min),
  Dosierung: > 9 Monate: 10 ml,
  12–24 Monate: 15–20 ml,
  > 24 Monate: 20–30 ml, oder
  Orpec-Sirup: 1 ml/kg KG;
- ggf. Magenspülung (beim bewußtseinsgetrübten Patienten nur nach sicherem venösen Zugang und Intubation). Vorab Atropin: 0,02 mg/kg KG i. v., bei Kleinkindern dicke Magensonde, bei Schulkindern Magenschlauch ca. 22 Charr, Länge: Nase-Ohr-Xyphoid. Einzelspülungen jeweils mit 5–10 ml/kg KG körperwarmer NaCl-Lösung, ersten Reflux asservieren, so lange spülen, bis der Reflux klar ist, abschließend Carbo medicinalis: 1–2 g/kg KG und Natriumsulfat: 0,25–0,5 g/kg KG über die Sonde bzw. den Magenschlauch geben.

## 44.11.2
## Beinaheertrinken

Häufig sind Kleinkinder von Ertrinkungsunfällen betroffen, die die zweithäufigste Ursache tödlicher Unfälle bei Kindern ausmachen. Für die primäre Renanimationsphase unbedeutend ist die Unterscheidung zwischen Süßwasser- und Salzwasserertrinken. Der entscheidende pathophysiologische Parameter ist die Hypoxie mit all ihren Folgen für lebenswichtige Organe. Für die Prognose interessant ist die Tatsache, daß gerade bei Kleinkindern durch den Kontakt von Wasser mit Gesicht und Larynxeingang ein reflektorischer Laryngospasmus, Apnoe und Kreislaufzentralisation (trockenes Ertrinken) ausgelöst werden. In *der Regel kommt es rasch zur Ausbildung einer Hypothermie*, die wiederum eine erfolgreiche Reanimation begünstigt.

**Rasch mit Reanimation beginnen. An Begleitverletzungen denken. Kein Heimlich-Manöver.**

**Primärmaßnahmen**
- Sofortiger Beginn der Beatmungsmaßnahmen, keine unnötige Zeit damit verschwenden, Wasser aus den Lungen zu entfernen (kein Heimlich-Handgriff!);
- frühzeitige Intubation, PEEP-Beatmung und 100% Sauerstoff, mäßige Hyperventilation ($pCO_2$ 30 mmHg);
- i. v.-Zugang, vorgewärmte Infusionslösungen;
- Herzmassage;
- bei Asystolie Gabe von Adrenalin (Suprarenin 1:10000 verdünnt, 0,1 ml/kg KG), bei Kammerflimmern Defibrillation oder Versuch mit Lidocain 1 mg/kg KG als Bolus;
- Begleitverletzungen ausschließen (z. B. HWS-Verletzung, SHT);
- Blutzuckerbestimmung.

## 44.11.3
## Verbrennungen und Verbrühungen

Die überwiegende Mehrzahl thermisch verletzter Kinder ist unter 4 Jahre alt, in dieser Altersgruppe ist die Verbrühung mit heißen Flüssigkeiten die häufigste ursächliche thermische Noxe. Die Beurteilung der Schwere einer thermischen Verletzung richtet sich zum einen nach ihrer Tiefe und zum anderen nach ihrer Flächenausdehnung. Für den Notarzt ist es nicht immer möglich, unmittelbar posttraumatisch die Flächen- und Tiefenausdehnung exakt zu bestimmen. Besonders schwer ist dies beispielsweise bei Verbrühungen mit heißen Speisen; nicht selten werden thermisch geschädigte Hautareale von Kleidungsstücken, Speiseresten etc. bedeckt. Tatsächlich ist die thermische Verletzung eine der schwerwiegendsten Verletzungen überhaupt. Ursache dafür ist, neben dem dramatischen Schmerzgeschehen und dem Schockereignis, die häufig im Gefolge eintretende Verbrennungskrankheit, die den weiteren Verlauf kompliziert, insbesondere bei begleitenden Inhalationstrauma.

Für das notärztliche Vorgehen sind folgende Faktoren von entscheidender Bedeutung:
- Unabhängig von der Tiefenausdehnung (ausgenommen nur 1. Grad, entspricht Sonnenbrand) kann ab 10% thermisch geschädigter Körperoberfläche eine Schocksituation eintreten.
- In der Notfallsituation entspricht der Verbrennungsschock einem Volumenmangelschock (Flüssigkeitsverlust: ca. 5 ml/% verbrannter KOF/kg KG).
- Thermische Verletzungen 3. Grades sind, unabhängig von der Flächenausdehnung insbesondere, wenn sie das Gesicht und die Genitalregion betreffen, grundsätzlich schwere thermische Verletzungen;
- das gleiche gilt für Stromverletzungen und thermische Läsionen mit Inhalationstrauma.
- Die bekannte Neunerregel zur Abschätzung der Flächenausdehnung muß bei Kindern die unterschiedlichen Körperproportionen berücksichtigen. Als grobe Orientierung in der Notfallsituation kann gelten:
  Kopf und beide Arme = ca. 30%,
  Rumpf = ca. 30%
  beide Beine = ca. 30%

## Sofortmaßnahmen

- Sofort Kaltwasserbehandlung zur Schmerzbekämpfung (kein Eiswasser), sinnvoll bis zu 30 min nach dem Trauma. Dauer der Kaltwasserbehandlung ca. 10–15 min (**cave**: Hypothermiegefahr bei Säuglingen und Kleinkindern);
- Entfernen der Kleidung;
- Ausschluß eines Inhalationstraumas (Hinweise: thermische Verletzungen im Gesicht, versengte Haare und Wimpern, Heiserkeit, Stridor, Husten, Atemnot, Bewußtseinsstörung);
- großzügige Infusionstherapie: initial 20–40 ml/kg KG kristalloide Lösung (z. B. Ringer-Laktatlösung), keine kolloidalen Lösungen;
- medikamentöse Schmerzbekämpfung: z. B.
Tramadol (Tramal): 1,5–2,0 mg/kg KG i. v.,
Piritramid (Dipidolor): 0,1–0,3 mg/kg KG i. v.,
Morphin (Morphin Merck): 0,05–0,1 mg/kg KG i. v.,
Fentanyl (Fentanyl): 0,003–0,01 mg/kg KG i. v.;
Ketamin (Ketanest): 0,05–3,0 mg/kg KG;
- Indikation zur Intubation und Beatmung großzügig stellen, z. B. bei schweren thermischen Verletzungen > 20% der Körperoberfläche, Inhalationstrauma etc.

## 44.11.4
## Schädel-Hirn-Trauma

Das kindliche Schädel-Hirn-Trauma unterscheidet sich von dem des Erwachsenen dadurch, daß Säuglinge und Kleinkinder noch einen weichen, elastischen Schädel haben, so daß Gewalteinwirkungen in Form von Beschleunigung oder Deformation durch eine Verformung des Schädels abgefangen werden können. Die dabei auftretenden Druck- und Scherkräfte auf das kindliche Gehirn sind deshalb dementsprechend größer. Am ehesten treten beim kindlichen Gehirn generalisierte Hirnschwellung und Subarachnoidalblutungen als unmittelbare Traumafolge auf, intrazerebrale, sub- oder epidurale Blutungen und Kontusionen sind eher selten. Meist sind Unfälle wie z. B. der Sturz vom Wickeltisch Ursache für das kindliche Schädel-Hirn-Trauma, bei größeren Kindern hingegen treten Schädel-Hirn-Traumen hauptsächlich bei Verkehrsunfällen im Rahmen von Polytraumen auf.

## Leitsymptome

- Kopfschmerz, Übelkeit, Erbrechen;
- Prellmarken, Hämatome und Frakturen im Schädelbereich;
- gespannte Fontanelle beim Säugling;
- Blutung und/oder Liquorfluß aus Nase, Mund und Ohr;
- Pupillendifferenz;
- unregelmäßige Atmung, Dyspnoe;
- Bradykardie;
- Krampfanfall, neurologische Ausfälle;
- Somnolenz, Bewußtlosigkeit.

Schneller als beim Erwachsenen kommt es beim Kind durch Trauma oder Hypoxie zu einem Hirnödem, was wiederum zur Verminderung der zerebralen

Perfusion führt. Durch den vergleichsweise hohen $O_2$-Bedarf des kindlichen Gehirns kommt es rascher zu schwerwiegenden Folgen als beim Erwachsenen. Im Rahmen der Notfalltherapie gilt es Sekundärschäden, verursacht durch Hypoxie, Hyperkapnie und Absinken des zerebralen Perfusionsdruckes (sei es bedingt durch Hirndruckerhöhung und/oder Absinken des systemischen Blutdruckes), abzuwenden.

**Sofortmaßnahmen**
- Überprüfen und Sichern der Vitalfunktionen, großzügige Indikation zur Intubation, bei Glasgow-Coma-Scale < 7/Intubation/Beatmung;
- bei bewußtlosen Unfallpatienten gilt bis zum Beweis des Gegenteiles grundsätzlich der Verdacht auf eine begleitende HWS-Verletzung, deshalb kein Kopfüberstrecken, Schanz-Krawatte und Vakuummatratze;
- Magensonde legen (*cave:* nicht nasal);
- $F_iO_2 = 1,0$;
- Hyperventilation, Steigerung des AMV um 30–50%, $pCO_2 = 25$–$30$ mmHg;
- adäquate Volumensubstitution, Kreislaufstabilisierung (liegt keine Schocksituation vor, führt eine Überinfusion schnell zu Hirnödem und Lungenödem). Bei stabilen Kreislaufverhältnissen nur „Offenhalten" des venösen Zuganges, keine elektrolytfreien Lösungen;
- Oberkörperhochlagerung 30 °C, Kopf nicht zur Seite drehen, keine kreislaufdepressiven Medikamente (z. B. Phenobarbital);
- Vorschläge zur medikamentösen Sedierung und Analgesie:

| | |
|---|---|
| Etomidat (Hypnomidate): | 0,2–0,3 mg/kg KG i.v., |
| Thiopental (z. B. Trapanal): | 4–6 mg/kg KG i.v., |
| Diazepam (z. B. Valium): | Säugling 0,3–0,5 mg/kg KG i.v., |
| | Kleinkind: 0,2–0,3 mg/kg KG i.v., |
| Midazolam (Dormicum): | 0,2 mg/kg KG i.v., |
| Morphin (Morphium Merck): | 0,05–0,1 mg/kg KG i.v., |
| Fentanyl (Fentanyl): | 0,005–0,01 mg/kg KG i.v. |

Auf Ketamin sollte wegen der Gefahr der Hirndrucksteigerung verzichtet werden; die Wirksamkeit von Steroiden beim traumabedingten Hirnödem wird kontrovers diskutiert.

### 44.11.5
### Thoraxtrauma

Kombinationsverletzungen mit schwerem Thoraxtrauma haben eine hohe Letalität, ca. 20% der polytraumatischen Kinder weisen schwere Thoraxverletzungen auf. Durch die hohe Elastizität des kindlichen Thorax, die eine beträchtliche Verformung v. a. in sagittaler Richtung zuläßt, sind schwere Kontusionsverletzungen ohne Rippenfrakturen häufig. Wenngleich im Kindesalter Lungenkontusionen gut toleriert werden, so sollte dennoch die Indikation zur Intubation und Beatmung großzügig gestellt werden, eine schmerzbedingte respiratorische Insuffizienz mit nachfolgendem ARDS muß unbedingt vermieden werden. Die Diagnose eines Spannungspneumothorax bzw. relevanten Pneumothorax mit den entsprechenden Sofortmaßnahmen muß unverzüglich erfolgen. Bisweilen reicht zur Entlastung eines Pneumothorax eine dicke Plastikkanüle als Sofortmaßnahme aus; da es sich jedoch bei Traumapatienten eher um einen Hämatopneumothorax handeln wird, ist das Plazieren einer Thoraxdrainage sinnvoller.

**Leitsymptome bei Pneumothorax**
- Dyspnoe;
- seitendifferentes, abgeschwächtes Atemgeräusch;
- Tachykardie;
- Blutdruckabfall;
- obere Einflußstauung;
- Hautemphysem;
- Zyanose, die sich unter Beatmung verstärkt;
- steigender Beatmungsdruck.

**Sofortmaßnahmen bei Pneumothorax**
- Vor jeglicher Intervention Tubuslage überprüfen;
- Thoraxdrainage im 2.–3. ICR in der Medioklavikularlinie,
  Größe der Thoraxdrainage: 6 Monate – 2 Jahre: 16–20 Charr,
  3– 6 Jahre: 20–24 Charr,
  7–12 Jahre: 26–28 Charr.

## 44.11.6
## Abdominaltrauma

Das Bauchtrauma ist im Kindesalter ein häufiges Unfallereignis, wobei die verhältnismäßig großen parenchymatösen Abdominalorgane aufgrund der dünnen Bauchdecke wenig geschützt und daher für Verletzungen besonders prädestiniert sind. Am häufigsten ist die Milz betroffen, gefolgt von Nierenverletzungen und Leberrupturen. Abhängig vom Ausmaß der Verletzung reicht die Spanne der klinischen Symptomatik von abdominellen Schmerzen bis zum fulminanten Schockgeschehen bei ausgedehnter intraabdomineller Blutung. Besteht der Verdacht auf ein Abdominaltrauma, muß bei der Primärversorgung grundsätzlich berücksichtigt werden, daß u. U. innerhalb kürzester Zeit eine adäquate Volumentherapie lebensnotwendig sein kann.

**Leitsymptome**
- Peritonismus;
- Prell- und Schürfmarken;
- Kreislaufzentralisation.

**Sofortmaßnahmen**
- Rückenlagerung mit angezogenen Beinen;
- Magensonde;
- venöse Zugänge, Volumentherapie;
- Analgesie, ggf. Narkose.

### 44.11.7
### Trauma von Becken, Wirbelsäule und Extremitäten

Verletzungen des Skelettsystems werden im Kindesalter v. a. von Frakturen der oberen Extremitäten angeführt, an zweithäufigster Stelle handelt es sich um Unter- und Oberschenkelschaftfrakturen. Becken- und Wirbelsäulenverletzungen sind weniger häufig, wegen der möglichen Begleitverletzungen aber immer sehr ernst zu nehmen. Auch im Kindesalter ist Ruhigstellung die beste Analgesie, und grundsätzlich sollte ein schonender Transport auf der Vakuummatratze erfolgen.

**Erstversorgung von Frakturen**
- Sterile Abdeckung offener Frakturen;
- bei starker Dislokation sollte, um Gefäß- und Nervenschäden zu vermeiden, vor Ort ggf. in Kurznarkose ein Repositionsversuch durchgeführt werden;
- schonender Transport auf Vakuummatratze;
- genaue Dokumentation der Befunde (Durchblutung, Motorik, Sensibilität!);
- bei Verdacht auf HWS-Verletzung keine Manipulation vor Anlage eines „stiff neck".

### 44.11.8
### Polytrauma

Die Anzahl polytraumatisierter Kinder insbesondere als Folge von Verkehrsunfällen nimmt deutlich zu. Bei der Primärversorgung polytraumatisierter Kinder darf nicht außer acht gelassen werden, daß Kinder bezüglich des Kreislaufvolumens und der Neigung zur Hypothermie deutlich weniger Kompensationsreserven haben als Erwachsene. Dies zu berücksichtigen gilt es insbesondere bei Frakturen des Gesichtsschädels, aber auch bei intraabdominellen Blutungen wie z. B. nach Milz- und Leberruptur. Retroperitoneale Hämatome nach Nierenrupturen können sehr schnell zur schweren Hypovolämie führen, wenngleich für den Notarzt ein sichtbarer Blutverlust nicht auffällt. Infolge der relativ großen Körperoberfläche und des geringen Speichervolumens insbesondere bei unter Schock stehenden Kindern tritt rasch eine bedrohliche Hypothermie auf. In einer solchen Situation ist das Auffinden periphervenöser Zugänge, insbesondere für den in der Behandlung von Kindern Ungeübten, ungleich schwerer. Da ein sicherer venöser Zugang nicht nur Voraussetzung für die adäquate Flüssigkeitssubstitution, sondern auch für Sedierung, Analgesie und Narkose darstellt, sollte primär eine dünne Verweilkanüle zur Anwendung kommen (nur eine sichere Verweilkanüle hilft dem Kind!). In einem zweiten Schritt kann dann das Legen eines weiteren venösen Zugangs erfolgen.

**Sofortmaßnahmen**
- Beurteilung der respiratorischen Situation: Tachypnoe, Stridor, Zyanose Schaukelatmung etc.;
- Beurteilung der Kreislaufsituation: Pulsqualität, Kapillarfüllung etc.;
- Beurteilung der Bewußtseinslage: Hinweise auf das Vorliegen eines Schädel-Hirn-Traumas;

## 44 Notfälle in der Pädiatrie

- Hypovolämie: tritt früher auf, auch bei relativ kleinen Wunden mit anhaltender Blutung (offene Frakturen, Gesichtsschädel etc.). Initiale Flüssigkeitssubstitution je nach Schwere der Hypovolämie: Ringer-Laktatlösung 20–40 ml/kg KG in 10 min i. v., ggf. zusätzlich 5-10 ml/kg KG Plasmaexpander.
- Reanimationsmaßnahmen frühzeitig einleiten, nicht erst, wenn der Atem- oder Kreislaufstillstand klinisch feststeht (d. h. Nullinie im EKG, aufgehobene Atemtätigkeit). Beim Kind kann ein funktioneller Atem- und Kreislaufstillstand bereits bei frustranen Atembewegungen und noch ableitbarem EKG vorliegen (s. Tabelle 44-7). Zur Intubation den Tubus besser eine Nummer kleiner wählen.

**Tabelle 44-7.** Reanimation im Kindesalter (nach Rogers 1987)

Beginn der Reanimation: Erliegen der Atem- und/oder Kreislauffunktion ungeachtet frustraner Atembewegungen oder eines noch vorliegenden EKG-Potentials. Entscheidend ist der klinische Befund von fehlender Atmung und/oder Kreislauf (s. Kap. „Monitoring und Akutdiagnostik").

| | | |
|---|---|---|
| A) | Atemwege | freimachen (Finger, Sauger) |
| B) | Beatmung | (wenn immer möglich mit reinem Sauerstoff!)<br>Mund zu Mund/Nase<br>Maske, Beutel, Sauerstoff (Unterkiefer nach ventral luxieren, Kopf überstrecken)<br>Tubus, Beutel, Sauerstoff<br>*Effektivitätskontrolle:* Thoraxexkursion |
| C) | Herzmassage | Säugling: Daumen (4 Finger liegen am Rücken)<br>Kleinkind: 1 Hand<br>Schulkind: 2 Hände<br>mindestens 1/3 des Thoraxdurchmessers eindrücken<br>Effektivitätskontrolle: Puls, Hautfarbe |
| | Rhythmus | Beatmung : Herzmassage =<br>1 : 5 =<br>20 : 100 pro min =<br>je 2 Aktionen (Beatmung oder Herzmassage)/s! |
| D + E) | Medikation | Adrenalin 0,1 ml/kg KG (2:10000) endobronchial<br>intrakardial<br>zentralvenös<br>oder i.v.<br>Defibrillation 1. Versuch 2 J/kg<br>2. Versuch 4 J/kg<br>evtl. Natriumbikarbonat 1 ml/kg KG i.v.<br>evtl. Volumen bei Hypovolämie = 10 ml/kg KG Ringer-Lösung |

Das wichtigste Medikament in der Kindernotfall- und Kinderintensivmedizin ist der Sauerstoff!

# 45 Spezielle Notfälle (Fallbesprechung)*

---

* Diese Seite – in den Kursrichtlinien zum Erwerb des Fachkundennachweises Rettungsdienst als Kapiteleinheit aufgeführt – steht dem Kursteilnehmer für eine handschriftliche Dokumentation der Fallbesprechung zur Verfügung.

# 46 Qualitätsmanagement und Dokumentation

I. Hornke

## 46.1 Qualitätsmanagement

### 46.1.1 Grundlagen und Bedeutung

Unter Qualitätsmanagement versteht man die umfassende Anwendung von strukturierten und festgeschriebenen Maßnahmen zur Betrachtung eines Tätigkeits- oder Organisationsfeldes mit dem Ziel, zuvor definierte Ergebnisse möglichst weitgehend und konstant zu erreichen. Qualitätsmanagement zielt also darauf ab, im betreffenden Tätigkeitsbereich eine zuvor beschriebene Leistung mit einer möglichst hohen und konstanten Effizienz und Qualität erbringen zu können. Qualität ist dabei nach DIN ISO 8402 definiert als die Gesamtheit von Eigenschaften und Merkmalen eines Produktes oder einer Dienstleistung bezüglich ihrer Eignung festgelegte oder vorausgesetzte Erfordernisse zu erfüllen (Baumgartl u. Forterre 1996).

> Qualitätsmanagement besteht in einem planvollen Vergleich der aktuellen Zustände (= Ist-Situation) mit einem definierten Ziel (dem Soll) sowie strukturierten Maßnahmen zum Angleich des Ist an das vorgegebene Soll.

Eine derartige Ausrichtung des klinisch und wissenschaftlich tätigen Arztes auf zu erzielende Verbesserungen in der Patientenversorgung ist nicht neu, sondern seit langem Bestreben des ärztlichen Berufsstandes. Stets wurden in der Vergangenheit Fortschritte in der präventiven und kurativen Medizin dadurch erreicht, daß beobachtete Mißstände oder Notlagen dazu anregten, vorhandene aber bisher nicht angewendete Lösungsansätze erstmals einzusetzen oder gar neue Handlungsweisen zu entwickeln. Derartige Veränderungen konnten nur dann Bestand haben, wenn sie zu einer merklichen oder gar nachweisbaren Verbesserung der Kranken- oder Patientenversorgung führten. Solche Fortschritte sind zum Teil Zufällen zu verdanken oder das Werk von besonders engagierten oder aufmerksamen Ärzten der Vergangenheit. Ähnliche Fortschritte, wie z.B. die oft als zufällig beschriebene Entdeckung des Penizillin durch Alexander Flemming 1928, sind auch heute nicht auszuschließen, aber zumindest aufgrund unseres immer größeren Detailwissens und der fortschreitenden Diversifikation aller medizinischen Fachgebiete zunehmend unwahrscheinlicher. Dies gilt um so mehr, wenn Lösungen für multifaktorielle Geschehnisse oder Probleme gefunden werden sollen, deren Wirksamkeitsnachweis dann auch zu erbringen ist.

Um auch für ein Tätigkeitsfeld mit bereits recht hohem Qualitätsstand, vielfältigen Tätigkeiten und Anforderungen, einem inhomogenen Feld von Zielobjekten und einem fast nie monokausalen Ereignisbild gezielt Verbesserungspotentiale wahrzunehmen, ist es daher nicht möglich, auf die Verwendung von hierfür entwickelten Hilfsmittel oder Werkzeugen zu verzichten. Dies gilt um

> Um stetig Verbesserungspotentiale auszuleuchten und diese dann zu nutzen, ist auch in der Notfallmedizin der gezielte Einsatz von Werkzeugen zur Qualitätssicherung sinnvoll.

so mehr, als im Rettungsdienst risikogeneigte Entscheidungen und Tätigkeiten unter Zeit- und emotionalem Druck zu fällen sind, deren Tragweite nur selten gleich ersichtlich ist.

Für die Notfallmedizin ist es trotzdem bisher nicht allgemein üblich, qualitätssichernde Maßnahmen fest in die Strukturen des Rettungsdienstes einzubeziehen. Validierte Konzepte zur Beobachtung und Sicherstellung von Qualität im Rahmen der notfallmedizinischen Versorgung von Patienten befinden sich erst in Entwicklung. Bisher wurde deren Notwendigkeit auch häufig nicht gesehen, da unser zweifelsfrei im internationalen Vergleich sehr fortschrittliches und vielleicht auch vorbildliches Rettungssystem unkritisch (im Sinne von Vertrauensvorschuß) als hocheffektiv betrachtet worden ist (Dresing et al. 1994). Ein Nachweis von konstanter und flächendeckender Effizienz des Rettungsdienstes anhand zuvor beschriebener Zielgrößen ist bisher nicht oder nur zum Teil erbracht worden.

In der letzten Zeit allerdings gerät dieses bisher als sehr gut beschriebene Rettungsdienstsystem ebenso unkritisch unter den Vorwurf, ineffizient zu arbeiten (Dick 1996; Sefrin 1996). Infolge knapper Finanzierungsspielräume wird dem Rettungsdienst völlig unbewiesen Verschwendung und ein erhebliches Sparpotential ohne damit einhergehende Einschränkungen der Versorgungsqualität vorgehalten. Weiterhin ist in den publizierten Stellungnahmen zu diesem Thema häufig die auffällige Beschränkung auf wirtschaftliche Aspekte ohne Berücksichtigung ärztlichen Wissens und Sachverstandes zu bemängeln (Ahnefeld et al. 1994, Dick 1995).

Neben den nachfolgend aufgezeigten Verpflichtungen zur Durchführung von Qualitätssicherungsmaßnahmen sollten daher alle im Rettungsdienst tätigen Personen motiviert sein, im Rahmen von qualitätssichernden Projekten dauerhaft ihren hohen Leistungsstand ebenso nachzuweisen, wie erforderliche Verbesserungen oder Anpassungen aufzuzeigen und mit rationalen Argumenten zu untermauern (Metzinger 1995). Dies dient darüber hinaus sowohl dem einzelnen Notfallpatienten durch eine möglichst optimale Therapie als auch der Allgemeinheit durch Sicherung eines möglichst konstant und konformen Leistungsniveaus mit den vorgegebenen Ressourcen (Koch et al. 1995).

Im Rahmen politischer Auseinandersetzungen kann so auch die notwendige Darstellung des Zielkonfliktes zwischen optimaler Therapie in jedem Einzelfall und der Kosteneinsparung z. B. durch Reduktion der Strukturdichte erfolgen, der bisher von politischer Seite zumeist negiert wird (Koch et al. 1995; Heimann u. Schneider 1995; Ahnefeld et al. 1994; Schindler 1996).

### 46.1.2
### Verpflichtungen in der Medizin

Wie zuvor dargestellt, liegt die Durchführung von strukturierten und gezielten Maßnahmen der Qualitätssicherung im Interesse aller am Rettungsdienst beteiligten Personen und Organisationen. Aufgrund des gemeinsamen Ziels einer möglichst hochwertigen Patientenversorgung mit möglichst geringem Aufwand, die sich aus berufsethischer Sicht herleiten läßt, sollten Maßnahmen zu ihrer Sicherung und Verbesserung selbstverständlich sein.

Unterstrichen wird dies insbesondere durch die Berufsordnung für Ärzte (MBO), die in § 11 zur Durchführung solcher qualitätssichernder Maßnahmen

> Qualitätssichernde Maßnahmen dienen indirekt auch der Sicherung eigener Interessen.

verpflichtet, welche von der Kammer eingeführt wurden. Die in § 1 (3) MBO ausgesprochene Verpflichtung zur Gewissenhaftigkeit und Vertrauenswürdigkeit des Arztes sowie die in § 10 der MBO dargestellte Verpflichtung zur Fortbildung stützen die Wichtigkeit von qualitätssichernden Maßnahmen zusätzlich.

Niederschlag gefunden hat die Forderung nach Qualitätssicherung in der Medizin besonders im Gesundheitsreformgesetz von 1988; hier sind qualitätssichernde Maßnahmen für ambulante sowie stationäre Leistungserbringung durch die §§ 112, 115a und b, 135–137 vorgesehen. Die rettungsdienstliche Versorgung der Bevölkerung ist keinem der beiden genannten Betätigungsbereiche klar zugeordnet, sondern wird unter den Transportleistungen aufgeführt. Hier sind Qualitätssicherungsmaßnahmen vom Gesetzgeber bisher leider nicht explizit gefordert.

*Eine rechtliche Verpflichtung zur Qualitätssicherung leitet sich sowohl aus der Berufsordnung für Ärzte als auch aus dem Sozialrecht ab.*

### 46.1.2.1
### *Widerstände gegen die Einführung von qualitätssichernden Maßnahmen*

Trotzdem eine von der Ärzteschaft und den Leistungserbringern im Rettungsdienst selbst durchgeführte effektive Qualitätssicherung die beste Prävention einer fremdbestimmten Reglementierung ohne Praxisbezug ist, finden sich bei der Durchführung erhebliche Widerstände bei Ärzten, Rettungssanitätern/-assistenten und Trägern wie Verbänden und Organisationen. Zumeist sind diese Widerstände darin begründet, daß sich beteiligte Einzelpersonen oder Gruppen (fremd)kontrolliert fühlen und nicht gewillt sind, dies zu akzeptieren. Dabei spielt sicherlich ein hohes Angstpotential eine wesentliche Rolle, denn es werden natürlicherweise Konsequenzen z. B. arbeits- oder haftungsrechtlicher Art aus den erst mit den Mitteln der Qualitätssicherung dokumentierten Fehlern oder Defiziten gefürchtet. Diese Angst wird zumeist nicht offen artikuliert, sondern Einzelmaßnahmen des Qualitätsmanagements werden in ihrer Anwendbarkeit in Frage gestellt oder die Zuständigkeit der federführenden Gruppierung oder Person wird verneint. Beispielhaft wird etwa die Formulierung von Handlungsstandards unrichtig als Einschränkung der Therapiefreiheit kritisiert oder die Erhebung von notfallmedizinischen Befunden und Daten mit Werkzeugen wie dem bundeseinheitlichen DIVI-Notarztprotokoll als unpraktikabel abgelehnt (Heinrichs 1995). Die flächendeckende Akzeptanz dieser Maßnahmen ist bisher leider noch derart gering, daß die Bundesärztekammer und die DIVI in einer gemeinsamen Empfehlung die zuständigen Länderministerien aufgefordert haben, die Einführung einheitlicher Dokumentationswerkzeuge wie der DIVI-Protokolle und des MIND rechtlich zu erzwingen (Moecke u. Ahnefeld 1995).

*Qualitätsmanagement trifft in der Medizin häufig auf zumeist irrational begründete Widerstände.*

Ein weiteres wesentliches Hindernis für die flächendeckende Anwendung des Qualitätsmanagements stellt die bisher nicht geregelte Finanzierung des hiermit verbundenen Aufwandes dar. Weitgehend sind die bereits laufenden Projekte zur Qualitätssicherung nicht dauerhaft finanziell abgesichert.

*Qualitätssicherungsmaßnahmen sind bisher nicht dauerhaft finanziell abgesichert.*

### 46.1.3
### Unterschiedliche Komponenten des Qualitätsbegriffes

Maßnahmen des Qualitätsmanagements widmen sich unterschiedlichen Teilaspekten von Qualität einer zu erbringenden medizinischen Leistung: Unterschieden wird nach Donabedian (1966) in Struktur-, Prozeß- und Ergebnisqualität.

Qualität in der Medizin wird in drei Aspekten betrachtet: Struktur-, Prozeß- und Ergebnisqualität.

#### 46.1.3.1
*Strukturqualität*

Unter diesem Begriff werden strukturelle Merkmale des Umfeldes einer zu erbringenden Leistung zusammengefaßt. Komponenten der Strukturqualität stellen z. B. für den Rettungsdienst Organisationsstrukturen, Ablaufpläne (Vorhandensein, Aktualität, Praxisbezug und Verbreitung), Ausrüstungs- und Materialvorhaltung, Materialqualität, Rettungsmitteldichte und -homogenität sowie Aus- und Fortbildungsvorgaben dar. Eine wesentliche Veränderung der Strukturqualität in den letzten Jahren fand beispielsweise durch die bundesweite Einführung des Fachkundennachweises Rettungsdienst für Ärzte sowie des Berufsbildes des Rettungsassistenten statt.

#### 46.1.3.2
*Prozeßqualität*

Die Prozeßqualität beschreibt die Adäquanz, Effizienz, Relevanz und Zeitgerechtigkeit der ergriffenen Maßnahmen. Ziel ist also die Anwendung aller notwendigen Maßnahmen zum richtigen Zeitpunkt unter Vermeidung von überflüssigen Tätigkeiten oder Leerlaufzeiten. Bei der gezielten Beobachtung der Prozeßqualität wird also die reale Kompetenz und Motivation des einzelnen Leistungserbringers oder einer Gruppe von Leistungserbringern ebenso erfaßt, wie Organisationsdefizite und Teilaspekte der Strukturqualität, da diese im Prozeßablauf einen deutlichen Niederschlag finden.

#### 46.1.3.3
*Ergebnisqualität*

Betrachtet man als Qualitätsmerkmal die Erreichung eines zuvor definierten Zieles, dann findet hierdurch die Überwachung der Zielgröße Ergebnisqualität statt. In der Medizin kann dies bedeuten, daß ein vorgegebenes Maß an Wiederherstellung oder Gesundung als Zielgröße verwendet oder die Patienten- respektive Angehörigenzufriedenheit als Ergebnisparameter erfaßt wird. Unter notfallmedizinischen Aspekten können wesentliche Parameter der Ergebnisqualität ebenso der Übergabezustand im Vergleich zum Auffindezustand des Patienten sowie die Verkürzung der Patientenverweildauer auf Intensivstation bzw. in stationärer Behandlung oder die Mortalität der betreuten Patienten sein wie die Korrektheit der notärztlichen Verdachtsdiagnose und der Einschätzung der Erkrankungsschwere z. B. nach dem NACA-Schlüssel oder auch die Häufigkeit von Komplikationen im Krankheitsverlauf (Hennes et al. 1992; Hennes et al. 1993; Sefrin u. Sellner 1993; Dresing et al. 1994).

## 46.1.4
## Werkzeuge und Methoden

Wie bereits aufgezeigt, dienen Maßnahmen des Qualitätsmanagements nicht einem Selbstzweck, sondern sind stets zielgerichtet auf Leistungsverbesserungen oder Effizienzsteigerungen des Gesamtsystems Rettungsdienst mit allen Bestandteilen. Hierzu gehören neben Notärzten, Rettungsassistenten, den Rettungsmitteln und dem Material ebenso die Leitstelle, die Rettungsdienstorganisationen mit Materialwirtschaft, Personalverwaltung, Führungspersonal und auch die Krankenhausschnittstellen in Schockraum oder Notfallaufnahme.

Alle Initiativen im Sinne des Qualitätsmanagements setzen strikt voraus, daß jede an der Leistungserbringung beteiligte Person und Institution in die diesbezügliche Entscheidungsfindung und Meinungsbildung einbezogen wird. Maßnahmen zur kontinuierlichen und andauernden Qualitätssteigerung und -sicherung können weder erfolgreich von „oben" diktiert werden, noch können sie ohne starke Forderung durch die Führungspersonen eingeführt werden. Dabei sind sog. Qualitätszirkel als gemeinsamer Ort für den Austausch aller beteiligten Berufsgruppen und Funktionsträger von herausragender Bedeutung für die notwendige Kommunikation. Um Maßnahmen mit dem Ziel der Qualitätssicherung effektiv einzuführen, müssen die Vorgesetzten eine weitgehend angstfreie Atmosphäre schaffen, da dies eine zwingende Voraussetzung für das Gelingen darstellt.

*Alle an der Leistungserbringung Beteiligten müssen in das Qualitätsmanagement eingebunden sein.*

Im Rahmen des Qualitätsmanagements finden sowohl Verfahren der internen als auch der externen Qualitätssicherung Anwendung. So wird z. B. intern die Erreichung vorformulierter Ziele oder die Entwicklung des Materialverbrauchs und der Prozeßdauer überprüft, extern werden die Leistungsdaten und Ergebnisse mit anderen Rettungsdienstbereichen oder Leistungserbringern verglichen.

*Unterschieden wird zwischen internen und externen Qualitätssicherungsmaßnahmen.*

Ein wesentliches Problem des Qualitätsmanagements im Rettungsdienst ist das Versagen herkömmlicher wissenschaftlicher Methoden mit prospektiven kontrollierten und randomisierten Studien unter den im Rettungsdienst gegebenen Bedingungen, da eine Berücksichtigung des Informed consent zumeist nicht möglich ist und die Vorenthaltung einer nach heutigem Stand des ärztlichen Wissens notwendigen Therapie ethisch und medikolegal nicht zu vertreten ist (Dresing et al. 1994; Dick 1996). Besondere Aufgabe der Qualitätssicherung im Rettungsdienst sind daher gut geplante und durchgeführte, möglichst multizentrische Studien zum Nachweis von Problemen, Lösungsansätzen und der Effektivität neuer Maßnahmen oder veränderter Strategien (Dick 1996).

*Wissenschaftlich fundierte Studien sowie die Entwicklung von validierten Systemen zur Qualitätssicherung in der Notfallmedizin sind erforderlich.*

Als wesentlichstes Werkzeug dieser Bemühungen ist die einheitliche und vollständige Dokumentation zu benennen; sie erst bildet die Grundlage für wissenschaftliche Auswertungen von notfallmedizinisch relevanten Daten (Moecke u. Herden 1994).

*Dokumentation ist die Grundlage der Qualitätssicherung.*

Zu Beginn qualitätssichernder Maßnahmen ist es unbedingt sinnvoll und notwendig, das Augenmerk auf die Versorgung bestimmter Patienten zu richten, bei deren Krankheitsbild zu vollziehende Leistungen aufgrund ihres Umfangs, ihrer Häufigkeit oder ihres Risikos besonderer Priorität bedürfen, da sonst der Aufwand und der Nutzen solcher Maßnahmen unangemessen erscheinen. Gemäß den Grundregeln des Qualitätsmanagements sollen dabei insbesondere Situationen Beachtung finden, die häufige und schwerwiegende

*Wesentliches Werkzeug ist die Betrachtung von Tracerereignissen.*

Probleme darstellen; ihre Bewältigung sollte durch Verhaltensänderungen möglich sein, und sie müssen für alle Beteiligten verstehbar sein. Weiterhin wird gefordert, daß meßbare Kriterien für die Zielgrößen des Prozesses vorhanden sind, und die erreichbaren Ziele für die betreffende Leistung müssen definierbar sein. Mögliche Indikatorsituationen stellen dabei z. B. die Reanimation, die Versorgung des Polytraumatisierten, die Betreuung des Patienten mit thorakalen Schmerzen sowie die Therapie bei Patienten mit Asthma oder Linksherzinsuffizienz dar.

> Scoringsysteme dienen der vereinheitlichten Zustandsbeschreibung und vor allem der Qualitätssicherung.

Zur vereinheitlichenden Kurzbeschreibung von Patientengruppen im Zusammenhang mit Forschung und Qualitätssicherung dienen Scoringsysteme. Dabei werden anhand vorgegebener Tabellen für Variablen wie Zustände oder Meßwerte bzw. Befunde numerisch Punktwerte vergeben, die nach mathematischer Wertung in einen Gesamtwert eingehen. Dieser wiederum steht jeweils für eine Klasse von Patienten, die bestimmte Risiken oder die Krankheitsschwere bzw. das Ausmaß an Lebensbedrohung gemein haben. Derartige Systeme dienen der prognostischen Einschätzung von Patienten ebenso wie der statistischen Klassifizierung von Patienten zum Zweck der Vergleichbarkeit von Patientenpopulationen, z. B. für externe Qualitätssicherungsmaßnahmen, bei denen verschiedene Rettungssysteme miteinander verglichen werden sollen. Beispiele für derartige Scoringsysteme stellen beispielsweise der Glasgow-Coma-Scale (GCS), der Mainz-Emergency-Evaluation-Score (MEES), der Injury-Severity-Score (ISS) sowie der Traumscore (TS) dar (Himmelseher et al. 1994). All diese Scores sind für besondere Fragestellungen im Rahmen des Qualitätsmanagements z. B. für Effektivitätsbetrachtungen oder Beurteilungen von Veränderungen im Notarztsystem von Bedeutung. Die Anwendung derartiger Meßsysteme erfordert allerdings eine intensive Kenntnis der Hintergründe des verwendeten Systems sowie eine sehr sorgfältige Erhebung und Dokumentation der hierzu notwendigen Daten.

> Der noch recht neue MEES stellt ein gutes und praktikables Werkzeug der Qualitätssicherung in der Notfallmedizin dar.

Der Mainz-Emergency-Evaluation-Score MEES (Hennes et al. 1992) stellt dabei ein neues und einfaches Werkzeug zur schnellen Zustandsbeschreibung aller Notfallpatienten dar, bei dem nur Parameter verwendet werden, die ohnehin im Rahmen der Erstuntersuchung des Notfallpatienten erhoben werden. Dies sind neben dem Glasgow-Coma-Scale (GCS) die Atemfrequenz und $O_2$-Sättigung, Herzfrequenz und -rhythmus, Blutdruck und Schmerz. Diese Parameter werden klassifiziert nach einem Schlüssel mit 1–4 Punkten, dabei ist 4 = physiologisch und 1 = lebensbedrohlich. Die Veränderung des Scores von der Auffindesituation bis zur Klinikübergabe stellt als Zahlenwert eine Verbesserung bzw. Verschlechterung oder einen gleichbleibenden Patientenzustand dar. Dieses System ist zwischenzeitlich hinreichend validiert und daher von der DIVI in die neueste Fassung des Notarzteinsatzprotokolles aufgenommen worden.

Um den Einfluß von Einzelfaktoren auf die Gesamtversorgungsqualität zu untersuchen, formuliert man im notfallmedizinischen Kontext am ehesten Versorgungsstandards, deren Einhaltung oder Nichteinhaltung die Patienten in vergleichbare Gruppen teilt (Studien- und Kontrollgruppe). Die hierbei zusätzlich entstehenden Fehler können methodisch kompensiert werden (Dresing et al. 1994).

> Standards, Leitlinien und Empfehlungen sind bedeutungsvolle Instrumente zur Qualitätssicherung.

Die Formulierung von Standards, Leitlinien und Empfehlungen stellt somit eine weitere wesentliche Grundlage des Qualitätsmanagements dar. Dabei stehen zwei Bedeutungen solcher Verlautbarungen im Vordergrund. Sie dienen

## 46 Qualitätsmanagement und Dokumentation

zuerst als Leitlinie und Orientierungshilfe für den Versorgungsprozeß sowie die Struktur des jeweiligen Rettungsdienstbereiches und weiter auch als Maßstab für die Messung der erreichten Prozeßqualität. Standards lassen sich vor allem für den Bereich ärztlichen Handelns beschreiben, in dem es um den Vollzug technischer Fähigkeiten geht, weniger gut für den Bereich der als „Art of Care" bezeichneten ärztlichen Kunst. Daß die Vorgabe von Standards und Leitlinien effektive Verbesserungen in der Prozeß- und Ergebnisqualität bewirken kann, zeigte eine Metaanalyse von Grimshaw u. Russell (1993). Die Formulierung derartiger Leitlinien sind in der Empfehlung der Bundesärztekammer und der DIVI gefordert (Moecke u. Ahnefeld 1995), sie stehen nach einer aktuellen Mitteilung bereits kurz vor der Publikation (Schuster 1996).

Methodische Probleme entstehen bei der Evaluation von Standards ärztlichen Handelns, es kann zu Kollisionen mit dem Datenschutzrecht kommen. Die Einigung auf Zielkriterien bei der Betrachtung von Standards ist zumeist notwendig, da nicht alle Zielgrößen methodisch erfaßt werden können.

Neben der Verwendung von Scoringsystemen zur Patientenbeschreibung und der Beschreibung von Versorgungsstandards besteht eine weitere Voraussetzung zur hinreichenden Vergleichbarkeit von Patientenkollektiven in unterschiedlichen Rettungsdienstbereichen oder gar -systemen in einer einheitlichen Nomenklatur für Befunde, Diagnosen, Schweregradeinteilungen und vor allem für Definitionen der Zeitabläufe. Für den nichttraumatischen Herz-Kreislauf-Stillstand wurde der „Utstein-Style" zur Dokumentation der rettungsdienstlichen Abläufe beschrieben (Cummins et al. 1991).

**Der Utstein-Style stellt einen wesentlichen Fortschritt in der notfallmedizinischen Forschung dar.**

Im Zusammenhang mit Qualitätsmanagement darf die Normenreihe der DIN ISO 9000–9004 nicht unerwähnt bleiben. Sie beschreibt verbindliche Abläufe und Werkzeuge zur Anwendung von Qualitätsmanagementsystemen für Produktion und Dienstleistung, wobei die Ergebnisqualität von Dienstleistungen durch die Werkzeuge dieser Leitlinien nicht überwacht werden. Diese primär für die Industrie und Verwaltung erarbeiteten Normenwerke sind trotzdem auch sinnvoll auf die Dienstleistungen des Rettungsdienstes zu übertragen und geben bei deren Anwendung besonderen Anlaß zum Erarbeiten einer umfassenden Strategie zur kontinuierlichen Qualitätsverbesserung gemeinsam mit allen am Prozeß des Rettungsdienstes Beteiligten. Sicherlich können nicht alle Elemente dieser Normenreihe direkt auf die rettungsdienstliche Anwendung übertragen werden (Baumgartl u. Forterre 1996; Mylius 1996). Publikationen über bereits vollzogene Zertifizierungen von Leistungserbringern im Rettungsdienst nach ISO 9001 bzw. 9004-2 sind dem Autor bisher nicht bekannt.

**Die Bedeutung der in der Normenreihe DIN ISO 9000ff. beschriebenen Instrumente zum Qualitätsmanagement in Industrie, Dienstleistung und Verwaltung für die Notfallmedizin ist noch offen.**

Die Betrachtung der Effektivität von Maßnahmen oder Abläufen hat unter Berücksichtigung dessen stattzufinden, daß rettungsdienstliche Maßnahmen für den Patienten primäre, sekundäre und tertiäre Effekte zeigen. Der Begriff der primären Effektivität beschreibt die unmittelbar erreichten Verbesserungen des Patientenzustandes sowie die Vermeidung von Komplikationen oder der Progredienz des Krankheitsverlaufes im Rahmen der notärztlichen Versorgung. Unter sekundärer Effektivität werden Effekte wie z. B. Liegezeitverkürzungen auf Intensivstationen, Reduktion der Krankenhausverweildauer, sowie Steigerungen in der Klinikentlassungsrate und unter tertiärer Effektivität werden Senkung der Langzeitmortalität sowie Erhöhungen des Wiederherstellungsgrades verstanden (Hennes et al. 1993). Selbstverständlich gehen in die Betrachtungen der sekundären und tertiären Effektivität Auswirkungen aller beteiligten

**Rettungsdienstliche Aktion zeigen primäre, sekundäre und tertiäre Effekte auf den Patienten.**

Systemkomponenten, also sowohl des Rettungsdienstes als auch der klinischen und poststationären Versorgung mit ein.

Neben der Erhebung notfallmedizinisch relevanter Daten für den einzelnen Rettungsdiensteinsatz mit den weiter unten dargestellten einheitlichen Werkzeugen (DIVI-Protokolle und MIND) erscheint es ebenso wichtig, die betriebswirtschaftlichen Daten der betreffenden Leistungserbringer in einheitlicher Struktur und Nomenklatur darzustellen; einen Vorschlag hierzu stellt der vom Institut für Rettungsdienst vorgestellte Leistungs- und Kostennachweis für den Rettungsdienst dar (Koch et al. 1995).

*Betriebswirtschaftliche Daten müssen vergleichbar erhoben werden.*

## 46.2
## Dokumentation

Die Aufzeichnung von gesammelten und geordneten Fakten und Daten im Zusammenhang mit der Versorgung von Notfallpatienten dient wie in allen anderen Tätigkeitsbereichen der dauerhaften und reproduzierbaren Darstellung des Geschehensablaufes. Dokumentation notfallmedizinischer Tätigkeiten kann frei oder in vorgegebener Form erfolgen, sollte aber stets von dauerhafter Natur sein. Das primäre medizinische Ziel der Dokumentation ist die sichere und zuverlässige Information der nach- und weiterbehandelnden Ärzte und Pflegekräfte über alle erhobenen und relevanten Informationen über den Patienten und seinen Zustand sowie die ergriffenen oder eingeleiteten Maßnahmen. Neben diesem primären Zweck der Dokumentation dient sie im weiteren z. B. auch zur Abrechnung, Leistungserfassung, als Grundlage für statistische Auswertungen sowie zur Erhebung von Daten zum Zweck der Qualitätssicherung.

*Dokumentation im Rettungsdienst dient der Informationsübermittlung, der rechtlichen Absicherung der Abrechnung, als Leistungsnachweis sowie der Qualitätssicherung.*

### 46.2.1
### Verpflichtung zur Dokumentation

Unter der Überschrift „Ärztliche Aufzeichnungen" regelt § 15 der MBO die Verpflichtung des Arztes zur Aufzeichnung von gemachten Feststellungen und getroffenen Maßnahmen (Bundesärztekammer 1996).

Zur Art und zum Umfang der Dokumentation medizinischer Leistungen allgemein gibt es keine detaillierten gesetzlichen Vorgaben, allerdings sind durch die Gerichte in der Rechtsprechung der letzten Jahrzehnte klare Grundsätze zur Dokumentationspflicht des Arztes aufgezeigt worden. Aus dem Behandlungsvertrag zwischen Arzt und Patient leitet sich als Nebenpflicht die Notwendigkeit der Dokumentation aller im Behandlungsfall relevanten Daten zur Rechenschaftslegung ab. Der Patient hat daher einen Anspruch auf ordnungsgemäße Dokumentation, die Aufschluß über die Behandlung gibt. Ebenso hat der Patient auch ein Recht auf Einsicht in diese Unterlagen. Die Unterlagen sind, sofern andere gesetzliche Vorschriften keine längeren Fristen vorsehen, für 10 Jahre nach Abschluß der Behandlung aufzubewahren. Diese Mindestzahl berücksichtigt dabei nicht, daß zivilrechtliche Ansprüche aus Verletzungen eines Behandlungsvertrages erst nach 30 Jahren verjähren.

*Der Arzt ist zur angemessenen Dokumentation verpflichtet.*

Aufzuzeichnen sind, sofern es sich aus dieser privatrechtlichen Verpflichtung ableitet, die wesentlichen Fakten für Diagnose und Therapie in einer für den Fachmann hinreichend verständlichen und klaren Form.

Routinemaßnahmen müssen nicht unbedingt dokumentiert werden, insbesondere wenn es hierzu schriftliche Handlungsanweisungen im betreffenden Handlungsbereich gibt. Zwingend ist die Dokumentation von Ereignissen, bei denen bewußt von Routinemaßnahmen abgewichen wird, oder wenn Zwischenfälle im Verlauf der Behandlung auftreten (Biermann 1993).

## 46.2.2
### Dokumentation als Instrument der Qualitätssicherung

Wie bereits dargestellt, ist die Dokumentation der erbrachten Leistung die wesentliche Grundlage zur Durchführung von qualitätssichernden Maßnahmen. Dabei sind jedoch wesentliche Aspekte zu berücksichtigen: Die Aufzeichnungen sind stets von der Motivation und Schulung der dokumentierenden Person abhängig und zeigen verständlicherweise neben einer Tendenz zur Verharmlosung eigener Fehlleistungen oder -entscheidungen eine erhebliche Streubreite in der dokumentierten Datenmenge. Um also die Daten von strukturell ähnlichen Abläufen wie z. B. Rettungsdiensteinsätze für Analysen vergleichbar zu machen, muß eine Vereinheitlichung der durchzuführenden Dokumentation stattfinden. Dies kann am besten durch die Verwendung einheitlicher Notfallprotokolle mit zumindest teilweise vorgegebenen Ankreuzfeldern, die wesentliche obligat zu erhebende Daten abfragen, geschehen. Weiterhin ist zur Erreichung einer Vergleichbarkeit von erhobenen Daten die Verwendung einer einheitlichen Nomenklatur zur Beschreibung der relevanten Sachverhalte notwendig. Die Bundesärztekammer empfiehlt hierzu definitiv die von der DIVI vorgeschlagenen Werkzeuge wie das DIVI-Notarzteinsatzprotokoll respektive das bundeseinheitliche Rettungsdienstprotokoll sowie den minimalen Notarztdatensatz (Moecke u. Ahnefeld 1995).

Neben der Dokumentation durch schriftliche Aufzeichnungen des Leistungserbringers, die regelhaft zu erheben sind, können insbesondere zu Studienzwecken oder für die Anwendung bei besonderen Projekten auch Ton- oder Videoaufzeichnungen sowie der Einsatz von Personen als Monitor für qualitätssichernde Maßnahmen eingesetzt werden. Dies wird aber wegen des Aufwandes sicher die absolute Ausnahme darstellen.

*Dokumentation ist die Grundlage der Qualitätssicherung; wesentliche Voraussetzungen zu deren Verwertbarkeit ist die Vereinheitlichung von Inhalt und Nomenklatur.*

## 46.2.3
### Datenschutzrechtliche Belange

Die Dokumentation und Weitergabe von erhobenen Patientendaten zum Zweck der Qualitätssicherung findet nicht mehr im unmittelbaren therapeutischen Interesse des einzelnen Patienten statt und ist daher durch berufsrechtliche Regelungen zur Schweigepflicht in den § 3 und 4 MBO nicht mehr geregelt (Bundesärztekammer 1996). Dies hat darüber hinaus erhebliche datenschutzrechtliche Bedeutung, da selbst anonymisierte Daten des Notfallpatienten nur dann vom Arzt zum Zweck der statistischen Auswertung aus der Hand gegeben werden dürfen, wenn eine eindeutige Rückführung des Datensatzes auf den einzelnen Patienten nicht möglich ist. Weiterhin ist die Übersendung eines Arztbriefes oder eines Rücklaufbogens mit Informationen über den Krankheitsverlauf des Patienten nach der notfallmedizinischen Intervention ebenso nicht aus den genannten Bestimmungen abzuleiten. Daher ist die Übermittlung dieser

*Qualitätssichernde Maßnahmen können sehr leicht mit datenschutzrechtlichen Belangen kollidieren, es besteht aus der Sicht des Notfallmediziners ein erheblicher Regelungsbedarf.*

wesentlichen Informationen über Merkmale der Ergebnisqualität an den Notarzt nach Auffassung der Bundesärztekammer sowie nach herrschender Rechtsauffassung im Einzelfall durch den Patienten zustimmungspflichtig (Dick 1994; Lippert 1994).

Die Speicherung von dokumentierten Daten mittels EDV-Anlagen erfordert die Beachtung einschlägiger Vorschriften, diese sind in verschiedenen Gesetzestexten geregelt. Neben dem Bundes- und den Landesdatenschutzgesetzen finden datenrechtliche Vorschriften z. B. aus den Krankenhaus- oder Rettungsdienstgesetzen der Länder Anwendung. Solange die Gefahr der eindeutigen Reidentifizierung der betroffenen Einzelperson aus dem gespeicherten Datensatz nicht sicher ausgeschlossen werden kann, ist die Person über die Speicherung der Daten zu unterrichten und die Speicherung nur nach dem Grundsatz der Erforderlichkeit zulässig. Der Zugriff auf personenbezogene oder reidentifizierbare Daten muß im Einzelfall zweckgebunden sein. Weiterhin fordern die Datenschutzbestimmungen Maßnahmen zur Sicherung der Daten vor dem Zugriff unbefugter Personen sowie vor dem Verlust oder der unbeabsichtigten Zerstörung der erhobenen Daten (Wellbrock 1993).

Neben den datenschutzrechtlichen Belangen aus der Sicht des Patienten ist auch das informationelle Selbstbestimmungsrecht des einzelnen beteiligten Mitarbeiters zu berücksichtigen; dies gilt insbesondere für die vorherige Genehmigung oder Zustimmung eines Mitarbeiters zu Ton- oder Filmaufnahmen.

## 46.3
## Dokumentation in der präklinischen Notfallmedizin

### 46.3.1
### Notärztliche Dokumentation

**Dokumentation notärztlicher Tätigkeit hat durch den Notarzt im erforderlichen Umfang zu erfolgen.**

Die Aufzeichnung notärztlicher Befunde oder Maßnahmen sollte grundsätzlich immer vom Arzt selbst durchgeführt werden, dabei ist eine strukturierte Form der Dokumentation zu fordern. Diese wird durch Vordrucke oder Protokolle erheblich erleichtert, daher sollten alle Notarzteinsätze auf hierfür vorgesehenen Protokollen dokumentiert werden. Die Dokumentation des notärztlichen Einsatzes dient, wie zuvor beschrieben, der Informationsweitergabe an die weiterbehandelnden Kollegen, der Rechenschaftslegung des leistungserbringenden Arztes sowie der einheitlichen Erhebung von Daten für die Qualitätssicherung.

#### 46.3.1.1
#### *Umfang*

Welche Daten eines Notarzteinsatzes zu dokumentieren sind, läßt sich sicher nicht allgemeingültig festschreiben, da Dokumentation unterschiedlichen Zielen gerecht werden muß. Eine Basisdokumentation umfaßt Diagnose und Befund mit wesentlichen anamnestischen Angaben sowie Aufzeichnungen über ergriffene Maßnahmen und den Verlauf während der notärztlichen Patientenbetreuung. Zusätzlich ist eine Fixierung des zeitlichen Ablaufs eines Rettungseinsatzes ebenso zu fordern wie Angaben über die Auffindesituation, das Notfallgeschehen sowie das subjektiv eingeschätzte oder meßbare Ergebnis der notärztlichen Tätigkeit. Weitere Aufzeichnungen sind immer dann erforderlich, wenn z. B. für wissenschaftliche Fragestellungen zusätzliche Daten erhoben werden sollen, die für die Routinedokumentation nicht von Bedeutung sind. Um der wesentlichen Aufgabe der Informationsvermittlung zu dienen, ist zunächst eine Beschränkung auf wesentliche Daten zu fordern. Darüber hinaus ist eine ausgeprägte Strukturierung der Dokumentationsvorlage für die Orientierung sowohl des Ausfüllenden wie des Lesenden besonders unter Zeitdruck notwendig (Herden u. Moecke 1992).

### 46.3.1.2
### Art (DIVI-Protokoll)

Nach mehrjähriger Entwicklungsarbeit und Praxiserprobung an verschiedenen Rettungszentren liegt ein Protokoll vor, das in der Version 3.0 von der Deutschen Interdisziplinären Vereinigung für Intensiv- und Notfallmedizin (DIVI) zum bundesweiten Einsatz für die Dokumentation aller notärztlichen Einsätze empfohlen worden ist (s. Kap. 1, Abb. 1-1). Dieses Protokoll dient der einheitlichen Basisdokumentation aller Daten eines Notarzteinsatzes, die für die Information des weiterbehandelnden Arztes, die Abrechnung, die Rechenschaftslegung des Notarztes sowie für die Durchführung grundlegender qualitätssichernder Maßnahmen notwendig sind. Damit ermöglicht das Protokoll bei weitgestreuter Nutzung erstmals die Durchführung auch von externen Qualitätssicherungsmaßnahmen in größerem Ausmaß. Die Infrastruktur hierzu ist allerdings weder auf regionaler noch auf überregionaler Ebene hinreichend vorhanden.

*Den Standard zur notärztlichen Dokumentation setzt das von der DIVI empfohlene Notarzteinsatzprotokoll in der Version 3.0.*

Noch immer werden in der Bundesrepublik Deutschland sicher hunderte unterschiedlicher Notfallprotokolle verwendet, weil einzelnen Entscheidungsträgern ihr eigener Entwurf eines Notfallprotokolls praktischer, ansprechender oder auch umfassender bzw. weniger aufwendig erscheint. Diese mangelnde Akzeptanz des einheitlichen Protokolls berücksichtigt allerdings nicht, daß die vermeintliche Freiheit des einzelnen Leistungserbringers einen Mangel an Vergleichbarkeit der erhobenen Daten zur Folge hat. Der bewußte Verzicht auf Vergleichbarkeit allerdings ist sicherlich nicht mit besonders hoher Professionalität zu begründen, zumal das DIVI-Protokoll einen lang diskutierten Kompromiß nach den Anforderungen verschiedener Rettungszentren darstellt (Herden u. Moecke 1992; Moecke u. Herden 1994).

### 46.3.2
### Nichtärztliche Dokumentation

Neben den notärztlich betreuten Notfalleinsätzen des organisierten Rettungsdienstes findet ein erhebliches Einsatzaufkommen statt, bei dem Notfallpatienten ohne Notarzt versorgt werden. Allein im Jahr 1991 waren dies in den alten Bundesländern 1,32 Mio. Notfalleinsätze, hinzu kommen noch 4,37 Mio. qualifizierte Krankentransporte. Zumindest für die Notfalleinsätze ohne notärztliche Beteiligung ist ein Mindestmaß an Dokumentation durch die Leistungserbringenden zu fordern. Ziel ist hier ebenso wie bei der notärztlichen Dokumentation sowohl die Informationsübermittlung an die weiterbehandelnden Ärzte als auch eine forensische Absicherung des Rettungsdienstpersonals durch eindeutige Aufzeichnungen über Befunde und Maßnahmen (DIVI 1994).

*Auch Rettungsdiensteinsätze ohne Arzt erfordern ein Mindestmaß an einheitlicher Dokumentation.*

### 46.3.2.1
### Umfang

Die Menge der zu dokumentierenden Daten muß gegenüber dem zu fordernden Datensatz der notärztlichen Dokumentation sicher wesentlich reduziert sein. Zentrale Bestandteile der notärztlichen Dokumentation wie rettungstechnische Daten (Zeitabläufe), Notfallsituation und Erstbefunde sowie die Maßnahmen und Informationen über Zwischenfälle/Ereignisse/Komplikationen sind in gleicher Weise zu erheben wie beim ärztlich geleiteten Notfalleinsatz.

### 46.3.2.2
### Art (DIVI-RD-Protokoll)

**Das Standardwerkzeug zur Dokumentation nicht ärztlich geleiteter Notfalleinsätze ist das bundeseinheitliche Rettungsdienstprotokoll der DIVI.**

Um eine einheitliche Dokumentationsgrundlage für Notfalleinsätze mit und ohne ärztliche Mitwirkung zu erreichen sowie um eine Zusammenführung der erhobenen Kerndaten beider Dokumentationslinien zu ermöglichen, wurde in Anlehnung an das bundeseinheitliche DIVI-Notarztprotokoll ein Rettungsdienstprotokoll entwickelt (Abb. 46-1). Dessen Einsatz wurde zwischenzeitlich von der DIVI für alle Rettungsdiensteinsätze empfohlen, dabei bezieht sich die Empfehlung ausschließlich auf den Inhalt und nicht auf das Layout des zu verwendenden Protokolls. (DIVI 1994; Moecke et al. 1994).

### 46.3.3
### Übergabe und Weitergabe der Dokumentation

**Die Weitergabe der Dokumentation erfolgt stets nur direkt an den weiterbehandelnden Arzt.**

Die Weitergabe der vollständig ausgefüllten Protokolle sollte stets direkt an den weiterbehandelnden Arzt im Rahmen der Patientenübergabe erfolgen. Dabei können Rückfragen über den Inhalt Anlaß geben, die Dokumentation zu ergänzen oder Niedergeschriebenes zu erläutern. Die Weitergabe der erfaßten Daten an nicht mit der weiteren medizinischen Behandlung des Patienten befaßten Personen wie z. B. Geistliche ist an die ausdrückliche Willenserklärung des Patienten gebunden. Diese sollte soweit möglich schriftlich niedergelegt werden.

## 46.4
## Möglichkeiten der Datenanalyse

Um Qualitätssicherung mit vertretbarem Aufwand für eine Vielzahl von Leistungsbereichen betreiben zu können, ist die Verwendung von automatisierten Datenanalysen mittels EDV sinnvoll. Um dabei sowohl externe als auch interne Vergleiche und Auswertungen zu ermöglichen, ist ein einheitliches Datenformat zur Archivierung und für den Datenaustausch zu fordern. Ein sinnvolles Format von notfallmedizinisch relevanten Kerndaten bietet der kürzlich publizierte Vorschlag von Friedrich u. Messelken (1996) für einen „minimalen Notarztdatensatz" (MIND, s. Anhang). Die Auswertung der erhobenen Daten erfolgt zumeist mittels Personalcomputer. Zur Datenarchivierung stehen mehrere Programme sowohl gewerblicher als auch nichtgewerblicher Anbieter zur Verfügung; die dabei möglichen Auswertungen sind in ihrem Umfang sehr unterschiedlich. Die Daten können aber zumeist exportiert werden und stehen

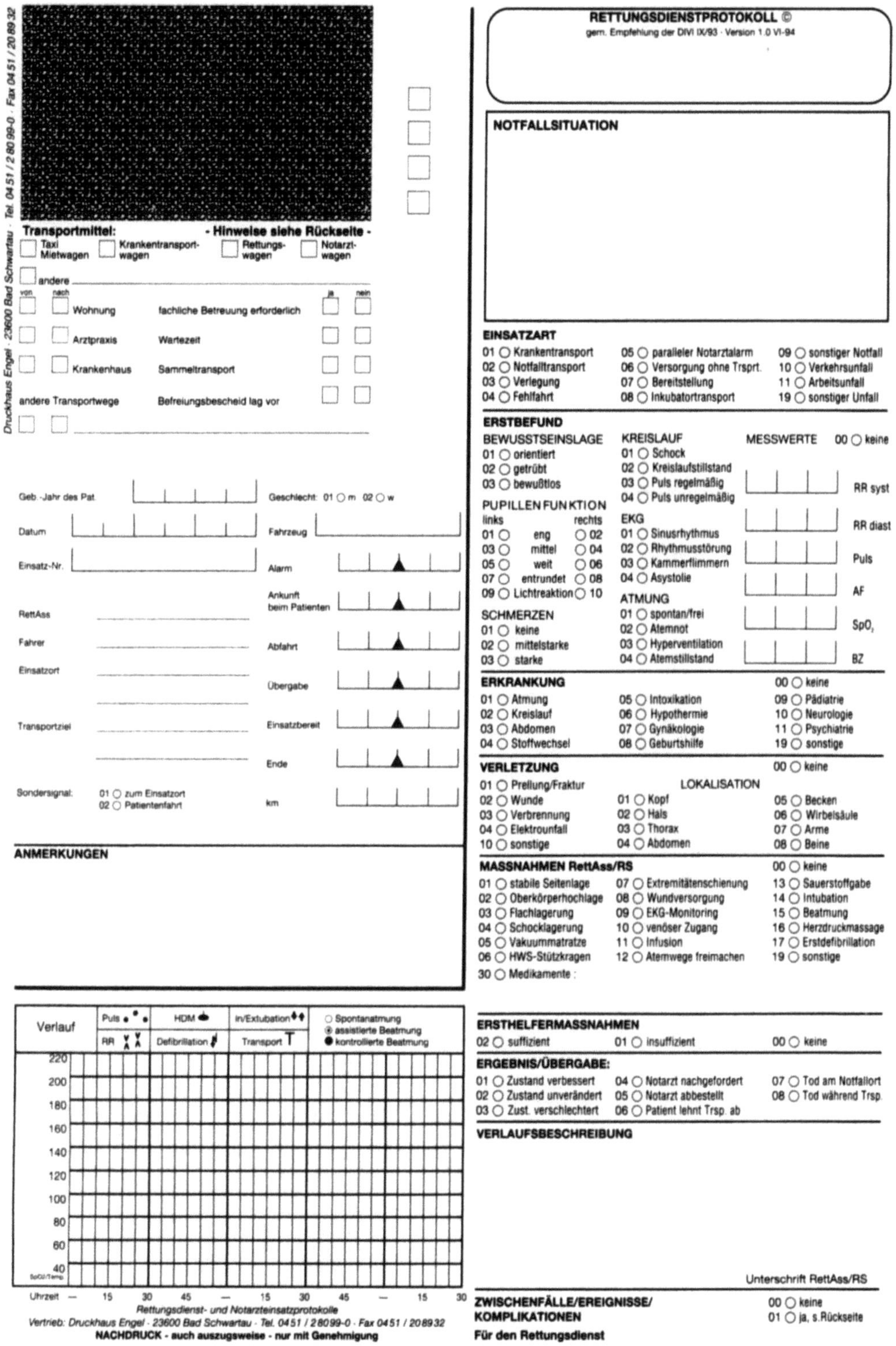

Druckhaus Engel · 23600 Bad Schwartau · Tel. 04 51 / 2 80 99-0 · Fax 04 51 / 20 89 32

**Transportmittel:** - Hinweise siehe Rückseite -

☐ Taxi Mietwagen ☐ Krankentransportwagen ☐ Rettungswagen ☐ Notarztwagen

☐ andere

| von | nach | | | ja | nein |
|---|---|---|---|---|---|
| ☐ | ☐ | Wohnung | fachliche Betreuung erforderlich | ☐ | ☐ |
| ☐ | ☐ | Arztpraxis | Wartezeit | ☐ | ☐ |
| ☐ | ☐ | Krankenhaus | Sammeltransport | ☐ | ☐ |
| | | andere Transportwege | Befreiungsbescheid lag vor | ☐ | ☐ |
| ☐ | ☐ | | | | |

Geb.-Jahr des Pat. — Geschlecht: 01 ○ m 02 ○ w

Datum — Fahrzeug

Einsatz-Nr. — Alarm

Ankunft beim Patienten

RettAss

Fahrer — Abfahrt

Einsatzort — Übergabe

Transportziel — Einsatzbereit

Ende

Sondersignal: 01 ○ zum Einsatzort 02 ○ Patientenfahrt — km

**ANMERKUNGEN**

Verlauf — Puls • — HDM — In/Extubation — ○ Spontanatmung ⊛ assistierte Beatmung ● kontrollierte Beatmung

RR — Defibrillation — Transport T

220 200 180 160 140 120 100 80 60 40 SpO2/Temp

Uhrzeit — 15 30 45 — 15 30 45 — 15 30

*Rettungsdienst- und Notarzteinsatzprotokolle*

*Vertrieb: Druckhaus Engel · 23600 Bad Schwartau · Tel. 04 51 / 2 80 99-0 · Fax 04 51 / 20 89 32*

**NACHDRUCK - auch auszugsweise - nur mit Genehmigung**

**RETTUNGSDIENSTPROTOKOLL ©**

gem. Empfehlung der DIVI IX/93 · Version 1.0 VI-94

**NOTFALLSITUATION**

**EINSATZART**

01 ○ Krankentransport
02 ○ Notfalltransport
03 ○ Verlegung
04 ○ Fehlfahrt
05 ○ paralleler Notarztalarm
06 ○ Versorgung ohne Trsprt.
07 ○ Bereitstellung
08 ○ Inkubatortransport
09 ○ sonstiger Notfall
10 ○ Verkehrsunfall
11 ○ Arbeitsunfall
19 ○ sonstiger Unfall

**ERSTBEFUND**

BEWUSSTSEINSLAGE
01 ○ orientiert
02 ○ getrübt
03 ○ bewußtlos

PUPILLENFUNKTION

| links | | rechts |
|---|---|---|
| 01 ○ | eng | ○ 02 |
| 03 ○ | mittel | ○ 04 |
| 05 ○ | weit | ○ 06 |
| 07 ○ | entrundet | ○ 08 |
| 09 ○ | Lichtreaktion | ○ 10 |

SCHMERZEN
01 ○ keine
02 ○ mittelstarke
03 ○ starke

KREISLAUF
01 ○ Schock
02 ○ Kreislaufstillstand
03 ○ Puls regelmäßig
04 ○ Puls unregelmäßig

EKG
01 ○ Sinusrhythmus
02 ○ Rhythmusstörung
03 ○ Kammerflimmern
04 ○ Asystolie

ATMUNG
01 ○ spontan/frei
02 ○ Atemnot
03 ○ Hyperventilation
04 ○ Atemstillstand

MESSWERTE 00 ○ keine
RR syst
RR diast
Puls
AF
$SpO_2$
BZ

**ERKRANKUNG** 00 ○ keine

01 ○ Atmung
02 ○ Kreislauf
03 ○ Abdomen
04 ○ Stoffwechsel
05 ○ Intoxikation
06 ○ Hypothermie
07 ○ Gynäkologie
08 ○ Geburtshilfe
09 ○ Pädiatrie
10 ○ Neurologie
11 ○ Psychiatrie
19 ○ sonstige

**VERLETZUNG** 00 ○ keine

01 ○ Prellung/Fraktur
02 ○ Wunde
03 ○ Verbrennung
04 ○ Elektrounfall
10 ○ sonstige

LOKALISATION
01 ○ Kopf
02 ○ Hals
03 ○ Thorax
04 ○ Abdomen
05 ○ Becken
06 ○ Wirbelsäule
07 ○ Arme
08 ○ Beine

**MASSNAHMEN RettAss/RS** 00 ○ keine

01 ○ stabile Seitenlage
02 ○ Oberkörperhochlage
03 ○ Flachlagerung
04 ○ Schocklagerung
05 ○ Vakuummatratze
06 ○ HWS-Stützkragen
07 ○ Extremitätenschienung
08 ○ Wundversorgung
09 ○ EKG-Monitoring
10 ○ venöser Zugang
11 ○ Infusion
12 ○ Atemwege freimachen
13 ○ Sauerstoffgabe
14 ○ Intubation
15 ○ Beatmung
16 ○ Herzdruckmassage
17 ○ Erstdefibrillation
19 ○ sonstige
30 ○ Medikamente :

**ERSTHELFERMASSNAHMEN**

02 ○ suffizient 01 ○ insuffizient 00 ○ keine

**ERGEBNIS/ÜBERGABE:**

01 ○ Zustand verbessert
02 ○ Zustand unverändert
03 ○ Zust. verschlechtert
04 ○ Notarzt nachgefordert
05 ○ Notarzt abbestellt
06 ○ Patient lehnt Trsp. ab
07 ○ Tod am Notfallort
08 ○ Tod während Trsp.

**VERLAUFSBESCHREIBUNG**

Unterschrift RettAss/RS

**ZWISCHENFÄLLE/EREIGNISSE/ KOMPLIKATIONEN** 00 ○ keine 01 ○ ja, s.Rückseite

**Für den Rettungsdienst**

**Abb. 46–1 a.** DIVI-Rettungsdienstprotokoll (Vorderseite)

## TRANSPORTVERWEIGERUNG

### Erklärung

Hiermit erkläre ich (Name _____, Vorname_____), daß ich heute vom Rettungsdienst (Herrn/Frau_____) über meine Erkrankung bzw. Verletzung und deren Konsequenzen aufgeklärt worden bin und eine Behandlung bzw. Beförderung in's Krankenhaus entgegen der Belehrung ablehne.

Für hieraus entstandene Schäden trage ich selbst die volle Verantwortung.

_____  _____  _____  _____
Ort      Datum    Unterschrift Patient   Unterschrift Zeugen

## MATERIALVERBRAUCH

Schlüssel / Menge / Schlüssel / Menge

## ZWISCHENFÄLLE / EREIGNISSE / KOMPLIKATIONEN (ZEK)

### ZEK - Zeitpunkt
0 Anfahrt    2 Transport
1 Versorgung    3 Übergabe

### ZEK - Relevanz
0 ZEK ohne Auswirkung auf den klinischen Zustand
1 ZEK klinisch bedeutsam, aber ohne Einfluß auf den weiteren Krankheitsverlauf
2 ZEK klinisch bedeutsam, mit Einfluß auf den weiteren Krankheitsverlauf
3 ZEK klinisch bedeutsam, mit zusätzlicher Schädigung des Patienten, die Tod oder Dauerschaden zur Folge hat

ZEK's   1.   2.
Zeitpunkt
Relevanz
Art

### ZEK - Art

**Atemwege, Gasaustausch )***
10 Bronchospasmus
11 Aspiration
12 Hypoventilation / Hypoxämie
15 Andere respiratorische Störungen

**Herz-Kreislaufsystem )***
18 Hypotension
19 Hypertension
20 Arrhythmie
21 Tachykardie
22 Bradykardie
23 Hypovolämie
26 Kreislaufstillstand
29 Venenzugang nicht möglich
30 Andere Störungen Herz-Kreislaufsystem

**Allgemeine Reaktionen )***
40 Anaphylaktisch-allergische Reaktion
42 Hypothermie
48 Andere allgemeine Reaktionen

)* nur bei ZEK - Zeitpunkt 1 und 2

**Zentrales Nervensystem )***
60 Krampfanfall
61 Verwirrtheitszustand
64 Andere zentrale neurologische Störungen

**Medizintechnik**
67 Beatmungsgerät
71 Defibrillator, halbautomatischer
72 Pulsoximetrie
73 Intubationsbesteck
74 Medikamentenzufuhr (Infusionssysteme/Pumpen)
75 Andere Störungen Medizintechnik

**Organisation**
92 Fehlerhafte Einsatzmeldung
93 Nächstgelegenes, geeignetes Rettungsmittel (RTW) nicht verfügbar
94 Nächstgelegenes, geeignetes Krankenhaus nicht aufnahmebereit für Patienten
95 Übergabeproblem im aufnehmenden Krankenhaus
96 Zusätzlich erforderliche Rettungsmittel waren nicht zeitgerecht verfügbar
97 Einsatz unter Leitung eines LNA
98 Sonstiges

**Abb. 46-1b.** DIVI-Rettungsdienstprotokoll (Rückseite)

## 46 Qualitätsmanagement und Dokumentation

danach einer statistischen Bearbeitung mit einem herkömmlichen Datenbank- oder Tabellenkalkulationsprogramm zur Verfügung. Die überregionale Auswertung im Sinne eines notfallmedizinischen Registers wird derzeit vom Institut für medizinische Statistik und Dokumentation der Universität Lübeck betrieben.

| N*) | P*) | T*) | L*) | Name | Bezeichnung/Ausprägung |
|---|---|---|---|---|---|
| 1 | A | K | 2 | SATZART | Satzkennzeichnung (hier 01) |
| 2 | B | K | 3 | VERSION | Version des MIND (hier 1.0) |
| 3 | C | K | 8 | KENN | Freizuwählende Projekt-Kennung |
| 4 | D | K | 5 | PLZ | PLZ der Wache |
| 5 | E | K | 2 | DICHTE | Einwohner-Dichte des Einsatzgebietes |
|  |  |  |  |  | 01 = *dünn besiedelt (bis 200)* |
|  |  |  |  |  | 02 = *mittelbesiedelt (200–1000)* |
|  |  |  |  |  | 03 = *dicht besiedelt (über 1000)* |
| 6 | F | K | 2 | SYSTEM | Notarzt-System |
|  |  |  |  |  | 01 = *Kompaktsystem* |
|  |  |  |  |  | 02 = *Rendezvoussystem* |
| 7 | G | N | 8 | FALLNR | Fallnummer |
| 8 | H | C | 2 | RETTMIT | Typ des Rettungsmittels |
|  |  |  |  |  | 01 = *NEF* |
|  |  |  |  |  | 02 = *RTW* |
|  |  |  |  |  | 03 = *KTW* |
|  |  |  |  |  | 04 = *NAW* |
|  |  |  |  |  | 05 = *RTH* |
| 9 | I | C | 2 | FACH | Fachgebiet des Notarztes |
|  |  |  |  |  | 01 = *Innere* |
|  |  |  |  |  | 02 = *Chirurgie* |
|  |  |  |  |  | 03 = *Anaesthesie* |
|  |  |  |  |  | 04 = *Pädiatrie* |
|  |  |  |  |  | 05 = *Andere* |
| 10 | J | C | 2 | AUSBILD | Status des Notarztes |
|  |  |  |  |  | 01 = *AiP* |
|  |  |  |  |  | 02 = *Assistenzarzt* |
|  |  |  |  |  | 03 = *Facharzt* |
| 11 | K | D | 8 | DATUM | Einsatzdatum |
| 12 | L | U | 5 | ALARM | Zeitpunkt des Alarms |
| 13 | M | U | 5 | ANKUNFT | Ankunft am Notfallort |
| 14 | N | Z | 4 | GEBJAHR | Geburtsjahr des Patienten |
| 15 | O | Z | 2 | GEBMONAT | Geburtsmonat des Patienten |
| 16 | P | C | 2 | GESCHL | Geschlecht des Patienten |
|  |  |  |  |  | 01 = *männlich* |
|  |  |  |  |  | 02 = *weiblich* |
| 17 | Q | C | 2 | BEWLAGE | Bewußtseinslage |
|  |  |  |  |  | 01 = *narkotisiert* |
|  |  |  |  |  | 02 = *orientiert* |
|  |  |  |  |  | 03 = *getrübt* |
|  |  |  |  |  | 04 = *bewußtlos* |
| 18 | R | Z | 2 | GCS1 | Glasgow-Coma-Scale (1. Zeitpunkt) |
| 19 | S | Z | 3 | RRSYS1 | Systolischer Blutdruck (1. Zeitpunkt) |
| 20 | T | Z | 3 | HF1 | Herzfrequenz (1. Zeitpunkt) |
| 21 | U | Z | 2 | AF1 | Atemfrequenz (1. Zeitpunkt) |
| 22 | V | Z | 3 | SAOZ1 | SaO2 (1. Zeitpunkt) |
| 23 | W | C | 2 | KRRSYS1 | Klassifizierter RRSYS1 |
|  |  |  |  |  | 04 = *kl. 80* |
|  |  |  |  |  | 03 = *80 bis 99* |
|  |  |  |  |  | 02 = *100 bis 119* |
|  |  |  |  |  | 01 = *120 bis 140* |
|  |  |  |  |  | 02 = *141 bis 149* |
|  |  |  |  |  | 03 = *150 bis 229* |
|  |  |  |  |  | 04 = *gr. 229* |

| N*) | P*) | T*) | L*) | Name | Bezeichnung/Ausprägung |
|---|---|---|---|---|---|
| 24 | X | C | 2 | KHF1 | Klassifizierte HF1 |
|  |  |  |  |  | 04 = kl. 40 |
|  |  |  |  |  | 03 = 40 bis 49 |
|  |  |  |  |  | 02 = 50 bis 59 |
|  |  |  |  |  | 01 = 60 bis 100 |
|  |  |  |  |  | 02 = 101 bis 130 |
|  |  |  |  |  | 03 = 131 bis 160 |
|  |  |  |  |  | 04 = gr. 160 |
| 25 | Y | C | 2 | KAF1 | Klassifizierte AF1 |
|  |  |  |  |  | 04 = kl. 5 |
|  |  |  |  |  | 03 = 5 bis 7 |
|  |  |  |  |  | 02 = 8 bis 11 |
|  |  |  |  |  | 01 = 12 bis 18 |
|  |  |  |  |  | 02 = 19 bis 24 |
|  |  |  |  |  | 03 = 25 bis 30 |
|  |  |  |  |  | 04 = gr. 30 |
| 26 | Z | C | 2 | KSAOZ1 | Klassifizierte SAOZ1 |
|  |  |  |  |  | 04 = kl. 86 |
|  |  |  |  |  | 03 = 86 bis 90 |
|  |  |  |  |  | 02 = 91 bis 95 |
|  |  |  |  |  | 01 = 96 bis 100 |
| 27 | AA | C | 2 | SCHMERZ1 | Schmerzbeschreibung (1. Zeitpunkt) |
|  |  |  |  |  | 01 = kein |
|  |  |  |  |  | 02 = leichter |
|  |  |  |  |  | 03 = starker |
|  |  |  |  |  | 04 = entfällt |
| 28 | AB | C | 2 | EKG1 | Klassifizierter EKG-Befund (1. Zeitpunkt) |
|  |  |  |  |  | 01 = Sinusrhythmus |
|  |  |  |  |  | 02 = SVES/VES monotop |
|  |  |  |  |  | 03 = AA, VES polytop |
|  |  |  |  |  | 04 = Asystolie, VT, Kafli, Kafla, EMD |
| 29 | AC | L | 1 | BZ | Blutzucker |
| 30 | AD | C | 2 | ATEM | Atmungs-Befund |
|  |  |  |  |  | 01 = unauffällig |
|  |  |  |  |  | 02 = Atemstörung |
|  |  |  |  |  | 03 = Apnoe |
|  |  |  |  |  | 04 = beamtet |
| 31 | AE | Z | 2 | MEES1 | MEES (1. Zeitpunkt) |
| 31 | AF | L | 1 | KRANK1 | Erkrankung ZNS |
| 33 | AG | L | 1 | KRANK2 | Erkrankung Herz-Kreislauf |
| 34 | AH | L | 1 | KRANK3 | Erkrankung Atmung |
| 35 | AI | L | 1 | KRANK4 | Erkrankung Abdomen |
| 36 | AJ | L | 1 | KRANK5 | Intoxikation |
| 37 | AK | L | 1 | KRANK6 | Erkrankung Stoffwechsel |
| 38 | AL | L | 1 | KRANK7 | Pädiatrie |
| 39 | AM | L | 1 | KRANK8 | Gynäkologie/Geburtshilfe |
| 40 | AN | L | 1 | KRANK9 | Sonstige Erkrankung |
| 41 | AO | A | 5 | ICD1 | 1. ICD-Code |
| 42 | AP | A | 5 | ICD2 | 2. ICD-Code |
| 43 | AQ | A | 5 | ICD3 | 3. ICD-Code |
| 44 | AR | L | 1 | TRAUMAS | Schädel-Trauma |
| 45 | AS | L | 1 | TRAUMAW | Wirbelsäulen-Trauma |
| 46 | AT | L | 1 | TRAUMAT | Thorax-Trauma |
| 47 | AU | L | 1 | TRAUMAA | Trauma des Abdomens |
| 48 | AV | L | 1 | TRAUMAB | Becken-Trauma |
| 49 | AW | L | 1 | TRAUMAE | Extremitäten-Trauma |
| 50 | AX | L | 1 | VERBRENN | Verbrennung/Verbrühung |
| 51 | AY | L | 1 | HERZ1 | Herzdruckmassage |
| 52 | AZ | L | 1 | HERZ2 | Defibrillation/Kardoversion |
| 53 | BA | L | 1 | HERZ3 | Schrittmacher (extern) |
| 54 | BB | L | 1 | HERZ4 | Peripher venöser Zugang |

| N*) | P*) | T*) | L*) | Name | Bezeichnung/Ausprägung |
|---|---|---|---|---|---|
| 55 | BC | L | 1 | HERZ5 | Zentral venöser Zugang |
| 56 | BD | L | 1 | HERZ6 | Spritzenpumpe |
| 57 | BE | L | 1 | ATMUNG1 | Sauerstoffgabe |
| 58 | BF | L | 1 | ATMUNG2 | Freimachen der Atemwege |
| 59 | BG | L | 1 | ATMUNG3 | Absaugen |
| 60 | BH | L | 1 | ATMUNG4 | Intubation |
| 61 | BI | L | 1 | ATMUNG5 | Beatmung |
| 62 | BJ | L | 1 | WEITER1 | Anaesthesie |
| 63 | BK | L | 1 | WEITER2 | Blutstillung |
| 64 | BL | L | 1 | WEITER3 | Magensonde |
| 65 | BM | L | 1 | WEITER4 | Verband |
| 66 | BN | L | 1 | WEITER5 | Reposition |
| 67 | BO | L | 1 | WEITER6 | Besondere Lagerung |
| 68 | BP | L | 1 | WEITER7 | Thoraxdrainage/Punktion |
| 69 | BQ | L | 1 | WEITER8 | Sonstige weitere Maßnahmen |
| 70 | BR | L | 1 | MONI1 | EKG-Monitor |
| 71 | BS | L | 1 | MONI2 | 12-Kanal-EKG |
| 72 | BT | L | 1 | MONI3 | SpO2 |
| 73 | BU | L | 1 | MONI4 | Kapnometrie |
| 74 | BV | L | 1 | MONI5 | Manuelle RR |
| 75 | BW | L | 1 | MONI6 | Oszillometrische RR |
| 76 | BX | L | 1 | MONI7 | Temperatur |
| 77 | BY | L | 1 | MONI8 | Sonstiges Monitoring |
| 78 | BZ | L | 1 | MEDIKA1 | Analgetika |
| 79 | CA | L | 1 | MEDIKA2 | Antiarrhythmika |
| 80 | CB | L | 1 | MEDIKA3 | Antidota |
| 81 | CC | L | 1 | MEDIKA4 | Antiemetika |
| 82 | CD | L | 1 | MEDIKA5 | Antiepileptika |
| 83 | CE | L | 1 | MEDIKA6 | Antihypertensiva |
| 84 | CF | L | 1 | MEDIKA7 | Bronchodilatantien |
| 85 | CG | L | 1 | MEDIKA8 | Diuretika |
| 86 | CH | L | 1 | MEDIKA9 | Glukose |
| 87 | CI | L | 1 | MEDIKA10 | Katecholamine |
| 88 | CJ | L | 1 | MEDIKA11 | Kortikosteroide |
| 89 | CK | L | 1 | MEDIKA12 | Muskelrelaxantien |
| 90 | CL | L | 1 | MEDIKA13 | Narkotika |
| 91 | CM | L | 1 | MEDIKA14 | Sedativa |
| 92 | CN | L | 1 | MEDIKA15 | Vasodilatantien |
| 93 | CO | L | 1 | MEDIKA16 | Sonstige Medikamente |
| 94 | CP | L | 1 | MEDIKA17 | Kristalloide Infusion |
| 95 | CQ | L | 1 | MEDIKA18 | Kolloidale Infusion |
| 96 | CR | L | 1 | MEDIKA19 | Pufferlösung |
| 97 | CS | L | 1 | MEDIKA20 | Sonstige Infusionen |
| 98 | CT | C | 2 | ZUSTAND | Zustand bei Übergabe<br>01 = verbessert<br>02 = gleich<br>03 = verschlechtert |
| 99 | CU | Z | 2 | GCS2 | Glasgow-Coma-Scale (2. Zeitpunkt) |
| 100 | CV | Z | 3 | RRSYS2 | Systolischer Blutdruck (2. Zeitpunkt) |
| 101 | CW | Z | 3 | HF2 | Herzfrequenz (2. Zeitpunkt) |
| 102 | CX | Z | 2 | AF2 | Atemfrequenz (2. Zeitpunkt) |
| 103 | CY | Z | 3 | SAOZ2 | SaO2 (2. Zeitpunkt) |
| 104 | CZ | C | 2 | KRRSYS2 | Klassifizierter RRSYS2 |
| 105 | DA | C | 2 | KHF2 | Klassifizierter HF2 |
| 106 | DB | C | 2 | KAF2 | Klassifizierter AF2 |
| 107 | DC | C | 2 | KSAOZ2 | Klassifizierter SAOZ2 |
| 108 | DD | C | 2 | SCHMERZ2 | Schmerz-Beschreibung (2. Zeitpunkt)<br>01 = kein<br>02 = leichter<br>03 = starker<br>04 = entfällt |

| N*) | P*) | T*) | L*) | Name | Bezeichnung/Ausprägung |
|---|---|---|---|---|---|
| 109 | DE | C | 2 | EKG2 | Klassifizierter EKG-Befund (2. Zeitpunkt)<br>01 = *Sinusrhythmus*<br>02 = *SVES/VES monotop*<br>03 = *AA, VES polytop*<br>04 = *Asystolie, VT, Kafli, Kafla, EMD* |
| 110 | DF | Z | 2 | MEES2 | MEES (2. Zeitpunkt) |
| 111 | DG | Z | 2 | DIFFMEES | Differenz MEES2-MEES1 |
| 112 | DH | L | 1 | TRAKRA | Transport ins Krankenhaus |
| 113 | DI | L | 1 | VERLEG | Verlegungsfahrt/Sekundäreinsatz |
| 114 | DJ | L | 1 | FEHL | Kein Patient vorhanden (Fehleinsatz) |
| 115 | DK | L | 1 | TRABL | Patient lehnt Transport ab |
| 116 | DL | L | 1 | UNBER | Nur Untersuchung/Behandlung |
| 117 | DM | L | 1 | ANRETT | Übergabe an anderes Rettungsmittel |
| 118 | DN | L | 1 | VONRETT | Übernahme von anderem Rettungsmittel |
| 119 | DO | L | 1 | REAPOS | Reanimation primär erfolgreich |
| 120 | DP | L | 1 | REANEG | Reanimation primär erfolglos |
| 121 | DQ | L | 1 | TODTRANS | Tod auf dem Transport |
| 122 | DR | L | 1 | TODFEST | Todesfeststellung |
| 123 | DS | C | 2 | ERSTHELF | Ersthelfer-Maßnahmen<br>01 = *suffizient*<br>02 = *insuffizient*<br>03 = *keine* |
| 124 | DT | C | 2 | UNFALL | Unfallart<br>01 = *Verkehr*<br>02 = *Arbeit/Schule*<br>03 = *Sonstiger* |
| 125 | DU | C | 2 | NACA | NACA-Score<br>01 = *geringfügige Störung*<br>02 = *ambulante Abklärung*<br>03 = *stationäre Behandlung*<br>04 = *akute L-G nicht auszuschließen*<br>05 = *akute Lebensgefahr*<br>06 = *Reanimation*<br>07 = *Tod* |
| 126 | DV | C | 3 | NARB1 | 1. NA-Einsatz-relevante Besonderheit/ZEK |
| 127 | DW | C | 2 | REL1 | Relevanz der 1. Besonderheit<br>00 = *ohne Auswirkung*<br>01 = *keine Verlaufs-Beeinfl.*<br>02 = *Verlaufs-Beeinflussung*<br>03 = *zusätzliche Schädigung* |
| 128 | DX | C | 3 | NARB2 | 2. NA-Einsatz-relevante Besonderheit/ZEK |
| 129 | DY | C | 2 | REL2 | Relevanz der 2. Besonderheit<br>00 = *ohne Auswirkung*<br>01 = *keine Verlaufs-Beeinfl.*<br>02 = *Verlaufs-Beeinflussung*<br>03 = *zusätzliche Schädigung* |
| 130 | DZ | U | 5 | UEBGABE | Übergabe des Patienten |
| 131 | EA | Z | 3 | KM | Gefahrene km (Hin- und Rückfahrt). |

*) N = Nummer (des Feldes); P = Position (in EXEL-Notation); T = Typ (Dateityp); L = Länge (Stellenzahl)

## Literatur

Ahnefeld FW, Dick W, Harloff M et al. (1994) Beginnt die Demontage der Notfallmedizin im Deutschen Rettungsdienst? AINS 35/3: 78–81

Baumgartl B, Forterre M (1996) Qualitätsmanagement im Rettungsdienst mit System – zur Zertifizierung nach DIN ISO 9000ff. Rettungsdienst 19/4: 312–314

Berwick DL (1989) Continous improvement as an ideal in health care. N Engl J Med 320: 53–56

Biermann E (1993) Die ärztliche Dokumentation aus rechtlicher Sicht. Anästh Intensivmed 34: 64-68

Bundesärztekammer (1996) Berufsordnung für die deutschen Ärzte (in der Fassung der Beschlüsse des 98. Deutschen Ärztetages in Stuttgart). Ärztebl 93: B-327-B-333

Cummins RO, Chamberlain DA, Abramson NS et al. (1991) Recommended guidelines for uniform reporting of data from out-of-hospital cardiac arrest: the Utstein style. Ann Emerg Med 20: 861-874

Deutsche Interdisziplinäre Vereinigung für Intensiv- und Notfallmedizin (1994) Das bundeseinheitliche Rettungsdienstprotokoll. Anästh Intensivmed 35: 167-168

Dick W (1994) Qualitätssicherung im Rettungsdienst - aber wie? Notfallmedizin 20: 285

Dick W (1995) Sparreserven im Rettungsdienst? Notfallmedizin 21/10: 495

Dick W (1996) Effektivität präklinischer Notfallversorgung - Fiktion oder Fakt? Anaesthesist 45: 75-87

Donabedian A (1966) Evaluating the quality of medical care. Milbank Memorial Fund 44: 166-203

Dresing K, Obertacke U, Orda U et al. (1994) Ansätze zur Effektivitätsanalyse in der Unfallrettung. Der Notarzt 10(2): 47-52

Friedrich H, Messelken M (1996) Der minimale Notarztdatensatz (MIND). Anäst Intensivmed 37 (6): 352-358

Grimshaw JM, Russel IT (1993) Effect of clinical guidelines on medical practice: a systematic review of rigorous evaluations. Lancet 342: 1317ff.

Heimann M, Schneider M (1995) WIBERA-Gutachten: Und dann? Rettungsdienstjournal 13/3: 86-87

Heinrichs W (1995) Qualitätssicherung, Qualitätskontrolle, Qualitätsverbesserung - Konzepte, Voraussetzungen, Möglichkeiten. In: Moecke HP, Ahnefeld FW (Hrsg) Qualitätsmanagement in der Notfallmedizin. Blackwell Wissenschafts-Verlag Berlin

Hennes HJ, Reinhardt T, Dick W (1992) Beurteilung des Notfallpatienten mit dem Mainz-Emergency Evaluation Score - MEES. Notfallmedizin 18/3: 130-136

Hennes HJ, Reinhardt T, Otto S et al. (1993) Die Effektivität der präklinischen Versorgung - Bedeutung, Begriffsbestimmung, Voraussetzungen Notfallmedizin 19: 76-78

Herden HN, Moecke HP (1992) Bundeseinheitliches Notarzteinsatzprotokoll. Notfallmedizin 18: 38-40

Himmelseher S, Pfenniger E, Strohmenger H (1994) Brauchen wir traumatologische Scores in der Notfallmedizin? Anaesthesist 43: 376-384

Koch B, Kuschinsky B, Büch E et al. (1995) Qualitätsmanagement in der präklinischen Notfallversorgung - pragmatische Ansätze Notfallmedizin 21/7: 367-371

Lippert HD (1994) Schweigepflicht unter Ärzten. Notfallmedizin 20: 322-323

Metzinger B (1995) Wirtschaftlichkeitsreserven im Rettungsdienst? Rettungsdienst 18/12: 944-949

Moecke HP, Ahnefeld FW (1995) Gemeinsame Empfehlungen der DIVI und der Bundesärztekammer - Qualitätsmanagement in der Notfallmedizin. Notfallmedizin 21/7: 374-375

Moecke HP, Herden HN (1994) Dokumentation im Rettungsdienst. Basis für Forschung und Qualitätssicherung. Anaesthesist 43/4: 257-261

Moecke HP, Schäper J, Herden HN et al. (1994). Das bundeseinheitliche Rettungsdienstprotokoll - Empfehlung der DIVI. Notfallmedizin 20/3: 148-150

Mylius G von (1996) Qualitätsmanagement und Zertifizierung in Non-Profit-Organisationen. Rettungsdienst 19/4: 317-318

Rolfe I, McPherson J (1995) Formative assessment. How am I doing? Lancet 345: 837ff.

Schaefer OP (1990) Qualitätssicherung - ein lästiges Übel? Hess Ärztebl S 370-371

Schaefer OP, Herholz K (1996) Qualitätssicherung - eine Herausforderung für Ärzte. Dtsch Ärztebl 93/5: A-238-240

Schindler KH (1996) Wirtschaftlichkeitsreserven im Rettungsdienst? Rettungsdienst 19/3: 203-207

Schuster HP (1996) Notfallmedizin als Wissenschaft. Notfallmedizin 22/7: 367-369

Sefrin P (1996) Rettungsdienst in der finanziellen Zwangsjacke. Der Notarzt 12/2: 39-42

Sefrin P, Sellner J (1993) Qualitätssicherung in der präklinischen Notfallmedizin. Notfallmedizin 19/7-8: 267-274

Wellbrock R (1993) Dokumentation und Datenschutz. Anästh Intensivmed 34: 69-71

Winkens RAG, Pop P et al. (1995) Randomised controlled trial of routine individual feedback to improve rationality and reduce number of requests. Lancet 345: 498-499

# Block D2
# Einsatztaktik

# 47 Koordination der medizinischen mit der technischen Rettung

E. Müller, T. Trübenbach

Die Entwicklungszeiten technischer Produkte werden immer kürzer. Der einzelne Arzt kann daher den Anteil neuerer chemischer Verbindungen in den verschiedenen Materialien sowie deren toxikologischen Eigenschaften im Brandfall nicht mehr überblicken. Dasselbe gilt für die Entwicklung neuer Werkzeuge und deren mögliche Eignung für die technische Rettung.

Der „technische Retter" ist in der Regel kein Arzt. Die Dringlichkeit einer medizinischen Notfallbehandlung oder mögliche Auswirkungen des von ihm geplanten Vorgehens auf die Vitalfunktionen des Verletzten kann er im Einzelfall nicht beurteilen.

Nur durch eine gute Kommunikation zwischen den Diensten und ein sorgfältig abgestimmtes Vorgehen lassen sich daher die Rettungsmaßnahmen unter größtmöglicher Schonung des Patienten durchführen und Folgeschäden vermeiden.

## 47.1 Die Feuerwehr: Partner im Bereich der technischen Rettung

Partner des Notarztes im Bereich der technischen Rettung ist die Feuerwehr (Fw). Ihre Tätigkeit ist in den Brandschutz- und Hilfeleistungsgesetzen der Bundesländer geregelt (Schön 1990).

### 47.1.1 Aufgaben der Feuerwehr

Zu den Aufgaben der Fw gehören der vorbeugende und abwehrende Brandschutz sowie die technische Unfallhilfe. Letztere ist weit gefaßt als allgemeine Hilfeleistung in Not- und Unglücksfällen definiert.

**Die Aufgabe der Feuerwehr besteht in der Hilfeleistung bei Not- und Unglücksfällen.**

Hierzu gehört die Befreiung von Menschen aus Zwangslagen wie Einklemmung und Verschüttung. Ferner fällt hierunter die Hilfeleistung bei Gefährdung von Menschen, z. B. durch Feuer-, Explosionsgefahr, hypoxische Atmosphäre, Elektrizität, Strahlung, Ein- oder Absturzgefährdung, Ertrinkungsgefahr usw. Bei Unfällen mit gefährlichen Stoffen und Gütern hilft die Fw bei deren Identifikation und der Gefahrbeseitigung vor Ort. Diesbezüglich nimmt sie auch Umweltschutzaufgaben wahr.

Die Fw bestreitet heute mehr Einsätze im Bereich der technischen Unfallhilfe als im eigentlichen Brandschutz.

## 47.1.2
## Die verschiedenen Wehren

Die Aufgaben werden sowohl von öffentlichen als auch von privaten Feuerwehren wahrgenommen.

Zu den öffentlichen Feuerwehren gehören die Berufs-, Freiwilligen und Pflichtfeuerwehren. Betriebsfeuerwehren sind private Einrichtungen der einzelnen Firmen. Man findet sie vor allem in brand- und explosionsgefährdeten Unternehmen z. B. der chemischen Industrie.

Ein Sonderfall sind Werkfeuerwehren. Sie sind ebenfalls privat organisierte, aber *staatlich anerkannte* Betriebsfeuerwehren. Aufbau, Ausrüstung und Ausbildung der Werkfeuerwehren müssen mindestens den Anforderungen entsprechen, die für öffentliche Wehren mit vergleichbarer Aufgabenstellung gelten.

## 47.1.3
## Das taktische Vorgehen der Feuerwehr

> Die Strategie der Feuerwehr ist „Sichern vor Retten vor Bergen."

Das Vorgehen der Fw vor Ort ist in Dienstvorschriften geregelt. Grundsätzlich wird nach der Devise *„Sichern vor Retten vor Bergen"* vorgegangen.

Unter **Sichern** versteht die Fw die weiträumige Absperrung des Unfallortes nach polizeitaktischen Gesichtspunkten sowie den Schutz des eigenen – ggf. auch des rettungsdienstlichen – Personals. Brand- und Explosionsschutz sind obligater Bestandteil dieser Sicherung.

**Retten** im Sinne der Fw ist das Abwenden eines lebensbedrohlichen Zustandes von Menschen oder Tieren durch Befreien aus einer Zwangslage.

**Bergen** ist dagegen das Einbringen von gefährdeten Sachwerten, Leichen und Kadavern.

Ein Zug ist die kleinste operative Einheit der Fw, die Einsätze selbständig durchführt. Ein Zug besteht je nach Geräteausstattung der Fw und Aufgabenbereich aus bis zu 16 Mann und mehreren Fahrzeugen. Immer dabei sind ein Fahrzeug zur Brandbekämpfung (sog. Löschfahrzeug) und ein Rüstwagen. Dieser führt die zur technischen Hilfeleistung z. B. bei der Befreiung Eingeklemmter benötigten Gerätschaften wie (hydraulisch betriebene) Spreizer, Scheren, Stempel etc. mit.

Der Personal- und Materialaufwand erscheint insbesondere für kleinere Einsätze hoch: Die Fw rückt immer so gerüstet zum Einsatz aus, daß sie möglichst alle erwarteten Probleme aus dem Stand heraus in Angriff nehmen und schnell bewältigen kann.

Bei einem Verkehrsunfall heißt das z. B., daß neben den zur Befreiung möglicherweise eingeklemmter Personen benötigen Mann- und Gerätschaften immer auch Einsatzkräfte und Material

- zur Absicherung der Unfallstelle und zur Verkehrsumleitung,
- zum Auffangen evtl. auslaufenden Kraftstoffes (Obrflächenvergrößerung durch Auslaufen und Verteilung bedeutet erhöhte Brand- und Explosionsgefahr),
- zum Abbinden und Beseitigen von Ölspuren bzw. Anlegen von Ölsperren (Schutz von Boden und Wasser: Umweltschutz),
- zur Brandbekämpfung

mit ausrücken bzw. mitgeführt werden müssen.

## 47 Koordination der medizinischen mit der technischen Rettung

Vor Ort gilt der Grundsatz, daß zunächst nicht unmittelbar benötigte Mannschaften und Fahrzeuge in sicherer Entfernung von der Gefahrenquelle geparkt werden – bei Explosionsgefahr bedeutet das außerhalb der Trümmerwurfweite, bei Unfällen mit giftigen Chemikalien oder Radioaktivität außerhalb des Bereiches, in dem eine Kontamination zu erwarten ist.

Ein weiterer Vorteil des separaten Warteraumes besteht darin, daß Mannschaften und Gerät sich so nicht gegenseitig behindern (Leitsatz: „Nachziehen ist besser als Blockieren"). Drehleiter und Kran z. B. brauchen zum Rangieren viel Platz. Auch ist die Aufstellung der verschiedenen Fahrzeuge nicht gleichgültig: Im Falle eines Gebäudebrandes gehört die Drehleiter direkt vor das brennende Haus. Daher versucht die Feuerwehr immer, sich einen sog. Entwicklungsraum freizuhalten.

*Der Unglücksort wird angefahren nach der Devise: Nicht behindern, eher Fahrzeuge nachziehen als Wege blockieren.*

### 47.1.4
### Die Einsatzleitung

*Medizinischer* Einsatzleiter des Rettungsdienstes ist immer der Notarzt.

Die *technische* Einsatzleitung vor Ort obliegt – von wenigen Ausnahmen abgesehen – einem Einsatzleiter der Feuerwehr (Fw-EL). Dieser ist mit sehr weitreichenden Kompetenzen ausgestattet. So entscheidet er nicht nur über den Einsatz von Mannschaften, Material und die Art des Vorgehens, sondern auch über Sicherheitsmaßnahmen wie Absperrungen, Verkehrsumleitungen, Vorkehrungen, um Zuschauer zurückzuhalten, Anforderungen weiterer Hilfsmittel, die Verpflichtung von Hilfskräften (Schön 1990) etc.

Aufgrund seiner umfassenden Kompetenzen ist er der Ansprechpartner des Notarztes.

Beim kombinierten Einsatz mehrerer Feuerwehren gilt hinsichtlich der Einsatzleitung folgendes: Kommt neben einer freiwilligen Feuerwehr oder Pflichtfeuerwehr eine Berufsfeuerwehr zum Einsatz, so hat der Einsatzleiter der Berufsfeuerwehr die Leitung. Kommt neben einer Pflichtfeuerwehr eine freiwillige Feuerwehr zum Einsatz, so hat der Einsatzleiter der freiwilligen Feuerwehr die Leitung.

Die technische Einsatzleitung in Betrieben mit einer Werkfeuerwehr liegt im allgemeinen bei deren Leiter, außer, wenn neben der Werkfeuerwehr eine Berufsfeuerwehr auf dem Betriebsgelände zum Einsatz kommt. Dann wird ein gemeinsamer technischer Einsatzstab gebildet, dessen Leiter in der Regel der der Werkfeuerwehr ist.

Für den Notarzt ist das insofern relevant, als sein Ansprechpartner immer der jeweils zuständige Einsatzleiter ist.

*Die Einsatzleitung besteht aus Notarzt und zuständigem Feuerwehreinsatzleiter.*

### 47.2
### Zusammenarbeit mit der Feuerwehr

### 47.2.1
### Eintreffen an der Einsatzstelle

Werden RTW oder NAW auf dem Weg zum Einsatzort nicht von einem Mitglied der Fw in eine Warteposition eingewiesen, fahren sie am besten zunächst an der

Einsatzstelle vorbei und halten in einiger Entfernung dann in der Richtung, in der später auch abgefahren werden soll. Der von der Fw benötigte Entwicklungsraum (s. 47.1.3) sollte dabei auf jeden Fall respektiert und freigehalten werden.

### 47.2.2
### Kooperation zwischen Notarzt und Einsatzleiter der Feuerwehr

*Nach Eintreffen am Notfallort muß der Notarzt den Feuerwehreinsatzleiter umgehend kontaktieren.*

Da Fw-EL und Notarzt von Beginn an eng kooperieren müssen, ist es hilfreich, daß sich beide sofort nach Eintreffen an der Einsatzstelle als solche zu erkennen geben und sich vorstellen. Bei der Vielzahl der eingesetzten Feuerwehrkräfte ist für den Notarzt häufig nicht erkennbar, wer der Fw-EL ist, zumal es bis heute keine einheitliche Kleidungs- bzw. Kennzeichnungsvorschrift gibt.

Aufgrund unterschiedlicher Funkfrequenzen der Dienste ist es bei einem größeren Einsatz mit mehreren Rettungsdienstfahrzeugen und weitläufigerem Areal hilfreich, daß der Fw-EL weiß, über welches Fahrzeug er den Notarzt erreichen kann (z. B. „Notarzt über RTW XY zu erreichen").

Der gemeinsame Einsatz beginnt in der Regel mit einer Lageerkundung durch Fw-EL und Notarzt.

Eine strikte Disziplin aller eingesetzten Kräfte ist erforderlich, damit wichtige Entscheidungen nicht an Notarzt und Fw-EL vorbei getroffen werden. Dies gilt auch für das Nachfordern von weiteren Rettungsmitteln.

Für den Notarzt heißt das, daß er trotz Konzentration auf eine evtl. schwierige medizinische Notfallbehandlung ansprechbar bleiben muß.

### 47.2.3
### Medizinische Erstversorgung kommt vor der technischen Rettung

*Medizinische Erstversorgung hat Vorrang vor technischer Rettung.*

Ist der Verletzte ohne Eigengefährdung des Rettungsdienstes erreichbar, hat die notfallmedizinische Erstversorgung des Patienten immer Vorrang vor der technischen Rettung.

Wie bei allen Notfällen steht die Wiederherstellung und/oder Stabilisierung der Vitalfunktionen Atmung und Kreislauf im Vordergrund.

Der Notarzt beginnt nach einem kurzen Überblick mit der Basisdiagnostik in Form einer orientierenden Untersuchung von Bewußtsein, Atmung und Kreislauf.

Anschließend gibt er dem Fw-EL Auskunft über den Zustand des Patienten und über Art und Dringlichkeit der aus medizinischer Sicht durchzuführenden Maßnahmen. Sind die Vitalfunktionen stabil(isiert), ist der Zeitdruck wesentlich reduziert. Dies wirkt sich erfahrungsgemäß günstig auf das Streßverhalten aller Einsatzkräfte aus.

### 47.2.4
### Hilfestellung der Feuerwehr bei der medizinischen Versorgung

Wenn die Lichtverhältnisse am Unfallort unzureichend sind, kommen an Fw-Fahrzeugen bzw. Lichtmasten montierte oder auch mobile Halogenstrahler der Fw zum Einsatz.

Bei schlechter Witterung versucht die Fw, Patient und Rettungsmannschaft provisorisch vor Regen, Schnee, Wind und/oder Kälte zu schützen.

# 47 Koordination der medizinischen mit der technischen Rettung

Obwohl im Prinzip Arbeitsteilung herrscht, können bei der medizinischen Versorgung anderweitig nicht benötigte Angehörige der Fw wertvolle Unterstützung leisten, so z. B. bei der Venenpunktion und Infusionstherapie durch Halten von Extremitäten und Infusionsbehältnissen ggf. durch Druckinfusion oder Kompression.

Da die medizinische Vorbildung der Fw-Leute unterschiedlich ist, sollte eine diesbezügliche Bitte des Notarztes einfache und klare Anweisungen enthalten.

## 47.2.5
### Technische Rettung und Transport zum Rettungswagen

Die Durchführung des technischen Teils der Rettung ist der Fw.

Führt der Transport des Patienten zum RTW oder NAW über unsichere Gelände wie Schnee, Eis, glatte und/oder steile Böschung, durch Wasser oder Gebäudetrümmer, wird auch er in der Regel von der Fw durchgeführt.

Bei unterkühltem Verletzten ist mit einem veränderten Kreislaufverhalten zu rechnen. Plötzliche Lageänderungen werden von diesen Patienten oft schlecht vertragen. Entsprechende Überwachung und Vorsichtsmaßnahmen sind beim Transport sicherzustellen. Diese Maßnahmen werden vor dem Transport vom Notarzt festgelegt und mit dem Fw-EL besprochen.

Falls der Zustand des Verletzten es nicht zuläßt, daß die Fw diesen Teil der Rettung allein durchführt, werden Notarzt und Rettungsassistenten während des Patiententransportes ggf. von Mitarbeitern der Fw durch Gurte, Lifelines etc. gesichert.

## 47.3
### Menschen in Zwangslagen

Die Befreiung von verschütteten, in Maschinen, Fahrzeugen, Aufzügen etc. eingeschlossenen oder festsitzenden Menschen ist ebenfalls Aufgabe der Fw. Sollte dabei beispielsweise aufgrund von Verletzungen eine medizinische Behandlung erforderlich sein, übernimmt diese der Rettungsdienst.

## 47.3.1
### Basisversorgung

Sollte die Befreiung solcher Verletzter absehbar eine längere Zeit in Anspruch nehmen, wird für die medizinische Erstversorgung, über deren Dringlichkeit der Notarzt entscheidet, manchmal eine sog. Betreuungsöffnung angelegt.

Durch sie schafft die Fw einen Zugang zum Patienten, damit der Rettungsdienst erste Maßnahmen durchführen kann.

Als Betreuungsöffnung kommt beim PKW z. B. eine Tür, ggf. auch ein Zugang über die Heckfensteröffnung nach Entfernung der Scheibe in Betracht.

Da Front- und Heckscheibe aus Stabilitätsgründen zunehmend mit der Karosserie verklebt werden, müssen sie mit speziellen Schneidewerkzeugen herausgelöst werden.

Die ärztliche Vorgehensweise ist den beengten Verhältnissen anzupassen. Einfache lebensrettende Sofortmaßnahmen wie Freihalten der Atemwege,

O$_2$-Gabe, Kreislauftherapie, ggf. Schmerzbehandlung sind dabei angezeigt. Die Indikation zur Intubation ist unter diesen Umständen eher eng zu stellen. Zumindest sollten Folgeverletzungen durch wiederholte Intubationsversuche unter ungünstigen räumlichen Bedingungen vermieden werden, wenn die Intubation zu diesem Zeitpunkt nicht vital indiziert ist und später durchgeführt werden kann.

**Bei schwieriger Rettung sind Art der Befreiung und Rettungsweg festzulegen.**

In Abhängigkeit von der vermuteten Verletzung muß frühzeitig festgelegt werden, auf welchem Weg die Rettung erfolgen soll: Dabei wird bestimmt, wie (sitzend, liegend mit Schaufeltrage, mit KED), von wem (Fw und/oder Rettungsdienst), in welcher Richtung (horizontal, vertikal, zur Seite, nach oben) die Befreiung des Patienten aus der Zwangslage erfolgt und wie der Verletzte dann auf der Trage gelagert werden soll. Über die bei der Befreiung einzusetzenden Werkzeuge und Materialien entscheidet der Fw-EL. Er informiert hierüber den Notarzt und auch über die vermutete Dauer der einzelnen Befreiungsschritte. Bestehen von seiten des Notarztes gegen einzelne Maßnahmen Bedenken oder haben aus seiner Sicht andere Schritte Vorrang, erwartet der Fw-EL, daß der Notarzt ihm dies von sich aus mitteilt. Nur durch ein abgestimmtes Vorgehen und gute Kooperation lassen sich Folgeschäden gering halten.

Bei umfangreichen und aufwendigen medizinischen Erstversorgungsmaßnahmen empfiehlt sich meistens die vollständige Entfernung des PKW-Daches als Betreuungsöffnung. Dadurch können Notarzt und Rettungssanitäter in das Fahrzeug einsteigen und haben dort viel Bewegungsraum. So behindern sich Feuerwehr und Rettungsdienst nicht gegenseitig im Bereich von Fahrer- oder Beifahrertür. Auch ist eine Befreiung nach hinten und oben leichter möglich als durch eine enge seitliche Öffnung, zumal wenn Frakturen der Extremitäten oder der Wirbelsäule durch Einsatz von Hilfsmittel (Schienen, Schaufeltrage, KED) zuvor im Fahrzeug stabilisiert wurden.

**Unerläßlich ist der ständige Kontakt des Notarztes zum Patienten.**

Aus notfallmedizinischer Sicht ist es wünschenswert, daß der Notarzt zur fortlaufenden Überwachung und zur psychischen Betreuung Eingeklemmter ständig Kontakt zum Patienten hält. Dies muß mit dem Fw-EL abgesprochen werden.

In bestimmten Situationen wird der Notarzt sich dennoch zeitweise vom Verletzten zum Zwecke der Eigensicherung zurückziehen müssen. Dies ist z. B. dann der Fall, wenn der Fw-EL Brand- und Explosionsgefahr durch auslaufendes Benzin, einen nicht ausgelösten Airbag (bei angeschlossener Fahrzeugbatterie) oder Instabilitäten in der Umgebung feststellt oder (manipulationsbedingte) plötzliche Verformungen der Karosserie oder von Maschinenteilen erwartet.

Die aus Gewichtsgründen im Fahrzeugbau weit verbreitete Verwendung von Kunststoffen kann bei und nach Unfällen von Nachteil sein. Kunststoff bricht und splittert je nach Beschaffenheit leichter als Blech. Bei der Verwendung von (hydraulischen) Scheren und Spreizern müssen der Verletzte und der ihn betreuende Notarzt daher sorgfältig abgedeckt werden, damit sie nicht von umherfliegenden Plastiksplittern verletzt werden. Im Falle eines Fahrzeugbrandes kann Kunststoff schmelzen und zu Verbrennungen führen.

Der medizinische Rettungsdienst sollte möglichst schnell zum Patienten gelangen, um mit stabilisierenden Maßnahmen einschließlich Schmerzbekämpfung beginnen zu können. Er sollte nicht darauf warten, daß die Fw ihm den Verletzten bringt (Ausnahmen unter 47.4).

## 47.3.2
### Befreiung aus der Zwangslage

Die richtige Reihenfolge mehrerer, zeitlich versetzt durchgeführter Einzelmaßnahmen kann für den Patienten (über)lebenswichtig sein: Einklemmungen von Thorax und Abdomen müssen evtl. zuerst beseitigt werden, wenn auf andere Weise Atem- und Kreislaufstörungen nicht suffizient behandelt werden können.

Wenn andererseits Trümmer- oder Fahrzeugteile eine Art „Druckverband" ausüben, dürfen diese u. U. erst zuletzt beseitigt werden, damit nicht der noch eingeklemmt sitzende Unfallverletzte nach Dekompression akut verblutet.

Liegt eine solche Situation vor, erwartet (fast) jeder Fw-EL, daß der Notarzt ihm – auch ungefragt – sagt, was er zuerst tun soll.

Eine isolierte Beineinklemmung im Fußraum eines PKW z. B. ist meist keine Indikation zu einer hastigen Befreiung des Patienten unter Inkaufnahme weiterer Verletzungen. Solange der Notarzt den Verletzten problemlos mit Infusionen, Sauerstoff und Schmerztherapie versorgen und damit die Vitalfunktionen stabil halten kann, ist es sinnvoll, die verletzte Gliedmaße *schonend* z. B. durch Anlage einer sog. großen Beinöffnung auszulösen. Dabei wird im Fußraum des Fahrzeugs, meist vom Kotflügel aus, ein Loch in die Karosserie geschnitten und die verletzte Extremität, wenn nötig unter Entfernung der Pedale, vorsichtig freigelegt. Der höhere Zeitaufwand wird dabei in Kauf genommen.

> Der Notarzt hat dem Feuerwehreinsatzleiter für dessen Einsatz medizinisch relevante Aspekte mitzuteilen.

Auch wenn mehrere Personen verletzt sind und die technische Rettung nicht gleichzeitig erfolgen kann, bestimmt der Notarzt in Absprache mit dem Fw-EL die Reihenfolge der Maßnahmen.

> Die Triage wird vom Notarzt in Absprache mit dem Feuerwehreinsatzleiter bestimmt.

Jede Rettung sollte möglichst schonend erfolgen.

Eine Indikation zur umgehenden Befreiung unter Inkaufnahme weiterer Verletzungen kann allerdings dann gegeben sein, wenn der Notarzt äußere oder innere Blutungen, Atem- oder Kreislaufstörungen sonst nicht ausreichend behandeln kann oder der Festsitzende aus anderen Gründen (Brand, Explosionsgefahr) aus der Gefahrenzone entfernt werden muß.

Die technische Durchführung der einzelnen Befreiungsschritte obliegt der Fw.

## 47.4
### Rettung aus Gefährdungsbereichen

Wenn von einer Gefährdung der Rettungsdienstmitarbeiter (z. B. durch Brand- oder Explosionsgefahr, hypoxische Atmosphäre, Schadstoffe, Radioaktivität, elektrischen Strom (etc.) ausgegangen wird (hierüber entscheidet der Fw-EL), erfolgt die primäre Menschenrettung aus dem Gefahrenbereich durch die Fw.

Außer der verkehrstechnischen (polizeitaktischen) Absicherung und Verkehrsumleitung werden spezielle Absperrbereiche festgelegt und markiert (Abb. 47-1).

Gefährdungsbereiche dürfen ohne besondere Schutzvorkehrungen (entsprechende Ausbildung, Schutzkleidung, Atemschutz, Dosisleistungsmeßgeräte bei Unfällen mit Radioaktivität etc.) nicht betreten oder befahren werden. Das gilt auch für den Rettungsdienst. Die Rettungsfahrzeuge sind, um ihre Einsatzfähigkeit nicht durch mechanische, thermische oder Schädigung durch Kontamina-

> Absperrungen beachten! Gefährdungsbereich nicht betreten! Die primäre Rettung erfolgt durch die Feuerwehr.

**Abb. 47–1.** Absperrung bei Brand-, Vergiftungs- und Explosionsgefahr: Verkehrsunfall mit Tankfahrzeug

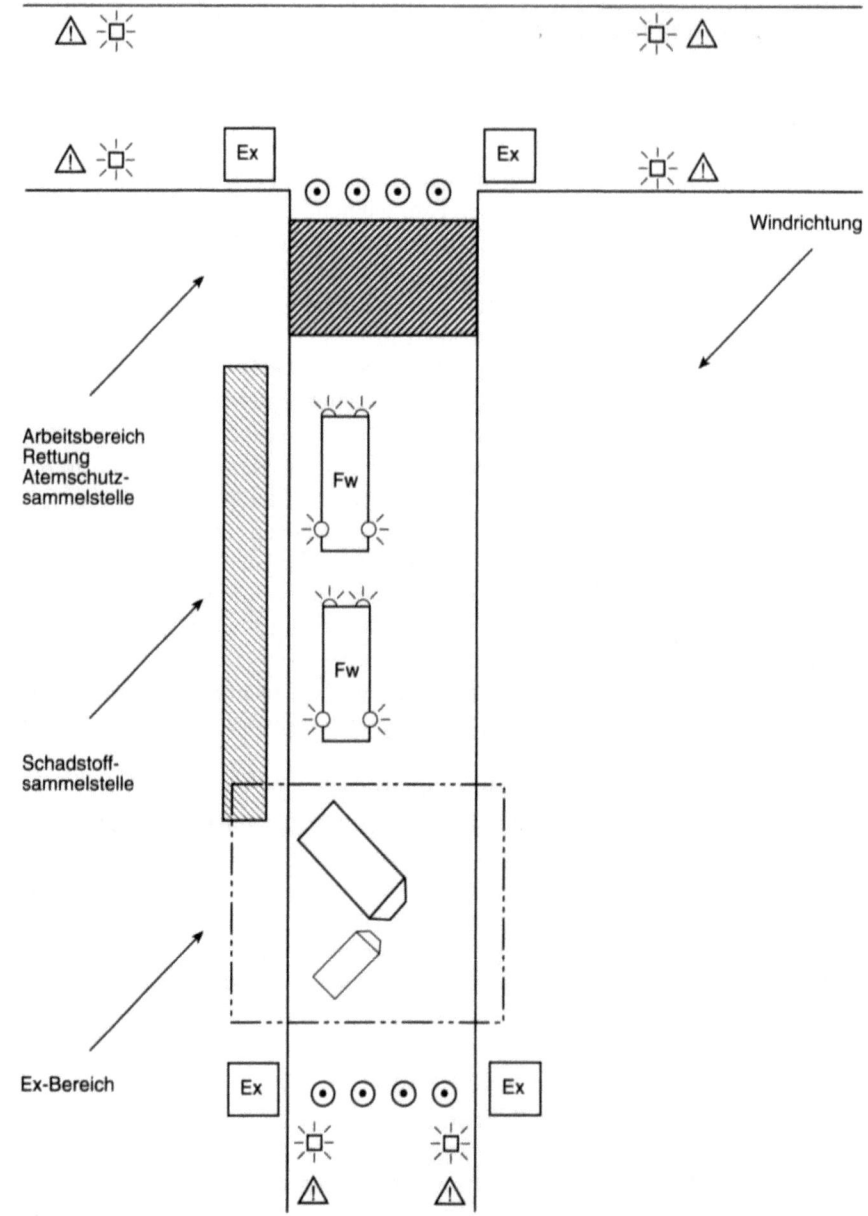

tion zu gefährden, außerhalb dieses Bereichs unter Berücksichtigung von Windrichtung und ggf. Gefälle (bei flüssigen Schadstoffen) in Warteposition zu bringen.

### 47.4.1
**Brand- und Explosionsgefahr**

Es herrscht Rauchverbot. Im gefährdeten Bereich dürfen nur sog. EX-geschützte Geräte zum Einsatz kommen. Feuerzeuge, Handys, Klinikpiepser, Arbeitsleuchten, Funkgeräte und Fahrzeuge des Rettungsdienstes erfüllen die strengen Bestimmungen nicht.

### 47.4.2
**Hypoxische oder toxische Atmosphäre**

Diese Bereiche dürfen nur mit speziellen Atemschutzgeräten von geschultem und geübtem Personal betreten werden. Vermutet oder findet die Fw Atemgifte, die auch über die Haut aufgenommen werden können, sind außerdem Schutzanzüge zu tragen.

### 47.4.3
**Radioaktivität**

Die Fw hat für alle Bereiche ihres Einsatzgebietes, in denen mit radioaktiven Stoffen umgegangen wird, sog. Fw-Pläne angefertigt. Sie enthalten Angaben zu Anfahrts-, Rettungs-, Angriffswegen, Kontroll- und Sperrbereichen. Am besten läßt sich der Rettungsdienst daher seine Warteposition zuweisen. Auf keinen Fall darf innerhalb der Absperrgrenze (Dosisleistung $>25$ µSv/h) oder innerhalb eines Mindestabstandes von 25 m zum Objekt Position bezogen werden. Außerdem ist die Windrichtung zu beachten.

*Der Sperrbereich des Einsatzgebietes ist wegen Kontaminationsgefahr strikt einzuhalten.*

An der Einsatzstelle werden bei strahlenexponierten Verletzten nur unerläßliche Maßnahmen der Erstversorgung vorgenommen (FwDV 9/1 1992). Verletzungen der Haut sind dabei zu vermeiden (Weibley 1989). Auf dem Transport ins Krankenhaus muß der Patient in eine Folie eingepackt gelagert werden, um die Kontamination des Fahrzeugs gering zu halten. Das Krankenhaus ist über die mögliche Strahlenexposition des Verletzten frühzeitig zu informieren.

## 47.5
## Informationsbeschaffung durch die Feuerwehr: Hilfe bei der Schadstoffidentifikation

Bei Transportunfällen mit gefährlichen Stoffen sollten entsprechend den Bestimmungen der Gefahrgutverordnung Straße (GGVS) durch folgende Kennzeichnung Informationen über den transportierten Stoff schnell zu beschaffen sein (FwDV 14 1990):
- Transportbehältnisse sind mit Gefahrzetteln in verschiedenen Farben und mit unterschiedlichen Symbolaufdrucken zu kennzeichnen (Abb. 47-2).
- Lastkraftwagen werden zusätzlich mit orangefarbenen Warntafeln gekennzeichnet.
- Tankwagen zeigen auf den Warntafeln in der oberen Hälfte eine Gefahrnummer (Kemler-Zahl), in der unteren Hälfte eine vierstellige Stoffnummer (UN-Nummer).

**Abb. 47–2.** Kennzeichnungen von Straßenfahrzeugen

**Gefahrenzettel in orange**

**Feuergefährlich (entzündbarer, flüssiger Stoff)**

**Warntafel in orange**

| 3 0 | Nummer zur Kennzeichnung der Gefahr (Kemler-Zahl) |
| 1 2 0 2 | Nummer zur Kennzeichnung des Stoffes (UN-Nummer) |

Die meist im Führerhaus mitgeführten sog. Unfallmerkblätter enthalten u. a. Hinweise für Not- und Erste-Hilfe-Maßnahmen.

Auch aus den Beförderungspapieren sollte die Ladung identifizierbar sein.

Häufig gibt es jedoch Unklarheiten. So sind gefährliche Stoffe erst ab einer bestimmten Menge kennzeichnungspflichtig. Die Ladung kann falsch oder unklar deklariert sein. Der Unfall kann sich außerhalb der Arbeitszeit in einem Betriebsgebäude oder Lager und nicht auf der Straße ereignet haben.

Auf diese Probleme sind die Fw-Leitstellen vorbereitet (FwDV 14 1990): Sie besorgen Informationen aus eigenen Datenbanken, Feuerwehr- und Alarmpläne, vom Hersteller, Spediteur oder Abnehmer, von diversen Ämtern einschließlich INFUCHS (Informationssystem Umweltchemikalien, Chemiebetriebe, Störfälle) beim Umweltbundesamt, von bzw. über Werk- und Betriebsfeuerwehren vom TUIS (Transport-, Unfall-, Informations- und Chemical Environment). Die so gewonnenen Daten werden dann per Funk oder Funkfax an den Einsatzort übermittelt und stehen dort dem Notarzt zur Verfügung. Sie schließen in der Regel Vorschläge zur Ersten Hilfe und zur medizinischen Notfallbehandlung ein.

Vor Ort mißt und analysiert die Fw flüchtige Schadstoffe mit Hilfe eigener Geräte (meist Prüfröhrchen). Dabei sind allerdings Ungenauigkeiten durch andere Umgebungsbedingungen als bei der Eichmessung zu berücksichtigen (Hitze, Feuchtigkeit, Meßort, Stoffgemische). Mobile Massenspektrometer stehen aufgrund ihres hohen Preises leider erst vereinzelt zur Verfügung.

## 47.6
## Kooperation bei besonderen Ereignissen

### 47.6.1
### Großschäden

Sind bei größeren Schadensereignissen unterhalb der Katastrophenschwelle mit einem Massenanfall von Verletzten mehrere Notärzte im Einsatz, bleibt der zuerst eingetroffene der medizinische Einsatzleiter, bis der in diesen Fällen zusätzlich zu alarmierende leitende Notarzt diese Aufgabe übernimmt. Steht ein solcher bestellter leitender Notarzt nicht zur Verfügung, wird in Absprache oder nach vorheriger Festlegung ein Arzt (meist der rettungsdiensterfahrendste) vor Ort die Funktion des leitenden Notarztes übernehmen und dies dem Fw-EL mitteilen. Diese gemeinsame Einsatzleitung wird verstärkt durch einen sog. organisatorischen Leiter des Rettungsdienstes, der Teil der Einsatzleitung wird und sie von den Rettungsdienst betreffenden organisatorischen Aufgaben entlasten soll (Verordnung über die rettungsdienstliche Versorgung bei größeren Schadensereignissen 1992).

**Die technische Einsatzleitung (TEL) besteht aus dem leitenden Notarzt, dem organisatorischen Leiter Rettungsdienst und dem Feuerwehreinsatzleiter.**

## 47.6.2
### Großbrände und Explosionsgefährdung

Wenn zu erwarten ist, daß Angehörige der Fw über mehrere Stunden mit schweren Atemschutzgeräten (Preßluftatmern) im Einsatz sein werden, wird ein Notarzt manchmal zur medizinischen Betreuung dieser Fw-Männer gerufen. Falls Fw und Polizei eine Bombendrohung ernst nehmen, kann es sein, daß ein Notarztwagen vorab zur schnellen Übernahme einer evtl. notwendig werdenden Intensivbehandlung angefordert wird. Müssen wegen Brandausbreitung oder Explosionsgefährdung Anwohner ihre Wohnung räumen, werden sie u. U. von der Fw oder der Polizei dem Rettungsdienst zur weiteren Betreuung übergeben. Diese Personen sind äußerlich meist unverletzt. Aufgrund der großen psychischen Belastung werden sie vor allem bei kardiovaskulären Vorerkrankungen (aber auch wegen Hyperventilationstetanien etc.) medizinisch akut behandlungsbedürftig. Auch für etwas menschliche Zuwendung, Trost und Hilfe bei der akuten Besorgung von Kleinigkeiten ist in dieser Situation jeder Betroffene dankbar.

## 47.6.3
### Suizidversuch

Bereits auf dem Weg zum Einsatzort gilt es, die Ruhe zu wahren. Das heißt, daß das letzte Stück der Wegstrecke ohne Sondersignal gefahren wird. Am Einsatzort selbst muß ebenfalls jede Unruhe vermieden werden.

Das weitere Vorgehen richtet sich nach der Situation. Auf keinen Fall darf die gefährdete Person sich selbst überlassen werden. Im Anschluß an die Notfallbehandlung ist eine Überwachung und intensive weitere Behandlung ggf. durch Einweisung in eine hierfür geeignete Klinik sicherzustellen.

## 47.7
### Hilfeleistungspflicht und Zumutbarkeit der notärztlichen Versorgung an außergewöhnlichen Orten

In § 38 des BrSHG ist festgelegt, daß der Fw-EL volljährige Personen zu Hilfeleistungen heranziehen kann, um u. a. von einem Einzelnen eine unmittelbar bevorstehende Gefahr abzuwenden (Schön 1990). Dieses gilt mit der Einschränkung, daß die zur Hilfe verpflichtete Person dabei nur ohne erhebliche eigene Gefährdung für Leib und Leben tätig werden darf. Einem Nichtschwimmer ist somit nicht zuzumuten, daß er sich zur Beseitigung einer Notlage in tiefes Wasser begibt. Von einem Ungeübten oder nicht Schwindelfreien kann ebenfalls nicht verlangt werden, daß er beispielsweise auf einer Drehleiter – noch dazu in großer Höhe – tätig wird (Schön 1990).

Wenn die speziellen Fertigkeiten eines Notarztes für das Überleben des Patienten unverzichtbar sind, kann es sein, daß der Fw-EL dem Notarzt *vorschlägt*, unter entsprechender Sicherung doch die Drehleiter zu benutzen.

Ein ärztlicher Einsatz in Gefährdungsbereichen im Sinne der Fw wird sicher eine sehr seltene Ausnahme bleiben.

Unfallverhütungsvorschriften verbieten ebenso wie Dienstvorschriften der Fw, daß Ungeübte sich mit Atemschutzgeräten in toxische, hypoxische, radioaktive oder sonstige Gefährdungsbereiche begeben, in denen umluftunabhängiger Atemschutz zwingend vorgeschrieben ist (FwDV 9/1 1992, FwDV 14 1990). Ärzte sind hiervon nicht ausgenommen. Verantwortlich für die Einhaltung der Bestimmungen ist der Fw-EL.

Abgesehen von den Fällen, in denen der Notarzt über eine entsprechende Ausbildung und Übung verfügt, dürfte ein solcher Einsatz daher nicht in Frage kommen. Darüber hinaus ist es völlig unwahrscheinlich, daß ein im Gebrauch von Atemschutzgerät und klobiger Schutzkleidung ungeübter Arzt in dichtem Rauch, bei schlechten Lichtverhältnissen und in großer Hitze an einem Verletzten ärztlich sinnvoll tätig werden kann. Eigengefährdung des Notarztes und Nutzen für den Patienten stehen hier in keinem vernünftigen Verhältnis zueinander.

Außerhalb von Gefährdungsbereichen gilt allerdings bei gemeinsamen Einsätzen der Grundsatz, daß die medizinische Erstversorgung gegenüber der technischen Rettung Vorrang hat. Solange sich der Notarzt nicht selbst – auch unter Einschluß der Gründe, die in seiner Person liegen – wesentlich gefährdet, kann er sich nicht verweigern.

Einschränkungen im persönlichen Komfort dürfen aber nie ein Grund sein, die u. U. lebensrettende Hilfeleistung zu unterlassen.

## Literatur

FwDV 9/1 (1992) Feuerwehr-Dienstvorschrift 9/1: Strahlenschutz, Rahmenvorschriften, Stand 1992. Schick, München

FwDV 14 (1990) Feuerwehr-Dienstvorschrift 14: Gefährliche Stoffe und Güter, Stand 1990. Schick, München

Schön W (1990) Gesetz über den Brandschutz und die Hilfeleistungen der Feuerwehren, Brandschutzhilfeleistungsgesetz unter Berücksichtigung der hierzu ergangenen Nebenbestimmungen und des Hessischen Rettungsdienstgesetzes vom 18. 12. 1990, Kommentar. Kommunal- und Schul-Verlag Heinig, Wiesbaden

Verordnung über die rettungsdienstliche Versorgung bei größeren Schadensereignissen vom 10. September 1992. GVBl II 351-46, Nr. 23 – Gesetz- und Verordnungsblatt für das Land Hessen, Teil 1, 7. 10. 1992

Weibley RE (1995) Understanding radiation poisoning. In: Shoemaker WC, Ayres SM, Grenvik A, Holbrook PR (eds) Textbook of critical care, 3rd edn. Saunders, Philadelphia/PA

# 48 Technische Rettungsmöglichkeiten (Demonstration)*

---

* Diese Seite – in den Kursrichtlinien zum Erwerb des Fachkundenachweises Rettungsdienst als Kapiteleinheit aufgeführt – steht dem Kursteilnehmer für handschriftliche Notizen und Skizzen zum Demonstrationspraktikum zur Verfügung.

# 49 Einsatztaktik beim Massenanfall von Verletzten/Erkrankten, Leitender Notarzt

P.H.J. Müller

## 49.1 Definitionen und Unterschiede

Beim Massenanfall von Verletzten/Erkrankten handelt es sich um den Bereich zwischen der üblichen präklinischen Notfallmedizin und der Katastrophenmedizin. Die medizinische Einsatztaktik unterscheidet sich wesentlich aufgrund der Art und des Umfangs dieser Einsätze. Beim Anfall von großen Patientenzahlen rücken organisatorische Probleme gleichrangig zu medizinischen Problemen auf.

### 49.1.1 Individualversorgung

Hierunter versteht man die notfallmedizinische Versorgung unter den Gesichtspunkten der Individualmedizin. Das bedeutet, daß jeder Verletzte/Erkrankte sofort und ohne Zeitverzug bestmöglich behandelt wird.

### 49.1.2 „Massenanfall"

> Bereits beim Massenanfall von Verletzten/Erkrankten besteht ein Mißverhältnis zwischen notwendiger und möglicher Hilfeleistung.

Wenn eine hohe Zahl von Personen und/oder Sachen vom Schaden betroffen wird, ist eine Individualversorgung unter Zeitverzögerung je nach Anzahl der betroffenen Personen möglich. Die gesamten Infrastrukturen (Transportwege/Krankenhäuser) zur Bewältigung der Lage sind dabei intakt.

### 49.1.3 Katastrophe

Unter einer Katastrophe versteht man ein unerwartetes Ereignis, das so viele Patienten und/oder Schäden verursacht, daß die vorhandenen personellen und materiellen Mittel der betroffenen Gemeinschaft überfordert sind und Hilfe von außen notwendig wird.

## 49.2
## Verhalten des (ersteintreffenden) Notarztes beim „Massenanfall" von Verletzten

### 49.2.1
### Verhaltensprinzip

#### 49.2.1.1
#### *Beurteilung der gesamten Situation*

Die ersten und wichtigsten Maßnahmen für den ersteintreffenden Notarzt sind nichtmedizinischer Natur. Vor dem Beginn jeglicher medizinischer Versorgung muß sich der Notarzt als erstes ein möglichst vollständiges Bild der Situation und der Schadenslage verschaffen. Bereits dabei sind nach der Unfallart die eigene taktische und die medizinische Lage zu beurteilen und Schwerpunkte und Art des Einsatzes zu definieren

> Zunächst übernimmt immer der zuerst eingetroffene Notarzt die Funktion des koordinierenden Leiters!

### 49.2.2
### Beurteilung des Unfalls

In der Anfangsphase erschwert die Unübersichtlichkeit eine gezielte Rettung. Daher muß sich der ersteingetroffene Notarzt vor dem Beginn der Rettungsmaßnahmen ein möglichst vollständiges Bild über die Situation verschaffen. Die Lagebeurteilung darf allerdings den Beginn der Rettung nicht wesentlich hinauszögern; währenddessen können bereits erste organisatorische Maßnahmen erfolgen. Aufgrund der Dynamik von großen Schadensereignissen kann eine Lagebeurteilung niemals endgültig sein. Während des Einsatzablaufes ist die Beurteilung der Lage jederzeit neu zu bewerten und sind ggf. entsprechende Maßnahmen zu treffen.

> Bei Großschadensereignissen handelt es sich um einen dynamischen Zustand, der sich von Minute zu Minute verändert.

#### 49.2.2.1
#### *Unfallart*

Ursachen für den Massenanfall von Verletzten nach Unfällen sind Verkehrsunfälle großen Ausmaßes:
- Kraftfahrzeuge (Bus, Bahn, Massenkarambolage bei Nebel),
- Flugzeugabsturz,
- Schiffsunglück;

Einsturz oder Explosion:
- Terroranschläge, Einsturz von Gebäuden oder Brücken;

Industrieunfälle:
- Explosionen oder Brände mit Austritt von biologischen, chemischen oder radioaktiven Gefahrstoffen (s. auch Großbrände, Intoxikationen).

#### 49.2.2.2
#### *Unfallbereich*

Bei Unfällen ist der Zugang zum Schadensbereich meist sehr stark eingeschränkt, und es ist unmöglich, in der ersten Phase des Einsatzes den Unfallbereich z. B. zu umfahren, um sich einen umfassenden Überblick über die Lage zu verschaffen. Die Schadensstelle selbst und die Anzahl der möglichen Verletzten bleibt daher zunächst unklar. Diese Unsicherheit wird durch witterungsbedingte Einflüsse verschärft.

> Über die eigentliche Ausdehnung des Unfallbereiches besteht lange Zeit eine gewisse Unklarheit.

> Witterungseinflüsse treten bei Großschadensereignissen häufig erschwerend hinzu.

### 49.2.2.3
*Möglicher Gefährdungsbereich*

Zuerst prüft der ersteingetroffene Notarzt, ob bereits ausreichende Maßnahmen zum Eigenschutz der Helfer durch Absicherung der Schadensstelle und zur Abwendung weiterer gesundheitsbedrohender Gefahren (Explosionen, Gasaustritt, Stromleitungen etc.) getroffen wurden.

Über den eigentlichen Unfallbereich hinaus gilt es, einen möglichen Gefährdungsbereich abzuschätzen, welcher ebenfalls entsprechend abgesichert werden muß; Wind ist dabei zu berücksichtigen.

### 49.2.2.4
*Schadensausweitung*

Selbst lange nach dem Beginn der Rettungsarbeiten kann es auch bei ausreichender Absicherung der Schadensstelle durch Schaulustige zu schweren Folgeunfällen kommen, die zur Schadensausweitung führen und erneut Rettungskräfte binden. Nicht zu vernachlässigen ist das weiterbestehende Gefahrenpotential durch Freisetzung von Gefahrstoffen.

### 49.2.3
*Sichtung*

Voraussetzung für ein Behandlungskonzept unter den Bedingungen des Massenunfalls von Patienten ist, daß eine Beurteilung der unterschiedlichen Prioritäten erfolg, was unter dem Begriff der Sichtung subsumiert werden kann. Die Sichtung (Triage) von Verletzten/Erkrankten beinhaltet die ärztliche Beurteilung und Entscheidung über die Dringlichkeit der Versorgung und die Art und den Umfang einer Behandlung sowie die Art und das Ziel des Transportes.

### 49.2.3.1
*Prinzip und Ziel*

Durch die Sichtung wird sichergestellt, daß die Patienten, die medizinische Hilfe sofort benötigen, um zu überleben oder um keine Dauerschäden davonzutragen, diese auch erhalten. Weiterhin sollen die zur Verfügung stehenden Behandlungs- und Transportkapazitäten nicht durch Leichtverletzte oder moribunde Patienten blockiert werden.

Sichtungsziel ist, einer möglichst großen Anzahl von Patienten trotz eines bestehenden Mißverhältnisses zwischen Behandlungsbedürftigkeit und verfügbaren materiellen und personellen Ressourcen eine den individualmedizinischen Bedingungen möglichst nahekommende Behandlung zuteil werden zu lassen.

### 49.2.3.2
*Durchführung*

Zur Beurteilung der Behandlungsbedürftigkeit gehört eine orientierende Untersuchung jedes Patienten nach Allgemeinzustand (Bewußtsein, Atmung, Kreislauf, Schmerzen) und Lokalbefund, nach Art und Schwere der Verletzung/Erkrankung und dem Zeitpunkt des Eintritts der Schädigung. Es empfiehlt sich als logisches Vorgehen eine Untersuchung vom Kopf zum Fuß des Patienten. Die ganze Untersuchung inklusive Dokumentation soll nicht länger als 2 min pro Patient in Anspruch nehmen.

Unbedingt erforderlich ist die Sichtung und Registrierung aller Patienten und ein sofortiges Festlegen der Schweregrade (s. 49.2.3.4). Während der medizinischen Versorgung unterliegen selbstverständlich auch die Patienten einer Dynamik und müssen ggf. neu gesichtet und in der Entscheidung über den Schweregrad neu beurteilt werden.

> Eine Wiederholung der Sichtung während des Einsatzablaufs wird bei länger dauernden Einsätzen notwendig.

### 49.2.3.3
*Probleme*

Die plötzlich in großer Zahl anfallenden Patienten schaffen eine Reihe zusätzlicher Probleme. Dabei handelt es sich im sanitätsdienstlichen Bereich allerdings mehrheitlich um Probleme, die auf organisatorischer Ebene gelöst werden müssen.

In der Anfangsphase wird eine gezielte Rettung längere Zeit durch die Unübersichtlichkeit erschwert. Es besteht ein Mißverhältnis zwischen der Patientenzahl einerseits und andererseits den zur Verfügung stehenden Rettungskräften, Ärzten und Transportmitteln. Dem notärztlichen Selbstverständnis, primär individualmedizinisch tätig zu werden, anstelle die Lage zu beurteilen und eine Primärsichtung durchzuführen, und den Behandlungsansprüchen von Betroffenen (insbesondere Leichtverletzten) muß beim Massenanfall von Patienten entschieden entgegengetreten werden.

> Primäre Aufgabe des ersteingetroffenen Notarztes ist es nicht, zu behandeln, sondern zu organisieren und zu sichten!

### 49.2.3.4
*Sichtungskategorien (Schweregrade)*

Die Priorität und der Umfang der Behandlung erfolgt durch die Einteilung der Patienten in Sichtungskategorien:

Dringlichkeitsstufe I: **Behandlungspriorität** bei vital bedrohlichen Verletzungen, erweiterte ärztliche Maßnahmen in Abhängigkeit von personellen und materiellen Ressourcen bei
- Atemsuffizienz bei Thoraxtrauma mit Spannungspneu,
- massiver Blutung, schwerem Schock,
- Bewußtlosigkeit;

> Behandlungen werden ausschließlich nach medizinischer Dringlichkeit eingeleitet.

Dringlichkeitsstufe II: **Transportpriorität** bei Verdacht auf
- intrazerebrale Blutungen,
- intrathorakale Blutungen,
- intraabdominelle Blutungen,

Dringlichkeitsstufe III: **Leichtverletzte**, Verletzungen ohne dringliche Behandlungsindikation bei
- einfachen geschlossenen Frakturen,
- kleineren Wunden ohne größere Blutverluste,
- Prellungen,
- kleinflächigen Verbrennungen etc.

Dringlichkeitsstufe IV: keine bzw. eingeschränkte oder **aufgeschobene Therapie**, solange ein Mißverhältnis zwischen der Anzahl der Patienten und den personellen und materiellen Ressourcen besteht, bei:
- reanimationsbedürftigen Patienten,
- polytraumatisierten Patienten mit schwerem Schädel-Hirn-Trauma,
- schwerstverbrannten Patienten.

### 49.2.4
### Beurteilung der vorhandenen Kapazitäten

*Entscheidend ist nicht die absolute Zahl der Patienten, sondern die Kapazitäten des Rettungsdienstes.*

Die eigene Lage (Behandlungskapazität) des ersteingetroffenen Notarztes beim Massenanfall von Patienten hängt ab von dem verfügbaren Personal und Material, den Transportkapazitäten und den Weiterbehandlungskapazitäten. In Abhängigkeit vom Sichtungsergebnis nach Anzahl der Betroffenen und Art und Schwere der Verletzungen erfolgt die Festlegung des Personaleinsatzes, Materialeinsatzes und des Umfanges der medizinischen Versorgung.

### 49.2.5
### Meldung an Leitstelle

Nach der Lagebeurteilung und orientierenden Primärsichtung erfolgt eine detaillierte erste Lagemeldung an die Rettungsleitstelle.

#### 49.2.5.1
#### *Sichtungsergebnis*

*Präzise Lagemeldungen erleichtern der Leitstelle die Disposition der vorhandenen personellen und materiellen Ressourcen.*

Nach Abschluß der vollständigen Sichtung erfolgt eine zweite Lagemeldung an die Rettungsleitstelle, in der in erster Linie die möglichst genaue Anzahl der Verletzten/Erkrankten und die Art und Schwere der Verletzungen übermittelt wird.

#### 49.2.5.2
#### *Nachforderungen*

Entsprechend dem Sichtungsergebnis müssen weitere Rettungs- und Sanitätskräfte, Ärzte, technische Hilfe (Feuerwehr, THW) und Transportmittel nachgefordert werden. Ein zunächst zurückhaltendes Fordern ist angemessen, denn es ist nicht sinnvoll, sämtliche verfügbare Kräfte sofort anzufordern und damit den gesamten Rettungsdienstbereich von der Grundversorgung vollständig zu entblößen.

**Leitender Notarzt**
Beim Massenanfall von Patienten muß dringend ein den medizinischen Einsatz koordinierender Notarzt vor Ort sein, der den übrigen Notärzten weisungsbefugt ist, nicht unmittelbar selbst notfallmedizinisch tätig werden muß, jedoch engen Kontakt zur technischen Einsatzleitung, der Rettungsleitstelle und den aufnehmenden Krankenhäusern hält. Hierfür wurde von den Ländern der „leitende Notarzt" (s. 49.4) institutionalisiert. Er kann sowohl von der Leitstelle aufgrund der vorgegebenen Einsatzkriterien eingesetzt als auch vom Notarzt vor Ort bei Bedarf nachgefordert werden.

**Rettungsmittel/-kräfte**
In Absprache mit der Rettungsleitstelle können die verfügbaren Kräfte (NAW, RTW, KTW und RTH) in sinnvoller Anzahl nachgefordert werden. Aus der unmittelbaren Umgebung des eigenen Rettungsdienstes müssen Rettungsmittel und Personal bereitgestellt werden. Nachbarluftrettungsdienste und Nachbarnotarztdienste werden zur Hilfeleistung aufgefordert. Außerdem können Schnelleinsatzgruppen (SEG, s. 49.5.3), spezielle Einrichtungen der Bundeswehr (z. B. Großraumtransporthubschrauber CH 53), das Technische Hilfswerk (THW) und die Hilfsdienste der bekannten Hilfsorganisationen mit ihrem speziellen Personal bei Bedarf angefordert werden.

## 49.2.6
## Festlegung

### 49.2.6.1
### *Erstversorgungsziel*

Der Behandlungsumfang wird unter besonderer Berücksichtigung des aktuellen personellen, materiellen und damit auch zeitlichen Bedarfs bei eingeschränkten Mitteln festgelegt.

**Prioritäten**
Die Behandlungspriorität wird bestimmt durch das Sichtungsergebnis. Daraus folgt die Entscheidung, welcher Patient wo und wann zuerst behandelt wird und welche Patienten unter Umständen nach ausschließlicher Minimaltherapie vorzeitig (!) entgegen dem üblichen Versorgungsprinzip, ggf. mit KTW und (nur) Rettungssanitäterbegleitung, in die nächsterreichbare Klinik transportiert werden müssen (Beispiel: intraabdominelle Blutung).

**Zeitaufwand**
Eine realistische Einschätzung über die zeitliche Bindung der vorhandenen personellen und materiellen Mittel am Einsatzort ist erforderlich, um – besonders in der Anfangsphase – mit möglichst einfachen Mitteln schnell möglichst vielen Betroffenen bestmöglich zu helfen.

**Effektivität**
Das Bestmögliche beim Massenanfall von Patienten zu erreichen, bedeutet immer einer möglichst großen Zahl von Verunglückten – nicht einem einzelnen – die für die Situation optimale Hilfe zuteil werden lassen.

**Zuerst gilt: Noch nicht behandeln! Durch die Therapie eines einzelnen darf die Hilfe für alle Patienten nicht verzögert werden.**

### 49.2.6.2
*Konkreter Einsatzablauf*

Als Notarzt auf der Anfahrt zur Schadensstelle wird man eine Rückmeldung vom zuerst eingetroffenen Rettungsmittel anfordern und versuchen, die grobe Lage zu erfassen. Die bereits eingesetzten und die noch verfügbaren Rettungsmittel und Hilfskräfte sowie eine bereits bestehende Einsatzleitung muß man von der Rettungsleitstelle erfragen.

Nach dem Eintreffen wird man Kontakt zur Einsatzleitung und den bereits anwesenden Rettungskräften herstellen und eine Kommunikationsmöglichkeit sicherstellen. Anschließend erfolgt die Lagebeurteilung, über die eine Lagemeldung an die Rettungsleitstelle abgegeben und erforderliche Rettungskräfte und Rettungsmittel nachgefordert werden. Gleichzeitig wird von der Leitstelle eine Meldung über die verfügbaren Behandlungskapazitäten angefordert.

Im weiteren Verlauf erfolgt die Sichtung und Dokumentation aller Patienten, dabei wird der Behandlungsumfang festgelegt. Gleichzeitig sind die nachrückenden Rettungskräfte einzuweisen und deren Aufgaben zu verteilen.

Wenn die Transportprioritäten festliegen, werden die Transportziele und die Reihenfolge des Abtransports unter Auswahl geeigneter Transportmittel bestimmt.

Über die Verteilung der Patienten auf die Kliniken muß jederzeit, namentlich aber nach Abschluß der Rettung, ein Überblick vorhanden sein. Abschließend wird ein ausführlicher Einsatzbericht erstellt.

**Behandlungsort**

Im Schadensraum selbst isoliert betriebene Medizin ist nahezu wirkungslos. Es gilt eine räumliche Aufteilung vorzunehmen, die es ermöglicht, gleichzeitig mehrere Aufgaben zu erledigen.

Aus dem eigentlichen Schadensraum werden die Verletzten in der Regel vom Personal der technischen Rettung (Feuerwehr o. ä.) zu Übergabestellen gebracht, an denen der Sanitätsdienst die Patienten übernimmt. Hier erfolgt die erste Sichtung und die Weiterverteilung nach Behandlungskategorie (s. 49.2.3.4). Es empfiehlt sich, einen Behandlungsort für Schwerverletzte und eine getrennte Sammelstelle für Leichtverletzte einzurichten.

An einem weiteren Ort sollte eine Verladestelle eingerichtet werden, wo eine ungehinderte Vorfahrt der Krankentransportfahrzeuge zum Verladen der Patienten möglich ist. Wartende Fahrzeuge erhalten einen Krankenwagenhalteplatz zugewiesen. Das gleiche gilt für Hubschrauber.

Die genannten Plätze werden entgegen der während des Einsatzes herrschenden Windrichtung aufgebaut.

Mit allen Mitteln ist anzustreben, eine Katastrophe nicht vom Schadensort in den Transportraum oder gar in den Behandlungsraum zu übertragen.

**Personal (Delegation von Maßnahmen)**

Unter den besonderen Umständen sind für die Individualversorgung der Patienten ärztliche Aufgaben auf das paramedizinische Personal zu delegieren und die ärztlichen Kapazitäten zunächst auf das notwendige Maß zu konzentrieren. Rettungsassistenten und -sanitäter sind hierfür ausgebildet und müssen im Rahmen der Notkompetenz eingesetzt werden. Bereits bei der primären

Anordnung von Maßnahmen und dem Umfang der Behandlung ist dies zu berücksichtigen.

Zu entscheiden ist insbesondere, welche Behandlung und welche Überwachung auf wen delegiert werden soll. „Fremde" (zufällig anwesende, aus rettungsdienstlichen Nachbarbezirken nachrückende), unbekannte Kräfte müssen klare Handlungsanweisungen erhalten. Auch bei unbekannten Ärzten sollte die Fachkompetenz erfragt werden.

*Die Delegation ist neben klaren Handlungsanweisungen für den regulären Verlauf insbesondere mit Verhaltensregeln für Zwischenfälle zu verbinden.*

### Material

Neben dem von den bekannten Rettungsmitteln (NAW, NEF, RTW, KTW, RTH) mitgeführten Material kann bei Bedarf zusätzliches medizinisch-technisches Material (Medikamente, Infusionen, Beatmungsgeräte, Verbandmaterial) aus Sanitätsmaterialdepots (z. B. Rotes Kreuz, Bundeswehr) und von den SEG (s. 49.5.3) herangeführt werden.

Zusätzlich werden häufig bei Großschadensereignissen technische Einheiten mit Rüstzeug wie Feuerwehr oder das THW benötigt.

*Bei Großschadensereignissen an die reichhaltigen Möglichkeiten der technischen Rettung denken.*

### 49.2.7 Besonderheiten des Versorgungsumfanges unter eingeschränkten Versorgungsbedingungen

Die Diskrepanz zwischen Versorgungskapazität und Versorgungsbedarf, welche sich beim Massenanfall von Patienten zumindest vorübergehend ergibt, zwingt zu unangenehmen Entscheidungen, welche zur Folge haben, daß einzelne Patienten eine verzögerte Therapie erhalten. Die im Abschnitt „Sichtung" genannten Kriterien über die Dringlichkeit und den Umfang der Behandlung sind in erster Linie entscheidend.

Je größer die Diskrepanz zwischen Versorgungsbedarf und Personal sowie zur Verfügung stehenden Rettungsmitteln ist, desto geringer muß der Behandlungsumfang des einzelnen Patienten sein. Die Maßgabe, für eine der Situation „Massenanfall" angemessene, möglichst hohe Anzahl von Patienten eine Therapie zu ermöglichen, hat für einzelne Patienten unter Umständen zur Folge, daß sie eine lange Wartezeit bis zum Therapiebeginn erdulden müssen. Hiervon betroffen sind allerdings nur die Patienten der Dringlichkeitsstufen III und IV.

Eine regelrechte Intensivtherapie ist unter den Bedingungen des Massenanfalls von Patienten nicht möglich, da diese Individualmedizin einen zu hohen materiellen und personellen Aufwand erfordert.

### 49.2.8 Transportorganisation

Bei der Organisation des Patientenabtransports muß die gleiche Konsequenz wie bei der Therapie durchgehalten werden. Die zur Verfügung stehenden Transportkapazitäten und die Aufnahmekapazitäten der Kliniken sind unbedingt für die Schwerverletzten freizuhalten.

*Unkontrollierten Abtransport der Patienten verhindern.*

### 49.2.8.1
### Reihenfolge

Bei der Transportorganisation gilt:
- Schwerverletzte der Dringlichkeitsstufe II zuerst ins geeignete Krankenhaus;
- Schwerverletzte der Dringlichkeitsstufe I zuerst vor Ort behandeln, dann transportieren;
- Leichtverletzte (Dringlichkeitsstufe III) zunächst dabehalten um die begrenzten Transportkapazitäten nicht zu blockieren;
- Schwerverletzte der Dringlichkeitsstufe IV zuletzt transportieren.

### 49.2.8.2
### *Transportmittel und Transportmittelbesetzung*

Bei der Auswahl der Transportmittel gilt:
- Patienten mit Transportpriorität (Dringlichkeitsstufe II) werden ohne Arztbegleitung im RTW transportiert.
- Die Teams der einzelnen Fahrzeugbesatzungen sollten durch den Einsatz nicht getrennt werden.
- Die oft wenigen vorhandenen Rettungsmittel sollen trotzdem optimal genutzt werden.

**Die anwesenden Ärzte werden vor Ort gebraucht.**

### 49.2.8.3
### *Auswahl der Transportziele*

Die Transportziele für die einzelnen Patienten werden nach den von der Rettungsleitstelle gemeldeten Operations- und Intensivkapazitäten der erreichbaren Kliniken ausgewählt. Spezielle Fachkliniken, z. B. für Brandverletzte, als entfernteres Transportziel sind zu berücksichtigen. Überlange Transportzeiten müssen allerdings während der eigentlichen Rettungsphase verhindert werden.

**Dislozierungsprinzip**

Die Patienten sollen sinnvoll entsprechend ihren Verletzungen und den Versorgungsmöglichkeiten der Kliniken verteilt werden. Höchstens ein Schwerverletzter kann in ein kleines Krankenhaus transportiert werden. Es erfordert schon Erfahrung, Geschick und Organisation, die Patienten in einem angemessenen Umkreis, nicht zu weit entfernt, so zu verteilen, daß in keiner betroffenen Klinik die Versorgungskapazitäten überlastet werden.

**Die Patienten in einem angemessenen Umkreis auf die Kliniken verteilen.**

**Koordination mit der Leitstelle**

Die Verteilung und der Abtransport der Patienten ist mit der Leitstelle abzusprechen, und die betroffenen Kliniken müssen über die ankommenden Patienten informiert werden. Vorzeitigen und dadurch unkontrollierten Abtransport gilt es unter allen Umständen zu verhindern.

## 49.2.9
### Einsatzüberprüfung

Wegen der ausgesprochenen Dynamik von Großschadensereignissen muß bereits während des Einsatzes dessen Schwerpunkt und Art ständig überprüft werden.

#### 49.2.9.1
*Typische Fehler*

Die typischen Fehler werden in der Festlegung von
- Behandlungsort,
- Umfang der medizinischen Versorgung,
- Personaleinsatz,
- Materialeinsatz,
- Nachforderungen,
- Transportzielen

gemacht. Die Bewältigung derartig vieler Aufgaben läßt sich immer nur durch Delegation bewerkstelligen.

*Die gleichzeitige Bewältigung der vielen Aufgaben ist nur durch Delegation zu bewerkstelligen.*

#### 49.2.9.2
*Dynamik des Einsatzes*

Nicht nur das Schadensereignis selbst, sondern auch der eigentliche Rettungseinsatz entwickelt eine ausgesprochene Eigendynamik. Durch das Zusammenarbeiten vieler verschiedener Hilfsorganisationen sind unterschiedliche Arbeitsweisen vorhanden. Jeder Teilbereich arbeitet für sich und seinen Bereich, das Umfeld wird nicht beachtet. Gleichzeitig können zusätzliche Schäden/Gefährdungen auftreten, die berücksichtigt werden müssen. Störende Einflüsse durch Schaulustige oder in Panik geratene Leichtverletzte sind nicht selten und erfordern viel Geschick zur Bewältigung. Außerdem wird oftmals eine Versorgung von beunruhigten Angehörigen oder Mitbürgern erforderlich.

*Die Dynamik der Ereignisse während des Einsatzes nicht außer acht lassen.*

## 49.3
## Besonderheiten des Verhaltens bei anderen Großschadensereignissen

### 49.3.1
### Großbrand

Brände in größeren oder höheren Gebäuden, wie Hochhäusern, Krankenhäusern, Kaufhäusern, Hotels, Kinos, Discos etc. mit den darin auftretenden großen Menschenansammlungen stellen den Notarzt vor zusätzliche spezielle Probleme. Dazu gehört selbstverständlich immer der Eigenschutz der Retter, der nicht vernachlässigt werden darf.

Bei Großbränden sind die auftretenden Probleme in erster Linie die sicherheitstechnischen Aspekte des Einsatzes, die zur guten Zusammenarbeit mit den Feuerwehren und anderen technischen Einheiten der Rettung zwingen. Gute

*Die Sicherheit der Retter immer im Auge behalten.*

Kenntnisse der Arbeitsweise und der technischen Möglichkeiten sind hierbei für den Notarzt unabdingbar. In zweiter Linie stellt sich das zusätzliche Problem, das betroffene Gebiet gleichzeitig von noch unverletzten Personen zu evakuieren, ohne die Rettungsmaßnahmen zu behindern. Es empfiehlt sich, eine möglichst große räumliche Trennung von Verletzten und Unverletzten vorzunehmen.

### 49.3.2
### Intoxikationen

*Häufig entstehen die Probleme bei der Beschaffung von Antidota.*

In großer Zahl auftretende Infektionen oder Nahrungsmittelvergiftungen sowie Intoxikation durch freigewordene Gefahrstoffe bieten das zusätzliche Problem, in der kurzen zur Verfügung stehenden Zeit nicht genügend Antidot, sofern überhaupt vorhanden, bereitstellen zu können. Häufig ist das gleichzeitige Auftreten von vielen Patienten mit CO-Intoxikation bei Großbränden.

### 49.3.3
### Großveranstaltungen

Großveranstaltungen müssen bei den zuständigen Behörden angezeigt und von diesen genehmigt werden. Positiv ist, wenn bereits bei der Planung und der Umsetzung der Auflagen zur Aufrechterhaltung der öffentlichen Sicherheit und Ordnung der LNA (s. 49.4) zu Rate gezogen wird. Zu den üblichen medizinischen Vorbereitungen einer Großveranstaltung zählen:
- Planung der Verkehrswege für Rettungsfahrzeuge zum und innerhalb des Veranstaltungsortes unter besonderer Berücksichtigung der An- bzw. Abreise der Teilnehmer,
- regionale Krankenhäuser auf das Ereignis hinweisen und Auswirkungen auf die Regelversorgung im Rettungsdienstbereich berücksichtigen,
- Einrichtung eines Verbandplatzes, evtl. lokale Einsatzleitung vor Ort.

- 1 Rettungssanitäter pro 1000 Besucher,
- 1 Arzt pro 10000 Besucher,
- 1 RTW pro 10000 Besucher,
- 1 NAW pro 20000 Besucher.

*Eine rationale Abschätzung des Gefährdungspotentials ist essentiell für die Planung einer Großveranstaltung.*

Diese Angaben sind ein Anhaltspunkt für Veranstaltungen mit normalem Gefährdungspotential. Zur Abschätzung des Gefährdungspotentials sind die folgenden Kriterien hilfreich:
- Art der Veranstaltung,
- Teilnehmerzahl,
- Dauer der Veranstaltung,
- Witterungsbedingungen,
- Geographie des Veranstaltungsraumes.

Daneben bedarf es bei den Zuschauern einer gesonderten Betrachtung entsprechend der Art der Veranstaltung. Bei Musikveranstaltungen ist eher von einer harmonischen Zusammensetzung des Publikums, mit allerdings evtl. vorhandener Hysteriebereitschaft, auszugehen, während bei Fußballspielen das Gewaltpotential der aufeinandertreffenden Zuschauergruppen unbedingt zu berücksichtigen ist. Professionelle Autorität im Auftreten der Retter erleichtert den Umgang mit dem Publikum.

### 49.3.4
### Panikreaktionen

Panik entwickelt sich aus Angst in unkontrollierbaren Situationen, so daß eine Angstbewältigung nicht mehr möglich ist. Hier sind psychologische Komponenten des einzelnen, aber auch gruppendynamische Effekte durch die Gefährdung ursächlich. Maßgebend ist nicht die wirkliche Gefahr, sondern das subjektive Gefühl der Bedrohung. Unkontrollierte, interaktive Angstreaktionen können durch Übergreifen auf andere eine Panik auslösen. Dies ist häufig bei Großveranstaltungen der Fall.

Panik ist gekennzeichnet durch
- verminderte Beobachtungs- und Urteilsfähigkeit,
- vermindertes individuelles Verantwortungsbewußtsein,
- starke emotionale Beeinflußbarkeit,
- unkontrollierte Reaktionen,
- Konzentration einer Anzahl von Menschen an einem Ort.

Die Probleme des Notarztes bei Panikreaktionen sind die Folgen der plötzlich einsetzenden Fluchtbewegungen. Schwachstellen sind die Ausgänge, an denen es zu einem Aufstau kommt. In Paniksituationen hilft hier nur das großzügige Beseitigen von Hindernissen. Warnungen sollten so frühzeitig wie möglich abgegeben werden, damit keine Spekulationen aufkommen, müssen sie präzise, sicher und bestimmend sein. Um aufkeimende Angst aufzubauen, müssen Warnungen mit konkreten, einfachen Handlungsanweisungen verbunden sein, und die Information muß kontinuierlich fortgeführt werden.

*Panikreaktionen stellen ein spezielles Problem für den Notarzt dar, welches nur durch die Prophylaxe der Panik gelöst werden kann.*

## 49.4
## Leitender Notarzt (LNA)

### 49.4.1
### Definition

Der leitende Notarzt (LNA) übernimmt bei einem Massenanfall von Verletzten/Erkrankten sowie bei außergewöhnlichen Notfällen und Gefahrenlagen am Schadensort Leitungsaufgaben im medizinischen Bereich.

### 49.4.2
### Aufgaben

Die Aufgabe des LNA besteht in der Sicherung einer den individual-medizinischen Bedingungen möglichst nahekommenden notfallmedizinischen Versorgung am Schadensort und auf dem Transport. Er hat alle medizinischen Maßnahmen zu leiten, zu koordinieren und zu überwachen. Der LNA beteiligt sich nicht an der Durchführung der Behandlungsmaßnahmen.

*Der LNA ist kein zusätzlicher Notarzt, sondern der „Obernotarzt", der ausschließlich leitende und koordinierende Aufgaben wahrnimmt.*

Zur Tätigkeit des LNA gehört die Beurteilung der Lage hinsichtlich Art und Umfang des Schadens unter Berücksichtigung der weiteren Entwicklung und von Zusatzgefährdungen sowie die Beurteilung der eigenen Lage im Hinblick auf personelle und materielle Versorgungs-, Transport- und Weiterbehandlungskapazitäten. Schwerpunkt und Art des medizinischen Einsatzes sind danach festzulegen und durchzuführen.

Dem LNA obliegt eine Beraterfunktion im medizinischen Bereich zu Fragen der Gefährdung und des Schutzes Betroffener sowie der Einsatzkräfte gegenüber der Einsatzleitung.

### 49.4.3
### Qualifikation und Fortbildung

Der LNA muß umfassende Kenntnisse in der Notfallmedizin sowie den Fachkundenachweis „Rettungsdienst" besitzen und regelmäßig im Rettungsdienst tätig sein. Er muß eine spezielle Fortbildung entsprechend den Empfehlungen der Bundesärztekammer (BÄK) und der Deutschen Interdisziplinären Vereinigung Intensivmedizin (DIVI) absolviert haben.

Detailkenntnisse der regionalen und überregionalen Infrastruktur des Rettungs- und Gesundheitswesens sind erforderlich. Der LNA muß eine Fachgebietsanerkennung eines Gebietes mit Tätigkeit in der Intensivmedizin besitzen.

Die Fortbildung in seinem Aufgabengebiet ist unverzichtbar, insbesondere Übungen und Fortbildungen über Themen der Notfallmedizin sind erforderlich.

### 49.4.4
### Stellung/Bestellung

Die Bestellung des LNA erfolgt durch den Träger des Rettungsdienstes. Grundlage hierfür sind die Verordnungen der Länder (beispielsweise das Rettungsdienstgesetz).

**Die Arbeit als LNA auf der Ebene der Einsatzleitung stellt eine besonders exponierte Position dar.**

Der LNA hat seine Stellung bei der Einsatzleitung, sein Einsatz erfolgt im Rettungsdienst. Als Leiter hat der LNA Weisungsrecht gegenüber dem gesamten Rettungsdienstpersonal – damit selbstverständlich auch gegenüber den anderen Notärzten – in allen medizinischen Fragen während des Einsatzes. Außerdem ist er Berater der Einsatzleitung in medizinischen Fragen.

### 49.4.5
### Zusammenarbeit mit dem LNA im Einsatz

Wird der LNA von der Rettungsleitstelle aufgrund seiner definierten Einsatzkriterien nach Bekanntwerden der Lage eingesetzt oder vom ersteingetroffenen Notarzt nachgefordert, so wird der LNA in der Regel später als dieser am Schadensort eintreffen. Als Mitglied der Einsatzleitung ist der LNA dem gesamten medizinischen Personal weisungsbefugt. Nach Meldung an der Einsatzstelle erfolgt eine Übergabe des ersteingetroffenen Notarztes. Von da ab beteiligt sich dieser an den vom LNA vorgesehenen Maßnahmen.

## 49.4.6
### Gefahren der Übernahme der Funktion des LNA als Notarzt

Gelegentlich wird ein Notarzt aufgrund der Tatsache, als erster eingetroffen zu sein, in die Situation kommen, als LNA fungieren zu müssen. Gleiches ist denkbar, wenn kein LNA im Rettungsdienstbereich institutionalisiert ist oder kein anderer, erfahrener Kollege anwesend ist. Die vorwiegend taktischen Aufgaben, verbunden mit der Führung einer größeren Zahl von Sanitätskräften, werden für ihn neu und ungewohnt sein und ihn vor neue, ungeahnte Probleme stellen.

### 49.4.6.1
#### Übernahmeverschulden

Bei fehlender Qualifikation für die Funktion des LNA kann nur dem freiwillig die LNA-Funktion Einnehmenden ein Verschulden angelastet werden. Den ersteintreffenden Notarzt wird in seiner zwangsläufigen Funktion als Leiter der Organisation kein Verschulden treffen können.

### 49.4.6.2
#### Haftung

Schwieriger wird die Sachlage in allen Haftungsfällen, da die Haftpflichtversicherung des Notarztes für die als LNA zusätzlich zu versichernden Risiken nicht ausreichend sein dürfte. Hierbei handelt es sich vor allem um die hohen Kosten, die im Zusammenhang mit dem Massenanfall von Patienten stehen, und den Einsatz einer großen Zahl von Sanitätskräften unter der Leitung des LNA.

## 49.5
### Katastrophenschutz (KatS)

Der Katastrophenschutz dient dem Schutz der Bevölkerung vor den Gefahren und Schäden im Katastrophenfall. Soweit die Ausführung des Katastrophenschutzes den Ländern einschließlich Gemeinden und Gemeindeverbänden obliegt, handeln diese im Auftrag des Bundes.

### 49.5.1
#### Aufgaben/Funktion

Die Einheiten und Einrichtungen des Katastrophenschutzes werden ergänzt durch folgende Fachdienste:
- Brandschutzdienst,
- Bergungsdienst,
- Instandsetzungsdienst,
- Sanitätsdienst,
- ABC-Dienst,
- Betreuungsdienst,
- Veterinärdienst,
- Fernmeldedienst,
- Versorgungsdienst.

Der Sanitätsdienst leistet der betroffenen Bevölkerung im Schadensgebiet Erste Hilfe und führt ärztliche Sofortmaßnahmen zur Abwendung lebensbedrohlicher Zustände und zur Herstellung der Transportfähigkeit durch. Er übernimmt auch die Krankentransportfunktionen.

Einsatzleitung im Katastrophenfall obliegt dem Stab der Katastrophenschutzbehörde unter Leitung des zuständigen Hauptverwaltungsbeamten (HVB) der betroffenen Gemeinde. Dieser stellt auch das Vorliegen einer Katastrophe fest. Für die festen Mitglieder des Stabes besteht Pflicht zur ständigen Erreichbarkeit.

### 49.5.2
**Ausstattung sanitätsdienstlicher Einheiten**

Die zusätzliche Ausstattung wird vom Bund zur Verfügung gestellt. Die Länder teilen die Ausstattung auf die Katastrophenschutzbehörden auf. Diese geben die Ausstattung an die Träger der Einheiten und Einrichtungen weiter.

Insgesamt stehen heute im Bundesgebiet 696 Sanitätszüge mit rund 28400 Helfern im erweiterten Zivil- und Katastrophenschutz für die Katastrophenabwehr zur Verfügung. Die Umsetzung des Katastrophenschutzgesetzes sieht die Bildung von Sanitätszügen (SZ-50) nach einheitlichen Vorgaben (StAN 041) vor.

Die Sanitätszüge gliedern sich in:
- 1 Zugtrupp mit 4 Helfern als Einsatzleitung für den SZ-50 in der Nähe des Verbandsplatzes,
- 1 Arztgruppe mit 14 Helfern, davon 2 Ärzten für die ärztliche Weiterversorgung auf dem Verbandplatz,
- 3 Sanitätsgruppen mit je 8 Helfern für Rettungsarbeiten im Schadensgebiet, Durchführung lebensrettender Sofortmaßnahmen sowie Aufbau und Betrieb von Verletztenablagen,
- 1 Verletztentransportgruppe mit 8 Helfern und 4 Krankenkraftwagen für den Weitertransport zur klinischen Weiterversorgung.

Die Sanitätseinheiten im Katastrophenschutz werden nach StAN 041 ausgestattet: Gegenüber der medizinisch-technischen Geräteausstattung des Rettungsdienstes ist die der Sanitätszüge im KatS spärlich, wobei berücksichtigt werden muß, daß besondere taktische Anforderungen an die zum Einsatz kommenden Geräte gestellt werden (einfachste Handhabung bei geringster Störanfälligkeit, möglichst manueller Betrieb) und der zentralisierte Beschaffungsmodus nur einen begrenzten Spielraum läßt.

Im einzelnen handelt es sich bei der Geräteausstattung nach StAN 041 um:
- manuell betriebene Ruben-Beatmungsbeutel ($F_IO_2 < 0,4$),
- manuell betriebene Absaugpumpen,
- manuell betriebenes Blutdruckmeßgerät mit Stethoskop,
- einfaches Diagnostikset (Reflexhammer und Diagnostikleuchte),
- $O_2$-Insufflationsgerät ($F_IO_2 > 0,5$).

Die Fahrzeugausstattung umfaßt neben Kleinbussen zum Helfertransport und Lastkraftwagen verschiedener Größenordnungen zum Materialtransport Krankenwagen mit 4 Tragen mit einer Ausstattung vergleichbar der DIN 75080 (Teil 3 für KTW).

In der Ausstattung mit technischem Gerät sind seitens der Vorgaben der StAN 041 nur einfaches Bergegerät und kleine Beleuchtungskörper vorgesehen.

Durch die Länder wird die materielle Ausstattung der Sanitätszüge um die wesentlichen medizinisch-technischen Geräte unterschiedlich erweitert. Prinzipiell handelt es sich aber immer um Gerätschaften wie: Handfunksprechgeräte, Verbandsstoffvorräte, Decken, Schienen, Krankentragen, Infusionen, $O_2$-Vorrat, Registriermaterial und Zelte.

### 49.5.3
### Schnelleinsatzgruppen (SEG)

Die Sicherstellung der sanitätsdienstlichen Versorgung bei größeren Schadensfällen, insbesondere zu Zeiten, in denen die Rettungswachen nicht mehr voll besetzt sind, erfordert die Bildung von Schnelleinsatzgruppen (SEG). Insbesondere haben die SEG die Aufgabe, an Schadensstellen die Erstversorgung vorzunehmen, die Transportfähigkeit herzustellen und einen ordnungsgemäßen Abtransport in Krankenhäuser vorzunehmen. Eine Verfügbarkeit der SEG innerhalb von 15 min ist anzustreben. Durch die SEG wird eine Lücke zwischen dem Rettungsdienst und dem Katastrophenschutz geschlossen. Darüber hinaus wird ein reibungsloser Übergang hinsichtlich des Einsatzes von Katastrophenschutzeinheiten möglich. Neben dem Einsatz bei Großschadensfällen können SEG auch eingesetzt werden bei Evakuierungsmaßnahmen und zum Aufbau einer sanitätsdienstlichen Einsatzleitung einschließlich des Einsatzes des LNA.

**Die Versorgungslücke beim Massenanfall von Patienten kann durch den Einsatz der SEG geschlossen werden.**

#### 49.5.3.1
*Sanitätsdienstliche Einheiten des KatS*

Jede SEG besteht aus mindestens 20 (meist 30) Helfern, davon mindestens 1 Arzt und 1 Führer. Die Helfer sollen ausgebildete Rettungssanitäter, der Arzt Inhaber des Fachkundenachweises „Rettungsdienst" sein oder zumindest über vergleichbare Kenntnisse und Erfahrungen verfügen.

#### 49.5.3.2
*Rettungsdienstliche SEG*

Die Angehörigen der KatS-Einheiten können auch für die Mitwirkung in rettungsdienstlichen SEG vorgesehen werden. Die Ausstattung der SEG muß so beschaffen sein, daß mindestens 20 Verletzte durch diese versorgt werden können. Um eine rasche Verfügbarkeit sicherzustellen, wird jeder Helfer mit einem Funkmeldeempfänger ausgestattet.

# 50 Sichtungsübung: Unfall mit mehreren Verletzten (Praktikum)*

---

* Diese Seite – in den Kursrichtlinien zum Erwerb des Fachkundenachweises Rettungsdienst als Kapiteleinheit aufgeführt – steht dem Kursteilnehmer für handschriftliche Notizen zum Praktikum zur Verfügung.

# 51 Psychologie in der Notfallrettung

J. Bengel, J. Barth

In der Notfallrettung steht die optimale medizinische Versorgung des Patienten im Vordergrund der Bemühungen der Notärzte und des Rettungspersonals. Der psychischen Betreuung der Patienten und auch der Angehörigen kann häufig vor allem aus Zeitgründen nur wenig Aufmerksamkeit gewidmet werden. Eine psychische Erste Hilfe ist jedoch notwendig, um eskalierende Entwicklungen zu verhindern und überstarke Ängste zu reduzieren. Eine frühzeitig beginnende psychosoziale Versorgung von Notfallopfern trägt entscheidend zur Gesundung und Rehabilitation bei. Auch auf seiten der Notärzte und des Rettungspersonals können die alltäglichen Beanspruchungen und außergewöhnliche belastende Einsätze zu sog. Burnoutsyndromen und auch zu psychischen Traumatisierungen führen. Eine Psychologie der Notfallrettung muß sowohl psychische Betreuungskonzepte für die Patienten als auch psychologische Qualifizierung und Belastungsverarbeitung für die Notärzte und Rettungsassistenten beinhalten.

*Psychische Erste Hilfe kann eskalierende Entwicklungen verhindern.*

## 51.1 Psychologie der Notfallsituation

### 51.1.1 Plötzlicher Rollenwechsel

Ein Notfall unterbricht den Handlungsablauf, die tägliche Routine; das Ereignis dominiert Denken, Fühlen und Handeln der betroffenen Person. Das Notfallopfer wird plötzlich in eine passive, abhängige Rolle gezwungen, vom Zustand relativer Gesundheit und Funktions- und Leistungsfähigkeit in die Situation eines Kranken und u. U. lebensbedrohlich Verletzten. Eine zuvor aktive, selbständig handlungsfähige und sich selbst kontrollierende Person erlebt sich als passiv, „be"handelt und von außen kontrolliert. Dieser plötzliche Rollenwechsel löst Gefühle der Hilflosigkeit und Angst aus. Der Patient nimmt diese Notfallsituation als unkontrollierbar und den weiteren Verlauf als unvorhersagbar wahr. Aus Sicht der professionellen Helfer vergleichbare Notsituationen lösen bei Betroffenen sehr unterschiedliche Gefühle, Gedanken und Handlungen aus. Ist der Patient bei Bewußtsein, beobachtet er seinen Körper und die Körperfunktionen sehr genau und registriert Unregelmäßigkeiten und Mißempfindungen. Die Angst und Hilflosigkeit kann durch diese verstärkte Selbstbeobachtung und durch das beeinträchtigte Körper- und Selbstbild gesteigert werden und sich zu einem sich selbst erhaltenden Prozeß ausweiten. Unter Umständen konzentriert der Patient seine Aufmerksamkeit nicht auf die vitalen Bedrohungen, sondern auf für die Erstversorgung unwichtige Verletzungen und Vorgänge. Die Reak-

*Der plötzliche Rollenwechsel von handlungsfähiger Person zum hilfsbedürftigen Notfallpatienten führt zu unkontrollierten psychischen Verläufen.*

**Die Reaktionen von Notfallpatienten sind für die Helfer u.U. irrational und unangemessen.**

tionen der Notfallpatienten sind beeinflußt von kognitiven und emotionalen Prozessen, die die Helfer zum Teil als rational und angemessen, zum Teil aber auch als irrational und unangemessen erleben.

### 51.1.2
### Notfall als komplexe Interaktion

Ein Notfall stellt eine komplexe Situation dar, in der verschiedene Personen mit unterschiedlichen Bedürfnissen, Rollenerwartungen und Kompetenzen interagieren und kommunizieren müssen: Notfallopfer bzw. Patient, Angehörige, Notarzt, Rettungssanitäter, Rettungsassistent, nichtprofessionelle Helfer, unbeteiligte Dritte und Schaulustige. Angehörige können vergleichbare Reaktionen wie die Patienten zeigen und sind ebenfalls psychisch stark belastet. Unbeteiligte Dritte und Schaulustige stellen häufig das Rettungspersonal vor zusätzliche Probleme (Fiedler et al. 1997). Eine Hilfeleistung von Dritten erfolgt nur dann, wenn der Notfall „wahrgenommen" wird, die eigene Verantwortlichkeit erkannt wird und die entsprechende Motivation vorhanden ist. Diese wird beeinflußt durch folgende Faktoren: Sichtbarkeit des Opfers, Attraktivität des Opfers, Ähnlichkeit zwischen dem Opfer und der hilfeleistenden Person, Zahl und Verhalten der anderen Personen (sog. „Verantwortungsdiffusion"), Gefühl der mangelnden Kompetenz und Ausmaß der negativen Folgen für den Helfer.

## 51.2
## Psychische Bedürfnisse von Notfallopfern

### 51.2.1
### Psychische Situation des Notfallopfers

Die Situation eines Notfallopfers wird in erster Linie bestimmt durch die Art des Unfalls bzw. des Notfalls (z. B. Verkehrsunfall, akute Erkrankung, Gewalttat) und die Art und Schwere der Verletzung bzw. Erkrankung. Zu möglichen Grunderkrankungen kommen die Umstände, unter denen sich der Notfall ereignet (z. B. Massenanfall von Verletzten, Anwesenheit von Angehörigen) sowie Alter, Geschlecht und Lebensumstände der Patienten hinzu. Werte, Einstellungen und religiöse Überzeugungen nehmen ebenfalls Einfluß auf die Situation des Patienten.

### 51.2.2
### Psychische Traumatisierung

Das Erleben eines Notfalls als Patient oder Angehöriger, aber auch als Unfallzeuge oder Helfer kann als psychisches Trauma interpretiert werden. Die in der Regel auftretende Streßreaktion hat neben der physiologischen Aktivierung kognitive, emotionale und handlungsbezogene Komponenten: z. B. Unruhe, Schuldgefühle, Trauer, äußerliche Gelassenheit, Ängste, Befürchtungen, Gedanken an die Folgen, Aggression, kindliche Reaktionen, Ablehnung von Hilfe, Weglaufen, Weinen, Schreien. In einer Notfallsituation muß im allgemeinen mit folgenden Gedanken und Gefühlen gerechnet werden: Angst um die eigene Person, Angst um die Angehörigen, Kontrollverlust, Hilflosigkeit, Einschränkung der Handlungsalternativen, Wahrnehmungseinschränkung, negatives Selbst- und Körperbild und Hilfeerwartung. Die Schwere der psychotraumatischen Belastungsreaktion hängt neben dem objektiven Ausmaß des Notfalls entscheidend von der subjektiven Bewertung durch den Patienten ab. Bei einem Teil der Betroffenen muß mit einer sog. posttraumatischen Belastungsreaktion (PTSD) gerechnet werden. Die betroffene Person erlebt die traumatische Situation häufig und von starken Emotionen begleitet in der Erinnerung, in Träumen oder plötzlichen Handlungen wieder. Sie vermeidet zudem alle Reize und Gegebenheiten, die sie an das Trauma erinnern können. Zum Störungsbild gehören auch anhaltende Symptome erhöhter physiologischer Erregung wie z. B. Konzentrationsschwierigkeiten, Schlafstörungen und übersteigerte Schreckreaktionen. Weitere diagnostische Kriterien sind die Dauer der Störung von mehr als einem Monat sowie deutliche Auswirkungen der Symptomatik auf soziale, berufliche oder andere Funktionen (Bengel u. Landji 1996, Everly u. Lating 1995).

*Ein psychisches Streßerlebnis kann eine posttraumatische Belastungsreaktion nach sich ziehen.*

### 51.2.3
### Hilfeerwartung und Bedürfnisse

Die Erwartungen der Notfallopfer lassen sich zusammenfassend wie folgt beschreiben (Remke 1993):
- verbale Beruhigung und ruhige Gesprächsführung,
- Vermittlung der Gewißheit, daß alles Menschenmögliche getan wird,
- kompetentes Auftreten,
- besonnenes Handeln trotz Zeitdruck,
- vorherige Ankündigung schmerzhafter Maßnahmen,
- ständige Nähe eines Helfers bis zur Übergabe im Krankenhaus.

Neben diesen allgemeinen Erwartungen an Notarzt und Rettungspersonal müssen die spezifische Situation von Patientengruppen beachtet werden (z. B. ältere Personen, Kinder, Patienten mit großen Schmerzen, Suizidpatienten; dazu Bengel, im Druck). Für Angehörige, welche bei einem Schadensereignis anwesend sind, besteht zunächst meist keine ärztliche Versorgungsnotwendigkeit. Bereits das Erleben einer Notfallsituation kann jedoch zu weitreichenden psychischen und vegetativen Reaktionen und Konsequenzen führen. Eine sog. posttraumatische Belastungsstörung kann nicht nur bei den Verletzten auftreten, sondern ist auch bei den Angehörigen möglich. In Situationen, in denen der Lebenspartner oder Verwandte trotz der Reanimationsbemühungen verstirbt, ist beispielsweise die psychische Unterstützung der Angehörigen besonders wichtig. In neuerer Zeit haben sich in verschiedenen Orten sog. Kriseninterventionsteams gebildet (z. B. in München). Sie dienen ausschließlich der Betreuung von psychisch traumatisierten Personen und werden über die Rettungsleitstelle alarmiert.

*Eine posttraumatische Belastungsstörung kann auch bei Angehörigen auftreten.*

*Bei hochgradigen Belastungssituationen, z. B. bei Großschadensereignissen, ist ein psychologisch spezialisiertes Kriseninterventionsteam anzufordern.*

## 51.3
## Psychologische Erste Hilfe

### 51.3.1
### Allgemeine Regeln

Auf der Basis der genannten situativen Bedingungen und der Bedürfnisse können allgemeine Regeln für den angemessenen Umgang und die psychische Betreuung von Notfallopfern formuliert werden. Als Regeln für den Umgang mit Notfallpatienten nennen Gasch u. Lasogga (1995) 4 Punkte:

**1. Sage, daß du da bist und daß etwas geschieht!**
Das Opfer soll spüren, daß es in seiner Situation nicht allein ist. Gehen Sie zu den Betroffenen und stehen Sie nicht herum. Schon der Satz „Ich bleibe bei Ihnen bis der Krankenwagen kommt" wirkt entlastend und beruhigend. Der Verletzte sollte auch über vorgenommene Maßnahmen informiert werden, z. B. „Der Krankenwagen ist auf dem Weg".

**2. Schirme das Opfer vor Zuschauern ab!**
Neugierige Blicke sind für einen Verletzten unangenehm. Weisen Sie Schaulustige freundlich aber bestimmt zurück, z. B. indem Sie sagen „Bitte treten Sie zurück!" Wenn Zuschauer stören, weil sie unnötige Ratschläge geben oder von eigenen Erlebnissen berichten, geben Sie ihnen eine Aufgabe! Sagen Sie z. B. „Schauen Sie, ob die Unfallstelle abgesichert ist". Zu Störern kann auch gesagt werden: „Halten Sie bitte die Zuschauer auf Distanz und sorgen Sie für Ruhe!"

**3. Suche vorsichtigen Körperkontakt!**
Leichter körperlicher Kontakt wird von Verletzten als angenehm und beruhigend empfunden. Halten sie deshalb die Hand oder die Schulter des Betroffenen. Berührungen am Kopf und anderen Körperteilen sind hingegen nicht zu empfehlen. Begeben Sie sich auf die gleiche Höhe wie der Verletzte, in der Regel knien Sie neben ihm oder beugen sich herab. Wenn der Verletzte durch Kleidung eingeengt wird, friert, unbequem liegt oder Kleidungsstücke zerrissen sind, sollte man dies beheben, z. B. ihn mit einer Decke zudecken.

**4. Sprich und höre zu!**
Sprechen kann für den Verletzten wohltuend sein. Wenn der Betroffene redet, hören Sie geduldig zu. Sprechen Sie auch von sich aus, möglichst in ruhigem Tonfall – selbst zu Bewußtlosen! Vermeiden Sie Vorwürfe. Fragen Sie den Verletzten: „Soll jemand benachrichtigt werden?" Unterrichten Sie hierüber die Helfer. Sollten Sie Mitleid verspüren, scheuen Sie sich nicht, es zu zeigen.

Der Kreislauf erhöhter Selbstbeobachtung, Hilflosigkeit, Angsterleben und evtl. Schmerzen kann nur unterbrochen werden, wenn mit dem Patienten adäquat kommuniziert wird und er die durchgeführten medizinischen Eingriffe und Hilfeleistungen versteht. Ein wichtiger Faktor bei aktuellem Schmerzerleben ist der Grad der Informiertheit über mögliche Hilfen, konkretes Vorgehen und noch folgende Maßnahmen. Das Bewußtsein, daß alles Menschenmögliche getan wird, kann die Schmerztoleranz eines Notfallopfers deutlich erhöhen

(Hannich 1997). Ausführungen zu den ergriffenen Maßnahmen, beruhigende Gesten auch unter Zeitdruck, vorsichtiger und begrenzter Körperkontakt und eine patientenzentrierte Gesprächsführung helfen dem Patienten in der Notfallsituation. Wichtig sind Hinweise und Angaben zum zeitlichen Ablauf der Hilfeleistung. Auch die Abschirmung des Patienten vor Schaulustigen und Passanten hilft, die psychophysische Anspannung zu reduzieren. Allein die Aufrechterhaltung eines Gesprächs kann den Patienten entlasten und seine Ängste reduzieren.

*Das medizinische Vorgehen ist wenn möglich, in patientenzentrierter Gesprächsführung transparent zu gestalten.*

## 51.3.2 Kommunikation und Gesprächsführung

Bei der Gesprächsführung ist folgendes zu beachten: Mitteilungen und Botschaften in der zwischenmenschlichen Kommunikation sind grundsätzlich mehrdeutig. In einer Nachricht sind neben dem Sachinhalt 3 weitere Aspekte enthalten: Die sprechende Person gibt Informationen über ihre Einstellungen und ihr Befinden (Selbstoffenbarung), sie gibt Informationen über die Beziehung zu ihrem Gegenüber (Beziehungsangebot), und sie drückt auch Erwartungen und/oder Hoffnungen aus (Appell). Die Kommunikation verläuft nicht nur über das gesprochene Wort. Die nonverbale Kommunikation (Mimik, Gestik, Körperhaltung, Blickkontakt, Distanz) ist gerade beim Austausch emotionaler Inhalte von größerer Bedeutung als der verbale Kommunikationsanteil. Das Erlernen von patientenzentrierter Gesprächsführung ist ein Prozeß der Selbsterfahrung und kontinuierlichen Übung. Die Rückmeldung von Kollegen und der Austausch über Patientengespräche helfen, die eigene Kompetenz zu verbessern.

## 51.4 Belastungsbewältigung beim Rettungspersonal Psychische Belastungen

Der Notarzt und die Rettungsassistenten sind im Rettungsdienst ebenfalls psychischen Belastungen und Beanspruchungen ausgesetzt. Die Tätigkeit des Rettungspersonals ist durch die folgenden Faktoren gekennzeichnet, die die psychische Beanspruchung beeinflussen: geringe Kontinuität bzw. das Warten auf den nächsten Einsatz, häufige Nachtschichten, Zeit- bzw. Leistungsdruck am Einsatzort, häufiges Erleben von schwerwiegenden und tödlichen Verletzungen insbesondere bei Kindern, Erleben von Mißerfolg und Versagen, häufig fehlendes Feedback über den weiteren Verlauf beim Patienten. Diese Streßfaktoren müssen kurzfristig nicht unbedingt wesentlichen Einfluß auf das Befinden der beteiligten Personen haben. Von den täglichen Anforderungen der Berufstätigkeit bzw. den Auswirkungen langjähriger Berufstätigkeit (summierte Belastungen) ist das Erleben von Ausnahmesituationen bei besonderen Notfall- und Katastropheneinsätzen (Ausnahmebelastungen) abzugrenzen. Die Verarbeitung dieser Belastungen erfolgt über kognitive Strategien und Abwehrmechanismen: Sprachlich wird eine künstliche Trennung von der verunfallten Person versucht, indem Fachausdrücke zur Charakterisierung gebraucht werden (z. B. die offene Fraktur, das Schädel-Hirn-Trauma). Damit kann eine Distanzierung vom Leid

*Summierte psychische Belastungen sind von Ausnahmebelastungen zu unterscheiden.*

der Person erreicht werden. Schwarzer Humor, Zynismen und Sarkasmen haben ähnliche Bedeutung bei der Bewältigung belastender Ereignisse (Montada 1992).

## 51.4.2
### Burnout und Posttraumatische Belastungsstörung

Die tätigkeitsbezogenen Anforderungen und die Arbeitsbedingungen wirken sich auf die Gesundheit und psychische Stabilität der Mitarbeiter aus. Die Belastungen werden individuell unterschiedlich gut verarbeitet, die Verarbeitungsstrategien sind in der Regel funktional und häufig ausreichend. Werden diese Abwehrmechanismen überbetont bzw. sind die Belastungen längerfristig zu hoch, kann es jedoch zu einem sog. Burnoutsyndrom kommen: körperliche und psychische Symptome, Fehlzeiten, Arbeitsunzufriedenheit bis hin zur Berufsaufgabe. Die mißlungene, mangelnde oder unzureichende Verarbeitung der arbeitsbezogenen Belastungen mit der Folge einer reduzierten beruflichen Motivation und nachlassendem Engagement sowie psychischen und körperlichen Symptomen und Störungen wird als Burnout bezeichnet. Als Hauptsymptome des Burnout werden eine psychische und physische Erschöpfung oder Ermüdung genannt. Demnach ist Burnout ein Zustand gefühlsmäßiger oder emotionaler, physischer und mentaler Erschöpfung. Dieser folgt auf einen längerdauernden Umgang mit Personen, die im emotionalen Bereich stark fordernd sind, wie es z. B. Patienten sein können. Hinzu kommen die Depersonalisation und das verringerte persönliche Engagement im Beruf. Depersonalisation ist dabei als ein gedanklicher und emotionaler Vorgang zu verstehen, bei dem die Helfer ihre Patienten nicht mehr als Menschen wahrnehmen, sondern auf Objekte reduzieren (Bengel u. Carl 1997; Schaufeli et al. 1993).

*Erschöpfungserscheinungen seitens des Rettungspersonals können in ein streßbedingtes Burnoutsyndrom führen.*

Übersteigt der Notfall das bisher erlebte Ausmaß (z. B. Großschadensereignis, besonders schwere Verletzung), greifen die bisher angewandten Abwehrmechanismen unter Umständen nicht mehr. Eine posttraumatische Belastungsstörung kann die Folge eines sehr belastenden Einsatzes sein (51.2.2; vgl. Mitchell u. Dyregrov 1993). Die Erkrankungshäufigkeit bei Mitarbeitern im Rettungsdienst liegt schätzungsweise zwischen 3 und 7%. Zur Vorbeugung von posttraumatischen Belastungsstörungen eignen sich Nachbesprechungen von besonders belastenden Ereignissen in Gruppen (Debriefing). Besteht bereits eine solche Störung, ist sie fachpsychologisch bzw. psychiatrisch zu behandeln. Zur Vermeidung von zu starker psychischer Belastung, Burnoutsyndromen und posttraumatischen Belastungsstörungen dienen psychologische Aus- und Fortbildung, Nachbereitung von Einsätzen (Krisenbewältigungsbesprechungen), Supervision sowie organisationspsychologische Veränderungen (s. Bengel 1997).

*Krisenbewältigungsgespräche dienen der Vorbeugung von posttraumatischen Belastungsstörungen.*

## Literatur

Bengel J (Hrsg) (1997) Psychologie in Notfallmedizin und Rettungsdienst. Springer, Berlin Heidelberg New York Tokio

Bengel J, Carl C (1997) Burnout. In: Bengel J (Hrsg) Psychologie in Notfallmedizin und Rettungsdienst. Springer, Berlin Heidelberg New York Tokio, S 243–253

Bengel J, Landji Z (1996) Posttraumatische Belastungsstörung. Z Klin Psychol Psychiatr Psychother 44: 129–149

Everly GS, Lating JM (1995) Psychotraumatology. Plenum Press, New York

Fiedler H, Gasch B, Lasogga F (1997) Umgang mit Zuschauern. In: Bengel J (Hrsg) Psychologie in Notfallmedizin und Rettungsdienst. Springer, Berlin Heidelberg New York Tokio, S 213–225

Gasch B, Lasogga F (1995) Psychische erste Hilfe. Report Psychologie 20: 28–35

Hannich H-J (1997) Psychologie der Notfallsituation. In: Bengel J (Hrsg) Psychologie in Notfallmedizin und Rettungsdienst. Springer, Berlin Heidelberg New York Tokio, S 3–21

Mitchell JT, Dyregrov A (1993) Traumatic stress in disaster workers and emergency personnel – prevention and intervention. In: Wilson JP, Raphael B (eds), International handbook of traumatic stress disorders. Plenum Press, New York, pp 905–914

Montada L (1992) Die psychische Situation des Rettungsdienstpersonals im Notfalleinsatz. In: Präsidium Deutsches Rotes Kreuz (Hrsg) Retten und helfen – über Grenzen hinweg. H. N. Druck, Bonn, S 291–301

Remke S (1993) Wünsche von Unfallpatienten an das medizinische Rettungsteam während der Ersten Hilfe. Rettungsdienst – Z Präklin Notfallmed 16: 617–629

Schaufeli WP, Maslach C, Marek T (eds) (1993) Professional burnout: Recent developments in theory and research. Taylor & Francis, Washington/DC

# 52 Sachverzeichnis

## A

Abbindung 289
Abdomen, akutes 302-313, 328, 446
- Bauchtrauma (Abdominaltrauma) 497, 498
- - offenes 304, 312
- - stumpfes 303, 304, 311, 312
- Leitsymptomatiken 305-309
- - Diarrhoe 307
- - Erbrechen 306, 307
- - Exsikkose 308
- - Fieber 308
- - Hämatochezie 307
- - Ileus 307
- - Melaena 307
- - Schmerzqualität und Lokalisation 305, 306
Ablederung 288
Abnabeln 462
Abort 104, 455, 458
- Frühabort 452
Absaugpumpe 113
Absencen 484
Abstürze 329
Abwehrmechanismen 557
Abwehrspannung 305, 309, 448, 458
ACE-Hemmer 215, 216
Acetazolamid 260
Acetylcholinesterase 234
N-Acetylcystein 225, 237
Acetylsalizylsäure 96
Aciclovir 266
Actilyse 103
ACLS (siehe „advanced cardiac life support")
ACTH 211
ADAC (siehe Allgemeiner Deutscher Automobil-Club e.V.)
„Adam" 245
Adam-Stokes-Anfälle 490
Addison-Krise 209-212
Adenosinrezeptorblocker 228
Aderhautriß 438
Adnexitis 455, 457, 458
Adrenalin 91, 92, 150, 184, 311, 473, 481, 491, 494
β-Adrenorezeptoren-Blocker, Intoxikation 227, 228
„advanced cardiac life support" (ACLS) 115
Adynamie 207, 208, 210, 211

Aerophagie 200
Affektkrampf 484
Affektstörungen 270
„Afterdrop" 377, 385
Agitiertheit 98
AHS (siehe Ambulanzhubschrauber)
Ajmalin 95, 152, 169-171, 492
Akineton 224
Akkomodationsstörungen 222
Akrinor 92, 216
Akromegalie 208
akutes Abdomen (siehe Abdomen)
Alarmierungszeit 13
Aldosteron 180, 212
Alfentanil 400
Aliphate, Vergiftungen 236
Alkalose
- metabolische 226, 306
- respiratorische 191, 200, 226, 237
Alkane, Vergiftungen 236
Alkoholabusus 449
Alkohole, Vergiftungen 98, 236, 238-240, 273
Alkoholentzugsdelir 275
Alkoholintoxikation 98, 273
Alkylphosphatintoxikation 92, 101
Allgemeiner Deutscher Automobil-Club e.V. (ADAC) 70
Allgemeinanästhesie 399-404
- Narkoseeinleitung 400
- Narkoseeinleitungsmittel 402
- Narkoseführung 403
Aluderm 370
Alupent 92, 228
Amaurose 464
Ambubeutel 127
Ambulanzflugdienst 72
Ambulanzhubschrauber (AHS) 72
Amenorrhoe 457
γ-Aminobuttersäure (GABA) 230
Aminoglycosid 265
Ammoniak 365
Amnesie, retrograde 464
Amphetamine, Drogennotfall 244, 245
Ampicillin 265
Amputatasservierung 290
Amputation, traumatische 290
Amputationsverletzung 290, 291
Amrinon 228
Analgesie (siehe auch Anästhesie) 97, 185, 313, 343, 371, 450, 497
Analgetika, Intoxikationen 225

## 52 Sachverzeichnis

Anämie, renale 213
Anamnese 110, 111
anaphylaktische Reaktion 105
Anaphylaxie 145, 314
Anästhesie 397-404
- Allgemeinnarkose 401-404
- - Narkoseeinleitung 400
- - Narkoseeinleitungsmittel 402
- - Narkoseführung 403
- Allgemeinanästhesie 399-404
- Infiltrationsanästhesie 397
- Intubationsnarkose 399, 401
- Maskennarkosen 399
- Regionalanästhesie 397
Anexate 244, 403
Anfall; Anfälle
- eklamptischer 464
- fokale 484
- tonisch-klonische 484
Angina pectoris 94, 103, 163, 164, 174, 175, 200, 232, 246
- Angina decubitus 163
- Crescendo-Angina 164
- instabile 163
- *Prinzmetal*-Angina 163, 164
- stabile 163
Angiographie, arterielle 250
Angiotensin II 180
Angst (*siehe auch* Panik) 200
Anmarschzeit 13
Anoxie 144
Antiarrhythmika 152, 395
Antibiotikaprophylaxe 283, 288, 290
Anticholinergika 192, 194
- Gegengift 222
Anticholium 102, 224
Antidepressiva 275
- Intoxikationen 222-224
- trizyklische 275
Antidote 101
Antidottherapie 373
Antihistaminika 187, 191, 275, 314
Antikonvulsiva 230, 250
Antiparkinsonmittel 275
Antiphlogistika 192
Antipyrese 483
Antipyretika 207
Antischockhose (*siehe* Schockhose)
Antituberkulotikum, Intoxikation 230
Antriebslosigkeit 200
Anurie 204, 444, 446, 448
Anxiolytika, Drogennotfall 244
Aortenaneurysma 174, 185
Aortendissektion 306, 311
Aorteneinriß 329
Aortenruptur 146, 296, 311, 343
Aortenstenose 491
Apathie 208
APGAR-Schema (Scores) 463, 480
Aphasie 254, 264
Aphonie 366
Apnoe 464
Apomorphin 101
Appendizitis 308
„arc de cercle" 258

ARDS (*siehe* Lungenversagen)
Areflexie 262
Armvorfall 468
Arrhythmien (siehe auch kardiale Notfälle) 145, 259
Arterenol 93
Arteriosklerose 163
Aryknorpelluxation 415
Arztrecht 27
Ascites 483
Aspergillom 197
Asphyxie 124, 198, 373, 480
Aspiration 121, 128, 132, 145, 311, 381, 385, 487
Aspirationsgefahr 221, 236, 241, 242, 259, 322
Aspirationsprophylaxe 397
Aspirin, Intoxikation 226
Aspisol 96
Asthma bronchiale 91, 190-192, 199, 486, 489
Asystolie 149, 165, 216, 229, 377, 384, 392, 481, 494
Ataxie 246, 259
Atelektasen 194, 367, 382
Atemdepression 101, 191, 223, 225, 236, 239, 260, 481
Atemexkursionen 107
Atemfrequenz 404
Atemgeräusch, abgeschwächtes 297, 298
Atemgymnastik 194
Atemhilfsmuskulatur 191
Ateminsuffizienz 235, 262
Atemlähmung 392
Atemmuster 107
Atemnot 424
- akute 409-418, 486, 487
Atemschutzgeräte 111, 531, 533, 534
Atemstillstand 121, 144, 147, 243, 384, 393
Atemstörung
- periphere 145
- zentrale 267
Atemwege, Notfälle 121-133
- Ambubeutel 127
- Asphyxie 124
- Aspiration 121, 128, 132
- Atemstillstand 121
- Barotrauma 133
- Beatmungsdrücke 133
- C-Griff 127
- Compliance 133
- Dyspnoe 121
- funktionelle Residualkapazität 133
Atemwegsverletzungen 297
Atemwegswiderstand 191, 193
Atemzugvolumen 404
Atmung 113, 347
- paradoxe 330
Atosil 99
Atracurium 403, 404
Atropin 92, 101, 151, 172, 173, 194, 228, 229, 234, 336, 473, 479, 491, 493
Augapfelkontusion 439
Augendruckerhöhung 440

Augenflimmern 464
Augenhöhlenfrakturen 439
Augenspülung 362
Augenverband 434
Augenverletzungen 429
- Contusio bulbi 438, 439
- Erblindung 434, 436, 438
- Fremdkörper 431
- Hornhautentzündung 433
- Hornhautfremdkörper 433
- Hornhautnarben 437
- Hornhautverletzungen 430, 433, 434
- perforierende 434, 435
- „rotes Auge" 429
- subtarsale Fremdkörper 431
- - Entfernung 432
- Verätzungen 430, 436
- Verbrennungen 437
- Windschutzscheibenverletzung 435, 436
Auskühlung 476
- Neugeborene 156
Auskulation 309
Auskunftspflicht 42
Ausrückzeit 13, 77
Auxiloson-Dosierungsaerosol 373
AV-Block 145, 172
AV-Überleitungsstörung 229
Azetylsalicylsäure 165
Azidose 238, 386, 481, 484
- metabolische 100, 152, 216, 230, 238, 292, 306, 368, 475

## B

„Babylog" 472
Babynotarztwagen 471
Bandscheibenprolaps 261, 304
Barbiturate 223, 230, 260, 400
Barotrauma 133, 472
*Bartholin*-Abszeß 459
„basic cardiac life support" (BCLS) 115
Basilaristhrombose 256
Basistherapie 106f.
Basismaßnahmen 147–149
Bauchdeckenspannung 458
Bauchtrauma (*siehe auch* Abdomen, akutes) 497
Bauchverletzungen, penetrierende 312
*Baxter* (*Parkland*)-Formel 371, 395
Bayotensin akut 94
Beatmung 478
- Kind 478
Beatmungsdrücke 133
Beatmungsgeräte 113, 471
Beckenendlage 468, 469
Beckenfraktur 285, 304, 448
Beckenringkompression 286
Beckentrauma 285, 286
Behandlungspriorität 539, 541
Behandlungsvertrag 31
Behandlungsverweigerung 34
Benzin, Vergiftungen 237
Benzinpneumonie 236, 237
Benzodiazepine 200, 223, 230, 235, 243, 271, 272, 274, 277, 373, 402
- Gegengift 222
- Intoxikationen 244
Berotec 91, 466, 467, 490
Berufsfeuerwehren (siehe auch Feuerwehr) 16
Beta-Blocker (*siehe* Blocker)
Betamimetika 490
Betäubungsmittelgesetz 32
Beuge-/Streckersynergismen 267
Bewußtlosigkeit 200, 233, 366, 373, 384, 388, 392, 484, 492
Bewußtsein 146, 347
Bewußtseinseinschränkung 230, 250, 254
Bewußtseinsstörungen 106, 107, 232, 267, 392
Bewußtseinstrübung 251, 259, 266, 267, 269
Bewußtseinsverlust 177, 366, 485
*Bezold-Jarisch*-Reflex 330
BGS (*siehe* Grenzschutzfliegergruppe)
Binokulus 434
Biofeedback 200
*Biot*-Atmung 107
Biperiden 224
Bittermandeln 233
Blasenbildung 363, 391
Blasenblutungen 449
Blasenperforation 448
Blasensprung 460, 468
Blasentamponade 449
Blasentumore 449
Blasenverletzungen 454
Blausäure 102, 373
- Vergiftung 102, 233
Blausäuregas 366
Blei 304
Blitzschläge 388, 390, 391, 395
Blockade, paravaskuläre 397
β-Blocker 192, 207, 234
- Gegengift 222
„blow out fracture" 439
Blutdruckerhöhung 246
Bluterbrechen (*siehe* Hämatemesis)
Blutkultur 445
Blutstillung 185, 342
Blutung ex utero 454
Blutungen
- gastrointestinale 311
- intrazerebrale 249
- vaginale 465, 466
Blutvolumen 178, 179
Bolustod 422
*Boyle-Mariotte*-Gesetz 84
Bradyarrhythmien 227
Bradykardie 92, 171, 172, 229, 384, 481
Brand- und Explosionsgefahr 531
Brandgase 364
Brandschutz 523
Brandunfälle 146
Brevimytal 100
Bricanyl 490
Bronchialtoilette 194
Bronchodilatatoren 487
Bronchokonstriktion 229
Bronchoparat 91

## 52 Sachverzeichnis

Bronchospasmin 91
Bronchospasmolytika 373
Bronchospasmus 91, 194, 227, 372, 486
*Brown-Sequard*-Syndrom 262, 339
Brückengriff 334
Bupivacain 399
Budenosid 101, 490
Bullae 195
Burnoutsyndrom 553, 558
Burnpac 370
Buscopan 99, 446
N-Butylscopolamin 99, 313

## C

C-Griff 127
$C_1$-Esterase-Inhibitormangel 412
$Ca^{2+}$-Antagonisten 164, 165, 253, 256
Café-au-lait-Farbe 213
Caissonkrankheit 387, 388
Calcitonin 209
Cannabis, Drogennotfall 247
Captopril 215
Carbo medicinalis 223-226, 240, 244, 493
Carboxy-Hämoglobin 108
Catapresan 176, 243
Cauda-syndrom 338
cCT (*siehe* CT)
Cephalosporin 265
*Cheyne-Stokes*-Atmung 107
Chinin 413
Chinolone 283
Chlamydien 459
Chlorkohlenwasserstoffe 237
Chlorprothixen 272
Cholezystitis 306
Christoph 1 69
chronisch-obstruktive Lungenerkrankung 191
*Chvostek*-Zeichen 200
Cimetidin 105
Clemastinhydrogenfumarat 105
Clodronsäure 209
Clomethiazol 245, 259, 260, 272, 275
Clonazepam 98, 259, 260, 485
Clonidin 176, 215, 243-246
cMRT (*siehe* MRT)
COHb (*siehe* Karboxihämoglobinanteil)
Coma diabeticum (*siehe* diabetisches Koma)
Compartmentsyndrom 284, 286, 289, 290
Contusio bulbi 438, 439
CPP (*siehe* zerebraler Perfusionsdruck)
Crashintubation 113, 294, 373
Crescendo-Angina 164
Crushniere 292
Crushsyndrom, renales 393
CT 250, 252, 255, 258, 261, 263, 265, 266
Cystofix 447

## D

*Da-Costa*-Syndrom 199
Dämmerzustand 274
Dammschnitt 460-462
Dammschutz 461, 462
Dantrolen 224, 245, 247
Darmatonie 445
Darminfektion 307
Darmkolik 452
Datenanalyse 512
Datenschutzgesetz 510
Dauererektion 324, 330, 449, 450
DDT 234
Decollementverletzung 288
Defibrillation 153, 156, 170, 171, 386, 394, 494
Defibrillator 109
Defizite, fikalneurologische 254, 264, 267, 350
Deflorationsverletzungen 453
Dehydration 226, 475, 483
Dekompressionskrankheit (Caissonkrankheit) 387, 388
Dekompressionsunfälle 386
Delir 274-276
Denkstörungen 232
Depersonalisation 558
Depression 227, 271
*Desault*-Verband 285
Designerdrogen 248
Desorientierung 175, 384, 228, 269, 273, 274, 366
Deutsche Rettungsflugwacht (DRF) 70
Dexamethason 212, 373, 473, 486, 490
Dextrane 182
Dezelerationsverletzung 329
DHBP (*siehe* Droperidol)
Diabetes mellitus 199, 202, 441, 443, 483
diabetisches Koma 202-205
Dialysepatienten, Notfälle 213-217
– dialysebedingte 216, 217
– Hämodialyse 214
– Hyperkaliämie 215, 216
– Hypertonie 214
– Lungenödem 214
– Niereninsuffizienz 213
– Peritonealdialyse 214
– Shuntarm 214
– Überwässerung 214
– Urämie 213-215
Dialysetherapie 214
Diathese, hämorrhagische 466
Diarrhoe 98, 475
Diazepam 98, 165, 175, 235, 260, 272, 274, 275, 314, 465, 473, 485, 496
Dichlormethan (Methylenchlorid), Vergiftungen 232
Dickdarmileus (*siehe* Ileus)
Digitalis 491
– Überdosierung 169
Digitalisierung 169
Digitalispräparate 214
– Intoxikation 229
Digoxin/Digitoxin, Gegengift 222
Dihydralazinmesilat 94
4-Dimethyl-p-aminophenol (4-DMAP) 102, 233, 373
Dimethylpolysiloxan 102
DIN-Normen 56-61

Diphosphonate 209
Dipidolor 495
Diskonnektion 132
Diskonnektionsalarm 300
Distraneurin 245
Diurese 104
- forcierte 209, 240
- osmotische 203
Divertikulitis 307
DIVI-Notarzteinsatzprotokoll 350, 503, 509, 511, 512, 514-518
DMAP (siehe p-Dimethylaminophenol)
Dobutamin 93, 135, 175, 183, 491
Dobutrex 491
Dokumentation (siehe auch DIVI-Notarzteinsatzprotokoll) 505, 508-518
Dolantin 313
Dopamin 93, 153, 183, 214, 245, 295, 311, 491
Doppelbilder 426
Doppeltsehen 439
Dormicum 314, 403, 485, 496
Douglas-Abszeß 455, 458, 459
DRF (siehe Deutsche Rettungsflugwacht)
Drogenintoxikation 274
Drogennotfälle 242-248
- Adam 245
- Amphetamine 244, 245
- Anxiolytika 244
- Cannabis 247
- Ecstasy 245
- Entzugserscheinungen 243
- Eve 245
- Glue 247
- Inhalationsdrogen 247
- Kokain 246, 247
- Narkotika 243
- Opiate 243
- Phencycline 245, 246
- Sedativa 244
Droperidol (DHBP) 99, 253
Druckmonitoring, intrakranielles 250
Drucksonde, epidurale 253, 266
Dünndarmruptur 304
Durchfall 483
Dyspnoe 121, 174, 232, 294, 296, 347, 365, 366, 372, 486, 489, 497
Dysregulation, orthostatische 176
Dysurie 444, 446

## E

E 605 101
Ebrantil 94, 176
Ecstasy 245
EEG 266
Eigengefährdung 111, 270, 278, 534
Eigenschutz (Eigensicherung) 346, 528, 538, 545
Einflußstauung 195
Einklemmung 249, 253, 265, 267, 288, 291-293, 316, 523, 529
Einsatzbericht 542
Einsatzleitung 525, 542, 548
Einsatzleitwagen (ELW) 54

Einsatzprotokoll 23
Einsatzstelle 22
Eisen, Gegengift 222
EKG 109
EKG/Defibrillation 148
Eklampsie 94, 464, 465
Ektropionieren 430, 431, 437
EKZ (siehe extrakorporale Zirkulation)
Elektrolytlösungen 182
Elektrounfälle (siehe Stromunfall)
ELW (siehe Einsatzleitwagen)
Emetikum 101
Emphysemblasen 298
Encephalitis disseminata 442
endokrine Krisen 206-212
- Addison-Krise 210-212
- hyperkalzämische Krise (Hyperkalzämiesyndrom) 207-209
- Hyperthyreose 206, 207
- hypophysäre Krise 209, 210
- - Hypophysenvorderlappeninsuffizienz 209
- - Hypothyreose, sekundäre 209
- - Niereninsuffizienz, sekundäre 209
- thyreotoxische Krise 206, 207
endokrinologische Notfälle 202-212
- diabetisches Koma 202-205
- endokrine Krisen (siehe dort)
- Hyperglykämie 202, 203
- hyperosmolares Koma 202, 203
- Hyperosmolarität 203
- hypertone Dehydratation 203
- Hyperglykämie 205
- hypoglykämisches Koma 202
- Insulinmangel 203
- ketoazidotisches Koma 202
- Ketonämie 202
- Ketonurie 202
- Lipolyse 203
- metabolische Azidose 202, 203
- osmotische Diurese 203
Endometritis 454
Entkopplung, elektromech. 151
Enfluran 400
Enterobakterien 264, 265
Enterothorax 298
Enthemmung, psychische 272
Entzugsdelir 274
Entzugserscheinungen 243
Entzugssymptome 98, 275
Enurese 258
Enzephalopathie 225
EPH-Gestose 175, 463, 464, 466
Epididymitis 444
Epiglottitis 411-413, 487, 488
Epilepsie (siehe zerebrale Krampfanfälle)
Epinephrin 170, 173
Epinephrinhydrogentartrat 91
Episiotomie 459-461
Erblindung 238, 434, 436, 438, 439, 442
- akute 441
Erbrechen 99, 101, 104, 223, 226, 305-307, 475, 483
- Bluterbrechen 306
- induziertes 240

- Kaffeesatzerbrechen 307
- Koterbrechen 307
Erfrierung 379
Erhaltungsbedarf 478
Erkundungszeit 13
Eröffnungsphase 460
Erregungsleitungsstörungen 216
Erregungszustände 98, 99, 244, 273, 274
- psychische 272-274
Erschöpfung 558
Ersthelfer 11
Ertrinken 145, 381-388, 493
- im Salzwasser 383
- im Süßwasser 382, 383
- Tauchunfälle 386-388
- - Barotrauma 386, 387
- - Dekompressionskrankheit (Caissonkrankheit) 387, 388
Erysipel 440
Erythem 363
*Esmarch-Heiberg*-Handgriff 113, 122
Esmolol 95
Ester, Vergiftungen 236
Ethanol 102
- Vergiftungen 238, 239
Ether, Vergiftungen 236
Etomidat 100, 400, 402, 486, 496
EUG (*siehe* Extrauteringravidität)
Euphorisierung 236
„Eve" 245
Exartikulation 293
Explosionsgefährdung 533
Explosionstraumen 297
Exsikkose 184, 204, 206-208, 210, 275, 309, 483
Extensionsschienen 285
Extrauteringravidität (EUG) 452, 455, 457
Extremitätentrauma 283-293, 348
- Einklemmungstrauma 291-293
- Extremitätenverlust, drohender 289-291
- - Amputationsverletzung 290, 291
- - Compartmentsyndrom 289
- - Frakturen 283-286
- - Beckenfraktur 285
- - Beckentrauma 285, 286
- - geschlossene 284
- - offene 283
- - Lagerung 284
- - Luftkammerschiene 284
- - Repositionstechniken 284
- - Schienung 284
- Luxationen 286, 287
- - Lagerung 286
- - Luxationsfraktur 286
- - Reposition 286, 287
- - Schienung 286
- Wunden 287-289
- - Decollementverletzung 288
- - Fremdkörperpenetration 288
- - Verbandtechnik 287
Exzitaton 230

## F

Fab-Antikörper-Fragmente 230
Fachkundenachweis
- Notfallmedizin 34
- Rettungsdienst 19, 29
Facies abdomilasis 309, 457
Fasziotomie 290
Fäulnis/Autolyse 39
Faustschlag, präkordialer 148
Fenoterol 91, 490
Fentanyl 97, 175, 253, 295, 313, 371, 400, 403, 404, 495, 496
Feuerwehr 16, 369, 523-526
Fieber 206-208, 483
Fieberkrampf 98, 484, 485
First-responder-Teams 13
Fixierung 274
Flatulenz 200
flugphysiologische Grundüberlegungen 84-86
„Fluid-lung" 213
Fluimucil 225
Fluimucilantidot 237
Flumazenil 244, 403
Fluor vaginalis 458
Foetor ex ore 492
Fontanelle 495
- kleine 460
Formaldehyd, Vergiftungen 238
Formalin 365
Fortecortin 486, 490
Fosfomycin 265
Frakturen 283-286, 498
Frakturkrankheit 293
*Frank-Starling*-Prinzip 180
freies Intervall 320
Fremdgefährdung 49, 248, 270, 273, 278
Fremdkörper
- Aspiration 486, 489
- Auge 431
- Penetration 288
- Rachenfremdkörper 421, 422
- Tracheobronchialfremdkörper 422
- verschluckte 156
Fremdverschulden 43
*Fritsche*-Lagerung 453, 455, 463
Fruchtwasser 156, 460
Frühabort 452
Frühdyskinesien 224
Frühgeborene 480
Frühgeburt 463, 468
Führungsstäbe 130
Funkausstattung 66
funktionelle Residualkapazität 133
Furosemid 104, 167, 176, 209, 214, 216, 491

## G

GABA (*siehe* γ-Aminobuttersäure)
Ganzkörperuntersuchung 330
Gastritis, urämische 213
GCS (*siehe* Glasgow-Coma-Scale)

Geburt 460-469
- Eklampsie 94, 464, 465
- Frühgeburt 468
- Kindslage, abnorme 468, 469
- Nabelschnurvorfall 467
- Placenta praevia 467
- Präeklampsie 94, 464, 465
- vaginale Blutungen 465, 466
Geburtswehen 460
Gedächtnisstörungen 274
Gefährdungsbereich 529, 534, 538
Gefahrenabwehr 26, 32
Gefahrgutverordnung 531
Gefahrnummer 531
Gefäßwiderstand 179
Gehörschutz 86
Gelatine 182
Genitalverletzungen 453
Gerinnungsaktivierung 367
Gerinnungsstörungen 226, 245
Gerstenkorn 440
Geschäftsführung ohne Auftrag 278
Gesetz von *Boyle* und *Mariotte* 386
Gesprächsführung 557
Gestose 175, 463, 464, 466
Giemen 365, 487, 489
Giftspuren 492
*Gilchrist*-Verband 285
Gilurytmal 95, 492
Gingivitis 419
Glasgow-Coma-Scale (GCS) 107, 318, 319, 347, 351, 496, 506
Glaskörperblutung 438, 443
Glaubersalz 237, 240
Glaukom 222
- akutes 440
Gleichstrom 389
Glomerulonephritis 213
Glottisödem 365, 373
Glottisspasmus 384
Glucagon 228
Glukagon 223
Glukokortikoide 257, 265, 336
Glukose 104, 473, 478, 481
- Gabe 206
Glutamatantagonisten 256
Glutathionsynthese 225
Glycerol 250, 268
Glyceroltrinitrat 94
Glykol, Vergiftungen 238-240
Gonokokken 458, 459
Grand-mal-Anfälle 258
Großbrand 533, 545
Großraumrettungswagen (GRTW) 55
Großschäden 532
Großveranstaltungen 546
*Guedel*-Beißschutz 404
*Guedel*-Schema 400
*Guedel*-Tubus 113, 126, 221
Gynäkologie, Notfälle (*siehe auch* Geburtshilfe) 451-460
- Schmerzzustände, akute 455-459
- vaginale Blutungen 451-455

# H

$H_1$-Rezeptorblocker 105
$H_2$-Rezeptorblocker 105
Haemophilus influenza 264, 265, 412
Hämatemesis 306
Hämatokrit 180
Hämatome 267
- epidurale 267
- intraspinale 262
- intrazerebrale 267
- subdurale 267
Hämatopneumothorax 348, 497
Hämatothorax 295, 296, 298
Hämodialyse (*siehe auch* Urologie) 209, 214, 216, 226, 230, 240
Hämodilution 255, 256
Hämomyolyse 216
Hämoperfusion 228, 240
Hämoptoe 121, 196, 197, 294
Hämoptysen 174, 197
HAES 99, 310
Haftung 549
Haldol 98
Halluzinationen 227, 269-271, 274, 275
halogenierte Kohlenwasserstoffe, Vergiftungen 236
Haloperidol 98, 271-275
- Intoxikation 224
Halothan 192, 400
Halskrause 324
Halskrawatte 109
Halsschienengriff nach *Sefrin* 334
Halsvenenstauung 174
Harnableitung, suprapubische 447
Harndrang 446
Harnleitersteinkolik 445
Harnröhrenabriß 448
Harnröhrenkatheterismus 447
Harnröhrenruptur 448
Harnstauungsniere 446
Harnverhalten 313, 446-449
- akutes 446
Haschisch 247
Hautdesinfektion 135
Hautemphysem 108, 296, 386, 497
Hauttransplantation 364
Hautwiderstand 391
Hb-CO 231
HBO-Therapie 388
Head-Zonen 306
Heckrotor 87
*Heimlich*-Handgriff 113, 494
*Heimlich*-Manöver 124, 156, 385, 487, 488
*Heimlich*-Ventil 196, 299
Heiserkeit 366
Heißhunger 206
Helmabnahme 324, 325
Hemianopsie, homonyme 254
Hemiparesen 254, 264
*Henry-Dalton*-Gesetz 84
Heparin 103, 175, 388
Hepatomegalie 490
Hernien 307, 309
Heroin 101

Herpes zoster 413
Herpes-simplex-Enzephalitis 266
Herz-Kreislauf-Stillstand 144
Herzdruckmassage 148, 153, 154
- Neugeborene 156
Herzfehler 491
Herzfrequenz 168
Herzindex 166
Herzinfarkt (Myokardinfarkt) 103, 164, 165, 174, 175, 246, 247, 304
Herzinsuffizienz 166-168, 227
- mit Lungenödem 167
- Rückwärtsversagen 167
- Vorwärtsversagen 167
Herzmassage 481, 491
- direkte 379
Herzrhythmusstörungen 95, 109, 165, 168-173, 175, 206, 232, 296, 384, 392
- bradykarde 171-173
- - Sinusbradykardie 172
- - Sinusknotensyndrom 172
- Kammerflattern 216
- Kammerflimmern 96, 122, 145, 149, 153, 156, 165, 171, 216, 228, 378, 384, 392, 394, 494
- supraventrikuläre 168
- - paroxysmale supraventrikuläre Tachykardie 168
- - Präexzitationssyndrome 169
- - Sinustachykardie 168
- - supraventrikuläre Extrasystolen 168
- - Vorhofflattern 169
- - Vorhofflimmern 169
- - Vorhoftachykardie 169
- ventrikuläre 152, 170
- zirkulatorisch wirksame 170, 171
Herzschrittmacher 150
Herzstillstand (*siehe auch* kardiopulmonale Reanimation) 122, 144, 150, 153, 225, 228
Herzversagen 115
Herzwandaneurysma 165
Herzzeitvolumen 179, 474
Hilfeleistungspflicht 533
Hilfsfrist 12, 17
- Rettungshubschrauber 75
Hilfsorganisationen 16
Hilfspflicht 30, 34
Hinterhauptlage 463
Hirndrucksenkung 100
Hirndrucksymptomatik 249
Hirndurchblutung 317
Hirninfarkt 246, 247
Hirnmassenverschiebung 316
Hirnnervenausfälle 252, 254, 264
Hirnödem 204, 255, 259, 264, 317, 478, 484, 495, 496
Hirntod 39
- dissoziierter 39
Hirntumore 209
Histamin 186, 190
Hitzschlag 483
Hochspannungsunfall (*siehe auch* Stromunfall) 389, 390, 394, 395
Höhensonne 434
Hordeolum 440

*Horner*-Syndrom 338
Hornhautentzündung 433
Hornhautfremdkörper 433
Hornhautnarben 437
Hornhautverletzungen 430, 433, 434
Hubschrauber (*siehe* Rettungshubschrauber)
Hüftgelenksluxation 287, 329
Humanalbumin 483
Hydramnion 468
Hydrocephalus malresorptivus 251
Hydrokortison 211, 212
Hydronephrosen 446
Hydroxyaethylstärke 99, 255, 310, 478
s. Haes
Hyperästhesien 338
hyperbarer Sauerstoff (HBOT) 232, 238, 388
Hyperglykämie 202, 203, 205, 304
Hyperhidrose 274
Hyperhydratation 477
Hyperkaliämie 211, 215, 216, 227, 229
hyperkalzämische Krise (Hyperkalzämiesyndrom) 207-209
Hyperkapnie 152
Hypermenorrhoe 452, 454
hyperosmolares Koma 202, 203
Hyperosmolarität 203
Hyperparathyreoidismus 199, 208, 215
Hyperpnoe 233
Hyperreflexie 200, 223, 245, 464
Hypertension, intrakranielle 318
Hyperthermie 224, 226, 245, 246
- maligne 225
Hyperthyreose 206-208
hypertone Dehydratation 203
Hypertonie 175, 176, 214, 466
- essentielle 175
Hyperventilation 199, 226, 237, 238, 241, 300, 326, 344, 494, 496
Hypervolämie 368
Hypnomidate 100, 486, 496
Hypochlorhydrie 306
Hypoglykämie 104, 210, 211, 227, 239, 273, 481
hypoglykämisches Koma 202
Hypokaliämie 204, 239, 306, 307
Hyponatriämie 211
hypophysäre(s)
- Krise 209, 210
- Koma 209
Hypophyse 180
Hypophysenadenome 209
Hypophysenvorderlappeninsuffizienz 209
„Hypophysitis" 210
Hypothermie 145, 156, 369, 376-378, 386, 481, 493, 498
Hypothyreose 209
- sekundäre 209
Hypotonie 92, 93, 176, 181, 200, 216
Hypoventilation 191
Hypovolämie 204, 206, 211, 306, 307, 476, 481
Hypoxämie 121, 174, 365, 383
Hypoxie 121, 122, 146, 180, 192-194, 232, 235, 296, 474, 484, 493

Hypoxietoleranz 39
Hysterektomie 454

## I

ICP-Drucksonde 250
Ikterus 225, 309
Ileus 222, 483
- paralytischer 307
Illusionen 274
Immersionsschock 382
Immobilisation 208
Immundefizienz 213
Impotenz 449
Indifferenztemperatur 376
Individualtod 37, 38
Infiltrationsanästhesie 397
Influenza 413
Infusionssysteme 137
Inhalationsanästhetikum 400
Inhalationsdrogen, Drogennotfall 247
Inhalationstrauma 101, 192, 193, 364, 365, 367, 372, 494, 495
„Injury Severity Score" (ISS) 350, 506
Inkontinentia alvi et ani 262
Inkubatoren 470
Insektenstich 412, 415
Insektizide 234
Instrumentenflug 88
Insulin/Glukose 216
Insulinmangel 203
Intensivtransporthubschrauber (ITH) 72
Interhospitaltransfer 72, 89
Intermediärsyndrom 235
Intervall, therapiefreies 13
Intoxikationen 43, 101, 146, 199, 221-241, 492, 493, 546
- Alkohole 238-240
- Aspirationsgefahr 221
- Arzneimittelintoxikationen 222-231
- - β-Adrenozeptoren-Blocker 227, 228
- - Analgetika 224, 225
- - Antidepressiva 222-224
- - Digitalispräparate 229
- - Isoniazid 230
- - Neuroleptika 224
- - Salicylate 226
- - Theophyllin 228, 229
- Detergentien 241
- Detoxikationsmaßnahmen 240, 241
- Gasvergiftungen 231-234
- - Blausäure 233
- - Dichlormethan (Methylenchlorid) 232
- - Kohlenmonoxid 231, 232
- Gifte und Gegengifte 222
- Kontaktgifte 240
- Lösemittel 236-238
- Pestizide (Organophosphate) 234-236
- Zugang 142, 143
Intrauterinspirale 458
Intravasalvolumen 178
intrazerebrale
- Blutung 249
- Hämatome 267

Intubation 128, 148, 232, 299, 323, 344, 372, 404, 425, 478, 489, 528
- Kind 478
Intubationsnarkose 399, 401
Ipecacuanhasirup 493
Ipratropiumbromid 192, 194
Ischämie
- spinale 261
- zerebrale 249, 253
ischämischer Insult 253-257
Isofluran 400
Isoniazid
- Gegengift 222
- Intoxikationen 230
Isopropanol, Vergiftungen 238
Isoptin 95, 169, 492
ISS (siehe „Injury Severity Score")
ITH (siehe Intensivtransporthubschrauber)

## J

Jackson-Lagerung 129

## K

Kaffeesatzerbrechen 307
Kaltwasserbehandlung 369, 495
Kalziumglukonat 216
Kammerflattern 216
Kammerflimmern 96, 122, 145, 149, 153, 156, 165, 171, 216, 228, 378, 384, 392, 394, 494
- Stromschlag 156
Kammertachykardie 96, 153, 170
Kammerwasser 440
Kampfstoffe, chemische 234
Kanülen 137, 141
Kapnographie 132
Kapnometrie 108, 130, 132, 133
Karboxihämoglobinanteil (COHb) 366, 372
Karcheln 488
kardiale Notfälle 163-177, 490-492
- Angina pectoris 163, 164
- - Angina decubitus 163
- - Crescendo-Angina 164
- - instabile 163
- - Prinzmetal-Angina 163, 164
- - stabile 163
- Herzindex 166
- Herzinsuffizienz 166, 167
- - mit Lungenödem 167
- - Rückwärtsversagen 167
- - Vorwärtsversagen 167
- Herzrhythmusstörungen 168-173
- - bradykarde 171-173
- - - Sinusbradykardie 172
- - - Sinusknotensyndrom 172
- - supraventrikuläre 168
- - - paroxysmale supraventrikuläre Tachykardie 168
- - - Präexzitationssyndrome 169
- - - Sinustachykardie 168
- - - supraventrikuläre Extrasystolen 168

- - - Vorhofflattern 169
- - - Vorhofflimmern 169
- - - Vorhoftachykardie 169
- - ventrikuläre 170
- - zirkulatorisch wirksame 170, 171
- hypertensive Krise 175, 176
- hypotone Krise 176
- kardiogener Schock 165-167
- Koronarinsuffizienz 163
- Koronarspasmus 163
- Linksherzinsuffizienz 167
- Lungenembolie 174, 175
- Myokardinfarkt 164, 165
- Präinfarktsyndrom 163
- Schrittmacherstörungen 173
- Synkope 177
kardiale Pumpleistung 182, 183
kardiogener Schock 93, 165-167, 185
Kardiomyopathie 213
- Atemstörung 267
- Basismaßnahmen 147-149
Kardioversion 170, 492
Karotisdruck 169
Karotispuls 147, 148
Karotissinusdruck 492
Karotissinussyndrom 177
Katabolie 216, 369
Katastrophenmedizin 536
Katastrophenschutz 549
Katatonie 270
- letale 245
Katecholamine 179, 214, 245, 295, 311, 491
Katheterisierung 448
Kaudakompressionssyndrom 261, 338
Kausalität 43
KED (siehe „Kendrick extraction device")
Kehlkopf, Fremdkörpereinspießungen 415
Kehlkopfkarzinome 414
Kehlkopfmasken 344
„Kendrick extraction device" (KED) ˙64, 528
Kerntemperatur 377
Ketamin 97, 192, 246, 295, 371, 373, 402, 404, 490, 495, 496
Ketoazidose 204
ketoazidotisches Koma 202
Ketonämie 202
Ketone, Vergiftungen 236
Ketonurie 202
Kiefergelenkluxationen 427, 428
Kinder
- Herzdruckmassage 156
- kardiopulmonale Reanimation 155, 156
Kindsbewegungen 466
Kindslage 460
- abnorme 468, 469
Klavikulafraktur 413
Klebsiella 444
Klopfschall, gedämpfter 298
Klopfschmerzen 309
Knochenmarkkanülen 114
Koagulationsnekrosen 424
Kohabitation 453
Kohabitationsblutung 452
Kohlenmonoxid 366, 373

- Gegengift 222
- Vergiftungen 231, 366
Kokain, Drogennotfall 245, 246, 247
Koliken 305
Kolitiden 307
Kollapsneigung 305
Kolliquationsnekrosen 424
Koma 175, 206-208, 210, 211, 224, 230, 232, 252, 264, 266, 267
- diabetisches 202-205
- hyperosmolares 202, 203
- hypoglykämisches 202
- hypophysäres 209
- ketoazidotisches 202
Koniotomie 113, 148, 186, 489
Konisation 454
Kontaktgifte 240
Kontrollverlust 272
Kontusionsherde 317
Konvektion 475
Konvulsionen 223
Koordinationsstörung 206, 388
Kopfschmerz(en) 175, 232, 238, 440, 442
- vernichtender 251
Koronarinsuffizienz 163
Koronarspasmus 393
Kortikoidzäpfchen 488
Kortikosteroide 192, 193, 207, 261, 263, 373, 386, 490
Kortisolmangel, akuter 210
Kortison 211, 442
Kortisontherapie 425
Koterbrechen (siehe Miserere)
Krampfanfälle 98, 206, 210, 223, 228, 230, 232, 233, 236, 238, 244, 245, 266, 274, 366, 384, 388, 392, 464, 478, 484
Kraniopharyngeome 209
Kraniotomie 257
Krankentransporte 20
Krankentransportrichtlinien 55
Krankentransportwagen (KTW) 51, 55, 355
Kreislauf 113, 114
Kreislaufstillstand (siehe auch Herzstillstand) 92, 377, 382, 392
Kreislaufversagen 178
Krepitation 296
Krikoiddruck nach Sellick 128, 129, 323
Kruppsyndrom 486
KTW (siehe Krankentransportwagen)
Kurzsichtigkeit 441
Kussmaul-Atmung 107, 204, 309

## L

Lachgas 400
Lagebeurteilung 22, 537, 540, 542
Lagemeldung 542
Lagerung 112, 284, 286
Lagerungsmittel 63
Lähmung 232, 392
Laktat 152
Landesrettungsdienstgesetze 78
Lanitop 169, 491

Laryngoskop 128, 129
Laryngoskopie 487
Laryngospasmus 381, 487, 493
Laryngotracheobronchitis 489
Larynxmasken 344
Larynxödem 296, 411, 412, 424
Larynxtrauma 415
Larynxtumor 414
Lasix 104, 176, 491
Laugen 362, 424
- Augenverletzungen 436, 437
Leberfunktionsstörungen 225
Leberhautzeichen 309
Leberruptur 304, 329, , 343
Leichenschau 37, 39-42, 45
Leitstelle (siehe Rettungsleitstelle)
Leopold-Handgriffe 460, 468, 469
Lethargie 228
Leukämie 449
Levomepromazin 272
Lichtbogen 391
Lichtbogenüberschlag 389
Lichtbogenverbrennungen 395
Lichtscheu 264
Lidabszeß 440
Lidocain 96, 152, 323, 399, 473, 494
Lidphlegmone 440
Lidrötung 440
Linksherzinsuffizienz 93, 165, 167
Linsenluxation 438
Liquordiagnostik 258, 265
Liquordrainage 251
Liquorfluß 495
Liquorplecozytose 265
Liquorproteingehalt 265
Liquorresorptionsstörung 251
Listerien 265
Lithiumintoxikation 245
LNA (siehe leitender Notarzt)
Lokalanästhetika 399
Lorazepam 271, 272, 274
Löschfahrzeug 524
Lösemittel, Vergiftungen 236-238
Loslaßschmerzen 309
Low-cardiac-output-Syndrom 215
Low-dose-Heparinisierung 253
Lown-Klassifikation 171
Luftdruck 84
Luftembolie 114, 141, 386
Luftkammerschiene 284
Luftnot 191
Luftrettung 69-89
- Ambulanzflugdienst 72
- Ausrückzeiten 77
- Berufspiloten 79
- BO 105 69
- Christoph 1 69
- Flugabbruch 88
- flugphysiologische Grundüberlegungen 84-86
- Flugsicherheit 86-89
- Heckrotor 87
- Instrumentenflug 88
- Interhospitaltransfer 72, 89
- Landeplatz 86

- Luftfahrzeuge
- - Ambulanzflugzeug 72
- - Ambulanzhubschrauber 72
- - Ausstattung 81-83
- - - Sprechfunkeinrichtung 82
- - Intensivtransporthubschrauber 72
- - Primärhubschrauber 83
- - Rettungshubschrauber 72
- - Rüstsätze 83
- - Sekundärhubschrauber 83
- Nachtflüge 83
- öffentlich-rechtliche 70
- - Allgemeiner Deutscher Automobil-Club e.V. (ADAC) 70
- - Deutsche Rettungsflugwacht (DRF) 70
- - Grenzschutzfliegergruppe (BGS) 70
- - SAR-Dienst 70
- Primäreinsatz 73
- Sekundäreinsatz 74
- Sekundärtransport, kommissionarischer 76
- Sichtflugbedingungen 88
- Sichtflugregeln 88
- Tertiäreinsatz 75
- Verlegungstransport 75
- zeitliche Verfügbarkeit 83
Luftrettungsnetz 20
Lugol-Lösung 207
Lumbalpunktion 261, 265
Luminal 485
Lungenembolie 103, 174, 175, 197, 199, 304, 388
Lungenemphysem 191
Lungenfibrose 197
Lungenkontusion 295, 296, 496
Lungenödem 93, 94, 104, 108, 165, 167, 175, 185, 214, 368, 496
- toxisch-alveoläres 365, 367
- toxisches 101, 192-194
Lungentuberkulose 197
Lungenversagen (ARDS) 264, 295, 299, 310, 368, 383, 496
Luxationen 286, 287
Luxationsfraktur 286
Lyse 165, 255
Lystenon 403

# M

Magensonde 130, 310, 313, 336, 385, 404, 493, 496, 497
Magenspülung 223-226, 228, 229, 240, 244, 493
Magnesiumsulfat 192
Mainz-Emergency-Evaluation-Score (MEES) 506
Makrohämaturie 444, 446, 448, 449
Makulanarbe 443
malignes neuroleptisches Syndrom 224, 245, 271
Mallory-Weiss-Syndrom 307
Mannit 260, 322
Mannitol 250, 268, 324
Mantelpneumothorax 196

Marihuana 247
Marsupialisaton 459
Maskenbeatmung 132, 404, 479
Maskennarkosen 399
Massenanfall von Verletzten 537-546
– Behandlungspriorität 541
– Dislozierungsprinzip 544
– Einsatzablauf 542
– Einsatzbericht 542
– Einsatzleitung 542, 548
– Gefährdungsbereich 538
– Lagebeurteilung 537, 540, 542
– Lagemeldung 542
– leitender Notarzt 532, 533, 541
– Leitstelle 540, 542
– Nachforderungen 540
– Notkompetenz 542
– Schadensausweitung 538
– Schadensbereich 537
– Schadenslage 537
– Schadensraum 542
– Schadensstelle 537, 542
– Sichtung (Triage) 538, 539, 542
– Sichtungsergebnis 540
– Sichtungskategorien 539
– Transportorganisation 544
– Transportprioritäten 542
– Übergabestellen 542
– Unfallbereich 537, 538
– Versorgungsbedarf 543
– Versorgungskapazitäten 543
Massenbewegungen 267
MAST (siehe „medical military anti shock trousers")
MedGV (siehe Medizingeräteverordnung)
Mediastinalemphysem 295
Mediastinalverlagerung 422
Mediastinotomie 295
„medical military anti shock trousers" (MAST) 65
Medikamente 150-153, 472, 473
Medizingeräteverordnung (MedGV) 32, 61
Medumat Compact 113, 131, 300
MEES (siehe Mainz-Emergency-Evaluation-Score)
Mehrfachverletzungen 110
Mehrlingsgeburt 463, 468
Mehrzweckfahrzeug 52
Meldepflicht 43, 44
Meldezeit 12
Melperon 273, 276
Menigokokken 265
Meningismus 250, 252
Meningitis 440
– bakterielle 264-266
Meningokokken 264
Menorrhagie 454
Menstruationsblutung 458
Mepivacain 399
Mesenterialeinrisse 304, 329
Mesenterialinfarkt 247, 305
Met-Hämoglobin 108, 233
Metalle, Gegengift 222
Metalline 370
Metamizol 96 313

Meteorismus 200
Methämoglobin 373
– Gegengift 222
Methämoglobinämie 225
Methämoglobinbildner 102
Methanol
– Gegengift 222
– Vergiftungen 102, 238
Methohexital 100
Methylenchlorid, Vergiftungen 232
Methylprednisolon 105, 263, 336
Metildigoxin 491
Metoclopramid 104, 245
Metronidazol 265
$Mg^2$ 228, 229, 234, 237
$Mg^3$ 223
Midazolam 200, 295, 314, 371, 402, 403, 485, 496
Mikrohämaturie 446
Mikrozirkulation 178
Miktionsstörungen 222
Milzinfarkt 306
Milzruptur 304, 329, 343
Miserere 307
Mitralinsuffizienz 165
Mitramycin 209
Mittellinienverlagerung 267
Morbus
– M. Addison 208
– M. Horton 442
– M. Rendu-Osler 419
Morphin 97, 165, 192, 295, 371, 403, 404, 473, 491, 495, 496
Motorradunfall (siehe Helmabnahme)
MRT 250, 255, 258, 261, 263, 266
Multiorganversagen 178, 341, 368
multiple Sklerose 442
Mumps 413
Mund-zu-Mund-Beatmung 124
Mund-zu-Nase-Beatmung 124, 125
Mund-zu-Nase-Mund-Beatmung 125
Mundkeil 465
Mundtrockenheit 222
Muskelhypertonus 223
Muskelkontraktion, tetanische 393
Muskelkrämpfe 239
Muskelnekrosen 290
Muskelstarre 246
Muttermund 460
Mutterpaß 460, 462, 465
Myalgie 200
Mydriasis 206
Myokardinfarkt (siehe Herzinfarkt)
Myokardinsuffizienz 115
Myokardkontusion 296
Myoklonus 223, 245, 402
Myom 454, 455, 457
Myxödem 209

# N

Na-Thiosulfat 102
Nabelschnurkomplikationen 463
Nabelschnurvorfall 467, 468

Nabelvenenkatheter 481
NACA-Score 350
Nachblutung, postpartale atonische 104
Nachgeburtsperiode 462, 469
Nächste-Fahrzeug-Strategie 15
Nachtflüge 83
Nachwehen 462
Nackenschmerzen 324
Nackensteifigkeit 251, 264
NaHCO$_3$ 481
Nalmephen 243
Naloxon 101, 243, 403, 481
Narcanti 101, 243, 403, 481
Narkose 97, 397
Narkoseeinleitung 100, 400
Narkoseführung 403
Narkosetiefe 400
Narkotika, Drogennotfall 243
Nasenbluten 418, 427
Natolage (*siehe* stabile Seitenlage)
Natriumbicarbonat 100, 152, 216
Natriumthiosulfat 233, 374
NAW (*siehe* Notarztwagen)
Nebenniereninsuffizienz, sekundäre 209
Nebennierenrindeninsuffizienz (*siehe auch*
  *Addison*-Krise) 210, 211
NEF (*siehe* Notarzteinsatzfahrzeug)
NEF-System 20, 21
Nekrosektomie 364
Neostigmin 403
Nephritis 213
Nephrokalzinose 208
Nephropathie 213
Nepresol 94
Nervenblockade, periphere 397
Nervus
- N. facialis 426
- N. laryngeus inferior 413
- N. recurrens 413
Netzhaut
- Zentralarterienembolie 441
- Zentralvenenthrombose 441, 442
Netzhautablösung 438, 443
Netzhautblutung 438
Netzhautödem 438
Netzhautriß 438, 443
Neugeborene 462
- Auskühlung 156
- Reanimation 156, 480-482
Neunerregel 362, 494
Neuroleptika 191, 245, 271-273, 275-277
- Intoxikationen 224
neurologische Notfalldiagnostik 332
neurologische Notfälle 249-268
- akute Erkrankungen 264-268
- - Herpes-simplex-Enzephalitis 266
- - Meningitis, bakterielle 264-266
- - raumfordernde Prozesse 267, 268
- - Hämatome 267
- Schlaganfall 249-257
- - ischämischer Insult 253-257
- - Subarachnoidalblutung 251-253
- - zentrale Massenblutung 249-251
- spinale Notfälle 260-263
- - Rückenmark-Kaudalläsionen

- - - nichttraumatische 260, 261
- - - traumatische 262-263
- zerebrale Krampfanfälle 257-260
- - Absencen 484
- - Grand-mal-Anfälle 258
- - singulärer Anfall 259
- - Status epilepticus 257, 259, 260
Neutraltemperatur 475
Niederspannung 389, 390
Niereninfarkt 247
Niereninsuffizienz 213, 446
- sekundäre 209
Nierenkolik 445, 446, 452
Nierenkontusion 447
Nierenruptur 304, 447
Nierenstielabriß 447
Nierentrauma 447
Nierentumore 449
Nierenverletzungen 447
Nierenversagen 93, 238, 393
- akutes 226, 245, 292
Nifedipin 164, 176
Nimodipin 253
Nitrate 214
Nitrendipin 94
Nitro 215
Nitroglycerin 164, 165, 167, 313
Nitrolingual 94, 313
Nitrosegase 365
Noradrenalin (Norepinephrin) 93, 311
Norcuron 403
Notarzt 19
- leitender (LNA) 89, 532, 533, 536
- Weisungsrecht 548
Notarztdatensatz 509
Notarzteinsatzfahrzeug (NEF) 20, 54
Notarzteinsatzprotokoll 24, 25, 357
Notarztstandorte 20
Notarztwagen (NAW) 54, 56, 355
Notfallbeatmungsgeräte 62
Notfallkoffer Säuglinge/Kleinkinder 60
Notfallmedikamente 67, 90-105
Notfallopfer, psychische Bedürfnisse 554
Notfallpatienten 14
Notfallrettung 14
Notkompetenz 18, 32, 542
Notkoniotomie 130, 148
Novalgin 96, 313, 446
Nullzeit 387
Nystagmus 246, 259

## O

O$_2$ (*siehe auch* Sauerstoff)
- Bedarf 183
- Extraktion 474
- Partialdruck 84
- Radikale 193
- Sättigung 108
- Transportfunktion 182
- Transportkapazität 182
Obduktion 483
Obidoxim 235
- Obstruktion, bronchiale 190

Ödem 180
- angioneurotisches Ödem 412
- Glottisödem 365, 373
- Hirnödem 204, 255, 259, 264, 317, 478, 484, 495, 496
- Larynxödem 296, 411, 412, 424
- Lungenödem 93, 94, 104, 108, 165, 167, 175, 185, 214, 368, 496
- - toxisch-alveoläres 365, 367
- - toxisches 101, 192-194
- Myxödem 209
- Netzhautödem 438
- perifokales 249, 250
- *Quincke*-Ödem 186
Ösophagitis 307
Ösophagusvarizenblutungen 306
Oligoanurie 208
Oligurie 104, 204, 216, 444
Opiatantagonist 101
Opiate, Drogennotfall 243
Opioide 313, 314, 371, 400
- Gegengift 222
Optikusschäden 238
Optikusscheidenhämatom 439
Orbita 439, 440
Orchitis 444
Orciprenalin 92, 170, 172, 173, 228
Organophosphate
- Gegengift 222
- Vergiftungen 234-236
Orpec-Sirup 493
Orthopnoe 121, 365
Orthostasereaktion 200
Osteopathie 213
Ovarialtumor 455, 457
Ovarialzystenruptur 455
Oximtherapie 235
Oxygenierung 181, 473
Oxylog 62, 113, 131, 300, 471
Oxytocin 104

P

Pädiatrie, Notfälle 470-499
- Abdominaltrauma 497, 498
- Asthma bronchiale 489
- Atemnot, akute 486, 487
- Babynotarztwagen 471
- Beatmung 478
- Beatmungsgeräte 471
- Epiglottitis 487, 488
- Exsikkose 483
- Fieberkrampf 484, 485
- Fremdkörperaspiration 486, 489
- Herz-Kreislauf-System 474
- Inkubatoren 470
- Intoxikationen 492, 493
- Intubation 478
- kardiale Notfälle 490-492
- Krampfanfälle 484
- Reanimation 499
- Medikamente 472, 473
- Neugeborenenreanimation 480-482
- plötzlicher Kindstod (SIDS) 482
- Polytrauma 498, 499
- Pseudokrupp 489
- Schädel-Hirn-Trauma 495, 496
- Status epilepticus 485
- Thoraxtrauma 496, 497
- Tubusgrößen 479
- venöse Zugänge 476
- Verbrennungen 494, 495
- Verbrühungen 494, 495
- Wärmehaushalt 475
- Wasser- und Elektrolysthaushalt 475
Palpation, vaginale 460
Panik (*siehe auch* Angst) 547
Panikattacken 273
Pankreasruptur 304
Pankreatitis 310
Pantolax 100, 403
Paracetamol 473, 485
- Gegengift 222
- Intoxikation 225
Paraffin 237
paralytischer Ileus 307
„Paramedics" 17, 18
paranoid-halluzinatorische Syndrome 270
Paraparese 262, 330
Parästhesien 200, 216, 338
Parasympatholyse 92
paravaskuläre Blockade 397
Parese 216, 319
Paspertin 104
Patiententestament 35
PBSS (siehe „Pittsburg-Brain-Stem-Score")
PEA (siehe „pulseless electrical activity")
PEEP 113, 194, 296, 373, 404
- Beatmung 131, 133, 295, 385, 494
- Ventil 131, 300
Pelviperitonitis 458
Penicillin 265
Penisgangrän 449
Penumbrazone 253, 255, 256
Perfusion, zerebrale 251
Perfusionsdruck, zerebraler 317
Perikarderguß 215
Perikarditis 213, 215, 304
Perikardpunktion 215
Perikardreiben 215
Perikardtamponade 146, 183, 191, 215, 296
Perinealhämatom 448
Peritonealdialyse 214, 240
Peritonismus 448, 497
Peritonitis 309, 310
Peritonsillarabszeß 409
Perkussion 309
Persönlichkeitsstörungen 273
Perspiratio insensibilis 308, 475
Pestizide, Vergiftungen 234-236
Pethidin 253, 313
Pfählungsverletzungen 288, 304, 452
Pfeilnaht 460
Phäochromozytom 175
Phenacetin 225
Phencycline, Drogennotfall 245, 246
Phenhydan 485
Phenobarbital 260, 485, 496
Phenytoin 169, 260, 266, 485

Philadelphia-HWS-Orthese 335
Phlebothrombose 174
Phosgen 365
Phosphodiesteraseinhibitoren 228
Physostigmin 224, 275
Physostigminsalicylat 102
Pilonfrakturen 329
Pipamperon 273, 276
Piritramid 495
„Pittsburg-Brain-Stem-Score" (PBSS) 351
Placenta praevia 465, 467, 468
- marginalis 465
- partialis 465
- totalis 465
Plasmapherese 207
Plazenta 462
Plazentainsuffizienz 466
Plazentalösung 462
- vorzeitige 465, 466
Pleuradrainage 298
Pleuritis 213, 304
Plexus
- brachialis 338, 398
- lumbosacralis 338
Plexusblockade, axilläre 397
Pneumokokken 264, 265, 409-411
Pneumonie 199, 304, 368
Pneumoperikard 386
Pneumothorax 108, 141, 174, 194-196, 295-298, 344, 496, 497
- Mantelpneumothorax 196
- Spannungspneumothorax 196
Polydipsie 204, 208
Polymyalgia rheumatica 442
Polyneuropathie 413
- urämische 216
Polytrauma 340-357, 498, 499
- Basisversorgung 353
- Dokumentation 357
- Eigensicherung 346
- Einsatzort 345
- Erstversorgung 345, 346
- Extremitätenverletzungen 348
- Schweregrad 349
- stumpfes Bauchtrauma 348
- Transport 354
- Transportmittel 355
- Transportzeiten 355
- Transporttrauma 355
- Trauma-Scores 350, 351
- Übergabe in der Klinik 356
Polyurie 204, 208
Polyzythämie 449
Porphyrie 304, 314
PPSB 261
Präeklampsie 94, 464, 465
Präexzitationssyndrome 169
Präinfarktsyndrom 163
Präkurarisierung 400
Präoxygenierung 130, 323, 402, 404, 479
Prednisolon 212, 489, 490
Preßwehen 460
Priapismus 324, 330, 449, 450
Prilocain 399
Primärrettungszentren 14, 73

Primärstationen 73
PRIND (siehe prolongiertes ischämisch-neurologisches Defizit)
Prinzmetal-Angina 163, 164
„progressive stroke" 254, 256
prolongiertes ischämisch-neurologisches Defizit (PRIND) 254
Promethazin 99, 191
Propafenon 491, 492
Propanolol 207
Propofol 323, 400
Prostaglandine 183, 193
Prostataadenom 446
Prostatabiopsie 444
Prostatahyperplasie 447
Prostatakarzinom 446, 449
Prostatitis 444, 446, 447
Prostigmin 403
Protrusio bulbi 464
Pruritus 213
Pseudokrupp 489
Pseudomonas 444
Pseudoperitonitis 204, 210, 304
- diabetica 309
psychiatrische Notfälle 269-278
- Delir 274-276
- Erregungszustände 272-274
- Psychosen, akute 269-272
- Suizidalität 276, 277
Psychomotorik 272, 274
Psychosen 273
- akute 269-272
- endogene 270, 271
- organische 270, 271
PTCA 165
Ptosis 246
Pulmicort 101, 490
pulmonale Emoblie 183
Puls(e) 109
- fadenförmiger 181
- Frequenz 171
„pulseless electrical activity" (PEA) 151, 154
Pulsoxymetrie 108, 131-133, 231, 347, 372
Pulsus paradoxus 215
Punktion, intraossäre 477
Pupille 319
- lichtstarre 258, 440
Pupillenstörungen 267
Pyelonephritis 213, 444, 452
Pyonephrose 444, 446
Pyramidenbahnzeichen 262
Pyramidenlängsfraktur 420
Pyridoxalmangel 230
Pyridoxin 230

**Q**

Qualitätsmanagement 501-508
- Effektivität, primäre 507
- Ergebnisqualität 504
- Prozeßqualität 504
- Qualitätssicherung 505
- Qualitätszirkel 505

- Scoringsysteme 506
- Strukturqualität 504
Querschnittsläsion 330, 333
Querschnittssymptomatik 261
Querschnittssyndrom 262
Querschnittsverletzte 330, 337
Querschnittszentren 337
*Quincke*-Ödem 186

## R

R-auf-T-Phänomen 171
R-Verlust 165
Rachenfremdkörper 421, 422
Radikale 181, 189
Radioaktivität 531
Raumforderung, zerebrale 267
*Rautek*-Griff 334
Reanimation (kardiopulmonale) 115, 144–157
Rechtsherzbelastung 174
Rechtsherzinsuffizienz 174
Rectodelt 488, 489, 490
Recurrensparese 413
Reentrymechanismen 152
Regenbogenhautabriß 438, 439
Regionalanästhesie 397
Rehydration 204
Reithosenanästhesie 338
Reizgase 365
Rektumverletzungen 454
Relaxanzien 404
Relaxierung 100
Rendez-vous-System 20, 54
Renin-Angiotensin-System 214
Reposition 286, 287
Repositionstechniken 284
Reproterolhydrochlorid 91
Residualvolumen 191
respiratorische
- Alkalose 191, 200, 226, 237
- Azidose 191
- Insuffizienz 121, 296
- Notfälle 190–201
- – Aspergillom 197
- – Asphyxie 198
- – Asthma bronchiale 190-192, 199
- – Atelektasen 194
- – Atelektaseprophylaxe 194
- – Atemarbeit 191
- – Atemdepression 191
- – Atemgymnastik 194
- – Atemhilfsmuskulatur 191
- – Atemwegswiderstand 191, 193
- – Bronchialtoilette 194
- – Bronchospasmus 194
- – chronisch-obstruktive Lungenerkrankung 191
- – Hämoptoe 196, 197
- – Hämoptysen 197
- – Hyperventilation 199
- – Hypoventilation 191
- – Hypoxie 192-194

- – Inhalationstrauma 192, 193
- – Luftnot 191
- – Lungenembolie 197, 199
- – Lungenemphysem 191
- – Lungenfibrose 197
- – Lungenödem, toxisches 192-194
- – Lungentuberkulose 197
- – PEEP 194
- – Perikardtamponade 191
- – Pneumonie 199
- – Pneumothorax 194-196
- – – Mantelpneumothorax 196
- – – Spannungspneumothorax 196
- – Residualvolumen 191
- – respiratorische Alkalose 191, 200
- – Status asthmaticus 190
- – Stridor 193
- – Thoraxdrainage 196
- – Tidalvolumen 191
Restharnmenge 447
Retinopathia
- diabetica 443
- solaris 443
Retrobulbärneuritis 442
Retropharyngealabszeß 410
Retten 524
Rettung, technische 22, 26
Rettungsassistenten 18, 80
Rettungsassistentengesetz 18
Rettungsassistentenschulen 18
Rettungsdienstbereiche 17
Rettungsdienstgesetze 16, 27
Rettungsdienstpersonal 12
Rettungshelfer 18
Rettungshubschrauber (RTH) 20, 23, 55, 56, 72, 355, 356, 388
„Rettungskette" 11
Rettungskorsett 64
Rettungsleitstelle (RLS) 12, 15, 17, 76, 540, 542
Rettungsmittel 51
Rettungssanitäter 18
Rettungswachen 17
Rettungswagen (RTW) 52, 53, 55, 355
Rettungszüge 55
Revex 243
β-Rezeptorenblocker 207
Rhabdomyolyse 216, 226, 245, 247, 292
Rhabdomyonekrose 236
Rheomakrodex 483
Rhinopharyngitis 410
Rhodanid 233, 374
Rhythmusstörungen (*siehe* Herzrhythmusstörungen)
Riesenzellarteriitis 442
Rigor 224, 246
*Ringer*-Laktatlösung 99, 371, 473, 475, 478, 481, 483, 499
Rippenfrakturen 296, 496
Rippenserienfrakturen 295-297
Rippenstückfraktur 296
Rivotril 98, 485
Rote Liste 240
„rotes Auge" 429
Rotorblätter 88

RTH (*siehe* Rettungshubschrauber)
RTW (*siehe* Rettungswagen)
Rückenmark-Kaudalläsionen
Rückenmarkläsion 262
Rückenmarkschädigung 339
Rüstwagen 524
Rytmonorm 491, 492

## S

SAB (*siehe* Subarachnoidalblutung)
Sab-Simplex 102
*Safar*-Tubus 126
Salbutamol 490
Salicylate 199
- Intoxikationen 226, 245
Salzwasseraspiration 383
Sandwichtechnik 335
Sanitätsdienst 550
Sanitätszüge 550
Sarkoidose 209
Sauerstoff (*siehe auch* $O_2$ 113, 193, 372, 488
- hyperbarer 388
Sauerstoffapplikation 149
Sauerstoffbedarf 186
Sauerstofftransport 179
Sauerstoffversorgung 178
Säuglinge, kardiopulmonale Reanimation 155, 156
Säuren 362, 424
- Augenverletzungen 436, 437
Schädel-Hirn-Trauma 315-326, 495, 496
- Erstversorgung 321-324
- Wirbelsäulenverletzungen 323, 324
Schädellage, Kind 460
Schadensausweitung 538
Schadensbereich 537
Schadensersatz 31
Schadenslage 537
Schadensraum 542
Schadensstelle 537, 542
Schamlippenschwellung 459
*Schanz*-Krawatte 335, 496
Schaufelgriff 63, 334
Schaufeltrage 112, 334, 528
Schaumbildung 241
Scheidenpessar 452
Scheintod (Vita reducta) 39
Schienung 284, 286
Schilddrüsenhormonspiegel 207
Schizophrenie 270
Schlafstörungen 223, 227
Schlaganfall 249-257
Schleusen 114, 343
Schlundkrämpfe 224
Schmerz
- kolikartiger 305
- somatischer 305
- viszeraler 305
Schnappatmung 121, 384
Schnelleinsatzgruppen (SEG) 551
Schock 93, 178-189, 211
- anaphylaktischer 186
- Blutdruck 179
- Blutvolumen 178, 179
- Diagnose 181
- Gefäßwiderstand 179
- Herzzeitvolumen 179
- Hypotonie 181
- Immersionsschock 382
- Inotropie 180
- Intravasalvolumen 178
- irreversibler 180, 181
- Kapillaren 180, 181
- kardiale Pumpleistung 182, 183
- kardiogener 93, 165-167, 185
- Katecholamine 179
- Leitsymptom 181
- Lungenödem 185
- Mikrozirkulation 178
- Multiorganversagen 178
- myokardiale Pumpleistung 180
- neurogener 187
- Pathophysiologie 179-181
- Puls, fadenförmiger 181
- Sympathikotonus 179
- Sauerstoffbedarf 186
- Sauerstofftransport 179
- Sauerstoffversorgung 178
- Schwitzen 181
- Sepsis 178
- septischer 93, 188, 310
- spinaler 330
- Tachypnoe 181
- Vasopressor 179
- Vasotonus 178, 179, 183
- Volumeneffekt 182
- Volumenersatz 178, 182
- Volumenersatzmittel 182
- Volumenmangel 181
- Volumenmangelschock 184
- Zentralisation 179
Schockhose (Antischockhose) 65, 112, 286, 312
Schockindex 184
Schockraum 23
Schrittmacher 173, 229, 491
- externer 228
- transthorakaler 109
Schrittmacherelektroden 150
Schrittmachersonde 173
Schrittmacherstimulation 170
Schrittmacherstörungen 173
Schrittmachersyndrom 173
Schrittmachertherapie 150
Schulterreposition 287
Schußverletzungen 304
Schutzreflexe 106
Schwangere 312
Schwangerschaft 199
- Abort 104, 452, 455, 458
- Sectio caesarea 467
Schwangerschaftsabbruch 458
Schweigepflicht 34, 42, 248, 509
Schweißarbeiten 434
Schweißausbruch 305
Schweißproduktion 226
Schwindel 238, 366
Schwingtisch 356

## 52 Sachverzeichnis

Schwingungsdämpfung 470
Schwitzen 206
Sectio caesarea 467
Sedativa, Drogennotfall 244
Sedierung 222
SEG (*siehe* Schnelleinsatzgruppen)
Sehnervenentzündung 442
Sehnervenschädigung 438, 439
Sehstörungen 175, 232, 254, 464
Sehverminderung 439-441
Sehverschlechterung 441
Seitenlage, stabile (Natolage) 112, 123, 124
Sektion, gerichtliche 47
Sekundäreinsätze 14, 74
- dringliche 74
- nichtdringliche 74
Sekundärtransport, kommissionarischer 76
Selbstgefährdung 49, 248
*Seldinger*-Technik 139
*Senkstaken*-Sonde 311
Sensibilitätsstörungen 262, 392
Sepsis 178, 341, 368
septischer Schock 93, 188, 310
Serotonin 245
Serotoninsyndrom 245
Serotoninwiederaufnahmehemmer (SSRI) 222, 223
*Sheehan*-Syndrom 210
*Sheldon*-Katheter 114
Shuntarm 214
Shuntkomplikationen 216
Shunts 188
Shuntverbindung 450
Sichelzellanämie 449
Sichern 524
Sichtflugbedingungen 88
Sichtflugregeln 88
Sichtung (Triage) 538, 539, 542
Sichtungsergebnis 540
Sichtungskategorien 539
SIDS (*siehe* plötzlicher Kindstod)
Singultus 402
Sinusbradykardie 172
Sinusitis 440
Sinusknotensyndrom 172
Sinustachykardie 168
Sirius-Rettungsdecken 370
SIRS (*siehe* „systemic inflammatory response syndrom")
Sludgephänomen 181
Solu Docortin 490
Somnolenz 175, 208, 252
Sondersignal 23
Sonnenlicht 443
Sopor 252
Sorbit 260, 265
Sorbitol 250, 268
Sorgfaltspflicht 41, 42
Spannungspneumothorax 133, 146, 183, 196, 295, 297, 344, 348, 386, 496
Spasmoanalgetikum 446
Spasmolyse 313
Spasmolytikum 446
Spastik 262
spastische

- Paraparese 262
- Tetraparese 254, 262
spinale(r,s)
- CT 261, 263
- Ischämien 261
- MRT 261, 263
- Notfälle 260-263
- Schock 330
- Trauma 184, 328-332
Spinalis-anterior-Syndrom 339
Sprechfunkeinrichtung, Rettungshubschrauber 82
Spritzenpumpe 183
SSRI (*siehe* Serotoninwiederaufnahmehemmer)
Star
- grauer 438
- grüner 438
ST-Streckenhebung 164, 215
ST-Streckensenkung 165
ST-Streckenveränderung 296
Stanzanastomose 450
Staphylokokken 265, 409, 410, 411, 459
Stationssystem 20, 54
Status asthmaticus 91, 105, 190
Status epilepticus 98, 100, 229, 257, 259, 260, 485
„Stealphänomen" 317
Stellknorpelluxation 130
Stenokardie 163
Sternumfraktur 296
Stichwaffenverletzungen 304
Stickoxide 365
Stimmbandkarzinome 414
Stimmbandläsion 130
Stoffnummer 531
Strafrecht 27
Streptase 103
Streptococcus faecalis 444
Streptokokken 264, 409, 411
- β-hämolysierende 409, 410
Stridor 108, 193, 372, 486, 488, 489
- inspiratorischer 365, 366
Strommarken 390, 391
Stromschlag 156
Stromstärke 389
Stromunfall 145, 156, 157, 388-395
- Blitzschläge 388, 390, 391, 395
- Eigensicherung 394
- Hochspannungsunfall 389, 390, 394, 395
- Niederspannungsunfall 390
- Rettung 394
Stromverbrennung 390-393, 395
Stromverletzungen 494
stumpfes Bauchtrauma 348
Stupor 270
Sturz bei zerebralem Anfall 259
Subamputationen 283
Subarachnoidalblutung (SAB) 175, 249, 251-253, 495
subdurale Hämatome 267
subtarsale Fremdkörper 431
- Entfernung 432
Succinylcholin 100, 323, 373
Sufentanil 400

Suizid 43, 49
Suizidalität 270, 276, 277
Suizidversuch 533
Sultanol 490
suprapubische Harnableitung 447
Suprarenin 92, 192, 491, 494
supraventrikuläre Tachykardie 95, 222
Süßwasseraspiration 383
Süßwasserertrinken 104
Suxamethonium 295, 403, 404
*Swan-Ganz*-Katheter 198
Symblepharon 437
β-Sympathikomimetika 216
β$_2$-Sympathikomimetika 192, 193, 197, 228, 373
Sympathikolyse 330
Symphyse 460
Synkope(n) 173, 174, 176, 177, 392
- vasovagale 177
Syntocinon 104
„systemic inflammatory response syndrom" (SIRS) 341, 368

## T

t-PA 103
T-Zacke 165
Tachyarrhythmie 95, 207, 228, 229, 246
- absolute 95
Tachykardie 95, 172, 174, 187, 200, 228, 384
- supraventrikuläre 95, 222
Tachypnoe 174, 181, 296
Tagamet 105
Talus 329
„Taucherflöhe" 388
Tauchertod 382
Tauchreflex 384
Tauchunfälle 386-388
- Barotrauma 386, 387
- Dekompressionskrankheit (Caissonkrankheit) 387, 388
- Dekompressionsunfälle 386
Tavegil 105
technische
- Rettung 22, 26, 526
- Unfallhilfe 523
Tentoriumschlitz 316
Terbutalin 490
Tertiäreinsätze 75
Tetanie 200, 239
Tetrachlormethan, Vergiftungen 237, 238
Tetraparese 330
- spastische 254, 262
Tetraplegie 208
Thallium 304
Theophyllin 91, 228, 373, 473, 490
- Intoxikation 228, 229
Theophyllinderivate 192, 194
Thermoregulation 475
Thiamazol 207
Thiocynat 233
Thiopental 100, 295, 402, 486, 496
Thorakotomie 379
Thorax, instabiler 295, 296

Thoraxdrainage 196, 298, 299, 344, 497
Thoraxinstabilität 294
Thoraxschmerzen 174
Thoraxtrauma 294-300, 496, 497
- Hämatothorax 298
- Pneumothorax 297, 298
- Rippenserienfraktur 296
- Thoraxverletzungen
- - geschlossene 295, 296
- - offene 294, 295
Thromboembolieprophylaxe 103
Thrombose 246
Thromboseprophylaxe 262
Thrombozytenaggregationshemmung 96
Thrombozytopathie 213
Thrombozytopenie 213
thyreotoxische Krise 206, 207
TIA (*siehe* transitorisch ischämische Attacke)
Tibiakopfbrüche 329
Tidalvolumen 191
*Tiegel*-Ventil 299, 300
Tinnitus 226
Tod
- klinischer 37
- natürlicher 45, 46, 482
- nichtnatürlicher 42, 44, 45
Todesart 45
Todesbescheinigung 37
- vorläufige 40
Todesfeststellung, Hypothermie 156
Todesursache 46
Todesursachenstatistik 41
Todeszeichen 482
- sichere (*siehe auch* Totenflecke) 37-39
- unsichere 37
Todeszeit 48
Todeszeitbestimmung 49
Tokolyse 91, 466-469
Tolonium 102
Toloniumchlorid 233
Toluidinblau 102, 233
Tonsillektomie 419
Tonsillitis 409, 419
„Torsade-de-pointes-Tachykardie" 170, 223, 227
Totenflecke 39, 48
Totenstarre 39, 49
Totgeburt 463
Tötungsdelikte 43
Toxogonin 235
tPTA 256
Trachealabriß 416
Trachealkanüle 417
Trachealstenose 416
Tracheobronchialfremdkörper 422
Tracheotomie 186, 417
Tracrium 403
Training, autogenes 200
Tramadol 96, 253, 495
Tramal 96, 495
transitorisch ischämische Attacke (TIA) 246, 254
Transportbegleitung 23
Transportorganisation 544

Transportpriorität 539, 542
Trapanal 100, 486, 496
Traumascore (TS) 350, 351, 506
Traumaversorgung 116
Tremor 206, 223, 228, 245, 274
Triage 320
TS (*siehe* Traumascore)
Tubaabort 457
Tubaruptur 455, 457
Tuberkulose 410, 411
Tuboovarialabszesse, ruptierte 459
Tubusdicke 473
Tubusdislokation 132
Tubusgrößen 479, 481
TUIS 532
Tunnelrettung 55
TUR 444

## U

Übelkeit 104, 223, 226, 366
Übergabestellen 542
Überlaufblase 446
Überleitungsstörungen 223
Übernahmeverschulden 29, 549
Übertragung 463
Überwässerung 214
Ulkusblutungen 306
Ulmer-System 56
Unfälle 43
Unfallbereich 537, 538
Unfallhilfe, technische 523
Unfallverhütung 111
Unfallverhütungsvorschriften 534
Unruhe 200, 206, 223, 245
Unterbringungsgesetz 49, 248, 272, 274, 276-278
Unterkühlung 239, 376-379, 382, 384
- Erfrierungen 379
unterlassene Hilfeleistung 278
Untersuchung
- rektal 309
Urämie 199, 213-215, 304, 448
urämische(r)
- Fötor 213
- Gastritis 213
- Polyneuropathie 216
Urapidil 94, 176, 215
Urbason 105
Urethraverletzung 448
Urethritis 447
Urethrogramm 448
Urinkultur 445
Urogramm 448
Urographie 444
Urokinase 256
Urologie, Notfälle
- Blasenruptur 448
- Blasentamponade 449
- Harnleitersteinkolik 445
- Harnverhalten, akutes 446
- Nierenkolik 445, 446
- Nierentrauma 447

- Priapismus 449, 450
- Urethraverletzung 448
- Urosepsis 444, 446
Uterus bicornis 468
Uteruskontraktion 462
Uterusperforation 454
Uterusruptur 465
Uterustumore 468

## V

vaginale
- Blutungen 451-455, 465, 466
- Palpation 460
- Untersuchung 460
Vagusparese 413
Vakuummatratze 63, 112, 285, 324, 496, 498
Vakuumschienen 64
Vakuumweste 64
Valium (*siehe* Diazepam)
Varizen 307
Vasokonstriktion 227
Vasopressor 179, 216
Vasospasmus 246
Vasotonus 178, 179, 183
vasovagale Synkope 177
Vecuronium 403, 404
Vena
- jugularis interna 139
- subclavia 139
Venenkatheter, zentraler 138, 182
Venenpunktion, Kleinkind 136
Venenverweilkanüle 134
Venenzugänge 134-143
- Hautdesinfektion 135
- Infusionssysteme 137
- Kanülen 137
-- Größe 141
- Kind 476
- Komplikationen 140, 141
- *Seldinger*-Technik 139
- Venenpunktion, Kleinkind 136
- Venenverweilkanüle 134
- zentralvenöser Katheter (ZVK) 138
- Zugangswege 139
Ventrikelruptur 165, 296
Verapamil 95, 169, 492
Verätzungen 362, 415
- des Ösophagus 423-425
Verbandtechnik 287
Verbrauchskoagulopathie 264, 466
Verbrennungen 184, 361-376, 476, 483, 494, 495
- Analgesie 371
- Diagnostik 362
- Haut 367
- Infusionstherapie 370
- Inhalationstrauma 364, 365, 367, 372
- Kaltwasserbehandlung 369
- Neunerregel 362
- Schwerstverbrannter 374
- Verbrennungskrankheit 368
- Verbrennungswunde 370
- Verkohlung 372

Verbrennungseinheiten 375
Verbrennungskrankheit 368, 494
Verbrennungswunde 370
Verbrennungszentren 374, 375
Verbrühungen 361, 415, 476, 494, 495
Vergewaltigung 452, 453
Vergiftungen (*siehe* Intoxikationen)
Verkohlung 372
Verlegungstransport 75
Verletzungen 109, 347
Verletzungsmuster 340
Verschüttung 288, 523
Versorgungsbedarf 543
Versorgungskapazitäten 543
Vertigo 259
Vertragshaftung 31
Vertrauensgrundsatz 32
Verweilkanülen 114
Verwirrtheitszustände 208, 269, 274, 276
Vinblastin 413
Vincristin 413
Visustörungen (*siehe auch* Sehstörungen) 464
Visusverlust 426
Vita minima 156
Vita reducta 39
Vitamin $B_6$ 230
Vitamin $K_1$ 261
*Volkmann*-Kontraktur 289
Vollheparinisierung 256
Volumenersatz 178, 182, 330, 370
Volumenmangel 168, 181, 477
Volumenmangelschock 184
Volumentherapie 342
Vorhofflattern 169
Vorhofflimmern 169, 207
Vorhoftachykardie 169
Vulvakarzinom 453
Vulvaschmerz, akuter 459

## W

Wadenwickel 485
Wahn 269, 271, 274
*Wallenberg*-Syndrom 413
Wärmehaushalt 384, 475
Waschmittelingestion 102
Wasser- und Elektrolysthaushalt 475
Wechselstrom 389
Wehen 460
- Nachgeburtswehen 462
- Preßwehen 460
Wehenmittelgabe 462
Wehenschwäche 463
Wehensturm 463
Weisungsrecht 548
*Wendl*-Tubus 113, 126, 127
Wincoram 228
Windschutzscheibenverletzung 435, 436
Wirbelkörperfragmente 333
Wirbelkörperfrakturen 262
Wirbelsäulenfraktur 304

Wirbelsäulentrauma 105, 323, 324, 328-339, 348
- neurologische Notfalldiagnostik 332
- spinales Trauma 328-332
Wirbelsäulenverletzungen 348
WPW-Syndrom 95
Wunden 287-289
Würgen 415

## X

Xanthinderivat 92
„XTC", s. Ecstasy 245
Xylocain 96, 171

## Z

Zähne 428
Zahnextraktion 419
Zahnverletzungen 426
Zeitraster 12, 13
Zentralarterienembolie der Netzhaut 441
zentrale(r,s)
- anticholinerges Syndrom 245
- Atemstörung 267
- Massenblutung 249-251
- Venenkatheter 182
Zentralisation (*siehe auch* Schock) 179
Zentralvenenthrombose der Netzhaut 441, 442
zentralvenöser Katheter (ZVK) 138
Zephalgie 252, 264, 266, 267
zerebrale(r)
- Ischämie 249, 253
- Krampfanfälle (Epilepsien) 200, 257-260, 275
- Perfusion 251
- Perfusionsdruck (CPP) 317
- Raumforderung 267
Zervikalstütze 65, 334, 335
Zervikaltrauma 382
Zervixkarzinom 465
Zittern 245
Zirkulation, extrakorporale (EKZ) 379
Zivilrecht 28
Zungenbiß 258, 464
Zungengrundabszeß 411
Zugang
- intraossär 142, 143
ZVK (*siehe* zentralvenöser Katheter)
Zwangseinweisung 278
Zwangslage 524, 527, 529
Zwerchfellatmung 107
Zyanide 102, 233, 373
- Gegengift 222
Zyanidgas 366
Zyanose 121, 122, 193, 225, 232, 233, 258, 294, 296, 297, 347, 365, 384, 464, 484, 486, 489
Zytokine 189

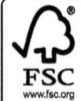

MIX
Papier aus verantwortungsvollen Quellen
Paper from responsible sources
FSC® C105338

If you have any concerns about our products,
you can contact us on
ProductSafety@springernature.com

In case Publisher is established outside the EU,
the EU authorized representative is:
Springer Nature Customer Service Center GmbH
Europaplatz 3, 69115 Heidelberg, Germany

Printed by Libri Plureos GmbH
in Hamburg, Germany